TRAITÉ

DE

DIAGNOSTIC

ET DE

SÉMIOLOGIE

OUVRAGES DU MÊME AUTEUR

Nouveaux éléments de pathologie générale, comprenant la nature de l'homme, l'histoire générale de la maladie, les différentes classes de maladies, l'anatomie patholoigque générale et l'histologie pathologique, le pronostic, la thérapeutique générale. *Quatrième édition.* Paris, 1882, un vol. in-8° de XII-980 pages avec 245 figures.

Traité pratique des maladies des nouveau-nés, des enfants à la mamelle et de la seconde enfance. *Septième édition* corrigée et considérablement augmentée. Paris, 1878, un vol. grand in-8° de XVI-1128 pages, avec 179 figures. Couronné par l'Institut.

Hygiène de la première enfance, guide des mères pour l'allaitement, le sevrage et le choix de la nourrice chez les nouveau-nés, *Septième édition.* Paris, 1879, un vol. in-18° jésus de 496 pages avec 49 figures.

Du nervosisme aigu et chronique et des maladies nerveuses. *Deuxième édition.* Paris, 1877, un vol. in-8° de 650 pages.

Histoire de la médecine et des doctrines médicales. Leçons faites à l'École pratique de la Faculté de médecine. *Deuxième édition.* Paris, 1873, deux volumes in-8°.

Traité des signes de la mort, et des moyens de ne pas être enterré vivant. *Deuxième édition*, augmentée d'une étude sur de nouveaux signes ophthalmoscopiques et thermométriques de la mort. Paris, 1874, un vol. in-18 jésus de VIII-468 pages. Couronné par l'Institut de France et par l'Académie de médecine.

La vie et ses attributs dans leurs rapports avec la philosophie et la médecine. *Deuxième édition.* Paris, 1876, un vol. in-18 jésus de 450 pages.

Du diagnostic des maladies du système nerveux par l'ophthalmoscope. Paris, 1865, un vol. in-8° avec 10 figures et un atlas de 24 figures chromolithographiées par l'auteur. Couronné par l'Institut.

Atlas d'ophthalmoscopie médicale et de cérébroscopie, montrant chez l'homme et chez les animaux les lésions du nerf optique, de la rétine et de la choroïde, produites par les maladies du cerveau et de la moelle épinière, et par les maladies constitutionnelles et humorales. Paris, 1876, un vol. in-4°, VIII-148 pages, avec 19 figures et 14 planches chromolithographiques, comprenant 137 figures.

Dictionnaire de médecine et de thérapeutique médicale et chirurgicale comprenant le résumé de la médecine et de la chirurgie, — les indications thérapeutiques dans chaque maladie, — la médecine opératoire, — les accouchements, — l'oculistique, — l'odontechnie, — les maladies des oreilles, — l'électrisation, — la matière médicale, — les eaux minérales, — et un formulaire pour chaque maladie. Ouvrage en collaboration avec A. DESPRÉS. *Troisième édition.* Paris, 1881, un volume grand in-8° sur deux colonnes, avec 614 figures.

Compendium annuel de thérapeutique française et étrangère. Paris, 1880 à 1882, trois vol. in-8°.

Paris médical, 1880, 1881 et 1882, in-4°, journal hebdomadaire.

MOTTEROZ, Adm.-Direct des Imprimeries réunies, A, rue Mignon. 2.

TRAITÉ

DE

DIAGNOSTIC

ET DE

SÉMIOLOGIE

COMPRENANT L'EXPOSÉ

DES PROCÉDÉS PHYSIQUES ET CHIMIQUES D'EXPLORATION MÉDICALE

AUSCULTATION, PERCUSSION, CÉRÉBROSCOPIE

SPHYGMOGRAPHIE, LARYNGOSCOPIE, MICROSCOPIE, ANALYSE CHIMIQUE

ET L'ÉTUDE

DES SYMPTOMES FOURNIS PAR LES TROUBLES FONCTIONNELS

PAR

E. BOUCHUT

PROFESSEUR AGRÉGÉ DE LA FACULTÉ DE MÉDECINE DE PARIS

Médecin de l'hôpital des Enfants malades,
Lauréat de l'Institut de France, Officier de la Légion d'honneur,
Chevalier des SS. Maurice et Lazare, d'Isabelle la Catholique,
Commandeur de Charles III, etc.

Avec 160 figures intercalées dans le texte

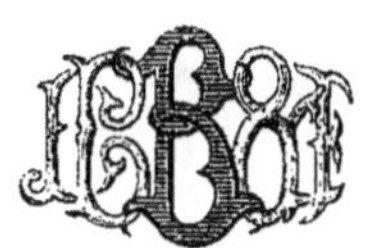

PARIS

LIBRAIRIE J.-B. BAILLIÈRE ET FILS

RUE HAUTEFEUILLE, 19, PRÈS LE BOULEVARD SAINT-GERMAIN

1883

PRÉFACE

Ce *Traité de Diagnostic et de Sémiologie* formait la seconde partie des *Nouveaux Éléments de Pathologie générale* dont la quatrième édition a été publiée récemment.

Je l'en ai séparé pour faire un livre spécial et à part, à cause des additions dont il a été l'objet, et que me commandaient impérieusement l'état de la science et les acquisitions nouvelles. Maintenir ces deux ouvrages réunis, m'obligeait à publier un volume trop considérable, d'un maniement lourd et difficile. De plus, comme la *Pathologie générale* et le *Diagnostic* sont choses un peu différentes dans leur objet, il m'a semblé que leur séparation et leur publication isolée seraient bien accueillies du public médical qui me fait l'honneur de suivre avec intérêt mes travaux en puisant avec moi aux sources d'observation clinique et de vérité qui ont alimenté ma vie.

Cette séparation m'a permis de donner au *Diagnostic* et à la *Sémiologie* des développements nouveaux.

Elle était nécessaire enfin pour satisfaire mon ambition scientifique, qui est de maintenir mes livres à une hauteur de progrès digne de leur succès passé.

Dans cet ouvrage, j'ai dû, pour faire comprendre les progrès réalisés depuis vingt ans dans les procédés d'exploration des maladies, faire deux parties : l'une pour les *moyens d'exploration nouveaux*, et la seconde pour le *diagnostic proprement dit*, qui comprend la signification précise des phénomènes morbides et des troubles fonctionnels observés chez les malades.

La *première partie* a pour titre : *Des moyens physiques d'exploration*, et on y trouvera : un Manuel complet de la *Percussion* et de l'*Auscultation*, comprenant toutes les applications que l'on peut faire de ces moyens dans l'étude des maladies du cœur, des poumons et des différents organes ; — un résumé des découvertes de l'*Ophthalmoscopie médicale* ou *Cérébroscopie*, c'est-à-dire des signes fournis par l'*ophthalmoscope* au diagnostic des maladies cérébro-spinales et diathésiques ; — un exposé de *laryngoscopie* et de la manière d'employer le laryngoscope ; — le mode d'emploi des *sphygmographes* de Marey et de Brondel ; — du *microphone* et du *sphygmophone ;* — la manière de se servir du *microscope*, de l'*analyse chimique* et de l'*analyse spectrale ;* — les différentes manières d'employer le *stylet*, la *sonde*, les *spéculums*, etc. C'est en un mot le *manuel de tous les procédés physiques d'exploration physique et chimique* introduits récemment dans les pratiques de la médecine pour la précision et le perfectionnement du diagnostic.

C'est en effet dans la connaissance approfondie de ces moyens, dans leur pratique habile et continue que réside la netteté du diagnostic, et si les jeunes médecins de ce temps peuvent de bonne heure reconnaître sûrement des maladies qu'on ne pouvait que soupçonner avec peine au siècle dernier, c'est à l'étude des moyens physiques d'exploration qu'ils le doivent. — Il fallait jadis de longues années de travail pour distinguer les différentes maladies de la poitrine, tandis qu'aujourd'hui, grâce à la découverte de la percussion par Avenbrugger et surtout de l'auscultation par Laennec, un jeune médecin peut en quelques mois de bonnes études, reconnaître sûrement toutes les maladies du cœur, de la plèvre et des poumons. Si l'histoire de la médecine est juste et reconnaissante envers celui qui par son génie a le plus contribué aux progrès du diagnostic, le siècle médical qui a vu naître l'auscultation devrait s'appeler le *Siècle de Laennec.*

L'École française, si elle veut reconnaître dignement le service rendu à la science et à l'humanité souffrante, ne saurait rien faire de mieux pour honorer l'époque dans laquelle un homme lui a donné les moyens de passer tout à coup des ténèbres à la lumière et de l'incertitude à la précision.

A ces noms illustres — il faut ajouter ceux de Czermak, pour le laryngoscope, de Helmholtz, pour l'ophthalmoscope, de Récamier, pour le spéculum.

La *seconde partie* est relative à l'étude des troubles fonctionnels de chaque partie du corps qui relèvent de l'observation clinique ; —à la constatation des phénomènes morbides accomplis dans les tissus ; — à l'analyse microscopique, chimique ou spectrale des produits de sécrétion normale et pathologique. C'est dans cette recherche de l'anormal et de l'irrégularité physiologique que le médecin trouvera ce qu'on doit appeler des *signes diagnostiques* et ce qui lui permet de déterminer le siège d'une maladie, sa nature, sa période d'état ou de déclin, son pronostic et les indications du traitement à prescrire.

J'ai ainsi passé en revue les signes fournis au diagnostic par l'étude des troubles fonctionnels et physico-chimiques de chaque organe ou de chaque système organique, en indiquant la signification probable ou absolue de chacun d'eux. Tel phénomène morbide étant constaté, à quelle altération ou à quelle maladie faut-il penser? Tel est le problème incessamment renouvelé que je me suis proposé de résoudre de façon à pouvoir résumer l'étude de chaque symptôme par un aphorisme concis et clair, facile à retenir.

Les premiers chapitres sont relatifs à l'*habitude extérieure des malades* pour l'étude du facies et des différentes parties du visage, ou de l'attitude des malades et de ce qu'on peut appeler la *physionomie morbide*. En effet, le médecin ne peut pas plus se défendre du premier mouvement qui consiste à dévisager le malade qu'il visite pour la première fois, que l'homme, dans ses relations avec le monde, ne peut l'empêcher de lire dans les traits de son interlocuteur, ce qu'il y a chez lui d'intelligence et d'élévation d'esprit, de franchise ou de ruse, de douceur ou de méchanceté, de bassesse ou de distinction dans les appétits. Un médecin non physionomiste pourra être un savant, il ne sera jamais un bon médecin, et c'est à l'hôpital qu'il faut aller pour apprendre à lire, sur la figure de ceux qui s'y présentent, ces expressions différentes et variées qui veulent dire : fièvre typhoïde, choléra, phthisie pulmonaire; pneumonie, croup ; angine tonsillaire ; asthme cardiaque ou pulmonaire, sclérose cérébrale, ou hémorrhagie du cerveau; chlorose, anémie, hépatite, hypochondrie ; néphrite albumineuse, rougeole, scarlatine, variole; syphilis des nouveau-nés, etc. Et non seulement l'expression du visage est pour les vrais observateurs une condition de diagnostic, mais elle est encore une inspiration du pronostic. Est-ce que l'éclat des yeux, le sourire languissant ou animé des malades, et l'intérêt qu'ils semblent prendre à ce qui les entoure, succédant du jour au lendemain à la prostration et à l'adynamie typhoïde, pneumonique ou autre n'indiquent pas à distance, et par un seul coup d'œil, l'amélioration de l'état local et l'espoir d'une guérison prochaine. — C'est par l'étude physionomique et muette que commence l'étude d'un malade, et il ne faut pas la négliger. L'interrogation vient ensuite pour la connaissance des phénomènes sensibles de la maladie, et l'exploration physique achève ce que l'enquête a si bien commencé.

Après cette étude muette de la physionomie morbide et de l'habitude extérieure des malades, j'ai exposé les signes fournis au diagnostic par la constatation des phénomènes morbides et des troubles fonctionnels de *l'appareil cérébro-spinal*. J'ai commencé :

1º Par les *troubles de l'intelligence* en indiquant les signes fournis au diagnostic par le délire, — le vertige ; — les hallucinations, etc.

2º Par les *signes fournis au diagnostic par les troubles de la sensibilité :* — douleur, — anesthésie et analgésie, — hyperesthésie, — céphalée, — rachialgie, — fourmillements des membres, — abolition du sens musculaire, etc.;

3º Par les *signes tirés des troubles du mouvement :* — adynamie, paralysie, — amyosthénie, — ataxie, — syncope, — convulsions et contracture, — carphologie, — crampes et soubresauts de tendons, — réflexes tendineux, — tremblement, — hoquet ;

4º Par les *signes tirés du coma et de l'insomnie.*

Le chapitre suivant est consacré aux signes diagnostiques tirés *des troubles de l'appareil circulatoire* dans le cœur, dans les artères et les veines. — Là se trouvent les signes que le médecin peut découvrir par la pratique de la *palpation*, de la *percussion* et de l'*auscultation du cœur ;* — les signes tirés de la *palpation* à la *sphygmographie* et de l'*auscultation des artères ;* — les signes fournis par l'étude des *palpitations* et des différentes espèces de *cyanose.*

Viennent ensuite : 1º les *signes fournis au diagnostic par les troubles de l'appareil vocal et respiratoire*, tels que l'aphonie et l'aphasie ; — les altérations du cri et de la voix, — et l'*auscultation du larynx ;*

2º L'étude des signes fournis au diagnostic par le *rire*, — le *bâillement*, — l'*éternuement*, — la *toux* et l'*expectoration catarrhale* et l'*hémoptysie*, — la *dyspnée ;*

3º L'étude des signes fournis par l'*inspection de la poitrine*, — les *déformations du thorax*, — la *spirométrie*, — la *percussion*, — l'*auscultation et la succussion des poumons ;* — enfin l'*auscultation de la voix bronchique.*

Dans un autre chapitre j'ai placé l'étude des *signes fournis au*

diagnostic par l'observation des troubles de l'appareil digestif: —
1° altération des lèvres, des gencives, des dents et de la langue; —
perturbations de la faim et de la soif; —altération de la salive;
dégoût des aliments et dépravation du goût; — nausées, vomissements, borborygmes et diarrhée; composition des matières
fécales; — 2° douleur de ventre; — gastralgie et dyspepsie; —
taches lenticulaires et sudamina, pétéchies.

Après cette étude venait naturellement celle des *signes fournis
au diagnostic par l'appareil biliaire:* l'augmentation ou la diminution de volume du foie; — ses tumeurs et l'ictère.

On trouve dans le chapitre suivant : les *signes fournis au diagnostic par les troubles des appareils sécréteurs* des *larmes;*
d'*excrétion de la sueur;* — de l'*excrétion urinaire.* Tout ce qui se
rattache aux perturbations de la *fonction rénale* et de la *composition des urines,* a été traité avec un soin minutieux. — Les
signes fournis par les douleurs des reins, — par la quantité en
plus ou en moins des urines, — par leur densité; leur mélange
avec l'urée; les phosphates; l'acide urique; le sucre; l'albumine;
le sang; la bile; le pus, etc., ont été exposés avec de grands
détails en même temps que tous les procédés d'analyse chimique
et microscopique qu'il est nécessaire au médecin de connaître
pour son diagnostic, sans avoir à recourir au chimiste pour des
analyses quantitatives exactes.

Le livre se termine enfin par l'*étude des signes fournis au diagnostic par la perturbation des fonctions génitales de l'homme et de
la femme.* C'était là un complément indispensable, et on verra que,
dans beaucoup de cas, ces perturbations, d'impuissance, de satyriasis, de pertes séminales, de douleurs utérines, de leucorrhée,
d'aménorrhée et de métrorrhagie, jouent un grand rôle dans les
modifications de la santé physique et morale des deux sexes.

Comme on le voit, ce *Traité de diagnostic et de sémiologie*
renferme l'ensemble de tous les troubles fonctionnels que
le médecin peut rencontrer dans sa pratique et qui l'inspirent

dans son diagnostic. C'est toute la médecine exposée dans un ordre particulier, différent des procédés d'exposition habituels, et, pour rendre cette édition digne des précédentes, j'y ai ajouté toutes les découvertes cliniques et les moyens nouveaux d'exploration physique dont la science a fait usage dans ces dernières années.

E. BOUCHUT.

15 octobre 1882.

NOUVEAUX ÉLÉMENTS

DE

DIAGNOSTIC

ET DE

SÉMIOLOGIE

Le diagnostic est l'art de reconnaître le siège et la nature de toutes les maladies. Il résulte de l'étude des troubles fonctionnels et de leur interprétation.

On le désigne encore sous les noms de *sémiotique* ou de *séméiotique* et de *sémiologie* (de σημεῖον signe, et de λόγος, discours).

Le diagnostic exige une grande habitude d'observation, une profonde connaissance de tous les phénomènes des maladies, et, pour indiquer son importance, il suffit de dire qu'il est la base de la médecine, du pronostic et du traitement. Son étude est indispensable à ceux qui débutent dans la clinique.

Mais il faut commencer par apprendre à observer et à découvrir les signes au moyen d'une interrogation méthodique et par l'emploi intelligent de différents moyens physiques d'exploration.

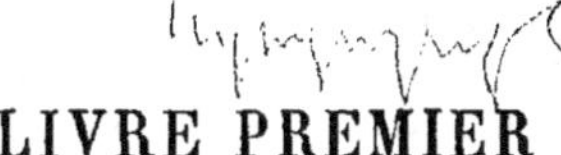

LIVRE PREMIER

DE L'OBSERVATION DES MALADIES
ET DE LA MANIÈRE D'INTERROGER LES MALADES

CHAPITRE PREMIER

DE L'OBSERVATION DES MALADIES

Observer une maladie, c'est l'art d'en suivre pas à pas l'évolution, afin d'en constater exactement tous les phénomènes.

Reconnaître une maladie, c'est l'habitude d'en grouper tous les éléments, pour en établir les caractères fondamentaux, et pour la rapprocher ou la séparer de tout autre ensemble pathologique offrant avec elle plus ou moins d'analogie.

Bien observer une maladie est un art; la bien reconnaître est une science. L'homme qui observe regarde et contemple la nature; celui qui discerne fait plus, il l'interroge afin de mieux la comprendre.

ARTICLE PREMIER

DU DIAGNOSTIC

Dans l'étude de la pathologie générale, on est convenu d'appeler *diagnostic* (de διάγνωσις, discernement; διά, entre, parmi; γνῶσις, connaissance) cette importante opération de l'esprit qui nous fait distinguer une maladie d'après la manière dont se groupent les symptômes qu'elle présente.

Il y a deux manières d'arriver au diagnostic : 1° lorsqu'on réunit tous les signes distinctifs d'une maladie et qu'on les dispose de telle sorte qu'une affection semblable étant donnée, ces symptômes puissent se retrouver dans le même ordre et avec la même succession : c'est le diagnostic *simple* ou *spécial;* 2° lorsqu'on discute la valeur de chaque symptôme offert par un état pathologique, et qu'on trace une ligne de démarcation nettement tranchée entre ces phénomènes et ceux que présente une variété morbide plus ou moins voisine : c'est alors le diagnostic *comparatif* ou *différentiel.* Quelques exemples vont bien rendre toute ma pensée : lorsque l'on dit, en parlant d'un malade, qu'il a une toux sèche, des sueurs nocturnes, des hémoptysies, une gêne médiocre de la respiration, de la matité sous les clavicules, une altération du bruit respiratoire dans le même point, un bruit respiratoire normal à la partie postérieure et inférieure de la poitrine, et que l'état général est en voie de dépérissement, on rassemble les principaux symptômes d'une seule et même affection, et, lorsqu'on prononce le nom de *phthisie pulmonaire au début,* on fait du diagnostic simple. Que l'on vienne maintenant à dire d'un second malade comparé au premier : il a de l'expectoration muqueuse, pas de sueurs nocturnes, pas d'hémoptysie, pas de dépérissement notable, une gêne considérable de la respiration, une résonance normale sous les clavicules, un bruit respiratoire également normal dans le même point et du râle sous-crépitant à la partie postérieure et inférieure de la poitrine, des deux côtés, l'on aura tout à fait exclu du diagnostic la possibilité d'une phthisie pulmonaire commençante tandis qu'on aura groupé les caractères qui révèlent l'existence d'un catarrhe pulmonaire. Dans ce second cas, le diagnostic est différentiel.

On le voit, le diagnostic est une opération qui se fait en deux temps, et le diagnostic différentiel n'est, pour ainsi dire, que le contre-appel du diagnostic simple. Le résultat de cette double épreuve appartient essentiellement au médecin ; c'est le produit de son intelligence, de son savoir et de son expérience acquise. Le malade, dans cette circonstance, est un être purement passif. Tout dépend donc de la manière dont ces faits sont interprétés par l'homme qui observe et qui juge ; de là l'obligation pour lui de remplir un certain nombre de conditions dont il sera bientôt parlé.

Est-ce bien la peine de prouver que le diagnostic est d'une indispensable, d'une absolue nécessité ? N'est-il pas évident pour tout le monde, même pour les personnes les plus étrangères aux choses de la médecine, que c'est par l'examen approfondi de phénomènes morbides, par la relation établie entre eux, qu'il devient possible de faire efficacement intervenir leur concours dans la marche et la durée d'une maladie, et surtout dans son traitement ? Le diagnostic, il est vrai, conduit souvent à la décourageante constatation d'une irrémédiable incurabilité ; mais, là encore, il est la source d'un profond enseignement ; car, si la vie d'un individu peut être arrachée à une mort certaine par une médication aussi opportune que bien calculée, souvent aussi ce serait compromettre une existence que de la soumettre à des moyens d'une active énergie. Agir dans un grand nombre de circonstances, s'abstenir dans beaucoup d'autres, c'est faire acte de prudence et de discernement, c'est imiter la conduite du sage. Ouvrir largement la veine dans un cas de violente congestion cérébrable, c'est rétablir l'équilibre dans la fonction circulatoire, c'est rappeler la santé qui s'échappe ; mais saigner dans une affection chronique de l'encéphale et à propos d'une légère exacerbation, c'est opposer au mal un remède pire que le mal lui-même, c'est précipiter une fin dont on pouvait ajourner la fatale échéance.

ARTICLE II

DES SIGNES DIAGNOSTIQUES

Toutes les circonstances antérieures à l'apparition d'un état morbide et les phénomènes actuels susceptibles de jeter du jour sur la nature intime d'une maladie, sur ses prodromes, sur ses symptômes présents, sur les causes qui en ont favorisé l'invasion et entretenu la marche, sur les moyens précédemment mis en usage pour en enrayer le cours, ont reçu le nom de *signes diagnostiques*.

Il y a deux espèces de signes diagnostiques : les uns parmi lesquels on peut ranger ceux que les auteurs ont appelés *caractéristiques, essentiels, pathognomoniques, vrais, univoques, actuels* et *présents*, ont une importance réelle, une grande valeur significative ; ils expriment tout un ensemble de phénomènes et traduisent le caractère spécial de la maladie : la toux, les crachats rouillés, la matité, le râle crépitant, le souffle, la bronchophonie dans la pneumonie, par exemple. Les autres, qu'on a nommés signes *communs, commémoratifs, équivoques*, ne sont pas inhérents à la maladie, et se retrouvent dans une foule d'autres affections : le malaise général, la céphalalgie, l'inappétence, l'accélération du pouls, la soif, la courbature, etc.

Il est facile de voir de quelle immense utilité sont les premiers signes et avec quelle prudente réserve il faut accueillir les seconds. Les uns offrent un intérêt primordial, et c'est avec eux que le médecin assoit son jugement; les autres n'ont qu'une signification secondaire, et sont seulement bons à consulter. La valeur diagnostique de chacun d'eux étant discutée dans plusieurs parties de cet ouvrage, ce serait s'exposer à des redites que d'entrer ici dans de plus amples détails.

ARTICLE III

DU MALADE ET DE CE QUE L'ON DOIT ATTENDRE DE LUI

Dans le diagnostic, le malade est un précieux élément ; il joue un rôle beaucoup plus important qu'on ne serait tenté de le soupçonner tout d'abord. La première condition désirable pour lui, c'est une certaine dose d'intelligence, à l'aide de laquelle il puisse comprendre les questions du médecin, se pénétrer de l'importance de cet interrogatoire et y répondre avec franchise et clarté.

Diagnostic chez les enfants. — De quels obstacles n'est pas hérissée la pratique, lorsqu'on vient, par exemple, à se trouver en face d'un enfant nouveau-né ! Il semble que cette créature n'ait besoin que de nourriture et de sommeil, et cependant à peine est-elle entrée dans la vie qu'elle souffre et se désole, et que les secours de la médecine lui deviennent aussi urgents que les consolations de sa mère. Le langage articulé fait défaut, l'intelligence n'est point encore éclose; il faut néanmoins que l'homme de l'art interprète de douloureuses sensations perçues et qu'il porte remède. Avant la parole, Dieu a donné à l'enfant des moyens d'expression que les philosophes appellent *langage naturel :* c'est le langage des signes. Le médecin doit le connaître, le cultiver en artiste, pour éviter de commettre les plus graves erreurs. En présence d'un personnage muet, il lui faut du coup d'œil et de l'habitude pour suppléer à l'absence des renseignements ordinairement fournis par le malade lui-même.

Diagnostic chez l'adulte. — Voici maintenant un homme qui a perdu la raison; il est agité, il parle avec volubilité et incohérence; il gesticule, crie, vocifère et brise; il commet, en un mot, les extravagances les plus multipliées. Sera-t-il permis d'espérer quelque chose de lui relativement à son état mental ou à toute autre affection organique dont il peut être affecté? Non. Et ce vieillard dont les facultés morales portent l'empreinte de l'usure du temps, et cet étranger qui vous parle un idiome inconnu, ne viendront-ils pas encore entraver les investigations diagnostiques? Nous quitterions au plus vite ces exceptions s'il ne nous fallait mentionner encore une classe particulière de malades qui, sans être pour cela dépourvus des dons de l'esprit, manquent de ce bon sens, de cet ordre logique des idées qui fait qu'on répond à la chose demandée. Ils n'ont nullement l'intention de tromper, et ils ne cherchent même pas à se soustraire à quelques interrogations, parfois embarrassantes, dont ils sont l'objet ; mais, au lieu d'exposer clairement ce qu'ils éprouvent, ils s'obstinent à vouloir tout expliquer et à donner une signification à la circonstance du plus minime intérêt. C'est ainsi que les glaires, la bile, le sang, les humeurs, les dépôts de lait, les fraîcheurs, l'irritation et le relâchement des nerfs, sont autant de détails prolixes et ridicules dans l'exposé desquels ces malades se complaisent, et dont il faut, bon gré, mal gré, que le médecin écoute obligeamment la verbeuse et surabondante narration, sous peine de perdre leur confiance et leur amitié. On conçoit aisément qu'après un discours de la sorte, l'observateur ne soit jamais plus avancé qu'auparavant, et qu'après cette rude épreuve imposée à sa patience, s'il n'a pu obtenir aucune réponse catégorique, il doit baser son diagnostic sur les données que lui fournit l'inspection des organes, et ne tenir la plupart du temps aucun compte du flux de paroles dont on l'a abreuvé. Auprès de ces malades, comme auprès de l'enfant, de l'aliéné, du vieillard et de l'étranger, il faut se borner à l'examen de tout ce que les sens, aidés par les divers moyens d'investigation dont la science dispose, permettent de saisir. Quant à la question de la bonne foi et de la sincérité du malade, elle sera bientôt discutée et avec plus d'opportunité qu'ici.

ARTICLE IV

DES QUALITÉS DE L'OBSERVATEUR

Pour que l'observateur puisse apprécier convenablement un état morbide, il faut qu'il possède un assez grand nombre de qualités sans lesquelles il courrait le risque de n'agir qu'au hasard, et de ne remuer que des hypothèses.

Intervention des sens. — Le médecin doit être pourvu de sens d'une fidélité parfaite, car la vue, l'ouïe, l'odorat, le goût et le toucher sont appelés, soit isolément, soit simultanément, à lui prêter assistance à chaque instant dans la recherche des symptômes.

C'est par les yeux qu'il étudie la physionomie, l'habitude extérieure du malade, qu'il se rend compte des lésions de la surface tégumentaire, des désordres du ressort de la chirurgie, etc. ; c'est par l'oreille qu'il perçoit toutes les modifications apportées dans l'exercice des fonctions respiratoires et circulatoires ; c'est par l'appareil de l'olfaction qu'il apprécie les odeurs particulières qu'exhalent les produits des sécrétions altérées ; c'est par la gustation qu'il juge des saveurs d'un produit pathologique ou médicamenteux ; c'est enfin par le toucher qu'il explore la résistance et la dureté des organes.

Il est aisé de pressentir ce qu'il advient lorsque ces sens sont lésés et que leur action demeure infidèle : le cerveau recevant des sensations fausses, l'observateur, égaré dans ses recherches, porte un diagnostic erroné, prescrit une intempestive médication, et le malade reste ainsi livré aux caprices du sort.

De l'appréciation du médecin et du tact médical. — Un esprit droit, perspicace et réfléchi, n'est pas moins nécessaire pour régulariser l'action même des sens, pour estimer à sa juste valeur chacun des éléments qu'offre la maladie, en tirer des inductions, en faire découler de logiques conséquences et arriver de cette manière à construire tout un édifice avec des matériaux qui gisaient épars.

C'est peut-être ici le lieu de dire un mot de ce qu'on entend par le *tact médical*, cette faculté d'inspiration si rare, ce don quasi divinatoire que s'octroient certains praticiens un peu trop sûrs d'eux-mêmes et de leur presque infaillibilité, cette grande habileté enfin dans le diagnostic, qui consiste à saisir d'un coup d'œil les indications offertes par un malade. Lorsqu'on voit un grand nombre de médecins être dépourvus de cette justesse d'appréciation que l'on nomme le tact médical, on est en droit de se demander si ce n'est réellement pas là une faculté spéciale, ou si l'étude et l'expérience ne font pas tous les frais de cette mystérieuse faculté. Bien qu'il présente d'assez sérieuses difficultés, ce problème n'est cependant pas insoluble, pour peu que l'on se donne la peine de songer à la différence et à l'inégalité qui ressortent de la répartition de l'intelligence chez des individus placés dans des conditions égales d'ailleurs. Déjà l'intelligence d'un homme dont l'esprit n'a nullement été cultivé n'est point semblable et diffère en quelque chose de l'intelligence de cet autre homme qui est également déshérité des bienfaits de l'éducation, qui a respiré dans le même milieu, qui a vécu de la même vie. A plus forte raison, cette nuance doit-elle être sensible chez les médecins, qui, pour avoir puisé leur instruction aux mêmes sources, n'en ont pas moins un degré dissemblable de capacité. L'étude et l'expérience semblent, il est vrai, déguiser cette disproportion, mais elle subsiste réellement, et, quand on rencontre sur son chemin un praticien doué du tact médical, c'est qu'aux précieuses qualités d'un esprit richement doté il sait joindre des connaissances approfondies, et qu'à une hardiesse n'allant pas jusqu'à la témérité il allie les sages conseils de la prudence ; c'est, si l'on veut, une sorte d'inspiration qui consiste à évaluer mentalement les caractères les plus expressifs d'une maladie, et que l'on ne rencontre que chez ceux que la nature a favorisés de ses dons.

Il faut qu'un médecin arrive auprès du lit d'un malade sans prévention, sans crainte et sans préoccupation. Sans prévention, car rien n'est plus funeste, en général, à une personne qui désire porter un jugement droit et sain que d'être entourée d'avis préalables en sens opposé, ou même dans un seul sens. Malgré l'habitude d'une grande impartialité, il y a toujours une oreille qui ne se ferme qu'à demi à la voix de la prévention ; cela peut être pour le diagnostic une source d'erreurs, il faut l'éviter. Sans crainte, car l'homme qui hésite et qui a peur n'est plus maître de lui-même, et l'esprit intimidé n'a jamais su se traduire que par des actes empreints d'une vacillante irrésolution. Sans préoccupation, car celui dont l'âme est agitée, dont l'intelligence est préoccupée, ne jouit pas de toute la plénitude de ses facultés. Le médecin en est souvent un frappant exemple dans sa propre famille. Lorsqu'il veille au chevet d'une personne sincèrement aimée, l'inquiétude paralyse ses moyens et lui fait tout porter à l'exagération ; la toux est l'indice certain de tubercules, une oppression légère accuse des fausses membranes dans les voies de l'air, etc. Un père, bon observateur pour les enfants d'autrui, se trouble en fixant le berceau de son fils, car il s'imagine souvent découvrir, dans les symptômes d'une très bénigne affection, les caractères d'une maladie qui n'épargne jamais ses victimes. Les préoccupations de famille, les entreprises d'affaires hasardeuses, les spéculations industrielles et commerciales, sont autant de circonstances qui, en entravant la liberté d'esprit du médecin, lui enlèvent de sa spontanéité et de son attention. Il convient donc, en général, qu'il reste le plus possible étranger à ces sortes d'émotions. — Faut-il ajouter encore que la patience est une vertu de la profession, qu'une trop féconde imagination est un écueil, et que la probité scientifique est une des plus solides bases de l'observation? Elle est heureusement l'apanage de la plus grande partie du corps médical, et, si l'on rencontre çà et là quelques imposteurs qui trafiquent honteusement de leur art, c'est que, parmi les fruits d'un bel arbre, il en est toujours quelques-uns qui se gâtent ; c'est que, dans une grande et nombreuse famille, il est bien rare de ne pas trouver, chez l'un de ses membres, un malheureux dont la conduite fait la honte de ses parents.

Des sciences accessoires nécessaires au médecin. — Après avoir réuni tout cet ensemble de conditions que l'on peut appeler *innées*, l'observateur doit encore en posséder ou plutôt en acquérir d'autres. C'est ainsi qu'il est de toute nécessité que la connaissance de l'anatomie normale et pathologique, de l'histologie, de la physique et de la chimie, enfin de la physiologie, lui soit familière, afin qu'après avoir étudié la structure intime du corps humain, le mécanisme des appareils divers, le jeu des fonctions et la relation des organes entre eux, il puisse apprécier les troubles qu'apporte avec elle la maladie, quand l'équilibre qui maintient l'état de santé vient à être rompu.

Des connaissances théoriques chez le médecin. — L'enseignement théorique de la pathologie est d'une importance au moins égale dans les cas les plus ordinaires ; c'est en effet cette branche de la science qui expose l'histoire complète de chaque affection, et celle des sciences anatomophysiologiques ; qui indique tous les caractères qu'elle peut offrir, tous les accidents qui peuvent la venir compliquer, et qui met en garde contre certaines apparences de similitude qui seraient susceptibles de la faire confondre avec une maladie d'une espèce voisine. De là aux applications pratiques et à la clinique il n'y a qu'un pas.

Des exercices cliniques. — Tout ce qui ne sert pas à la clinique est inutile, et il faut se défendre des études de laboratoire qui n'ont pas d'application au lit du malade. Le vrai laboratoire du médecin, c'est la salle d'un hôpital, là où, par l'observation des malades, il recherche ce qu'il y a de particulier dans chaque cas individuel, en découvrant les exceptions aux règles formulées par la pathologie théorique. On comprend en effet tout ce

que l'habitude de voir des malades peut présenter d'avantages et de ressources, et combien doivent être utiles les conseils d'un médecin qui a
employé une partie de sa vie aux études cliniques. Outre les difficultés·
inhérentes au diagnostic de chaque état morbide, il faut encore être prémuni contre une foule de ruses, de fourberies et de mensonges, inventés à
plaisir ou imaginés pour les besoins d'un intérêt privé, et qui naissent à
chaque instant sous les pas du praticien pendant le cours de sa carrière.
Ce sont principalement les jeunes médecins qui se trouvent ainsi pris : leur
inexpérience ne les tient pas en garde contre la simulation, et leur hésitation ordinaire en présence du malade et des familles sert d'appât à ces
gens qui ne respectent rien. Dans une comédie ainsi improvisée, il faut que
le médecin soit assez pénétrant pour savoir démêler le faux du vrai, le juste
de l'injuste, et pour éviter de jouer le rôle d'un sot ; on pourrait rire à ses
dépens, et sa réputation en souffrirait beaucoup, car il n'est point d'arme
qui tue plus vite que le ridicule. A propos de l'examen des malades, nous
reviendrons du reste sur les affections simulées.

Importance de l'anatomie pathologique. — Ce tableau des qualités qui
doivent distinguer l'observateur serait incomplet, s'il n'était encore ici
question du bénéfice réel qui résulte pour lui d'études anatomo-pathologiques consciencieusement faites. Quand on songe à la multitude d'erreurs
que les ouvertures cadavériques ont fait rectifier, aux notions précises dont
elles ont gratifié la science, soit sur le siège exact et bien défini d'un grand
nombre de maladies, soit sur la nature et l'importance des lésions observées, on ne saurait disconvenir que cette branche des connaissances médicales n'ait largement contribué au perfectionnement de l'art. L'anatomie
pathologique rend incontestablement de grands services, et il est permis
d'espérer, jusqu'à un certain point, qu'avec le temps, plusieurs parties de
son étude qui ne sont pas encore éclairées par une vive lumière finiront
par recevoir ce qui leur manque de certitude sous l'influence de nouvelles
recherches.

Sous ce rapport, l'intervention de l'histologie et du microscope a permis
de mieux préciser la nature des produits pathologiques, d'en faire connaître l'origine ou les métamorphoses, et d'éviter une foule d'erreurs
faciles à commettre lorsqu'on n'a recours qu'aux yeux du corps. C'est à
l'emploi du microscope qu'on doit la connaissance d'un grand nombre
d'altérations des liquides de nutrition ou de sécrétion par des corpuscules
étrangers ou des microbes, dont on ne soupçonnait pas l'existence, celle des
éléments constitutifs des tumeurs, et, chose non moins importante aussi,
celle des tissus normaux qui forment la charpente des organes.

ARTICLE V

DES RÈGLES A SUIVRE DANS L'EXAMEN DES MALADIES.

Si l'observateur doit réunir des qualités aussi nombreuses et aussi variées, c'est que la mission d'examiner un malade présente de sérieuses difficultés, et que, pour parvenir le plus promptement et le plus sûrement possible à la connaissance de l'affection et à celle des indications thérapeutiques, il faut passer par une série d'opérations diverses ; elles se compliqueraient l'une l'autre et rendraient les recherches confuses et pénibles, si l'ordre et la méthode ne venaient tout simplifier. Or le premier soin d'un médecin, lorsqu'il arrive près du lit d'un malade, est de se rendre minutieusement compte d'une foule de circonstances qui peuvent aider au diagnostic : le *sexe*, l'*âge*, l'*extérieur*, l'*état général*, le *facies*, l'*attitude*, le *tempérament* et la *constitution* du malade, par exemple. Déjà, tout en procédant à ce rapide coup d'œil d'ensemble, il juge de l'état extérieur du corps, et il remarque si l'amaigrissement, la pâleur et l'adynamie semblent attester des souffrances anciennes, ou si l'embonpoint, la coloration normale et la force témoignent d'un mal récent ; enfin il consulte le degré de chaleur de la peau et le nombre des pulsations du pouls, afin de se renseigner sur le caractère fébrile ou apyrétique de la maladie. L'éducation que peut avoir reçue le sujet observé, sa position sociale, ses relations avec les personnes qui l'approchent, l'étendue et l'exposition atmosphérique de son habitation, les endémies et les épidémies, sont autant d'informations qu'un médecin exercé a bientôt prises d'un regard ou en quelques mots de conversation.

Les devoirs de la profession impriment souvent à l'économie des modifications tellement profondes, qu'elles se traduisent au dehors par des traces indélébiles et qui frappent tout d'abord l'attention. Voici, par exemple, un malade dont toutes les fonctions languissent, dont les chairs sont molles, dont la face est bouffie, dont les gencives sont ramollies, dont les dents tombent, chez lequel il y a prédominance de globules blancs, infiltration des jambes, affaiblissement de l'intelligence et mouvement fébrile ; il a évidemment absorbé du mercure vaporisé, il est atteint de cachexie hydrargyrique, et sa profession est celle d'ouvrier dans des manufactures de glaces ou de doreur sur métaux. Dans ce cas, l'aspect seul du malade a tout révélé. Toutes ces indications peuvent être, il est vrai, données par la personne qui souffre ; mais nous n'avons point encore parlé de l'interrogatoire des malades, voulant ainsi faire ressortir tous les bénéfices qui peuvent être retirés, pour les besoins de la cause, d'un examen fait en silence. D'ailleurs, dans de très fréquentes occasions et sur la voie publique principalement, les renseignements manquent totalement ; or que fera-t-on à un malade trouvé dans la rue et présentant des phénomènes convulsifs, suivis d'un délire très aigu ? Pour peu que l'on soit habitué à voir des malades et à l'observation muette, on pourra découvrir, par exemple, que cet homme a la peau, les sourcils et la barbe faiblement colorés par une poussière rouge, cas auquel il est facile de soupçonner un artisan du minium. On est alors sur la trace d'une encéphalopathie saturnine et du traitement qui en est la conséquence.

La scrupuleuse inspection de l'état extérieur a encore pour résultat immédiat de fixer l'attention sur certaines éruptions cutanées, taches diverses, cicatrices, plaies légères, tumeurs, exostoses, dont la connaissance exacte est encore de nature à éclairer sur les antécédents du sujet observé et sur toutes les circonstances commémoratives se rattachant plus ou moins directement à l'affection actuelle. Mais la passivité du malade va cesser, et bientôt ses réponses vont venir confirmer l'importance des signes déjà connus, car cet examen préliminaire ne saurait suffire pour la détermination du diagnostic, et l'on conçoit aisément qu'il faille quelque chose de plus pour chercher des lésions fonctionnelles ou organiques; ce sont les renseignements fournis par le malade lui-même qui vont combler cette lacune; mais pour que les investigations orales répondent au vœu du médecin, il est indispensable qu'elles soient recueillies méthodiquement et selon certaines règles déterminées. Entrons à ce sujet dans quelques détails.

CHAPITRE II
DE LA MANIÈRE D'INTERROGER LES MALADES

En fait d'interrogation, le *modus faciendi* est d'une grande importance, et c'est un véritable talent que de bien savoir poser et varier les questions que l'on adresse au malade. Il est donc bon d'adopter un ordre déterminé à l'avance, afin de ne pas s'exposer à de fastidieuses répétitions ou à de regrettables omissions. L'une des premières conditions pour le médecin est de se servir d'un langage exempt de termes trop techniques et qui soit bien à la portée du malade ; il faut toujours qu'il s'identifie avec le milieu dans lequel il se trouve, et, comme il passe tantôt de l'échoppe d'un artisan à la demeure du riche, tantôt de cette dernière au palais des princes, il doit toujours mettre son discours en rapport direct avec l'éducation des personnes qui l'entourent. Dans tous les cas, l'examen clinique réclame la plus grande clarté de langage : c'est se préparer des résultats inexacts que de vouloir parler à mots couverts ; c'est également troubler son malade que de l'interroger avec une sévérité mêlée à de la brusquerie.

Il est un ordre de questions qu'il importe beaucoup de poser avec décence et ménagement: ainsi, lorsqu'on se renseigne auprès d'une jeune fille de l'état de la menstruation, du développement, de la durée, des troubles et des irrégularités de cette fonction ; auprès d'une femme mariée, de ses grossesses précédentes, des circonstances commémoratives de ses accouchements, de ses suites de couches, de l'âge critique et des fréquentes hémorrhagies utérines qu'il entraîne; auprès d'un jeune garçon, des habitudes d'onanisme qu'il peut avoir contractées ; auprès d'un homme, des excès vénériens auxquels il s'est livré, des accidents syphilitiques qui en ont été la conséquence, des traitements employés pour les combattre, etc. On peut établir en thèse générale qu'il ne convient jamais, lorsqu'il s'agit de maladies spécifiques des organes génitaux, de questionner un mari en présence de sa femme, ou une femme en présence de son mari. De cette manière, on évitera souvent d'apporter le trouble dans un ménage qui jusqu'alors avait vécu parfaitement heureux. On le voit, le médecin est dépositaire d'une infinité de secrets, tout voile tombe devant lui, et parfois il se trouve engagé dans de bien délicates transactions : mais jamais il ne doit perdre de vue que son but est de soulager et de guérir, et que, s'il interroge, ce n'est point pour satisfaire une indiscrète curiosité, mais pour acquérir une connaissance du passé qui lui est indispensable.

Lorsque le récit du malade est invraisemblable, lorsqu'il exagère ou qu'il atténue les renseignements qui lui sont demandés, et qu'il semble plutôt improviser des souffrances à sa façon que de rendre compte d'un état réel, le médecin doit redoubler d'attention, de réserve et de perspicacité. Il posera nettement ses questions, et, en en changeant plusieurs fois la forme, il observera si elles donnent lieu à des contradictions manifestes, à de l'embarras et à une expression de physionomie particulière ; à l'aide de cette contre-épreuve, il pourra quelquefois reconnaître qu'on veut lui donner le change et qu'on a un intérêt quelconque à le tromper.

Dans quel ordre doit-on interroger? — En commençant par une série d'hypothèses, certains praticiens se demandent si le malade qui est sous leurs yeux n'est point affecté de telle ou telle maladie, et ils recherchent si les symptômes offerts à l'examen ne sont pas précisément ceux de l'état morbide présumé. Si la supposition est mal fondée, ils passent à autre chose, et, après beaucoup de tâtonnements de ce genre, ils arrivent à faire leur diagnostic. Cette méthode est la pire de toutes : elle est arbitraire, très longue, exige une attention soutenue et une mémoire des plus fidèles. Je n'en fais ici mention que dans le but de prémunir le lecteur contre un procédé d'investigation qui ne doit jamais être employé.

D'après Boerhaave, l'interrogation doit porter sur deux ordres de phénomènes : 1° les symptômes sensibles pour le médecin ; 2° les symptômes sensibles pour le malade. — Bayle veut qu'on examine d'abord les symptômes physiques pour arriver ensuite aux symptômes vitaux. — Chomel passe la revue de toutes les fonctions dans l'ordre suivant : 1° fonctions de relation ; 2° fonctions assimilatrices ; 3° fonctions génératrices. Ces méthodes sont défectueuses et glissent trop aisément sur l'étude de la fonction lésée. Or, c'est le fait important ; il doit précéder et dominer tous les autres, et ce n'est qu'après l'examen de l'organe malade qu'il est permis d'étudier ce qui est relatif à la sympathie, à l'hérédité, à l'hygiène, etc.

Après l'inspection muette de l'état extérieur dont il a été parlé plus haut, il faut faire l'étude du point douloureux, s'il en existe, et de la fonction troublée dans son exercice, de manière à examiner les principaux phénomènes morbides offerts par le malade.

C'est seulement après avoir achevé de poser, sur la route de son diagnostic, cet important jalon, qu'on doit explorer une à une toutes les autres fonctions, en commençant par celles qui lui paraissent le plus directement liées à la fonction lésée ou à l'organe malade, et en glissant plus légèrement sur les autres, sans rien omettre cependant. Cette méthode éminemment rationnelle est importante à suivre, surtout pour les élèves qui commencent l'étude de la médecine et pour les jeunes débutants dans l'exercice de l'art de guérir. Maintenant il est d'un minime intérêt que la respiration soit étudiée avant la digestion, et cette dernière avant ou après la circulation ; l'essentiel, c'est qu'aucune ne soit oubliée et que l'on ne revienne pas à celle qui a déjà été inspectée, ce qui arriverait infailliblement si l'on n'avait présent à l'esprit un ordre conçu d'avance, destiné à servir de soupape de sûreté dans l'interrogatoire.

L'étude du point douloureux exige, de la part du médecin, deux questions d'une égale importance : la première, pour savoir ce qu'éprouve le malade et où il souffre : *Où avez-vous mal?* la seconde, pour savoir depuis combien de temps il souffre : *Depuis quand souffrez-vous?* ou *Depuis quand êtes-vous malade?* Lorsqu'on s'approche du lit de la personne qui vous a mandé, il ne faut jamais lui dire : *Qu'avez-vous?* parce qu'alors elle pourrait entrer dans de longs développements au sujet de l'étiologie et de la marche de son mal, et établir ces mille théories absurdes dont il a été déjà parlé précédemment ; il faut circonscrire ses questions et prier le malade d'indiquer, en y posant le doigt, le lieu exact et précis où siège la douleur. Alors, après avoir mis les muscles dans le relâchement, on touche, on palpe, on presse en différents sens, on délimite le point qui cause la souffrance, on détermine ses irradiations, et l'on observe, selon la forme et la nature de la lésion signalée, s'il y a augmentation ou diminution, enfoncement ou mobilité anormale, crépitation, fluctuation, frémissement, pulsations, élévation de température, emphysème, œdème, gargouillement, rougeur, congestion, etc.

S'il n'y a point d'endroit isolément douloureux et que tout le corps soit affecté, ou qu'il y ait des troubles fonctionnels avec malaises sans douleur vive, il faut étudier la forme, le degré et l'espèce du trouble fonctionnel, ses rapports avec les autres fonctions, en tenant compte de tout ce qui s'écarte de l'état normal.

La deuxième question : *Depuis quand souffrez-vous?* a pour but de savoir si la maladie est aiguë ou chronique, ancienne ou récente. Si elle est récente, on n'a qu'à choisir dans les affections aiguës, et on laisse à l'écart les maladies chroniques qui atteignent l'organe malade ; si, au contraire, l'état morbide se prolonge depuis un certain temps, on met de côté les affections aiguës pour ne songer qu'aux maladies chroniques. Qu'un malade, par exemple, soit enrhumé depuis quinze jours : sans prévoir l'existence de tubercules pulmonaires, on ne pensera tout d'abord qu'à la bronchite, avec ou sans autres accidents aigus des voies respiratoires ; mais, si la toux et l'expectoration durent depuis six mois, l'idée des productions pathologiques se présentera à l'esprit. Cette demande n'est donc pas moins utile que la première, et, de plus, elle est susceptible d'indiquer, dans des limites approximatives, à quelle période la maladie est parvenue.

Lorsque ces questions sont résolues, on essayera de remonter aux antécédents héréditaires et à l'étiologie, puis on s'informera des devoirs imposés par la profession et des conditions hygiéniques dans lesquelles vit habituellement le malade, et l'on prendra note de moyens curatifs ou palliatifs qui auraient pu être précédemment mis en usage. Enfin, et en dernière analyse, on cherchera si l'affection est locale ou générale, primitive ou secondaire, si le symptôme douleur a de l'importance, s'il est épiphénomène ou complication.

Après avoir fait usage des divers modes d'exploration dont il sera bientôt parlé, le médecin est alors fixé sur l'examen de la fonction lésée, et il procède, ainsi que cela a été dit, à l'interrogatoire de celle qui lui paraît le plus directement liée, ainsi qu'à l'inspection des autres.

Dans toutes les maladies de l'appareil de la respiration, et surtout après les hémorrhagies pulmonaires, il convient de faire parler le malade le moins possible ; on adresse dans ce but ses questions aux parents ou amis qui sont présents à la visite ; mais, toutes les fois que les renseignements peuvent être donnés sans inconvénient par la personne même qui souffre, il faut de préférence s'adresser à elle. Dans quelques occasions, en présence d'une phlegmasie cérébrale, par exemple, lorsque le malade est dans un état d'abattement moral voisin du coma et que l'exercice actif des facultés de l'intelligence est empêché, il faut savoir allier les réponses qu'il vous a faites à celles que vous recevez de la famille ou des garde-malades et de les compléter les unes par les autres.

La physionomie du médecin ne doit jamais refléter les impressions de son âme, car trop de personnes cherchent à y lire. Beaucoup de malades le considèrent d'un regard anxieux et avide, interprètent ses gestes les plus insignifiants, donnent de l'importance aux inflexions de sa voix, etc. Il doit donc, autant que possible, être calme et impassible et ne jamais donner à ses questions une tournure capable de faire croire à l'imminence d'un grand danger et d'une terminaison funeste et prochaine.

LIVRE II

DES MOYENS PHYSIQUES D'EXPLORATION PAR LES SIGNES PHYSIQUES : LA PALPATION, LA PERCUSSION, L'AUSCULTATION, L'OPHTHALMOSCOPE, LE THERMOMÈTRE, LE SPÉCULUM, ETC.

Il ne suffit point à l'observateur d'avoir appliqué son esprit et ses sens à la constatation des phénomènes morbides, il lui faut encore avoir sous la main des moyens de contrôle qui lui fassent apprécier la valeur des connaissances acquises, et percevoir d'autres signes qu'un premier et rapide examen n'aurait pas suffisamment mis en lumière. Ces moyens de contrôle sont : 1° la *pression* ; 2° la *palpation* ; 3° le *toucher* ; 4° la *mensuration* ; 5° la *spirométrie* ; 6° la *succussion* ; 7° la *percussion* ; 8° l'*auscultation* ; 9° la *dynamoscopie* ; 10° l'*emploi des sondes et des stylets* ; 11° l'*emploi des spéculums* ; 12° l'*emploi de la loupe et du microscope* ; 13° l'*ophthalmoscopie* ; 14° la *cérébroscopie* (1) ; 15° l'*endoscope* ; 16° le *laryngoscope* ; 17° l'*analyse chimique* ; 18° l'*emploi du thermomètre* et de la *balance*.

CHAPITRE PREMIER

DE LA PRESSION

On a trop souvent confondu la pression et la palpation ; ce sont cependant deux choses tout à fait différentes. La pression ne doit servir qu'à la constatation des changements divers qui surviennent dans la *résistance* et la *sensibilité* des parties malades, ainsi que dans l'appréciation des modifications pathologiques subies par un organe. Ainsi dans l'inflammation profonde des veines du mollet, ou *phlegmata alba dolens* ; dans la péritonite, et dans les inflammations superficielles, la plus légère pression du doigt est douloureuse. Dans l'hyperesthésie cutanée le moindre contact ne peut être supporté. Prenons des faits d'un autre ordre. Supposons, par exemple, qu'une personne soit atteinte d'une ascite, c'est-à-dire d'une *hydro-péritonie* : la tension de l'abdomen sera chez elle en rapport avec la rapidité de l'épanchement et avec la quantité du liquide. Si l'ascite s'est produite promptement, le ventre sera rénitent et se laissera difficilement déprimer, tandis que si elle a mis beaucoup de temps à se manifester, la rénitence ne deviendra notable qu'à l'époque où le liquide sera très abondant, et encore n'atteindra-t-elle pas probablement le même degré que dans le cas précédent. En faisant reconnaître l'état de tension de l'abdomen, la pression sera donc dans ce cas un moyen d'exploration d'une certaine utilité.

Dans la *fièvre typhoïde*, en pressant avec deux ou trois doigts la région iliaque droite et quelquefois aussi la fosse iliaque gauche, l'hypogastre et les parties avoisinant l'ombilic, on peut découvrir un symptôme, dû à la présence de liquides mêlés à des gaz dans un point du tube digestif en rapport avec les régions sus-mentionnées ; nous voulons parler du *gargouillement*.

Dans les *tumeurs liquides*, quand une matière, comme du pus, est enfermée dans une poche située dans le tissu cellulaire sous-cutané, la pression peut encore beaucoup aider au diagnostic, car elle est appelée à faire connaître deux phénomènes bien différents. Le premier résulte du déplacement subit du liquide contenu dans la cavité, et donne à la main du chi-

---

(1) E. Bouchut, *Du diagnostic des maladies du système nerveux par l'ophthalmoscope, ou cérébroscopie*. Paris, 1866, 1 vol. in-8° avec figures et atlas ; et *Ophthalmoscopie médicale*, Paris, 1874.

rurgien la sensation d'un flot, c'est-à-dire d'un choc brusque que l'on a comparé à celui que pourrait produire la percussion exercée sur une vessie pleine d'eau; le second, au contraire, résulte du déplacement lent du liquide accumulé dans un foyer et imprime aux doigts un mouvement de soulèvement graduel. — Dans l'*hydarthrose*, lorsque la rotule est éloignée des condyles du fémur avec lesquels elle est en contact; dans la *tympanite,* où le ventre est si tendu ; dans la *péritonite chronique,* où l'abdomen est dans un état de simple rénitence, il est aussi facile de se rendre compte des changements de résistance que la pression révèle qu'il est aisé de constater combien le même moyen exaspère ou soulage la douleur, selon qu'il s'agit d'une inflammation ou d'une névralgie. Dans quelques cas, la pression d'une partie de la peau tuméfiée détermine une crépitation fine évidente due à la présence de l'air dans le tissu conjonctif. C'est le signe de l'*emphysème sous-cutané.*

Il est certaines affections, telles que l'érysipèle, la fièvre typhoïde inflammatoire, l'érythème et la scarlatine, dans lesquelles la pression exercée avec un seul doigt efface momentanément les rougeurs caractéristiques qui s'observent à la surface de la peau. Dans la scarlatine en particulier, d'après mes recherches, la pression faite d'une certaine manière, par chatouillement superficiel, peut aider au diagnostic. En rayant l'exanthème très légèrement avec le bout de l'ongle ou avec un corps dur, il en résulte une *raie blanche* caractéristique due à la contractilité des capillaires touchés. On peut même, avec un corps dur, en écrivant un mot sur la cuisse d'un malade, le voir reparaître en traces blanches, et l'inscription reste apparente pendant près de cinq minutes (1). C'est la *tache scarlatineuse.*

La pression ne peut au contraire faire disparaître les taches des ecchymoses du scorbut, de la pourpre de Werloff (*morbus Werloffii*) ; on l'accuse même, probablement à tort, de rendre la rougeur plus vive. Trousseau a dit que la pression de la peau dans la méningite donnait lieu à une tache rouge dite *méningitique,* mais c'est une erreur et une affirmation de fantaisie, car ce frottement fait également une tache rouge sur la peau de toutes les maladies aiguës, et toute personne qui sort d'un bain chaud offre le même phénomène.

La pression s'opère avec les deux mains, tantôt avec une seule, tantôt avec un ou plusieurs doigts.

(1) E. Bouchut, *Traité des maladies des nouveaux-nés, des enfants à la mamelle et de la seconde enfance,* Paris, 1878, 6° édition, chapitre SCARLATINE.

CHAPITRE II

DE LA PALPATION

La palpation consiste dans l'application de toute la face palmaire de la main et des doigts sur une partie malade, dans le but d'y découvrir les changements de température, de mobilité, de consistance, de forme, de direction, de sensibilité, de volume et de siège que l'état pathologique a pu déterminer. Ce n'est autre chose qu'une variété de la pression. Ce mode d'exploration d'un usage très fréquent est d'une utilité immédiate.

Pour que la palpation puisse rendre réellement des services, il faut qu'elle soit employée d'après de bons principes et qu'elle soit pratiquée par le médecin avec prudence et douceur, sans quoi on irrite les malades, on produit de la souffrance et l'on peut commettre de grosses erreurs. Et d'abord, que l'on ait à palper un membre ou des parties molles, il convient de mettre les muscles le plus possible dans le relâchement, afin de s'opposer à cette roideur qu'amène la contraction, et qui, dans beaucoup de cas, masque complètement quelques tumeurs, ou simule des tuméfactions pathologiques. Ensuite toutes les fois que la pudeur du malade n'a pas à en souffrir, il faut palper à nu, ou alors n'interposer entre la main et la partie à explorer qu'un linge fin, et, de préférence, de toile. On comprend combien il est convenable que la main de l'observateur soit à une température analogue à celle du corps du malade, sous peine de faire éprouver à ce dernier des sensations désagréables et douloureuses.

En général, c'est avec la main entière, et même avec les deux mains, que la palpation doit être faite, rarement avec un ou deux doigts, à moins que la partie souffrante ne soit réduite à de minimes proportions et qu'il ne s'agisse, par exemple, d'un développement anévrysmal, du volume d'une noisette, situé le long d'un membre, à la suite d'un traumatisme quelconque. En appliquant à plat la totalité de la main, la sensation perçue est plus nette, et, lorsqu'on vient à rapprocher les deux mains, et surtout à les opposer l'une à l'autre, il est facile de faire saillir une tumeur et d'en circonscrire le volume et les adhérences, d'en apprécier la dureté, l'élasticité, la fluctuation, la douleur et le frémissement vibratoire ou hydatique ; il en est de même pour un organe situé dans les couches profondes. Les mains sont encore placées en opposition lorsqu'on veut, dans un abdomen singulièrement augmenté de volume, obtenir la sensation spéciale due à la présence d'un liquide, c'est-à-dire la *fluctuation*. Pour cela, on se place à la droite du malade et on applique la main gauche à plat et dans toute son étendue sur le côté gauche du ventre, tandis que, avec la main droite, on frappe plus ou moins près du pubis de petits coups sur le flanc droit. On produit ainsi un déplacement du liquide qui fait un *flot ;* il est en rapport avec la quantité de liquide épanché.

Un précepte qui a une grande importance est celui-ci : Quand on a à examiner un œil, un des côtés du cou, une épaule, une mamelle, un bras

un avant-bras, une main, un testicule, une cuisse, une jambe, un pied, il
faut toujours fixer son attention sur l'organe ou le membre correspondant,
car de la connaissance de l'état sain à l'observation de l'état morbide, il
n'y a quelquefois que des différences légères, que des nuances difficiles à
saisir et qui échappent au médecin, s'il ne met sous ses yeux un terme
facile de comparaison.

La palpation est un utile moyen d'exploration dans tous les sens où l'on
soupçonne des abcès, des tumeurs, des dégénérescences cancéreuses, des
hypertrophies de tissus, et surtout des anévrysmes artériels, car la présence
de pulsations insolites lui échappe rarement. Elle peut servir encore pour
reconnaître l'état de l'utérus; mais alors il faut que la main gauche soit
appliquée sur l'hypogastre, tandis que le doigt indicateur de la main droite
soulève le museau de tanche. C'est par la palpation qu'on reconnaît certaines tumeurs du ventre, tels que les ganglions mésentériques, les corps
fibreux de l'utérus, les kystes de l'ovaire, la vessie distendue par de l'urine,
l'utérus en état de grossesse, la rate hypertrophiée, le rebord d'un foie trop
volumineux, les tumeurs cancéreuses du foie ou calculeuses de la vésicule
biliaire, certains cancers de l'estomac.

Elle révèle les exostoses développées sur différents points du corps, les
gommes du tissu cellulaire, le gonflement des os profonds.

Elle sert dans les maladies du cœur à reconnaître le degré d'impulsion
de l'organe, à apprécier le frémissement vibratoire d'un anévrysme ou les
bruits bronchiques et vocaux à travers les parois du thorax, la crépitation
du tissu cellulaire dans l'emphysème sous-cutané.

Enfin, la palpation peut être d'un certain secours pour guider dans la
prescription des agents thérapeutiques. Le traitement d'une maladie chan-
gera selon que le mal se sera accru ou bien aura diminué par la médication,
selon que les parties explorées, d'abord dures, seront devenues molles et
fluctuantes, seront plus ou moins douloureuses et qu'elles présenteront un
cortège de symptômes plus ou moins graves.

CHAPITRE III

DU PESAGE

La notion du poids des malades est quelquefois la source d'un renseignement très utile au diagnostic et au traitement des malades. Cette notion
s'acquiert par la *balance* à bascule s'il s'agit d'un adulte, et par la *balance*
Roberval, par les *pesons* et la *romaine*, enfin par le *pèse-bébés* quand il
s'agit des petits enfants.

La perte de poids n'indique rien comme nature de maladie, mais elle révèle un état de souffrance de la digestion, dû, soit à une maladie localisée
dans les voies digestives, soit à un état dyspeptique provoqué d'une façon
réflexe par une lésion latente des poumons, du foie ou de tout autre organe.

Chez l'adulte, l'amaigrissement appelle toujours l'attention des malades qui ne tardent pas à le signaler au médecin comme l'indice d'un mal profond à découvrir. — Il en est de même chez les enfants d'un certain âge qu'on voit maigrir et pour lesquels on consulte le médecin. Mais, chez le nouveau-né et chez les enfants encore à la mamelle, le pesage a une importance spéciale. — Il annonce soit une perte de poids que rien ne saurait révéler exactement que la balance, soit un déficit dans le poids moyen et quotidien de l'accroissement. — Or, à cette époque de la vie, comme je l'ai indiqué (1), la bonne santé se révèle par un accroissement de 25 grammes par jour en moyenne. — Si ce chiffre, que le pesage seul fait connaître, n'est pas atteint, c'est qu'il y a de la dyspepsie et que l'enfant est ou ne tardera pas à être sérieusement malade. — Il faut donc, chez les nouveaunés, faire un pesage tous les huit jours. — Cela se fait avec la *balance Roberval* des boulangers ou avec le *pèse-bébés* construit par Galante, sur mes indications.

Pour se servir de mon *pèse-bébés* (fig. 2), on suspend l'appareil au mur et, avec une sangle passée sous les bras de l'enfant, on le place au crochet.

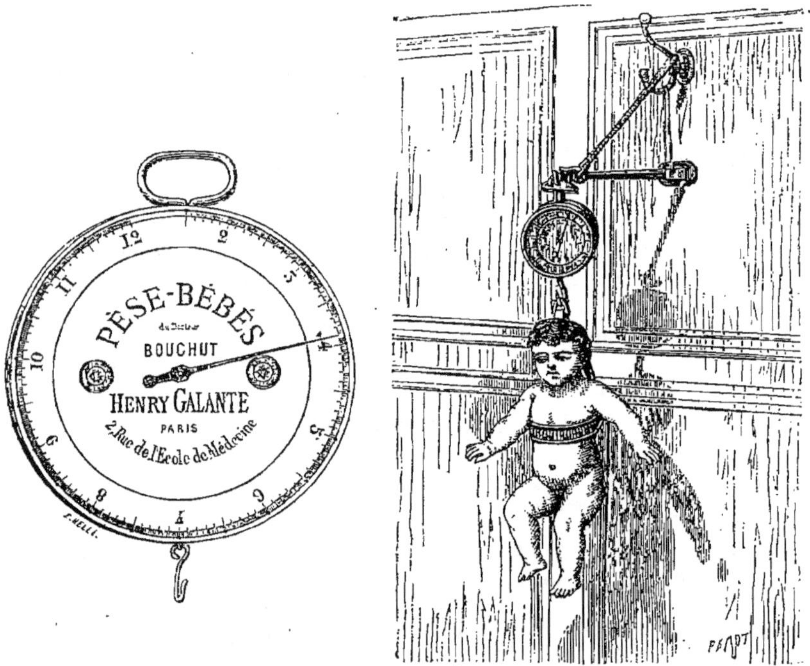

FIG. 1 et 2. — Pèse-bébés du Dr Bouchut.

L'aiguille marque aussitôt le poids en kilogrammes, en hectogrammes et en fractions de 20 grammes. Pour cela, il faut que l'enfant soit paisible,

(1) Bouchut, *Hygiène de la première enfance*, 7ᵉ édition. Paris, 1879.

ne crie pas et ne s'agite pas. On l'amuse pendant la pesée et l'on s'arrange de façon qu'il soit tranquille. Cette précaution est nécessaire comme lorsqu'on pèse avec la balance, qui n'est jamais en repos si les enfants s'agitent. La pesée ne se fait bien avec tous les appareils que dans un moment de repos.

L'enfant vient-il bien, est-il gras et ferme, tette-t-il avec ardeur, sans dormir dès qu'il est au sein, augmente-t-il de 20 à 25 grammes par jour, dans les cinq premiers mois, et de 10 à 15 grammes dans les sept mois suivants, la nourrice est bonne à conserver. Au contraire, l'enfant est-il pâle et reste-t-il stationnaire ou perd-il de son poids, a-t-il les chairs molles, un peu de diarrhée, ce lait est insuffisant ou mauvais, et il faut en changer. Il y a, du reste, un bon moyen de savoir si l'enfant tette en suffisance, c'est de le peser toutes les semaines pour voir ce qu'il a gagné en poids.

1° A l'âge de deux jours accomplis (chaque jour étant de vingt-quatre heures), il pèsera 100 grammes de moins qu'à sa naissance, diminution qui correspond à l'excrétion du méconium.

2° A l'âge de sept jours, il sera revenu au même poids que celui de sa naissance.

3° De sept jours à l'âge de cinq mois, il augmentera *en moyenne* de 175 grammes par semaine, ce qui fait environ 25 grammes par jour.

4° A partir de l'âge de cinq mois, il n'augmentera plus, en moyenne, que de 10 à 15 grammes par jour.

5° A l'âge de cinq mois il pèsera le double de ce qu'il pesait à sa naissance.

6° A l'âge de seize mois, son poids sera seulement le double de celui qu'il avait à cinq mois.

Toutefois il ne faudrait pas attacher à ces chiffres un caractère de rigoureuse précision. Un enfant peut ne gagner que 15 ou 20 grammes par jour par exemple, et être cependant dans d'excellentes conditions de santé. L'important, c'est qu'il gagne.

D'une autre part, il faut savoir la quantité de lait qu'il prend à chaque tetée, afin de savoir si la nourrice a suffisamment de lait. Pour cela, on doit peser l'enfant tout habillé, avant et après l'allaitement. La différence de poids indique la quantité de lait qui a été prise, et, comme elle doit être de 80 à 100 grammes, si elle n'atteint pas ce chiffre, c'est que la nourrice est mauvaise.

CHAPITRE IV

DU TOUCHER

Le toucher n'est qu'une espèce de palpation. Ce moyen d'exploration consiste dans l'introduction d'un ou de plusieurs doigts dans les parties profondes et cachées du corps humain, communiquant à l'extérieur par une ouverture naturelle, comme le pharynx, le vagin ou le rectum.

Le *toucher guttural* n'est pas d'une utilité bien fréquente ; on ne l'emploie que pour constater les modifications pathologiques qui ont pu survenir dans certaines affections de l'arrière-bouche, principalement dans l'œdème de la glotte pour constater l'infiltration des ligaments arythéno-épiglottiques, dans les tumeurs des vertèbres cervicales, dans les abcès tonsillairesou rétro-pharyngiens, etc., pour saisir la fluctuation.

Le *toucher rectal*, et surtout le *toucher vaginal*, sont des procédés d'investigation qu'il importe de connaître, car ils sont d'une application journalière.

Lorsqu'on veut pratiquer le *toucher par le rectum*, il faut placer le malade horizontalement, le corps tourné sur le côté, la jambe tenant au lit maintenue dans l'extension, tandis que l'autre est fléchie. Le doigt indicateur, enduit de cérat, d'huile ou de toute autre substance grasse, doit être introduit lentement dans l'anus ; car, cette région étant fréquemment le siège de bourrelets hémorrhoïdaires ou de fissures, tout mouvement précipité déterminerait de vives douleurs, et, par suite, une contraction énergique du sphincter. Il arrive souvent que ce muscle forme obstacle à l'introduction du doigt, mais il suffit en général d'attendre quelques minutes pour obtenir un relâchement des fibres ; on pénètre alors dans l'extrémité inférieure du gros intestin, et l'on parcourt tous les points de la surface rectale. Le but qu'on se propose en pratiquant le toucher par l'orifice anal est d'apprécier les changements morbides divers apportés dans la structure de l'organe, d'en constater la sensibilité, la tension, la chaleur, la consistance, les inégalités, et d'essayer de reconnaître, par les différentes sensations qui viennent affecter la pulpe du doigt, les rides, les ulcérations, les brides, les rétrécissements, les tumeurs, les dilatations artérielles ou veineuses, les amas de matières, les corps étrangers enfin, qui modifient et obstruent cette portion du canal alimentaire. Par ce mode d'exploration, le médecin acquiert encore d'autres notions, selon le sexe du malade. Ainsi il lui est possible de se rendre compte, chez l'homme, de l'état du bas-fond de la vessie et des uretères, de la présence de calculs en ces points ou le long de l'urèthre, et des altérations de volume, de consistance et de forme de la prostate, causes si fréquentes de troubles et d'accidents du côté de la double fonction génito-urinaire. Le toucher par le rectum peut être, chez la femme, d'une grande ressource pour la constatation d'une grossesse extra-utérine, pour la détermination du volume et de la direction de la matrice, et pour le diagnostic d'un grand nombre d'états pathologiques de cet organe. Enfin, si l'on vient à combiner le toucher rectal avec le toucher vaginal, en introduisant le pouce dans le vagin et l'indicateur dans le rectum, on s'éclaire facilement sur les lésions qui ont pu se développer dans le voisinage des ovaires et de la paroi recto-vaginale.

Le *toucher vaginal* exige préalablement, de la part de la personne qui va y être soumise, quelques précautions particulières, telles que le rejet au dehors des matières solides ou liquides contenues dans l'intestin et la vessie, comme il réclame, du côté de celui qui se met en mesure de le provoquer, des conditions préliminaires d'une certaine importance. C'est ainsi que le médecin veillera à ce que son doigt indicateur de l'une ou de l'autre main (c'est habituellement le seul dont on se serve pour cet examen) ne présente aucune aspérité ni écorchure, sous peine de contracter un mal éminemment contagieux, comme la syphilis ; qu'il prendra le soin de porter un ongle très court et dépourvu de rugosités, afin de ne produire ni douleur ni déchirure, et qu'il s'habituera enfin à faire usage indistinctement de l'indicateur de la main droite ou de la main gauche, s'efforçant ainsi de faire disparaître, par l'habitude, le défaut d'adresse et d'habileté tactile qui semble être spécialement départi à la main gauche.

Le toucher vaginal est usuellement employé pour reconnaître l'état des parties intérieures des organes de la génération, du vagin, et du col de la matrice, les vices de conformation du bassin, les changements survenus dans le segment inférieur de l'utérus et des régions limitrophes, et la nature des tumeurs ou des corps contenus dans la matrice; il sert également pour surveiller les progrès du travail de la parturition. Pour obtenir de bons résultats du toucher, il faut que l'opérateur ait préalablement conseillé à la femme de débarrasser la vessie et l'intestin des matières qu'ils renferment; cette précaution a bien son importance. L'exploration peut avoir lieu, la malade étant debout ou couchée : debout, s'il s'agit surtout de constater une chute de la matrice ou un relâchement du vagin, et si des troubles des fonctions respiratoire et circulatoire s'opposent au décubitus horizontal; couchée, s'il y a menace d'hémorrhagie, imminence de syncope, adynamie profonde, ou si l'utérus est dans un état très marqué d'antéversion. En effet, quand ce dernier cas existe, le fond de la matrice est projeté en avant, le col se trouve en arrière et en haut; il devient dès lors assez difficile de l'atteindre. Lorsqu'on ramène, par la position horizontale, l'utérus dans sa situation normale, la difficulté disparaît presque entièrement et le museau de tanche est rendu accessible au doigt.

Lorsque la femme que l'on a à examiner est au lit, il faut la faire coucher sur le dos, veiller à ce qu'elle incline un peu le tronc sur le bassin et à ce qu'elle maintienne les cuisses écartées et fléchies, de façon que le relâchement des muscles abdominaux soit le plus complet possible. Le médecin se place alors de préférence du côté droit du lit, afin de pouvoir introduire dans le vagin l'indicateur de la main droite, que nous savons être le plus exercé; mais, dans beaucoup de circonstances et alors qu'il est nécessaire d'explorer les parties latérales du conduit vulvaire, il faut successivement employer le doigt indicateur droit pour s'assurer de l'état de la paroi pelvienne droite, et le doigt indicateur gauche pour l'examen de la pelvienne gauche. Les femmes ne se laissent, en général, toucher qu'avec la plus grande répugnance; aussi convient-il, pour moins offenser leur pudeur, de très peu les découvrir.

Si l'exploration doit se faire sur une femme qui garde la position verticale, il faut lui faire prendre un point d'appui contre un meuble ou contre la muraille, et lui faire modérément écarter les membres inférieurs. Le médecin, assis sur une chaise très basse ou ayant un genou en terre (le plus ordinairement celui qui est opposé à la main qui pratique le toucher), se place en face de la malade et se met en mesure de commencer son investigation.

Dans l'une et l'autre de ces positions, les précautions à prendre sont les mêmes : l'index est convenablement enduit, comme pour le toucher rectal, d'un corps gras ou mucilagineux, afin de rendre son introduction plus facile et d'éviter les périls d'une inoculation putride ou virulente ; il est étendu et appliqué par son bord radial sur la région périnéale, et de là il gagne lentement l'orifice vulvaire, sans quitter le raphé ; il franchit la commissure inférieure et pénètre dans le vagin en séparant les grandes lèvres et en suivant l'axe de la vulve.

Il existe une méthode, encore suivie par un certain nombre de praticiens, dont il faut proscrire l'usage : c'est celle qui consiste à introduire le doigt d'avant en arrière. Or ce procédé expose à l'attouchement du clitoris, à des frottements du méat urinaire, et, comme il peut, dans un grand nombre de circonstances, simuler une manœuvre impudique et blâmable, il faut soigneusement l'éviter.

Quand le doigt est arrivé au bord du conduit vaginal, il a à constater l'ensemble des parties qui constituent l'appareil génital externe, puis à explorer l'état des grandes lèvres, la longueur, la largeur, les aspérités ou le poli, l'élévation de température, le degré de fermeté, la sécheresse ou l'humidité du vagin, la conformation de l'arcade pubienne, le bas-fond de la vessie, le rectum, l'état de plénitude ou de vacuité de ces deux organes, les tumeurs, les dégénérescences morbides, les produits accidentels qui ont pu se développer à la surface ou dans l'épaisseur des parois vaginales, enfin les vicieuses conformations que peut présenter le bassin. Prenant ensuite la direction de l'angle sacro-vertébral, le doigt s'élève vers le détroit supérieur et atteint le museau de tanche. Il doit en constater la forme, la longueur, la situation, la fermeté, l'état de ses lèvres, le degré d'ouverture de son orifice, le poids même de l'utérus entier en le soulevant légèrement ; sa hauteur, en plaçant l'organe entre le doigt qui repose sur le col et l'autre main appliquée sur le fond, à travers les parois de l'abdomen ; son développement ou sa vacuité.

Lorsqu'on soupçonne l'existence d'une tumeur dans la cavité utérine, d'un polype fibreux, par exemple, c'est en saisissant ainsi le corps de la matrice que l'on se fait une idée exacte du volume de ces productions pathologiques, relativement à l'organe qui les renferme. Il est de beaucoup préférable, dans ce cas, que la femme soit debout, car cette position met davantage en lumière le poids et la mobilité de l'utérus ; il en est absolument de même lorsqu'on est à la recherche des signes certains d'une grossesse, et que l'on veut poser son diagnostic d'après la perception du ballottement du fœtus. Enfin, comme il convient toujours, lorsqu'on fait, en médecine, usage d'un moyen quelconque, d'en tirer le meilleur parti possible, le médecin devra placer tour à tour sa malade dans la position horizontale et verticale, examiner le doigt à sa sortie du vagin, afin de chercher si la couleur et l'odeur du mucus vaginal ne lui fourniraient pas quelques indications et s'il n'y aurait pas de sang ou de fétidité indiquant un cancer.

CHAPITRE IV

DE LA MENSURATION

La mensuration est un mode d'exploration qui consiste à déterminer par des appareils spéciaux les dimensions d'une partie saine ou malade d'une manière plus rigoureusement exacte que la vue ne saurait le faire. La longueur, la largeur, l'épaisseur, le volume, en un mot, que présente une région, tel est habituellement ce que le médecin est appelé à mesurer.

Il y a divers instruments mensurateurs : tantôt on se sert d'un ruban non extensible sur lequel on a construit une échelle de graduation, tantôt on fait usage d'un compas d'épaisseur également divisé en degrés; mais, dans la plus grande majorité des cas, on trouve dans ses doigts un assez bon moyen de mesurer une partie quelconque du corps. Avant d'employer ce mode d'exploration, il faut être prémuni contre les inconvénients qu'il peut présenter, et surtout contre les causes d'erreurs auxquelles il est susceptible de conduire. Ainsi, dans les recherches de mensuration, il est indispensable d'exercer une pression uniforme, sous peine d'obtenir des résultats dissemblables; ensuite, il faut invariablement placer le malade, et surtout la région qu'on se propose de mesurer, dans la même position (c'est habituellement celle qui permet aux muscles d'être dans le plus grand relàchement possible), afin de pouvoir comparer avec exactitude les changements qui ont pu s'opérer d'une expérience à l'autre. S'agit-il, par exemple, de prendre les mesures de la tète dans un cas d'hydrocéphale considérable, ou du thorax à l'occasion d'un épanchement pleurétique, le malade doit se tenir debout ou assis; de l'abdomen à propos d'une ascite, ou des membres inférieurs pour en apprécier la longueur, il est préférable qu'il conserve l'horizontalité. Enfin, les moyens de mensuration ne varieront pas, et ils seront appliqués sur des parties identiquement les mèmes; on adoptera pour cela des points de repère tels que le mamelon pour la poitrine, et l'ombilic pour l'abdomen ; on pourra au besoin les dessiner sur le corps du sujet avec une plume trempée dans l'encre ou avec un crayon de nitrate d'argent, de façon que les traces de la veille se retrouvent le lendemain.

La poitrine, à chaque mouvement d'inspiration ou d'expiration, subissant alternativement une dilatation, puis un retrait, il est difficile de la soumettre à une mensuration exacte, d'autant plus que les vices de conformation y sont fréquents, que certaines professions, en développant particulièrement les muscles d'une région, détruisent parfois la symétrie des deux côtés du thorax, et que, dans des états pathologiques bien connus, la pleurésie par exemple, le côté malade actuellement dilaté par l'épanchement sera précisément celui qui, après la guérison, éprouvera un resserrement atrophique. Néanmoins, voici les règles d'après lesquelles il faut procéder à la mensuration de la poitrine : Le malade est assis, les bras écartés du tronc et les mains fixées sur sa tête ; la ligne médiane antérieure est représentée par un fil que l'on tend depuis l'échancrure supérieure du sternum jusqu'au milieu de la base de l'appendice xiphoïde, l'apophyse épineuse des vertèbres dorsales indiquant par où passe la ligne médiane postérieure. Une bande de toile divisée en centimètres (*ruban métrique*) et appliquée horizontalement de l'un de ces points à un autre (la mesure étant prise à la hauteur du mamelon chez l'homme et un peu au-dessous de la

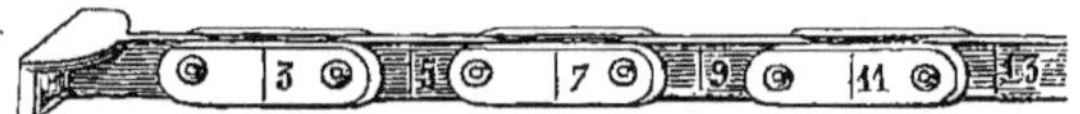

FIG. 3. — Cyrtomètre; extrémité initiale réduite de moitié (*).

mamelle chez la femme), permet de constater avec une justesse approximative l'étendue du côté droit ou du côté gauche de la poitrine, alors même

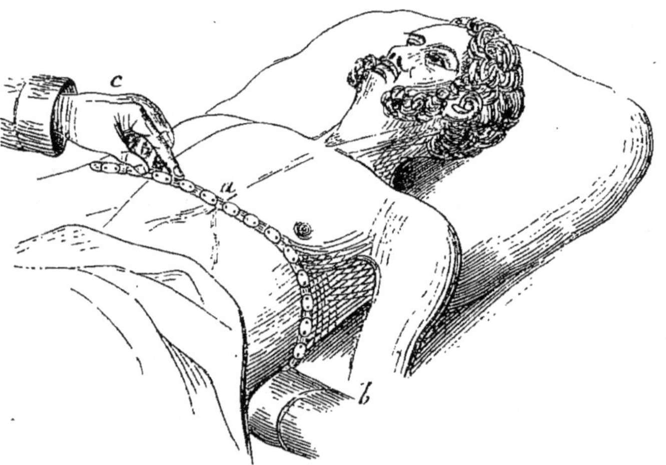

FIG. 4. — Application du cyrtomètre du côté gauche (**).

qu'elle est soumise au jeu respiratoire. Du reste, lorsqu'on mesure le thorax, ce n'est ni toute son étendue, ni toutes ses dimensions que l'on désire connaître ; on veut, la plupart du temps, savoir seulement si le côté droit est plus ample ou plus étroit que le gauche, et *vice versá*.

A côté du simple ruban métrique on peut employer le *cyrtomètre* de

(*) *a*, plaque transversale recourbée, destinée à en faciliter l'application. Les pièces de baleine sont articulées avec des œils saillants, afin que l'on puisse resserrer les articulations à frottement par un coup de marteau ou de clef, si elles se relâchent.

(**) *a*, trace verticale faite au niveau de la base de l'appendice xiphoïde ; *b*, bras droit de l'observateur, dirigé vers l'épine dorsale ; *c*, main gauche qui maintient l'instrument tendu. Pour faire cette application, on relève simplement la chemise du malade.

Woillez (1), qui consiste en une tige de baleine longue de 60 centimètres et composée de pièces articulées de 2 en 2 centimètres, et à double frottement (fig. 3). Il s'applique de champ, isolément et successivement de chaque côté et au pourtour de la poitrine, à la hauteur de l'articulation sterno-xiphoïdienne. Il conserve l'incurvation de chaque courbe latérale, que l'on trace ensuite et que l'on réunit facilement sur le papier en suivant cette courbe avec un crayon. Pour appliquer ce cyrtomètre, la main droite (fig. 4 et 5) glisse l'extrémité initiale de l'instrument derrière le thorax, et la maintient fixée contre l'épine vertébrale, tandis que la main gauche porte l'autre extrémité en avant. La tige, une fois appliquée, est fortement serrée pendant l'expiration ; on note, comme avec le ruban gradué, le nombre de centimètres indiqué au niveau de l'articulation sterno-xiphoïdienne, articulation marquée d'avance

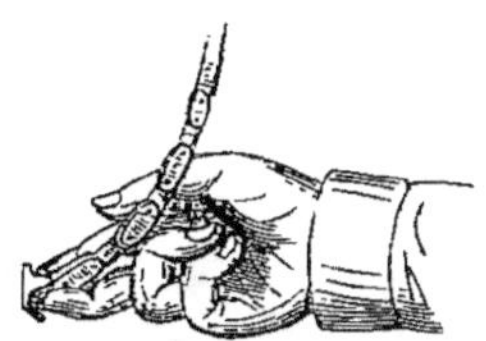

FIG. 5. — Main droite qui maintient l'instrument contre l'épine dorsale, la pulpe des doigts indicateur et médius appuyée contre elle comme un point d'appui.

(fig. 4, *a*) par un trait de plume ou un trait d'ongle. L'instrument est ensuite écarté rapidement de la main gauche, avant que l'inspiration soit venue de nouveau distendre la poitrine. Cet écartement brusque, puis l'enlèvement du cyrtomètre, sont faciles, grâce à une ou deux articulations particulières que l'instrument présente sur sa longueur. Chacune de ces

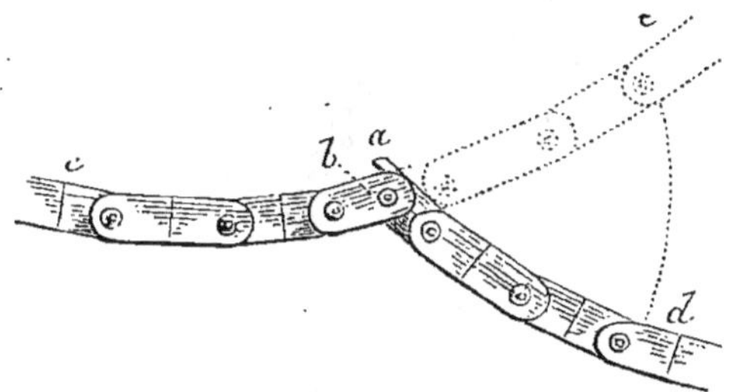

FIG. 6. — Une des deux articulations extra-mobiles destinées à faciliter l'éloignement du cyrtomètre des surfaces convexes sur lesquelles on l'applique (*).

articulations (fig. 6, *a*), très mobile dans le sens de l'écartement *c*, *a*, *d*, qu'elle facilite, devient fixe au niveau et dans le sens de l'application *c*, *a*, *c*, lorsqu'on veut, pour le tracé, ramener l'instrument à la courbe thoracique dont on a pris la forme (2).

(1) Woillez, *Recherches cliniques sur l'emploi d'un nouveau procédé de mensuration dans la pleurésie* (Recueil des travaux de la Société médicale d'observation. Paris, 1857-58, t. I, p. 1 et suiv.).

(2) Voyez plus loin : *Des dimensions de la poitrine*, à l'occasion de la séméiologie de la respiration.

(*) *c*, *c*, instrument appliqué ; *c*, *d*, instrument dans l'écartement ; *a*, éperon destiné à s'arc-bouter contre la goupille *b*, au moment de l'application.

On peut aussi employer un *compas d'épaisseur*, lorsqu'il ne s'agit que de prendre les diamètres de la poitrine.

Le *compas d'épaisseur* de Baudelocque (fig. 7) sera utilement employé pour circonscrire l'étendue d'une tumeur, et surtout pour connaître le

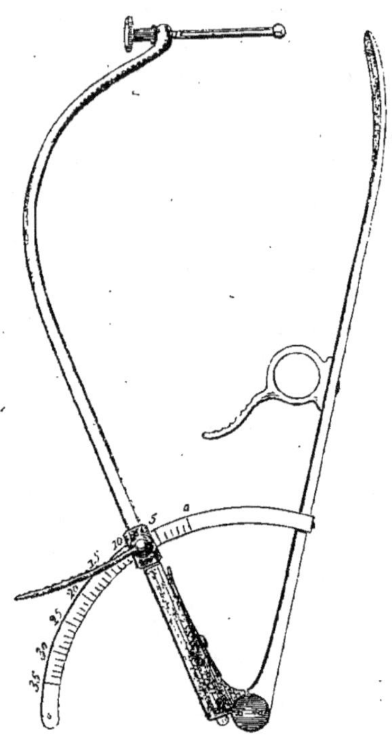

Fig. 7. — Compas d'épaisseur.

diamètre du bassin chez la femme, le diamètre antéro-postérieur principalement, sur lequel il importe tant d'être fixé à cause de l'accouchement, lorsqu'on soupçonne une conformation vicieuse. On a imaginé dans cette intention différents instruments, les *pelvimètres* (1), et en particulier le compas de van Huevel (fig. 8).

Chest-measurer de Sibson, mesureur de la poitrine (fig. 9 et 10). — Cet instrument (2) est destiné à apprécier l'étendue des mouvements antéro-postérieurs de la poitrine. Il se compose d'une tige graduée ronde B (fig. 8) divisée en pouces et en dixièmes de pouce. A l'extrémité infé-

(1) Voyez Nægele et Grenser, *Traité de l'art des accouchements*, 2e édition, Paris, 1881. — Chailly Honoré, *Traité pratique de l'art des accouchements*, 6e édition. Paris, 1878.

(2) Fr. Sibson, *On the movements of respiration in disease, and on use of chest-measurer* (*Medico-chirurgical Transactions*, 1848, vol. XXXI, p. 355). — Walshe, *Traité pratique des maladies des organes respiratoires*, traduit par Fonssagrives. Paris, 1870.

rieure de cette tige est articulée, pouvant s'ouvrir jusqu'à l'angle droit, une plaque de laiton recouverte de soie A. Sur cette même tige graduée se meut

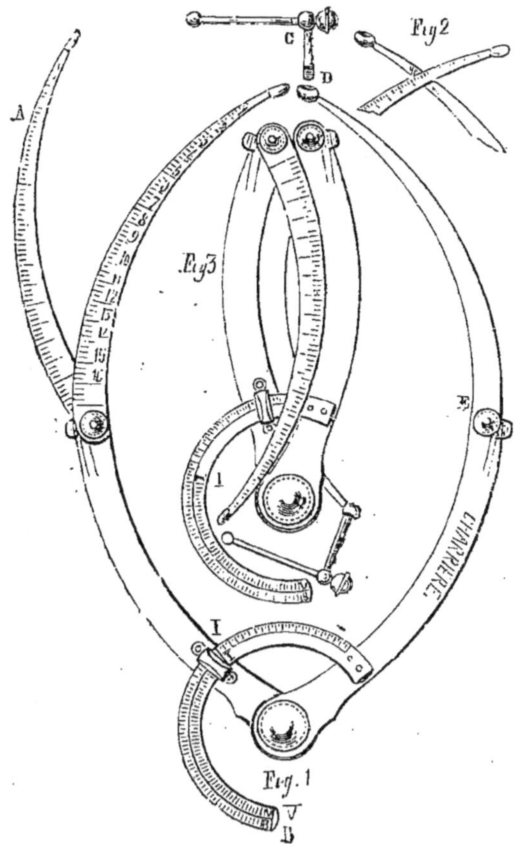

FIG. 8. — Compas de van Huevel (*).

à frottement un curseur C qui peut aussi tourner autour d'elle. Ce curseur est muni d'une branche horizontale CD, pouvant s'allonger ou se raccourcir, à l'extrémité de laquelle est un cadran gradué à aiguille que commande une crémaillère verticale D. A l'état de repos de l'instrument l'aiguille est

(*) Fig. 1. — Compas vu ouvert, prêt à servir. A, extrémité de la branche graduée du même, vue dans une position un peu renversée pour mesurer la cavité du bassin dans son diamètre sacro-pubien ; C, pièce qui se visse à l'extrémité de l'autre branche au point D.

Fig. 2. — Le même instrument, vu croisé et servant pour mesurer les parties internes et latérales, et à toutes sortes d'usage. On trouve la graduation de ce dernier sur le côté droit du demi-cercle désigné par I. Les deux autres graduations de Baudelocque et de van Huevel sont sur le côté gauche du même instrument, et distinguées, l'une par B et l'autre par V. Les deux articulations sont fixées ouvertes par deux points d'arrêt EE', que l'on désarme en appuyant sur les deux parties cannelées.

Fig. 3. — Le même compas, vu fermé.

au zéro du cadran et la crémaillère abaissée jusqu'à son dernier cran au-
dessous du centre du cadran, position dans laquelle elle est maintenue par

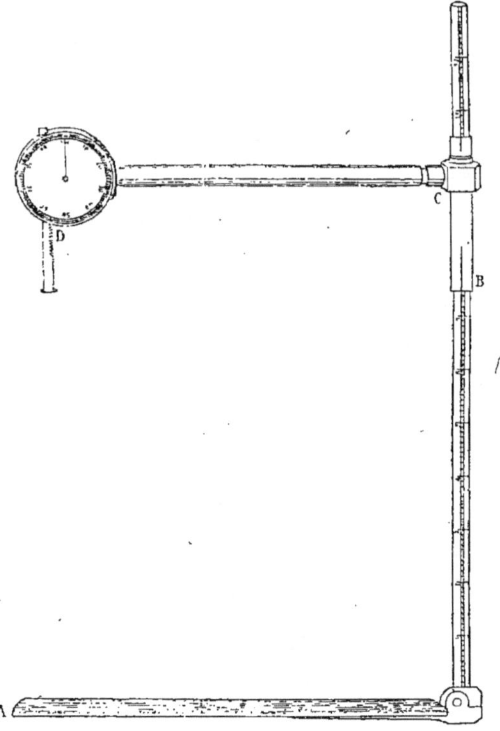

FIG. 9. — Chest-measurer de Sibson (*).

un ressort très doux. Un tour complet du cadran correspond à un pouce
(0^m,0253) de mouvement exécuté par la poitrine.

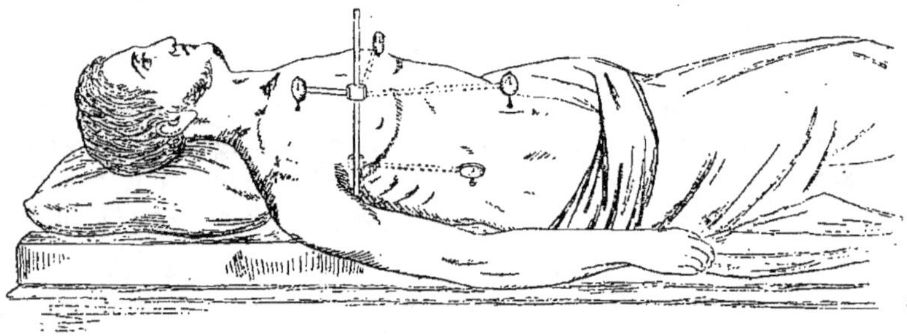

FIG. 10 — Chest-measurer de Sibson appliqué.

On applique cet instrument sur le malade dans le décubitus horizontal

(*) A, plaque de laiton recouverte de soie; B, tige verticale graduée en pouces et dixièmes de pouce;
C, curseur se mouvant sur la tige B de haut en bas et circulairement; C, D, branche horizontale à
coulisse; D, cadran et crémaillère.

et dépouillé de tous vêtements (fig. 9); on glisse sous son dos la plaque de laiton; on ordonne une expiration forcée ou naturelle. A la fin de cette expiration on abaisse le curseur jusqu'à contact de l'extrémité inférieure de la crémaillère avec la peau du malade et de telle façon que l'aiguille ne dévie pas du zéro. On ordonne l'inspiration et on lit sur le cadran le degré le plus élevé qu'y atteint l'aiguille. Ce degré indique l'amplitude du mouvement. En raison de la possibilité de faire tourner le curseur autour de la tige graduée verticale et d'allonger la branche horizontale qui porte le cadran, on peut diriger celui-ci sur différents points de la poitrine sans changer l'instrument de place ni le malade de position.

Un détail à noter encore et qui fera comprendre comment on calcule avec cet instrument le diamètre antéro-postérieur et l'étendue des mouvements antéro-postérieurs de la poitrine : l'instrument étant à l'état de repos, l'extrémité inférieure de la crémaillère et le bord inférieur du curseur sont sur une même ligne horizontale ; dès lors la graduation qui correspond au bord inférieur du curseur, lorsque l'instrument est appliqué, indique la distance entre le plan horizontal qui passe par le point où la plaque de laiton inférieure est en contact avec le malade, et le plan horizontal qui passe par le point où touche l'extrémité inférieure de la crémaillère.

Ainsi, en lisant sur la tige graduée verticale, on a la distance dont il vient d'être question ; en lisant sur le cadran, on a l'amplitude des mouvements. Cet appareil ingénieux mérite assurément l'attention des cliniciens. Il faut pourtant avouer que le compas d'épaisseur de Baudelocque peut le remplacer.

Stéthomètre de Richard Quain (1). — Une boîte de montre ordinaire présente au milieu du cadran une seule aiguille. Elle renferme un mécanisme très simple qui met l'aiguille en mouvement. Un orifice percé sur l'un de ses côtés livre passage à un cordonnet de soie assez long pour circonscrire une moitié de la poitrine; enroulé sur un cylindre contenu dans la boîte, ce cordonnet commande l'aiguille. Lorsqu'on en déroule $0^m,006$, l'aiguille parcourt un tour du cadran. Ce dernier est divisé en 50 parties égales. Deux révolutions équivalent à $0^m,012$, et suffisent pour tous les cas.

On place l'instrument à plat et tenu immobile par deux doigts de la main gauche sur l'épine dorsale, entre les omoplates par exemple; on applique le cordonnet de soie sur le contour de la poitrine, et on le maintient immobile sur le sternum au moyen des doigts de la main droite; le sujet soumis à l'expérience communique par l'expansion de la poitrine un mouvement au cordonnet qui agit sur l'aiguille et marque le degré de cette expansion. Cet instrument simple et ingénieux ne vaut pourtant pas le *chest-measurer* de Sibson. Il traduit moins bien que ce dernier les mouvements partiels des différents points explorés (2).

(1) R. Quain, *Union médicale*, 1850, p. 550, et *London Journal of medicine*, octobre 1850.

(2) E. Gintrac, *Cours théorique et pratique de pathologie interne et de thérapie médicale*, t. I, p. 388. Paris, 1853.

La mensuration appliquée à l'abdomen dans des cas de tympanite ou d'hydropisie, par exemple, ne peut pas à elle seule fournir des résultats rigoureux, car en admettant que les dimensions du ventre soient chaque jour exactement délimitées, il reste la question de savoir si c'est au développement de gaz intestinaux ou à la présence d'un liquide épanché qu'il faut attribuer l'exagération de volume. Dans cette circonstance, la percussion doit éclairer le diagnostic et conduire à des indications thérapeutiques rationnelles.

Les personnes expérimentées peuvent se passer de cet instrument, et il leur suffit souvent de se servir du doigt indicateur. On l'introduit assez avant dans le vagin pour que son extrémité touche l'angle sacro-vertébral, tandis que sa base repose sur la symphyse du pubis; à peu de chose près, on estime ainsi le diamètre du bassin.

CHAPITRE V

DE LA SPIROMÉTRIE

Un nouveau moyen d'exploration de la poitrine, applicable au diagnostic des maladies du poumon, a été inventé par Hutchinson (1). Il s'agit de la *spirométrie*, mot qui veut dire mesure de la respiration. Ici je ne parlerai que du procédé opératoire, mais plus loin, aux signes fournis par l'air expiré, j'indiquerai les résultats auxquels il conduit.

La *spirométrie* a pour but de mesurer la quantité d'air qui entre et qui sort de la poitrine, sans tenir compte de celle qui reste dans les poumons. L'idée n'est pas nouvelle, mais les procédés sont nouveaux, et les résultats qu'ils ont donnés le sont également. Découverte par Hutchinson, en Angleterre, et étudiée par Arnold (de Heidelberg), Schneevoogt et Hecht (2), la spirométrie est encore peu connue en France et n'y avait jamais été, avant 1854, l'objet d'investigations pratiques.

Cette opération s'accomplit au moyen d'un *spiromètre*, espèce de *gazomètre* assez volumineux construit à cette intention.

1° *Spiromètre de Hutchinson.* — Le spiromètre de Hutchinson (fig. 11 et 12) est construit sur le modèle du gazomètre des usines à gaz. Il consiste en une cloche renversée ou gazomètre, 20, plongeant dans un réservoir d'égale hauteur rempli d'eau. Deux montants, 9 et 10, surmontent ce réservoir, s'élèvent à une hauteur égale à la sienne, et supportent chacun à leur extrémité une poulie, 18. Sur chacune de ces poulies repose une corde, 11, qui attachée par l'un de ses bouts au gazomètre, soutient par l'autre un contre-poids, 12. Le gazomètre est ainsi équilibré à tous les moments de l'expérience. Une règle graduée, 15, qui se meut devant un

(1) Hutchinson, *On the capacity of the lungs and on the respiratory functions (Med.-chirurgical Transactions.* London, 1846, t. XXIX, p. 137).

(2) Hecht, *Essai sur le spiromètre.* Thèse de Strasbourg, 1856.

index, 3, fixé au bord supérieur du réservoir, indique la hauteur à laquelle le gazomètre s'élève. Un tube en U perce le réservoir à sa base ; l'une des branches de ce tube remonte jusqu'au fond du gazomètre ; l'autre, munie d'un ajutage en caoutchouc et d'un embout, va à la bouche du sujet en expérience ; c'est le tube respiratoire, 14. Un robinet ou une soupape per-

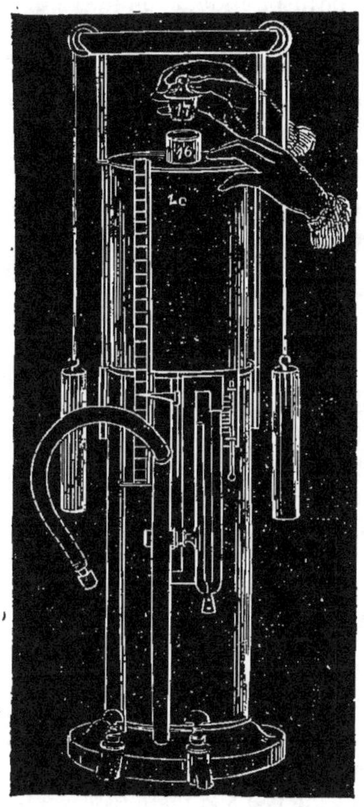

Fig. 11. — Spiromètre de Hutchinson
avant l'expérience (*).

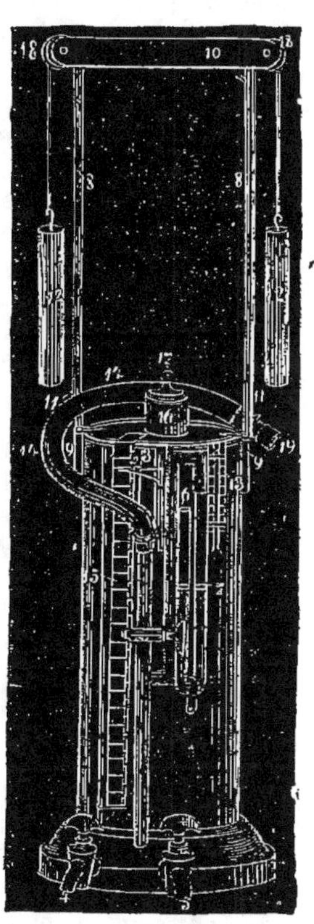

Fig. 12. — Spiromètre de Hutchinson
après l'expérience (*).

met l'entrée de l'air dans ce tube et s'oppose à sa sortie. Un manomètre à liquide coloré, 6, 7, indique la différence de pression qui peut exister entre

(*) La figure 11 représente l'appareil au début de l'expérience.—La figure 12 représente le même appareil à la fin de l'expérience. — 3, index fixé au réservoir inférieur et indiquant sur la règle graduée 15, mobile avec le gazomètre 20, le chemin parcouru par ce gazomètre quand il s'élève. Cet index indique par conséquent, le volume du gaz introduit dans l'appareil. — 7, manomètre à liquide coloré indiquant la différence en pression qui peut exister entre l'extérieur et l'air recueilli dans le gazomètre. — 8, 8, 9, 9, tiges servant de guides à l'ascension du gazomètre. — 10, bâti sur lequel est fixée une poulie à chaque extrémité. — 11, 11, cordes qui soulèvent la cloche en passant sur les poulies 18, 18. — 12, 12, contre-poids attachés aux cordes. — 13, thermomètre donnant la température intérieure de la cloche. — 14, 14, tube respiratoire. — 15, règle graduée fixée au gazomètre et mobile avec lui. — 16, ouverture supérieure du gazomètre. — 17, bouchon qui ferme l'ouverture 16. — 18, 18, poulies. — 19, embout du tube respiratoire. — 20, gazomètre ou cloche.

l'extérieur et l'air recueilli par le gazomètre; c'est un tube de verre en U, dont l'une des branches s'ouvre à l'extérieur, et l'autre dans le gazomètre au-dessus du niveau du liquide contenu dans le réservoir. Un thermomètre, 13, donne la température intérieure de l'appareil. Au fond du gazomètre est une ouverture, 16, fermée par un bouchon ou un robinet, 17, qui permet de vider l'instrument une fois l'expérience terminée.

Le maniement est simple: le sujet fait une inspiration, applique l'embout contre sa bouche et expire dans le tube, et par conséquent dans le gazomètre qu'il soulève. Lorsque l'expiration est terminée, la soupape du tube respiratoire enferme l'air expiré. L'opérateur lit alors sur l'échelle à quel

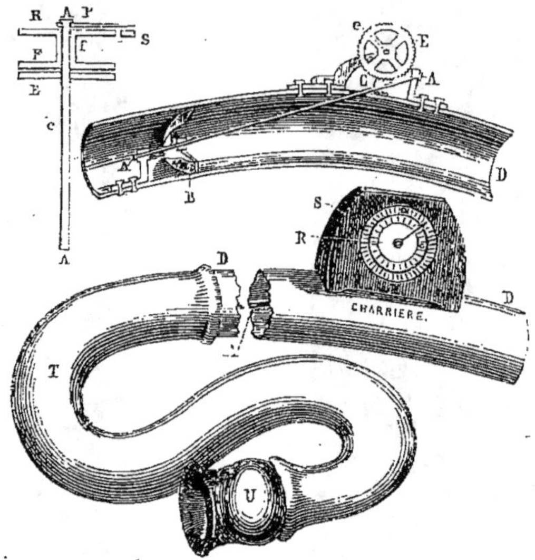

Fig. 13. — Pneusimètre à hélice de J. Guillet (*).

degré correspond l'index. L'échelle indique des centilitres. L'opérateur devra, dans son calcul tenir compte de la pression et de la température. Pour la pression en soulevant ou abaissant un peu à la main le gazomètre on égalise les colonnes liquides du manomètre. Quant à la température, les livres de physique donnent des tables qui permettent de ramener les volumes de gaz aux diverses températures, aux volumes à une température fixe.

Aujourd'hui l'application à la spirométrie d'instruments et appareils d'un mécanisme simple et d'une manœuvre facile, du *compteur à gaz modifié* de A. Bonnet (de Lyon), du *spiromètre* ou pneusimètre à hélice de J. Guillet (1)

(1) J. Guillet, *Description d'un nouveau spiromètre* (*Bull. de l'Acad. de médecine* 1856, t. XXI, p. 953.) — Bouillaud, *Rapport sur l'appareil.* (Ibid., t. 22, p. 203.

(*) U, embout du tube respiratoire; — *u, t, d, d,* tube respiratoire; — T, D, portion droite et rigide du tube; — D, D, portion incurvée et rigide du tube; — A, A, axe central du tube; — B, hélice; — C, pas de vis de l'axe; — F, roues dentées;—R, cadran commandé par la roue F à 48 dents; — *f,* axe de la roue F à 48 dents; — S, cadran dans lequel se meut l'aiguille P; — P, aiguille commandée par la roue E à 50 dents; — *e,* axe de la roue E à 50 dents.

(fig. 13), aujourd'hui abandonné ; de la *vessie spirométrique* graduée de

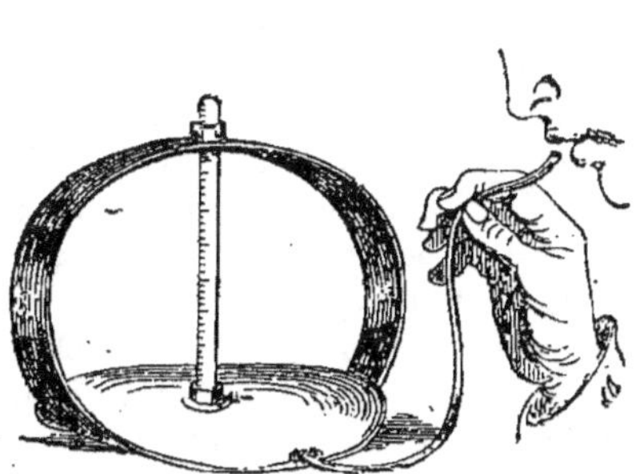

FIG. 14. — Spiromètre de Boudin
avant l'expiration (*).

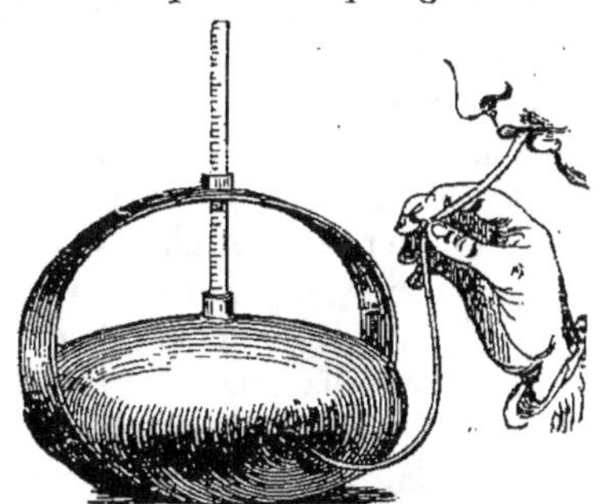

FIG. 15. — Spiromètre de Boudin
pendant l'expiration.

Boudin (fig. 14 et 15) représentant par son échelle mobile le nombre de centimètres cubes d'air expiré ; de l'appareil de Schnepf (fig. 16), paraît devoir en vulgariser l'emploi et en augmenter l'importance.

2° *Appareil de Schnepf.* — L'appareil de Schnepf (1) rentre dans le genre des gazomètres imaginés par les physiologistes anglais et allemands ; mais il s'en éloigne par sa simplicité et par la précision avec laquelle il permet d'apprécier la quantité d'air inspiré, aussi bien que le volume d'air expiré.

Voici en quoi consiste cet appareil : Un cylindre de laiton, ayant 35 cen-

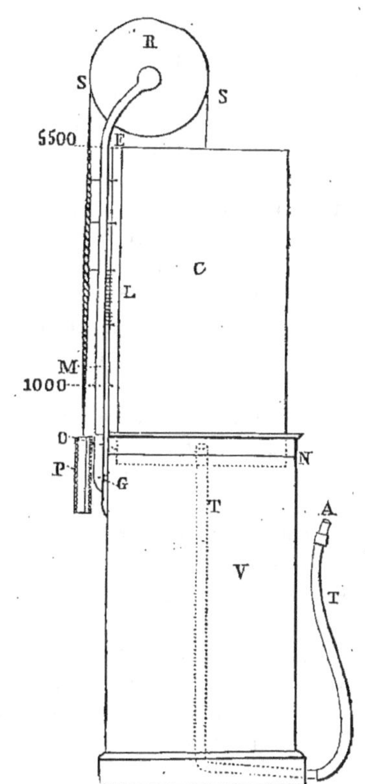

FIG. 16. — Spiromètre de Schnepf.

(1) Schnepf, *Nouveau spiromètre* (*Comptes rendus de l'Académie des sciences*, 1er décembre 1856).

(*) Il se compose d'un sac de caoutchouc vulcanisé, garni d'un tube de 30 à 40 centimètres, à l'extrémité duquel se trouve une embouchure d'ivoire. Ce sac se moule sur une tige d'acier recourbée sur elle-même ; une tige de bois très léger, sur laquelle on a gravé des degrés, se place d'un côté dans un godet que présente à son milieu le sac de caoutchouc, et traverse d'autre part la tige d'acier. Lorsque le sac de caoutchouc est vide d'air, le point niveau de la tige d'acier marque 0 sur la tige de bois. Pour déterminer la capacité des cellules pulmonaires, il faut faire une forte inspiration, appliquer immédiatement la bouche sur l'embouchure d'ivoire, et expirer tout l'air contenu dans la poitrine sans reprendre haleine : le chiffre indiqué sur la tige d'acier représente la quantité de centimètres cubes expiré.

B. — DIAGNOSTIC.

3

timètres de haut et 18 centimètres de diamètre, fermé seulement à la
partie inférieure, à laquelle est soudé un socle également cylindrique,
sert de récipient. Un tube de 15 millimètres de diamètre s'élève verticale-
ment dans l'axe du récipient, traverse le fond, se coude dans le socle,
d'où il sort sous une légère inclinaison, pour se continuer avec un tube
de caoutchouc vulcanisé de longueur variable, mais terminé par une
embouchure légèrement conique: c'est le tube respiratoire. Une cloche
cylindrique, de laiton également, de 30 centimètres de haut et de 16 centimètres de diamètre, est renversée dans le récipient plein d'eau; elle est
maintenue dans toutes ses positions dans un équilibre stable au moyen
d'un contre-poids et d'une chaîne qui passe sur une poulie, et dont les
anneaux, inégaux en poids, compensent les variations que subit le poids de
la cloche, suivant qu'elle plonge plus ou moins dans un récipient. Une
échelle, dont les divisions de 0 à 5550 correspondent à des centimètres
cubes, est fixée sur le montant qui soutient la poulie et qui s'adapte avec
précision sur le récipient.

Pour déterminer la capacité vitale du poumon, il faut chercher le volume
de l'air inspiré et celui de l'air expiré. A cet effet, on verse de l'eau dans le
récipient jusqu'à une hauteur fixée, de manière que la cloche plonge toujours dans le même volume d'eau ; on abaisse la cloche au niveau du 0 de
l'échelle, quand il s'agit de recueillir la quantité d'air expiré; puis, après
avoir fait inspirer et expirer successivement la personne que l'on veut
examiner, on lui recommande de faire une profonde inspiration et de lancer
dans la cloche l'air expiré par le tube respiratoire, en plaçant dans la bouche
l'extrémité terminée par l'embouchure. Le point où s'arrête le bord supérieur de la cloche indique le nombre de centimètres cubes d'air expiré.
Cette opération, que tous n'exécutent pas également bien du premier coup,
est renouvelée trois fois, et l'on ne conserve que le résultat maximum.

Pour avoir le volume d'air inspiré, on élève la cloche au niveau de la
division de l'échelle qui marque 5000 centimètres cubes; puis après une
expiration et une inspiration successives, on fait faire une expiration prolongée, et, pendant le court intervalle de repos qui suit, la personne soumise à l'examen place l'embouchure dans sa bouche et inspire aussi longtemps que possible de l'air qu'elle puise dans la cloche; celle-ci descend,
et le point où elle s'arrête sert à déterminer le volume d'air inspiré.

Les avantages que présente ce spiromètre sur tous les autres gazomètres,
depuis celui d'Hutchinson jusqu'à ceux de Vogel et Wintrich, peuvent, suivant l'auteur, se résumer en ces deux mots : *simplicité* et *précision*.

3° *Pnéomètre de Maréchal.* — Un nouvel instrument a été construit
dans le même but de spirométrie par M. J. Maréchal, de Brest (1) ; dans la
pensée de l'auteur, il est supérieur à tous les autres : c'est un pnéomètre
(fig. 17, 18 et 19).

---

(1) Maréchal, *Considérations médicales sur les apprentis canonniers du vaisseau-école
le Louis XIV* (*Archives de médecine navale*, juin 1868, t. IX, p. 453).

Il consiste en un baromètre métallique, formé par un tube aplati et

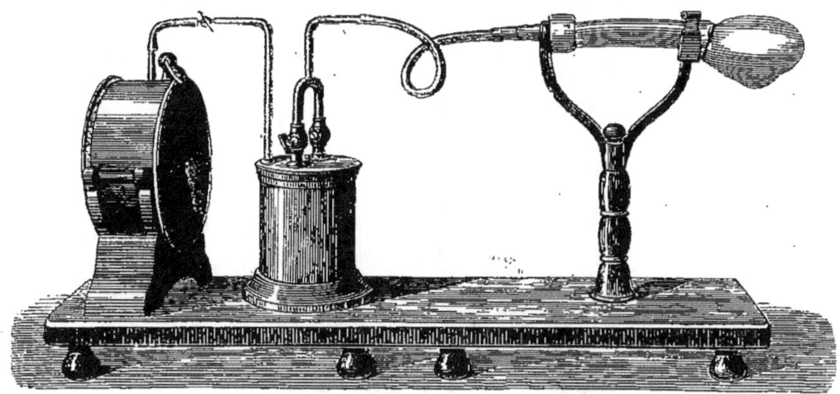

Fig. 17. — Pnéomètre de J. Maréchal. — Vue d'ensemble.

courbe dont les branches s'écartent ou se rapprochent suivant la pression intérieure qu'il supporte. Au milieu de sa longueur est soudé un petit tube

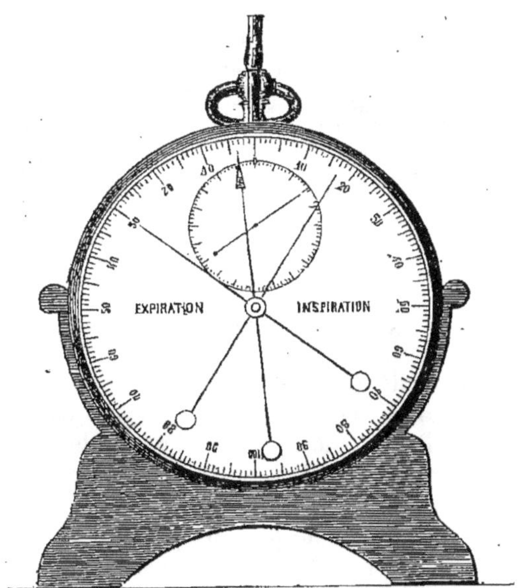

Fig. 18. — Pnéomètre de J. Maréchal. — Cadran.

cylindrique communiquant d'une part avec sa cavité, de l'autre avec un récipient (pour égaliser les pressions) qui a une capacité 200 fois supérieure environ à la sienne. Un tube de caoutchouc muni d'une embouchure assez large communique à son tour avec le récipient, mais auparavant il se bifurque, et des robinets peuvent à volonté faire passer l'air par l'une ou l'autre voie, suivant qu'il s'agit de mesurer la force d'inspiration ou celle d'expiration.

Des soupapes de caoutchouc disposées au-dessous des robinets ont pour

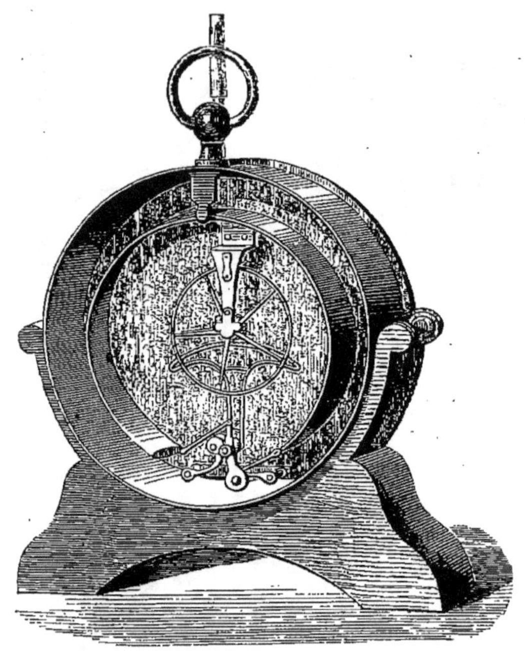

Fig. 19. — Pnéomètre de J. Maréchal. — Vue de l'intérieur de l'instrument.

but de remédier à la cessation brusque de l'effort maximum qui pressait sur l'instrument dans un sens ou dans l'autre. Une aiguille indicatrice, reliée aux deux extrémités du tube barométrique dont elle traduit la course, se meut sur un cadran en entraînant avec elle des aiguilles *a maxima*. Celles-ci permettent de lire, même après le retour de l'aiguille principale au zéro de l'instrument, le nombre de degrés qui représentent la force inspiratrice ou expiratrice.

Chaque degré est équivalent au poids de 1 centimètre cube de mercure.

Cet instrument traduit donc la valeur exacte des puissances inspiratrices ou expiratrices. Cette donnée est importante à connaître, puisque, dans toutes les manœuvres réclamant de la force ou de l'agilité, c'est sur le thorax que les muscles des membres prennent leur appui, et que de son volume variable ou de sa fixité à un moment dépendent la précision, la rapidité et surtout la quantité de l'effort produit.

4° *Spiromètre de Galante.* — Il y a enfin un autre spiromètre fabriqué par Galante et qui est d'une précision assez grande.

En construisant ce spiromètre, M. Galante s'est proposé de réduire dans une mesure notable les résistances dues aux frottements, et de maintenir le réservoir de l'appareil exactement équilibré pendant son développement. — La conséquence de cette dernière condition, est que les quantités exprimées sur le cadran représentent le volume absolu de l'air chassé dans l'appareil. — La pression dans l'intérieur du récipient demeurant constamment égale à la pression extérieure, il n'y a pas lieu de faire de corrections; opération qui ne peut être négligée lorsqu'on veut connaître le volume réel de l'air contenu dans le réservoir d'un spiromètre présentant une pression intérieure quelconque.

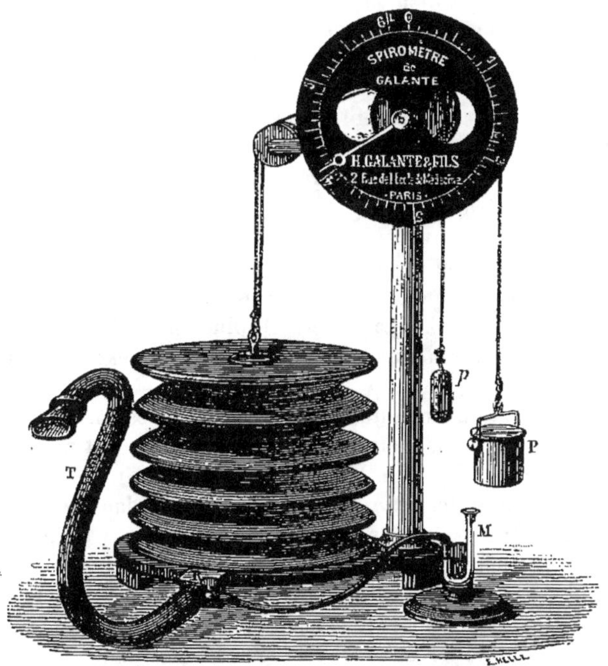

Fig. 20. — Spiromètre de Galante.

Le récipient de cet appareil est une sorte de soufflet en caoutchouc, de forme circulaire ; cette disposition assure un déplacement vertical, d'une régularité suffisante pour permettre d'éviter les frottements qui résulteraient de l'emploi de guides verticaux. Sa capacité est telle, que, pour une expiration, l'élasticité de ses parois ne puisse entrer en jeu ; enfin, il communique largement avec l'air extérieur par un tube T (dont la section intérieure est de 175 millimètres carrés), terminé par un embout de même section.

Le robinet R sert à mettre le récipient en rapport avec le manomètre M.

Deux fils sont fixés au centre du plateau supérieur du soufflet : l'un, après s'être réfléchi sur un galet à gorge, va passer sur une poulie qui commande l'aiguille ; un poids p, attaché à son extrémité, lui donne la tension nécessaire pour l'entraînement de cette aiguille.

Lorsque, sous l'influence d'une expiration le soufflet se déplace, la poulie se mobilise, l'aiguille accompagne son mouvement et l'amplifie proportionnellement au diamètre du cadran. — Le second fil est celui du contrepoids P, il se réfléchit comme le premier, sur un galet voisin de celui que nous venons d'indiquer, pour se rendre à une seconde poulie. — Suivant les conseils de M. Marey, Galante a adapté à cette poulie une came dont la courbe est telle, que malgré le poids sans cesse croissant du soufflet, pendant son développement, il est constamment équilibré avec exactitude.

Le contre-poids renferme de la grenaille de plomb de manière qu'il est possible de faire varier son poids suivant les indications fournies par le manomètre.

Si pendant le fonctionnement, le manomètre accuse une pression inférieure à la pression extérieure, le contre-poids est trop chargé ; il l'est suffisamment si la pression dans l'intérieur du récipient est supérieure à la pression atmosphérique.

Le spiromètre est convenablement réglé, lorsque pendant une expiration l'air chassé dans l'appareil soulève le soufflet sans déterminer aucune dénivellation de l'eau contenue dans le manomètre.

Dans ces conditions, l'appareil est absolument indifférent, et l'aiguille s'arrête, sans oscillation, sur le cadran au moment exact où l'air cesse de pénétrer dans le récipient.

Pour une opération suivante, le soufflet est replacé dans sa première position en pressant sur le plateau supérieur ; l'aiguille est ramenée au 0, si besoin est, à l'aide du bouton placé au centre du cadran.

5° *Spirométrie automatique.* — On peut cependant se passer de tout appareil mécanique pour faire la spirométrie, et, s'il ne s'agit que de savoir quelle est la capacité approximative des poumons, on pourra employer mon procédé, qui est le plus simple de tous. Il a été publié en 1869, et réinventé par un jeune confrère en 1881. Voici en quoi il consiste :

Le médecin met son oreille sur un des côtés de la poitrine d'une personne debout ou assise, puis il lui enjoint de compter à haute voix depuis un jusqu'à cent, pendant que lui-même tient compte du nombre des inspirations qui se produisent dans ce laps de temps. Cela varie de quatre à cinq chez un homme bien portant, tandis que, chez les sujets malades de pleurésie, et notamment chez les phthisiques, le nombre des mouvements inspiratoires qui ont lieu est de huit ou neuf et quelquefois trente à quarante. J'ai même vu des cas de pleurésie où les malades étaient presque obligés de respirer entre chaque chiffre prononcé par eux. C'est ce que j'ai appelé la *spirométrie automatique.* Elle n'a rien de rigoureux, mais elle donne la mesure de la gêne respiratoire.

Si l'on désire plus de précision, c'est aux *spiromètres mécaniques* qu'il faut avoir recours, et voici comment il faut procéder :

Le sujet est debout, la poitrine libre de toute entrave, pour qu'il puisse respirer plus librement ; il inspire et expire avec effort trois fois de suite, et l'on a soin de prendre note exacte du chiffre indiquant à l'échelle du *spiromètre* la quantité d'air introduit dans les poumons et chassé par eux. Cette quantité est en rapport avec la taille et les maladies du poumon, et elle varie d'après des lois fixes que je ferai connaître plus loin.

CHAPITRE VII

DE LA SUCCUSSION THORACIQUE

La succussion thoracique est un moyen d'exploration qui consiste à imprimer au tronc des mouvements brusques et en sens opposé, afin d'obtenir un bruit de flot ou de fluctuation, un *clapotement* tout spécial et très reconnaissable, quand on l'a entendu une seule fois. Ce gargouillement, que les malades peuvent produire en imprimant certains mouvements à leur corps, ressemble assez bien au ballottement d'un liquide dans une bouteille à moitié remplie, et il constitue un phénomène qui ne s'explique que par la présence de gaz et de liquides dans les cavités de la plèvre. C'est le signe pathognomonique de l'hydro-pneumothorax. Dans cette affection, qui, presque toujours, est due à la rupture d'un foyer tuberculeux ou d'un abcès, le son est mat et l'élasticité des parois thoraciques extrêmement diminuée dans une étendue plus ou moins considérable de la poitrine, principalement à la partie postérieure et inférieure. Dans ce point, l'auscultation dénote ordinairement une absence relative de la respiration.

C'est ici le lieu de rappeler comment la succussion était pratiquée, il y a plus de deux mille ans, par le médecin de Cos :

« Après avoir placé le malade dans un siège solide, et qui ne puisse vaciller, faites tenir ses mains étendues par un aide, secouez-le ensuite par l'épaule, afin d'entendre de quel côté la maladie produira du bruit (1). »

Si l'on pratique la succussion hippocratique, on entend distinctement le flot du liquide, et même les assistants peuvent quelquefois le percevoir à une distance de quelques mètres.

Hormis la succussion pleurale, qui fournit au diagnostic le signe d'un épanchement d'air et de gaz dans la plèvre, ce moyen n'est applicable que dans un petit nombre de maladies. Dans certaines affections de l'estomac, le cancer du pylore par exemple, et dans des cas de dilatation énorme d'une anse intestinale, on observe un clapotement stomacal et abdominal ; mais ce caractère est sans importance, on le néglige ordinairement, car les autres symptômes fournissent de plus précieuses indications.

____

(1) Hippocrate, *Œuvres*, trad. par Littré, t. VII : *Des maladies*, II, § 47.

CHAPITRE VIII

DE LA PERCUSSION

ARTICLE PREMIER

DE LA PERCUSSION

La percussion est un procédé de diagnostic à l'aide duquel on étudie le son des organes de façon à connaître leur volume et la présence des solides, des liquides ou des gaz qu'ils renferment.

Les organes percutés au moyen du doigt rendent des sons variables et font naître des sensations tactiles en rapport avec leur structure et leur état normal ou pathologique. Ce genre d'examen qui est de la plus haute importance permet d'obtenir d'une partie quelconque du corps la résonance normale ou pathologique.

C'est bien à tort qu'on s'habitue à entendre et à dire soi-même que la *percussion* date d'un quart de siècle à peine, car il y a dans les auteurs anciens, surtout à propos du diagnostic différentiel de l'hydropisie et de la tympanite, plusieurs passages qui prouvent que la percussion remonte à la plus haute antiquité, et qu'elle n'avait point échappé à la connaissance d'Hippocrate, Arétée, Galien, Actuarius, Paul d'Égine, Tagault, Lazare Rivière, etc. Toutefois ce ne sont là que des faits isolés, que des notions incomplètes et à peu près perdues pour la science ; ces éléments ne sont ni coordonnés ni reliés en corps de doctrine. Il faut arriver jusqu'en 1762 pour voir réaliser ce résultat. A cette époque Avenbrugger (1) publia le premier travail de quelque importance sur la percussion, travail longtemps resté inaperçu, et que, en 1808, Corvisart (2) a importé dans notre pays, en y attachant son nom. Il est vrai de dire qu'on pratiquait alors la percussion *immédiate,* et que cette méthode passait pour avoir de grands inconvénients sans avoir des résultats satisfaisants pour le diagnostic. Les choses en étaient là, quand Piorry introduisit en 1828 de grands perfectionnements dans ce moyen d'étude clinique. Il rendit la percussion *médiate* en conseillant de percuter sur le doigt ou sur une petite plaque d'ivoire appelée *plessimètre,* et l'appliqua d'une façon beaucoup plus précise. Il l'étendit à un grand nombre de cas auxquels Avenbrugger n'avait point soupçonné qu'on pût l'approprier, et, après une infinité d'expériences faites sur le cadavre, il en traça les règles avec grand soin. Peut-être a-t-il exagéré l'importance et la valeur pratique de ce mode d'exploration, mais il n'en est pas moins vrai que la percussion est devenue, principalement, depuis ses travaux et ceux bien postérieurs de Skoda (de Vienne), l'une des bases de tout examen sérieux d'un organe malade.

---

(1) Avenbrugger, *Inventum novum ex percussione thoracis humani.* Vienne, 1762.
(2) Avenbrugger, traduction française par J.-N. Corvisart. Paris, 1808.

La percussion *immédiate*, celle que l'on pratiquait de 1808 à 1828, et dont on se sert encore quelquefois maintenant lorsqu'on désire, par exemple, se faire rapidement une idée de la sonorité générale du thorax, consiste à frapper directement, sur une partie nue ou recouverte d'un linge, l'extrémité des quatre doigts réunis sur la même ligne, ou bien à frapper avec le plat de la main. Le son obtenu est habituellement obscur et mal accusé ; pour le rendre plus net, il faut employer une certaine force ; mais on conçoit alors tout ce que cette méthode a d'impraticable, autant à cause de la douleur qu'elle occasionne au malade qu'à cause de la sensibilité toute spéciale de quelques parties du corps, comme la mamelle ou les testicules, et de l'état phlegmasique des tissus dans certaines conditions morbides. En outre, quand bien même on emploie la percussion immédiate en dehors de toutes les circonstances que nous venons de signaler, elle laisse énormément à désirer, car elle est inhabile à révéler des lésions peu étendues, des modifications peu considérables dans la résonance habituelle des tissus.

La percussion *médiate* consiste dans l'interposition d'un corps de nature variable entre les doigts ou le petit marteau spécial qui percutent et la partie frappée. Ce corps intermédiaire atténue le choc, évite la douleur, conserve ou même augmente le son, et permet au besoin, par le degré de résistance qu'il fait ressentir à la main, de déterminer la densité de l'organe exploré. Ici se présente la question de savoir auquel on doit donner la préférence, ou du *plessimètre* de Piorry, ou d'une plaque de caoutchouc, ou simplement du doigt de l'observateur. Le plessimètre est une plaque d'ivoire mince, de forme ovalaire, plane sur ses deux faces, portant aux deux points opposés de son grand diamètre une petite lame verticale, une aile ou auricule, destinée à la saisir et à la fixer. Cet instrument est d'une grande commodité lorsqu'on percute l'abdomen, les poitrines grasses et toutes les parties molles ; mais il est d'un usage difficile sur les individus maigres, aux côtes saillantes, aux formes inégales et anguleuses. Pour obvier à cet inconvénient, on a proposé l'emploi d'une plaque de caoutchouc ; ce corps s'applique exactement aux différentes surfaces, mais il offre le désavantage d'étouffer le son, de le rendre plus sourd. En présence d'un tel état de choses, quelques médecins renoncent à ces divers instruments, et conseillent de recourir à un moyen beaucoup plus naturel et que l'on a au moins toujours à sa disposition, nous voulons parler du doigt indicateur de la main qui ne percute pas (c'est le plus ordinairement la main gauche), car le doigt est un plessimètre composé de parties dures et de parties molles, et il n'est pas sans quelque analogie de structure avec les parois thoraciques sur lesquelles il est le plus souvent appliqué. Il rend les sons à peu près tels qu'il les reçoit, s'introduit aisément dans un espace intercostal, et peut, par la grande flexibilité de ses articulations, se mouler en quelque sorte sur les points saillants ou arrondis du corps ; enfin, à la perception de l'ouïe, il ajoute la sensation tactile.

On ne peut cependant rejeter l'emploi du plessimètre d'une façon absolue, car cet instrument est apte à rendre des services, principalement dans la percussion de la rate, des reins et des organes profonds. De même qu'on peut écouter la poitrine avec l'oreille sans stéthoscope, on peut percuter sans plessimètre ; mais, dans certains cas, l'un et l'autre de ces instruments sont indispensables ; cela dépend de la région à ausculter ou à percuter. L'emploi du plessimètre demande une certaine habitude que donne l'expérience clinique. Pour y parvenir, il faut suivre les règles formulées par Piorry : « L'instrument sera maintenu solidement fixé entre le pouce et l'indicateur de la main gauche, et très exactement sur les parties, *afin qu'il fasse corps en quelque sorte avec elles.* Quand on veut obtenir beaucoup de son d'un organe, les doigts qui percutent doivent être tenus de la manière suivante : l'indicateur et le médius doivent être exactement appliqués l'un contre l'autre, en fléchissant un peu plus le médius, à cause de sa longueur plus grande, pour faire que son extrémité ne dépasse pas celle de l'indicateur. Le pouce est alors arc-bouté avec force contre l'articulation de la phalangine et de la phalangette de l'indicateur. Ces trois doigts ainsi réunis constituent alors un tout très solide, et dont la surface de percussion, si l'on fléchit un peu le médius, n'a que l'étendue de la pulpe de l'indicateur seul. Elle présente la dimension de l'extrémité de ces deux doigts réunis, si on les tient sur un même niveau (1). »

Revenons à la percussion *digitale.* C'est le plus ordinairement sur l'index ou sur le médius de la main gauche que l'on percute, car il est bien rare qu'on soit assez habilement ambidextre pour se livrer à la même manœuvre d'une manière inverse. Le doigt sur lequel on frappe doit être, en règle générale, maintenu dans la pronation ; c'est tout à fait par exception qu'il paraît plus commode dans certains cas de percuter sur la face palmaire des phalanges renversées en supination. Du reste, voici le procédé opératoire tel qu'on le pratique tous les jours en examinant les malades : La main gauche est appliquée tout entière sur la région dont on désire apprécier l'état sonore ; l'index ou le médius (mais préférablement ce dernier) est un peu écarté des autres doigts et s'adapte le mieux possible aux parties sur lesquelles il repose. Alors la main droite s'abaisse et se relève successivement, frappe perpendiculairement plusieurs coups et met entre eux trois ou quatre secondes d'intervalle, afin que l'oreille de l'observateur puisse bien juger du degré de résonance perçue. Le choc doit être sec et très court ; de plus, les mouvements de la main qui percute seront bornés. Ainsi, loin de dépasser l'épaule, ils n'atteindront même pas la hauteur du coude et resteront exclusivement limités au poignet. Il ne faut pas croire que la percussion exige une grande dépense musculaire ; loin de là, les médecins qui percutent avec beaucoup d'exactitude sont ceux qui frappent avec le plus de douceur. D'abord, c'est moins douloureux et même moins effrayant pour le malade, ensuite le son perçu est plus net.

____

(1) Piorry, *Du procédé opératoire à suivre dans l'exploration des organes de la percussion.* Paris, 1831.

Les auteurs ont cherché à différencier la percussion *superficielle* de la percussion *profonde*, à établir les règles de l'une et de l'autre et à poser en principe les cas dans lesquels celle-ci est préférable à celle-là. Ces distinctions peuvent toutes se ramener aux propositions suivantes : 1° la percussion, superficielle ou profonde, doit être pratiquée dans tous les cas avec une grande modération ; 2° elle sera superficielle ou profonde, selon la situation anatomique de l'organe percuté et selon la lésion présumée de ce même organe. Relativement à ce dernier point, on peut soutenir avec Maillot (1) qu'une percussion légère permettra d'apprécier les couches superficielles du poumon, et que, rendue plus forte par degrés successifs, elle fera juger de la densité des poumons à différentes profondeurs.

Dans les sons que l'on obtient par la percussion des organes, il y a à rechercher leur intensité ou leur obscurité, c'est-à-dire la matité ; le timbre, c'est-à-dire le caractère de solide, de liquide ou de gaz qu'ils annoncent, et enfin, d'après Austin Flint, la tonalité ou l'acuité du son. On a voulu rattacher à cette tonalité des sons le moyen de faire le diagnostic des granulations tuberculeuses pulmonaires, mais ce sont là des subtilités d'exploration qui n'en imposent qu'aux gens peu expérimentés.

En matière de percussion, il est une excellente coutume, c'est celle qui consiste à frapper d'abord sur les parties saines ou qu'on suppose telles, et à arriver graduellement au point affecté ; de cette façon, le contraste entre la résonance des parties saines et des parties malades est rendu évident, et l'ouïe perçoit les plus légères nuances de son qui peuvent révéler l'existence d'une lésion à son début. Lorsqu'on percute un organe double, le poumon par exemple, on doit commencer par le côté sain, passer ensuite au côté malade, et revenir au besoin, comme contre-épreuve, au côté sain.

La partie soumise à l'exploration doit être nue ou recouverte simplement d'un linge de toile, car les vêtements de soie ou de laine, et la percale, déterminent certains bruits par leur frottement et modifient les qualités du son.

La position du malade doit varier suivant les régions que l'on percute, et il est indispensable de faire autour de l'observateur, et pendant son examen, le plus grand silence.

ARTICLE II

SIGNES FOURNIS AU DIAGNOSTIC PAR LA PERCUSSION DE LA POITRINE

De même que l'auscultation, la percussion de la poitrine fournit des symptômes de la plus haute importance et que je vais examiner dans les différents points où ils se produisent, en cherchant à déterminer leur signification au point de vue du diagnostic des maladies des poumons et du cœur.

(1) Maillot, *Traité pratique de percussion*. Paris, 1844.

Avant d'étudier l'état pathologique, je jetterai un coup d'œil rapide sur les phénomènes que l'on découvre dans la poitrine au moyen du procédé opératoire découvert par Avenbrugger.

§ 1er. — Percussion des poumons à l'état normal.

Il est des auteurs qui ont cru nécessaire de diviser la poitrine en un nombre considérable de régions, pour mieux apprécier les modifications de résonance que produit la percussion dans chacune d'elles. A mon avis, ces divisions et subdivisions (on n'a pas distingué moins de quinze régions dont douze sont doubles) sont inutiles, et il est plus simple, prenant successivement le thorax en avant, en arrière et latéralement, de décrire les résultats de la percussion de la partie supérieure à la partie inférieure de chaque côté.

Résonance normale des côtes et des parois de la poitrine. — La définition de la résonance type de la poitrine est chose difficile. Cette résonance consiste en un son clair, particulier, auquel Piorry a donné le nom de son *pulmonal*, et que l'on ne pourra parvenir à reconnaître que par l'habitude, par une expérience souvent répétée, soit sur le cadavre, soit, ce qui est préférable, sur des individus sains.

On devra d'abord tenir compte des degrés divers d'épaisseur des parois thoraciques, qui modifient l'intensité de la résonance laquelle, sera loin d'être la même chez des enfants, chez des sujets maigres, ou des individus d'un embonpoint considérable.

A gauche, le son est clair au-dessus, au niveau et au-dessous de la clavicule, jusqu'à la quatrième côte; il devient obscur au niveau des mamelles et dans la région précordiale; il redevient clair au niveau de la septième côte, et là se confond avec la résonance tympanique que donne la grosse extrémité de l'estomac. A droite, la résonance est forte depuis le haut du thorax jusqu'en bas, au niveau de la sixième ou de la septième côte; à partir de ce point, il fait place à la matité de plus en plus complète que donne le foie.

En avant, au milieu, dans la région sternale, on trouve un son clair supérieurement, qui va en s'obscurcissant de la troisième côte à l'appendice xiphoïde, à cause de la présence des gros vaisseaux et du cœur.

De chaque côté, dans la région de l'aisselle, sonorité pulmonaire bien claire, depuis le creux axillaire jusqu'à la sixième ou la septième côte, inférieurement.

En arrière, enfin, on constate une sonorité franche, depuis le haut jusqu'en bas, dans la région interscapulaire. Mais cette sonorité cesse tout à fait, au niveau de la deuxième ou de la troisième fausse côte. En s'écartant un peu en dehors de cette région, de chaque côté, on trouve dans la région sus-épineuse, une résonance médiocre, qui s'explique par l'épaisseur des masses charnues qui recouvrent le thorax en ce point; cette résonance est plus grande dans la région sous-épineuse, où les muscles sont moins épais, et enfin, au-dessous de l'angle inférieur de l'omoplate, la résonance pulmonale reparaît aussi claire et aussi franche qu'elle peut l'être dans tout autre point. A 8 ou 10 centimètres au-dessous de l'omoplate, la matité reparaît de nouveau ; à droite en effet est le bord supérieur du foie, et à gauche le bord de la rate. On observe, en général, que la matité remonte plus haut à droite qu'à gauche, le foie refoulant assez souvent le diaphragme, même dans l'état le plus parfait de santé. Cette disposition est surtout prononcée chez les femmes, chez lesquelles l'usage du corset fait prendre au foie une configuration et une position tout à fait anomales, bien qu'elles soient compatibles avec l'état de santé. A gauche, au contraire, il peut arriver que la matité de la rate soit remplacée par un son plus ou moins tympanique, dépendant du rapprochement de l'estomac près de la paroi postérieure du tronc.

J'ai dit que chez les sujets maigres, secs, chez les enfants, la résonance, envisagée au point de vue général, était plus forte, l'épaisseur des parois étant moins grande. Généralement aussi, plus la poitrine est large, plus la résonance est forte, en raison de l'ampleur des organes respiratoires. Chez les rachitiques, chez les sujets dont la poitrine est bombée en avant, elle est ordinairement plus faible, parce qu'en raison de la déformation de la poitrine, l'expansion pulmonaire ne peut se faire d'une manière complète, et parce que souvent les os n'ont pas conservé leur consistance normale ou se sont notablement épaissis.

Élasticité des parois thoraciques. — C'est là un dernier phénomène relatif à l'état normal, et que fait apprécier la percussion. Lorsque, dans l'état de santé, on pratique la percussion médiate sur le doigt, on perçoit une résistance élastique des parois du thorax. Cette résistance élastique est toujours notablement augmentée par la présence dans la cage thoracique de fluides gazeux, par un emphysème pulmonaire, une bronchite accompagnée de râle sibilant, une vaste caverne vide. Au contraire, s'il y a dans la plèvre un épanchement de sang, de pus ou de sérosité, s'il y a des fausses membranes ou des adhérences, une induration du tissu pulmonaire, cette résistance élastique diminuera et pourra même disparaître complètement. Ce signe ne doit, du reste, être considéré que comme accessoire, et venir seulement en aide à l'observateur dans les cas où pourraient subsister quelques doutes.

§ 2. — Percussion des poumons à l'état pathologique.

Dans l'état de maladie des poumons, le son que rend le thorax par la percussion peut se rapporter à quatre types principaux. Il peut rester *naturel*, être *diminué*, être *augmenté*, être *modifié dans son timbre.*

1° *Son naturel.* — Lorsque dans l'état de maladie des poumons le son de la poitrine reste *naturel*, cette circonstance indique que les modifications de structure développées dans l'appareil pulmonaire (parenchyme ou séreuse) sont de peu d'importance. — Une vive douleur de côté, par exemple, analogue à celle que fait éprouver l'inflammation aiguë de la plèvre, et qui au bout de vingt-quatre à quarante-huit heures ne s'accompagne d'aucune matité, d'aucune diminution de la résonance, sera un signe non pas d'une pleurésie, mais d'une pleurodynie rhumatique ou d'une névralgie intercostale.

S'il existe d'autres phénomènes qui ne puissent laisser aucun doute sur l'existence d'une affection pulmonaire, et que cependant la résonance de la poitrine à la percussion soit aussi complète qu'à l'état normal, on sera conduit, par voie d'exclusion, à admettre qu'il n'y a qu'une simple inflammation bronchique. Cependant il est des cas où le parenchyme lui-même est enflammé, où il ne peut rester aucun doute sur l'existence d'un point pneumonique, d'après la nature des crachats, d'après la violence de la réaction fébrile, et où cependant la résonance thoracique est aussi complète que pendant l'état de santé. Dans cette circonstance, on devra conclure que le point pneumonique est tout à fait central, entouré de cellules aériennes intactes, et qu'il est peu étendu. Par la même raison, la persistance de la résonance thoracique est fréquente dans la pneumonie lobulaire et on la retrouve dans les cas de tuberculisation pulmonaire, lorsque les tubercules sont peu nombreux et disséminés.

2° *Son diminué ou diminution du son de la poitrine.* — La *diminution de résonance* des parois de la poitrine peut présenter de nombreuses variétés, depuis un simple obscurcissement jusqu'à la matité absolue.

L'obscurcissement du son peut dépendre d'un état physiologique, tel que l'épaisseur des parois thoraciques ou l'embonpoint excessif du sujet (et alors on reconnaît qu'il ne dépend pas d'un état de maladie parce qu'il existe des deux côtés dans les mêmes points de la poitrine.) Ailleurs, il est lié à un état morbide, soit des parois thoraciques, soit de la plèvre, soit des poumons. Une certaine tension des parois, leur infiltration œdémateuse, un abcès développé dans leur épaisseur, peuvent donner lieu à cette diminution de la résonance thoracique.

Plus ordinairement l'obscurité du son tient à des lésions anatomiques profondes. Dans la phlegmasie de la plèvre, lorsqu'il s'est fait dans la cavité séreuse un épanchement encore peu considérable, ou, à une époque plus avancée, lorsque des fausses membranes tapissent les deux feuillets de la séreuse, ou enfin lorsque, après la résorption de l'épanchement, le poumon longtemps comprimé n'a plus assez d'élasticité pour reprendre son volume normal, on constate une diminution de la résonance thoracique pouvant aller jusqu'à de la matité. Dans tous ces cas, le siège de la matité est la partie inférieure de la poitrine. — Dans l'hydrothorax simple, elle se déplace lorsque l'on fait changer de position au malade.

Dans la pneumonie à son début, dans l'engouement hypostatique de la fièvre typhoïde, dans la phthisie, dans l'apoplexie et dans l'œdème du poumon, on constate encore une obscurité du son, qui alors est fixe, mais ne présente aucun caractère particulier qui puisse servir au diagnostic différentiel. Cependant dans la plupart des affections que nous venons

d'indiquer, sauf la congestion pulmonaire chronique et la phthisie pulmonaire tuberculeuse, c'est à la base postérieure des poumons que l'on
rencontre ce phénomène, tandis que, dans la tuberculisation pulmonaire,
c'est ordinairement au sommet et principalement sous les clavicules que
le son a diminué de clarté et d'intensité.

Matité. — A un degré plus considérable, il n'y a plus seulement obscurité, mais disparition complète du son ; c'est ce que l'on nomme la *matité ;*
le bruit que l'on perçoit est alors semblable à celui que produit la percussion de la cuisse (*tanquam percussi femoris*).

La matité peut varier dans son étendue et dans son siège. Elle est le
signe, soit d'une induration considérable du tissu du poumon, résultant
d'une pneumonie au second ou au troisième degré, ou d'une tuberculisation
avancée ; soit de l'existence d'un abondant épanchement du liquide dans la
plèvre, sérum, sang ou pus ; soit enfin du développement de tumeurs dans
les parois du thorax ou dans la plèvre. Les deux derniers cas sont les plus
rares, et la palpation comme aussi les autres procédés d'exploration
deviennent nécessaires pour assurer le diagnostic.

Quant au diagnostic de l'induration du parenchyme pulmonaire et de
l'épanchement liquide dans la cavité pleurale, sans être toujours facile, il
est assez souvent possible par la percussion. Dans l'induration pulmonaire,
la matité est fixe, quelle que soit la position du malade ; elle est ordinairement
peu considérable, occupe rarement tout un côté de la poitrine ; elle est plus
marquée sur un point, tout autour duquel elle va en diminuant, à mesure que l'on s'en éloigne. — Quand elle résulte d'une hépatisation pneumonique, elle est ordinairement bornée à un seul côté, ou du moins beaucoup plus prononcée d'un côté que de l'autre, plus fréquente aussi en bas
ou au milieu qu'en haut. — Tient-elle à la tuberculisation? elle est
presque toujours bornée au sommet, et elle va en diminuant d'intensité à
mesure que l'on se rapproche de la base, à moins qu'elle ne soit compliquée
d'épanchement, comme il arrive dans certains cas de pleurésie tuberculeuse.

Si la matité trouve sa raison d'être dans un épanchement, elle est ordinairement plus complète, a son maximum d'intensité en bas du poumon et
diminue peu à peu à mesure que l'on se rapproche du sommet, à moins
que l'on n'ait affaire à un épanchement occupant toute la hauteur du thorax,
ce qui n'est pas très commun. Si l'épanchement occupe la plèvre gauche,
il peut donner lieu, quand il est considérable, à un refoulement du cœur à
droite, et l'on constate la matité dans une région beaucoup plus étendue de
ce côté que dans l'état normal. De plus, dans les cas d'épanchement séreux,
il est souvent possible, et ceci est pathognomonique, de faire changer la
matité de place et d'étendue en faisant varier l'attitude du sujet. Le déplacement du liquide est beaucoup plus commun dans l'hydrothorax, où nulle
fausse membrane ni adhérence ne gêne les mouvements du sérum, que dans
la pleurésie, qui s'accompagne ordinairement de la formation de l'une ou
de l'autre de ces altérations anatomiques.

3° *Augmentation de résonance des parois thoraciques.* — Les cas dans lesquels il y a *augmentation de sonorité* sont plus rares que les précédents. Là aussi on observe plusieurs nuances, ce que l'on a appelé le *son clair* et le *son tympanique* ou *tympanisme thoracique.*

Le *son clair* n'est autre chose que le son normal un peu exagéré, et conservant le caractère de la résonance naturelle; il peut être plus ou moins étendu : lorsqu'il occupe toute la poitrine, en conservant les divers degrés d'intensité relative qui ont été signalés précédemment lorsque nous avons décrit les résultats de la percussion à l'état normal, il n'est en général que le signe d'un amaigrissement général; cependant il peut être aussi déterminé par un emphysème des parois thoraciques, mais alors il se reconnaît à la tuméfaction des parties molles et à la crépitation qu'elles font entendre sous la pression du doigt. Limité au point où existe une tumeur molle, élastique, des parois thoraciques, c'est le signe d'une hernie du poumon. Mais l'affection dont il est ordinairement le symptôme est l'emphysème pulmonaire.

Dans ce cas, il peut être étendu à toute la poitrine; mais il est rare qu'il n'y ait pas quelque point où il soit plus marqué que dans d'autres, au niveau, par exemple, des cartilages costaux. Ordinairement aussi la poitrine est modifiée dans sa forme, plus bombée; les espaces intercostaux sont saillants, et par contre les clavicules paraissent presque déprimées. Si l'emphysème n'est que partiel, la sonorité exagérée coïncide habituellement avec une voussure plus fréquente à la partie antérieure que partout ailleurs.

Si l'emphysème est considérable, la matité précordiale et normale disparaît presque entièrement, le cœur se trouvant alors recouvert par le bord antérieur du poumon gauche; la limite inférieure du son mat descend alors plus bas que dans l'état normal, par suite de l'abaissement du diaphragme.

Quelquefois on constate un son clair au niveau d'une grande excavation pulmonaire tuberculeuse; mais c'est une exception, et il faut, pour qu'il en soit ainsi, que les cavernes soient spacieuses, vides de liquides, et en même temps que le tissu environnant soit resté souple, sans la moindre induration. Ce phénomène ne se rencontre que dans le sommet du poumon.

On serait assez porté à croire, à priori, qu'il doit y avoir augmentation de sonorité dans la dilatation des bronches. C'est le contraire que l'on observe, cette lésion étant ordinairement accompagnée d'une sorte de condensation du parenchyme pulmonaire.

Enfin on doit à Skoda deux observations importantes confirmant des faits déjà connus. La première, c'est que, dans quelques cas d'emphysème pulmonaire généralisé, excessif et accompagné d'une forte tension des parois thoraciques, le son, au lieu d'être exagéré, peut paraître moins intense qu'à l'état normal; l'auscultation suffit pour faire reconnaître cette exception à la loi commune. La seconde c'est que, dans la plupart des cas d'é-

panchement pleurétique un peu abondant, il y a *exagération de la résonance* et même *son tympanique* au-dessus du niveau du liquide; habituellement, le son clair a son siège au-dessous de la clavicule : c'est le
tympanisme sous-claviculaire.

Le son tympanique se rencontre quelquefois dans la pneumonie, au-
dessus des parties hépatisées dans la région du thorax correspondant au
tissu pulmonaire resté sain, dans la tuberculose pulmonaire, dans quelques
cas de bronchite, etc. Cette observation dont on a fait beaucoup de bruit,
et que l'on a voulu caractériser par le nom de *bruit skodique*, n'a pas,
comme on le voit, de signification précise. D'ailleurs, si c'est une découverte, tout l'honneur en revient non à Skoda, mais à Avenbrugger qui a
dit : *Verum si media pars aqua repleta fuerit, revocabitur resonantia
major in illa parte quam aquosus humor non occupaverit.* Mais si le
côté n'est rempli d'eau qu'à moitié, on obtiendra un son plus fort dans
la partie du poumon que ne touche pas l'humeur aqueuse (1).

Ce son clair existe enfin dans le *pneumothorax* et dans l'*hydropneumothorax*, dans la partie de la plèvre qui renferme de l'air et quelquefois dans
toute la partie latérale antérieure de la poitrine. Plus bas et en arrière il
y a toujours une matité d'autant plus grande que l'on percute plus inférieurement. Chez un malade observé par Landouzy, le son tympanique existait dans une pleurésie chronique datant de six mois, avec rétrécissement
du thorax et sans épanchement.

D'après Grancher, le tympanisme sous-claviculaire a une signification
spéciale selon qu'il y a vibration vocale ou diminution du bruit respiratoire. Ainsi :

1° Le tympanisme sous-claviculaire coïncide avec une augmentation de
la respiration et une augmentation parallèle des vibrations vocales, alors le
poumon est sain.

2° Le tympanisme sous-claviculaire s'accompagne d'une augmentation
des vibrations vocales, mais la respiration est diminuée, alors le poumon
est le siége d'un état congestif simple ou de nature tuberculeuse.

3° Le tympanisme sous-claviculaire se rencontre avec une diminution
du murmure respiratoire et une diminution des vibrations, alors le hile
du poumon est le siège d'une compression ou bien c'est la racine des
bronches.

Le *véritable son tympanique* ressemble tout à fait à celui que rend
l'estomac distendu par des gaz. Il ne se fait guère entendre dans la percussion du thorax que lorsqu'il existe un épanchement gazeux dans la plèvre,
quelle qu'en ait été la cause. Il appartient surtout au *pneumothorax*. Son
intensité est en général proportionnée à la quantité de gaz enfermé. Il n'est
pas d'ordinaire fort étendu, parce que le phénomène ne survient que chez
des sujets phthisiques et dont les poumons offrent des adhérences sur une
grande partie de la surface.

(1) Avenbrugger, 1808, p. 374.

4° *Modifications de timbre du son donné par la percussion.* — Assez
souvent le son est modifié dans son timbre, et à cette modification se rattachent le son *hydro-aérique* et le *bruit de pot fêlé.*

Son hydro-aérique. — On constate souvent un son clair et creux, circonscrit, au sommet du poumon, et dépendant d'une caverne superficielle,
fort vaste et remplie d'air. Dans les cas où il se rencontre à la fois dans la
caverne de l'air et des liquides, ce bruit prend souvent un timbre particulier ; on le désigne sous le nom de bruit *hydro-aérique.*

Bruit de pot fêlé. — D'autres fois, et ceci est beaucoup plus fréquent, on
produit dans ces circonstances un son clair accompagné d'un petit claquement sec, analogue à celui que donnerait par la percussion du doigt un
vase fêlé, d'où le nom de *bruit de pot fêlé.* Ce phénomène ne se manifeste
que lorsque le malade tient la bouche ouverte pendant qu'on pratique la
percussion, et il indique presque toujours l'existence d'une caverne pulmonaire, tuberculeuse, vaste, superficielle et contenant des gaz et des
liquides.

Richard Cotton a fait de nombreuses recherches sur les circonstances qui
favorisent la production de ce bruit. Suivant ce praticien, la valeur diagnostique du bruit de pot fêlé a été appréciée de diverses façons : les uns le
regardent comme un signe certain d'une cavité pulmonaire ; d'autres le
rattachent à des états pathologiques très différents entre eux ; quelques-uns
enfin révoquent en doute sa signification pathologique.

Pour obtenir le son de pot fêlé, il faut faire ouvrir la bouche du malade
et lui faire tourner la figure du côté de l'observateur. En effet, des malades
chez lesquels existe le bruit de pot fêlé ne le présentent plus à d'autres
examens, lorsqu'ils tournent la figure du côté opposé à l'observateur.

Souvent le bruit de pot fêlé, très sensible et très évident au premier choc
de percussion, disparaît après un ou deux chocs du doigt ; quelquefois, au
contraire, on ne l'obtient pas du premier coup ; quoi qu'il en soit, le bruit
de pot fêlé vrai donne toujours une sensation de vide, unie à un tintement
métallique plus ou moins vibrant.

Mais il existe une modification du son donné par la percussion, qui se
rapproche beaucoup du bruit de pot fêlé, et que l'on nomme *son de bois ;*
il faut une oreille bien exercée pour ne pas le confondre avec le bruit
de pot fêlé, et alors il s'en distingue aux caractères suivants : la percussion
prolongée ou répétée n'altère en rien et ne fait jamais disparaître le *son
de bois ;* il est plus dur, plus résistant, moins vibrant et jamais métallique ;
enfin on l'obtient également la bouche étant ouverte ou fermée.

Les conditions pathologiques qui donnent lieu à ce *son de bois,* qui simule le bruit de pot fêlé, sont un épaississement partiel du tissu pulmonaire
ou de la plèvre. Le bruit de pot fêlé, au contraire, indique toujours l'existence d'une cavité pulmonaire.

Cotton affirme avoir rencontré plusieurs fois, chez de jeunes enfants
parfaitement bien portants, le bruit de pot fêlé, semblable à celui que donne
une large excavation pulmonaire. J'ai eu l'occasion souvent de constater

un pareil phénomène. C'est sur les enfants de cinq à six ans que ce bruit de pot fêlé se faisait entendre, la bouche étant largement ouverte; si, au contraire, la bouche était fermée, le son devenait résistant, vibrant, comme du bois. Le bruit de pot fêlé se rencontre souvent, enfin, chez de jeunes enfants atteints de bronchite chronique, d'emphysèmes ou de tubercules pulmonaires au premier degré, les portions de poumon tuberculisé étant entourées de tissu sain, mais probablement hypertrophié.

En résumé: 1° Le véritable bruit de pot fêlé est, chez l'adulte, un signe certain d'excavation pulmonaire.

2° On le rencontre souvent chez des enfants bien portants, ou chez de jeunes sujets atteints de bronchite chronique ou d'emphysème. On le trouve quelquefois aussi chez de jeunes enfants phthisiques au premier degré.

3° On le confond facilement et souvent avec un autre son donné par a percussion, et qui indique des états pathologiques très différents (1).

De la percussion auscultatoire. — Quand on percute un point de la poitrine et qu'on ausculte le point opposé, on entend des sons qui ne sont plus ceux de la percussion simple et qui peuvent être utiles au diagnostic. Ainsi un ou plusieurs doigts peuvent percuter les os, tels que le sternum, la clavicule, les côtes, les apophyses épineuses dorsales, pendant que, avec son oreille, l'observateur ausculte la paroi thoracique du côté opposé.

Lorsque la percussion sera pratiquée sur le plan antérieur du corps, l'oreille auscultera sur le plan opposé, et réciproquement.

La tonalité fournie par ce mode d'exploration s'élève avec la densité des tissus normaux ou pathologiques traversés par les ondes sonores.

A l'état physiologique, la vibration est sonore, prolongée, donne une certaine sensation d'élasticité, et le doigt qui percute semble assez éloigné de l'oreille.

Dans les indurations aiguës ou chroniques, elle est brève, sèche, à tonalité très élevée. Rude et sans élasticité aucune, le point percuté semble très rapproché de l'oreille.

Ces modifications existent toujours dans la pneumonie, et ici, si la pneumonie est centrale, la résonance plessimétrique peut mettre sur la voie du diagnostic, alors que les autres signes font défaut. De même, elle peut rendre de grands services chez les individus desquels on ne peut obtenir de mouvements respiratoires suffisants : tels sont les alcooliques en délire, les sujets débiles, les enfants et les vieillards.

Elle distingue, d'une façon absolue, la pneumonie de la pleurésie, au moins dans les cas que nous avons observés.

Constante dans la tuberculose pulmonaire, elle est d'un précieux secours pour faire reconnaître la tuberculose à son début.

A elle seule, dans le pneumothorax, par le bruit de tonneau et le bruit d'airain qu'elle donne, elle peut faire reconnaître cette redoutable complication.

____

(1) Cotton, *The Lancet*, avril 1857.

Dans l'adénopathie trachéo-bronchique, elle est fort utile, mais n'a de valeur réelle qu'autant que la dégénérescence siège au-dessus de la base du cœur; au-dessous, le bruit de percussion auscultatoire de ce dernier masque l'adénopathie. Dans l'emphysème, elle donne un son sourd lointain.

Dans les pleurésies, les vibrations que donne la percussion auscultatoire du côté malade, ne présentaient point de modifications, comparées à celles du côté sain.

Elles indiquent l'existence d'une induration pulmonaire, mais ne donnent, le plus souvent, aucun renseignement sur sa nature : ce sont les commémoratifs, les antécédents, les symptômes concomitants qui, à l'aide de la tonalité du son que nous étudions, complètent cette partie du diagnostic.

Le foie, le cœur peuvent, dans la recherche du symptôme qui nous occupe, apporter des modifications que fait prévoir la structure de ces organes et sur lesquelles il n'y a pas à insister.

ARTICLE III

SIGNES FOURNIS AU DIAGNOSTIC PAR LA PERCUSSION DU CŒUR

A l'état normal, la percussion donne dans la région précordiale une matité dont l'étendue et les caractères sont variables suivant les individus. Chez les uns, le cœur est très superficiel, et une partie du péricarde se trouve en contact direct avec les parois thoraciques; chez d'autres, il en est séparé par une lame du poumon gauche, qui le recouvre plus ou moins complètement. Il en résulte de grandes différences dans l'étendue de la matité. Cependant, si l'on cherche à établir une moyenne entre toutes les dimensions qui se rencontrent habituellement, on est conduit à admettre que la matité normale de la région précordiale est de 4 à 5 centimètres carrés, depuis la troisième côte jusqu'à la cinquième; le maximum de la matité est au centre de ce carré, et va en diminuant de chaque côté pour se confondre avec la résonance du poumon; en bas, elle se perd dans la résonance stomacale; quelquefois, en bas et à droite, elle se continue avec le lobe gauche du foie (1). Une percussion plus forte et plus profonde fait reconnaître que l'étendue réelle de la matité précordiale est plus considérable que celle que nous venons d'indiquer.

La présence des gros vaisseaux à la base du cœur modifie légèrement la résonance sternale.

Il y a une autre manière de percuter le cœur et que l'on doit au docteur Baccelli (de Rome) (2). Ce médecin ayant constaté que le cœur forme une espèce de triangle curviligne équilatéral dont l'un des bords est couché sur le diaphragme, mesure alors la ligne de matité horizontale du cœur. Il marque la longueur de cette ligne transversale du cœur sur le dia-

(1) Voyez p. 54, la figure 21.
(2) Voy. *Gazette hebdomadaire*, année 1868, p. 321.

phragme, il en prend la longueur à l'aide d'un compas, et de l'une et l'autre extrémité il décrit deux arcs de cercle du côté du mamelon, lesquels se croisent en un point. Il réunit ce point aux deux extrémités de la ligne fixée par la percussion, et il a, dit-il, le triangle équilatéral dans lequel se trouve le cœur. — Cela fait, par des calculs analogues, en joignant l'angle gauche du triangle à l'épaule droite et l'angle droit à l'épaule gauche, il prétend séparer les cavités gauches des cavités droites, mais cela me paraît très hypothétique, et je préfère seulement les résultats de la première méthode de mensuration du cœur.

A l'état pathologique, la percussion du cœur et des gros vaisseaux permet de constater des phénomènes de matité qui sont en rapport avec la nature et l'étendue des altérations anatomiques développées soit dans le cœur et dans le poumon gauche, soit dans les gros vaisseaux ou dans le médiastin ; mais ces phénomènes sont loin de suffire la plupart du temps pour permettre de porter un diagnostic précis.

La résonance est exagérée dans la région précordiale, lorsqu'il y a un état emphysémateux du bord interne du poumon qui recouvre la face antérieure du péricarde. Il est excessivement rare que cette résonance anormale dépende de la présence de gaz dans le péricarde, et le pneumo-péricarde est une altération tout exceptionnelle.

Au contraire, lorsque l'organe central de la circulation est malade, il y a augmentation de l'étendue et du timbre de la matité. Cette augmentation de matité est liée, ou à la présence de caillots volumineux dans les cavités du cœur, ou à une hypertrophie de l'organe lui-même, ou à la présence d'un épanchement de liquide dans le péricarde. Quelques différences dans la manière dont s'établit la matité et dans sa forme permettent de distinguer l'hydropéricarde de l'hypertrophie du cœur. Dans l'hydropéricarde, la matité augmente d'étendue bien plus rapidement que dans l'hypertrophie ; si l'épanchement est très abondant, la matité forme un triangle tronqué dont la base touche au diaphragme, et quelquefois le niveau supérieur de la matité pourra changer suivant la position du malade, devenant plus bas, si le malade est assis ou debout ; dans ce dernier cas aussi, le diamètre transversal l'emportera sur le diamètre vertical.

Suivant Corvisart, Piorry, Cammaz, Clarck et Cros, il serait possible de reconnaître par la percussion au moyen d'un petit plessimètre étroit : les dilatations du cœur avec amincissement ou avec épaississement des parois, l'épaisseur des parois, les altérations isolées de tel ou tel orifice, rétrécissement aortique ou insuffisance mitrale. Ce sont des recherches très curieuses, mais nonobstant, je crois que les altérations des orifices valvulaires sont des lésions pour le diagnostic desquelles la percussion ne fournit que des données approximatives. Elles ne peuvent être reconnues à peu près certainement qu'à l'aide de l'auscultation.

Quant aux gros vaisseaux, une matité anormale de la région sternale supérieure pourra, jointe à l'auscultation, à la palpation et au sphygmophone faire reconnaître l'existence d'une dilatation anévrysmatique de l'aorte ascendante ou d'un véritable anévrysme ; mais, seule, elle ne suffirait point, car il est plus d'une affection qui pourrait donner lieu à cette matité, parmi elles nous citerons l'augmentation de volume et la tumeur des ganglions bronchiques, les abcès du médiastin, etc.

La percussion est le meilleur moyen d'apprécier le volume du cœur. Elle montre à la région précordiale une matité, large de 4 à 5 centimètres

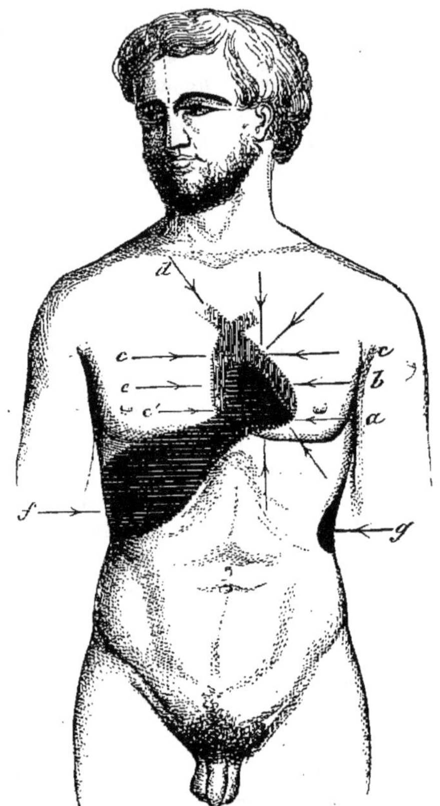

Fig. 21. — Résultat de la percussion de la région précordiale (*).

carrés en dedans et au-dessous du mamelon, matité qui ne se limite pas brusquement et qui s'étend aux parties avoisinantes où elle est moins forte (fig. 21). Dans l'état pathologique, cette matité est plus complète, son étendue augmente beaucoup ; elle acquiert de 15 à 20 centimètres de hauteur ou de largeur, et elle est toujours d'une constatation facile, si ce n'est

(*) a, pointe du cœur; b, région des ventricules; c, c, oreillette gauche et origine des grosses artères; c', oreillette droite; d, aorte ascendante; e, limite de la matité vers le bord droit du sternum; f, foie; g, rate.—Les parties teintées de noir donnent une matité absolue, celles en demi-teinte une submatité. — Toutes les lignes, et même celles qui correspondent aux lettres, sont les rayons selon lesquels on doit exécuter la percussion convergente pour déterminer exactement les limites du cœur. (Racle.)

cependant chez les femmes, à cause de la mamelle, et chez les personnes chargées d'obésité. — Son déplacement à droite signifie toujours qu'un épanchement de la plèvre gauche refoule le cœur à droite, du côté du sternum.

La matité exagérée du cœur s'observe : 1° dans l'*hypertrophie du cœur;* 2° dans les *anévrysmes de l'aorte;* 3° dans les *abcès* et dans les *tumeurs du médiastin;* 4° dans l'*endocardite* avec *asystolie;* 5° dans les *épanchements du péricarde;* mais dans ce dernier cas, elle a des caractères tout particuliers : elle est plus nette que dans l'hypertrophie, et, si l'épanchement est considérable, elle affecte une forme spéciale presque triangulaire, dont la base repose sur le diaphragme et dont le sommet tronqué regarde la clavicule. C'est la forme du péricarde rempli d'eau. Dans l'hypertrophie cardiaque, cette matité a une disposition différente qui représente la forme du cœur.

ARTICLE IV

Le plus souvent, c'est sur la paroi antérieure de l'abdomen qu'on pratique la percussion; le malade est alors placé à plat, dans le décubitus dorsal. Il doit avoir les bras étendus le long du corps, les genoux relevés et les cuisses un peu fléchies, afin de mettre les muscles le plus possible dans le relàchement, pour permettre la dépression des parois du ventre, afin de rapprocher le plessimètre ou le doigt de l'organe à percuter, dans le cas où celui-ci est profondément situé. S'il s'agit de l'exploration des parties latérales, le sujet reposera sur le flanc droit quand c'est le côté gauche qu'on devra percuter, et sur le flanc gauche lorsque c'est le côté droit qui devra être soumis à l'observation. Pour l'examen des régions postérieures, il se tiendra assis et le corps incliné en avant, ou bien il se couche sur le ventre. Il est quelquefois nécessaire de changer les attitudes du malade, afin de voir s'il n'en résulte pas des variations de résonance, mais il n'est jamais utile de le faire mettre à *quatre pattes,* ainsi que l'ont imaginé quelques médecins. Quant à l'observateur, il reste debout, et percute, selon les besoins du diagnostic, dans différentes directions. Dans le cas où l'abdomen est très sensible et où la percussion par le doigt cause de la douleur, dans la péritonite par exemple, il est bon d'avoir recours au plessimètre, car on peut facilement le porter autour des viscères; d'un autre côté, la pression de la plaque d'ivoire s'exerce avec uniformité sur une plus grande surface et détermine moins de souffrances que le doigt.

La percussion abdominale, unie à la pression et à la palpation, fournit un grand nombre de signes diagnostiques, au moyen desquels il devient aisé d'être édifié sur les épanchements séreux ou purulents qui se forment dans le péritoine ;— sur les tumeurs qui se développent dans la cavité utérine ou au voisinage, dans les ovaires et dans les annexes de l'appareil génital de la femme ; — sur les distensions parfois énormes de la vessie ; — sur les hypertrophies de la rate à la suite de l'intoxication palustre ; — sur le volume du foie dans certains états morbides ; — sur l'accumulation de gaz dans l'estomac et les intestins ; — sur les dimensions, déplacements et absence du rein ; — sur les progrès de la grossesse ; — sur la situation enfin du fœtus dans la cavité utérine. Non seulement ce mode d'exploration sert au diagnostic, mais il signale les changements que le temps et le traitement apportent dans la nature intime et dans la marche de ces maladies de l'abdomen.

Matité de l'hypochondre droit. — Dans l'hypochondre droit, la percussion donne normalement une matité qui s'étend en hauteur de la cinquième côte au rebord des fausses côtes, ce qui donne le volume du foie. — Mais si la matité déborde et descend de 3 ou 4 centimètres au-dessous, ou s'étend à l'épigastre, c'est que le foie est gonflé par hyperhémie simple, par cirrhose hypertrophique, par hypertrophie, par tumeur solide cancéreuse ou liquide d'un kyste hydatique.

Dans l'hypochondre gauche, la percussion qui donne de la matité au niveau des fausses côtes indique la présence de la rate, et si cette matité est au-dessus de 8 sur 12 centimètres, c'est une rate hypertrophiée.

Percussion et matité de la fosse iliaque. — Une matité *fixe* limitée à la fosse iliaque, lorsqu'elle est non douloureuse, indique un abcès par congestion ou une maladie de l'os. — *Mobile*, elle indique un rein flottant ou luxation du rein. Mais si elle est douloureuse ou bas placée, c'est un phlegmon iliaque et, à droite, une typhlite aiguë. — Quand la matité se mêle à du gargouillement et a une forme allongée, il s'agit d'une typhlite chronique et d'une obstruction stercorale.

Tumeur du mésentère. — La percussion que donne une matité au niveau de l'ombilic avec tumeurs profondes sans battement, indique les tumeurs tuberculeuses hydatiques ou cancéreuses du mésentère et parfois de l'intestin.

Tumeurs de l'hypogastre. — La matité sus-pubienne arrondie, sans fluctuation, s'observe dans la grossesse, dans les tumeurs fibreuses ou cancéreuses utérines ; — fluctuante, elle indique une rétention d'urine, — un abcès des parois du ventre. — Une matité sus-pubienne étendue aux deux fosses iliaques, mobile et se déplaçant par le décubitus latéral, indique un épanchement séreux péritonéal, c'est-à-dire une ascite. — Au contraire, la matité sus-pubienne s'étendant à droite seulement ou à gauche, ayant une forme arrondie, indique un kyste de l'ovaire ou du ligament large.

Matité lombaire. — De chaque côté de la colonne vertébrale, aux lombes, la percussion donne une matité lombaire de 10 centimètres due à la présence des reins, mais si cette matité est plus grande, il peut y avoir des phlegmons péri-néphrétiques ou de l'hydronéphrose.

ARTICLE V

SIGNES FOURNIS AU DIAGNOSTIC PAR LA PERCUSSION DE LA COLONNE VERTÉBRALE

On peut, d'après Piorry, percuter sur la colonne vertébrale ou sur les régions rachidiennes, pour reconnaître : soit des ganglions bronchiques hypertrophiés ; soit des anévrysmes de l'aorte descendante ; soit des déviations, des changements de volume des vertèbres, ou des abcès développés dans leur voisinage, consécutivement à la carie. Dans tous ces cas, c'est un son mat que l'on constate par la percussion.

Cette matité constatée en haut, à la racine des bronches, au niveau de la troisième dorsale, révèle parfois l'adénopathie bronchique ; quand elle existe en même temps qu'une saillie des apophyses de la colonne vertébrale, elle indique une carie du corps des vertèbres avec foyer caséeux prévertébral, s'étendant sur les côtés du rachis.

CHAPITRE IX

DE L'AUSCULTATION

ARTICLE PREMIER

DE L'AUSCULTATION EN GÉNÉRAL

L'auscultation est l'art d'écouter et d'apprécier les bruits qui se produisent dans l'intérieur des tissus et des organes profonds. C'est un mode d'exploration qui consiste à appliquer l'oreille sur une partie saine ou malade du corps, dans le but de percevoir les bruits physiologiques ou morbides dont elle peut être le siège, ou, ce qui conduit au même résultat, à rechercher, à l'aide d'instruments spéciaux, la présence de certains bruits propres à éclairer le diagnostic.

L'auscultation est une des plus précieuses découvertes contemporaines ; elle est due au génie de Laennec, qui aimait néanmoins à rappeler que le père de la médecine, vingt-deux siècles auparavant, avait déjà indiqué l'emploi de cette méthode, dans ce passage : ἢν προσέχων τὸ οὖς ἀκουάσῃ προτή τὰ πλευρά, *si, appliquant l'oreille contre la poitrine, vous écoutez* (1).

Ces quelques mots d'Hippocrate, négligés et incompris par tous les commentateurs pendant plus de deux mille ans, laissent à penser, en effet, que le médecin de Cos avait soupçonné l'auscultation. Lorsqu'on parcourt Cælius Aurelianus, Paul d'Égine et Ambroise Paré, on n'est pas sans retrouver non plus quelques vestiges de l'application de l'ouïe à l'étude des bruits respiratoires ; mais que de vague dans ces indices, et de quelle désespérante stérilité ils eussent été pour la postérité, si Laennec n'était pas venu doter la science de son impérissable ouvrage (2).

(1) Hippocrate, *Œuvres*, trad. par Littré, t. VII, *Des maladies.*
(2) Laennec, *Traité de l'auscultation médiate*, 4e édition. Paris, 1836.

Laennec n'a pas seulement posé la première pierre de l'édifice, il l'a construit en entier; il l'a si bien exécuté, qu'il a laissé peu de chose à faire après lui. Tous les bruits qui se passent dans le cœur, dans les bronches et dans les poumons, il les a indiqués et classés avec une précision si remarquable, que le diagnostic des maladies de poitrine et des organes de la circulation ne laisse rien à désirer.

L'auscultation fut principalement appliquée, par son inventeur, à l'étude des affections thoraciques, et tous les médecins de l'univers apprécient comme il faut les immenses services qu'elle rend dans toutes les maladies des poumons, du cœur et de leurs enveloppes; mais Laennec n'a fait qu'indiquer, et tout à fait accessoirement, les avantages qu'il serait possible d'en retirer dans le diagnostic de la grossesse, de certains cas de fractures, dans le diagnostic des calculs vésicaux, de certaines lésions de l'oreille, de la trompe d'Eustache et des cellules mastoïdiennes, ou même les abcès du foie. Depuis, l'auscultation a été appliquée sur les artères et sur les veines dans la chlorose; sur la tête, par Fischer, pour le diagnostic de l'hydrocéphale et du rachitisme; mais cette application est sans importance.

Relativement à l'auscultation appliquée à la grossesse, ce fut Mayor (de Genève) qui le premier, en 1818, donna comme positif que les bruits du cœur chez le fœtus pouvaient être entendus à travers les parois abdominales de la mère. La relation de ce signe précieux resta enfouie dans les archives de la science pendant quatre ans, sans qu'aucun médecin s'en préoccupât, lorsque de Kergaradec (1) publia, en 1822, un travail sur les phénomènes stéthoscopiques dans la gestation. Depuis, Paul Dubois, H. N. Nægelé (2), Depaul, ont entrepris et fait connaître d'intéressantes recherches sur les résultats fournis par l'auscultation dans le diagnostic de la grossesse et dans la détermination de certaines conditions du fœtus dans la cavité utérine.

Quant à ce qui regarde les fractures, Lisfranc a avancé comme un fait des plus certains que le stéthoscope, placé sur le lieu d'une fracture, produit,

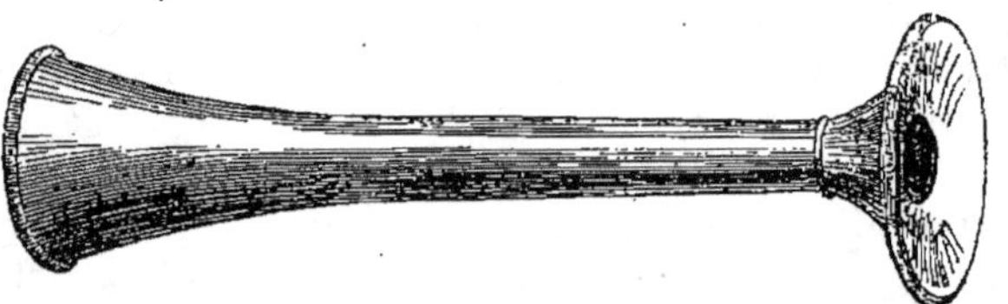

FIG. 22. — Stéthoscope ordinaire en bois.

sous l'influence du plus léger mouvement que l'on imprime au membre, une crépitation plus manifeste que ne l'est à l'oreille nue celle que l'on obtient par les mouvements les plus étendus.

Par suite d'erreurs commises par les chirurgiens, il est souvent arrivé que des malades furent taillés sans que leur vessie contînt de calculs. Or des

(1) Kergaradec, *Mém. sur l'auscultation appliquée à l'étude de la grossesse*. Paris, 1822.
(2) Nægelé, *Traité pratique de l'art des accouchements*, 2e édition. Paris, 1880, p. 130.

fautes aussi déplorables peuvent être prévenues par l'auscultation, depuis que Lisfranc, Moreau de Saint-Ludgère, Leroy (d'Étiolles) ont démontré qu'il était possible, à l'aide du stéthoscope, de percevoir le bruit du frôlement de la sonde contre la surface du calcul et que Thomson a conseillé l'usage de la *sonde microphonique*.

Ménière a rectifié et complété les aperçus de Laennec sur l'application de la stéthoscopie au diagnostic des maladies de l'oreille.

Enfin, dans des abcès du foie avec formation dans ce viscère de kystes

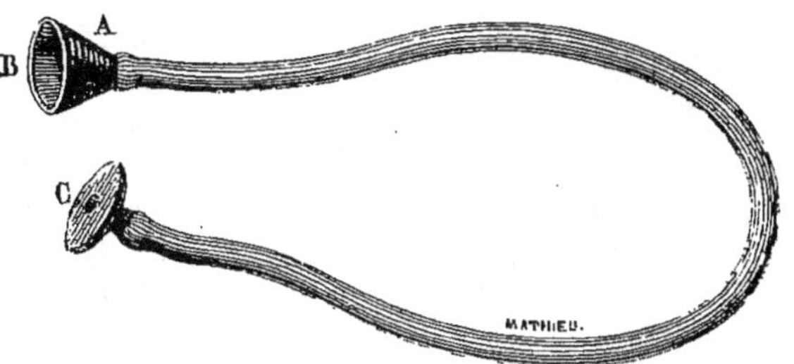

Fig. 23. — Stéthoscope flexible de Vigier (*).

hydatiques venant à s'ouvrir, soit dans l'estomac ou les intestins, soit dans le poumon, comme la science en possède plusieurs exemples, il arrive qu'en pressant l'abdomen dans la portion molle de l'hypochondre droit, on peut obtenir un gargouillement dû à l'introduction de gaz intestinaux dans l'excavation du foie, et qu'on observe, dans le second cas, de la toux, une

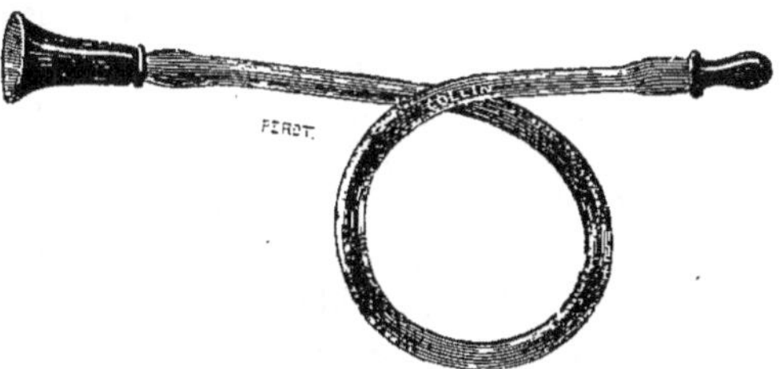

Fig. 24. — Stéthoscope flexible américain.

respiration caverneuse, un râle de même nature et du tintement métallique.

Il y a deux variétés d'auscultation : l'auscultation *immédiate*, celle qui consiste dans l'application directe de l'oreille sur les parties à explorer, et l'auscultation *médiate*, celle où un instrument acoustique d'une forme spéciale, appelé *stéthoscope* (fig. 22), est interposé entre le corps du malade et l'organe de l'audition du médecin.

Le *stéthoscope de Vigier* (fig. 23) est flexible et se compose d'un pavillon AB et d'une plaque auriculaire d'ébène C, réunis par un tube en caout-

---

(*) A, pavillon ; B, orifice du pavillon ; C, plaque annulaire.

chouc de 0^m,60 de long. Barth et Roger ont diminué la longueur du tube qui était une cause d'affaiblissement du son.

Tube acoustique ou stéthoscope américain. — Le stéthoscope américain est un simple tube acoustique en caoutchouc, qui porte à l'une de ses extrémités un petit cône creux en ivoire qui s'applique sur la région à explorer, et à l'autre un petit bâtonnet de corne ou d'ivoire qui s'introduit dans le conduit auditif externe (fig 24).

Stéthoscope de Kœnig (fig. 25). — C'est un petit tambour cylindrique en métal a garni d'une moulure Ci; une membrane de caoutchouc très mince bouche chacune des bases ll. Une ouverture placée dans la paroi du tambour et munie d'un robinet c, permet de gonfler et de distendre par insufflation les deux membranes ll du tambour. L'une de ces membranes est coiffée d'une calotte sphérique en métal o, percée de une à cinq ouvertures auxquelles sont fixés des tubes acoustiques $e\,s$.

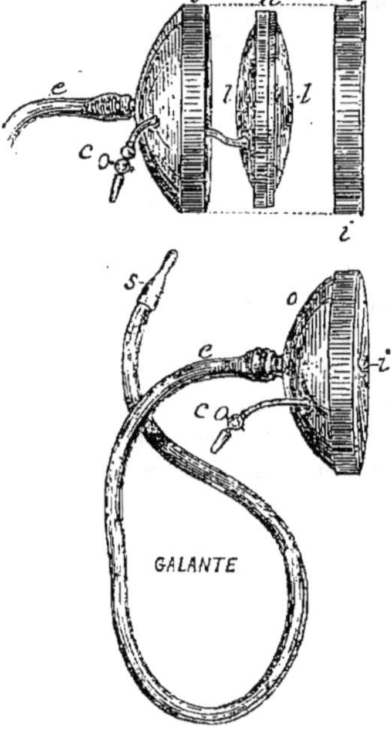

Fig. 25. — Stéthoscope de Kœnig (*).

L'appareil étant gonflé, la membrane élastique restée libre, appliquée sur le corps sonore, se modèle sur lui. Les vibrations se communiquent à cette membrane, le tambour les renforce, la calotte sphérique en métal les reçoit et les tubes acoustiques les transmettent.

On a aussi fait l'essai du *microphone* comme stéthoscope dans l'espérance d'amplifier les bruits intrathoraciques, mais dans les recherches de contrôle que j'ai faites, il m'a semblé que ce procédé n'apportait aucun fait important à l'auscultation pulmonaire. Hughes, Gellé, Giboux sont les auteurs de ces études trop peu avancées encore pour qu'on puisse les juger. Dans l'auscultation microphonique du poumon, on est trop gêné par les bruits extérieurs de la respiration, des côtes et du linge qui se produisent dans l'appareil lui-même, pour qu'on puisse entendre les bruits profonds. Le *stéthoscope microphonique* de M. Boudet (de Paris) fig. 26, a donné des résultats intéressants à connaître dans la recherche des bruits vasculaires dont je parlerai plus loin à l'occasion du *sphygmographe* et du *sphygmophone*.

Dans l'auscultation de la poitrine, Laennec n'admettait point et ne conseillait jamais *l'auscultation immédiate.* « Elle est aussi incommode pour le médecin que pour le malade; le dégoût seul la rend impraticable

dans les hôpitaux ; elle est à peine proposable chez la plupart des femmes,
et chez quelques-unes le volume des mamelles est un obstacle physique à
ce qu'on puisse l'employer. » Il ajoute « que tous les points de la tête de
l'observateur qui portent sur la poitrine, devenant autant de conducteurs
du son, pourraient faire entendre le bruit respiratoire dans des cas où il
n'existerait pas dans la partie située immédiatement au-dessous de l'oreille,
ce qui pourrait devenir une cause d'erreur grave. » Cette supposition est

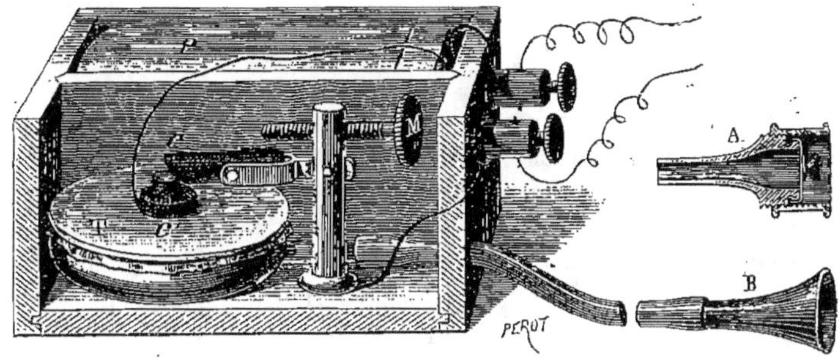

Fig. 26. — Stéthoscope microphonique de M. Boudet (de Paris).

gratuite, et, sans stéthoscope, on peut limiter sous l'oreille les points les
plus circonscrits du poumon malade et éviter toute espèce d'erreur.

Je ne partage nullement les préventions de Laennec contre l'auscultation immédiate, et je crois même, avec la majorité des praticiens, qu'elle
a sur l'autre méthode des avantages signalés. D'abord le médecin n'a point
à se préoccuper du soin de tenir son instrument et de le maintenir exactement appliqué sur la peau ; ensuite l'auscultation immédiate donne des
résultats plus sensibles et plus nets, demande moins de temps, fatigue
moins et le malade et l'observateur. Je fais cependant des réserves, car,
à propos de l'auscultation médiate, on verra que cette dernière n'est pas
sans valeur dans certains cas donnés.

ARTICLE II

SIGNES FOURNIS AUX DIAGNOSTIC PAR L'AUSCULTATION DE LA POITRINE

La partie de la poitrine sur laquelle on se propose d'appliquer l'oreille
doit être nue ou simplement recouverte d'un vêtement léger, car l'interposition de tissus épais, d'emplâtres, de cataplasmes, vient opposer à l'auscultation un obstacle presque absolu. Chez les enfants, dont la respiration est
naturellement très bruyante, on peut entendre les bruits de la poitrine
à travers d'épaisses étoffes ; mais, comme certains tissus, la soie par
exemple, peuvent, par le frottement, donner lieu à un cliquetis qui en
impose pour un bruit morbide, il vaut mieux ausculter à nu, ou sur la
chemise. Il en est de ces précautions comme de celles qui doivent être prises
relativement à l'interposition des muscles placés entre la région du corps

que l'on explore et l'oreille du médecin : il va sans dire qu'ils demandent à être maintenus dans le relâchement le plus complet, sous peine d'augmenter l'épaisseur des parois thoraciques, d'affaiblir les bruits normaux ou pathologiques produits dans l'organe ausculté, et de mêler à ces derniers ceux que la contraction musculaire serait susceptible de produire. Cette cause d'erreur étant prévenue, et le malade étant placé dans la position la plus convenable, le médecin évite toute position gênante, change de côté selon les besoins de son examen, et doit bien se garder en général de rester dans une attitude où il se trouverait mal à l'aise, car dans ces conditions l'ouïe perd de sa finesse. Il peut explorer le plus souvent les deux moitiés de la cavité thoracique sans changer de place ; mais, toutes les fois qu'il perçoit des signes douteux et équivoques, il doit écouter en se plaçant successivement à droite et à gauche. Rien n'est plus essentiel que de s'habituer de bonne heure à se servir indifféremment de l'une ou de l'autre oreille ; cela permet d'établir une contre-épreuve et de mettre en regard, par exemple, les résultats obtenus à la région antérieure avec l'oreille gauche et ceux décelés par l'oreille droite à la région postérieure. Cependant, lorsqu'une légère et fréquente infirmité vient à rendre plus difficile l'audition d'un des côtés, il convient de toujours préférer la meilleure oreille pour l'auscultation, et de se placer, à cet effet, successivement à droite et à gauche du malade.

Tout bon diagnostic reposant sur des règles invariables, il est indispensable de n'omettre aucune de celles qui peuvent garantir contre l'erreur ; aussi dois-je recommander comme une excellente pratique d'auscultation l'examen comparatif des deux côtés de la poitrine et à des hauteurs toujours correspondantes. Lorsqu'on a, d'un côté, l'état physiologique de la respiration pour modèle et pour type (ce qui ne se rencontre pas toujours, mais le plus souvent), et qu'on observe de l'autre un état morbide, il est aisé de comprendre combien la différence est rendue sensible et combien ces recherches du simple au composé, du connu à l'inconnu, acquièrent d'importance pour la détermination de la maladie. Enfin, ne sera-t-il pas superflu d'ajouter que le médecin a besoin que le plus religieux silence soit gardé autour de lui, afin que son investigation acoustique ne soit point troublée par l'audition de bruits étrangers ? En outre, l'observateur doit écouter pendant un temps suffisamment long, n'avoir l'esprit préoccupé par rien au moment de l'exploration, faire appel à tout ce qu'il a d'intelligence et de tact pour interpréter les sons divers qui viennent affecter son oreille, en s'isolant tout à fait du monde extérieur.

L'auscultation médiate se pratique, ainsi que je l'ai dit, au moyen du stéthoscope, instrument de forme spéciale placé entre le corps du malade et l'appareil auditif du médecin. Le cylindre primitif, celui qu'employait Laennec, est aujourd'hui abandonné ; on lui préfère le stéthoscope de Louis ou celui de Piorry. Ces deux instruments sont constitués par un cylindre creux de bois, dont la longueur est environ de 15 centimètres, tandis (fig. 22) que la largeur n'est guère à la base que de 3 centimètres. Le diamètre, beaucoup plus étroit dans ses deux tiers supérieurs, se termine en haut par une plaque d'ivoire ou de bois, ce qui vaux mieux, et sur laquelle on applique l'oreille. Quelques médecins se servent à présent d'un tube en caoutchouc souple dont un bout se ploie dans le conduit auditif et dont l'autre extrémité se termine par un petit cornet d'ivoire. D'autres emploient un stéthoscope dont l'embout s'adapte à un conduit double, métallique ou élastique, destiné l'un à l'oreille droite, l'autre à l'oreille gauche, de sorte qu'on ausculte avec les deux oreilles. On a essayé des stéthoscopes pouvant amplifier et renforcer le son à l'aide de mécanismes placés dans l'embout de l'instrument ou de microphones adaptés d'une façon spéciale. Ce sont des inventions de peu d'importance.

De quelque instrument dont on se serve, voici les règles générales qui doivent présider à son application.

Dans l'auscultation médiate de la poitrine, le stéthoscope doit être tenu comme une plume à écrire, appliqué perpendiculairement à la surface du corps du malade et exactement fixé par tous les points de sa circonférence. On pose alors l'oreille sur la plaque ou pavillon de l'instrument, de façon que le conduit auditif se trouve directement en contact avec l'orifice supérieur du stéthoscope, puis on écoute. Certains auteurs recommandent d'abandonner le stéthoscope à lui-même pendant tout le temps qu'on ausculte, et de le maintenir seulement par la pression de la tête; d'autres veulent au contraire que le cylindre ne quitte pas les doigts du médecin, afin qu'il soit maintenu dans la plus grande immobilité. Tout dépend de l'habitude; mais nous croyons que cette dernière manière de faire est préférable à l'autre.

Pour écouter les bruits des poumons, si le malade est au lit, on lui fait garder la position horizontale, ou bien on le fait asseoir sur son séant, et l'on explore alors les parties antérieures et supérieures de la poitrine, sous les clavicules, jusqu'au mamelon et dans la fosse sus-claviculaire. Pour l'examen du poumon dans les régions latérales et dans l'aisselle, on se place successivement à dorite et à gauche du malade, et on le fait alternativement pencher de l'un et de l'autre côté; quand il peut se tenir assis, on l'engage à élever le bras et à appuyer la main sur sa tête. Lorsqu'on veut ausculter les poumons dans leur partie postérieure, du haut en bas, à la région dorsale, on fait asseoir le malade sur son séant, la partie postérieure du thorax étant tournée du côté de l'observateur, le corps un peu penché en avant et les bras restant croisés. Alors, on écoute les bruits pulmonaires dans la fosse sus- et sous-épineuse et à la base des poumons, sur la huitième et neuvième côte. Dans le cas où un long état de souffrance a entraîné une excessive faiblesse, quelques praticiens ont coutume, pour procéder à l'examen du dos, de faire retourner le malade sur le ventre; mais cette position est pénible et gênante pour les mouvements respiratoires. Il vaut mieux le faire maintenir par des assistants. Si, au contraire, le malade est levé au moment de l'examen, il faut le faire asseoir sur une chaise, mettre un genou en terre et placer dans cette position le stéthoscope sur les parties antérieures, latérales et postérieures de sa poitrine. L'auscultation

pratiquée de cette manière est beaucoup moins fatigante pour le médecin
que lorsqu'il se tient debout et qu'il est obligé de pencher fortement la
tête en avant.

Si j'ai donné la préférence à l'auscultation immédiate sur l'auscultation
médiate, je n'ai cependant point abandonné cette dernière. Il est, en effet,
certains cas où elle doit être employée d'urgence. Ainsi, quand une
poitrine est œdémateuse, le stéthoscope presse sur les parois thoraciques,
déplace du liquide, et permet de mieux apprécier les bruits. Chez les
sujets très maigres, les régions sus- et sous-claviculaire et acromiale font
une saillie énorme, les os forment une dépression, circonscrivent un véritable enfoncement que l'oreille chercherait vainement à atteindre ; chez les
rachitiques, qui portent quelquefois des déformations du thorax des plus
bizarres, le stéthoscope est une précieuse ressource. Désire-t-on ausculter
les artères, les veines, soupçonne-t-on du bruit de souffle dans les vaisseaux,
c'est du stéthoscope encore que l'on doit se servir, car il est à peu près
impossible d'appliquer utilement l'oreille nue sur le trajet des vaisseaux
sanguins, tels que les carotides, les fémorales, les veines jugulaires, le
tronc cœliaque et la crosse aortique. Il est dans ce cas une précaution qu'il
ne faut jamais oublier, c'est qu'il convient de ne pas appuyer trop fortement
le stéthoscope sur l'artère ou la veine, car il se produit alors, par cette
pression rétrécissant les vaisseaux, un bruit de souffle qui en impose pour
un phénomène morbide.

§ 1er. — Signes fournis par les bruits respiratoires normaux.

Quel que soit le mode d'auscultation auquel on s'arrête, et aussi
bien dans l'auscultation immédiate que dans l'auscultation médiate, on
commence par examiner successivement les bruits de la respiration des
poumons qui sont dus à l'entrée de l'air dans les alvéoles pulmonaires, les
bruits dus au retentissement de la voix, de la toux, et l'on étudie de quelle
manière ces trois actes s'accomplissent dans les différentes régions soumises
à l'observation, sous les clavicules, dans la fosse sus-claviculaire, dans la
fosse sus- et sous-épineuse, dans l'aisselle et à la base du thorax. Généralement on écoute tout d'abord les bruits respiratoires, tels qu'ils
existent à l'état normal ; on reconnaît ainsi leur force ou leur faiblesse.
Ensuite, s'il existe des bruits anomaux, des râles par exemple, on les
ausculte en laissant le malade respirer comme à son ordinaire, puis on le
prie de faire quelques mouvements respiratoires brusques et profonds, et
on le fait tousser. La profonde inspiration qui précède et qui accompagne
la toux permet à l'air de pénétrer profondément, et elle donne naissance à
des bruits qu'on n'aurait pas pu percevoir dans les mouvements respiratoires ordinaires, ou au moins elle les rend plus intenses, plus sonores.

Quant à l'auscultation de la voix, on engage une conversation avec le
malade, et, tout en auscultant la poitrine, on lui fait prononcer lentement
des monosyllabes, en le faisant compter, par exemple, vingt et un, vingt-

deux, vingt-trois, etc., jusqu'à trente; — puis on fait parler des lèvres et sans bruit pour apprécier le retentissement de cette prononciation aphone.

Chez les enfants qui s'agitent, qui crient, qui n'écoutent aucune recommandation, l'auscultation est plus difficile, et elle donne en outre des résultats beaucoup moins satisfaisants.

L'auscultation du cœur et de ses bruits exige des précautions particulières. Au lieu de solliciter les mouvements respiratoires, il faut les modérer ou les suspendre. On écoute alors au niveau du mamelon, au-dessus à la base du cœur, au-dessous vers la pointe, à gauche du côté de l'aisselle et à droite vers le sternum pour apprécier les nuances qui s'observent dans les bruits anormaux sur ces différents points de la région précordiale. L'oreille saisit alors mieux les phénomènes qui se passent dans l'organe central de la circulation. Mieux vaut ici se servir du stéthoscope. Les règles que j'ai posées relativement aux différentes positions à prendre par le médecin dans l'exploration de l'appareil pulmonaire sont presque en tous points applicables à l'examen du cœur. Du reste, l'auscultation de cet organe sera un peu plus loin, à l'occasion des signes fournis par l'appareil de la circulation, l'objet d'une étude approfondie et détaillée.

Dans l'auscultation de la partie antérieure du thorax (poumons ou cœur), on doit recommander au malade d'incliner la tête du côté opposé à celui qu'on explore. Quand l'auscultation est immédiate, cette précaution devient une condition *sine quâ non;* mais, dans l'auscultation médiate, où il n'y a pas absolue nécessité, cette mesure a l'avantage d'éloigner de soi l'haleine.

Murmure vésiculaire normal. — L'oreille appliquée sur le poumon luimême entend, pendant l'inspiration et l'expiration, un murmure léger, mais bien distinct, qui indique la pénétration de l'air dans le tissu pulmonaire et son expulsion. Ce murmure, auquel on a donné les noms de *bruit* ou *murmure vésiculaire*, ressemble assez bien, pour nous servir de la comparaison de Laennec, auquel il faut toujours revenir, même aujourd'hui, quand il s'agit d'auscultation, à celui d'un soufflet dont la soupape ne ferait aucun bruit, ou encore à celui que fait entendre l'homme qui, pendant un sommeil profond, mais paisible, fait de temps en temps une grande inspiration.

Doux et moelleux à l'oreille, assez fort et assez prolongé pendant l'inspiration, il est plus faible et plus court pendant l'expiration; mais pendant chacun de ces deux temps, il est continu et non saccadé. Cette différence de durée du bruit vésiculaire normal pendant les deux mouvements respiratoires est tellement marquée, qu'en cherchant à l'évaluer mathématiquement, on est arrivé à cette proportion approximative : l'inspiration est à l'expiration dans le rapport de 3 à 1. On voit que ce rapport est tout à fait opposé à celui que nous avons indiqué en étudiant le rythme apparent de la respiration, le mouvement expiratoire paraissant alors deux fois au moins plus prolongé que l'inspiration.

Le *murmure vésiculaire,* ou *bruit respiratoire normal,* se fait entendre dans toute l'étendue de la poitrine avec les mêmes caractères. Il n'y a d'autres différences que celles de l'intensité. Il est d'autant plus fort et d'autant plus facile à entendre qu'on l'écoute dans une région où le poumon est plus voisin de l'oreille, et où il y a une épaisseur moins grande des parois thoraciques, par exemple dans les parties antérieure et supérieure, latérale-axillaire et postérieure-inférieure. Le creux de l'aisselle et l'espace compris entre la clavicule et le bord supérieur du trapèze sont les points où il a le plus de force. Chez les sujets très maigres, il est un peu rude, surtout dans la région correspondant à la racine des grosses bronches. Cette rudesse lui a fait donner le nom de *respiration bronchique normale*.

On a souvent remarqué que le bruit respiratoire normal était plus fort au sommet du poumon droit que dans le même point du côté gauche. C'est surtout pendant l'expiration que cette inégalité du murmure vésiculaire des deux sommets se fait remarquer, suivant Louis. Quant à la cause de cette différence, on ne sait à quoi l'attribuer ; Gerhard (de Philadelphie) a cru pouvoir l'expliquer par les dimensions plus grandes de la bronche droite. Je n'oserais pas dire que cette explication est mauvaise ; mais il me semble cependant, comme à d'autres observateurs, que cette disposition plus grande de la bronche droite est trop peu marquée pour avoir une influence évidente.

L'intensité du bruit respiratoire est beaucoup plus grande chez les enfants que chez les adultes, ce qui s'explique par la fréquence de la respiration chez les premiers, le murmure vésiculaire étant d'autant plus fort que les inspirations se font avec plus de rapidité. Si, par une circonstance quelconque, la respiration s'accélère chez l'adulte, sans qu'il y ait cependant lésion des organes respiratoires, le bruit reprendra chez lui le caractère qu'il présentait chez l'enfant, d'où le nom de *respiration puérile* qu'on lui a conservé. On l'observe souvent dans un poumon sain lorsqu'il s'y établit une respiration supplémentaire, l'autre ne fonctionnant plus ou ne fonctionnant que d'une manière insuffisante. Enfin, et sans disposition particulière appréciable, il est des sujets qui, jusque dans l'extrême vieillesse, conservent une respiration puérile. Ce sont, fait remarquer Laennec, presque toujours des femmes ou des hommes d'une constitution nerveuse.

Sans vouloir entrer ici dans des détails qui sont plutôt du domaine de la physiologie, je dirai cependant quelques mots de la théorie que l'on a donnée du bruit respiratoire normal.

L'opinion la plus répandue et la plus généralement admise encore aujourd'hui est celle de Laennec, qui attribuait le murmure de la respiration au passage de l'air dans l'arbre aérien et aux vibrations qu'il détermine dans ses diverses parties. Au contraire, d'après Beau, ce qu'on croit être le murmure vésiculaire n'est autre chose que le retentissement, dans la colonne d'air inspiré et expiré, du bruit guttural résultant du refoulement de cette colonne d'air contre le voile du palais ou des parties voisines (1). Cette théorie, que l'auteur a essayé de soutenir au moyen d'expériences nombreuses et d'observations multipliées, ne paraît pas avoir pré-

______

(1) Beau, *Traité expérimental et clinique d'auscultation*. Paris, 1856, p. 3 et suiv.

valu près de la généralité des médecins, et il me semble qu'on l'a péremptoirement réfutée en faisant observer que le murmure vésiculaire se fait
entendre avec autant de force et de netteté chez les sujets qui ont accidentellement été privés du voile du palais. Barth et Roger ont cité un cas de
ce genre.

Ces derniers auteurs ont longuement étudié le mode de production du
bruit respiratoire et ses modifications suivant les points du thorax où l'on
pratique l'auscultation. Ils se sont demandé quelles sont les conditions de
vibration et de frottement sur la membrane lisse, unie et molle des bronches.
Dans les conduits aérifères, il existe des portions pourvues de cartilages,
d'autres seulement formées par des membranes; de plus, le calibre des
ramifications bronchiques varie dans l'expansion et dans le resserrement
alternatifs de l'appareil pulmonaire ; une colonne d'air silencieuse produit
du bruit dès qu'elle est coupée par une lame située au devant d'elle, et les
innombrables divisions de l'arbre bronchique forment au devant de la
colonne d'air inspiré autant d'éperons faisant office de la lame à laquelle
nous venons de faire allusion. Enfin, le déplissement des vésicules pulmonaires n'est certainement pas sans avoir une influence réelle dans la production du murmure respiratoire.

Ces dispositions anatomiques suffisent pour rendre compte de la différence de longueur et de force des deux bruits inspiratoire et expiratoire,
dont le premier est surtout déterminé par la résistance qu'opposent à la
colonne d'air les éperons bronchiques et l'affaissement du poumon ; il est
facile de comprendre que ces mêmes obstacles n'existant point pendant
l'expiration, le bruit respiratoire est nécessairement plus court et plus
faible.

§ 2. — Signes fournis aux diagnostic par les bruits respiratoires anormaux.

Dans l'état pathologique, toutes les fois qu'il se forme une lésion de la
muqueuse des voies aériennes, du tissu pulmonaire ou de la plèvre, le bruit
naturel de la respiration vésiculaire normale se modifie dans son *étendue*,
dans son *intensité*, dans son *timbre* et son *rythme*, et il s'accompagne souvent de *bruits anormaux secs*, sonores, ronflants, ou de *bruits humides*
muqueux.

I. — ÉTENDUE ET INTENSITÉ DES BRUITS RESPIRATOIRES.

Le murmure vésiculaire peut être *plus fort* qu'à l'état normal et l'augmentation peut occuper les deux bruits de l'inspiration et de l'expiration.

Lorsqu'il y a augmentation d'intensité du bruit d'inspiration et d'expiration, c'est alors que l'on entend la respiration que nous venons de décrire
sous le nom de *respiration puérile;* ici l'inspiration et l'expiration sont
devenues un peu plus longues et plus bruyantes, d'une façon absolue,
leur durée relative restant la même. Ce phénomène se remarque dans cer-

taines névroses, mais c'est surtout lorsqu'un des poumons est devenu impropre à la respiration, soit partiellement, soit dans toute son étendue, que la respiration prend le caractère puéril, non seulement dans le poumon resté sain, mais encore dans la partie restée saine du poumon malade. Cette respiration puérile peut exister ou seule, ou concurremment avec d'autres bruits morbides ; elle est due à l'introduction dans le poumon d'une grande quantité d'air dans un temps donné, par conséquent à l'augmentation du frottement contre les parois des cellules, peut-être à l'ampliation d'un grand nombre de cellules.

Dans tous les cas, elle annonce une altération des poumons dans un point autre que celui où elle se fait entendre, sans donner de renseignements plus précis ni sur le siège ni sur la nature de l'affection. Sa valeur n'est donc pas bien grande au point de vue du diagnostic.

Quelquefois, de forte et de puérile qu'elle était, la respiration devient *rude ;* mais la signification de ces bruits n'a rien de spécial, et ce ne sont là que des nuances à l'appréciation desquelles doivent concourir d'autres symptômes, soit généraux, comme la fièvre, soit locaux, comme une diminution de résonance, ou même la coïncidence d'autres bruits stéthoscopiques. Alors cette rudesse est souvent le premier degré de la respiration bronchique. D'autres fois, enfin, elle n'existe qu'au sommet du poumon, principalement pendant l'expiration, qui alors semble prolongée.

Expiration prolongée. — A l'augmentation d'intensité des bruits respiratoires se rattache l'*expiration prolongée*, phénomène morbide caractérisé par un bruit d'expiration plus fort et plus rude que celui de l'inspiration qui garde son caractère moelleux ordinaire. Elle résulte de l'hyperhémie chronique des poumons avec ou sans tubercules miliaires, ni infiltration tuberculeuse. Ce phénomène a été considéré comme l'un des signes de la tuberculisation commençante. Cela n'est pas exact, et il indique également bien la congestion pulmonaire chronique (1) ou la phlegmasie chronique des poumons.

DIMINUTION D'INTENSITÉ DU MURMURE VÉSICULAIRE. — Le bruit respiratoire peut diminuer d'intensité ou même disparaître complètement.

Dans la *respiration faible*, la diminution porte ordinairement sur les deux temps de la respiration, mais plus spécialement sur le premier, et coïncide avec une brièveté plus grande du temps auquel on l'observe. Ses caractères peuvent varier en ce sens que le murmure, quoique faible, paraît quelquefois se passer tout près de l'oreille, tandis que, d'autres fois, il semble profond et fort éloigné ; enfin, cette diminution porte sur des espaces plus ou moins étendus ; le plus ordinairement permanente, elle peut cependant être quelquefois passagère et mobile.

Les causes de la diminution du bruit respiratoire sont de plusieurs sortes. Le murmure vésiculaire peut être produit avec moins de force qu'à l'état

___

(1) Bouchut, *De la congestion pulmonaire chronique simulant la tuberculose pulmonaire* (*Gazette des hôpitaux*, Paris, 1865).

normal : il en est ainsi dans les maladies pendant lesquelles la dilatation du thorax s'opère moins complètement, la pleurodynie par exemple. Un obstacle à la libre entrée de l'air dans les bronches, la trachée ou le larynx ; — la présence d'une tumeur ou dans les plèvres ou en dehors ; — un amas de tubercules des ganglions bronchiques ; — un anévrysme de l'aorte, des kystes du poumon ; — le ralentissement de la respiration ; — la perméabilité moins grande des cellules pulmonaires, la congestion pulmonaire chronique ou atélectasie chronique, produisent le même résultat.

Dans d'autres circonstances, le murmure vésiculaire se produit avec la même intensité, mais la transmission n'en a pas lieu aussi facilement ; l'interposition d'une couche de liquide ou d'un corps solide entre le poumon et l'oreille, un épanchement de gaz dans la cavité des plèvres, peuvent amener ce résultat. Le plus souvent, lorsque cette diminution du bruit respiratoire existe au sommet du poumon, on peut croire qu'elle tient à une affection tuberculeuse ; quand, au contraire, c'est en bas qu'on la constate, elle annonce un épanchement de liquide dans la plèvre. On a vu des fausses membranes épaisses être la cause d'une diminution dans la transmission du bruit respiratoire.

Cette diminution peut être plus ou moins considérable suivant la gravité ou l'étendue de la lésion organique. Il peut arriver même qu'à un moment donné la respiration cesse tout à fait de se faire entendre, et que le silence soit complet ; c'est *l'absence de murmure vésiculaire*. Il en est ainsi dans les grands épanchements qui remplissent en entier la cavité pleurale ; dans certains cas de splénisation du poumon ; dans l'emphysème pulmonaire et dans la congestion pulmonaire chronique. Mais, dans les deux premiers cas, il y a matité à la percussion, tandis que dans l'emphysème, l'absence de tout murmure coïncide avec une exagération de la résonance thoracique. Laennec a constaté dans le catarrhe pulmonaire des absences complètes de murmure vésiculaire, variant de siège, d'étendue, disparaissant quelquefois complètement, pour reparaître en d'autres points. Il pense que, dans ces cas, il y a obstruction momentanée de quelques rameaux bronchiques par la sécrétion visqueuse, tenace, qui accompagne cette affection. Enfin on observe encore cette suspension complète, mais passagère et mobile, du murmure vésiculaire dans les cas où un corps étranger, de moyen volume, a été introduit dans les voies aériennes. Les déplacements de ce corps sont indiqués par les changements de place et d'étendue du silence respiratoire constaté par l'auscultation.

Il est entendu que, dans ce que je viens de dire, j'ai considéré la diminution ou l'abolition du murmure respiratoire indépendamment de tous les autres phénomènes stéthoscopiques qui peuvent être perçus. La présence des autres bruits, tels que râles et souffles, quand il en existe, suffit le plus ordinairement pour indiquer, sans le moindre doute, la nature de la lésion qui produit ce changement dans l'intensité du murmure vésiculaire.

II. — MODIFICATIONS DU TIMBRE DU BRUIT RESPIRATOIRE

Ce sont : la *respiration rude*, le *souffle bronchique*, le *souffle caverneux*, le *souffle amphorique*, etc.

1° Respiration rude.

J'ai dit que la respiration, de simplement forte et puérile, pouvait devenir rude. Cette rudesse, qui peut indifféremment accompagner les deux bruits ou un seul, mais qui cependant se fait le plus souvent entendre pendant l'expiration, peut varier d'intensité, depuis le moment où elle est à peine appréciable jusqu'à celui où elle constitue un véritable bruit de souffle bronchique. Dans certaines circonstances, il existe une respiration rude de retour qui succède au souffle bronchique et qui établit la transition entre ce souffle bronchique et la respiration normale.

Cette rudesse de la respiration est due à une diminution de souplesse des bronches, soit par suite de leur état de sécheresse, soit par l'accumulation du mucus à leur surface, soit enfin par des productions morbides du poumon ; elle indique, suivant les cas, et en tenant compte des phénomènes qui existent en même temps qu'elle, tantôt le premier degré de la bronchite, tantôt un commencement d'emphysème, une phthisie pulmonaire à son début, quelquefois l'état hyperhémique qui précède la pneumonie franche. C'est principalement à une phthisie pulmonaire tuberculeuse ou à une pneumonie chronique que l'on doit songer lorsque la respiration rude existe depuis un temps assez long comme phénomène prédominant ; lorsqu'on la rencontre au sommet de la poitrine et d'un côté seulement, on peut presque à coup sûr la considérer comme l'indice de tubercules à l'état cru.

2° Souffle bronchique.

Quand la rudesse du bruit respiratoire augmente beaucoup, il arrive un moment où l'on entend un véritable souffle analogue au bruit que l'on produit en aspirant et en soufflant tour à tour, avec force et rapidité, à travers la main arrondie en tube, ou dans un rouleau de papier. Ce bruit, désigné par Laennec sous les noms de *souffle tubaire* ou *souffle bronchique*, — *respiration soufflante*, se fait entendre pendant les deux bruits d'inspiration et d'expiration ; mais c'est dans ce dernier temps qu'on le trouve ordinairement le plus fort ; c'est aussi pendant l'expiration qu'il existe tout d'abord. Le souffle bronchique est un phénomène continu, existant d'une manière permanente dans le même point du poumon, et il n'est pas sujet à des intermittences, comme le sont certains autres bruits pathologiques. Il peut être entendu dans toutes les parties de la poitrine, mais de préférence dans les parties postérieures et inférieures du poumon. Il est plus ou moins superficiel ou profond, tantôt paraissant se produire immédiatement sous l'oreille, tantôt semblant arriver de fort loin.

La cause de sa production est l'augmentation de densité du poumon, comprimé, dans ses parties les moins résistantes, par un épanchement, ou hépatisé par la pneumonie, ou induré par les tubercules, le tout avec conservation du calibre des bronches. De ces dispositions résulte une impossibilité pour les cellules aériennes de se déplisser, et, par suite, le murmure vésiculaire se trouve aboli. Le retentissement de l'air dans les principales divisions bronchiques constitue le souffle, dont l'intensité est en rapport avec l'étendue des dispositions physiques que je viens de signaler, avec la proximité du point où se produit le bruit anormal, et enfin avec le silence des régions environnantes. Il peut être en partie marqué par la persistance du murmure vésiculaire dans une lame de poumon interposée entre la partie indurée et l'oreille, et l'on comprend même qu'il puisse y avoir des circonstances, dans la pneumonie centrale par exemple, où le souffle existe réellement, sans être perçu par l'observateur. Dans ce cas, il est complètement couvert par le murmure vésiculaire normal.

Le souffle bronchique caractérise de nombreuses affections que je vais passer en revue d'après leur ordre de fréquence.

Le second et le troisième degré de la pneumonie, caractérisés par l'état d'hépatisation rouge ou grise du tissu pulmonaire, tiennent le premier rang parmi les affections dans lesquelles on constate la présence du souffle bronchique. Ici, sont rassemblées au plus haut degré les conditions favorables à la production du phénomène : la fréquence de la respiration est augmentée; la densité du tissu pulmonaire hépatisé est beaucoup plus grande, et le son se propage de la manière la plus directe aux parois thoraciques sur lesquelles est appliquée l'oreille. Le souffle varie suivant l'étendue de la partie hépatisée du poumon, le degré d'hépatisation et la situation plus ou moins profonde du mal, selon que la pneumonie est superficielle ou centrale.

La respiration bronchique peut se faire entendre dans la pneumonie chronique, — dans l'infiltration tuberculeuse, — dans les affections du poumon où existe une compression de cet organe par une couche de liquide encore peu épaisse, par des productions solides, cancéreuses, mélaniques, etc., dans l'œdème et dans l'hémorrhagie du poumon : mais ce sont des cas exceptionnels, et dans ces deux dernières maladies on y observe beaucoup plus souvent de la crépitation.

La dilatation des bronches donne lieu fréquemment au souffle bronchique, mais presque toujours ce souffle présente un caractère caverneux particulier. Il y a, dans les cas où on l'observe, une abondante expectoration, une résonance normale du thorax, et surtout la santé générale ne paraît pas être sensiblement altérée.

On entend assez souvent le bruit de souffle bronchique dans la phthisie

pulmonaire : il est ordinairement borné à une petite étendue, et, le plus
souvent, au sommet ; de plus, il s'accompagne fréquemment de craquements humides, plus ou moins abondants. On peut dire que, dans ces cas,
c'est plutôt une respiration rude et râpeuse qu'un souffle tubaire véritable. Cependant, lorsque l'infiltration tuberculeuse a envahi ou tout un
poumon, ou tout un lobe, le souffle bronchique alors se rencontre d'une
manière très marquée ; mais l'ensemble des phénomènes généraux et les
circonstances commémoratives suffisent, le plus souvent, pour éclairer le
diagnostic.

Enfin le souffle tubaire est aussi quelquefois un signe d'épanchement de
liquide dans la cavité de la plèvre, lorsque le poumon n'est qu'à demi
comprimé et que les grosses bronches restent perméables ; à ce titre, on
le rencontre dans la pleurésie, mais moins souvent que dans l'hépatisation
pulmonaire ; il est peu intense, peu distinct, se déplace lorsque le
malade change de position, n'est jamais mêlé de crépitation, et s'accompagne d'une matité de la partie postérieure du lobe inférieur du
poumon. En même temps la voix offre un caractère aigre et comme chevrotant.

A côté du souffle bronchique qui résulte de la vibration de l'air dans les
bronches comprimées ou entourées de tissu de poumon induré, il y a
d'autres souffles qui se produisent dans des conditions différentes : ainsi
on connaît plusieurs variétés de souffle, désignées sous les noms de *souffle
caverneux* et de *souffle amphorique*.

3° Souffle caverneux.

Le *souffle caverneux*, semblable à celui que l'on produirait en soufflant
fortement dans un espace creux, une tasse, une cavité formée par les deux
mains réunies, a lieu ordinairement pendant l'inspiration et pendant l'expiration ; son siège habituel est le sommet de la poitrine ; il est permanent,
et ne disparaît que par intervalles, lorsque l'ouverture de la caverne pulmonaire dans la bronche est bouchée. Il est produit par le retentissement
du bruit que produit la colonne d'air inspiré et expiré dans une excavation
d'une certaine étendue creusée dans les poumons ou dans les bronches
d'un poumon comprimé par un épanchement pleurétique de moyen volume.
Dans ce cas, il faut que le poumon ne soit pas entièrement aplati contre la
colonne vertébrale. Il est d'autant plus fort que les cavités du poumon sont
plus grandes, la respiration plus rapide, les communications de la caverne
avec les bronches plus larges. Le souffle caverneux indique le plus souvent
l'existence d'une caverne produite par la fonte des tubercules, et, dans ce
cas, la coexistence du bruit de pot fêlé, le siège du souffle au sommet de la
poitrine, ne laissent subsister aucun doute. Si on le constate au milieu ou
à la base du poumon, il peut se rattacher à la formation d'une *vomique*,
suite d'abcès simple ou hydatique, d'une gangrène pulmonaire ; mais ici,

dans ce dernier cas, la fétidité de l'haleine indique que l'on a affaire à un foyer gangréneux.

Il existe aussi quelquefois dans la pleurésie et simule tout à fait celui qui existe dans la phthisie tuberculeuse (Barthez, Landouzy). C'est alors un effet de gargouillement bronchique se transmettant à l'oreille de l'observateur à travers le poumon comprimé par une large couche de liquide, et il s'accompagne alors d'une broncho-égophonie qui permet habituellement d'en distinguer l'origine pleurétique inflammatoire.

Indiquons en passant un phénomène excessivement rare, signalé par Laennec sous le nom de *souffle voilé*, et dans lequel il semble que chaque mouvement respiratoire agite un voile interposé entre la caverne et l'oreille. Ce n'est qu'une des variétés du souffle caverneux, et il a la même signification.

4° Souffle amphorique.

Le *souffle amphorique* n'est autre chose qu'une exagération en quelque sorte du souffle caverneux ; on l'imite très bien en soufflant dans une carafe ou dans une grande cruche vides. Retentissant, à timbre métallique, ce bruit remplace le murmure vésiculaire ; il est plus fort pendant l'inspiration que pendant l'expiration ; il est continu, circonscrit, atteint rapidement son maximum d'intensité, et peut finir par disparaître. Assez souvent, le tintement métallique coïncide avec lui.

Ce phénomène a lieu lorsque l'air inspiré pénètre dans une vaste cavité creusée dans le tissu du poumon, et principalement lorsque cet air passe de la caverne dans la plèvre, à travers le poumon ulcéré et perforé, ce qui a lieu dans le pneumothorax. On l'observe aussi quelquefois dans la pleurésie, lorsque le poumon n'est que modérément aplati contre la colonne vertébrale. Il indique donc ou une caverne très vaste en communication avec les bronches, ou un épanchement pleurétique, ou enfin un épanchement gazeux dans la plèvre avec perforation du poumon ; c'est cette dernière lésion, le pneumothorax avec perforation pulmonaire, dont il est regardé comme le signe pathognomonique. Il peut disparaître momentanément, comme le souffle caverneux, si une cause accidentelle quelconque ferme la communication avec les bronches. Dans l'hydropneumothorax, ce souffle amphorique ne se fait entendre qu'au-dessus du niveau du liquide.

§ 3. — Signes fournis au diagnostic par les rales respiratoires.

Outre les phénomènes que je viens de passer en revue, et qui sont de simples modifications du bruit respiratoire, on observe souvent dans la poitrine, lorsque les poumons sont altérés par un état pathologique, des bruits anormaux que l'on a désignés sous le nom de *rales*. Tandis que ce mot, dans le langage vulgaire, n'est employé que pour désigner les bruits perceptibles à distance qui se produisent dans le larynx, la trachée et les grosses bronches des agonisants, Laennec, et, depuis lui, tous les médecins, ont désigné sous ce terme « tous les bruits contre nature que le passage de l'air, pendant l'acte respiratoire, peut produire, soit en traversant des liquides qui se trouvent dans les bronches ou dans le tissu pulmonaire, soit à raison d'un rétrécissement partiel des conduits aériens ».

On divise les râles en deux grandes classes : 1° les *râles secs* ou *vibrants*. comprenant comme variétés le râle *sonore aigu* ou *sibilant*, et le râle *grave* ou *ronflant*; et 2° les *râles humides* ou *bulleux*.

I. — RALES SECS OU VIBRANTS.

Le *râle sibilant* est un sifflement musical, plus ou moins aigu, qui accompagne ou masque le bruit vésiculaire. Il occupe un point des poumons ou toute leur étendue. Tantôt il est de courte durée, tantôt plus prolongé, et il offre des nuances diverses qui rappellent des bruits bien connus et auxquels on est instinctivement porté à le comparer : le sifflement ou piaulement, le bruit du vent à travers une serrure, le roucoulement d'une tourterelle, le bruit d'une soupape.

Le *râle ronflant* est plus grave et ressemble au ronflement d'un homme endormi, au grognement d'un cochon, ou mieux encore au ronflement d'une corde de basse. Il est rare que ces deux râles sibilant et ronflant ou rhonchus n'existent pas ensemble dans divers points de la poitrine; ils alternent souvent, se remplacent l'un l'autre, et ont tous les deux la même signification, car ils ont un même caractère de sécheresse et de vibration indiquant la présence d'un peu de mucus gluant à la surface de la muqueuse bronchique.

Souvent, lorsqu'ils sont intenses, principalement le râle ronflant, ils déterminent un frémissement appréciable à la main appliquée sur les parois thoraciques. Il est rare qu'ils soient circonscrits et limités; ordinairement ils se font entendre dans toute l'étendue de la poitrine; on les trouve pendant l'inspiration comme pendant l'expiration; ils peuvent enfin disparaître tout d'un coup, après une secousse de toux, pour reparaître quelques secondes après, disparaître de nouveau, et se reproduire un peu plus tard. La cause physique en est évidemment le rétrécissement partiel du calibre des tuyaux bronchiques. Laennec pensait que ce rétrécissement était presque toujours dû à un gonflement de la muqueuse pulmonaire. Mais les intermittences fréquentes que l'on observe dans la production de ces rhonchus, leur déplacement soudain, leurs variations de force, de siège, de timbre, portent plutôt à croire que le rétrécissement des parties de l'arbre bronchique où ils se produisent tient à la présence des sécrétions morbides de cette muqueuse, qui peuvent augmenter ou diminuer, se déplacer, disparaître même momentanément tout à fait; ces sécrétions forment, à l'intérieur des bronches, des obstacles sur lesquels l'air, en passant, détermine des vibrations plus ou moins fortes, suivant le diamètre des tuyaux bronchiqes. D'après Beau, le siège de l'obstacle à la libre circulation de l'air rendrait compte de la différence des tons. Les râles sibilants les plus aigus se passeraient dans les rameaux bronchiques les plus fins; les râles sonores dans ceux de moyen calibre, et enfin les râles ronflants et sonores graves dans les tuyaux les plus larges. Une circonstance qui semblerait confirmer cette opinion, c'est que les râles sibilants sont les plus étendus, et les râles ronflants les plus rares; or les rameaux bronchiques d'un petit diamètre sont bien plus nombreux que ceux d'un calibre moyen et considérable.

Les râles sonores, sibilant ou ronflant, peuvent être entendus dans plusieurs maladies, soit des bronches, soit du parenchyme pulmonaire, principalement dans les phlegmasies catarrhales des bronches, aiguës ou chroniques, lorsque la sécrétion muqueuse est peu abondante ou n'est pas encore établie; — dans la bronchite, dans l'emphysème pulmonaire et cardiaque; — ils sont plus rares dans les cas de compression des conduits aérifères par des tumeurs ganglionnaires ou anévrysmales situées sur leur trajet. Tous ces états pathologiques ont pour élément commun le rétrécissement momentané ou permanent d'un ou de plusieurs points des voies aériennes. Il n'est pas rare de rencontrer les râles sonores dans la pneumonie, dans la phthisie pulmonaire, où ils masquent quelquefois les bruits pathognomoniques et empêchent de porter un diagnostic certain.

Dans les affections que l'on a rangées sous le nom de *fièvre typhoïde*, les râles sibilant et ronflant (bronchite typhoïde) sont tellement fréquents, que quelques médecins les ont considérés comme faisant partie du cortège symptomatologique obligé de la maladie, et comme se rattachant à la même cause que celle qui produit la fièvre typhoïde.

En résumé, si les râles ronflant et sibilant peuvent s'observer dans beaucoup de maladies des organes respiratoires, ils indiquent essentiellement la bronchite compliquant ces maladies, et, seuls, ils indiquent infailliblement la phlegmasie de la muqueuse des bronches.

II. — RALES HUMIDES OU BULLEUX.

Les *râles humides* ou *bulleux* se divisent en trois groupes : 1° râle *crépitant;* — 2° râle *sous-crépitant* ou *muqueux;* — et 3° râle *caverneux,* ou *gargouillement.* On leur donne le nom de *râles bulleux,* parce qu'ils produisent à l'oreille la sensation d'une bulle plus au moins grosse que formerait l'air en passant au travers d'un liquide, et qui viendrait éclater à sa surface.

Râle crépitant. — Le bruit que l'on entend dans les points où existe le *râle crépitant* ressemble, dit Laennec, au bruit que produit du sel que l'on fait décrépiter dans une bassine placée sur le feu, ou que l'on projette sur des charbons ardents. Une des meilleures comparaisons que l'on ait pu faire pour en donner une idée exacte, est celle de la sensation que fait éprouver le froissement d'une mèche de cheveux entre les doigts ; le bruit d'expansion d'une éponge humide le représente encore assez exactement.

Le *râle crépitant* est composé de petites bulles sèches, égales en volume, très nombreuses et extrêmement fines. Il se fait entendre exclusivement dans l'inspiration, et presque toujours pendant toute l'inspiration. Quelquefois, chez les sujets qui ne respirent pas profondément, soit qu'une douleur pleurétique leur fasse diminuer l'ampleur des mouvements respiratoires, soit qu'une faiblesse résultant de leur état de maladie ne leur permette pas de dilater suffisamment la poitrine, on n'entend que peu et incomplètement cette fine crépitation. Il est alors nécessaire, pour rendre le phénomène évident, de faire tousser le malade ; à la secousse de toux succède forcément une profonde inspiration, pendant laquelle le râle crépitant se produit d'une manière évidente. Contrairement aux autres râles, qui disparaissent souvent ou qui sont modifiés après l'expectoration ou après la toux, le râle crépitant persiste.

Il existe tantôt seul, tantôt accompagné du souffle bronchique, ou même, mais rarement, de quelques autres râles. On le rencontre le plus souvent à la partie postérieure et inférieure d'un des poumons, quelquefois il s'entend dans les deux organes, rarement au sommet ; dans ce dernier cas, il indique une pneumonie qui passe pour être plus grave que la pneumonie de la base. *Il est presque exclusivement propre au premier degré de la pneumonie,* c'est-à-dire à la période d'engouement et de congestion inflammatoire du poumon ; aussi n'est-il pas très commun de l'observer dans les hôpitaux, à moins que ce ne soit chez des sujets pris incidemment de pneumonie dans les salles où ils sont entrés pour une autre affection, ou chez des malades dont la pneumonie gagne en étendue, car il peut se faire qu'une inflammation du parenchyme pulmonaire existe au second degré dans un point, et que, dans un autre, elle ne fasse que commencer. Lorsque la pneumonie est en voie de résolution, le souffle tubaire disparaît peu à peu et est remplacé au fur et à mesure par une nouvelle apparition de râle crépitant qu'on appelle râle crépitant de retour (*rhonchus crepitans redux*), qui lui-même diminue d'intensité, d'étendue, et finit par faire place au murmure vésiculaire normal.

Il est certaines pleurésies sèches dans lesquelles existe, au début, un *frottement pleural,* sur lequel je reviendrai plus loin, et qui imite, presque à s'y méprendre, le râle crépitant. Enfin, lorsqu'il existe à la fois pleurésie et pneumonie, les bruits de frottement caractéristiques de la phlegmasie de la plèvre, peuvent se combiner avec la crépitation ; mais, dans ces cas, il est presque toujours facile de faire la part de l'une et de l'autre affection.

La cause physique généralement admise de la production du râle crépitant est celle qui a été indiquée par Laennec, c'est-à-dire le passage de l'air à travers les liquides contenus dans les vésicules pulmonaires. Cependant je dois mentionner l'explication donnée par Beau, et qui, si elle n'est pas la plus répandue, a pu cependant paraître assez bien fondée pour que plusieurs observateurs habiles s'y soient ralliés. Beau considère le râle crépitant comme produit par le déplissement et le froissement des vésicules pulmonaires desséchées par l'inflammation à sa première période, comme l'ont prouvé les recherches de Marandel. Beau donne pour preuve de sa théorie le résultat qui se produit lorsqu'on insuffle un poumon de mouton que l'on a laissé se dessécher modérément. En appliquant l'oreille sur le tissu pulmonaire au moment où l'air entre dans les bronches, on entendrait, suivant lui, un bruit tout à fait analogue à la crépitation. A cela on a répondu, non sans raison, qu'il n'existe pas d'analogie entre ce qui se passe dans une muqueuse enflammée et ce qui se produit sur un poumon presque sec; puis, surtout, que les différences de viscosité et d'abondance des crachats qui sont rendus dans la pneumonie, au moment où l'on constate la présence du râle crépitant, répondent assez bien aux nuances que l'on observe entre les divers degrés de sécheresse ou d'humidité du râle crépitant, etc. Je persiste donc à croire, avec Laennec, que c'est au passage de l'air à travers les mucosités des vésicules pulmonaires qu'il faut attribuer la production du râle crépitant.

Le râle crépitant, surtout lorsqu'il est très sec, *est presque uniquement perçu dans la pneumonie* au premier degré. Le râle de retour, que j'ai dit être caractéristique de la résolution de la pneumonie, et qui survient après la disparition du souffle bronchique, est en général plus humide, à bulles plus grosses. Cependant il est des cas d'*œdème du poumon*, d'*apoplexie pulmonaire*, dans lesquels on rencontre quelquefois du râle crépitant. — Les phénomènes généraux, les caractères de l'expectoration, devront être pris en sérieuse considération lorsqu'il s'agira d'établir un diagnostic dans des cas qui pourraient présenter quelque doute. Mais on peut dire en thèse générale que, vu l'extrême fréquence de la phlegmasie du poumon opposée à la rareté de l'œdème et de l'apoplexie de cet organe, le râle crépitant sec bien tranché est le signe pathognomonique de la pneumonie au premier degré.

Râle sous-crépitant. — Le râle sous-crépitant, auquel beaucoup de médecins donnent encore aujourd'hui le nom de *râle muqueux*, est plus gros et plus humide. Il ressemble au bruit que l'on produit en soufflant avec un chalumeau dans de l'eau de savon. Le bruit varie, dans cette expérience, suivant le diamètre du chalumeau, la force de l'insufflation et la densité du liquide. Le râle sous-crépitant présente plusieurs variétés sous le rapport du volume et du nombre de ses bulles : 1° le râle *sous-crépitant fin*, qui se rapproche du râle crépitant par sa ténuité et son abondance, et par cette circonstance que c'est surtout pendant l'inspiration qu'il se fait entendre : 2° le râle *sous-crépitant moyen*, dont les bulles sont plus volumineuses, moins nombreuses, et s'entendent plus fréquemment pendant les deux temps de la respiration ; 3° enfin le *gros râle sous-crépitant*, à bulles volumineuses, inégales, rares, constituant un véritable gargouillement.

Ces variétés, on le comprend, sont toujours un peu arbitrairement établies, et il est difficile de bien les séparer l'une de l'autre. Elles existent cependant, et il est facile de se rendre compte des circonstances qui favorisent la production de ces diverses espèces de râles : j'y reviendrai à l'occasion de chacun d'eux, mais je dois dire que, généralement permanents, ces râles sont un peu moins fixes que le râle crépitant sec, et qu'ils se déplacent ou disparaissent même complètement après une secousse de toux ou l'expulsion de quelques crachats. Leur force est proportionnée à la quantité des liquides contenus dans les bronches et à l'énergie des mouvements respiratoires. C'est à la partie postérieure et inférieure des poumons, des deux côtés à la fois, qu'on les entend le plus ordinairement dans la broncho-pneumonie, dans la bronchite capillaire, dans la pneumonie typhoïde, etc. Au contraire, dans les cas où ils sont liés à une affection bronchique tuberculeuse, ils se produisent de préférence dans les points de prédilection des tubercules, c'est-à-dire aux sommets des poumons, sous la clavicule ou dans les fosses sus-épineuses.

La cause physique de ces râles est la même que celle que j'ai indiquée plus haut : c'est toujours la présence d'un peu de liquide dans les tuyaux bronchiques capillaires, et le passage de l'air à travers ces liquides, de quelque nature qu'ils soient, mucosités, sang ou pus. J'ai dit aussi que le volume des bulles dépendait un peu de la viscosité et de l'abondance des liquides bronchiques, mais surtout du diamètre des tuyaux bronchiques. En effet, le râle sous-crépitant se passe dans les vésicules aériennes et dans les bronches capillaires.

Disons seulement, et comme caractères distinctifs des trois variétés du râle sous-crépitant, que le sous-crépitant *fin*, presque identiquement le même que le râle crépitant, en est différencié par cette circonstance capitale, à savoir, que le râle crépitant ne se fait entendre que pendant l'inspiration, tandis que le sous-crépitant fin est perçu pendant l'inspiration et pendant l'expiration. Le gros râle sous-crépitant se distingue du râle caverneux par cette considération, que l'on n'entend guère ce dernier sans percevoir en même temps la respiration ou la voix caverneuse. Quant au sous-crépitant moyen, que des nuances bien peu tranchées sépareront quelquefois des deux autres, c'est à des circonstances accessoires qu'il faudra s'adresser pour en déterminer l'existence ; à cet égard, le siège du râle doit surtout être pris en sérieuse considération.

Il est des cas où le diagnostic différentiel devient fort difficile, sinon impossible, les râles se trouvant mélangés par suite des états morbides complexes de l'appareil respiratoire. Je n'en veux donner qu'un exemple. Il n'est pas impossible que dans un même poumon existent simultanément des cavernes et une pneumonie au premier degré ; alors on entendra dans le même côté de la poitrine, et dans des points qui pourront ne pas être très éloignés, du râle crépitant et des râles sous-crépitants de différentes grosseurs, suivant l'étendue des cavernes, le degré plus ou moins avancé de la fonte des tubercules.

Le râle sous-crépitant peut donc être considéré comme l'un des principaux phénomènes de toutes les affections bronchiques dans lesquelles il y a hypersécrétion des liquides fournis par la muqueuse des bronches; bronchite à la seconde période, — dilatation des bronches, — catarrhe de la muqueuse pulmonaire; on le rencontre également dans certaines formes de congestion et dans l'apoplexie pulmonaire, — dans l'hémoptysie; — enfin, dans la phthisie tuberculeuse, au moment où commence la fonte des tubercules. Alors, comme je le dirai un peu plus loin, il se présente surtout à l'état de *craquements humides*, isolés, ayant pour siège la partie du poumon occupée par les tubercules en voie de ramollissement. Mais, je le répète, dans presque tous les cas, la présence du râle sous-crépitant seul, à petites ou à grosses bulles, n'aurait pas une signification assez absolue pour permettre de porter un diagnostic, si l'on ne tenait compte et du point où on l'entend, et des circonstances individuelles, et des antécédents du malade.

Râle muqueux. — Lorsque les bulles de râles qui éclatent sous l'oreille ont le caractère de grosses bulles inégales et humides, plus ou moins nombreuses, c'est ce que l'on appelle le *râle muqueux.* Il s'observe également dans la bronchite chronique de l'asthme cardiaque et de l'emphysème avec ou sans dilatation des bronches, dans certains cas de pleurésie compliquée de sécrétion bronchique, dans la coqueluche, dans la broncho-pneumonie, etc.

Râle caverneux ou gargouillement. — La troisième espèce des râles humides est celle que l'on désigne sous le nom de *râle caverneux* ou *gargouillement.* Il est constitué par des bulles grosses, de volume variable, peu abondantes, et toujours mêlées de respiration caverneuse. C'est cette coïncidence de la respiration caverneuse qui forme son caractère distinctif, et permet de le distinguer du râle muqueux à grosses bulles ou gros sous-crépitant. Comme les variétés du râle sous-crépitant, on l'entend pendant les deux mouvements respiratoires; il est quelquefois, mais rarement, perceptible à distance, et souvent le malade en a conscience, surtout lorsqu'il se produit au sommet du poumon, ce qui est le cas le plus ordinaire.

Son intensité est en rapport avec la quantité de liquide que contient la caverne; en général, il est permanent; cependant quelques secousses de toux, suivies d'une expectoration abondante, peuvent le faire disparaître momentanément, et alors il est remplacé par la respiration caverneuse. Quelquefois encore un obstacle passager à la pénétration de l'air dans la caverne l'empêche de se produire; mais il suffit d'une grande inspiration ou d'une secousse de toux pour le faire reparaître. J'ai dit, et je n'ai pas besoin d'insister sur ce point, que son lieu d'élection est le sommet d'un ou des deux poumons ; chose facile à comprendre, puisque là est le siège le plus fréquent des cavernes tuberculeuses.

Pour que le râle caverneux se produise, il est de toute nécessité qu'il existe au sein du tissu pulmonaire une excavation contenant une certaine quantité de liquide et dans laquelle l'air puisse librement pénétrer. Le bruit est le résultat du passage de l'air au travers de la couche de liquide, et se produit de la même façon que celui que l'on détermine en soufflant par un chalumeau dans de l'eau de savon un peu épaisse. Ici le bruit est augmenté par le retentissement contre les parois de la caverne. Si le liquide diminue de quantité, le râle caverneux cesse de se faire entendre jusqu'à ce que la caverne soit de nouveau suffisamment remplie.

Quelquefois les conditions d'abondance suffisante de liquide existent, et cependant le râle caverneux n'est pas perçu ; ceci peut se rencontrer dans les cas où les tuyaux bronchiques par lesquels l'air arrive dans la caverne viennent s'ouvrir au-dessus du niveau du liquide.

Il est enfin des circonstances exceptionnelles où le râle caverneux se présente avec des caractères particuliers. Chomel a signalé des cas où l'on entend un gros râle humide qui se propage dans une grande étendue de la poitrine, toujours semblable quant à la forme, mais avec une intensité progressivement décroissante ; ce phénomène est dû à l'existence de cavités tuberculeuses avec induration du tissu pulmonaire environnant, qui fait office de conducteur du son à une distance souvent considérable du lieu où il est produit.

Le même médecin a rencontré encore, dans une portion considérable ou dans la totalité d'un côté de la poitrine, en même temps qu'un son mat, un gargouillement manifeste et partout le même quant à son intensité et à sa forme. Il a pu se convaincre par l'observation nécroscopique que ce phénomène dépendait de l'existence simultanée d'un épanchement pleurétique et d'une caverne pulmonaire séparée de la plèvre par une cloison fort mince. Le liquide épanché dans la plèvre est encore ici l'agent qui transmet à tout un côté de la poitrine le bruit qui se produit dans la cavité tuberculeuse.

Comme l'indique son nom, le râle caverneux ou gargouillement est le signe habituel d'une excavation pulmonaire, résultant le plus ordinairement de la fonte d'une masse tuberculeuse, quelquefois, mais plus rarement, d'un abcès, d'un foyer apoplectique ou gangréneux du poumon. Dans ce dernier cas, l'odeur caractéristique de la gangrène lèvera tous les doutes ; dans les cas d'abcès ou de foyer apoplectique, le diagnostic devra se compléter par l'étude et l'appréciation des circonstances accessoires offertes par le malade. Il faut cependant savoir que le gargouillement existe ailleurs que dans les excavations pulmonaires produisant la phthisie. On le rencontre aussi dans la *dilatation des bronches chez les vieillards* atteints d'asthme et d'emphysème, et dans la pleurésie aiguë lorsque l'épanchement comprime à demi le poumon (Barthez, H. Landouzy). Dans ces cas, le bruit se passe dans les grosses bronches remplies de mucosités, et il se transmet à travers le poumon aplati sous la couche d'eau qui le recouvre (1).

Une nuance du râle caverneux est désignée sous le nom de *râle caver-nuleux*. Ce râle présente les mêmes caractères que le précédent, sauf que les bulles sont plus petites, et que leur timbre est un peu plus clair. Nous serions disposé à penser, avec plusieurs observateurs distingués, que ce bruit n'est autre chose qu'un râle muqueux ou sous-crépitant borné au sommet du poumon, et indiquant l'existence de petites cavernes tubercu-leuses.

Des craquements. — Pour terminer ce qui a trait aux bruits anormaux de la respiration, désignés sous le nom de *râle* ou *rhonchus*, nous devons dire un mot d'un bruit particulier qui n'est ni assez tranché ni assez constant pour mériter le nom de râle, et que l'on a désigné sous celui de *craquement.*

Souvent sec, le plus ordinairement humide, il se rapproche du râle sous-crépitant, avec lequel du reste on peut le confondre sans inconvénient pour la pratique. Le *craquement* s'entend à la fin de chaque inspiration. Quand il se produit au sommet du poumon et qu'il est *sec*, il fait présumer le plus souvent l'existence de tubercules crus, et lorsqu'il est *humide*, il est le signe de tubercules en voie de ramollissement. Il ne persiste jamais très longtemps chez le même sujet, et est bientôt remplacé par le râle caverneux et la respiration caverneuse.

Je ne crois cependant pas qu'il faille attribuer cette signification grave à l'existence des craquements pulmonaires, car ils existent ailleurs que dans le début de la phthisie tuberculeuse, notamment dans la congestion pulmonaire chronique, maladie infiniment moins sérieuse (2).

Le bruit du craquement sec presente lui-même bien des variétés que l'on a essayé de caractériser par les dénominations de *froissement pulmo-naire, bruit de soupape, cri plaintif, bruit de cuir neuf.* Ces variétés coïncident presque constamment avec les phénomènes de la phthisie à ses premières périodes.

Déplissement pulmonaire. — A côté de ces bruits de craquement, il faut mentionner le bruit de *déplissement pulmonaire* qui n'a rien de patho-logique.

On l'observe chez les sujets sains. Quand un homme couché sur le dos vient de se réveiller et qu'on le fait asseoir sur son lit pour l'ausculter, sa première inspiration est souvent accompagnée d'une bordée de râles cré-pitants fins. Les inspirations suivantes ne présentent rien de pareil. C'était le poumon affaissé sur lui-même par la pesanteur qui venait de se déplis-ser et de se remplir par une inspiration profonde.

____

(1) H. Landouzy, *Mémoire sur le gargouillement produit dans la pleurésie aiguë.* Reims, 1862.

(2) E. Bouchut, *Mémoire sur la congestion pulmonaire chronique simulant la phthisie au premier degré (Gazette des hôpitaux.* Paris, 1862).

B. — DIAGNOSTIC.   6

§ 4. — Signes fournis au diagnostic par le frottement pleural.

Dans l'état de santé parfaite, les deux feuillets de la membrane séreuse qui tapisse les parois thoraciques et revêt les poumons sont lisses, recouverts d'une légère humidité, et, pendant les mouvements alternatifs d'expansion et de rétraction pulmonaires, ils glissent l'un sur l'autre de la manière la plus régulière, la plus silencieuse, en raison même de la netteté de leur surface.

Lorsque, par une circonstance quelconque, cette surface perd de son poli et de son humidité, comme il arrive le plus souvent, par exemple, au premier degré de l'inflammation de la plèvre, il se produit, comme l'a indiqué Laennec, un bruit plus ou moins appréciable, suivant l'étendue ou l'intensité de l'altération, et que l'on désigne sous le nom de *frottement pleural*. Ce bruit, ordinairement assez rapproché de l'oreille de l'observateur, ressemble à celui que produiraient deux corps de densité moyenne, frottant l'un contre l'autre avec assez de lenteur; il offre dans son intensité tous les degrés que l'on peut supposer exister depuis le frôlement le plus léger jusqu'au frottement le plus sec, et en quelque sorte le plus *parcheminé*. Dans ce dernier cas, il peut arriver que la main appliquée sur les parois de la poitrine en ait parfaitement la sensation, et il est rare qu'arrivé à ce point le malade n'en ait pas conscience.

Le plus souvent, il coïncide avec le premier temps de la respiration, quelquefois avec les deux, rarement avec le second seul; c'est ce qu'on appelle le bruit de *frottement ascendant* et *descendant*. Il est presque toujours intermittent, plus ou moins prolongé; il semble se composer d'une s rie de craquements qui lui impriment un caractère comme saccadé. Rigoureusement, il peut être perçu dans tous les points de la poitrine, sauf peut-être au sommet, où il est rare; mais c'est surtout à la partie moyenne, latérale ou postérieure qu'on le rencontre. Son étendue est variable, il est généralement assez limité; cependant il n'est pas rare de trouver des cas où il se fait entendre dans presque tout un côté du thorax. C'est du reste un phénomène isolé, indépendant de toute autre modification des bruits respiratoires, et qui ne s'accompagne ordinairement que d'une absence ou d'une diminution du murmure vésiculaire. Quelquefois on trouve, en même temps que le frottement pleural, quelques bulles de crépitation fine, lorsque le premier degré de la pleurésie s'accompagne d'une pneumonie commençante; mais le plus souvent, dès que les bruits anormaux qui se produisent dans le poumon se font entendre, ils absorbent et couvrent le frottement pleural.

La durée du frottement pleural, qui signale le début de la pleurésie, n'est pas très longue : elle est de quelques jours, car le bruit disparaît avec l'épanchement; mais, après la résolution, lorsqu'il se produit, ce qui n'arrive pas toujours, il persiste assez longtemps, alors même qu'il n'existe plus aucun signe général et aucun autre signe local de la phlegmasie séreuse.

La cause physique du frottement pleural est le contact et le glissement l'un sur l'autre des deux feuillets à la surface desquels se rencontrent des aspérités, soit qu'il y ait simple perte du poli des feuillets, soit, ce qui arrive le plus souvent, qu'il y ait des fausses membranes. Les variétés de son que l'on constate par l'auscultation dans ces diverses circonstances dépendent de l'épaisseur, de la densité, de la sécheresse ou de l'humidité, de l'étendue des fausses membranes. Le plus ou moins d'épaisseur des parois thoraciques, dépendant de l'embonpoint des sujets, n'est pas sans influence sur l'intensité du frottement et sur la facilité de sa perception.

Ce bruit ne peut guère être confondu avec aucun de ceux que j'ai déjà examinés. Son caractère superficiel, sa coïncidence principalement avec les mouvements d'ascension et de descente du poumon pendant l'expiration et l'inspiration, ne peuvent permettre de le confondre ni avec les râles, ni avec le craquement pulmonaire.

Le frottement pleural a une signification bien tranchée. On l'observe à plusieurs périodes de la pleurésie. D'abord au début, alors que les deux feuillets de la séreuse, desséchés par l'inflammation commençante, sont privés de cette exhalation normale qui en facilite le glissement muet de l'état de santé. A cette époque il est peu marqué ; c'est plutôt un frôlement qu'un frottement véritable, et encore si léger qu'il soit, il est peu fréquent de le constater, soit qu'en réalité il existe rarement alors, soit que l'on n'ait que dans bien peu de circonstances l'occasion d'assister au début d'une pleurésie. Le plus souvent on le rencontre lorsque l'épanchement pleurétique diminue, et que reparaissent le murmure vésiculaire et la sonorité ; c'est alors un signe certain de la présence des fausses membranes. Quelquefois, enfin, il est caractéristique d'une pleurésie tuberculeuse commençante, et il est produit par le frottement des granulations tuberculeuses pulmonaires contre le feuillet costal, soit sain, soit devenu lui-même le siège de productions de la même nature. C'est alors au sommet que l'on entend plus particulièrement le frottement pleural, et l'on peut dire que, dans ce point de la poitrine, son apparition est ordinairement aussi fâcheuse pour le pronostic qu'elle est favorable dans les autres régions, au moment où disparaissent les signes d'un épanchement.

§ 5. — Signes fournis au diagnostic par le tintement métallique.

Parmi les bruits anormaux de la respiration, il en est un qui appartient à la fois à la respiration, à la toux et à la voix, et que l'auscultation peut faire reconnaître dans chacun de ses trois actes : c'est celui que Laennec a fait connaître sous le nom de *tintement métallique*. C'est un bruit argentin, *métallique*, éclatant, tout à fait semblable à celui que produirait, sur une coupe de métal ou de cristal, le choc léger d'une épingle ou la chute d'un petit grain de sable. Ce bruit peut offrir divers degrés d'intensité ; il peut être plus ou moins aigu, plus ou moins prolongé, plus ou moins retentissant.

Il s'entend surtout pendant l'inspiration, mais il faut qu'elle soit profonde et un peu brusque. Ordinairement, il est nécessaire que le malade tousse ou parle, et alors, pour le percevoir nettement et facilement, on doit avoir soin de faire parler lentement, en faisant articuler chaque syllabe avec une certaine force ; chaque son est suivi de la production du tintement métallique. D'autres fois encore, la toux est seule capable de le rendre appréciable. Dans certains cas, on ne peut entendre le phénomène tant que le sujet reste couché ; il suffit alors de le faire mettre debout ou sur son séant pour le faire apparaître.

Le tintament métallique est un phénomène assez inégal, intermittent dans beaucoup de circonstances, continu d'autres fois, et se laissant entendre dans toutes les positions du malade. Il peut présenter toutes les variétés imaginables de force, de durée ; superficiel ou lointain, circonscrit ou étendu ; le lieu où il se fait le plus généralement et le plus volontiers entendre est la partie moyenne postérieure ou latérale du thorax ; cependant il n'est pas rare de le constater au sommet de la poitrine. Louis l'a vu quelquefois changer de place et se faire entendre, au bout de quelques jours, dans un point plus élevé que celui où on l'avait noté d'abord. Il coïncide ordinairement avec une sonorité exagérée de la poitrine et avec la respiration amphorique ; d'autres fois on le rencontre chez des sujets sur lesquels on constate le bruit de pot fêlé, la respiration et le râle caverneux.

La cause physique du tintement métallique a occupé bien des observateurs depuis les premiers travaux de Laennec jusqu'à ce jour, et nous croyons ne pas trop nous risquer en disant que, si les conditions dans lesquelles il se produit sont bien connues, la théorie de sa production est loin d'être aussi avancée.

Pour que le tintement métallique puisse se produire, il faut qu'il existe une large cavité contenant des gaz et des liquides, et qu'un mouvement soit imprimé aux fluides renfermés dans cette cavité. On rencontre ces conditions dans divers états pathologiques offrant des altérations pulmonaires analogues, mais assez distinctes dans leurs formes pour que la même théorie ne soit pas applicable à ces différents cas.

On trouve le tintement métallique : 1° dans l'hydropneumothorax simple, sans aucune communication de la cavité avec les bronches : ce cas est un de ceux dont l'explication est la plus obscure ; 2° dans l'hydropneumothorax, avec fistule pulmonaire, établissant une communication entre la plèvre et les bronches ; 3° dans les cas d'existence d'une vaste excavation pulmonaire, contenant du liquide et des gaz, et communiquant largement avec les tuyaux bronchiques.

D'après Laennec, le tintement métallique est un effet de la résonance de l'air agité à la surface du liquide épanché dans la plèvre, ou de la chute d'une goutte d'eau détachée du sommet de la cavité pleurale sur la couche de liquide amassé à la partie la plus déclive, lorsque le malade se met à son séant ou se lève debout. D'après Dance, au contraire, et pour Beau, le tintement métallique ne se produit que dans le cas de caverne communiquant avec la plèvre par une fistule pleurale ; et lorsque le malade respire, tousse ou parle, l'air s'échappe à travers la fistule pulmonaire, en traversant le liquide épanché, pour se rendre à sa surface sous forme de bulles qui, en crevant, détermineraient ainsi le bruit métallique. Il est nécessaire, dans ce cas, que l'orifice de la fistule pulmonaire, ou la communication bronchique avec la caverne remplie de pus très liquide, soient situés au-dessous de la surface du liquide. Dans le cas où la fistule pulmonaire existe au-dessus du liquide, on explique la production du tintement métallique par une bulle d'air déplaçant le mucus collé à l'orifice de la fistule. Enfin, d'autres observateurs ont pensé que le tintement n'est autre chose que la résonance d'un râle muqueux ou caverneux dans une caverne spacieuse à la faveur d'une communication établie entre cette cavité et les bronches.

Ce n'est pas le lieu de chercher à approfondir ces théories et d'apprécier ce qu'il peut y avoir de vrai dans chacune d'elles ; mais, sauf l'explication de Laennec, qui est défectueuse, les autres rendent compte du phénomène d'après l'application raisonnable des lois physiques, et doivent être acceptées. Ce qu'il importe surtout de faire connaître, c'est la signification pathologique de ce bruit anomal.

Le tintement métallique qui est fort et distinct, constaté dans le dos à la partie moyenne de la hauteur du thorax, dans une grande étendue, et coïncidant avec la respiration amphorique, indique un *pneumothorax*. Moins fort et moins distinct, limité au sommet, coïncidant avec la respiration caverneuse ou le gargouillement (gros râle sous-crépitant), il indiquera plutôt une excavation pulmonaire. Quant à l'existence du pneumothorax simple, sans épanchement de liquide dans la cavité pleurale, il constitue un fait tellement rare, que, dans l'immense majorité des cas, ce n'est pas un pneumothorax, mais un hydropneumothorax qui révèle le tintement métallique.

§ 6. — Signes fournis au diagnostic par la succussion thoracique.

Au moment où fut découverte l'auscultation, quelques-uns de ces hommes qui prétendent toujours tout trouver dans les anciens auteurs prétendirent que l'auscultation était connue d'Hippocrate, et exhumèrent un passage oublié de ses œuvres, dans lequel on vit en effet un phénomène important d'auscultation, insuffisant toutefois pour amoindrir la gloire de Laennec, puisqu'il resta démontré qu'Hippocrate n'en connaissait pas davantage. Ce phénomène le voici :

Si l'on applique l'oreille sur la poitrine d'un sujet atteint d'un épanchement liquide et gazeux dans la plèvre, et qu'en même temps une autre personne, saisissant le malade par les épaules, lui imprime de légères secousses, l'observateur entendra un bruit particulier semblable à une sorte de cliquetis produit par le choc d'un liquide, à celui, par exemple, que l'on détermine en agitant une carafe à demi remplie d'eau. La production de ce phénomène, appelé *succusion hippocratique*, peut encore avoir lieu lorsque l'on recommande au malade de s'agiter un peu brusquement et d'imprimer lui-même à son corps quelques secousses. Le bruit peut être assez fort pour être perçu par des personnes autres que celle qui a l'oreille sur le thorax du sujet, et souvent le malade en accuse une sensation distincte.

Il est entendu que le phénomène produit par la succussion thoracique varie d'intensité, de timbre, suivant la quantité de liquide et de gaz contenue dans la poitrine et les proportions des fluides entre eux, enfin suivant la force des secousses imprimées au tronc.

Si l'on n'y portait pas une attention soutenue, il serait quelquefois possible de confondre ce bruit avec celui qui se produit dans l'estomac de certains sujets, lorsqu'il y existe à la fois et des gaz et des liquides. On sait que beaucoup de personnes, des femmes surtout, sont sujettes à ces sortes de gargouillements stomacaux ou intestinaux, qui augmentent notablement lorsqu'on agite un peu vivement le tronc. Il suffira, pour reconnaître la différence du siège, d'appliquer successivement l'oreille, pendant la production du bruit, sur la région de l'estomac et sur la poitrine.

La condition nécessaire à la production de la fluctuation thoracique est la présence simultanée, dans la cavité de la plèvre, d'une assez grande quantité de gaz et de liquide. Le bruit de fluctuation est déterminé par le choc du liquide contre les parois, et par la collision de ses molécules dans une atmosphère gazeuse.

On a dit que ce bruit pouvait se produire dans une vaste caverne pulmonaire à demi remplie de gaz et de liquides : mais ceci doit être excessivement rare, en raison et de la position profonde de la caverne, qui est environnée de toutes parts de tissu pulmonaire, mou et bien moins résistant que la cage thoracique, et de la consistance du liquide, qui est toujours plus dense et plus visqueux que le liquide des épanchements pleuraux.

Le bruit de fluctuation produit par la succussion thoracique est donc, dans l'immense majorité des cas, toujours pourrait-on même affirmer, le signe d'un épanchement liquide et gazeux dans la plèvre, c'est-à-dire un *hydropneumothorax;* et si, comme il arrive presque constamment, il coïncide avec une respiration amphorique, il ne peut rester aucun doute sur l'existence d'une perforation pulmonaire.

§ 7. — **Signes fournis au diagnostic par le bruit de vibration métallique ou son d'airain.**

La résonnance métallique du thorax ou bruit d'airain est un nouveau phénomène d'auscultation plessimétrique important pour le diagnostic du pneumothorax. Lorsque, chez un malade dont la plèvre renferme une grande quantité d'air, on ausculte d'un côté, tandis qu'on percute soi-même du côté opposé avec les doigts; ou bien lorsqu'une autre personne percute en arrière sur le plessimètre ou avec deux sous frappés l'un sur l'autre, si l'on écoute, est en avant, l'oreille saisit à chaque coup un son de vibration métallique, ou *bruit d'airain*. Ce bruit est comparable à celui d'un petit ballon de caoutchouc rempli d'air et que l'on percute après l'avoir mis sur son oreille. C'est un phénomène qui résulte de la vibration de l'air dans un sac fortement distendu, et c'est un bon signe du pneumothorax. Il a été plus d'une fois constaté sur les malades. Je l'ai constaté moi-même; il peut se joindre aux autres signes dont je viens de parler, et je ne doute pas que de nouvelles observations ne viennent confirmer son importance.

§ 8. — Signes fournis au diagnostic par la vibration thoracique, costo-vocale et par le retentissement de la voix.

Dans l'émission de la voix à l'état normal, il se produit deux sortes de phénomènes. Au dehors, elle retentit avec des différences de timbre, d'intensité, qui ne doivent pas m'occuper ici, mais, par les tuyaux bronchiques, elle retentit en même temps à l'intérieur de la poitrine ou sur ses parois, et elle y détermine des vibrations sensibles sous la main et des bruits qui varient selon la région où l'on ausculte.

Le *retentissement de la voix sous l'oreille* varie suivant les régions que l'on ausculte. D'autant plus prononcé que l'on se rapproche davantage du larynx, il est d'autant plus faible qu'on s'éloigne des gros tuyaux bronchiques; et il donne en général à l'oreille la même sensation dans les points correspondants des deux côtés de la poitrine, sauf peut-être au sommet du poumon droit, où il est plus fort, en raison du diamètre considérable de la bronche principale de ce côté.

Il varie également suivant l'ampleur de la poitrine et l'épaisseur des parois thoraciques; mais une des conditions qui contribuent le plus à modifier ce retentissement, c'est sans contredit la force et le timbre de la voix. Plus le timbre de la voix est bas, plus le retentissement est marqué; il est presque nul chez les femmes et chez les sujets à voix haute et grêle.

Chez l'homme malade, les circonstances que je viens d'examiner changent beaucoup, et, avec elles, les phénomènes que j'ai signalés. De plus, le retentissement de la voix engendre des bruits anormaux qu'il est indispensable d'étudier. Ainsi je parlerai : 1° de la *vibration des côtes*, et 2° des bruits anormaux dus au retentissement de la voix, qui sont : la *broncho-phonie*, l'*égophonie* et la *pectoriloquie bruyante* ou *aphone*.

I. — DE LA VIBRATION VOCALE A TRAVERS LES CÔTES.

Quand un malade parle, la vibration des côtes sous la main augmente lorsque le tissu du poumon est devenu, par le fait d'un état morbide, plus dense et moins perméable à l'air, et cela dans le point correspondant à l'altération matérielle. C'est un fait qu'on observe surtout dans la pneumo-

nie, et que j'ai signalé comme utile au diagnostic de cette maladie et de la
pleurésie chez les enfants. On l'observe également chez l'adulte. — La
vibration thoracique cesse complètement dans la pleurésie, lorsqu'il s'est
fait dans la poitrine un épanchement de liquide, qui empêche l'ébranlement
de la voix d'être transmis aux parties solides du thorax.

Quant au retentissement de la voix perçu par l'oreille appliquée sur la
poitrine, il peut subir d'importantes modifications : il peut diminuer, cesser
complètement, ou être remplacé par des bruits spéciaux (bronchophonie,
égophonie, pectoriloquie, voix métallique) que je vais faire connaître et
qui sont en rapport avec certains états morbides particuliers.

II. — DE LA BRONCHOPHONIE.

La bronchophonie est un bruit que Laennec a découvert par l'auscultation et qui est caractérisé par une résonance éclatante, très forte et
anormale de la voix dans l'intérieur de la poitrine.

On distingue plusieurs espèces ou variétés de bronchophonie : tantôt
c'est une simple exagération du bruit naturel de la voix ; d'autres fois c'est
une vibration nette, franche, sèche, semblable au bruit de l'air passant à
travers un tube métallique ; tantôt enfin, son timbre est aigre, comme
chevrotant, c'est un mélange de bronchophonie et d'égophonie d'où la
broncho-égophonie. Dans ces modifications, la voix est forte, superficielle,
mais n'arrive cependant pas à l'oreille avec netteté, comme dans la pectoriloquie ; elle est plus diffuse, et surtout se distingue de cette dernière par
l'absence des bruits de la respiration et du râle caverneux. Le caractère
particulier du chevrotement dans l'égophonie ne permet pas non plus de
confondre l'égophonie avec la voix bronchique ; il ne pourrait y avoir de
doute que lorsque la voix bronchique prend le caractère broncho-égopho-
nique dont j'ai parlé ; mais alors la fixité du siège de la bronchophonie,
qui reste toujours le même, tandis que celui de l'égophonie change suivant les
positions du malade, permet encore d'établir une différence bien marquée.

Les points dans lesquels on entend le plus souvent la bronchophonie
sont les parties postérieures et latérales du thorax. Lorsqu'elle existe en
avant, ce qui est loin d'être fréquent, c'est presque toujours sous la clavicule qu'il faut la chercher.

Enfin, son étendue est variable et dépend de celle de la lésion anatomique.
Quelquefois elle se fait entendre dans un espace circonscrit et elle a des
limites tranchées ; d'autres fois cette résonance va s'affaiblissant et se
perd d'une manière insensible.

Le plus ordinairement la bronchophonie coïncide avec la respiration
bronchique. Ces deux phénomènes, déterminés par les mêmes lésions, ont
une signification pathologique semblable. Ils annoncent un diamètre plus
grand des bronches où ils se produisent, et une densité plus grande du
parenchyme pulmonaire : altérations dépendant ou d'une dilatation des
bronches, circonstance qui est la plus rare, ou d'une induration pulmo-

naire de nature tuberculeuse, apoplectique ou pneumonique. La première et la dernière de ces trois affections étant les plus communes, il s'ensuit que la bronchophonie est un des signes presque pathognomoniques de la congestion pulmonaire chronique, de la tuberculisation commençante, d'une pneumonie aiguë parvenue à la seconde ou à la troisième période, ou enfin d'une pneumonie chronique. La marche de la maladie, le lieu où l'on entend la bronchophonie, la coexistence des autres symptômes suffisent le plus souvent pour permettre d'éviter toute erreur. Je renvoie pour de plus amples détails, à ce qui a été dit de la respiration puérile et de la respiration bronchique.

Il arrive quelquefois que l'on entende la bronchophonie dans des cas de pleurésie avec épanchement ; mais alors elle n'est pas aussi franche et aussi nette que lorsqu'il y a pneumonie avec hépatisation pulmonaire. Elle prend le caractère chevrotant de broncho-égophonie que j'ai indiqué plus haut ; de plus, elle dure moins longtemps et elle paraît moins superficielle que dans la pneumonie ; enfin il peut arriver qu'elle se déplace lorsque l'on fait changer de position au malade, le liquide tendant toujours à rester dans les points les plus déclives. Ces cas sont très rares ; et, si chez un sujet dans la poitrine duquel on a constaté un épanchement on entend la bronchophonie forte et rapprochée de l'oreille, on sera en droit de conclure à l'existence d'une induration pulmonaire, en même temps qu'à celle d'une pleurésie, c'est-à-dire à une pleuropneumonie.

III. — DE L'ÉGOPHONIE.

Le phénomène découvert par Laennec et auquel il a donné le nom d'*égophonie* consiste en une résonance particulière de la voix, d'un timbre assez aigre, tremblotante, saccadée, qui n'est pas sans quelque analogie avec le bêlement d'une chèvre, ou que l'on comparerait plus justement encore avec la voix de polichinelle, telle que les bateleurs la produisent en mettant entre les dents un jeton, ou le petit instrument appelé *pratique*.

L'égophonie varie d'intensité et quelquefois aussi de caractère, suivant les points où elle se fait entendre. Dans le voisinage des grosses bronches, en arrière par exemple, elle offre un retentissement remarquable. L'égophonie accompagne la voix elle-même au moment où elle se produit ; c'est le cas le plus ordinaire. Cependant il peut arriver aussi qu'elle soit distincte de l'articulation des sons, et que l'on entende, en deux temps, la résonance vocale et le retentissement égophonique ; enfin il est des circonstances où le chevrotement vient à la suite du son articulé comme un véritable écho. J'ai dit, en parlant de la bronchophonie, qu'elle était superficielle et semblait se produire sous l'oreille même ou sous le stéthoscope. L'égophonie est toujours assez éloignée et paraît être assez profonde ; c'est là un des caractères dont il faudra tenir compte dans les cas douteux où il faudra faire un diagnostic différentiel. J'ai indiqué le moyen de reconnaître les cas où les deux modifications de la voix se trouvent réunies et se combinent ensemble pour constituer la broncho-égophonie. Cette variété, que l'expérience seule apprend à reconnaître, est au moins aussi commune, sinon plus, que l'égophonie pure.

L'égophonie a son lieu d'élection à la partie postérieure et moyenne de la poitrine, dans la région de la fosse sous-épineuse, quelquefois un peu plus bas. Il est assez rare de l'entendre en avant et sur les côtés ; cependant, comme bien d'autres observateurs, je l'ai constatée en avant et en haut, presque sous la clavicule. — L'étendue dans laquelle on la constate le plus ordinairement est assez limitée ; c'est environ un espace de 10 à 12 centimètres carrés ; et l'on peut dire sans crainte de se tromper, que, dans presque tous les cas où elle est plus étendue, c'est près de l'angle inférieur de l'omoplate qu'elle a son maximum d'intensité. — La position du malade qui est la plus favorable à sa production est la position assise ; mais il arrive quelquefois qu'en faisant changer le malade de position, le siège de l'égophonie varie, ce dont rend compte la tendance qu'a le liquide contenu dans la plèvre à se porter toujours vers les points les plus déclives, lorsqu'il n'y a pas d'adhérences qui s'opposent à son déplacement. Cette variation dans le lieu de production de l'égophonie est un signe qui permet de la distinguer des autres altérations de la résonance de la voix, telles que la bronchophonie ou la pectoriloquie, qui ne se déplacent jamais.

L'existence de l'égophonie coïncide toujours avec la respiration ou souffle bronchique, et avec l'absence du murmure vésiculaire et de la vibration vocale perceptible à la main, appliquée sur les parois de la poitrine. Il n'est pas fréquent de l'observer des deux côtés. Au début de la pleurésie, le temps pendant lequel on entend de l'égophonie est ordinairement assez court ; il varie de trois à six ou sept jours au plus ; puis le phénomène cesse de se produire et il reparaît quelquefois vers la fin de la maladie. Cette réapparition tient à la circonstance suivante : pour que l'égophonie se produise, il est nécessaire que l'épanchement ne soit pas extrêmement considérable ; elle existe donc au début de l'affection, alors que la quantité de liquide est médiocre ; si l'épanchement devient très abondant, elle cesse d'avoir lieu ; mais, lorsque le liquide diminue par suite de sa résorption partielle, les conditions de résonance redevenant les mêmes qu'au commencement de la pleurésie, le chevrotement reparaît pour cesser définitivement lorsque tout le liquide a disparu.

Laennec expliquait l'égophonie par l'aplatissement des tuyaux bronchiques comprimés par un épanchement de liquide dans la cavité de la plèvre, et par l'agitation de la surface du liquide déterminée par les vibrations sonores. Il pensait, et cette hypothèse, fort plausible, a été admise par les auteurs qui se sont occupés d'auscultation, que cet aplatissement des bronches les faisait ressembler à des instruments à anche, basson ou hautbois, dans lesquels le son est toujours empreint d'un certain caractère de chevrotement.

De tout ce que je viens de dire, il résulte que la signification pathologique de l'égophonie est des plus simples. Elle annonce constamment la présence d'une certaine quantité de liquide dans la plèvre, et sa valeur est d'autant plus grande que le phénomène est plus manifeste. Presque toujours, c'est à la *pleurésie aiguë* qu'il faut rattacher cet épanchement, le chevrotement de la voix étant plus rare dans la pleurésie chronique et dans ce que l'on est convenu d'appeler l'*hydrothorax*.

Cependant de l'absence du phénomène il ne faudrait pas conclure à la non-existence de l'épanchement pleurétique; si le liquide est très abondant et comprime entièrement le poumon, l'égophonie ne se produit pas ; de même, si l'épanchement est limité par des adhérences ou des fausses membranes, elle pourra manquer. Si son existence est un signe positif certain, sa non-existence n'est pas un signe négatif absolu.

Si la modification de la voix se rapproche de la bronchophonie, ou se mélange avec elle, cette broncho-égophonie sera l'indice d'une *pleuropneumonie*, au diagnostic de laquelle viendra aider une réaction fébrile très intense, toujours plus forte dans la pneumonie franche que dans la pleurésie simple. La coexistence de quelques bulles de râle crépitant, ne ferait que confirmer la pensée de cette complication.

Enfin, dans quelques cas rares, on a constaté l'existence de l'égophonie chez des sujets affectés de péricardite avec épanchement; mais ce sont là de ces exceptions auxquelles il faudrait se garder d'accorder une valeur trop grande.

Chez quelques individus, et surtout chez des vieilles femmes, dont la voix a naturellement un timbre chevrotant, on pourrait quelquefois croire à l'existence d'une égophonie qui, en réalité, n'existe pas. Cette circonstance a été probablement une des raisons qui ont porté Chomel à dire qu'il ne saurait accorder à l'égophonie toute l'importance que Laennec lui attribue, ni la considérer comme pathognomonique d'un épanchement dans la plèvre. Dans ces cas, l'auscultation comparative de la résonance vocale des deux côtés suffira pour éviter toute erreur. S'il existe d'un seul côté, le chevrotement est pathologique; s'il est perçu des deux côtés également, avec conservation de la sonorité normale, c'est un phénomène naturel.

IV. — DE LA PECTORILOQUIE.

La pectoriloquie ou *voix caverneuse*, découverte par Laennec, est une résonance non plus de la voix, mais de la parole elle-même. C'est une transmission directe du son articulé qui semble sortir de la poitrine et passer dans l'oreille ou dans le tube du stéthoscope. C'est avec cet instrument qu'on l'apprécie le plus distinctement; cependant avec un peu d'habitude, on parvient, avec l'oreille, à la reconnaître aussi facilement que les autres bruits de la voix.

Laennec a dû admettre trois sortes de pectoriloquie : « l'une parfaite, caractérisée par la transmission évidente de la voix à travers le stéthoscope, par l'exacte circonscription du phénomène et des signes que la toux, le râle et la respiration donnent en même temps. »

Les deux autres espèces, la pectoriloquie imparfaite et la pectoriloquie douteuse, consistent seulement dans la transmission du son, sans que la parole soit hautement articulée, et ont plus ou moins de rapports avec la bronchophonie, de laquelle elles ne se distinguent que par des signes accessoires tirés de l'état général, de la marche de la maladie, du siège, etc. On parviendra le plus souvent à distinguer ces deux ordres de phénomènes l'un de l'autre en réfléchissant que dans la bronchophonie, le retentissement est plus éclatant que dans la pectoriloquie, qu'il est aussi moins circonscrit, tandis que dans cette dernière on limite facilement le champ de production du phénomène, lequel est plus local et borné en quelque sorte au point du poumon correspondant à l'altération anatomique.

Pour que la pectoriloquie se produise, il faut qu'il existe dans le poumon une cavité de grandeur moyenne, dont les parois soient suffisamment denses, qui soit complètement vide, qui communique librement avec un ou plusieurs tuyaux bronchiques, ne soit pas trop profondément située dans l'épaisseur du parenchyme ; enfin il est nécessaire que la partie correspondante à la caverne soit adhérente aux côtés. De plus, il faut que le malade ait encore assez de force pour pouvoir parler à haute voix ; la pectoriloquie ne se produira pas dans ces cas de phthisie laryngée où la voix est éteinte, non plus que chez ces sujets tellement épuisés par la maladie qu'ils ne s'expriment plus qu'à voix basse.

Les conditions qui s'opposent à la production de la pectoriloquie sont les circonstances tout à fait opposées aux précédentes. Si l'excavation pulmonaire est trop petite, le renforcement de la voix sera à peine sensible ; si elle est trop grande, au contraire, et que les parois en soient flasques, molles, ou si elle est centrale, et si les communications avec les bronches sont obstruées, il ne pourra y avoir de voix caverneuse.

Le siège principal de la pectoriloquie est la partie supérieure et antérieure de la poitrine ; cependant elle peut s'entendre dans tous les points où le poumon est creusé d'une caverne dans les conditions que j'ai indiquées.

La pectoriloquie peut disparaître momentanément, lorsque la cavité de la caverne se remplit de mucus, lorsqu'elle en contient seulement une certaine quantité, et lorsque les communications bronchiques avec l'excavation sont oblitérées par quelque mucosité visqueuse et tenace. Il suffit alors de quelques efforts de toux et d'une expectoration qui débarrasse les bronches et vide l'excavation pulmonaire pour faire reparaître la voix caverneuse.

La pectoriloquie est toujours accompagnée de souffle caverneux ou de râle muqueux à grosses bulles, et de gargouillement ; elle indique l'existence d'une cavité creusée dans le tissu pulmonaire, par la fonte de masses tuberculeuses ramollies, ou par une destruction gangréneuse du parenchyme. Il est possible de la rencontrer dans des cavités qui auraient succédé à des foyers apoplectiques, purulents ou à des vomiques ; mais ceci est plus rare, et jamais, dans ces cas, le retentissement de la voix n'est aussi fort que dans les cavernes de la tuberculisation pulmonaire.

En résumé, on peut conclure que la pectoriloquie sonore est le *signe pathognomonique des excavations tuberculeuses* ou autres du poumon.

Quand la pectoriloquie a le caractère de la *voix métallique*, elle indique l'*hydropneumothorax*.

Pectoriloquie aphone. — Lorsqu'on tient l'oreille appliquée sur le thorax, au niveau d'un épanchement pleural abondant, et qu'on fait parler le malade à voix basse, en lui ordonnant de prononcer sans bruit du bout des lèvres; il semble que le malade chuchote dans l'oreille de l'auscultateur. C'est la *pectoriloquie aphone.*

La pectoriloquie aphone signalée par Bacelli comme indiquant la nature séreuse des épanchements pleurétiques de la pleurésie et pouvant les faire distinguer des épanchements purulents, n'est pas un phénomène auquel on doive se fier. Il peut induire en erreur.

La *pectoriloquie aphone* est un phénomène à rechercher non plus seulement dans la pleurésie où il n'a que peu d'importance, mais dans toutes les maladies du poumon où il y a induration et tuberculose du tissu. D'après Budin, Vassilesco, Grégoire, etc., il donne des résultats plus importants dans le diagnostic des lésions pulmonaires que dans celui des épanchements de la plèvre.

Lorsqu'il n'y a encore que de l'induration pulmonaire, ou plutôt de l'infiltration tuberculeuse sans ramollissement et sans excavations, on trouve la pectoriloquie aphone associée à la rudesse de la respiration, à l'expiration prolongée, aux craquements et à la bronchophonie.

De même quand il y a des cavernes on trouve la pectoriloquie aphone associée à la respiration caverneuse ou amphorique, au gargouillement et à une bronchophonie intense. Dans ces deux conditions, le retentissement de la voix muette n'ajoute que peu aux notions fournies par les signes courants de l'auscultation, mais elle n'en est pas moins intéressante et utile à signaler. Dans un grand nombre de cas, en effet, l'existence des lésions n'est pas tellement évidente qu'il ne soit utile d'avoir un signe de plus et, en somme, dans le cas même où ce signe n'aurait qu'une valeur très médiocre pour le diagnostic, il n'en serait pas moins intéressant à constater au point de vue de la symptomatologie pure.

La pectoriloquie aphone peut encore servir à trancher les questions de diagnostic importantes. Si elle existe lorsqu'on trouve des signes évidents de tuberculose, il est naturel de supposer qu'elle doit exister aussi dans un certain nombre de cas plus douteux, et, en effet, chez plusieurs de nos malades, elle était infiniment plus nette que les autres signes et en particulier que la bronchophonie. En sorte qu'on peut déjà dire que, dans les cas douteux, l'examen de la voix basse chuchotée pourra donner des résultats lorsqu'il est impossible de constater aucune différence entre le timbre de la voix haute auscultée des deux côtés. En somme, envisagée à ce point de vue, la pectoriloquie aphone est un signe qui se trouve en même temps que la bronchophonie, mais qui est beaucoup plus délicat, beaucoup plus facile à percevoir que lui, et rien qu'à ce titre elle mériterait d'être conservée et même recherchée de préférence dans les cas douteux.

Parmi ces cas douteux, il n'en est pas de plus difficile, de plus embarrassant, que celui de la tuberculose au début; mais, pour pouvoir invoquer ces exemples de tuberculose au début, il faudrait examiner des malades alors que l'existence des lésions est encore douteuse, noter chez eux la présence ou l'absence de la pectoriloquie aphone et constater par la marche ultérieure de la maladie si ce signe précède ou non les autres symptômes d'induration pulmonaire. Les conditions dans lesquelles on voit les malades de l'hôpital, ne permettent que difficilement cette recherche, et d'ailleurs, pour qu'elle fût tout à fait démonstrative, il faudrait suivre les sujets pendant longtemps. La question de savoir si la pectoriloquie aphone existe dès le début de la tuberculose reste donc un peu douteuse; mais s'il est permis de conclure des faits dont je viens de parler, on peut supposer que ce signe existe déjà à une période très peu avancée de la maladie.

Lorsqu'on se trouvera en présence d'un malade dont l'état général sera encore excellent en apparence, mais qui se sentira un peu affaibli, qui toussera, chez lequel on aura constaté une expiration un peu prolongée ou bien quelques craquements à l'un des sommets, il faudra toujours faire l'auscultation de la voix aphone. Si la pectoriloquie aphone existe, elle pourra trancher la question en faveur de la tuberculose au début; si, au contraire, elle manque, c'est que les lésions seront ou nulles ou bien légères, et l'on pourra supposer jusqu'à plus ample informé qu'il s'agit de chlorose ou d'un état de débilité générale tenant à une autre cause.

Dans cet examen, il faudra, bien entendu, tenir beaucoup plus grand compte de la différence du retentissement de la voix auscultée dans des points identiques des deux côtés de la poitrine, que du plus ou moins de force de ce retentissement envisagé dans un point isolé.

Chez un certain nombre de sujets, on peut entendre la pectoriloquie aphone en dehors de toute lésion; mais, outre qu'elle est beaucoup moins nette que dans les cas pathologiques, elle est toujours, à très peu de chose près, égale des deux côtés dans des points identiques, en sorte que cette pectoriloquie normale et bilatérale ne saurait être confondue avec la pectoriloquie pathologique unilatérale ou à timbre différent des deux côtés.

La pectoriloquie aphone dans les excavations pulmonaires est extrêmement évidente et d'un caractère vraiment remarquable : il semble que le malade vous chuchote à l'oreille, que ce chuchotement soit projeté dans le conduit auditif, et lorsque l'on compare l'intensité du bruit transmis par la poitrine à celle du bruit entendu en approchant l'oreille de la bouche du malade, le bruit pulmonaire semble notablement plus intense.

Au point de vue du diagnostic entre les cavernes et l'infiltration tuberculeuse sans excavation, la pectoriloquie aphone pourra également fournir quelques données utiles.

Elle existe dans les deux cas, mais avec des caractères différents. Dans l'induration pulmonaire, le retentissement de la voix chuchotée est plus fort que celui de la voix parlée. Il en est de même lorsqu'il y a des lésions du larynx, et que le malade ne peut produire que des sons rudes, discordants ; ou ne peut même émettre aucun son laryngé. Alors, si on l'engage à articuler les mots du bout des lèvres sans essayer d'émettre aucun son laryngé, on obtient la pectoriloquie aphone aussi facilement que s'il n'y avait aucune altération des cordes vocales ; en sorte que l'observation du malade se trouve ramenée aux conditions ordinaires.

En somme, la pectoriloquie aphone existe d'une manière constante en même temps que la bronchophonie chez les tuberculeux ayant de l'induration ou des excavations pulmonaires. Elle existe dès la *première période de la tuberculose* et elle est probablement un des premiers signes de ses lésions. Elle a donc une importance considérable dans le diagnostic.

Résumé des signes fournis par l'auscultation des bruits respiratoires et de la voix.

Après avoir indiqué les signes découverts par Laennec dans les bruits respiratoires et qui forment une partie importante de son auscultation, je vais en donner le résumé dans un tableau synoptique. Le médecin aura ainsi sous les yeux l'ensemble des phénomènes fournis à la séméiotique du poumon par la recherche des bruits respiratoires normaux et anormaux et du retentissement de la voix.

Altération du bruit respiratoire.

- Altération de la force du bruit
  - Respiration augmentée.
  - — diminuée.
  - — nulle.
  - Expiration prolongée.
- Altération de timbre dans le bruit respiratoire.
  - Respiration rude
  - — soufflante ou souffle bronchique.
  - Respiration caverneuse ou souffle caverneux.
  - Respiration amphorique ou souffle amphorique.

Altération du bruit respiratoire par des bruits anormaux.

- Râles secs.
  - Ronflant.
  - Sibilant.
- Râles humides ou bulleux.
  - Crépitant.
  - Sous-crépitant.
  - Muqueux.
  - Gargouillement.
  - Craquement.
  - Tintement métallique.
  - Déplissement.
  - Frottement pleural.

Altération du bruit de la voix......

- Voix bronchique ou broncophonie.
- Voix chevrotante de polichinelle ou égophonie.
- Voix thoracique, caverneuse ou pectoriloquie bruyante.
- Voix chuchotée ou pectoriloquie aphone.
- Voix soufflante ou amphorique.
- Voix métallique ou voix d'airain.

ARTICLE III

SIGNES FOURNIS AU DIAGNOSTIC PAR L'AUSCULTATION DU CŒUR ET PAR L'EXAMEN
DE L'APPAREIL CIRCULATOIRE ET DES VAISSEAUX

L'appareil de la circulation est le siège de troubles nombreux dont l'étude est de la plus grande importance pour le diagnostic d'un grand nombre de maladies générales, et pour le diagnostic des maladies du cœur en particulier. Ce sont : 1° des troubles généraux, sympathiques, tels que la force, l'énergie et la rapidité du courant sanguin, ou au contraire la lenteur, la faiblesse et la suspension de ce même courant dans plusieurs névroses et dans un certain nombre de maladies chroniques; — 2° des troubles partiels observés dans le cœur et les vaisseaux veineux ou artériels. — Mais, pour bien connaître ces désordres, il faut avoir déterminé d'avance ce qui concerne la physiologie des mouvements et des bruits du cœur. C'est par cette exposition que je vais commencer. La théorie que j'adopte et qui me paraît être le mieux établie par l'expérience et l'observation est celle qui rapproche les appréciations de Hope, Bouillaud (1), Rouanet, Faivre et Chauveau, etc. Elle repose sur le fait du choc avec systole ventriculaire, coïncidant avec le premier bruit du cœur, et du redressement des valvules comme cause de ce bruit. C'est la théorie combattue par Beau (2), Hardy et Béhier, Valleix (3) et quelques autres médecins.

§ 1ᵉʳ. — Étude physiologique des mouvements et des bruits du cœur.

Depuis Harvey et Haller, on n'a cessé de faire des expériences pour découvrir le rhythme des mouvements du cœur et pour faire connaître la véritable cause des bruits qu'ils engendrent. Ces expériences n'ont pas fourni tous les résultats désirables, et elles n'ont pas dissipé les incertitudes du sujet. Si quelques points semblent acquis à la science, il en est un grand nombre sur lesquels on n'est point d'accord. Cela résulte de la difficulté qu'on éprouve à observer le cœur sur des animaux dont la poitrine est ouverte et qui sont dans les plus fâcheuses conditions qu'il soit possible d'imaginer. En effet, la mort est si rapide chez les coqs, chez les lapins, chez les chiens et chez les mammifères auxquels on enlève le sternum, qu'il est impossible de rien saisir du véritable rhythme des mouvements du cœur. Les poumons

(1) Bouillaud, *Traité clinique des maladies du cœur*. Paris, 1841.
(2) Beau, *Traité expérimental et clinique d'auscultation*. Paris, 1856, et *Discussion sur les mouvements du cœur* (*Bulletin de l'Académie de médecine*, Paris, 1803-64, t. XXIX, p. 598 et suiv.).
(3) Valleix, *Guide du médecin praticien*, 5ᵉ édit. Paris, 1866.

s'affaissent et l'asphyxie se produit en quelques minutes. Pour obtenir un résultat convenable dans ces recherches, il faut entretenir l'hématose par la respiration artificielle durant toute l'expérience, et choisir un mammifère dont les battements, ordinairement peu rapides, peuvent faciliter l'étude. Le cheval adulte, qui a vingt à quarante battements du cœur par minute et dont la vitalité se rapproche assez de celle de l'homme, offre toutes les conditions favorables à ce genre d'expériences. Son cœur est anatomiquement semblable à celui de l'homme, et c'est sur lui qu'il faut opérer de préférence. L'âne a été souvent mis en expérience dans le même but.

Une autre cause d'erreur résulte de ce que plusieurs physiologistes ont choisi pour sujet d'expérimentation la grenouille, animal à sang froid, dont le cœur n'a qu'un ventricule et qu'une oreillette, et dont les battements ont été pris pour modèle des battements du cœur humain. Sans doute, elle peut vivre quarante-huit heures la poitrine ouverte et le cœur à nu continuant à fonctionner, ce qui facilite beaucoup l'examen; mais est-il possible de conclure d'un être si inférieur à l'homme? Je ne le crois pas. La conformation anatomique des deux cœurs est trop différente pour que leurs mouvements soient analogues et comparables. Il y a entre eux une telle dissemblance de structure et de fonction, que toute comparaison est impossible, et la théorie des mouvements du cœur de l'homme déduite de l'aspect des mouvements du cœur de la grenouille ne peut être que fausse ou entachée d'erreurs.

J'ai répété toutes ces expériences sur la grenouille, sur le lapin, sur les chiens, et aucune ne m'a paru donner des résultats satisfaisants. Il faut préférer celles qui ont été faites sur des chevaux adultes, dont on a coupé la moelle entre l'occiput et la première vertèbre ou à la région altoïdo-axoïdienne, et chez lesquels on a entretenu l'hématose et les mouvements réguliers du cœur par la respiration artificielle.

Cette manière de procéder introduite dans la science par Faivre et Chauveau a définitivement renversé la théorie de Beau, et a appris d'une façon saisissante à ceux qui, comme moi, ont assisté aux expériences, la véritable théorie des mouvements et des bruits du cœur.

I. — MOUVEMENTS DU CŒUR.

Dans la poitrine de l'homme, au niveau de la mamelle gauche, a main et l'oreille perçoivent des mouvements réguliers accompagnés d'un bruit de *tic-tac* plus ou moins rapide, variant de 60 à 80 par minute. Ce sont les mouvements et les bruits du cœur. Les uns ont pour cause la contraction musculaire des *ventricules* cardiaques, ou *systole ventriculaire*, et les autres résultent du redressement des valvules par le choc du sang à leur surface. Ce *tic-tac* forme un double bruit, séparé par un vrai silence, et le premier son qui frappe l'oreille est sourd, prolongé, coïncidant avec le choc de la pointe du cœur sur la poitrine, entre la quatrième et la cinquième côte; tandis que le second bruit, plus clair, plus bref, s'entend mieux un peu plus haut vers la troisième côte, au-dessus et à droite du mamelon. C'est encore ce que l'on a appelé *bruit supérieur*, par opposition à l'épithète de *bruit inférieur* donnée au premier bruit. Ces deux bruits réunis par couples se répètent d'une façon régulière de la manière suivante : — premier bruit sourd avec choc de la pointe du cœur et battement des artères; petit silence et second bruit clair suivi d'un grand silence, qui est le repos de l'organe. Il en résulte une mesure à trois temps dans laquelle le premier bruit peut être représenté par une noire; le petit silence et le second bruit, chacun par une croche; et le grand silence par une noire.

Les mouvements du cœur qui donnent lieu à ces bruits intérieurs sont variables dans leur force, dans leur fréquence et dans leur régularité, d'après l'âge, le sexe, l'idiosyncrasie, les mouvements, l'exercice, etc. Forts, fréquents et réguliers dans l'enfance, ils varient de 120 à 140 par minute dans le premier mois de la vie, de 100 à 120 pour les deux premières années de l'existence, et ils diminuent progressivement jusqu'à la puberté. Leur nombre décroît et leur régularité s'altère avec l'âge; ils tombent de 70 et 80, chiffres ordinaires de l'adulte, à 60, 50 et même encore au-dessous chez les vieillards. Ils sont un peu plus fréquents chez la femme que chez l'homme, et l'on rencontre de jeunes sujets chez lesquels ils ont une lenteur naturelle extraordinaire, chiffrée entre 40 et 50 par minute. L'exercice les augmente, ainsi que certaines impressions morales vives, et il en est de même de l'alimentation, car, après les repas, il y a toujours une notable accélération des mouvements du cœur.

Produits par les contractions des oreillettes et des ventricules, on ne peut les étudier d'une façon convenable pour en déterminer le rhythme que sur le cœur mis à nu chez un animal vivant, dont on entretient la vie par la respiration artificielle.

Parmi les médecins qui ont fait des recherches dans cette direction, il faut citer principalement Harvey, Haller, Hope, Corrigan, Pigeaux, Magendie, Bouillaud (1), Piorry, Carswell, Beau (2), Ch. Williams, les Comités de Londres et de Dublin, Faivre, Chauveau et Marey (3). Entre toutes, les observations de ces derniers auteurs se distinguent par leur grand nombre, par leur netteté, et elles sont de nature à entraîner la conviction.

Sur un cheval adulte ou âgé mis en expérience après la section de la moelle et l'établissement de la respiration artificielle, le cœur à découvert paraît être le siège de forts mouvements alternatifs réguliers de contraction et de relâchement dans ses oreillettes et dans ses ventricules.

Au moment du repos du cœur, ses parois restent molles et chacune de

---

(1) Bouillaud, *Traité des maladies du cœur.* Paris, 1841.

(2) Beau, *Traité d'auscultation.* Paris, 1856.

(3) Chauveau et Marey, *Appareils et expériences cardiographiques, démonstration nouvelle du mécanisme des mouvements du cœur par l'emploi des instruments enregistreurs à indications continues (Mém. de l'Acad. de médecine,* Paris, 1863, t. XXVI, p. 268).

ses cavités est toujours remplie d'une certaine quantité de sang, à laquelle s'ajoute celui qui arrive par les veines cave et pulmonaire. C'est dans cet état de plénitude que commence le double mouvement alternatif des oreillettes, auquel correspond le *tic-tac* perçu par l'oreille.

Comme l'ont vu Haller, Hope, Turner, Bouillaud, Faivre, Chauveau et la plupart des physiologistes qui ont observé sur des mammifères, il se passe :

1° Une contraction des oreillettes, qui chasse le sang dans les ventricules et sollicite leur contraction ;

2° Une contraction subite des ventricules, qui envoie le sang dans les artères aorte et pulmonaire, pendant que les oreillettes relâchées reçoivent une nouvelle ondée sanguine ;

3° Un repos du cœur avec relâchement et dilatation de ses cavités par le sang qui continue d'y affluer.

Dans les expériences si nombreuses de Faivre et Chauveau sur le cheval, au moment où le cœur sort de son repos et de son état de relâchement, on a toujours vu les oreillettes commencer le mouvement, et leur contraction brusque, appréciable par la rigidité, le plissement de leur surface et leur rétrécissement, constitue le *premier temps* de l'évolution cardiaque.

A la contraction des oreillettes succède par une sorte d'ondulation la contraction des ventricules, qui bondissent, frappent la poitrine, et passent de l'état de flaccidité à une tension remarquable, en se raccourcissant et en donnant lieu à un mouvement de recul (Hiffelsheim) et de tension très prononcé. C'est le *second temps* d'une évolution du cœur, auquel succèdent le relâchement ventriculaire, l'afflux sanguin des ventricules et le temps si court du repos de l'organe.

Cette contraction des ventricules s'accompagne d'un rétrécissement notable de leur moitié inférieure, tandis qu'à la base le changement est à peine sensible. A ce moment, il y a par la même cause raccourcissement de l'organe et torsion des ventricules de gauche à droite et d'avant en arrière, en même temps qu'il se fait un léger redressement de la poitrine, donnant lieu, d'après Magendie, Bouillaud et la plupart des observateurs, au choc de la poitrine. C'est aussi ce qu'on nomme le *mouvement spiroïde du cœur*.

Sauf Burdach, Beau et quelques autres médecins qui ont admis que le choc de la poitrine par le cœur avait lieu au moment de la diastole des ventricules, la plupart des physiologistes, au contraire, reconnaissent avec raison que ce choc a lieu au moment de la systole ventriculaire. En effet, le choc du cœur coïncide avec le premier bruit ou bruit sourd qui accompagne la systole des ventricules ; donc il y a le plus parfait isochronisme entre cette systole et le choc précordial.

Ce choc s'explique, selon les uns, par la projection du sang dans les artères aorte et pulmonaire, qui, pendant la systole ventriculaire, amènerait un redressement de la courbure de ces vaisseaux, et l'impulsion du cœur contre la paroi thoracique ; selon les autres, par le redressement du cœur sous l'influence de ses fibres unitives antérieures ; par l'influence d'un mouvement de recul au moment de la systole ventriculaire (Hiffelsheim), mouvement de recul produit par la différence de la force de contraction des ventricules, comparée à la résistance que le sang éprouve à passer dans les artères, et enfin, d'après Chauveau, par le changement de forme et de consistance des ventricules dans leur passage instantané du relâchement à l'état de systole.

Reste à savoir quel est le *rhythme*, c'est-à-dire la succession et la durée des mouvements du cœur. D'après Faivre et Chauveau, chez le cheval, chaque évolution du cœur peut être notée au moyen d'une mesure à quatre temps. 1ᵉʳ *temps*, contraction des oreillettes ; 2ᵉ *temps*, contraction des ventricules et relâchement des oreillettes ; 3ᵉ et 4ᵉ *temps*, relâchement général. Mais, dans ce cas, le temps de la contraction des oreillettes est toujours un peu moins prolongé que celui de la contraction des ventricules.

Chez l'homme, le rhythme se fait d'après une mesure à trois temps, la durée du repos du cœur étant beaucoup moins longue que chez le cheval. D'après cette donnée, le premier temps des mouvements du cœur est rempli par la systole des oreillettes, le second par celle des ventricules, et le troisième par le relâchement et le repos des cavités cardiaques. Mais, si l'on pense que la contraction des oreillettes est moins prolongée que celle des ventricules, il en résulte que chez l'homme le rhythme des mouvements du cœur peut être noté comme il suit :

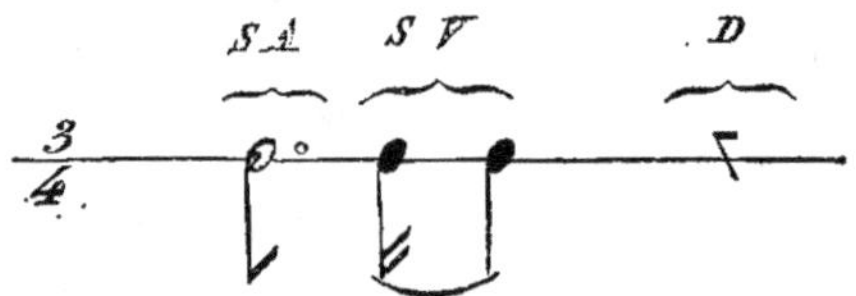

FIG. 27. — Rhythme des mouvements du cœur.

Cela étant établi, je vais faire connaître la théorie des mouvements que Beau oppose à l'ancienne théorie de Haller, de Laennec, et à toutes celles qui leur ressemblent par l'assentiment donné au synchronisme du choc du cœur dans la poitrine et de la systole ventriculaire.

L'observation du cœur de la grenouille mis à découvert montre, dans chaque évolution du cœur, une contraction de l'oreillette suivie de la diastole du ventricule, qui se colore en rouge et saute en avant contre la poitrine ; puis de la contraction du ventricule, qui pâlit et revient sur lui-même pendant que l'oreillette se dilate et se remplit de sang. Après un instant de repos, la contraction auriculaire recommence ; elle envoie le sang dans le ventricule, qui se dilate et se contracte aussitôt, pendant que s'accomplit la diastole auriculaire, et il y a une nouvelle pause. Tels sont les mouvements du cœur de la grenouille, et, d'après Beau (1), tels sont aussi les

____

(1) Beau, *Traité clinique et expérimental d'auscultation*. Paris, 1856.

mouvements du cœur de l'homme. Mais c'est une erreur. D'après lui, la contraction des oreillettes et des ventricules n'alterne pas ; elle commence dans les oreillettes et se propage aux ventricules, de manière à ne former qu'un seul mouvement. Le choc du cœur ne coïncide plus avec la systole des ventricules ; il serait au contraire le résultat de leur dilatation et de la projection en avant qui a lieu au moment de cette diastole. Enfin, d'après Beau, les mouvements du cœur, notés par une mesure à trois temps seraient : 1er *temps*, contraction des oreillettes, dilatation des oreillettes, dilatation des ventricules, contraction des ventricules ; 2e *temps*, dilatation des oreillettes ; 3e *temps*, repos du cœur, puis nouvelle évolution, et ainsi de suite.

Tout cela est vrai sur la grenouille dont le cœur est récemment mis à découvert ; mais, au bout de quelques heures, cela n'est déjà plus aussi exact, car le rhythme des mouvements du cœur change et se renverse quelquefois complètement. Cela est encore moins exact chez l'homme, et l'examen du cœur dans les monstruosités par *ectopie* cardiaque, ou dans la *division congénitale* du sternum, invoqué comme preuve à l'appui de la théorie batracienne appliquée à l'homme, n'offre rien de concluant. A cette systématisation des mouvements du cœur se rattache une théorie des bruits dont je parlerai plus loin ; mais, comme la première, elle est sujette à contestation et ne saurait être acceptée.

II. — BRUITS DU CŒUR.

Déterminons à présent la cause du double bruit de *tic-tac*, que l'on entend à chaque évolution du cœur.

Les expériences de Haller sur les mouvements du cœur, confirmées par tant d'observations ultérieures, ne laissent aucun doute sur la réalité des inductions qu'on en a tirées ; mais elles seraient insuffisantes si, en même temps, elles ne faisaient connaître la cause des bruits cardiaques. Beaucoup d'erreurs et de théories fausses ou trop exclusives ont été publiées. Je ne les reproduirai pas ; mais je signalerai seulement celles que les expériences d'autrui m'ont en quelque sorte contraint d'adopter.

Je dirai seulement, pour rendre hommage au génie de Laennec, que cet auteur est le premier qui ait imaginé les applications que l'on peut faire de la connaissance et de l'étude des bruits du cœur.

Il y a deux choses à établir dans la question des bruits du cœur : 1° le *rapport des bruits et des mouvements ;* 2° la *cause de ces bruits.*

1° Rapports des bruits et des mouvements.

La plupart des physiologistes ont compris qu'il n'y avait pas moyen de séparer la théorie des bruits du cœur de la théorie de ses mouvements et, en effet, de la solution du dernier problème dépend, en grande partie, la solution de l'autre.

En suivant, d'après les expériences de Haller, de Laennec, de Hope, de Bouillaud et de la plupart des physiologistes, ces mouvements du cœur avec le *tic-tac* naturel de cet organe, on voit que le premier bruit, ou bruit sourd, se fait entendre à l'instant de la contraction des ventricules et de leur choc contre la poitrine, c'est-à-dire pendant le deuxième mouvement ou la deuxième période d'une évolution du cœur. Seuls Beau et ses adhérents placent le bruit sourd au moment de la contraction des oreillettes, du relâchement et de la contraction des ventricules, phénomènes du premier acte des mouvements du cœur. Il est vrai que cela résulte des observations faites sur la grenouille, et non des recherches entreprises sur les mammifères.

La preuve que le premier bruit ou bruit sourd coïncide avec la contraction des ventricules résulte d'un grand nombre d'expériences, et en particulier de celles faites sur le cheval préparé d'après la méthode de Faivre et Chauveau. « Un stéthoscope appliqué sur l'origine des troncs artériels ou sur l'une des oreillettes permet d'entendre les bruits avec leur rhythme et leur timbre naturel. Une oreillette étant saisie entre les doigts, on sent sa contraction avant d'entendre le premier bruit. La main quitte l'oreillette et se porte sur les ventricules : on constate alors un isochronisme parfait entre le *premier bruit* et la *contraction ventriculaire ; le second bruit* s'entend *au moment où les ventricules passent de l'état de contraction à l'état de relâchement*. On fait tenir le stéthoscope par un aide, et les deux mains sont appliquées à la surface du cœur, l'une sur les oreillettes, l'autre sur les ventricules, et l'on obtient encore les mêmes résultats : *systole auriculaire aphone ; systole ventriculaire, premier bruit sourd ; relâchement général* ou *diastole*, avec *deuxième bruit au commencement*. On varie l'expérience de la manière suivante : un doigt est introduit dans une oreillette, il sent la contraction des parois de cette cavité avant que l'oreille entende aucun bruit ; le premier bruit survient quand la valvule auriculo-ventriculaire frappe la pulpe du doigt en se relevant ; ce bruit cesse et est remplacé par le second quand ces valvules s'abaissent.

» En résumé, une révolution du cœur chez le cheval étant partagée en quatre temps, le premier est occupé par la systole auriculaire *complètement aphone ;* le deuxième par la systole ventriculaire *avec premier bruit sourd ;* le troisième par le commencement de la diastole générale *avec deuxième bruit clair ;* le quatrième par la fin de cette diastole, *aphone* comme le premier temps. Chez l'homme, les choses se passent de la même manière, avec cette différence que la dernière phase manque tout à fait, le rhythme des mouvements et des bruits étant marqué par trois temps seulement. »

La même expérience a été refaite d'une autre manière encore plus saisissante par Chauveau, aidé de Marey (1). Ces médecins ont réussi à

___

(1) Chauveau et Marey, *Détermination graphique des rapports du choc du cœur avec les mouvements des oreillettes et des ventricules (Comptes rendus de l'Acad. des sciences)*, et

obtenir, à l'aide d'un appareil enregistreur, sur des animaux non mutilés, la représentation pour ainsi dire autographique des mouvements du cœur et du choc cardiaque, de manière à ne plus rien laisser à l'appréciation des sens dans la détermination des rapports de l'un avec les autres.

» Lorsque l'oreillette ou le ventricule se contractent, il survient une brusque augmentation dans la pression du sang que contiennent ces cavités. Signaler à l'aide d'un instrument enregistreur ces changements dans la pression nous a paru la meilleure manière de constater l'instant de la contraction de l'oreillette et du ventricule. L'expérience que nous avions déjà tentée il y a deux ans, au moyen de leviers de sphygmographe mis en communication avec les cavités du cœur par des tubes remplis d'eau, avait échoué à cette époque à cause des résistances trop grandes que causaient l'inertie et les frottements d'une longue colonne liquide. Nous la reprîmes dans ces temps derniers avec un succès complet, en nous servant, comme moyen de transmission, de tubes à air, d'après le procédé de Buisson (1).

» L'expérience fut faite sur un cheval vigoureux qui est resté pendant tout le temps debout et parfaitement calme (on observa cependant une accélération sensible des battements du cœur).

» Une petite boule de caoutchouc gonflée d'air fut introduite dans un espace intercostal, du côté gauche, au niveau du ventricule; elle recevait le choc développé par la pulsation cardiaque et le transmettait au moyen d'un long tube à un premier levier.

» Une sonde poussée dans l'oreillette droite, par la jugulaire, et terminée par une mince ampoule élastique pleine d'air, transmettait à un deuxième levier les impulsions développées par les systoles auriculaires.

» Enfin, un troisième levier recevait les impulsions ventriculaires; il communiquait au moyen d'un long tube avec une sonde solidaire de celle de l'oreillette, mais plus longue et descendant jusque dans le ventricule. Une ampoule élastique le terminait également; un plomb adapté à son extrémité assurait sa descente.

» Quand on se fut assuré que les trois leviers fonctionnaient régulièrement, on leur fit écrire simultanément leurs indications sur un cylindre tournant recouvert d'un papier glacé enduit de noir de fumée. La figure ci-dessous reproduit ces indications.

» Le tracé supérieur 1 appartient à l'oreillette. Au début, l'oreillette est en relâchement et se remplit peu à peu par l'afflux veineux; aussi la ligne du tracé s'élève-t-elle graduellement. L'ascension brusque et brève qui succède à cette première partie du tracé indique ensuite la systole auriculaire. L'abaissement non moins brusque qui vient après résulte de l'aspiration que le vide thoracique cause sur l'oreillette relâchée. Puis arrive

Appareils et expériences cardiographiques, démonstration nouvelle du mécanisme des mouvements du cœur par l'emploi des instruments enregistreurs à indications continues (Mém. de l'Acad. de médecine, Paris, 1863, t. XXVI, p. 268).

(1) Voy. la *Gazette médicale de Paris*, 18 mai 1861

*

une nouvelle réplétion de l'oreillette, et la série des mouvements se répète comme tout à l'heure (1).

» La ligne **3**, qui donne le tracé du choc, commence au milieu d'une pulsation. Le commencement et la fin des pulsations suivantes sont indiqués par une série de mouvements d'ascension et d'abaissement de la ligne du tracé.

» Considérons maintenant ces trois tracés dans leur ensemble, afin d'établir les rapports des mouvements de l'oreillette et du ventricule avec la pulsation cardiaque. Comme les trois tracés ont leur début sur une même verticale, il suffit d'abaisser des perpendiculaires du début des systoles de l'oreillette et du ventricule sur la ligne des chocs pour savoir laquelle des systoles coïncide avec le choc ventriculaire.

» On voit alors : 1° que la systole de l'oreillette débute et même finit

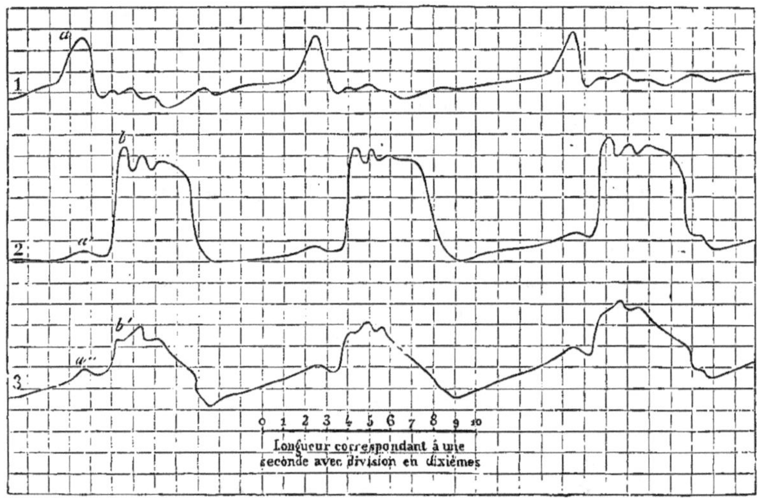

FIG. 28. — Rapports du choc précordial avec les mouvements intrinsèques du cœur (chez le cheval) (*).

longtemps avant le choc ventriculaire; 2° que la systole du ventricule commence exactement au début du choc et finit avec lui.

» Nous avons essayé de rendre la chose plus visible en reportant sur la ligne *a* la durée des systoles et leur position respective, tandis que la ligne *b* indique la position et la durée du choc.

(1) Les oreillettes dans ce tracé ont beaucoup plus d'amplitude que dans les deux autres, parce que, vu la faiblesse de l'oreillette, nous avions donné à l'appareil transmetteur une exquise sensibilité. Les dimensions des tracés ne peuvent donc nullement donner une idée de l'intensité relative des systoles de l'oreillette et du ventricule; ils n'expriment que leurs rapports de succession.

(*) 1, tracé de l'oreillette; 2, tracé du ventricule; 3, tracé de la pulsation cardiaque ou du choc du cœur contre la poitrine. (J. Marey et Chauveau.)

» Il est inutile d'insister davantage sur la signification de ces tracés, qui nous semblent démontrer d'une manière irrécusable que le choc du cœur est un effet de la systole du ventricule, et que par conséquent il ne saurait y avoir de doute entre les deux théories rivales. Si l'erreur était possible lorsque la vue et le toucher devaient saisir les rapports de ces mouvements rapides, il n'en saurait être de même avec des appareils qui accusent l'apparition de chaque mouvement avec une approximation d'un vingtième et au besoin d'un cinquantième de seconde. »

Ces expériences dont j'ai été le témoin, confirment donc les observations anciennes de Harvey, de Haller, de Laennec, de Turner, de Hope, de Bouillaud, de Magendie, de Ch. Villiams et des Comités anglais sur le synchronisme de la contraction ventriculaire et du premier bruit du cœur. Elles ne contredisent que les observations de Beau; mais j'ai signalé précédemment la cause de cette différence. Quant au second bruit, elles confirment également ment les observations antérieures d'un certain nombre de médecins, et en particulier celles de Hope, de Rouanet, de Carlisle, de Bouillaud et de Beau. Elles contredisent formellement celle de Laennec, qui n'est plus acceptée de personne.

2° Causes des bruits du cœur.

Après avoir mis en rapport les bruits du cœur avec ses mouvements, on se demande quelle peut être la cause de ce *tic-tac* régulier perçu par l'oreille. Ici encore la science est encombrée d'un certain nombre d'opinions exclusives et fausses qu'il faut rejeter pour en choisir une qui soit véritablement en rapport avec les résultats de l'expérience.

Entre toutes, l'opinion de Rouanet, qui accorde le principal rôle, dans la production des bruits cardiaques, au redressement et au claquement des valvules artérielles et ventriculaires, est celle qui mérite d'être adoptée. Elle a aujourd'hui conquis un assentiment presque général, et Carlisle, Bouillaud, Cruveilhier, C. Williams, Faivre et Chauveau, etc., lui ont prêté l'appui de leurs propres expériences. Seulement il ne faut pas en faire une doctrine exclusive, et si le claquement valvulaire entre pour une grande part dans la production des bruits cardiaques, il convient de savoir tenir compte du choc des ventricules contre la paroi thoracique (Bouillaud) et de la collision du sang dans leur intérieur.

Le premier bruit, ou bruit sourd, résulte du claquement des valvules auriculo-ventriculaires, auquel s'ajoute le double effet du choc du cœur en avant et de la collision du fluide sanguin. En effet, si à l'exemple de Faivre et Chauveau on introduit le doigt dans l'oreillette droite du cheval, de façon à explorer l'orifice auriculo-ventriculaire, on sent, au moment de la contraction des ventricules, les valvules triglochines *se redresser, s'affronter par leurs bords, et se tendre au point de devenir convexes par en haut, de manière à former un dôme multiconcave au-dessus de la cavité ventriculaire*. Le doigt engagé entre les trois valvules, au point central qui les réunit, subit une pression très sensible par ce choc valvulaire, et c'est à cet instant que se fait entendre le premier bruit. On le fait disparaître par la destruction de cette valvule.

« Pénétrez avec un ténotome courbe, à pointe mousse, dans l'oreillette droite, par une ouverture pratiquée à l'auricule, et coupez les cordages tendineux qui fixent aux parois ventriculaires les trois festons de la valvule tricuspide, ou seulement un seul de ces festons ; la valvule ne se tendra plus sous l'effort de la contraction ventriculaire, et le sang refluera à large flot dans l'oreillette, à chaque mouvement de systole. Liez alors l'extrémité de l'auricule pour arrêter l'écoulement du sang et placez le stéthoscope sur l'oreillette : avant l'expérience, on entendait sur ce point le premier bruit du cœur ; après la section des valvules, il est remplacé par un souffle prolongé qui dure autant que la systole ventriculaire, avec autant d'intensité pour couvrir généralement le bruit normal qui continue à se faire entendre dans le cœur gauche. Introduisez le doigt dans l'oreillette, et vous sentirez, à chaque contraction des ventricules, le flot du sang remonter dans le compartiment auriculaire, en produisant un frottement doux qui donne l'explication du bruit de souffle.

» Au lieu de couper les valvules, employez une tige de fer contournée à l'une de ses extrémités en un petit anneau interrompu, coudée perpendiculairement sur la tige elle-même et que vous pourrez engager dans l'oreillette par une très petite ouverture. En poussant cet anneau dans l'orifice auriculo-ventriculaire, pour empêcher l'affrontement et la tension des valvules, vous déterminez également un bruit de souffle. En ramenant le fil de fer en haut de l'oreillette, vers les orifices veineux, vous ferez reparaître le premier bruit dans toute son intensité, et le souffle anomal sera anéanti.

» Répétez la même expérience sur le cœur gauche, et vous obtiendrez encore le même résultat. Mais l'auscultation, dans ce cas, ne peut s'effectuer toujours sur l'oreillette, à cause du violent ébranlement que le reflux du sang fait subir au stéthoscope ; il faut souvent appliquer l'instrument sur la base des ventricules, à l'orifice de l'aorte. Le souffle auquel on donne alors naissance est beaucoup plus fort que du côté droit ; il couvre toujours entièrement le bruit normal qui se produit à l'orifice auriculo-ventriculaire droit.

» Enfin, la section des valvules auriculo-ventriculaires peut être pratiquée sur les deux cœurs à la fois, l'animal étant ouvert du côté gauche ; le premier bruit est alors constamment remplacé en totalité par un souffle magnifique (1). »

Il était impossible de répéter d'une façon plus heureuse et plus concluante les expériences de Rouanet sur la part d'influence du claquement valvulaire dans la production du premier bruit du cœur, sans préjudice du renforcement produit par le choc, par la contraction musculaire et par la collision

____

(1) Chauveau et Faivre, *Nouvelles recherches expérimentales sur les mouvements et les bruits normaux du cœur.* Paris, 1856, p. 30.

du sang contre les parois ventriculaires. L'expérience du Comité de Dublin, dans laquelle le cœur vide, sorti de la poitrine et posé sur une table, fait entendre un bruit lorsqu'on l'ausculte au moment de la systole, ne prouve rien contre le claquement des valvules mitrale et tricuspide ; car, si au lieu d'appliquer le stéthoscope sur la masse des *ventricules,* on le place à la base de l'organe, de manière à éviter le choc ventriculaire, on n'entend plus ce bruit sourd dont la signification a été mal interprétée.

Le second bruit du cœur, ou bruit clair, est exclusivement produit par le claquement des valvules sigmoïdes, sous le choc en retour du sang contenu dans les artères. C'est un fait démontré par Bouillaud, C. Williams, les membres du Comité de Dublin, Faivre et Chauveau, etc.

En saisissant très vite, à pleine main, les deux troncs artériels vers leur origine, de façon à intercepter la circulation à leur intérieur, on empêche le claquement des valvules sigmoïdes, et le second bruit du cœur cesse complètement.

On peut encore faire l'expérience comme il suit : « Pour empêcher l'abaissement des valvules sigmoïdes, sans intercepter la circulation, nous introduisons dans les troncs artériels un trocart dont la gaine renferme plusieurs lames élastiques. L'instrument est enfoncé jusqu'au-dessous du niveau des valvules sigmoïdes pendant qu'elles sont relevées ; puis la gaine du trocart est retirée pour permettre l'écartement des lames élastiques, qui s'appliquent alors contre les valvules et les empêchent de s'abaisser. On détruit ainsi le deuxième bruit, soit dans les deux artères, soit dans l'une seulement, et l'on entend très bien à la place un souffle doux après chaque systole des ventricules, souffle produit par le retour du sang dans ces cavités. »

Pour Beau, dont la théorie des mouvements du cœur diffère de la nôtre, et qui a fait également une théorie des bruits, l'explication du claquement valvulaire imaginée par Rouanet et adoptée par un grand nombre de médecins n'est pas exacte. Le premier bruit inférieur, ou bruit sourd du premier temps, est déterminé par la collision du sang chassé par les oreillettes contre les parois des ventricules au moment de leur diastole et par le choc du cœur contre la poitrine à cet instant. Contraction auriculaire, passage du sang dans les ventricules, dilatation des ventricules au moment de leur diastole et par le choc du cœur contre la poitrine à cet instant. Contraction auriculaire, passage du sang dans les ventricules, dilatation des ventricules, choc des ventricules, collision du liquide contre les parois, systole ventriculaire et abaissement des valvules sigmoïdes, voilà les causes du premier bruit. Le second bruit, ou bruit clair supérieur, correspond au second temps des mouvements du cœur, qui est la dilatation des oreillettes gonflées par le sang qui revient des poumons, et il résulte de la collision du sang contre les parois des oreillettes. Malheureusement ces faits sont difficiles à démontrer, et, comme il n'y a en leur faveur aucune expérience aussi concluante que celles dont j'ai parlé à l'appui de la théorie du claquement valvulaire, c'est à cette dernière qu'il faut s'arrêter.

§ 2. — Signes fournis au diagnostic par l'auscultation du cœur à l'état pathologique.

C'est l'auscultation qui a rendu possible le diagnostic exact d'une foule de maladies du cœur dont on ne pouvait que soupçonner la présence. La découverte de Laennec a produit le *Traité des maladies du cœur*, de Bouillaud; sans elle, nous en fussions restés, dans nos connaissances, à celles que nous avait léguées Corvisart.

Après l'étude des symptômes et des phénomènes généraux, dont l'importance ne doit pas être méconnue, l'auscultation est assurément le meilleur moyen d'exploration qu'on puisse utiliser pour le diagnostic des maladies du cœur. Elle révèle les altérations de *siège*, d'*étendue*, d'*intensité*, de *rhythme*, de *nombre*, de *timbre* des *bruits cardiaques*, et enfin leur alliance avec des *bruits de souffles anormaux*.

I. — MODIFICATIONS DU SIÈGE DES BRUITS DU CŒUR.

Les bruits du cœur peuvent être déplacés, et, au lieu d'offrir leur maximum d'intensité dans le quatrième ou dans le cinquième espace intercostal, ils peuvent être abaissés ou élevés, poussés à droite ou à gauche, enfin être complètement transposés dans le cas d'inversion des viscères si le cœur se trouve dans le côté droit de la poitrine.

Le déplacement latéral des bruits du cœur est le résultat ordinaire d'un *épanchement pleurétique excessif*, et c'est ordinairement de gauche à droite qu'on l'observe sous l'influence d'un hydrothorax de la plèvre gauche. Le cœur se trouve ainsi refoulé à droite jusqu'à 2 et 3 centimètres du bord droit du sternum et parfois jusque dans le deuxième espace intercostal. C'est un phénomène important, qui mérite une grande attention, et dont la présence est pour le médecin l'indication de faire la thoracocentèse dans le but de ramener le cœur à sa place. — Le déplacement du cœur refoulé à gauche par un épanchement dans la plèvre droite existe également, mais c'est un fait infiniment plus rare.

Le déplacement des bruits du cœur de haut en bas s'observe chez les malades qui ont, soit un *anévrysme de l'aorte*, soit une *tumeur placée au voisinage des oreillettes*, et susceptible de refouler en bas la masse des ventricules. — Il est plus rare de rencontrer le déplacement de bas en haut. Cependant on l'observe dans la péricardite avec épanchement lorsque le cœur surnage au milieu du liquide accumulé dans le péricarde, et dans l'ascite ou dans la tympanite qui refoulent vers la clavicule la masse du cœur et des poumons.

II. — MODIFICATIONS DE L'ÉTENDUE DES BRUITS DU CŒUR.

On entend habituellement les bruits du cœur au tiers inférieur du sternum et sous les cartilages des quatrième et cinquième côtes gauches. Par exception, ces bruits se font entendre dans une étendue plus considérable chez les sujets maigres, chez ceux qui ont une augmentation de la force des battements cardiaques, dans les *palpitations nerveuses* par exemple, et lorsqu'il y a augmentation du volume du cœur avec dilatation de ses cavités. Quelquefois alors les bruits s'entendent dans tout le côté gauche de la poitrine, principalement en arrière, dans le dos, près de la colonne vertébrale. Ils peuvent également se faire entendre dans le côté droit, mais cela est plus rare; dans ce cas, il y a lieu de supposer que la lésion occupe les cavités droites de l'organe.

L'accroissement de l'étendue des bruits du cœur se fait aussi dans une circonstance importante, lorsqu'il y a autour de l'organe, dans les poumons ou ailleurs, une augmentation de la densité des tissus qui facilite la transmission du son. L'*hépatisation du poumon*, l'*infiltration tuberculeuse de cet organe*, la *tuberculose des ganglions du médiastin*, donnent lieu à ce phénomène. Dans la *tuberculisation au premier degré*, le retentissement des bruits du cœur jusque sous la clavicule est un des premiers signes de la désorganisation qui se prépare.

La diminution de l'étendue des bruits du cœur s'observe assez souvent, et c'est le signe, soit de la *syncope*, qui diminue la force et la fréquence des battements du cœur, soit de la *faiblesse* et de l'*atonie générale des sujets*, soit enfin de l'*atrophie du cœur*, de l'*hypertrophie* concentrique de cet organe, de sa surcharge graisseuse, de l'*emphysème pulmonaire* et de l'*hydropéricarde* qui éloignent le cœur des parois thoraciques.

III. — MODIFICATIONS DE L'INTENSITÉ DES BRUITS DU CŒUR.

L'intensité des bruits du cœur est généralement en rapport avec l'augmentation de l'impulsion cardiaque. Elle peut être très-considérable, à ce point que, d'après Corvisart, Laennec, ces bruits pourraient être entendus à 6 ou 10 et même à 50 centimètres de la poitrine. Ce sont des faits exceptionnels.

L'accroissement d'intensité des bruits du cœur est un signe des *palpitations nerveuses* et de la *force contractile du cœur dans la fièvre*. On l'observe aussi dans l'*hypertrophie simple* du cœur avec conservation des cavités, et dans les hypertrophies excentriques des ventricules.

La diminution d'intensité est un signe de la *convalescence*, d'un état de *faiblesse* naturelle, de la *syncope*, de l'*atrophie simple* ou *graisseuse* du cœur, de l'*hypertrophie concentrique*, alors que la cavité des ventricules est en partie effacée, de l'*accumulation de graisse dans les parois thoraciques*, de la présence d'une *tumeur*, d'un *épanchement pleurétique*, ou d'un *hydropéricarde* entre le cœur et l'oreille.

IV. — MODIFICATIONS DU RHYTHME ET DE LA FRÉQUENCE DES BRUITS DU CŒUR.
INTERMITTENCES DU CŒUR.

Les modifications apportées au rhythme des bruits du cœur portent sur leur *fréquence*, qui est augmentée ou diminuée ; sur leur *succession* qui est lente, rapide ou irrégulière ; sur leur régularité qui peut être troublée par des faux pas et des intermittences ; sur leur *nombre*, ce qui fait des triples ou quadruples bruits, etc.

L'*augmentation de fréquence des battements et des bruits* du cœur est un phénomène ordinaire qui ne se rattache pas essentiellement à l'état morbide. — Une émotion morale vive, l'action de courir, de monter, donnent aux bruits du cœur une fréquence momentanée plus ou moins grande, qui ne dépend point de la maladie.

Au contraire, il y a une augmentation de fréquence des bruits cardiaques produite sympathiquement par la fièvre, par certaines altérations du sang et par les maladies du cœur. — Les fièvres et les maladies aiguës, fébriles ou inflammatoires, accélèrent les bruits du cœur, et de 80 elles les portent à 120, 140, 180, et même au delà de ce chiffre. Au-dessus de 160 le pronostic est toujours très grave, et il est rare que la maladie ne soit pas suivie de mort.

La fréquence des bruits et des battements du cœur s'observe aussi dans la *pléthore*, lorsque le sang trop riche est surchargé de globules, et dans la *chloro-anémie*, lorsque le sang appauvri ne dirige plus convenablement les fonctions du système nerveux régulateur des mouvements cardiaques. Trop ou trop peu de globules rouges dans le sang engendrent des effets analogues. Mais c'est principalement dans la chloro-anémie que s'observe la plus grande fréquence des bruits cardiaques sous l'influence de la moindre émotion et du plus faible exercice.

La fréquence des bruits est aussi un signe de l'état particulier du cœur qui produit les palpitations nerveuses. Elle caractérise également un certain nombre de maladies organiques du cœur, telles que les rétrécissements des orifices aortiques et auriculo-ventriculaire. Alors les bruits sont généralement tumultueux et offrent de remarquables irrégularités. On voit quelquefois, dans ce cas, une grande fréquence se produire tout à coup, coïncider avec des accidents graves de suffocation et de cyanose, et il faut en conclure avec Laennec qu'il s'est fait subitement une concrétion fibrineuse dans le cœur. D'après des expériences récentes, cette augmentation de fréquence des mouvements du cœur résulte de l'action du *nerf cardiaque modérateur*, découvert par Cyon, et qui, lorsque le pneumogastrique a ralenti le cœur et accumulé le sang dans ses cavités, active les contractions ventriculaires et débarrasse les ventricules en dilatant le réseau capillaire périphérique du corps. Par ce nerf, le cœur est le premier qui sente les impressions morales ou physiques, et sa sensibilité propre met en jeu des organes voisins chargés de le servir dans ses fonctions.

La *diminution de la fréquence des battements et des bruits*, en tant que phénomène permanent, est un symptôme assez rare. C'est un signe de quelques maladies de la moelle et du cerveau, et Andral et Bouillaud ont cité des faits dans lesquels les bruits du cœur étaient réduits à 20 et 30 par minute. J'ai vu un cas de semblable diminution chez un dyspeptique affecté de nervosisme chronique. On l'observe également dans l'ictère simple et dans l'état dynamique produit par la digitale et par le sulfate de quinine. A la suite de l'ictère, le pouls tombe à 40 et 50 par minute. Il en est de même à la suite de l'administration de la digitale et de hautes doses de sulfate de quinine.

Cette diminution de fréquence des bruits du cœur peut enfin dépendre d'une idiosyncrasie particulière et n'avoir aucun rapport avec l'état morbide. Il n'est pas très rare, en effet, de rencontrer des personnes bien portantes qui n'ont, à l'état normal, que 40 à 50 battements du cœur par minute.

Les *intermittences* et l'*inégalité des bruits* du cœur, donnant lieu à des bruits fort entremêlés de bruits faibles ou avortés, sont des phénomènes assez communs dans les maladies du cœur et sur lesquels Bouillaud a fixé l'état de la science.

Chez quelques malades, les bruits sont entremêlés d'une façon régulière ou irrégulière par des bruits faibles plus ou moins souvent renouvelés. On dirait quelquefois que le cœur se contracte à vide et que le bruit avorte; c'est ce que Bouillaud a quelquefois appelé un *faux pas* du cœur. A ces irrégularités de bruits correspondent des inégalités ou des intermittences plus ou moins marquées dans le pouls, qui ont reçu de Laennec le nom de *fausses intermittences*.

Chez d'autres individus, il y a au cœur une *véritable intermittence dans les bruits*, qui se traduit par un phénomène semblable d'intermittence dans les artères du pouls.

Les inégalités de bruits correspondant à un défaut de pouls ou *fausse intermittence* ont, d'après Bouillaud, une extrême importance séméiotique. Elles indiquent que le cœur ne reçoit pas le sang nécessaire à l'ondée artérielle, ou qu'il ne peut chasser dans les artères le sang qu'il renferme, ce qui annonce une lésion valvulaire faisant obstacle à l'entrée ou à la sortie du fluide sanguin.

Il n'en est pas de même de l'intermittence des bruits accompagnée d'une intermittence du pouls : c'est l'*intermittence proprement dite*. Celle-ci s'observe à la fois dans les maladies nerveuses du cœur dues à l'action réflexe des souffrances d'un organe éloigné, surtout de l'intestin, et dans les altérations organiques des fibres musculaires cardiaques ou des valvules; mais, dans le premier cas, les intermittences sont passagères, tandis qu'elles sont permanentes dans l'autre. Quelques médecins soutiennent que les intermittences du pouls qui représentaient les intermittences systoliques du cœur sont toujours l'indice d'une maladie organique du cœur. C'est une affirmation très contestable. J'ai vu, plusieurs fois vu et bien étudié pendant longtemps des sujets qui m'ont offert des intermittences cardiaques conscientes pénibles, avec angoisse douloureuse, se reproduisant plusieurs fois par minute, plus ou moins régulièrement et qui n'avaient aucun bruit anormal au cœur. Ces intermittences étaient les mêmes au pouls. Elles ont duré de deux semaines à quelques mois, selon les sujets, et elles ont disparu. J'ai revu les malades plusieurs années après et ils étaient en bonne santé. Les intermittences cardiaques n'ont donc pas de signification diagnostique certaine. On les observe également dans la méningite, dans la compression du cerveau ou une chute sur la tête, et dans quelques affections cérébrales. J'en reparlerai à l'occasion du pouls.

V. — MODIFICATIONS DU NOMBRE DES BRUITS DU CŒUR.

Le nombre des bruits du cœur peut être modifié et peut être dédoublé. Au lieu du double bruit naturel ou *tic-tac* normal, on peut n'entendre qu'un seul ou trois, et quelquefois quatre bruits.

Il n'y a qu'un seul bruit lorsque les valvules auriculo-ventriculaires, dont le redressement produit le premier *tac*, sont tellement altérées, qu'elles ne peuvent plus fonctionner, et le seul bruit perçu est produit par le claquement des valvules sigmoïdes lors du relâchement des ventricules. Souvent alors ce bruit est difficile à entendre, couvert comme il l'est d'habitude par le souffle de l'altération valvulaire. Dans ces cas, il n'y a qu'un bruit, mais c'est un bruit de souffle.

Lorsqu'on entend à la région précordiale trois bruits et même quatre, on admet généralement qu'ils sont le résultat d'un défaut d'isochronisme entre les contractions des cavités similaires droites et gauches. Cela est possible, mais il n'y a rien de positif à cet égard. On croirait entendre le bruit d'un marteau sur l'enclume, le bruit d'un galop de cheval ou de rappel, ici sous la notation *tic-tac, tac;* ailleurs, *tac, tac-tic,* etc. Ces triples ou quadruples bruits existent souvent à l'état normal sous l'influence des mouvements respiratoires qui modifient la pression cardiaque. Ils sont compris sous le nom général de *bruit de galop.* D'après Potain, ils existent sur le cinquième des sujets qu'on examine, et lorsque la respiration est libre et régulière, le dédoublement du premier bruit s'entend surtout à la fin de l'expiration et au commencement de l'inspiration ; celui du second bruit à la fin de l'inspiration et au commencement de l'expiration. Les dédoublements morbides, au contraire, ne sont point influencés par l'acte de la respiration. — Les dédoublements normaux résultent du claquement successif des valvules semblables des deux cœurs. Ils dépendent des variations de pression que la respiration provoque à l'origine des deux systèmes artériels et veineux. Le premier bruit se dédouble parce qu'un essai de pression dans le cœur droit retarde l'occlusion de la valvule tricuspide ; et le second bruit parce qu'un excès de pression dans l'aorte accélère la chute des valvules sigmoïdes.

Le dédoublement des bruits du cœur existe également dans l'état pathologique ; il est alors le signe d'une altération organique du cœur, et ordinairement, d'après Bouillaud, du rétrécissement de l'un des orifices avec incrustation calcaire des valvules. Ailleurs c'est le signe d'une *péricardite* avec adhérence ou symphyse cardiaque. Dans quelques cas, il résulte d'une néphrite interstitielle qui agit sur le cœur en amenant la dilatation du ventricule gauche et en troublant les mouvements de la valvule mitrale.

Les plus fréquents de ces dédoublements sont ceux du second bruit, et ils résultent de ce que la diminution de pression dans l'aorte amène un retour moins rapide du sang vers la cavité du ventricule lors de la diastole, et par conséquent une chute des valvules aortiques moins rapide que celle des valvules de l'artère pulmonaire.

Les dédoublements du premier bruit sont plus rares et résultent du retard apporté au claquement de la valvule mitrale.

Enfin, d'une manière générale, ce qui distingue les dédoublements normaux du cœur de ses dédoublements pathologiques, c'est que les premiers sont influencés par les mouvements respiratoires et que les autres ne le sont pas.

VI. — Modifications des bruits du cœur par des bruits anormaux.

On trouve souvent les bruits du cœur masqués ou suivis par des bruits anormaux désignés par les noms de *souffle*, de *râpe*, de *scie*, de *piaulement*, de *galop*, de *frottement*, etc., qu'il faut rapporter à une altération du sang ou à une altération organique intra ou extra-cardiaque. En d'autres termes, les bruits anormaux du cœur sont de deux espèces : *chlorotiques* et *organiques*, et il faut apprendre à les distinguer les uns des autres si l'on ne veut commettre de grossières erreurs et confondre la chlorose avec une altération valvulaire cardiaque. C'est à Bouillaud que revient surtout l'honneur d'avoir établi ces différences, adoptées de la plupart des médecins.

1° Bruits du souffle intra-cardiaques.

Le souffle intra-cardiaque, d'abord signalé par Laennec, donne à l'oreille la sensation du souffle que l'on produit avec les lèvres rapprochées dans un faible effort d'expiration. Tantôt faible et *prolongé*, tantôt violent, *rude* et *râpeux*, quelquefois accompagné d'un bruit de *piaulement* appréciable à distance, il offre un très grand nombre de variétés que l'étude approfondie de l'auscultation fait connaître, mais qui n'ont pas une grande importance sémiotique.

Il existe dans un point circonscrit du cœur ou à toute sa surface, et peut même se faire entendre dans quelques parties de la poitrine, principalement dans le dos, en arrière et à gauche. On l'entend quelquefois dans l'aorte et dans les artères du cou. Il faut toujours chercher le point ordinairement assez étroit où a lieu son *maximum d'intensité*, à la base ou à la pointe du cœur, en dedans ou en dehors du mamelon. Cette détermination est de la plus haute importance.

Permanent ou *intermittent*, ce bruit de souffle coïncide tantôt avec le premier, tantôt avec le second bruit du cœur, et quelquefois il les couvre entièrement tous les deux. Chez quelques individus, il semble commencer avant le bruit cardiaque, ou bien il le suit, caractère essentiel et dont je parlerai un peu plus loin.

Ce souffle existe tantôt avec une lésion organique des valvules, et tantôt sans lésion de ces valvules. Dans le premier cas, comme Laennec, Bouillaud, l'ont établi, le souffle résulte du passage difficile du sang à travers les orifices du cœur, et, dans le second, c'était pour Laennec un état spasmodique des ventricules et des artères, tandis que pour Bouillaud et Beau le bruit est attribué à une altération chlorotique du sang. Dans ma pensée Laennec a raison, car j'ai vu plus d'une fois des souffles aortiques résulter de l'émotion d'un premier examen du cœur chez des enfants impressionnables ou chez des adultes très nerveux. Ces souffles hypersystoliques disparaissaient au bout de quelques minutes ou de quelques heures. Qu'on se représente la résistance de l'orifice marquée par 1 et la force contractile du cœur marquée par 5. Si cette dernière s'élève à 9 lorsque la résistance de l'orifice reste la même, il en résulte un bruit de souffle.

Souffles organiques du cœur. — Les lésions organiques du cœur susceptibles de produire le bruit de souffle cardiaque *organique* sont : — les *altérations valvulaires des orifices* qui gênent le cours du sang ; — la *disproportion entre les cavités ventriculaires et leurs ouvertures naturelles sans qu'il y ait d'altération valvulaire;* — les *concrétions du cœur ;* — les *communications du cœur droit avec le cœur gauche;* — les *anévrysmes de l'origine de l'aorte,* etc. Il faut, pour qu'un bruit de souffle se produise, qu'il y ait disproportion entre l'ondée sanguine trop forte et le diamètre trop étroit de l'ouverture destinée à lui donner passage, de façon à produire un frottement. Il en est ainsi toutes les fois qu'une altération valvulaire, adhérence anomale, concrétion fibrineuse ou ossiforme, etc., rétrécit l'orifice cardiaque, toutes les fois que le sang s'échappe par une ouverture de communication anomale ; mais cela peut encore avoir lieu sans altération des valvules, lorsque les cavités ventriculaires sont trop dilatées on lorsque l'action du cœur, trop énergique, pousse rapidement une forte colonne sanguine contre un orifice *sain,* mais *relativement* trop étroit pour le passage du liquide. C'est là ce qui explique : 1° certains bruits de souffle cardiaque observés dans l'*hypertrophie excentrique sans altération appréciable des orifices ;* 2° certains souffles au premier temps observés momentanément dans la *fièvre* par suite de l'énergie des contractions du cœur; 3° certains souffles signalés *chez les vieillards dont le cœur est dilaté,* les orifices restant sains ; 4° enfin certains cas d'*altération considérable des valvules avec rétrécissements ou insuffisances ne donnant pas de souffle cardiaque,* à cause du peu de

volume et du peu de force de la colonne sanguine chassée du cœur (1).
Comme on le voit, les conditions de la production du bruit de souffle
organique, tout en étant les mêmes au fond, diffèrent singulièrement dans
leur expression anatomique. Dans tous les cas, il faut un frottement par la
colonne sanguine contre les orifices du cœur; mais le volume et la force
de l'ondée contre des orifices sains donnent donc un même résultat que
le frottement d'une ondée ordinaire contre des orifices rétrécis. Par la
même raison, une ondée sanguine petite ou mollement poussée ne produit
pas de souffle, alors même qu'elle passe à travers des orifices devenant
trop étroits.

Souffle chlorotique. — Le bruit de souffle *chlorotique* résulte, dit-on,
d'une altération du sang, qui est : soit la diminution des globules sanguins,
d'après Andral, Bouillaud ; soit cette diminution jointe à une augmentation
de sérum, constituant pour Beau une sorte de pyohémie séreuse. En tout
cas, pour la majorité des médecins, c'est la diminution de densité du sang
qui est la cause du phénomène. D'après Bouillaud, ce souffle se produit toutes
les fois que la densité du sang descend au-dessous de 6 degrés, à l'aréomètre de Baumé. C'est à vérifier, car dans une théorie récente à laquelle
j'attache une réelle importance, les bruits attribués à une diminution de
densité du sang dépendraient du frottement du sang dans l'aorte, par
suite de l'hypersystolie ventriculaire, et les bruits artériels, dits chlorotiques,
résultent, selon Chauveau, de la pression du stéthoscope sur la carotide.

Pour ceux qui admettent l'influence de la diminution de densité du
sang sur la force des bruits de souffle, la *distinction de ces bruits chlorotiques* et des *bruits organiques* du cœur n'est pas toujours facile. Voici les
moyens de les reconnaître. Les bruits du second temps, dépendant toujours d'une lésion organique, ne donnent lieu à aucune erreur ; mais il
n'en est plus de même de ceux qui accompagnent le premier bruit.

Le souffle chlorotique, dit-on, s'entend à la base du cœur et se prolonge
souvent dans l'origine de l'aorte. On l'entend quelquefois dans les carotides, et il n'y a chez les malades aucun phénomène de matité, de voussure,
de frémissement cataire, de suffocation et de cyanose. Le souffle organique,
au contraire, s'accompagne de matité, de déplacement du cœur, de toux,
d'asthme, d'œdème ou d'anasarque, de cyanose générale ou partielle qui
lui donnent sa véritable signification.

Signification des bruits de souffle intra-cardiaque. — La *sémiotique
des bruits de souffle organiques* du cœur a pour but d'indiquer, d'après
leur nature et d'après leur siège maximum, le nom de la lésion cardiaque.

Cette sémiotique varie suivant la théorie des mouvements et des bruits
du cœur que l'on adopte, et la signification des bruits de souffle du cœur,
par Beau, ne ressemble pas à celle de Bouillaud, Faivre et Chauveau,
qui, en France, ont défendu la théorie que j'ai précédemment exposée.

(1) Piorry Fleury et Monneret, *Compendium de médecine pratique.* — Dieulafoy, *Union
médicale*, 1867, p. 218.

Dans cette dernière théorie, que je crois la mieux fondée, *un bruit de souffle, au premier temps*, résulte soit d'un *rétrécissement de l'orifice aortique* ou de l'*orifice pulmonaire*, soit d'une *insuffisance de l'orifice auriculo-ventriculaire*. — En effet, le premier bruit et le choc du cœur annoncent la systole des ventricules, c'est-à-dire le passage du sang dans l'aorte, dans l'artère pulmonaire, et le redressement des valvules auriculo-ventriculaires. Si l'aorte ou l'artère pulmonaire est rétrécie, il y a un frottement du sang sur les bords de l'orifice trop étroit, et de là un souffle coïncidant avec le pouls. Cela ne manque presque jamais. — Si les orifices artériels sont sains, mais que l'un ou l'autre des orifices auriculo-ventriculaires soit insuffisant, par altération valvulaire ou autre, à retenir le sang dans les ventricules, il y a de nouveau un frottement et consécutivement un bruit de souffle; de sorte qu'au premier temps des bruits du cœur le souffle annonce, soit le rétrécissement d'un des orifices artériels, soit l'insuffisance d'un des orifices auriculo-ventriculaires.

On distingue le souffle du premier temps qui appartient au rétrécissement des orifices artériels, en ce qu'il se produit à la base du cœur en dedans du mamelon, tandis que le souffle de l'insuffisance auriculo-ventriculaire gauche s'entend particulièrement à la pointe de l'organe et en dehors du mamelon jusque sous l'aisselle. Le souffle au premier temps qui résulte d'un *rétrécissement de l'artère pulmonaire* a son maximum en dedans du mamelon au niveau de la seconde côte et s'accompagne souvent de cyanose.

Un *bruit de souffle, au second temps* des bruits du cœur, annonce au contraire une *insuffisance de l'aorte ou de l'artère pulmonaire* ou un *rétrécissement de l'orifice auriculo-ventriculaire*. C'est à ce moment de diastole ventriculaire que le sang passe des oreillettes dans les ventricules en même temps qu'il a tendance à refluer dans le cœur par l'aorte, là où il redresse par un choc en retour les valvules sigmoïdes. Or, si ces valvules ne ferment pas, le fluide sanguin rentre en partie dans le cœur en frottant contre les parois de l'orifice, et il produit un souffle plus ou moins caractérisé. Il en est de même dans les rétrécissements auriculo-ventriculaires, lorsque l'orifice, rétréci par suite d'une altération des valvules, donne lieu à un frottement du sang sur ses parois.

On distingue le bruit de souffle appartenant à l'insuffisance artérielle par son siège à la base du cœur, tandis qu'au contraire le souffle du rétrécissement auriculo-ventriculaire ne s'entend qu'à la pointe.

Lorsqu'il y a *deux bruits de souffle chez un malade*, il faut déterminer le point où existe leur maximum d'intensité, à la base ou à la pointe, et d'après cela, conclure, au moyen des règles énoncées ci-dessus, sur la signification pathologique de ces bruits. — Un *double bruit de souffle à la base, au premier et au second temps*, appartient à l'orifice artériel ou aortique; c'est un *rétrécissement* et en même temps une *insuffisance de l'aorte*. — A la pointe, au contraire, *deux bruits de souffle, au premier et au second temps*, résultent d'une altération de l'orifice auriculo-ventriculaire; c'est un *rétrécissement et en même temps une insuffisance de cet orifice.* — Un *double bruit de souffle,* placé, *le premier à la base, le second à la pointe,* annonce une maladie de l'orifice artériel et une lésion de l'orifice auriculo-ventriculaire.; *c'est un rétrécissement de chacun de ces orifices.* Y a-t-il, au contraire, un double bruit de souffle dont le premier est à la pointe et le second à la base, c'est une double insuffisance.

Le tableau suivant résume très bien ce que je viens de dire :

Souffle avant le 1ᵉʳ bruit présystolique.	Maximum à la base en dehors du mamelon.	Rétrécissement auriculo-ventriculaire gauche.
Souffle au 1ᵉʳ bruit.	Maximum à la base en dedans du mamelon.	Rétrécissement aortique.
	Maximum vers la pointe.	Insuffisance mitrale.
Souffle au 2ᵉ bruit à la base et récurrent.	A la base et récurrent.	Insuffisance aortique.
Souffle au 2ᵉ bruit à la pointe.	A la pointe.	Rétrécissement mitral.

Diagnostic des lésions du cœur droit et du cœur gauche. — D'une manière générale, les orifices du cœur gauche sont beaucoup plus souvent le siège d'altérations organiques que les orifices du cœur droit, et, dix-neuf fois sur vingt peut-être, les bruits de souffle cardiaque sont le résultat des maladies du cœur gauche. Cela ne suffit pas au diagnostic. On peut faire davantage, et, avec Bouillaud, lorsque le bruit anomal est à droite ou à gauche du point où l'on entend le tic-tac naturel, on peut dire que la lésion occupe les valvules auriculo-ventriculaires du côté droit ou celles du côté gauche de l'organe. Au contraire, le siège de la lésion doit être placé dans l'aorte quand le bruit suit la direction de cette artère, et dans l'artère pulmonaire quand il s'étend d'une façon transversale et se dirige vers la clavicule droite.

Ce sont les phénomènes généraux qui ont ici la plus grande importance. En effet, lorsque le cœur droit est malade, il y a toujours un embarras considérable de la circulation veineuse, un pouls veineux, de la cyanose et un œdème considérable qui n'existent pas, à un degré aussi marqué, dans les maladies du cœur gauche.

Causes d'erreur dans le diagnostic. —Malheureusement, dans beaucoup de cas, les bruits de souffle cardiaques, par leur étendue, par leur association avec le bruit respiratoire ou avec des râles bronchiques, sont difficiles à analyser et à mettre en rapport avec les bruits du cœur. Dans quelques cas même, la gêne de la respiration est si grande, que toute appréciation est impossible et qu'il faut s'en tenir à l'étude des phénomènes généraux.

Quelques difficultés se présentent au sujet du rétrécissement de l'orifice auriculo-ventriculaire gauche, ordinairement accompagné d'un bruit de souffle au second temps, et dans lequel on observe quelquefois, dit-on, un bruit de souffle au premier temps. Fauvel, Beau, Filhos, ont publié des faits de ce genre, et ils en ont conclu contre la théorie des mouvements du cœur généralement adoptée. C'est une erreur, car, en examinant les faits de rétrécissement de l'orifice auriculo-ventriculaire connus, on voit que la valvule, couverte de végétations ou réunie en cône ouvert par en bas, forme un rétrécissement du côté de l'oreillette, et une insuffisance du côté du ventricule. Il en résulte, selon le degré de la lésion organique, des conditions physiques variables qui, faisant plutôt obstacle dans un sens que dans l'autre, soit de l'oreillette au ventricule, soit du ventricule à l'oreillette, produisent le souffle au second temps ou au premier, ce qui est plus rare.

Le seul moyen de reconnaître alors le rétrécissement avec insuffisance mitrale de l'insuffisance seule résulte de l'étude des phénomènes généraux, qui, dans le premier cas, sont la gêne de la circulation, la stase sanguine, la petitesse du pouls, l'œdème, l'anasarque, etc., phénomènes que l'on ne rencontre presque jamais dans l'insuffisance auriculo-ventriculaire.

On observe de nombreuses variétés dans les bruits de souffle organiques cardiaques, dus à la résistance que le sang éprouve pour franchir les orifices malades, ou à l'irrégularité des contractions cardiaques. Ce sont les bruits de *râpe*, de *lime*, de *scie*, de *rouet*, de *piaulement*, de *galop*, dont les noms indiquent suffisamment la nature. Sauf le bruit de galop, ils indiquent toujours des lésions considérables et la présence de *végétations résistantes*, d'*incrustations cartilagineuses* ou *calcaires volumineuses* ou *dures sur les valvules*. A cet égard, ils ne peuvent jamais induire en erreur comme les bruits de souffle doux, et leur manifestation est l'*indice certain d'une altération valvulaire*. On rencontre toujours avec eux le frémissement vibratoire des parois thoraciques, également désigné sous le nom de frémissement cataire.

Le bruit de *piaulement*, entre tous, mérite une mention particulière, à cause de son timbre aigu spécial comparé au bruit de la tourterelle, au cri de la caille, etc., et en raison de sa force, qui le rend quelquefois appréciable à une certaine distance du thorax. Il ne s'observe que dans le cas de maladie organique du cœur, et de préférence, d'après Bouillaud, dans les *rétrécissements très prononcés des orifices cardiaques*. Le *bruit de galop* est le résultat d'un dédoublement du second bruit et s'observe dans le grand silence. — Il peut accompagner les lésions valvulaires, — mais il résulte ordinairement de l'hypertrophie du cœur. Les cas où on l'observe sont de deux sortes : 1° les hypertrophies cardiaques simples accompagnant la néphrite interstitielle; 2° les dilatations du ventricule droit consécutives à des affections gastro-hépatiques.

2° Bruits extra-cardiaques ou péricardiaques.

Dans l'état morbide, les mouvements du cœur dans le péricarde peuvent être accompagnés d'un *bruit de frottement* comparable, d'après Laennec, au bruit de cuir d'une selle neuve écrasée sous le cavalier. C'est le *bruit du cuir neuf*. Plus tard, V. Collin (1) revint sur cette assertion et il fit du

---

1) V. Collin, *Des diverses méthodes d'exploration de la poitrine.* 2e édit. Paris, 1831.

bruit de cuir neuf et de ses variétés, telles que *frôlement, craquement, raclement*, un signe certain de la *péricardite*. Le fait a été confirmé par Bouillaud et par tous les pathologistes.

Ce bruit de frottement, très variable dans sa force, existe avec les deux temps du cœur ou avec le premier seulement, et il donne quelquefois à l'oreille la sensation d'un corps qui monte et qui descend. On l'observe surtout à la base et quelquefois bien au-dessus du mamelon. Il résulte de l'état rugueux du péricarde, chargé de fausses membranes ou plaques résistantes d'apparence laiteuse. C'est le signe du début de la *péricardite aiguë*, lorsque la membrane séreuse n'est que dépolie ; puis ce bruit disparaît s'il se forme un épanchement séreux, et il revient après sa résorption, lorsque les fausses membranes, à sec, frottent les unes contre les autres. Il n'est pas rare alors de le voir accompagné d'un frémissement vibratoire.

Ce bruit de *frottement péricardiaque* ressemble beaucoup, par sa cause et par son mécanisme, à celui de la pleurésie ; on l'en distingue par l'auscultation. S'il continue d'être appréciable chez les malades auxquels on fait momentanément suspendre les mouvements respiratoires, il appartient au péricarde, tandis que, s'il résulte d'un frottement de la plèvre, il cesse immédiatement par le repos de la respiration.

Dans quelques circonstances, on entend avec une résonnance plus claire au bas du sternum un bruit de fluctuation évidente. Cela est très rare. Laennec en a fait un signe de l'*hydro-pneumo-péricarde*. Il avait raison. Depuis lors le fait a été confirmé par Bricheteau ; Morel-Lavallée ; Reynier et cela s'appelle le *bruit du moulin*. On dirait le clapotement d'une roue à aubes dans un moulin à eau qui fonctionne. Ce bruit de moulin est le signe certain et pathognomonique de l'*hydro-pneumo-péricarde* par traumatisme, lorsqu'un écrasement a fracturé le sternum ou les côtes.

ARTICLE IV

SIGNES FOURNIS AU DIAGNOSTIC PAR LE CARDIOPHONE ET LE SPHYGMOPHONE

On a essayé d'appliquer à l'étude des bruits du cœur, et des artères ou des anévrysmes le *sphygmophone* de Richardson, présenté en 1879 à la Société médicale de Londres, et celui de Boudet (de Paris). Ce sont des instruments destinés à l'étude du son produit par l'ondée artérielle, ingénieuses combinaisons du microphone et du téléphone. Comme on le sait, le *microphone* est un transmetteur téléphonique disposé de telle façon, qu'il peut, dans certaines conditions, amplifier considérablement les sons, de là le nom de microphone que lui a donné M. Hughes, son inventeur. Les appareils microphoniques se composent de deux ou plusieurs morceaux de charbon légèrement pressés l'un contre l'autre et mis dans le circuit d'un téléphone et d'une pile. Nous ne pouvons parler ici de tous les modèles de microphones qui ont été imaginés dans ces dernières années ; ce qu'il faut retenir, c'est qu'un microphone aura une sensibilité d'autant plus vive que le contact des charbons pourra subir des variations de pression plus grandes et par suite déterminer des variations plus notables dans l'intensité du courant.

On sait quel est le degré de sensibilité du microphone : le tic-tac d'une montre placée sur le support de l'appareil résonne comme des coups de marteau ; le moindre frôlement d'une barbe de plume se perçoit avec une grande netteté. On entend distinctement le bruit d'une mouche qui se promène sur la table sur laquelle repose l'instrument et le bruit de ses pas donne la sensation du piétinement d'un cheval. On peut même distinguer le cri de la mouche, surtout son cri de mort qui, suivant M. Hughes, deviendrait perceptible.

Ce sont ces appareils micro-téléphoniques qui ont été appliqués à la médecine.

Le téléphone, à cause de son extrême sensibilité, a été utilisé pour révéler l'existence des courants excessivement faibles. Dès 1878, M. d'Arsonval, préparateur du Collège de France, eut l'idée de se servir du téléphone comme galvanoscope et il vint à conclure de ses expériences que le téléphone le plus mal construit est au moins deux cents fois plus sensible que le nerf pour accuser des variations électriques très faibles. M. d'Arsonval, après avoir excité le nerf sciatique d'une grenouille avec la pince ordinaire d'un appareil à chariot, éloigna la bobine induite jusqu'à ce que le nerf ne répondit plus à l'excitation électrique. Remplaçant le nerf par le téléphone, le courant induit qui n'excitait plus le nerf impressionna avec force le téléphone. Éloignant ensuite la bobine induite jusqu'à une distance quinze fois plus grande que celle du minimum d'excitation du nerf, il peut encore entendre vibrer le téléphone.

Le téléphone peut donc être considéré comme le galvanoscope le plus sensible que nous possédions pour déceler de très faibles variations électriques. Les résultats annoncés par M. d'Arsonval furent, bientôt après, confirmés par M. Tarchanoff.

Le premier microphone médical fut le *sphygmophone* présenté par M. le docteur Richardson vers la fin de l'année 1879, à la Société médicale de Londres. C'est une ingénieuse combinaison du microphone de Hughes, du sphygmographe et du téléphone. Lorsque le pouls met en mouvement l'aiguille de l'appareil, une série de mouvements sont produits par le contact glissant du microphone, mais au lieu de laisser des traces sur la bande de papier de l'appareil de M. Marey, il en résulte des variations d'intensité du courant qui sont transmises du microphone au téléphone.

Le *sphygmophone* de M. Boudet (de Paris) diffère des appareils précédents de ce genre en ce que sa sensibilité peut être portée très loin, sans que les mouvements imprimés par l'ondée sanguine apportent aucune gêne à l'auscultation des bruits artériels.

Le sphygmophone de M. Boudet (de Paris) comprend deux charbons : l'un mobile, de forme cylindrique, oscille sur un axe transversal ; les deux moitiés du cylindre, se font équilibre et l'une d'elles vient toucher le second charbon fixe, qui a la forme d'une lentille; c'est ce charbon fixe, porté par un double ressort analogue à celui du sphygmographe, qui reçoit par l'intermédiaire d'un bouton les mouvements à transformer en son. La moindre pression se transmet par les rapports aux deux contacts de charbon et fait ainsi varier l'intensité du courant qui les traverse; ces variations sont recueillies par un téléphone que l'observateur applique à son oreille. Quant à la pression qui doit maintenir les charbons au contact, elle est obtenue d'une façon très simple, au moyen d'un ressort formé d'un V de papier écolier, ce corps jouissant d'une élasticité à la fois très faible et très parfaite. Des vis micrométriques permettent de régler le degré de cette pression et de faire varier la sensibilité de l'appareil selon les besoins de l'expérience.

Ainsi constitué, ajoute M. Boudet (de Paris) auquel nous empruntons cette description, l'appareil placé sur une artère indique tous les bruits qui se passent à l'intérieur des vaisseaux, et avec un peu d'habitude, on arrive très aisément à distinguer les différences de rhythme, les bruits de souffle, etc. Cet appareil, très commode pour l'exploration de l'artère radiale, ne peut s'appliquer que très difficilement sur les autres artères, telles que les fémorales, et encore moins sur les veines. Dans ces cas, M. Boudet (de Paris) se sert du microphone à transmission.

Ainsi constitué, l'appareil, placé sur une artère, indique tous les bruits qui se passent à l'intérieur du vaisseau, et, avec un peu d'habitude, on arrive très aisément à distinguer les différences de rhythme, les bruits de souffle, etc. La pulsation est très fortement accentuée, le dicrotisme normal devient perceptible; en un mot, on *entend le tracé du pouls*, tel qu'il est inscrit par le sphygmographe.

Cet appareil est donc excellent lorsqu'il s'agit d'explorer l'artère radiale, et c'est même celui qui donne les meilleurs résultats; mais il ne peut commodément s'appliquer sur les autres artères telles que les carotides, la fémorale, etc., ni surtout sur les veines.

Il est préférable de se servir du stéthoscope microphonique représenté dans la figure 29. L'embout de corne pouvant être maintenu au niveau des vaisseaux sans exercer aucune pression sur eux, on évite la formation de ces bruits de souffle que produit la pression du stéthoscope ordinaire.

C'est à l'aide de ce stéthoscope que Boudet a pu reconnaître que *le second souffle crural de l'insuffisance aortique est un bruit propagé*. On sait que les opinions sont très différentes au sujet de l'origine de ce second bruit de souffle. Pour les uns, il serait causé par le reflux du sang vers le cœur, lors de la systole artérielle; mais les expériences entreprises par MM. Toussaint et Morat ont démontré que la vitesse en retour du sang n'existe pas dans l'insuffisance aortique. D'autres ont prétendu que l'ondée sanguine qui, à l'état normal, produit le dicrotisme de la pulsation, s'accompagne d'un souffle lorsque les valvules aortiques sont insuffisantes; M. Marey a suffisamment prouvé que les ondes secondaires allant vers la périphérie ne peuvent plus exister lorsque les valvules sigmoïdes sont insuffisantes.

La question peut être tranchée avec l'aide du microphone, et voici comment : l'embout de corne du stéthoscope microphonique est maintenu très légèrement au niveau de l'artère crurale, sans exercer de pression sur ce vaisseau. Le téléphone, approché de l'oreille, fait parfaitement reconnaître le second souffle artériel. Un autre microphone placé sur la région cardia-

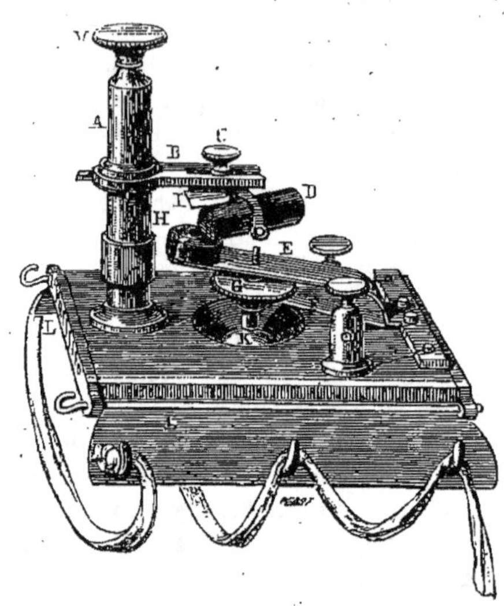

FIG. 29. — Explorateur microphonique du docteur Boudet (de Paris). — A, tige de cuivre sur laquelle monte et descend le chariot B ; C, vis de serrage permettant d'avancer ou de reculer le charbon mobile D ; E, ressort portant le charbon H ; E, ressort portant le bouton explorateur K ; G, vis permettant l'écartement des deux ressorts et par conséquent des pressions différentes du bouton K sur l'artère ; I, ressort en papier réglant la pression des charbons ; V, vis micrométrique réglant la hauteur du chariot B sur la tige A ; I, ailettes mobiles maintenant l'appareil sur le bras.

que permet d'ausculter en même temps le cœur, en appliquant un second téléphone sur l'autre oreille. L'expérimentateur entend donc à la fois les bruits du cœur et ceux qui se passent dans les vaisseaux ; or, il est très facile de reconnaître ainsi que le deuxième souffle cardiaque et le second souffle crural sont synchrones. On peut encore s'en assurer en inscrivant les mouvements du cœur et les pulsations de l'artère, et en pointant sur ces tracés le moment exact où l'on entend le second souffle crural.

Dans l'expérience représentée figure 30, un tambour explorateur (cardiographe) de Marey était appliqué au niveau de la pointe du cœur et donnait le tracé C. L'embout du stéthoscope microphonique, placé sur l'artère crurale, permettait d'entendre le second souffle artériel et de bien préciser le moment de sa production. Uu autre tambour à air, placé sous le doigt de l'explorateur, servait à transmettre à un tambour inscripteur une légère

poussée faite au moment même où l'oreille percevait ce second souffle artériel (tracé SA). Au moyen des repères, il est facile de voir sur cette figure
que le moment du second souffle crural correspond exactement à la dia-

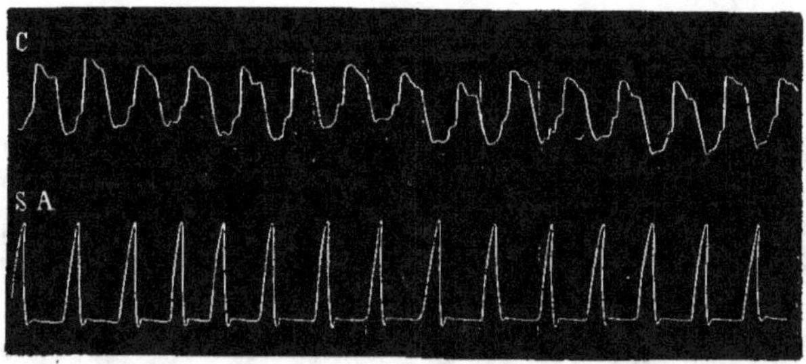

FIG. 30. — C, tracé du cœur ; SA, tracé indiquant le moment où se produit le second souffle crural
Boudet (de Paris).

stole cardiaque, c'est-à-dire au moment où a lieu le deuxième souffle cardiaque.

Le tambour explorateur est ensuite placé sur l'artère crurale, et donne le
tracé A, figure 31. L'embout du stéthoscope est placé sur la même artère,
et le signal à air indique (tracé SA) le moment où l'on entend le second
souffle crural. Le moment de ce souffle correspond *à la fin de la diastole
artérielle*.

Or, si nous prenons maintenant simultanément les deux tracés du cœur

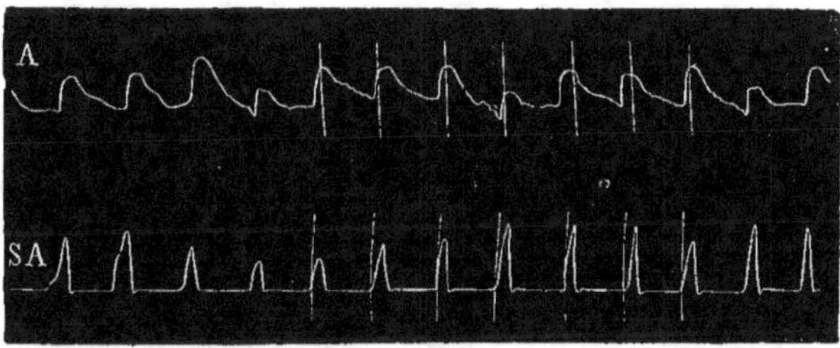

FIG. 31. — A, tracé de l'artère crurale ; SA, tracé indiquant le moment où se produit le second souffle
crural. Boudet (de Paris).

et de l'artère figure 32, sur le même malade, nous voyons que le moment
du second souffle artériel, indiqué par des repères dans la figure 31, correspond bien, dans la figure 32, au *moment de la diastole du cœur*, c'est-à-
dire au second souffle cardiaque.

Ces expériences montrent bien que le souffle artériel a lieu au moment

de la diastole cardiaque, avant la systole artérielle, ce qui détruit à la fois
les deux hypothèses du souffle dicrotique et du bruit du reflux, et permet de
conclure que le *second souffle crural de l'insuffisance aortique n'est que
la propagation du bruit de souffle cardiaque par l'intermédiaire du
liquide sanguin.*

Le même appareil peut également servir à l'auscultation des anévrysmes,

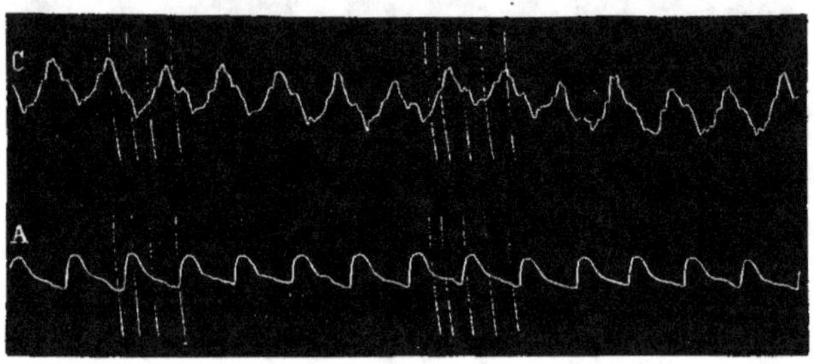

FIG. 32. — C, tracé du cœur ; A, tracé de l'artère crurale. Boudet (de Paris).

et le docteur Boudet (de Paris) dans le service de M. Broca, a ainsi
reconnu l'existence des souffles dans un cas d'anévrysme de la temporale,
alors que la tumeur traitée par l'électrolyse ne présentait plus aucun battement appréciable au toucher.

ARTICLE V

SIGNES FOURNIS PAR L'AUSCULTATION DES MUSCLES AU MOYEN DU MYOPHONE

Le *myophone* est disposé comme le sphygmophone (voy. plus haut), il
y a un chariot portant le charbon mobile, une vis micrométrique règle
l'élévation et la descente de ce chariot; le chariot inférieur est fixé au
centre d'une membrane de parchemin tendue sur une embouchure du
téléphone et destinée à amplifier les vibrations qui lui sont communi-
quées. L'autre face de cette membrane porte également, à son centre, un
bouton explorateur que l'on applique directement sur le muscles en
expérience.

Le *myophone* est un appareil qui permet d'entendre le bruit de la contraction musculaire et le bruit des muscles à l'état de repos. Ce
dernier a été attribué à la contraction tonique. MM. Boudet (de Paris)
et Debove, dans leurs recherches sur l'incoordination motrice des
ataxiques (1), ont pu constater que l'inégale tonicité était la règle chez les

____

(1) Boudet et Debove, *Arch. de Neurologie*, t. I, p. 39.

ataxiques. L'exploration myophonique leur a permis de découvrir cette inégale tonicité sur un grand nombre de malades, chez lesquels le palper n'indiquait aucune variation de consistance d'un groupe musculaire à l'autre. Cette diminution de la tonicité atteint son maximum dans certains muscles qui sont presque toujours les mêmes : aux membres inférieurs, ce sont les muscles antérieurs de la cuisse, c'est-à-dire les extenseurs de la jambe ; à l'avant-bras, chez les sujets dont l'incoordination motrice a envahi les membres supérieurs, les mêmes auteurs ont également trouvé, d'une manière constante, une diminution du bruit musculaire des extenseurs.

MM. Boudet (de Paris) et Debove ont noté, dans leurs observations, que les variations de la tonicité musculaire ne se rencontraient pas chez les tabétiques encore à la période des douleurs fulgurantes et qui n'auraient pas d'incoordination motrice. Il leur a donc semblé permis de penser qu'il y avait un lien étroit entre l'incoordination motrice et l'inégale tonicité des muscles, et ils en ont conclu que celle-ci était la cause de celle-là.

ARTICLE VI

SIGNES FOURNIS AU DIAGNOSTIC PAR L'AUSCULTATION DES ARTÈRES ET PAR LE POULS

L'auscultation des artères au sthétoscope, et l'étude du pouls palpé ou écrit par des appareils enregistreurs, fournissent un grand nombre de signes au diagnostic. Leur importance, exagérée par les uns, amoindrie par les autres, est incontestable, car, si l'exploration du pouls ne donne pas tous les résultats annoncés par Galien, Solano, Bordeu, Fouquet, etc., elle contribue énormément à donner la mesure de la vitalité, et elle sert beaucoup pour assurer le diagnostic et le pronostic.

L'oreille, armée du stéthoscope, entend dans les grosses artères, à l'état physiologique, un bruit sourd avec impulsion qui coïncide avec la systole des ventricules du cœur et qui est dû au passage du sang.

Ce bruit, d'autant plus fort qu'on le cherche plus près du cœur, est très appréciable dans les carotides et dans les artères crurales. Il varie dans sa force avec l'âge et la constitution vigoureuse ou faible de l'individu. Pour le bien entendre, il ne faut pas trop appuyer le stéthoscope sur le vaisseau, car une forte compression anéantit le bruit, et une compression moindre, rétrécissant l'artère, donne lieu physiquement à un bruit de souffle qui n'a rien de pathologique. Cette exploration doit être faite avec soin avec le sthéthoscope, sans exercer de compression sur les vaisseaux ou, comme je l'ai dit plus haut (p. 120), avec le *sphygmophone*.

Ces bruits augmentent de force dans la pléthore, dans les maladies franchement inflammatoires, et ils diminuent, au contraire, chez les sujets faibles (1), naturellement débiles ou depuis longtemps malades.

Ils changent de nature et se transforment en *bruit de souffle simple, à double courant*, en *bruit de diable*, en *sifflement musical plus ou moins prononcé*, dans certaines maladies organiques du cœur ou des artères, et dans les maladies chloro-anémiques qui entraînent la perte de l'albumine et des globules du sang.

Ces bruits anormaux, indiqués par Laennec, étaient pour lui le résultat de la contraction spasmodique des artères. Personne aujourd'hui n'accepte plus cette explication. On les considère comme pouvant être la conséquence de conditions anatomiques très différentes, particulières au solide et au liquide. On les produit facilement par compression du stéthoscope sur l'artère. Ils résultent, d'après Bouillaud (2), de la compression des artères par une tumeur, de leur rétrécissement par lésion organique, des plaques ossiformes qu'elles renferment, de la vitesse du cours du sang, et l'on a dit depuis qu'il fallait joindre à ces causes : 1° l'augmentation de la masse du sang invoquée par Beau (3), et 2° d'après de la Harpe (4), la diminution de densité du sang. On croit que cette diminution de densité au-dessous de 6 degrés à l'aréomètre de Baumé et la vitesse du liquide sont les conditions les plus favorables à la production de ces bruits.

Pour Chauveau, au contraire, ces bruits sont la conséquence de frottements du sang à l'intérieur des vaisseaux, sur leurs valvules, sur leurs angles de bifurcation, et ils sont le résultat de conditions différentes de la densité du liquide en circulation. Ils dépendent de la production d'une *veine fluide*. La question est à l'étude, et il me paraît impossible de se prononcer à cet égard. Quoi qu'il en soit, voici le résumé des expériences de Chauveau ; je le publie afin que chacun puisse en juger.

« 1° Les bruits de souffle sont des phénomènes purement physiques, c'est-à-dire des sons, soumis aux lois ordinaires de l'acoustique. Comme ils sont toujours identiques avec eux-mêmes, malgré leurs nuances nombreuses, ils ne peuvent être engendrés que par une seule et même cause essentielle, qui appartient nécessairement à l'ordre mécanique.

» 2° Cette cause ne tient directement ni à la qualité, ni à la quantité du sang qui circule dans les vaisseaux, ni par conséquent à l'état de tension ou de relâchement des parois vasculaires.

» 3° Elle ne réside pas davantage dans les aspérités qui rendent rugueuse la face interne des veines ou des artères sans modifier le calibre de ces tubes.

» 4° Quand une dilatation existe sur le trajet d'un vaisseau, le sang, en arrivant dans cette partie dilatée, peut produire un bruit de souffle.

____

(1) Voy. plus haut, article *Sphygmophone.*
(2) Bouillaud, *Traité clinique des maladies du cœur.* 2° édit. Paris, 1841, 2 vol. in-8°.
(3) Beau, *Traité expérimental et clinique d'auscultation.* Paris, 1856.
(4) De la Harpe, *Nouvelles recherches sur le bruit de souffle des artères* (*Archives de médecine*, 1838, t. III, p. 33).

» 5° Le rétrécissement des vaisseaux, dans un point plus ou moins étendu de leur trajet, peut s'accompagner aussi d'un bruit de souffle. Mais ce n'est point l'entrée du sang de la partie large dans la partie étroite, ni le passage de ce fluide à travers la partie rétrécie, qui produit le murmure. Celui-ci survient lorsque le sang entre dans la portion du tube vasculaire située immédiatement au delà du rétrécissement; et, comme cette partie représente, relativement au rétrécissement qui la précède, une véritable dilatation, il s'ensuit que le souffle, coïncidant avec un rétrécissement, reconnaît encore pour condition essentielle l'entrée du sang dans une partie dilatée du système vasculaire.

» 6° Quoique l'entrée du sang dans une partie réellement ou relativement dilatée de l'appareil circulatoire constitue la condition essentielle et générale du bruit de souffle, il ne suffit pas de cette condition seule pour faire naître un murmure; il faut encore : 1° que la différence entre le diamètre de la partie dilatée et celui du rétrécissement absolu ou relatif qui la précède soit assez prononcée; 2° que le sang pénètre dans cette dilatation avec une force suffisante.

» 7° S'il est vrai qu'il faille une certaine différence de diamètre entre la dilatation où a lieu le bruit de souffle et le rétrécissement réel ou relatif qui précède celle-ci pour que le murmure se manifeste, il ne faudrait pas croire que plus la différence sera prononcée, plus le bruit engendré aura d'intensité. Lorsque l'entrée de la partie dilatée devient fort petite, et ne laisse passer qu'un très mince filet de sang, le souffle, tout en restant net, rude même, perd beaucoup de son intensité, et d'autant plus que le filet sanguin est moins volumineux. C'est quand le sang arrive à larges flots dans une large cavité qu'on a le plus de chance de voir naître un fort bruit de souffle.

» 8° Étant prouvée la nécessité d'une certaine force d'impulsion du sang pour la production du bruit du souffle, si l'on cherche à déterminer précisément quelle est cette force, on voit qu'elle doit au moins être capable de faire équilibre à une colonne de mercure de 5 centimètres environ de hauteur. On voit de plus que, si cette force s'élève, l'intensité du souffle augmente proportionnellement.

» 9° Toutes les fois qu'un souffle s'est produit, il se propage sur le trajet des vaisseaux, au delà et en deçà de son lieu d'origine, d'autant plus loin qu'il est plus intense, mais toujours à une plus grande distance dans la direction du cours du sang, c'est-à-dire au delà du point où le souffle est engendré. En deçà le murmure se manifeste surtout avec le timbre du bruit de la lime qui mord sur le fer. Au niveau de la dilatation et au delà, il apparaît plutôt avec les caractères du bruit de la râpe qui entame le bois.

» 10° Comme tous les sons possibles, les bruits de souffle reconnaissent pour cause immédiate des vibrations moléculaires. Où et comment naissent ces vibrations? L'observation démontre que le sang, en pénétrant avec une force suffisante dans une partie réellement ou relativement dilatée du système vasculaire, forme toujours une veine fluide, qui traverse le liquide primitivement contenu dans la dilatation. Or, on sait, depuis les beaux travaux de Savart, que toute veine fluide est le siège de vibrations susceptibles de produire des sons, vibrations qui ébranlent aussi l'orifice d'écoulement de la veine. Dans l'espèce, les vibrations de notre veine fluide intra-vasculaire et de son orifice d'écoulement sont nettement perçues par le doigt, soit à l'intérieur, soit à la surface des cavités vasculaires où elles ont lieu. Ce sont ces vibrations qui donnent naissance au phénomène connu sous le nom de *frémissement vibratoire*, phénomène lié d'une manière si intime au murmure vasculaire, qu'on peut dire qu'il n'y a point de bruit de souffle sans frémissement vibratoire, et réciproquement. Ce frémissement, perçu seulement dans les vaisseaux quand il est faible, présente toujours son maximum d'intensité, comme le bruit de souffle lui-même, sur le trajet de la veine fluide, c'est-à-dire au niveau de la partie dilatée dans laquelle entre cette veine. Il se propage également en deçà et au delà, mais avec des caractères trop variables, suivant les cas particuliers, pour que l'on parle de ce fait dans un exposé de doctrines générales (1). »

En attendant que les expériences de Chauveau soient généralement adoptées, on peut encore soutenir que, dans les artères comme dans le cœur, il y a des bruits de souffle *organiques* et des bruits de souffle *chlorotiques*. Les premiers, causés par la compression des artères ou par l'altération de leur structure, sont toujours *simples* et *intermittents*, tandis que les autres, produits par l'altération chlorotique du sang, sont quelquefois *simples*, mais beaucoup plus souvent *continus* et à *double courant*. Ils donnent lieu exclusivement au *bruit de diable* et au *sifflement musical des artères*.

Les bruits de souffle *simples* ou *intermittents*, *à un seul courant*, annoncent une *tumeur anévrysmale*, un *anévrysme variqueux*, le *rétrécissement* ou la *compression* des vaisseaux *artériels*, les *rugosités de la surface interne de l'artère*, certaines dilatations capillaires formant des *tumeurs érectiles*. Alors le bruit de souffle est *partiel*. — Il est *général* et peut être entendu à l'intérieur de plusieurs artères, notamment de l'artère fémorale, dans l'*insuffisance des valvules sigmoïdes*.

Les *bruits de souffle continu, à double courant* et le *bruit de diable*, ainsi nommés à cause de leur ressemblance avec le bruit d'un jouet d'enfant de ce nom, sont les différents degrés d'un même bruit, de même que le *bruit sibilant*, le *sifflement modulé* ou *chant des artères*, donnant lieu au son de la guimbarde, au bourdonnement d'une mouche, au son de conque, etc., etc.

Ce bruit diffère du bruit intermittent en ce sens que le souffle est à chaque instant renforcé par un second souffle moins fort, et donnant au bruit une sorte de continuité.

Quelle que soit la variété produite, du moment où le souffle est continu, musical, à double courant, il s'agit d'un état d'anémie ou de chlorose plus ou moins prononcé.

(1) Chauveau, *Sur le mécanisme des bruits de souffle vasculaire* (*Journal de la physiologie de l'homme et des animaux*, 1860, t. III, p. 163).

Néanmoins, en présence des expériences que je viens de rapporter, il y a lieu de faire quelques réserves, et d'ailleurs, ainsi que je l'ai dit ailleurs il y a longtemps, on trouve souvent des sujets qui, bien portants d'ailleurs et sans anémie ni chlorose apparente, ont des bruits de souffle continu dans les carotides. Tel est le cas de tous les enfants d'un collège examinés sous ce rapport et qui m'ont offert, pour la plupart, des bruits de souffle carotidiens très prononcés. La question est à étudier de nouveau et l'appui que Perrot et Peter ont donné à la théorie de Chauveau prouve qu'il y a là quelque chose à prendre dans ces expériences.

Le docteur Ogier Ward (1) et Corvau (2) ont contesté que le bruit de souffle à double courant se passât dans les artères du cou, et ils ont placé la cause dans la circulation continue des veines. Pour eux, le bruit de souffle à double courant que l'on croit entendre dans les carotides aurait pour siège la veine jugulaire. Malheureusement, au cou et sur les différentes régions du corps, il est difficile d'ausculter les grosses veines, jugulaires ou autres, sans ausculter en même temps les artères qui leur sont contiguës, et, quel que soit le soin qu'on mette à cette exploration, il y a là une cause d'erreur impossible à éviter. Par cette raison, les expériences de MM. Ward et Corvau ne sont pas décisives, et il faut en attendre de plus concluantes avant d'adopter la théorie qui place dans les veines le siège du bruit de souffle à double courant.

ARTICLE VII

SIGNES FOURNIS AU DIAGNOSTIC PAR L'AUSCULTATION DE LA TÊTE

Quand on ausculte le sommet de la tête des enfants en bas âge dont la fontanelle antérieure n'est pas fermée, on peut entendre deux bruits : 1° un bruit isochrone à celui de la respiration et semblable à lui ; 2° un bruit intermittent du souffle isochrone à celui du pouls et qui est le *souffle céphalique*. Le premier est dû à la transmission du bruit respiratoire vésiculaire des poumons, et le second se passe dans les vaisseaux de la tête.

Pour bien entendre ces bruits, il faut que les enfants soient calmes et qu'on constate le souffle céphalique seul, c'est d'après Fisher, de Boston, l'indice de l'*hydrocéphale*, Rilliet, au contraire, pense que c'est un signe de *rachitisme*. D'après Withney, ce souffle n'a aucune importance diagnostique et il s'entend chez les enfants comme chez l'adulte.

Le docteur Tripier a entrepris sur ce sujet des recherches nouvelles dont voici le résultat :

1° Contrairement à l'opinion de ceux qui affirment que ce bruit existe seulement chez les enfants, et ainsi que l'avaient indiqué Fisher et Withney. le souffle céphalique existe chez l'adulte.

(1) Ward, *London Med. Gaz.*, 1837.
(2) Corvau, *Archives de médecine*, 1843.

B. — DIAGNOSTIC.   9

2° C'est un souffle systolique profond qu'on entend sur tout le crâne, principalement sur les parties latérales au niveau des tempes, avec maximum d'intensité sur la région temporale droite.

3°⸱⸱Les malades sur lesquels on le rencontre, entendent un bruit intermittent synchrone avec le souffle perçu à l'auscultation, et par conséquent, avec la systole cardiaque, et dont l'intensité est en rapport direct avec celle du souffle céphalique.

4° Le bruit et le souffle peuvent être modifiés ou supprimés momentanément par la compression de la carotide du côté où l'on ausculte, ou même du côté opposé.

5° Le souffle céphalique, qui est parfaitement synchrone avec la systole cardiaque, doit se passer dans le système artériel.

On arrive par exclusion à la placer dans la partie terminale de la carotide interne au niveau du point où elle pénètre dans la cavité crânienne.

6° Dans les anémies par hémorrhagies et par cachexie, dans la chlorose, le souffle céphalique se rencontre lorsque les symptômes d'anémie sont intenses et de longue durée.

7° Le souffle céphalique sans souffle à la base du cœur et surtout sans anémie, devra faire songer à la possibilité de la compression de la carotide interne au niveau de sa partie terminale, lorsqu'il n'existera aucun trouble du côté de l'orbite.

Indications fournies par le souffle céphalique. — Toutes les fois qu'on rencontrera le souffle céphalique à la suite d'hémorrhagies ou dans la chlorose, on pourra être certain que l'anémie est profonde et qu'elle réclame un traitement aussi énergique que possible.

Comme le souffle céphalique peut aussi être produit par un état cachectique sous la dépendance probablement de lésions diverses, on devra toujours rechercher avec soin la cause de l'anémie.

Dans les cachexies l'existence du souffle céphalique est un signe pronostique grave ; sa diminution et sa disparition, coïncidant avec une aggravation de la maladie, seront un indice encore plus fâcheux.

Lorsqu'un malade anémique ou non se plaindra de troubles cérébraux et surtout d'entendre des bruits anormaux, on devra toujours ausculter la tête, car la constatation du souffle céphalique en l'absence d'un souffle cardiaque, pourra mettre sur la voie du diagnostic d'une lésion intra-crânienne.

Le souffle céphalique offre des indications pour le traitement, surtout par la connaissance des conditions dans lesquelles il est produit.

C'est ainsi que, dans les cas où il dépend d'une tumeur anévrysmale ou anévrysmoïde, la ligature de la carotide peut guérir le malade.

Par contre, on évitera chez les anémiques et dans les cas de compression de la carotide, une intervention qui, tout en faisant courir au malade des chances de mort et d'accidents divers, ne pourrait lui être utile.

ARTICLE VIII

SIGNES FOURNIS AU DIAGNOSTIC PAR L'AUSCULTATION DU VENTRE DANS LA GROSSESSE

Historique. — C'est Mayor, de Genève, qui, le premier, en 1818, annonça qu'il avait entendu, sur une femme grosse, les bruits du cœur du fœtus, et c'est de Kergaradec qui fit paraître, en 1821, le premier travail sur l'auscultation obstétricale; il annonça que lorsqu'on ausculte avec soin l'abdomen d'une femme qui a dépassé la première moitié de la grossesse, on perçoit un double battement comparable au tic-tac d'une montre, ce sont les battements du cœur fœtal.

De Kergaradec reconnut aussi et signala un bruit de souffle isochrone au pouls de la mère, bruit de souffle qu'il appela placentaire, ou bruit de souffle utérin. Il faut ausculter avec un sthétoscope, parce qu'il permet d'atteindre l'utérus lorsqu'il dépasse à peine le détroit supérieur, parce qu'il permet aussi de déprimer facilement la paroi abdominale, les anses intestinales et le liquide amniotique. Voici, d'après le docteur Pilat, les règles à suivre dans l'auscultation du ventre (1) :

Position à donner à la femme. — Quant à la meilleure position à donner à la femme, celle qui convient pour le palper abdominal, convient aussi pour l'auscultation, c'est le décubitus dorsal, avec relâchement des parois abdominales, qui est la position la plus favorable. En outre des battements du cœur fœtal et du bruit de souffle utérin, il peut y avoir d'autres bruits perçus par l'auscultation.

Bruit de souffle du cordon. — C'est d'abord le bruit de souffle du cordon qu'on ne rencontre que dans un petit nombre de cas, et qui ne peut être confondu avec le souffle utérin, parce qu'il est isochrone aux battements du cœur fœtal.

Selon Nægèle, ce souffle ne serait perçu que dans une petite étendue, et sa situation varierait avec la présentation du fœtus.

Cet auteur reconnaît comme cause de ce souffle, l'entortillement du cordon autour du cou du fœtus ou la compression de cette tige entre le dos fœtal et la face interne de la matrice; dans ces cas, la tension plus grande du cordon et l'écoulement du liquide amniotique doivent favoriser la production de ce bruit, et la persistance de ce souffle doit faire craindre pour la circulation et la santé de l'enfant.

Bruit de souffle fœtal. — C'est un bruit doux et faible qui accompagne l'un ou l'autre des battements redoublés du cœur fœtal.

Mouvements actifs du fœtus. — Le bruit produit par les mouvements actifs du fœtus est un choc rapide, instantané, qui ne pourra être confondu avec aucun des bruits cités plus haut, et que l'on perçoit également avec la main appliquée sur la paroi abdominale; c'est à quatre mois et demi

______
(1) Pilat, *Leçon sur l'auscultation appliquée à la grossesse* (*Bull. médical du Nord*, fév. 1882)

que la femme commence ordinairement à constater ces mouvements, mais par l'auscultation, l'accoucheur peut les percevoir un peu plus tôt, c'est là un signe de certitude de la grossesse.

Bruit produit par le décollement du placenta. — M. le docteur Caillaut a signalé un bruit tout particulier, qui serait dû au décollement du placenta, après l'expulsion du fœtus, au moment où l'utérus revient sur lui-même, mais cela n'a pas d'importance.

Souffle utérin. — Ce souffle, nommé bruit placentaire, souffle abdominal, utérin, est isochrone aux battements du cœur de la mère et ne peut être confondu avec les bruits qui se passent du côté du cœur fœtal ; il est du reste plus prononcé et plus fort que le souffle fœtal et le souffle du cordon ; c'est un souffle sans choc, sans pulsation, ce qui le différencie du souffle d'une affection cardiaque ou du souffle résultant de la compression d'une artère.

C'est le plus inconstant de tous les bruits, on le voit paraître et disparaître ; sa forme est aussi très variée : tantôt faible, tantôt fort, on l'entend grandir sous l'oreille : tantôt profond, tantôt superficiel, on le trouve le plus souvent sur un des côtés de l'utérus, quelquefois des deux côtés, ou même vers le fond de l'organe.

Quant à l'époque de son apparition, c'est vers le quatrième mois qu'il devient plus facile à percevoir, et il continue ensuite à se produire d'une façon irrégulière jusqu'au moment de l'accouchement.

Par l'auscultation intravaginale, Nauche et Vérardini ont pu entendre ce bruit de souffle à la fin du deuxième mois de la grossesse.

Kergaradec et Vérardini pensent que c'est un souffle utéro-placentaire dû au passage du sang de vaisseaux étroits dans d'autres plus larges, et comme ce souffle peut s'entendre dès les premiers mois de la grossesse, il peut avoir une grande valeur diagnostique dans les cas de grossesse peu avancée ou d'insertion du placenta sur le col.

Cette théorie de Kergaradec et de Vérardini n'est plus accceptable, car on sait que dans une grossesse simple, on peut parfois entendre le bruit de souffle des deux côtés à la fois et sur des points éloignés l'un de l'autre, et de plus, d'après Paul Dubois, que ce bruit de souffle se passe dans les parois utérines, et qu'il n'y a aucun rapport entre le placenta et ce bruit ; car s'il arrive que le placenta s'est inséré dans le fond de la matrice, le bruit de souffle s'entend le plus souvent sur les parties latérales de l'organe.

Battements du cœur de l'enfant. — Leur étude est d'une importance considérable ; ils constituent le signe le plus certain de la grossesse ; ils permettent de diagnostiquer une grossesse multiple, d'être renseignés sur l'état de vie, de santé ou de souffrance de l'enfant, enfin, ils permettent souvent de connaître la présentation et la position du fœtus.

On admet généralement que c'est à quatre mois et demi qu'ils commencent à être perceptibles ; il est évident qu'ils existent avant cette époque de la grossesse, mais on comprend que plusieurs circonstances puissent retarder le moment où il sera possible de les percevoir ; parmi ces causes de retard, il faut citer la faiblesse de l'enfant, une épaisseur considérable de la paroi abdominale, une quantité exagérée de liquide amniotique tandis que dans les cas contraires, il sera possible de les entendre avant cette époque de la grossesse. Leur fréquence reste la même tout le temps.

Leur nombre varie entre 120 et 160 à la minute ; à ce chiffre il est parfois difficile de les compter, car l'intervalle qui sépare deux battements n'est pas plus grand que celui qui sépare les deux bruits d'une contraction cardiaque.

Diagnostic du sexe. — Pour quelques auteurs, il est possible de diagnostiquer le sexe de l'enfant d'après la fréquence plus ou moins grande des pulsations; en effet, on a cru pouvoir annoncer la naissance d'un garçon lorsque ce nombre était inférieur à 130, et la naissance d'une fille lorsque le nombre des pulsations était supérieur à ce chiffre; mais il n'y a rien d'exact dans ces affirmations.

Grossesses multiples. — Dans les cas de grossesse multiple, l'auscultation peut permettre d'arriver à une certitude absolue, il ne suffit pas pour cela d'entendre des battements sur deux points opposés de l'abdomen, il faut encore que l'on constate le défaut d'isochronisme entre ces battements.

Lorsque l'un des fœtus est situé profondément et que les battements de son cœur n'arrivent pas à l'oreille de l'observateur, l'auscultation fera défaut ; il en sera de même, lorsque l'un des fœtus aura cessé de vivre.

Pendant le travail de l'accouchement, l'auscultation ne doit pas être négligée, car elle permet de constater l'état de santé ou de souffrance du fœtus ; elle doit surtout être pratiquée lorsque le travail se prolonge après l'écoulement du liquide amniotique, car dans ces cas, le cordon peut être comprimé entre la paroi de l'utérus et quelque partie fœtale, et la mort du fœtus peut en être la conséquence.

Diagnostic des présentations et positions du fœtus. — L'auscultation appliquée au diagnostic des présentations et des positions est très importante. Elle permet de diagnostiquer la présentation et la position, elle permet d'établir un diagnostic que le palper et le toucher n'avaient pu que faire soupçonner. Mais cette étude rentre trop dans celle des accouchements pour être développée ici.

CHAPITRE X

DYNAMOSCOPIE

Les bruits profonds de la contraction circulaire que peut apprécier l'oreille ont été signalés par Grimaldi, en 1618, comme étant le résultat de l'agitation des esprits animaux. Ce fut aussi la pensée de Théodore Craanen; mais dès l'année 1760, Lud. Roger attribua ces bruits à la contraction musculaire, opinion adoptée par Walleston, par Ermann, par Laennec et par tous les physiologistes.

C'est ce bruit de contraction musculaire, étudié par l'auscultation, qui a été de la part de Collongues l'objet d'illusions sensoriales extraordinaires désignées sous le nom de *dynamoscopie*. D'après ce médecin, l'étude de ce bruit serait la mesure des forces de la vie (1).

Sans accorder beaucoup d'importance à ce moyen, je le mentionne ici, afin d'appeler sur lui l'attention des observateurs qui voudraient vérifier ce qu'il renferme de bon et d'utile à la science. Je dirai plus loin toute ma pensée sur ce nouveau système d'auscultation. Mais je l'ai déjà jugé en lui appliquant le mot d'illusion sensoriale.

Voici comment s'exprime l'auteur :

« En plaçant l'un des doigts de la main d'un homme à l'état de santé ou malade dans le conduit auditif externe, on entend un bruit continu très semblable à un *bourdonnement*; à ce bruit s'ajoutent, par intervalles irréguliers, des crépitations bien distinctes du bruit de bourdonnement, et qu'on peut appeler *pétillements* ou *grésillements*. Les bourdonnements et les pétillements sont plus sensibles lorsqu'on se sert d'un corps intermédiaire entre le doigt et le conduit auditif. Les meilleurs conducteurs sont le liège et l'acier. Les bruits entendus appartiennent bien réellement au sujet en exploration, et non à l'oreille de l'explorateur, pas plus qu'à l'air comprimé entre le tympan et l'instrument explorateur. Preuve : si l'on appuie l'instrument que nous appelons *dynamoscope* contre un corps inerte, ou si l'on introduit dans le godet de l'instrument le doigt d'un cadavre, on ne perçoit aucun de ces bruits.

» Le *bourdonnement* est un phénomène général. Les *pétillements* n'existent qu'à l'extrémité des doigts des mains et des pieds.

» Le bourdonnement et les pétillements, considérés sous le rapport physiologique, varient suivant les sexes, les âges, les tempéraments, les saisons, les climats, l'état de veille ou de sommeil, de fatigue ou de repos, de grossesse.

» Étudiés dans certaines circonstances physiologico-pathologiques, comme la douleur pendant les opérations sanglantes, l'électrisation, l'éthérisation, le bourdonnement et les pétillements ont des différences marquées. Pendant les maladies, soit aiguës, soit chroniques, le bourdonnement se modifie ainsi : s'il est doux, lent, continu, égal à l'état normal, il devient rude, fort, rapide, continu; nous l'appelons *bourdonnement roulant*. Ce bourdonnement coïncide avec un état morbide exempt de danger. Si le bourdonnement, au lieu d'être continu, uniforme, devient tremblotant, c'est l'indice d'un état sérieux. Le bourdonnement peut être très variable, très inégal; il peut affecter tantôt une note aiguë, tantôt une note grave, et il correspond alors à un état morbide grave. Le cas devient plus

(1) Collongues, *Comptes rendus de l'Académie des sciences*, 1856. — *Traité de dynamoscopie ou appréciation de la nature et de la gravité des maladies par l'auscultation des doigts*. Paris, 1862. — Le *Bioscope, applications à la physiologie, à la pathologie*. Paris, 1874.

grave encore si le bourdonnement passe du roulant, du tremblotant, à l'intermittent, au doux ; c'est le signe de la rétrogradation de la maladie. Enfin, l'absence du bourdonnement à l'extrémité des doigts est l'augure d'une mort prochaine. Pourtant, dans quelques maladies en particulier, il ne faudrait pas se laisser tromper à ce caractère : ainsi, dans les paralysies complètes, le bourdonnement est nul ; dans les maladies qui se manifestent par la perte de la connaissance (épilepsie, catalepsie, apoplexie, etc.), le bourdonnement peut se supprimer longtemps et reparaître. Son apparition avant la fin de l'attaque indique que le malade reprendra bientôt ses sens.

» Les pétillements dans les états morbides sont très variables. Après la mort, c'est-à-dire après la cessation complète de la respiration et des battements du cœur, le bourdonnement persiste ; il est seulement très affaibli. Il est un point dans les régions précordiale et épigastrique où il est plus évident que partout ailleurs. La durée du bourdonnement après la mort varie de la dixième à la quinzième heure. Il suit une loi de retraite des extrémités vers le centre.

» Dans les membres séparés du tronc, le bourdonnement existe partout immédiatement après l'amputation. Il disparaît de minute en minute, en allant des deux extrémités vers le centre. Ce n'est que vers la quinzième minute qu'il a complètement disparu.

» Le bourdonnement et les pétillements ne tiennent pas à la circulation ni à la chaleur animale. Sans rien conclure sur la nature de ces bruits, nous constatons qu'ils sont une résultante de l'action organique.

» Les variations du bourdonnement éclairent la marche et le pronostic des maladies. Enfin l'absence du bourdonnement fait distinguer une paralysie complète d'une paralysie incomplète ; elle est le signe le plus certain de la paralysie vraie, et la fait distinguer de la paralysie simulée. »

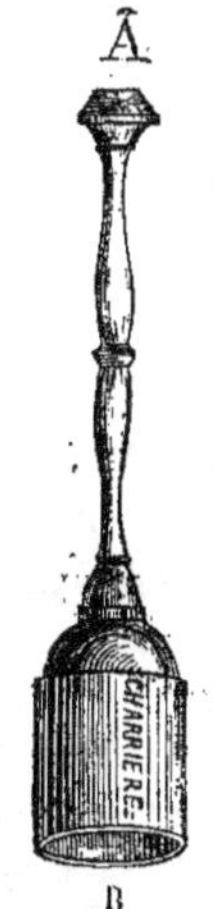

Fig. 33. — Dynamoscope de Collongues (*).

Comme on le voit, ce système d'auscultation diffère du procédé Laennec. L'auscultation stéthoscopique ne transmet à l'oreille que des bruits résultant d'une action physique, comme le passage de l'air à travers les mucosités accumulées dans les bronches ou les vésicules pulmonaires, le choc de deux fragments d'os ou de pierre, le frottement de deux surfaces rugueuses, etc. Ce système d'auscultation transmet les produits de l'action organique. C'est pour cela qu'il a été appelé *dynamoscopie*, et l'instrument explorateur *dynamoscope* (fig. 33).

(*) A, tige de liège, d'argent ou d'acier, qui présente à une extrémité un renflement B, creusé en godet pour recevoir la dernière phalange d'un des doigts de la personne auscultée, et, à l'autre extrémité, un second renflement plein et en forme de cône tronqué, que l'observateur introduit dans son oreille, et qui doit oblitérer exactement le conduit auditif. L'extrémité auriculaire de l'instrument doit varier suivant la conformation du conduit auditif externe de l'expérimentateur.

Voici le résumé des signes que Collongues.croit avoir découverts par ce mode d'exploration dans les maladies internes :

Dans les maladies aiguës. — 1° Le bourdonnement est roulant, fort, rapide, continu, égal.

2° Le bourdonnement devient roulant, trépidant ou tremblotant. La trépidation ou le tremblotement peuvent être continus, comme ils peuvent aussi ne paraître que de temps en temps.

3° Le bourdonnement est très variable, très inégal ; il affecte tantôt une note aiguë, tantôt une note grave ; il est à présent très évident, tout à l'heure très obscur ; tantôt net, tantôt embarrassé.

4° Le bourdonnement est intermittent. Sa suppression peut être brusque, comme aussi elle peut arriver d'une manière lente en passant d'une note plus élevée à une note plus basse.

5° Le bourdonnement montre des caractères tels qu'il rappelle le bourdonnement qui existe au creux épigastrique ou sur la région précordiale, après la mort : ce bourdonnement est dit *bourdonnement des mourants.*

6° Enfin le bourdonnement se supprime quelquefois complètement à l'extrémité des doigts quelques heures avant la mort ou au moment même de la mort.

Dans les maladies chroniques. — Toutes les variétés du bourdonnement dans les maladies aiguës se présentent encore dans les maladies chroniques.

Le bourdonnement offre dans celles-ci une faiblesse qui ne se trouve pas dans les maladies aiguës.

Fièvres intermittentes. — Les trois stades de la fièvre ont trois bourdonnements différents.

Dans le premier stade ou stade de froid, le bourdonnement est sourd, lent, profond, roulant, continu, inégal.

Dans le deuxième stade ou stade de chaud, le bourdonnement est roulant, superficiel, très fort, très rapide, continu, quelquefois trépidant ou tremblotant.

Dans le troisième stade, ou stade de sueur, le bourdonnement est roulant, fort, moins rapide, continu, égal, régulier.

Dans le choléra épidémique, le bourdonnement offre dès le début les caractères de celui qui ne se présente ordinairement qu'à la fin des maladies aiguës, c'est-à-dire qu'il est intermittent. Les intermittences du bourdonnement sont plus prolongées que les réapparitions. D'ailleurs, il est très fort, très variable, tremblotant ; il baisse et disparaît.

Dans les maladies qui se distinguent par la perte subite du sentiment et du mouvement, ordinairement le bourdonnement se supprime d'abord, et sa suppression continue jusqu'aux approches du retour des sens du malade.

Dans les attaques d'hystérie, la suppression du bourdonnement n'est pas la règle.

Dans toutes les maladies nerveuses, le bourdonnement est comme contracté, embarrassé.

Les paralysies complètes sont remarquables par l'absence totale du bourdonnement.

Les paralysies incomplètes ont un bourdonnement plus ou moins faible, suivant le plus ou moins de paralysie.

Le bourdonnement pendant le sommeil des malades conserve les altérations de l'état de veille ; il est seulement plus faible, plus profond.

Pétillements. — Dans le cours des maladies aiguës, comme des maladies chroniques, les pétillements sont extrêmement variables. Ils ne se suppriment qu'à la mort.

Les pétillements sont rares pendant le stade de froid des fièvres intermittentes. Ils sont plus fréquents et plus forts dans le stade de chaud.

Pendant la sueur, ils sont éclatants, très vites, assez fréquents et ordinairement simples.

Dans le choléra épidémique, ils sont remarquables par leur nombre et leur éclat. Ils disparaissent pendant les crampes.

Dans les maladies qui se distinguent par la perte subite du sentiment et du mouvement, les pétillements ne se suppriment pas toujours pendant les attaques.

Dans l'hystérie, ils sont très nombreux. Ils le sont aussi dans les maladies nerveuses qui n'abolissent pas la conscience.

Dans les paralysies complètes, ils sont nuls ; dans les paralysies incomplètes, ils sont rares.

Dans le sommeil des malades, ils sont plus petits, plus rares.

Diagnostic. — L'absence du bourdonnement fait distinguer une paralysie complète d'une paralysie incomplète ; elle est le signe le plus certain de la paralysie vraie, et la fait distinguer de la paralysie simulée.

Marche, durée, terminaison des maladies. — Les variations du bourdonnement peuvent beaucoup éclairer la marche, la durée, la terminaison des maladies.

Le bourdonnement roulant, fort, rapide, coïncide avec la première période des maladies.

Les bourdonnements tremblotants, intermittents et des mourants, correspondent aux périodes les plus graves.

Pronostic. — Le bourdonnement roulant, fort, rapide, égal, signifie qu'une maladie, pour le moment, est exempte de danger.

Le bourdonnement tremblotant, roulant, rapide, continu, inégal est l'indice d'un état sérieux.

Le bourdonnement qui est très variable et très inégal, surtout s'il se joint au tremblotement, correspond à un état grave.

Le cas sera encore plus grave si le bourdonnement roulant, tremblotant, est intermittent.

Lorsque le bourdonnement passe du roulant, du tremblotant, de l'intermittent au doux, c'est le signe de la rétrogradation de la maladie.

Enfin, le bourdonnement des mourants et l'absence complète et durable du bourdonnement à l'extrémité des doigts, des mains, sont un caractère certain d'une mort prochaine.

Du pronostic dans quelques maladies en particulier. — Dans les maladies qui se manifestent par la perte subite de la connaissance, le bourdonnement qui persiste pendant l'attaque indique que l'attaque n'est pas mortelle.

Le bourdonnement, qui est supprimé au début de l'attaque et qui reparaît durant son cours, indique que le malade reprendra ses sens.

La réapparition du bourdonnement sous l'influence de l'électricité dans les organes paralysés, annonce que le malade peut guérir.

Traitement des maladies. — La méthode qui fait rétrograder le bourdonnement de la deuxième période à la première est la plus convenable, et réciproquement, la méthode qui fait passer le bourdonnement de la première à la seconde période est un traitement peu convenable.

Pétillements. — Les pétillements manquent, ainsi que les bourdonnements, dans les organes complètement paralysés.

Dans les pertes de connaissance, les pétillements qui persistent malgré l'absence de bourdonnements doivent faire espérer que le bourdonnement se réveillera et que l'attaque ne sera pas mortelle.

L'électricité qui réveille dans un organe paralysé les pétillements sans le bourdonnement doit inspirer la confiance que le bourdonnement ne tardera pas à revenir.

Résultat de la dynamoscopie après la mort. — Il n'est pas jusqu'à la mort réelle que M. Collongues ne croie pouvoir distinguer à l'aide de la dynamoscopie. Si ce n'était que cela, ce ne serait rien ; mais il s'est cru obligé de trouver mauvais tout ce qui a été fait avant lui. Il nie que l'auscultation cardiaque puisse faire reconnaître la mort, et il admet qu'on peut vivre sans mouvements et sans bruits du cœur. — Pour lui, l'absence du bourdonnement est le signe le plus certain de la mort. Elle fait distinguer la mort réelle de la mort apparente.

Mort générale. — Immédiatement après la mort, le bourdonnement est absent de l'extrémité des doigts ; on le perçoit aux jambes, aux cuisses, aux avant-bras, aux bras, au cou, à la poitrine, et quelquefois à l'abdomen : on ne l'entend pas à la face et sur le cuir chevelu.

Il y a un point dans la région précordiale et épigastrique où il est plus distinct que dans toute autre partie. Ce point n'a pas de siège précis.

Le bourdonnement se trouve, après la mort, petit, faible, profond, lent, peu nourri, clair, continu, égal. Il rappelle le bourdonnement des mourants.

Le bourdonnement disparaît d'abord des pieds, des mains, puis des avant-bras, des jambes, des bras, des cuisses, où il est rare qu'on le trouve huit heures après la mort. Il se dissipe ensuite du cou, de la partie supérieure de la poitrine, et il reste encore perceptible, quoique très affaibli, aux points indiqués des régions précordiale et épigastrique jusqu'à la dixième ou seizième heure après la mort.

Si le bourdonnement existe encore à l'épigastre dix ou seize heures après la mort, on ne comprend pas qu'il soit possible de voir dans sa disparition le signe le plus certain de la mort, car avant cette époque il y en a bien d'autres qui ont permis d'établir ce diagnostic.

Mort locale. — Dans les membres séparés du tronc, le bourdonnement existe partout immédiatement après l'amputation ; il disparaît de minute en minute, en allant des deux extrémités vers le centre. Ce n'est que vers la quinzième minute qu'il est complètement éteint.

Pétillements. — Les pétillements sont nuls dans la mort générale et locale.

Après avoir rapporté tout ce que Collongues croit avoir trouvé d'éléments de diagnostic et de pronostic dans la dynamoscopie, je suis libre vis-à-vis de l'auteur, et je jugerai sa découverte en quelques mots. — C'est une illusion sensoriale. — Et cela prouve combien il est difficile d'observer. — Sans mettre en doute l'existence du bruit de contraction musculaire, je dis qu'il est difficile de l'apprécier, et j'ajouterai qu'il est difficile de savoir si le bruit se passe dans la personne qu'on ausculte ou dans l'oreille du médecin. En effet, en auscultant un gros mur, on entend le bruit de bourdonnement, et après avoir répété l'expérience, et constaté la réalité du fait, chacun pourra conclure que Collongues s'est trompé.

CHAPITRE XI

EMPLOI DES SONDES ET DES STYLETS

Depuis l'époque la plus reculée, l'art chirurgical fait usage de sondes et de stylets. On se propose de reconnaître, à l'aide de ces instruments, la position et l'étendue des plaies et des trajets fistuleux, la direction des foyers purulents, la profondeur des solutions de continuité, et même la nature des corps étrangers (os, cartilages, projectiles de guerre) qui peuvent y être contenus. Les sondes métalliques, pleines ou creuses, sont communément introduites dans la vessie, soit pour faciliter l'émission de l'urine chez les malades débiles et âgés, soit pour révéler la présence des calculs. Dans ce dernier cas, la main du chirurgien qui dirige l'algalie éprouve un choc caractéristique et perçoit une sensation spéciale due à la rencontre du métal avec le calcul. Nous avons vu comment l'auscultation pouvait être de quelque secours dans des cas de ce genre.

Lorsqu'on veut se rendre un compte exact de l'étendue, du degré d'intensité et du siège positif de certains rétrécissements du canal de l'urèthre, on introduit des sondes de caoutchouc ou bougies molles, susceptibles de reproduire la forme des parties avec lesquelles on les met en contact, et de conserver les empreintes des lésions internes. Ce moyen d'investigation a été beaucoup préconisé à une époque qui s'éloigne déjà un peu de nous ; mais l'expérience a démontré qu'il ne faut accorder aux bougies et aux porte-empreintes qu'une confiance limitée, et n'accepter que sous bénéfice d'inventaire les résultats que ces instruments présentent.

Il est aussi des sondes flexibles que l'on emploie dans les rétrécissements organiques de l'œsophage et du rectum, ou dans les cas de corps étrangers; mais la valeur thérapeutique est douteuse.

Quant aux instruments divers qui ont été tour à tour mis en usage pour l'exploration de la cavité utérine, ils sont souvent inutiles, quelquefois dangereux, et les médecins initiés au cathétérisme utérin, par l'exemple de Récamier, n'y ont que rarement recours et dans les cas exceptionnels.

L'emploi des sondes a été modifié dans ces dernières années par l'auxiliaire de l'électricité. On a fait des sondes garnies d'un *microphone* dont Thompson (1) s'est servi pour le diagnostic des calculs vésicaux. Ce sont les *sondes microphoniques*. Le contact de la sonde sur la pierre fait un petit bruit qui, étant amplifié par le microphone, se transmet à l'oreille d'une manière très évidente ; mais le frottement des fils du microphone produit des bruits qui gênent beaucoup dans l'emploi de l'instrument.

Il y a aussi l'*explorateur électrique* de Trouvé (fig. 34), qui permet de reconnaître la présence d'un projectile au fond d'une plaie et qui de plus indique la nature du métal, car il produit des bruits distincts avec le plomb, l'or, l'argent, le fer ou la pierre. Cet instrument est parfait et des plus utiles.

Pour terminer je mentionnerai l'*explorateur chirurgical* de Hughes, qui n'est d'ailleurs qu'une application de sa balance d'induction. M. Hughes a disposé son appareil de telle façon qu'au moyen d'une simple application extérieure, on peut localiser le siège d'un projectile et déterminer exactement la profondeur à laquelle il est situé dans les organes.

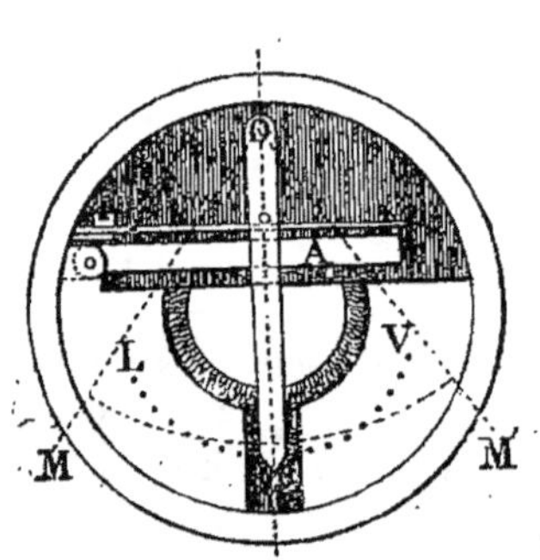

FIG. 34. — Explorateur électrique de Trouvé.

L'instrument se compose de deux tubes munis chacun de deux bobines d'induction superposées. Les deux bobines supérieures sont reliées entre elles par un fil métallique dans le circuit duquel on a intercalé un téléphone. Les deux bobines inférieures sont en relation avec une pile et un

______

(1) Thompson, *Traité pratique des maladies des voies urinaires*, 2e édition. Paris 1881, p. 136.

interrupteur de courant. Les courants interrompus, qui circulent ainsi dans les fils de ces bobines inférieures, font naître des courants induits instantanés à chaque interruption dans les fils des bobines supérieures. Comme on a eu soin d'enrouler les fils en sens inverse dans ces dernières, les courants induits qui passent dans le circuit où est placé le téléphone sont de sens contraire ; ils se détruisent et ne fourniront aucun son dans le téléphone. Mais, si l'on place une pièce métallique dans l'un des tubes, ou si on l'approche seulement d'un des systèmes, suivant l'axe de son tube, les courants induits ne seront plus équilibrés, et le téléphone accusera aussitôt la perturbation survenue dans la balance, dont les deux tubes constituent les deux plateaux.

Si l'on vient à mettre une pièce de monnaie dans chaque tube, aucun son ne sera perçu dans le téléphone, à condition toutefois que les deux pièces soient exactement et de tous points semblables, mais si l'une d'elles est seulement quelque peu usée par le frottement, immédiatement le téléphone révélera l'inégalité des deux pièces de monnaie ; il suffit, du reste, avec deux pièces, exactement les mêmes, de chauffer l'une d'elles dans le creux de la main avant de la mettre dans le tube, pour que l'équilibre soit détruit et que le téléphone accuse tout de suite cette variation de température.

C'est avec cet appareil, dont la sensibilité est véritablement prodigieuse, qu'on est parvenu à reconnaître le siège exact de la balle qui a frappé le Président des États-Unis.

Voici comment on doit procéder dans ces sortes d'explorations : On promène un des systèmes de paire de bobines sur le corps du blessé, l'autre système restant posé sur une table, il arrivera un moment où la paire de bobines que l'on déplace ainsi, se trouvant dans le voisinage de la balle, le téléphone se fera entendre, et le bruit augmentera jusqu'à ce que le projectile soit dans le prolongement de l'axe de la paire de bobines. Il reste alors, connaissant la direction de la balle, à en déterminer la profondeur. Pour cela, on dispose au-dessus du second système de bobines une balle analogue à celle qui a pénétré dans le corps du blessé, puis on l'approche et on l'éloigne jusqu'à ce que le téléphone ne donne plus aucun son. Dans ce cas, les deux balles exerçant sur les deux systèmes de bobines les mêmes effets, on peut en conclure que la distance de la balle d'épreuve à la seconde paire de bobines, quand le téléphone est muet, représente la profondeur à laquelle a pénétré le projectile.

Il y a enfin la sonde *œsophagienne* pour le *cathétérisme* de l'œsophage, nécessaire dans la recherche des rétrécissements de ce conduit et les *sondes* désignées par Simpson (1) et par Valleix (2), sous le nom de *sondes intra-utérines*, par Huguier (3) sous le nom de *hystéromètres*, et

(1) Simpson, *Clinique obstétricale et gynécologique.* Paris, 1874.
(2) Valleix, *Guide du médecin praticien,* 5ᵉ édition. Paris, 1866.
(3) Huguier, *De l'hystérométrie et du cathétérisme utérin.* Paris, 1865.

destinées à mesurer la longueur de la cavité de l'utérus (fig. 35, 36
et 37).

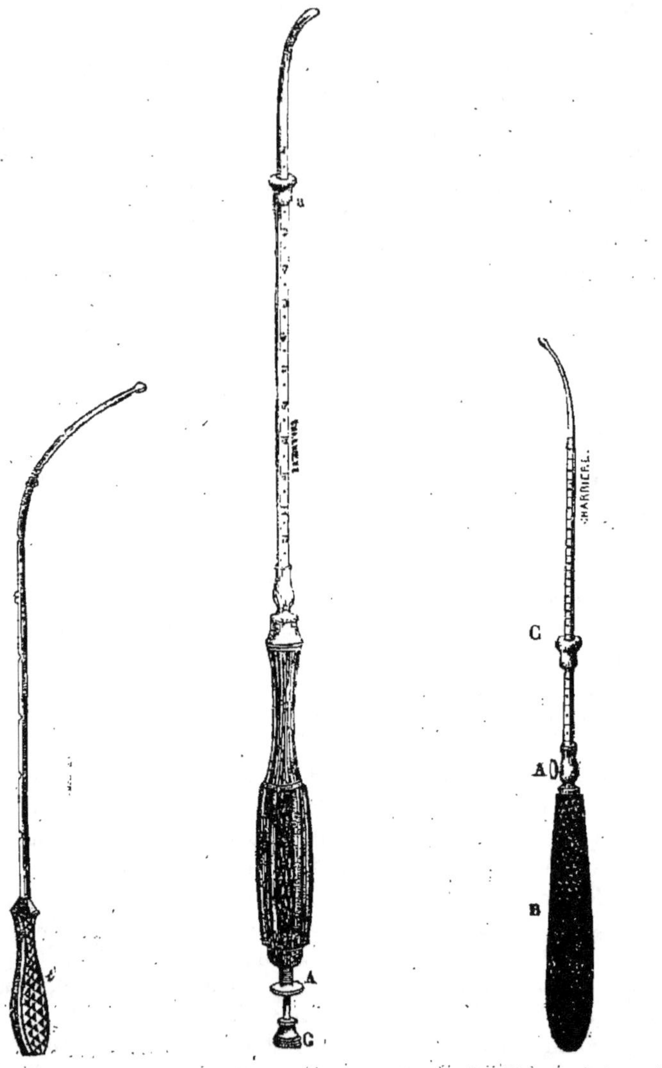

FIG. 35. — Sonde intra-utérine   FIG. 36. — Hystéromètre de   FIG. 37. — Sonde intra-utérine
de Simpson.   Huguier (*).   de Valleix (**).

(*) A, extrémité du manche perforé pour laisser passer la tige CB, qui supporte le curseur B.

(**) A, vis de pression fixant la tige pour l'empêcher de rentrer dans le manche B, où elle peut être
refoulée quand l'instrument ne sert pas ; C, curseur.

CHAPITRE XII

SIGNES FOURNIS PAR LES ASPIRATIONS ET PONCTIONS EXPLORATRICES

Dans certains cas de tumeur solide ou liquide, lorsque la nature en est inconnue pour faire le diagnostic, on fait des ponctions avec des instruments très fins qui n'ont aucun résultat fâcheux pour les malades.

Pour les tumeurs solides, on emploie les trocarts emporte-pièce de Duchenne ou les aiguilles fines et creuses adaptées à un appareil aspirateur, comme l'ont fait Jules Guérin, Dieulafoy, Potain et Castiaux.

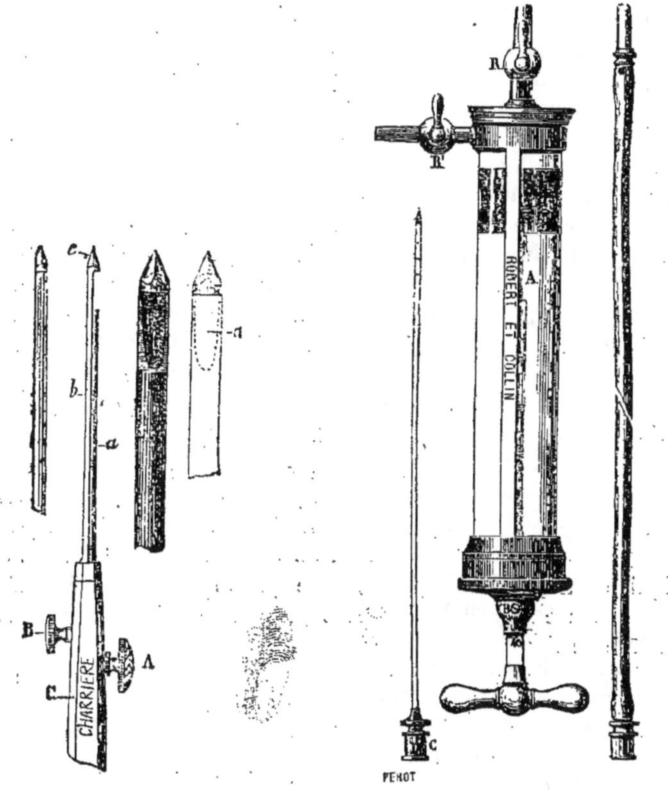

FIG. 38. — Emporte-pièce histologique de Duchenne.

FIG. 39. — Seringue G. Dieulafoy.

Emporte-pièce histologique de Duchenne (fig. 38). — Il se compose d'une tige formée de deux segments de cylindre *a* et *b*. Le segment *b* est fixé sur le manche C par la vis B; à son extrémité *c* il devient tout à fait cylindrique et se termine en une pointe acérée ; au-dessous de cette pointe, il est creusé d'une petite cupule de 1 ou 2 centimètres de longueur. Le segment *a* glisse sur le segment *b* à la façon d'une coulisse, il est commandé dans ce moment par le bouton A ; il est creux dans sa portion supérieure et se termine par un bord tranchant qui vient butter contre le bord supérieur de la cupule creusée au-dessous de la pointe *c*.

On ponctionne le muscle avec l'emporte-pièce fermé en le tenant comme un trocart ordinaire, et limitant avec l'index la longueur de tige que l'on veut enfoncer. Lorsqu'on est parvenu à la profondeur voulue, on ouvre l'instrument en retirant le bouton A, et on lui imprime de petits mouvements latéraux pour faciliter l'introduction d'un morceau de muscle dans la cupule entre la pointe *c* et le bord tranchant du segment *a* ; en poussant le bouton A on ferme l'instrument et l'on divise le petit faisceau musculaire qui se trouve enfermé dans la cupule.

Pour les tumeurs liquides on se sert des aspirations exploratrices, avec l'appareil Guérin, Dieulafoy, Potain et Castiaux.

Ces appareils se composent tous essentiellement : 1° d'un aspirateur (seringue, ballon ou bouteille) ; 2° d'instruments de ponction.

1° *Aspirateur.* — L'aspirateur est un vase dans lequel on fait le vide à l'aide d'un système pneumatique quelconque.

C'est tantôt le corps d'une seringue (J. Guérin, Dieulafoy) (fig. 39) ; le système pneumatique est alors le piston A de la seringue ; deux robinets sont placés, l'un R à l'extrémité, l'autre R' sur le côté ; un index permet de reconnaître s'ils sont ouverts ou fermés ; au robinet R s'adapte un tube en caoutchouc, que l'on arme de l'aiguille C ; le robinet R' met la cavité de la seringue en communication avec l'extérieur. Pour employer l'instrument, le piston étant complètement engagé dans la seringue, on ferme les robinets, on fait le vide en retirant le piston tout entier ; pour maintenir ce dernier dans sa nouvelle position on lui imprime un mouvement de rotation par lequel on l'accroche à un cran disposé à cet effet ; on adapte le tube en caoutchouc armé de l'aiguille, on pratique la ponction, on ouvre le robinet R : le liquide se précipite alors dans la seringue ; lorsque celle-ci est remplie, on ferme le robinet R, on ouvre le robinet R', et l'on chasse le liquide au dehors en poussant le piston préalablement décroché ; on recommence la même manœuvre jusqu'à ce qu'on ait aspiré et évacué la totalité du liquide.

L'aspirateur peut être encore un grand flacon, bouché à l'aide d'un bouchon en caoutchouc, percé par un tube à deux voies bifurqué à l'extérieur (fig. 39) ; le tube s'ouvre d'un côté dans le flacon ; à l'extérieur, chacune des bifurcations porte un robinet A et B : l'un des robinets B reçoit une pompe aspirante destinée à faire le vide ; l'autre A, le tube en caoutchouc armé de l'aiguille ou trocart. C'est enfin un ballon, muni d'un bouchon percé par un tube à robinet, et au fond duquel on verse quelques grammes d'eau. On obtient ici le vide en exposant le ballon, robinet ouvert, à la flamme d'une lampe à alcool, puis laissant refroidir après avoir fermé le robinet. La manœuvre de ces deux appareils est identique : faire le vide, adapter le tube armé de l'aiguille, ponctionner, ouvrir le robinet correspondant. La capacité du flacon et du ballon permet de recueillir une grande quantité de liquide sans qu'il soit besoin de déranger l'appareil.

Lorsqu'il s'agit d'une exploration on emploie souvent comme aspirateur un simple tube en verre fermé par un robinet à chacune de ses extrémités

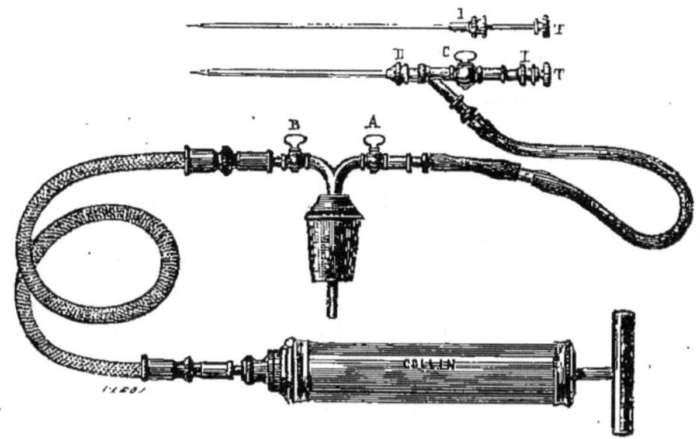

FIG. 40. — Aspirateur Potain. — B, robinet ouvrant la communication entre le flacon et la pompe aspirante (le flacon n'est pas représenté sur la figure); A, robinet ouvrant la communication entre le flacon et la canule D par l'intermédiaire d'un tube en caoutchouc; D, canule vissée sur le robinet C et dont le calibre est variable; C, robinet sur lequel on visse d'un côté la canule D et de l'autre côté la boîte à cuir I; entre C et D est une tubulure qui reçoit le tube en caoutchouc dont est armé le robinet A; I, boîte à cuir; T, poinçon du trocart. — Lorsque le poinçon est enfoncé dans la canule D, le robinet C est ouvert.

(Castiaux); l'un de ces robinets reçoit l'aiguille tubulée exploratrice ou le trocart explorateur, l'autre permet de mettre le tube en communication avec une pompe aspirante, ou de l'isoler en y maintenant le vide. Le tube vide d'air isolé et armé d'une aiguille tubulée ou d'un trocart, sert d'explorateur. Supposons le cas où le tube est armé d'une aiguille tubulée; l'opérateur plonge l'aiguille dans la cavité à explorer, ouvre le robinet voisin de cette aiguille lorsque toutes les ouvertures latérales de celle-ci sont engagées dans les tissus, et enfonce jusqu'à ce qu'il voit apparaître du liquide, à moins qu'il n'ait à craindre, en poussant plus avant, de blesser les organes sous-jacents.

Obtient-il du liquide, il peut sans déplacer l'instrument adapter l'aspirateur à l'extrémité du tube resté libre et substituer ainsi l'aspiration thérapeutique à l'aspiration exploratrice.

2° *Des instruments de ponction.* — Les instruments de ponction sont tantôt des aiguilles tubulées, tantôt des trocarts capillaires. G. Dieulafoy emploie une aiguille tubulée à pointe acérée et taillée en biseau; mais la pointe de ses aiguilles est généralement un peu recourbée vers l'axe du tube; c'est là un défaut, cette pointe est ainsi rendue flexible; elle supporte l'effort de l'opérateur et est dans une position telle que toute pression exagérant sa courbure, la rejette hors de l'axe de l'instrument qui dès lors n'a pour ainsi dire plus de pointe pour se frayer un chemin. Pourtant, pour confirmer la présence d'un épanchement douteux, l'aiguille vaut évidemment mieux que le trocart. En effet, le but à atteindre est d'armer l'opérateur d'un vide préalable, qui l'avertisse dès qu'il arrive au liquide cherché. Dès lors, à mesure qu'on enfonce l'instrument, il faut offrir au liquide un orifice par où celui-ci puisse passer dans le tube pour se révéler ; il faut donc une pointe en même temps qu'un orifice. L'aiguille tubulée présente cette double condition ; elle a cependant le grave défaut d'exposer à la piqûre des organes sous-jacents, du poumon par exemple, accident dont l'innocuité n'est pas établie.

D'ailleurs, s'il s'agit seulement de reconnaître la nature d'un épanchement pleurétique sur l'existence duquel aucun doute ne s'élève, les trocarts sont sans contredit préférables. Pour adapter un trocart (1) à un aspirateur, le problème à résoudre était d'empêcher le vide de se détruire, ou l'air de pénétrer dans la cavité thoracique, lors du retrait du poinçon hors de la canule et de la substitution de l'aspirateur au poinçon. Un trocart à robinet ordinaire était insuffisant, la fermeture du robinet ne pouvant se faire assez rapidement pour empêcher le vide de se détruire. On a alors proposé un trocart à robinet muni de ce que l'on a appelé une boîte à cuir I (voy. fig. 40). La boîte à cuir est un cylindre de 0^m,015 de long pouvant se visser à l'extrémité extérieure de la canule, dont la cavité est remplie de cuirs percés en leur centre d'un très petit trou laissant passer à frottement le poinçon du trocart. La boîte à cuir est vissée sur la canule du trocart, munie elle-même d'un robinet ; le poinçon est introduit dans sa canule par le trou central de la boîte à cuir. On fait la ponction, puis on retire le poinçon jusqu'à ce qu'on ait amené à l'extérieur un index dont il est marqué environ à 0^m,015 de sa pointe. L'apparition de cet index annonce que la pointe du trocart a franchi l'orifice du robinet ; on ferme alors ce robinet. Or, pendant tout ce temps, l'air n'a pas pu pénétrer dans la canule du trocart en raison du frottement exercé par les disques de la boîte à cuir contre le poinçon. Une fois le robinet fermé, on dévisse la boîte à cuir, on y substitue le tube explorateur vide d'air, et l'on ouvre de nouveau le robinet. L'opération est simple et facile et le problème parfaitement résolu.

Cette substitution de l'aspirateur vide d'air à la boîte à cuir est pourtant gênante et prolonge inutilement l'exploration. Pour obvier à cet inconvénient (voy. fig. 40), une seconde tubulure, à laquelle vient s'adapter l'aspirateur par l'intermédiaire d'un tube en caoutchouc, a été embouchée sur la canule du trocart en dessous du robinet. Le manuel opératoire est ainsi simplifié : faire la ponction, adapter l'aspirateur, retirer le poinçon qui glisse dans la boîte à cuir I ; fermer le robinet C de la canule, ouvrir le robinet A qui met l'aspirateur en communication avec la canule et la cavité ponctionnée.

____

(1) Nous croyons inutile de décrire spécialement la canule et le poinçon dont se compose out trocart.

CHAPITRE XIII

EMPLOI DES SPÉCULUMS

Les spéculums (de *speculum*, miroir) sont des instruments destinés à permettre la vue d'organes essentiels de l'économie qui sont profondément situés, et inaccessibles, par cela même, à l'action de nos sens. La constatation des diverses altérations pathologiques dont ces organes peuvent devenir le siège, et la facilité de porter sur eux les agents médicamenteux appropriés, sont autant de circonstances qui suffisent pour justifier la confiante faveur dont jouissent les spéculums.

Les spéculums sont généralement des cylindres métalliques creux, composés d'une ou de plusieurs branches, et garnis ou non d'un *embout*. On nomme ainsi une pièce de bois dont l'extrémité supérieure est arrondie et polie, dont la longueur dépasse un peu celle du cylindre dans l'intérieur duquel il s'adapte, et qui est destinée à faciliter l'introduction du spéculum. Peu d'instruments ont eu à subir autant de modifications que les spéculums : leur forme a varié presque à l'infini. De même je pourrai citer une foule d'essais qui ont été tentés pour obtenir, à l'aide de petits cylindres, la dilatation de quelques-unes des cavités naturelles, et qui, en somme, n'ont abouti qu'à doter l'arsenal chirurgical d'instruments à peu près inutiles, comme les *speculum oculi, nasi, oris, gutturis;* mais je ne les cite ici que pour mémoire, car je parlerai seulement du *speculum uteri,* du *speculum ani* et du *speculum auris.*

ARTICLE PREMIER

SPÉCULUM UTÉRIN

Le *speculum uteri* est un instrument d'une antique origine, et, pour s'en convaincre il suffit de lire ce qu'en ont dit Paul d'Égine, Albucasis, Franco, Ambroise Paré, Garengeot et Perret; mais il était tout à fait oublié, quand Récamier le remit en honneur au commencement de ce siècle.

Le spéculum qu'imagina Récamier (fig. 41) consiste en un tube d'étain très poli, légèrement conique, dont le calibre est variable et proportionné à l'ampleur du vagin dans lequel il doit être introduit. L'extrémité *utérine* de ce tube, c'est-à-dire celle qui se trouve en contact avec le col de l'utérus, présente un rebord circulaire arrondi pour embrasser ce col sans le blesser; l'autre extrémité, un peu plus évasée, est taillée en bec de flûte allongé, de manière à présenter inférieurement une sorte de gouttière par laquelle on saisit l'instrument pour le faire pénétrer dans le vagin et le tenir fixe. Dupuytren a remplacé la partie échancrée et allongée de ce spéculum, qui lui donnait une étendue gênante, par un manche courbé presque à angle droit, en sorte que l'instrument n'a plus que la longueur du vagin et qu'il peut être maintenu sans que rien gêne l'opérateur. Antoine Dubois a fait pratiquer, près de l'extrémité utérine, une échancrure en vue des fistules vésico-vaginales et de l'opération que nécessitent ces maladies. Tel a été l'instrument primitif de Récamier, tels ont été les changements qu'y apportèrent deux de ses collègues.

Je n'essayerai pas de décrire tous les spéculums qui ont été imaginés depuis trente ans : leur nombre est trop considérable. Je constaterai seulement que tous les auteurs sont partis de cette idée, pour la construction de leurs instruments, qu'il était utile de substituer à un instrument volumineux et d'une seule pièce, dont l'introduction, par conséquent, est pénible quelquefois pour la femme, un spéculum que l'on puisse introduire sous un petit volume, qui se déploie ensuite progressivement et qui dilate l'intérieur du vagin plus que son orifice vulvaire ; de là les spéculums brisés, c'est-à-dire composés de pièces plus ou moins multipliées, de branches, de ressorts destinés à les faire jouer, dont l'idée première appartient à Guillon. Le spéculum le mieux perfectionné de cet auteur, celui dont on se sert fréquemment, est formé de deux moitiés de cylindre réunies entre elles par une charnière qui les laisse s'écarter par un mouvement de bascule ; une tige d'acier, disposée en forme de segment de

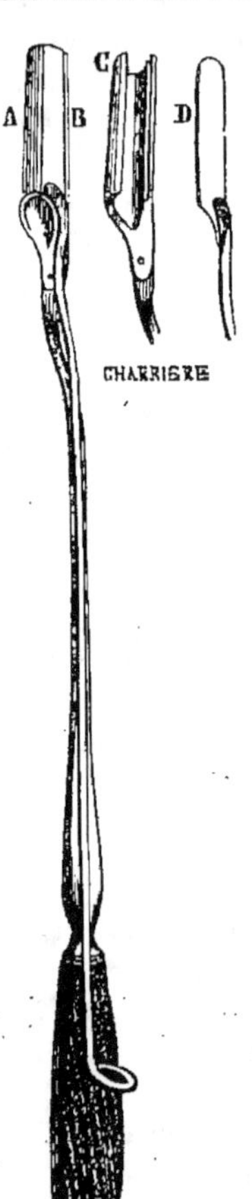

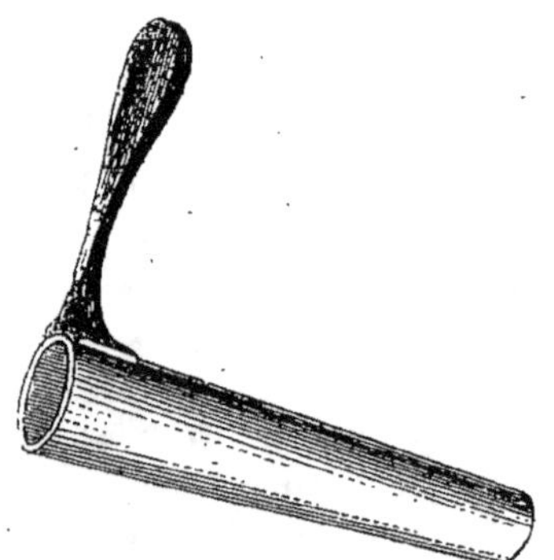

FIG. 42.— Spéculum intra-utérin de Jobert (*).   FIG. 41. — Spéculum conique de Récamier.

cercle gradué, passe d'une branche à l'autre, à l'extrémité extérieure de l'instrument, et, au moyen d'une vis de pression, l'écartement peut être

(*) AB, le spéculum préparé pour l'introduction ; C, gouttière formée par l'enlèvement d'une plaque mobile de la paroi D.

plus ou moins considérable et fixé invariablement au point nécessaire. En pressant sur les branches extérieures, lorsque l'instrument est introduit, on les rapproche, et par l'effet de ce rapprochement leur extrémité utérine s'écarte et dilate le vagin.

Ce spéculum est d'un usage commun, mais on lui préfère encore celui de Jobert (de Lamballe) (fig. 42), qui, du reste, est à peu près construit sur les mêmes données que le précédent : deux moitiés de cylindre ayant la forme, dans le sens de leur longueur, d'un angle obtus à sommet intérieur, sont fixées à ce sommet par une articulation disposée sur une seule de leurs

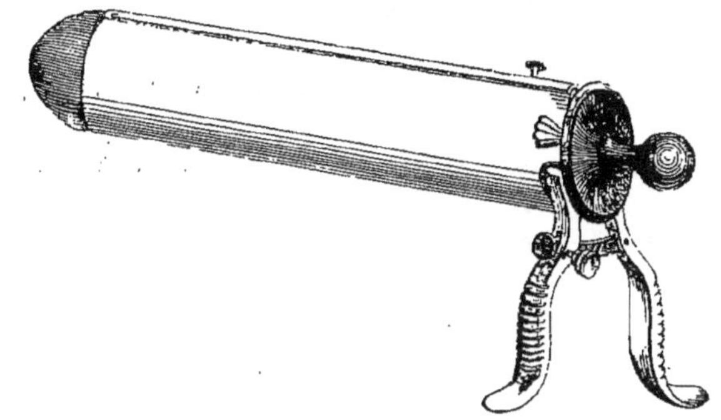

FIG. 43. — Spéculum à trois valves et à développement plein, modèle Charrière (*).

faces. Le mécanisme est simple : si l'on vient à rapprocher l'une de l'autre les deux portions de l'extrémité vulvaire à l'aide du segment de cercle

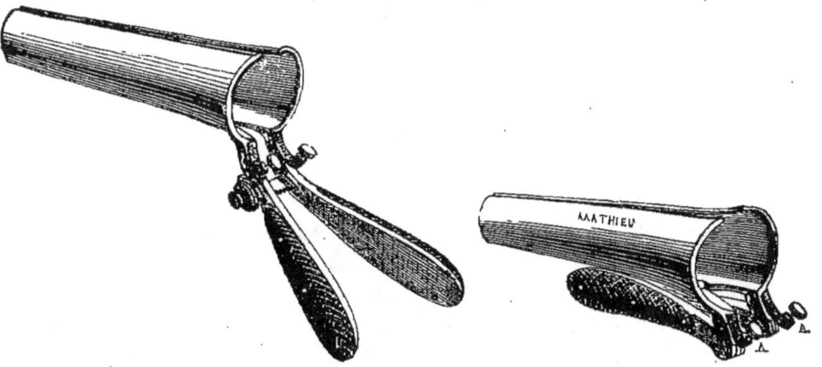

FIG. 44. — Spéculum bivalve de Ricord.   FIG. 45. — Spéculum bivalve de Ricord (**).

qu'elles portent, il se fait un mouvement de bascule, les deux portions internes s'écartent l'une de l'autre et le vagin se dilate. On a ajouté à ce

(*) La valve supérieure, assemblée à coulisse, peut se séparer des deux autres et permet de mettre à découvert une partie des organes.

(**) Articulation A, A, disposée sur chaque manche, de manière que l'instrument, dans son ensemble, puisse être facilement porté dans la poche, soit seul, soit renfermé dans un étui.

spéculum une et même deux valves de plus, comme dans le spéculum à
trois valves de Charrière (fig. 43), ou un manche brisé (fig. 44 et 45).
L'instrument de Jobert est facile à appliquer, et il ne cause généralement
aucune douleur au moment de son introduction. Signalons encore le spé-

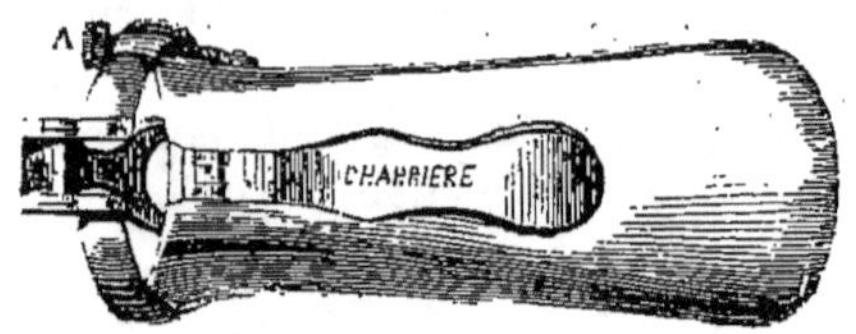

Fig. 46. — Spéculum Cusco, vu de face (*).

culum de Cusco (fig. 46 et 47) et le spéculum à valves de MM. Marion
Sims et Bozemann (fig. 48).

Le spéculum de Colombat, auquel on a reconnu quelques avantages

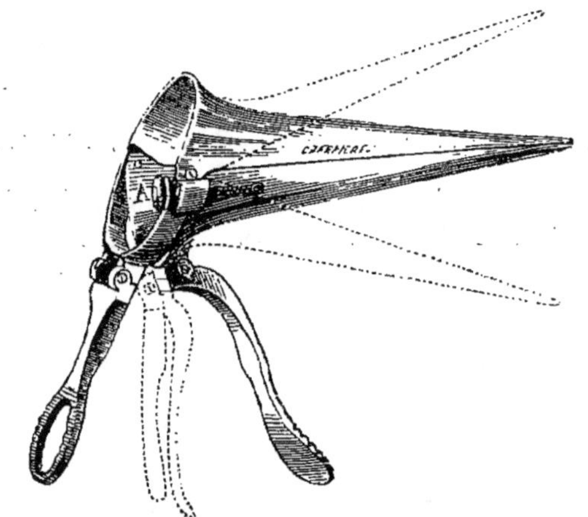

Fig. 47. — Le même, vu latéralement fermé et les manches redressés, prêt à servir (**).

lorsqu'il s'agit d'explorer et les parois du vagin et le col de l'utérus, mais
qui est peu employé, est formé de huit lames qu'on rapproche ou qu'on
écarte au moyen de vis de rappel. Lorsqu'il est déployé, il figure assez
bien une sorte de grillage.

Auquel de tous ces spéculums le praticien doit-il accorder la préférence?
On a souvent discuté cette question, et chacun a fait ressortir les avantages

(*) Les deux manches, repliés, rendent l'instrument très portatif.

(**) Les traits ponctués le représentent ouvert; les deux manches sont alors rapprochés; — A, écrou
pour maintenir le spéculum arrêté à tous les degrés.

et les inconvénients des uns et des autres (1). Voici quel est à peu près
l'état de la question : le spéculum ordinaire, tel que Dupuytren l'a modifié,
est un excellent instrument toutes les fois que l'on veut examiner le col de
la matrice et le cautériser. La lumière y est mieux réfléchie que dans les
spéculums brisés, et, le col utérin se trouvant ainsi engagé dans un instrument d'une seule pièce, on n'a point à craindre que le caustique qu'on
y applique vienne à tomber dans le vagin. Seulement l'introduction du
spéculum plein est parfois douloureuse. Cela se comprend : le vagin est
d'un tissu dilatable et extensible, mais il n'en est pas de même de la vulve

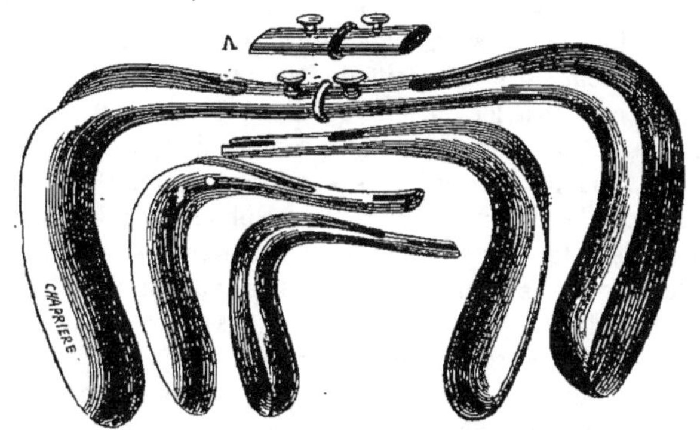

FIG. 48. — Valves de MM. Marion et Bozeman (*).

car les branches du pubis la limitent de chaque côté; or c'est précisément
à cet orifice qu'est ressentie la souffrance qui résulte de l'introduction de
l'instrument. Cet inconvénient est évité par la construction des spéculums
brisés : ainsi ceux de Guillon, Jobert (de Lamballe) et Colombat dilatent le
vagin sans distendre la vulve. On a fait cependant à ces instruments un
grave reproche, c'est de pincer souvent la membrane muqueuse entre les
différentes pièces mises en jeu dans l'intérieur du canal vaginal. Le fait est
vrai; mais nous allons voir, en parlant de la méthode d'application du
spéculum, que cet inconvénient peut facilement être évité. On a également
prétendu que le mécanisme des spéculums brisés demandait toute une
étude, et qu'il fallait, pour en obtenir de bons résultats, avoir une certaine
habitude de les manier. L'objection est encore vraie; mais quel est donc
le médecin assez peu soucieux de son art qui oserait s'éviter la peine d'apprendre à faire jouer un ressort, lorsqu'il s'agit d'épargner des douleurs

(1) Voy. Fleetwood Churchill et Leblond, *Traité pratique des maladies des femmes,*
3ᵉ édition, Paris, 1881.

(*) Ces valves, de différentes grosseurs, sont disposées de manière à pouvoir être assemblées sur la
pièce A. Deux vis, rivées sur place, suffisent pour maintenir les parties. On peut réunir ensemble une
grande valve et une petite.

aux malades? En somme, nous donnons la préférence aux spéculums brisés, et notamment à celui de Jobert (de Lamballe).

Le *speculum uteri* a fait faire un pas immense à l'étude de la pathologie utérine; il a jeté un grand jour sur des affections dont les symptômes et la marche était jusque-là peu connus. C'est à lui que l'on doit la connaissance des granulations et de la rougeur tomenteuse du col de la matrice, des éruptions vagino-utérines, des maladies diphthéritiques dont les organes génitaux de la femme sont le siège, de la nature du liquide qui s'échappe de l'orifice utérin, et de la couleur spéciale, dans certains cas, de la membrane muqueuse du vagin.

L'application du spéculum suppose toujours l'exploration préalable des parties par le toucher. C'est en effet ce procédé investigateur qui doit fixer l'esprit du médecin sur la nécessité de l'emploi du spéculum (qui n'est généralement accepté par les malades qu'avec répugnance), et qui permet de constater la position du col utérin et la présence de lésions carcinomateuses, par exemple. Ensuite le corps gras porté par le doigt indicateur dans le vagin en lubrifie les parois et dispose favorablement à l'introduction du cylindre. Lorsque le toucher vient à faire reconnaître une dégénérescence cancéreuse des parois vaginales, il y a contre-indication à l'application du spéculum, car, dans les affections diathésiques de cette nature, il existe un tel ramollissement des parties, que l'introduction de l'instrument, et surtout l'écartement de ses branches, peuvent déterminer des déchirures susceptibles d'entraîner des accidents de la plus haute gravité. Si l'on excepte les cas de rétrécissement insolite du vagin ou de cancer de ses parois, le spéculum peut toujours être employé, mais sous la réserve des précautions et du mode opératoire qu'il nous reste à indiquer.

Et d'abord l'instrument ne doit pas être introduit à froid, car il fait éprouver ainsi à la malade des sensations pénibles, et il peut provoquer des contractions énergiques qui rendent l'exploration impossible. Pour cela il convient donc de le tremper préalablement dans de l'eau chaude, ou de le chauffer pendant un certain temps entre les doigts, afin de l'élever à une température voisine ou analogue à celle du corps. On arme ensuite le spéculum de son embout, on l'enduit, ainsi que ce dernier, d'un corps gras, et préférablement d'huile, puis on fait prendre à la malade la position la plus convenable, et c'est la même que pour l'accouchement. Ainsi la femme, assise sur le bord de son lit, doit se coucher sur le dos, écarter les cuisses, fléchir les jambes et appuyer les pieds sur un plan un peu moins élevé que le bassin ou sur les genoux de l'opérateur. En faisant un peu saillir au dehors la région fessière, le bassin se trouve relevé et l'orifice externe de la vulve dégagé comme il convient. Alors le médecin, assis sur un siège assez bas au-devant de la malade et entre ses jambes, écarte les grandes et les petites lèvres de la vulve avec l'index et le médius de la main gauche, en ayant soin de bien effacer les plis que fait la membrane muqueuse, puis il prend le spéculum avec la main droite et le fait pénétrer lentement, en le dirigeant d'abord d'avant en arrière, puis un peu de bas en haut, selon l'axe de la vulve et du vagin. Lorsqu'il pense que l'instrument est introduit assez avant et qu'il est placé dans la direction du col, il commence à dilater doucement la portion vaginale, et, afin de ne point pincer la muqueuse entre les branches, il fait subir au spéculum un mouvement de rotation d'un quart de circonférence environ ; il retire ensuite l'embout, et le col de l'utérus apparaît tout entier au fond du vagin, entre les deux valves, dont l'une est supérieure et l'autre inférieure. A l'aide d'une grande pince, il porte du coton sur le museau de tanche, pour enlever le mucus qui si souvent le recouvre ; puis le médecin reste juge alors des conditions de couleur, de forme, de volume, de position de l'organe, et il apprécie les inégalités et le changement de consistance des parties, complétant ainsi le diagnostic qu'il avait pu commencer de porter par le toucher. Lorsque la chambre de la malade est mal éclairée, ou que le jour est obscur, on approche très près de l'orifice du spéculum une bougie allumée, qu'on peut même placer en avant d'une cuiller à bouche ; le côté concave sert alors de miroir et réfléchit la lumière au fond du vagin.

Pour retirer l'instrument, il faut prendre le soin d'en rapprocher lentement les valves et de lui faire subir, mais en sens inverse, le mouvement de rotation qui lui avait été imprimé au moment de sa dilatation. C'est ainsi qu'on parvient à éviter le pincement de la muqueuse vaginale. Il ne faut pas croire que le col de l'utérus vienne saillir aussi facilement entre les deux valves ; cela existe, il est vrai, dans la grande majorité des cas, mais il faut quelquefois beaucoup de tâtonnements pour le découvrir, et dans certains états pathologiques, comme l'antéversion très prononcée, par exemple, il devient indispensable d'exercer une pression sur l'abdomen, afin de replacer le col dans l'axe du vagin. Une fois que le col est trouvé, on assure l'écartement du spéculum à l'aide de la vis, qui est fixée sur ses branches, et l'on procède à l'investigation médicale, ainsi que nous venons de le voir.

ARTICLE II

SPÉCULUM ANI

Le *speculum ani* (fig. 49) est composé de deux lames un peu recourbées en gouttière, articulées dans la longueur, arrondies en cuiller à l'extrémité et portées sur deux leviers joints par une charnière. L'instrument étant fermé, il représente une sorte de gousse aplatie terminée par un bec conique.

On l'introduit dans l'anus, on écarte ensuite les deux lames en rapprochant les leviers, et l'on peut ainsi explorer l'intérieur du rectum. Ce spéculum ne diffère guère que par le volume, qui est beaucoup plus petit, du spéculum employé pour les affections de la matrice.

Il y a aussi un spéculum de l'anus (fig. 50) qui offre la forme d'un cône arrondi à l'extrémité, creux à l'intérieur et échancré sur un de ses côtés. Il est fixé sur une tige courbe qui sert à le tenir en main pour l'introduction.

La position du malade pour l'introduction du *speculum ani* doit être la

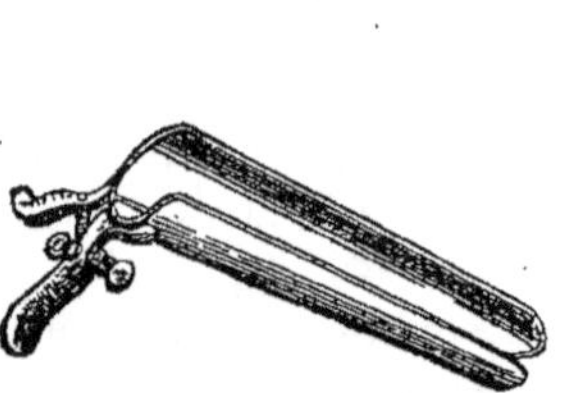

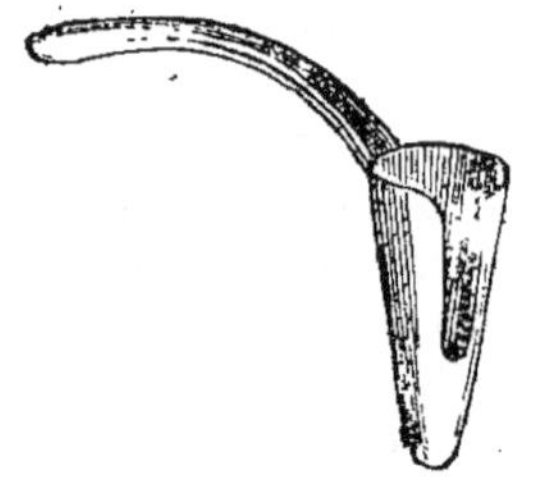

FIG. 49. — *Speculum ani* à valves.   FIG. 50. — *Speculum ani* en cône.

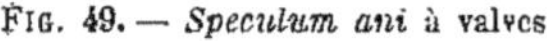

même pour le toucher rectal et l'opération de la fistule à l'anus. Ce spéculum demande à être appliqué avec beaucoup de ménagements et de lenteur, et autant que possible lorsqu'il ne se manifeste pas de contractions du sphincter, car cette opération cause de vives douleurs, et quelquefois même elle est impraticable. L'utilité du *speculum ani* n'est pas grande, et l'usage que l'on en fait est restreint à l'étude des végétations, des fistules, des crevasses, des perforations du rectum, dont le siège est peu éloigné de l'anus.

ARTICLE III

SPECULUM AURIS

Le *speculum auris* (fig. 51) est un tout petit spéculum à deux valves de courtes dimensions. Les médecins voués à l'étude des maladies de l'o-

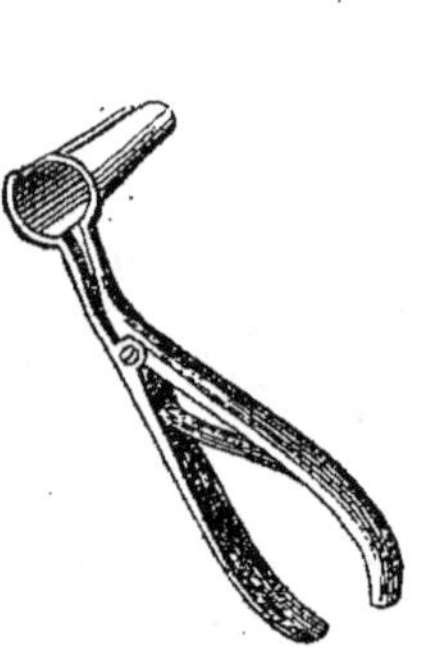

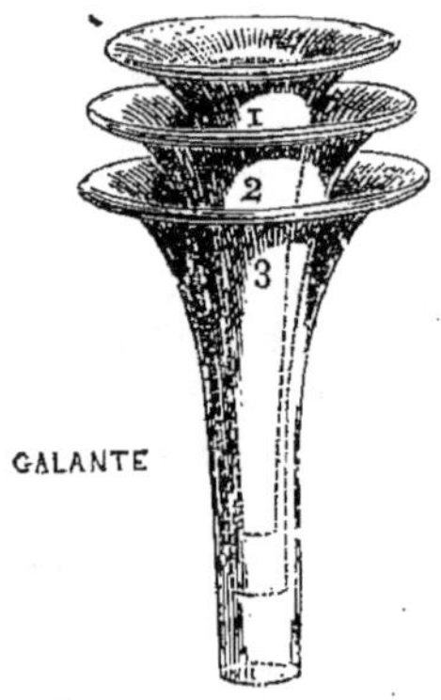

FIG. 51. — *Speculum auris*.   FIG. 52. — Spéculum Wilde-Politzer.

reille s'en servent fréquemment pour explorer le conduit auditif externe de la membrane du tympan. C'est un instrument qu'ils considèrent comme très utile et comme plus commode que la simple pince à anneaux (1).

Il y a aussi un *spéculum plein* de l'oreille qui a la forme d'une petite corolle de fleur, large d'un côté, étroit de l'autre, et qui permet de bien voir la membrane du tympan. Il peut suffire à l'exploration de l'oreille.

CHAPITRE XIV

EMPLOI DE LA LOUPE ET DU MICROSCOPE

La loupe est une lentille de verre convexe d'un très court foyer, et elle est destinée à faire voir distinctement des objets peu distincts à l'œil nu. Son usage est très simple et des plus répandus : elle grossit assez pour déceler la présence de l'acarus dans la gale, de la tête du tænia, pour faire découvrir les érosions très superficielles à la cornée, et pour déterminer la nature et l'espèce de certaines maladies de la peau.

Quant au microscope, c'est un instrument tout différent et dont l'emploi a étendu le champ de nos connaissances d'histoire naturelle, d'anatomie normale et pathologique. Il mérite une étude particulière.

ARTICLE PREMIER

DESCRIPTION ET THÉORIE DU MICROSCOPE

Le microscope est un instrument d'optique dont l'intervention en histoire naturelle est ancienne, mais dont l'usage en médecine date à peine de quelques années. On s'en est peu servi depuis les travaux de Spallanzani, de Haller, de Leeuwenhoek, de Kaltenbruner, de Ch. Robin (2), etc. ; mais aujourd'hui qu'on a pu obtenir des grossissements qui varient de cent cinquante à trois cents et six cents diamètres, les recherches faites au moyen de cet instrument sont usuelles, car elles ont une extrême importance.

On divise les microscopes en *simples* ou *loupes*, qui ne renversent pas l'image des objets, et en *composés* ou *microscopes* proprement dits, qui renversent l'image.

Les uns et les autres peuvent être disposés mécaniquement, soit pour l'observation d'un objet préparé d'avance sur lequel il est impossible d'opérer autrement que par les réactifs chimiques, soit par la dissection. D'après cela, on a dans chaque espèce deux variétés : *microscope* ou *loupe à dissection*, et *microscope* ou *loupe à observation*. On peut aussi disposer les premiers de manière à permettre de suivre les réactions des agents chimiques : ce sont les *microscopes chimiques*.

Le *microscope à observation* est composé de deux parties : la *partie optique* et

(1) Voy. Bonnafont, *Traité pratique des maladies de l'oreille.* 2ᵉ édition. Paris, 1873.

(2) Ch. Robin, *Traité du microscope, son mode d'emploi, ses applications à l'étude des injections, à l'anatomie humaine et comparée, à la pathologie médico-chirurgicale,* etc. 2ᵉ édition. Paris, 1877.

la *partie mécanique*. La première est fondamentale, invariable dans sa construction au point de vue théorique, c'est principalement de sa perfection que résulte la bonté du microscope. La *partie mécanique*, quoique secondaire, pouvant varier à l'infini, doit pourtant remplir un certain nombre de conditions de solidité et de précision qui facilitent l'observation. Elle se compose du *pied* (fig. 53), en forme de tambour, à base formée d'un disque de plomb, et contenant un *miroir mobile*. La face supérieure du tambour est horizontale ; elle porte le nom de *platine* ; elle est percée d'un trou qui laisse passer la lumière réfléchie par le miroir et frappant sur le porte-objet qu'on pose sur la platine. Au pied est annexée une colonne verticale pourvue d'une *vis micrométrique* destinée à élever et à abaisser la branche horizontale de la colonne qui porte le *corps*, afin de rapprocher ou d'éloigner celui-ci de l'objet. Le corps du microscope est un tube de cuivre noirci en dedans qui porte en bas l'*objectif*, et à l'autre extrémité l'*oculaire*. Il glisse à frottement dans un anneau de la branche horizontale de la colonne. La *partie optique* du microscope

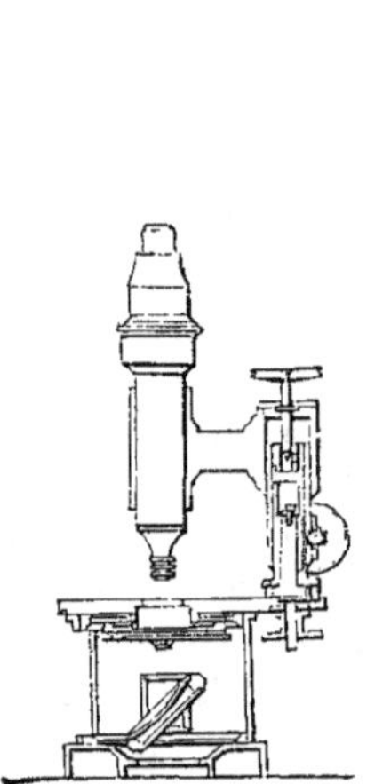

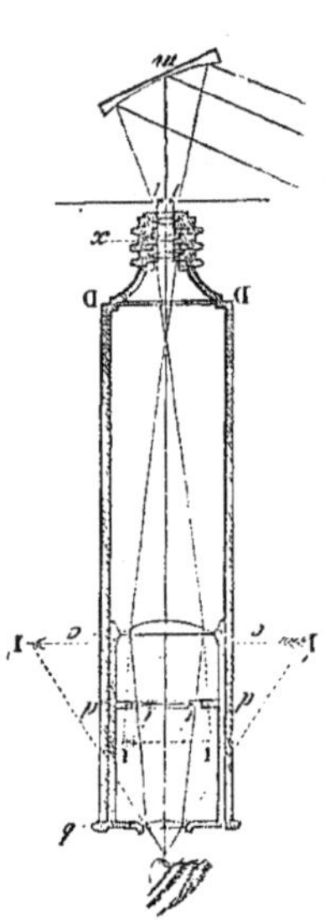

FIG. 53. — Coupe théorique du microscope.   FIG. 54. — Marche des rayons dans l'objectif.

(fig. 54) se compose de deux appareils distincts : 1° l'*objectif* (x), qui est tourné du côté de l'objet ; et 2° l'*oculaire*, contre lequel est appliqué l'œil de l'observateur. L'*objectif* est composé d'une seule lentille pour les faibles grossissements, et de deux ou trois placées à peu près au foyer l'une de l'autre pour les grossissements supérieurs. On l'appelle alors quelquefois indifféremment *jeu de lentilles* ou *objectif*. Chaque lentille de l'objectif est achromatique, et, pour cela, formée de deux verres différents collés ensemble à l'aide de térébenthine sèche. L'un est plano-concave et de flint-glass, l'autre biconvexe et de crown-glass, à moitié enfoncé dans la concavité de l'autre. Il en résulte une lentille plano-convexe dont la face plane doit être tournée vers l'objet. Chacune d'elles est portée par une monture séparée, qui, dans les objectifs composés, se visse avec celle des autres. L'*oculaire* est toujours composé de deux lentilles simples plano-convexes, à convexité tournée vers l'objectif et plus ou moins écartées l'une de l'autre. La lentille inférieure, la plus éloignée de l'œil, reçoit le nom de *verre de champ* (fig. 54, *c*).

La lentille supérieure, la plus rapprochée de l'œil, reçoit le nom de *verre oculaire* ou *supérieur*, ou encore de *verre de l'œil.* (L L), ou de *loupe de l'oculaire*. Chacune d'elles a une monture séparée, formée d'un anneau de laiton noirci. Un diaphragme (fig. 54, *d*, *i*), arrête les rayons les plus divergents, et restreint ainsi le champ du microscope à la portion de lumière qui est dépourvue d'aberration de sphéricité. L'objectif est vissé sur une pièce conique (fig. 55), appelée le *cône*, fixée elle-même à l'extrémité inférieure d'un tube cylindrique de laiton, qui porte le nom de *corps du microscope*. L'objectif se dévisse du cône avec les doigts, afin de pouvoir être remplacé à volonté par un autre. L'oculaire est formé d'un tube cylindrique de laiton qui entre exactement dans l'extrémité supérieure du corps du microscope (fig. 56), mais sans frottement, de manière à pouvoir être remplacé par un autre avec facilité.

Un objet examiné au microscope n'est aperçu que parce que la lumière qui passe autour de lui, n'étant arrêtée par rien, vient impressionner vivement la rétine, qui, de lui, ne reçoit que son ombre, ou mieux les rayons moins nombreux qu'il a laissé passer. Si le corps est opaque, on ne distingue que les bords, et sa masse se peint en noir. S'il est transparent, on voit dans son intérieur toutes les parties qui ont une densité et un pouvoir réfringent autre que ceux de la masse.

C'est à l'aide du microscope qu'on peut mesurer la forme et la structure des éléments anatomiques, et, à cet égard, son usage est indispensable dans l'étude de l'anatomie et de la médecine (1).

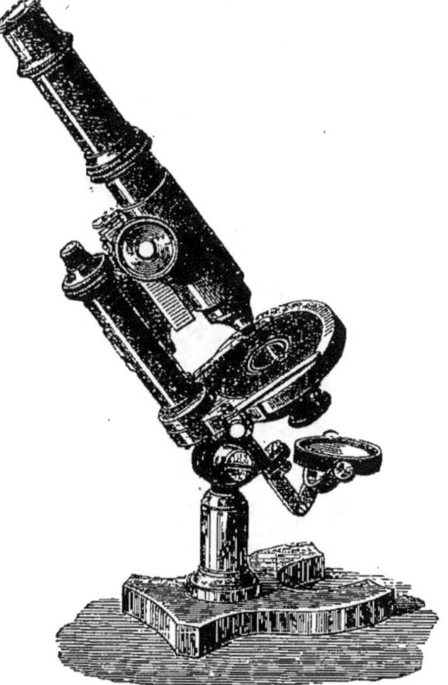

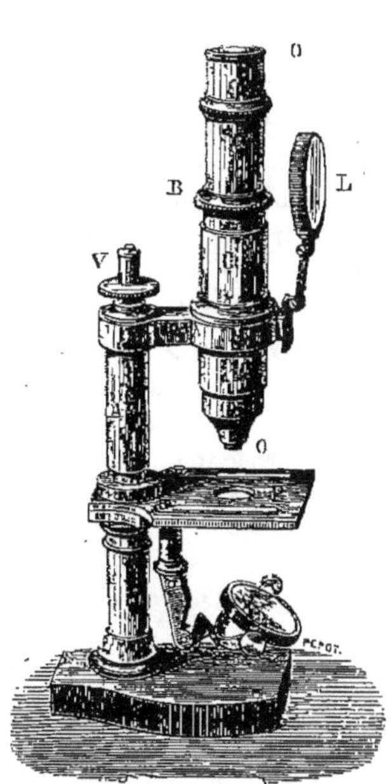

Fig. 55. — Microscope moyen modèle inclinant.   Fig. 56. — Microscope petit modèle droit.

Voici les derniers microscopes fabriqués avec les perfectionnements nécessaires.

(1) *Dictionnaire de médecine*, par Robin et Littré, 14ᵉ édition. Paris, 1878, p. 981.

Au reste, tous les résultats acquis présentement se trouvent déjà indiqués par moi (1).

L'anatomie normale doit au microscope la connaissance exacte de la structure des tissus et des différents organes. Les éléments anatomiques du cerveau et des ganglions nerveux; ceux des glandes hépatiques, rénales, mammaires, etc.; ceux des muscles, des cartilages et des os; certains éléments du sang, du lait, du sperme, etc., ont pu être appréciés d'une manière complète. C'est l'*histologie normale*.

De pareils résultats ont fait espérer qu'on rencontrerait aussi dans les productions morbides des éléments particuliers dont la connaissance pourrait être, en anatomie pathologique, ce que l'étude des éléments anatomiques normaux avait été pour l'anatomie normale. En Allemagne et en France, un grand nombre de médecins se sont livrés à ce genre de recherches, et il en est résulté une science nouvelle, l'anatomie pathologique, et l'histologie pathologique dont les résultats, souvent contradictoires, ne sont pas encore généralement acceptés des médecins.

En effet, tandis qu'en anatomie normale la micrologie fait connaître des éléments anatomiques permanents, caractéristiques, toujours les mêmes, en anatomie pathologique les éléments constitutifs des productions morbides n'ont rien d'aussi constant ni d'aussi caractéristique. Ils sont transitoires, changent de forme selon leur âge, et on les retrouve dans les productions morbides des plus opposées dans leur nature. Ces éléments ne caractériseraient positivement aucune maladie, si l'on ne pouvait en même temps consulter d'autres phénomènes physiques ou dynamiques nécessaires pour établir un diagnostic vrai. Ainsi les globules de pus ressemblent, à s'y méprendre, aux globules blancs du sang. Les éléments du tubercule peuvent être confondus avec la matière blanche des plaques intestinales de la fièvre typhoïde. La cellule cancéreuse est identique avec les cellules épithéliales de certains organes, particulièrement des calices du rein et de la vessie. Le cancroïde cutané, maladie mortelle, est formé d'épithélium, élément anatomique qu'on retrouve dans le cor aux pieds, etc.

Le microscope doit être employé pour l'étude du *sang*, du *lait*, des *urines* et des *liquides pathologiques*.

ARTICLE II

ANALYSE MICROSCOPIQUE DU SANG

Avec le microscope on peut apprécier le nombre et la forme des globules rouges, celui des hématoblastes et le nombre des globules blancs ou leucocytes, leur proportion à l'égard des rouges, ce qui est parfois très important.

J'ai établi le premier, en 1876, que, dans la fièvre puerpérale, dans l'infection purulente et dans la diphthérite, il y avait augmentation des leucocytes, ce qui forme la *leucocythémie aiguë*. Le fait a été confirmé par les

(1) Bouchut, *Nouveaux éléments de pathologie générale*, 4ᵉ édition. Paris, 1882, article NOSORGANIES.

compte-globules de Malassez et Hayem que j'ai employés pour donner des chiffres exacts (1).

A l'aide des mêmes instruments on a compté les globules rouges qui sont en moyenne de 5 millions par millimètre cube de sang et les leucocytes qui sont de 2500 environ, soit un rapport de 1 à 600, mais ces chiffres varient beaucoup et sont de 1 à 1064 pour Hayem et de 1 à 1880 pour Grancher.

D'après ce point de départ on a vu que, dans les anémies graves, les globules rouges tombaient de 5 millions à 1 million 1/2 à 2 millions. Mais cela est sujet à de si grandes variations dans les chiffres, qu'à moins de grandes différences il n'y a rien à en tirer.

§ 1er. — Emploi de l'hématimètre et dosage de l'hémoglobine.

Il y a plusieurs hématimètres celui de Malassez qui se trouve plus loin, et celui de Hayem — récemment modifié et dont voici la description :

Ce nouvel hématimètre se distingue de l'ancien en ce que sa construction permet la suppression de l'oculaire quadrillé que nous employions d'abord ; il se compose d'une lame de cuivre C C, (fig. 58) au-dessous de laquelle se visse un tube B contenant un système de lentilles destiné à former sur la surface

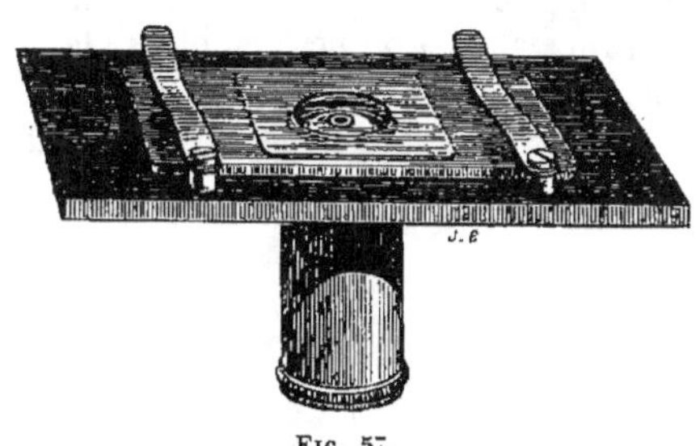

FIG. 57.

de la cellule L une image réduite du quadrillé situé en P, cette image représente un carré de 1/5 de millimètre de côté.

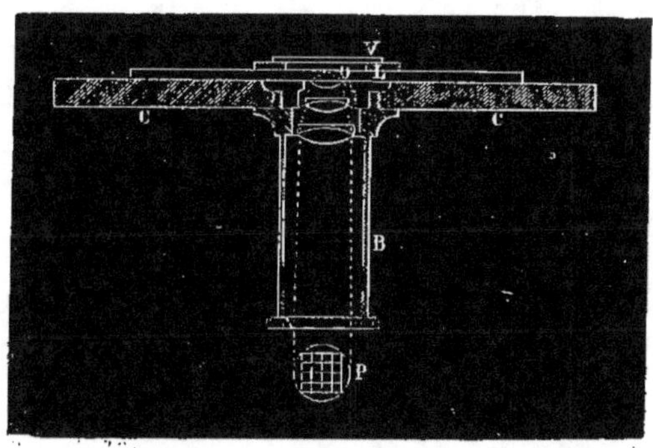

FIG. 58.

Les globules contenus dans l'épaisseur de la couche liquide de 1/5 de millimètre en venant se déposer sur la surface de la lame, se trouvent donc au même foyer que l'image du quadrillé.

(1) Voy. E. Bouchut, *Pathologie générale*, 4e édit., chap. NOSOHÉMIES. Paris, 1882.

Pour employer l'appareil on introduit dans l'ouverture de la platine le tube B après avoir au préalable réglé la lumière par le miroir, de façon à s'assurer que le quadrillé sera bien éclairé, on fixe la plaque de cuivre par les pinces valets quand on a amené au centre du champ l'image du quadrillé, on retire la plaque de verre portant la cellule et après avoir fait la préparation comme il est indiqué ci-dessous, on la replace sous les petits ressorts d'acier. — Tous les objectifs pouvant donner dans le champ de l'oculaire l'image du quadrillé, sont utilisables, il n'y a de limites que le trop court foyer.

1° *Numération des globules rouges.* — Pour faire la préparation destinée à donner le nombre des globules il faut prendre, à l'aide de la grosse pipette (fig. 59), 500 millimètres cubes de sérum artificiel, soit un demi-centimètre cube, et y ajouter, à l'aide de la petite (fig. 60), 2 millimètres cubes de sang. On obtient le sang chez l'homme en faisant une légère ponction avec une lancette au milieu de la pulpe du doigt. Le sang doit être aspiré immédiatement afin d'en éviter l'épaississement à l'air. Comme sérum artificiel on peut employer le liquide amniotique iodé, en ayant soin de laisser évaporer l'excès d'iode avant de s'en servir.

Agiter le mélange avec la petite palette en faisant rouler celle-ci entre les

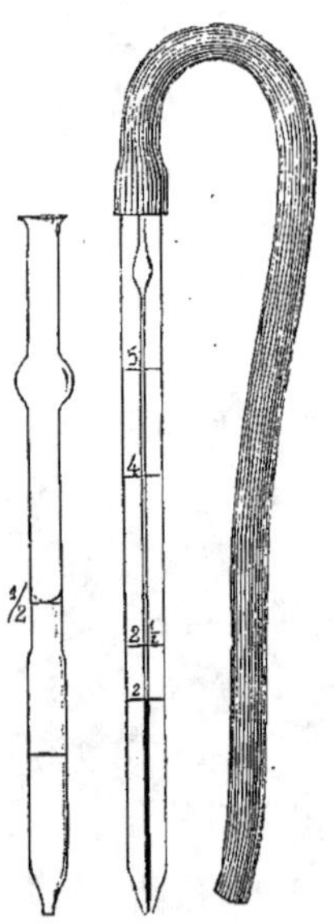

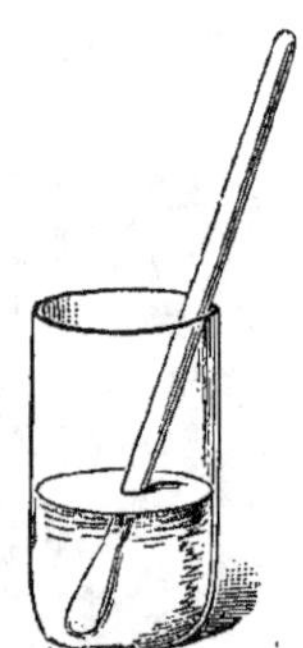

Fig. 59 et 60. — Pipettes.   Fig. 61. — Palette.

doigts de façon à lui imprimer un mouvement rapide de va-et-vient (fig. 61).

Déposer une grosse goutte du mélange au milieu de la cellule, et placer immédiatement la lamelle en la laissant tomber doucement et d'aplomb sur la goutte (fig. 62). Puis humecter avec un peu de salive deux des bords opposés de la lamelle et appuyer légèrement sur les quatre coins de cette lamelle de manière que la salive, en pénétrant par capillarité, forme une couche aussi mince que possible. Il est important dans cette opération de n'imprimer aucun mouvement de glissement à la lamelle.

La préparation est réussie : 1° lorsque la goutte de sang dilué, transformée ainsi en une nappe de liquide à surfaces parallèles, est entourée

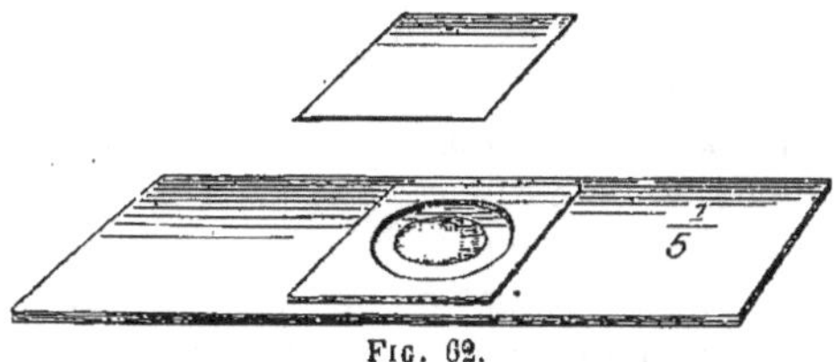

FIG. 62.

d'un anneau d'air complet, et 2° quand il n'existe aucune parcelle importante de poussière entre les deux plaques de verre dans l'espace humecté de salive.

Le tube rentrant du microscope ayant été enfoncé jusqu'au trait d'affleurement (c'est-à-dire jusqu'au point, déterminé d'avance, où le côté du carré gravé dans l'oculaire couvre 20 centimètres du micromètre objectif), on compte dans cinq ou six endroits différents de la préparation tous

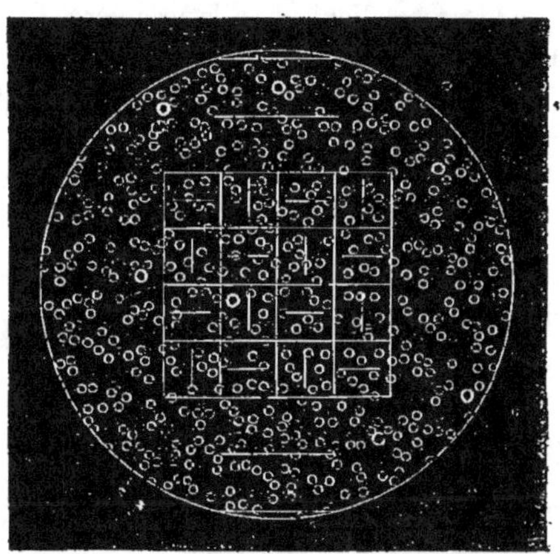

FIG. 63.

les globules rouges circonscrits par le grand carré (soit pour les 16 petits), en ayant soin de ne tenir compte que de la moitié des globules à cheval sur la ligne extérieure du grand carré (fig. 63).

On prend la moyenne des chiffres trouvés et, en multipliant cette moyenne par 31 000, on obtient le nombre des globules rouges contenus dans 1 millimètre cube de sang pur.

Voici l'explication du numéroteur 31 000.

La grosse pipette ayant en général 6 millimètres cubes de mouillage, les

500 millimètres cubes de liquide pris avec cette pipette n'en fournissent que 494, auxquels on ajoute 2 millimètres cubes de sang. Le volume total étant de 496 millimètres cubes dont 2 de sang, la dilution est au 248ᵉ. Or, comme il y a 125 cubes de 1/5 dans 1 millimètre cube, le numérateur doit être :

$$248 \times 125 = 31\,000.$$

Si l'on prenait 4 millimètres cubes de sang au lieu de 2, le numérateur deviendrait 15562,5.

Pour faire la numération des globules blancs on note tous ceux qu'on trouve dans l'étendue de deux bandes réciproquement perpendiculaires et occupant toute l'étendue de la goutte.

Pour exécuter cette partie de l'opération, on place la préparation de façon que un des bords de la goutte de sang soit sous-tendu par le grand carré, par le bord gauche, par exemple, du grand carré ; puis, après avoir noté l'absence ou la présence de globules blancs, on déplace la préparation de façon que les globules rouges à cheval sur le bord droit du grand carré soient vus à cheval sur le bord opposé, c'est-à-dire sur le gauche. On a fait ainsi parcourir à la préparation l'étendue d'un carré.

On examine de la sorte tous les carrés successifs contenus dans une bande transversale et on répète la même manœuvre, d'ailleurs facile à exécuter, pour une bande perpendiculaire à la première. On obtient ainsi le nombre des globules blancs contenus dans une soixantaine de carrés, ce qui donne, par un calcul analogue au précédent, le nombre des globules blancs par millimètre cube.

Exemple : soit 165 la moyenne trouvée pour les globules rouges, le nombre des rouges sera de :

$$165 \times 31\,000 = 5\,115\,000.$$

Soit 9 le nombre des globules blancs renfermés dans 58 carrés, la moyenne sera 9/58, soit 0,155 qui, multiplié par 31 000, donne 4805 globules blancs soit un blanc pour 1064 rouges, mais ce chiffre est variable et trop élevé. J'ai trouvé 1 pour 600 tandis que d'autres au contraire ont indiqué la proportion de 1 blanc pour 1880 rouges (1). Pour faciliter le calcul des rouges, on peut se servir de la table suivante :

Globules contenus dans le carré.	Nombre des globules par millimètre cube.	Globules contenus dans le carré.	Nombre des globules par millimètre cube.
40	1 240 000	45	1 395 000
41	1 271 000	46	1 426 000
42	1 302 000	47	1 457 000
43	1 333 000	48	1 488 000
44	1 364 000	49	1 519 000

(1) La pipette qui sert à prendre le sérum artificiel doit être nettoyée avec de l'eau distillée. Celle avec laquelle on recueille le sang doit être nettoyée successivement avec une solution de soude ou de potasse, de l'eau distillée, puis de l'alcool et séchée avec soin.

Globules contenus dans le carré.	Nombre des globules par millimètre cube.	Globules contenus dans le carré.	Nombre des globules par millimètre cube.
50	1 550 000	102	3 162 000
51	1 581 000	103	3 193 000
52	1 612 000	104	3 224 000
53	1 643 000	105	3 255 000
54	1 674 000	106	3 286 000
55	1 705 000	107	3 317 000
56	1 736 000	108	3 348 000
57	1 767 800	109	3 379 000
58	1 798 000	110	3 410 000
59	1 829 000	111	3 441 000
60	1 860 000	112	3 472 000
61	1 891 000	113	3 503 000
62	1 922 000	114	3 534 000
63	1 953 000	115	3 565 000
64	1 984 000	116	3 596 000
65	2 015 000	117	3 627 000
66	2 046 000	118	3 658 000
67	2 077 000	119	3 689 000
68	2 108 000	120	3 720 000
69	2 139 000	121	3 751 000
70	2 170 000	122	3 782 000
71	2 201 000	123	3 813 000
72	2 232 000	124	3 844 000
73	2 263 000	125	3 875 000
74	2 294 000	126	3 906 000
75	2 325 000	127	3 937 000
76	2 356 000	128	3 968 000
77	2 387 000	129	3 999 000
78	2 418 000	130	4 030 000
79	2 449 000	131	4 061 000
80	2 480 000	132	4 092 000
81	2 511 000	133	4 123 000
82	2 542 000	134	4 154 000
83	2 573 000	135	4 185 000
84	2 604 000	136	4 216 000
85	2 635 000	137	4 247 000
86	2 666 000	138	4 278 000
87	2 697 000	139	4 309 000
88	2 728 000	140	4 340 000
89	2 759 000	141	4 371 000
90	2 790 000	142	4 402 000
91	2 821 000	143	4 433 000
92	2 852 000	144	4 464 000
93	2 884 000	145	4 495 000
94	2 914 000	146	4 526 000
95	2 945 000	147	4 557 000
96	2 976 000	148	4 588 000
97	3 007 000	149	4 619 000
98	3 038 000	150	4 650 000
99	3 069 000	151	4 681 000
100	3 100 000	152	4 712 000
101	3 128 000	153	4 743 000

Globules contenus dans le carré.	Nombre des globules par millimètre cube.	Globules contenus dans le carré.	Nombre des globules par millimètre cube.
154	4 774 000	178	5 518 000
155	4 805 000	179	5 549 000
156	4 836 000	180	5 580 000
157	4 867 000	181	5 611 000
158	4 898 000	182	5 642 000
159	4 929 000	183	5 673 000
160	4 960 000	184	5 704 000
161	4 991 000	185	5 735 000
162	5 022 000	186	5 766 000
163	5 053 000	187	5 797 000
164	5 084 000	188	5 828 000
165	5 115 000	189	5 859 000
166	5 146 000	190	5 890 000
167	5 177 000	191	5 921 000
168	5 208 000	192	5 952 000
169	5 239 000	193	5 983 000
170	5 270 000	194	6 014 000
171	5 301 000	195	6 045 000
172	5 332 000	196	6 076 000
173	5 362 000	197	6 107 000
174	5 394 000	198	6 138 000
175	5 425 000	199	6 169 000
176	5 456 000	200	6 231 000
177	5 487 000		

2° *Dosage de l'hémoglobine.* — Choisir une chambre prenant jour à l'est ou au nord par une seule ouverture et se placer bien en face de la fenêtre. Introduire dans chaque réservoir de la cellule double (fig. 64), à

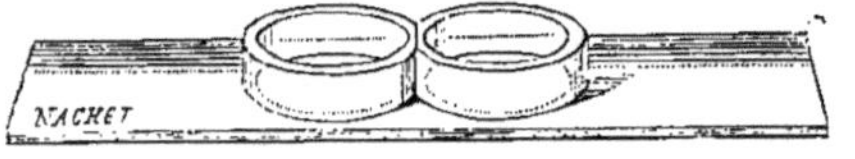

Fig. 64.

l'aide de la grosse pipette, 500 millimètres cubes d'eau distillée et aérée, ou même d'eau filtrée ordinaire. Dans l'une des cellules ajouter quelques millimètres cubes de sang, et remuer très doucement et immédiatement le mélange avec une fine baguette de verre.

Prendre pour l'examen du sang sain de 2 à 4 millimètres cubes de sang.

Dans les cas d'anémie légère, 4 millimètres cubes.

Dans les anémies de moyenne intensité, de 4 à 6.

Dans les anémies intenses, de 8 à 12.

Dans les anémies extrêmes, de 10 à 15.

Dès que le mélange est effectué, placer la cellule contenant l'eau pure au-dessus de l'une des teintes de l'échelle.

Quand on a trouvé la teinte qui paraît exacte, pour s'assurer qu'il n'y a pas d'erreur, examiner avec soin si la teinte qui précède et celle qui suit donnent un aussi bon résultat; si l'une est trop faible et l'autre trop forte, celle qu'on a choisie est la plus juste. Avec un peu d'habitude on apprécie facilement les nuances intermédiaires.

L'opération est terminée, il n'y a plus à faire qu'un calcul analogue au suivant.

Le sang examiné contient, par exemple, 4 774 000 globules; le mélange fait avec 6 millimètres cubes de ce sang donne la teinte n° 4.

Cela veut dire que $4\,774\,000 \times 6$, soit $28\,644\,000$ globules contiennent la même quantité d'hémoglobine que 11 892 375 globules sains (voy. le tableau).

Un globule du sang examiné a donc une valeur moyenne représentée par $\frac{11\,892\,375}{28\,644\,000} = 0{,}414$; et la richesse globulaire d'un millimètre cube du sang examiné, exprimée en globules sains, est de $\frac{11\,892\,375}{6} = 1\,982\,062$.

D'où :

Le nombre des globules rouges......................	N = 4 774 000
La richesse globulaire, exprimée en globules sains.......	R = 1 982 062
La valeur individuelle et moyenne d'un globule.........	G = 0 414

Ces chiffres, un peu simplifiés, peuvent être notés sur une feuille de graphique analogue à celles qui sont dressées pour les courbes de température.

Tableau de la valeur de chaque teinte.

		Globules sains.
Teinte	n° 1..	8 649 000
—	n° 2..	9 730 125
—	n° 3..	10 811 250
—	n° 4..	11 892 375
—	n° 5..	12 973 500
—	n° 6..	14 054 625
—	n° 7..	15 135 750
—	n° 8..	16 216 875
—	n° 9..	17 298 000
—	n° 10...	18 379 125

§ 2. — Emploi du compte-globules à chambre humide graduée de M. Malassez.

Ce compte-globules se compose de deux instruments principaux :

1° Le *mélangeur*, gradué de telle sorte qu'il peut fournir des dilutions sanguines au 50°, au 100°, au 200°, au 300°, au 400°, et même au 500° ; ce qui suffit aux divers besoins de la numération.

2° La *chambre humide graduée*, qui permet : 1° le couvre-objet reposant sur des vis qu'on peut faire saillir plus ou moins au-dessus du porte-objet, d'obtenir des préparations microscopiques de mélange sanguin, ayant juste une épaisseur voulue; 2° qui permet encore, le porte-objet présentant à sa surface un réseau micrométrique, de limiter avec précision des étendues déterminées de préparation, et d'y compter facilement les globules sanguins, ce qui rend inutile l'emploi d'un microscope muni d'un oculaire quadrillé et réglé d'avance.

Les chambres humides sont réglées d'ordinaire, soit pour donner des préparations de 1/5, soit des préparations de 1/10 de millimètre d'épaisseur.

Le réseau micrométrique est formé de rectangles ayant 1/5 de millimètre de haut sur 1/4 de millimètre de large. Il en résulte que si l'épaisseur de la préparation est de 1/5 de millimètre, chacun d'eux limite un volume de mélange égal à 1/100 de millimètre cube. Ils sont au nombre de cent, disposés en dix rangées de dix. Ceux qui sont plus spécialement destinés à la numération des globules rouges sont subdivisés en vingt petits carrés (cinq rangées verticales de quatre carrés). Dans certains réseaux, les rectangles subdivisés sont placés à côté les uns des autres; pour qu'ils

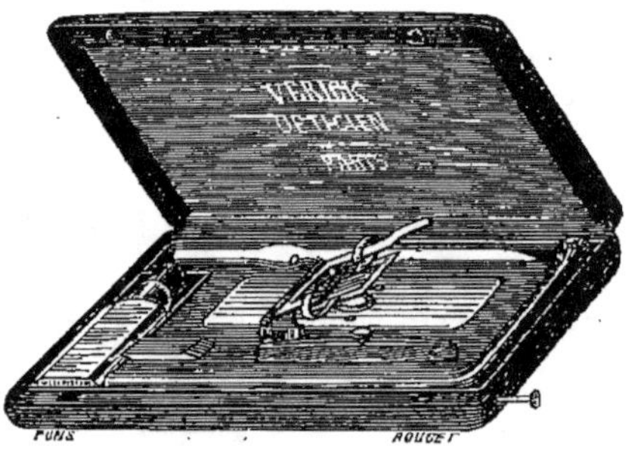

Fig. 65. — Compte-globules. — Chambre humide graduée.

puissent être facilement distingués, ils sont séparés par une double ligne (voy. la figure 63).

Pour la dilution du sang, un liquide des plus simples et des meilleurs est une solution de sulfate de soude à 5 pour 100 (le sel n'étant pas efflorescent); elle a au pèse-urine une densité de 1,020 environ à la température moyenne de 15 degrés centigrades.

3° Un *compresseur porte-lamelles*, ayant pour but de faciliter le placement du couvre-objet sur les vis et de le maintenir appliqué sur elles. Il est fixé sur la lame porte-objet à l'aide d'une vis à pression, et l'on colle le couvre-objet à sa face inférieure avec un peu d'eau ou de salive.

4° Des *couvre-objets* de rechange. Il est en effet indispensable d'employer à cet usage des lamelles parfaitement planes et assez épaisses ; aussi ne doit-on jamais se servir de verres minces ordinaires.

1. *Mode d'emploi. — Numération des globules rouges.* — 1° Mélange. — Pour obtenir le sang, on pique avec la lancette l'extrémité d'un doigt, on en fait sortir une grosse goutte de sang.

On y plonge aussitôt la pointe du mélangeur; et, aspirant doucement par le tube en caoutchouc, on fait monter le sang dans la longue portion de l'appareil.

Si l'on veut un mélange au 500e, on s'arrête quand le sang est arrivé au niveau du trait marqué 5 ; pour un mélange au 400e, au 300e. ou au 200e, on va jusqu'aux traits marqués 4, 3 ou 2 ; pour un mélange au 100e on remplit toute la longue portion de l'appareil jusqu'au trait marqué 1. Si l'on veut un mélange au 50e, on remplit une première fois de sang la longue portion de l'appareil jusqu'au trait marqué 1. Si l'on veut un mélange au 50e, on remplit une première fois de sang la longue portion ; puis, après y avoir fait pénétrer une petite bulle d'air, on la remplit une seconde fois.

La quantité de sang voulue étant prise, on essuie la pointe de l'instrument. Si l'on a dépassé le trait auquel on aurait dû s'arrêter, on souffle très légèrement par le tube en caoutchouc, et on essuie le sang au fur et à mesure qu'il sort de la pointe ; souvent même il suffit de passer simplement la pulpe du doigt sur cette pointe pour faire baisser la colonne sanguine de la quantité nécessaire. Pour bien juger de l'affleurement, le mélangeur doit être placé perpendiculairement à la direction des rayons visuels.

Sans tarder, car le sang se coagulerait, on aspire le liquide à dilution, et celui-ci, précédé par le sang, pénètre dans le réservoir et le remplit peu à peu. Le mélangeur doit être maintenu vertical pendant tout le temps de l'opération, afin qu'il ne s'emprisonne pas de bulles d'air dans le réservoir. On s'arrête lorsque le mélange sanguin est arrivé dans le bout supérieur du mélangeur juste au niveau du trait marqué 101.

Il ne reste plus qu'à agiter le mélangeur en tout sens, pour que la petite boule placée dans l'intérieur du réservoir brasse intimement le mélange et le rende parfaitement homogène.

On doit employer des mélanges d'autant plus dilués que le sang à analyser est plus riche en globules et

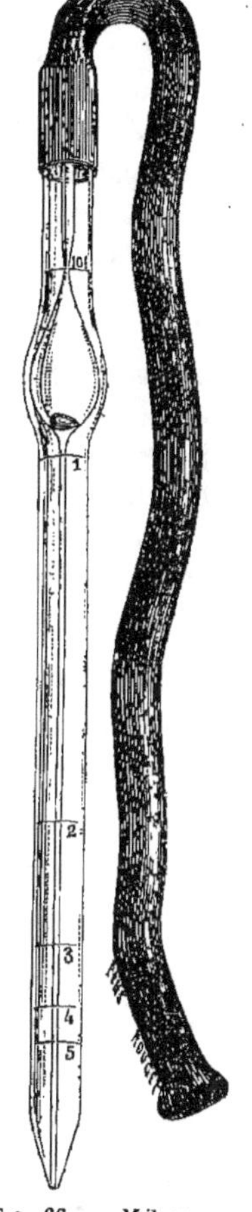

Fig. 66. — Mélangeur Potain.

que la chambre humide dont on se sert donne des préparations plus épaisses. Ainsi, avec une chambre humide donnant une épaisseur de préparation de 1/5 de millimètre, le mélange sera fait au 100e, si le sang est pauvre ; au 400e, s'il est normal. Avec une chambre humide graduée au 10e, les mélanges seront, dans les mêmes circonstances, deux fois moins dilués.

L'épaisseur de préparation est indiquée sur la chambre humide. Quant à la richesse du sang, on arrive par l'habitude à la juger très suffisamment à l'intensité de coloration que présente le sang pendant qu'il monte dans le mélangeur.

2° Préparation. — Il faut tout d'abord s'assurer si le compresseur joue bien, et si, une fois rabattu, la lamelle se trouve appliquée d'aplomb sur les vis. Si elle est bien d'aplomb, on ne doit pas entendre de choc entre elle et les vis, lorsqu'on la frappe doucement avec un corps ne faisant pas de bruit par lui-même, un morceau de papier roulé, par exemple.

Le mélange sanguin étant bien agité, on en fait sortir une certaine quantité du mélangeur en soufflant par le tube en caoutchouc. Les premières parties qui sortent doivent être rejetées, parce qu'étant restées dans le tube elles n'ont pas pris part au mélange. Une gouttelette est alors déposée sur le porte-objet de la chambre humide, tout en l'agitant avec la pointe du mélangeur pour qu'elle conserve son homogénéité.

Sans perdre de temps, on rabat doucement le compresseur porte-lamelle sur les vis et sur la gouttelette. Celle-ci s'aplatit de la quantité voulue. Elle doit alors occuper la plus grande partie de la surface du porte-objet, et ne pas présenter de bulles d'air.

Enfin, si l'on craint que la préparation ne se dessèche, on dépose un peu d'eau ou de mélange sanguin le long des bords de la lamelle, en assez grande quantité pour que le liquide, s'infiltrant sous celle-ci, fasse

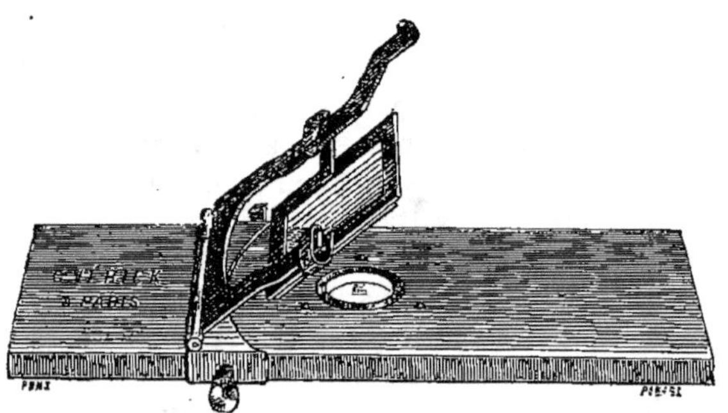

FIG. 67. — Chambre humide graduée, munie d'un compresseur porte-lamelles.

le tour complet de la rainure ; il n'y a pas à craindre qu'il vienne se mêler au mélange sanguin placé sur le porte-objet.

La chambre humide est alors portée sous un microscope dont le grossissement est assez fort pour qu'on puisse voir distinctement les globules, assez faible cependant pour que le champ microscopique embrasse au moins un rectangle tout entier, et que l'objectif ne vienne pas presser contre le couvre-objet : c'est ce que donnent avec mon oculaire n° 2, mes objectifs n° 3 ou n° 4.

On attend quelques instants pour donner aux globules le temps de gagner en tombant la face postérieure du porte-objet; on peut alors les voir en même temps que le réseau micrométrique. Il ne faudrait pas cependant trop tarder, dans la crainte qu'il ne s'en détruisît quelques-uns ou que se déplaçant ils ne soient plus régulièrement disséminés.

La chambre humide doit être constamment maintenue dans un plan horizontal, sans quoi les globules se porteraient du côté des parties déclives.

Comme il serait difficile de compter sans erreur les globules dans un vingtième de millimètre carré, Malassez a fait subdiviser un certain nombre de rectangles par des traits équidistants de 1/20 de millimètre. Ceux des rectangles primitifs ainsi subdivisés en vingt carrés égaux (cinq rangées de quatre (fig. 68) servent seuls à compter les globules. De cette manière on n'a guère à compter que cinq ou six globules par carré, et l'on n'est plus exposé à en oublier ou à compter plusieurs fois les mêmes.

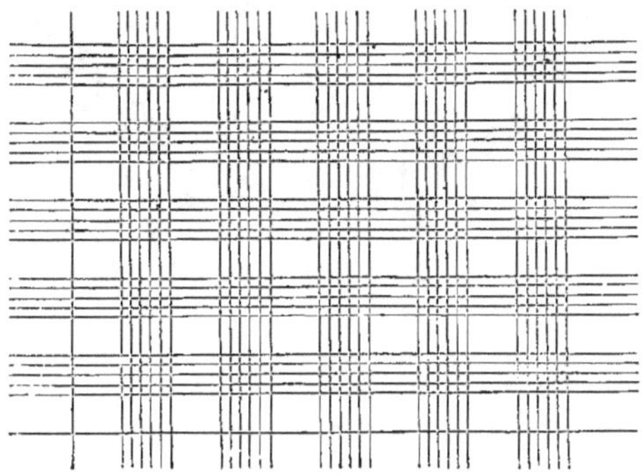

FIG. 68. — Quadrillage total sans globules.

Pour exécuter une numération, le mélange étant fait et l'appareil disposé avec le compresseur comme le montre la figure, on dépose sur la lame quadrillée une gouttelette, en l'agitant vivement avec la pointe du mélangeur pour qu'elle conserve son homogénéité ; on rabat le compresseur et la goutte s'aplatit de la quantité voulue. Elle doit occuper la plus grande partie de la surface du disque et ne pas contenir de bulles d'air. Un grossissement de 200 diamètres convient généralement bien, il sera bon de compter dans plusieurs rectangles et de prendre la moyenne. L'image microscopique est représentée figure 69.

3° Numération. — On compte tous les globules compris dans un des rectangles subdivisés en petits carrés. Le mieux est de passer successivement en revue chacune des tranches verticales de quatre carrés. Si la première a été comptée de haut en bas, on comptera la seconde de bas en haut, la troisième de haut en bas et ainsi de suite.

Quant aux globules qui se trouvent à cheval sur les lignes du quadrillage, il est indispensable de se faire une règle de conduite invariable, si l'on ne veut pas risquer d'en oublier quelques-uns ou de compter les mêmes deux fois. On pourra, par exemple, ne compter comme faisant partie d'un carré que ceux occupant la ligne d'en haut et celle de droite ; laissant de côté ceux qui sont situés sur les autres lignes et qui seront forcément comptés lorsqu'on fera la numération du carré sous-jacent et de celui

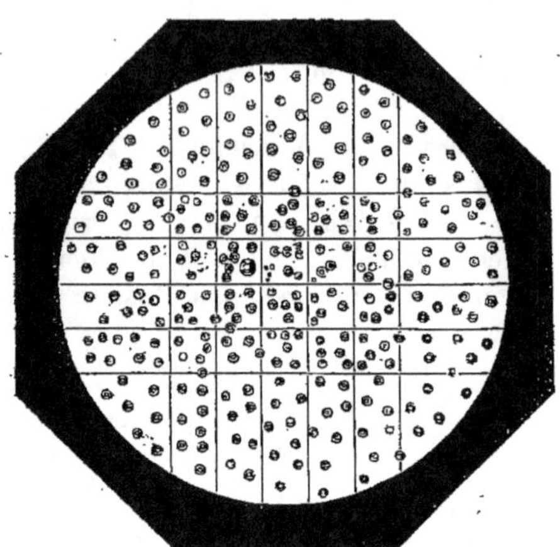

FIG. 69. — Numération des globules du sang.

situé à gauche. La même règle sera appliquée aux globules qui se trouvent sur les lignes frontières des rectangles.

4° Calculs. — Si l'on s'est servi d'une chambre humide graduée au 5ᵉ, et si l'on a fait un mélange au 100ᵉ, on se trouve, ayant compté tous les globules compris dans un rectangle, avoir analysé la 10000ᵉ partie d'un millimètre cube de sang ; il faut donc, pour avoir le nombre par millimètre cube, multiplier par 10000 celui qui a été trouvé dans un des rectangles, c'est-à-dire qu'il suffit de lui ajouter quatre zéros.

Si le mélange a été fait au 200ᵉ, il faut ou multiplier le nombre trouvé par 20000, ou, ce qui vaut mieux, faire la numération dans deux rectangles voisins, additionner les nombres trouvés, et à la somme ajouter encore quatre zéros. Avec un mélange au 300ᵉ on comptera dans trois rectangles, avec un mélange au 400ᵉ dans quatre, et à la somme des nombres trouvés on ajoutera quatre zéros.

Si la chambre humide dont on s'est servi est au 10ᵉ, c'est-à-dire deux fois moins haute, on comptera, toutes choses étant égales d'ailleurs, dans un nombre double de rectangles : dans deux pour un mélange au 100ᵉ, dans quatre pour un mélange au 200ᵉ, etc., et les sommes trouvées seront encore multipliées par 10000.

Pour plus d'exactitude, on doit faire plusieurs analyses semblables en dès champs contigus et prendre la moyenne des résultats obtenus.

Il est commode, pour passer successivement en revue plusieurs rectangles, de s'aider d'une platine mobile à double effet, donnant les mouvements de latéralité et ceux d'avant en arrière.

2. *Numération des globules blancs.* — Les globules blancs étant en général beaucoup moins nombreux que les rouges, l'analyse doit porter sur une plus grande quantité de sang; ce qui exige l'emploi de mélanges plus concentrés et des numérations dans de plus grandes étendues de préparation.

Si la chambre humide employée est graduée au 5ᵉ, il suffit de compter les globules dans une rangée de dix rectangles avec un mélange au 100ᵉ, dans deux rangées avec un mélange au 200ᵉ. Et comme on se trouve ainsi avoir numéré la 1000ᵉ partie d'un millimètre cube, on n'a plus qu'à ajouter trois zéros à la somme des nombres trouvés pour obtenir le nombre de globules blancs par millimètre cube de sang.

Si la chambre humide est au 10ᵉ seulement, on compte, toutes choses étant égales d'ailleurs, les globules dans un nombre double de rectangles, dans deux rangées avec un mélange au 100ᵉ, dans quatre avec un mélange au 200ᵉ, et on multiplie toujours par 1000 la somme obtenue.

Il est indispensable de faire plusieurs de ces numérations et d'en prendre la moyenne.

Le mélange et la chambre humide graduée doivent être nettoyés soigneusement après chaque numération.

ARTICLE III

ANALYSE MICROSCOPIQUE DU LAIT

Le compte-globules peut avoir d'autres usages que l'étude du sang. Je l'ai employé pour l'analyse du lait et comme guide dans le choix des nourrices (1) d'après de nombreuses analyses.

On peut étudier le lait de femme au microscope, en comptant le nombre de ses globules, ce qui donne la quantité de beurre, c'est-à-dire la mesure de sa richesse. Pour cela il faut *une seule goutte de lait prise après quelques minutes de succion du sein par l'enfant.* Or rien n'est plus facile. Il suffit de recueillir seulement une demi-cuillerée à café de ce liquide et, avec le compte-gouttes gradué, de prendre la goutte qui est nécessaire à l'analyse.

Au lieu de faire mes numérations par 5ᵉ de millimètre cube, comme on le fait pour le sang, j'ai dû compter par 10ᵉ de millimètre cube.

En voici les raisons :

Lorsque l'on compte les globules du sang dans une cellule de verre plate, de 1/5 de millimètre d'épaisseur, les globules *plus lourds* que le sérum tombent au fond au bout de quelques minutes et il n'en reste pas qui nagent entre deux eaux. Tous sont au fond de la cellule et quand la plaque de verre est au foyer du microscope on peut les compter tous.

Au contraire, avec du lait dans cette même cellule, au 5ᵉ de millimètre d'épaisseur, comme les globules de lait sont *plus légers* que le sérum, ils montent ainsi que la crème à la surface du liquide, et par consé-

____

(1) E. Bouchut, *Hygiène de la première enfance,* 7ᵉ édition. Paris, 1879.

quent se trouvent dans la cellule sous la lame de verre obturatrice. Mais ils ne montent pas tous, quelques-uns restent dans l'épaisseur du sérum, de façon à ne pouvoir être comptés au premier calcul. Plus l'épaisseur de la cellule d'examen est grande, plus on éprouve de difficultés à compter tous les globules du lait.

J'ai donc dû faire préparer par M. Nachet, des cellules à 1/10 de millimètre de profondeur, *spéciales pour l'analyse du lait,* et c'est avec ces cellules que j'ai opéré.

On prend une goutte de lait de femme mesurée avec le compte-gouttes gradué de Limousin, que l'on met dans 100 gouttes d'eau distillée, pure,

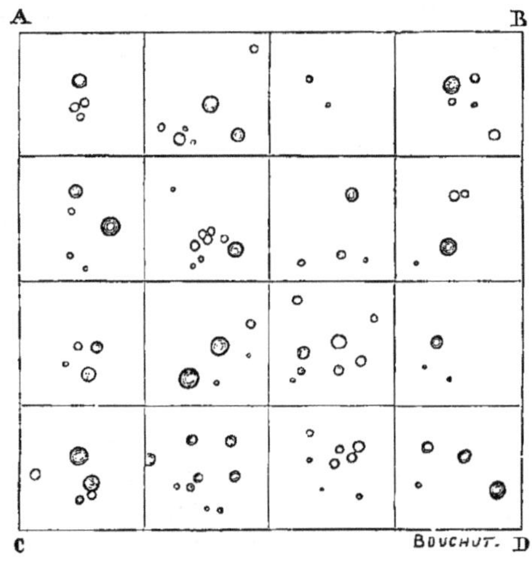

Fig. 70. — Image microscopique d'un carré de 1/5 de millimètre de côté, couvrant la cellule de verre au 10e qui renferme une goutte de lait de femme diluée au 100e. — Il y a 86 globules. Cela fait 86 : 4 = 21 ;500 × 1000 — 100 = 2 150 000 globules par millimètre cube de lait.

ou mieux salée au 100e. Cette addition a pour but d'avoir un liquide à 1030 de densité, facilitant l'élévation des globules de lait. Cette ascension est plus lente dans l'eau distillée.

Alors une goutte de ce mélange au 100e étant placée sous un microscope dont l'occulaire renferme un quadrillage ayant 1/5 de millimètre de côté, comme celui qui sert aux numérations de globules sanguins. On compte ce qui se trouve compris dans le carré.

Supposons qu'on y compte, une première fois, 94 globules de lait, gros ou petits, il faut changer la préparation de place et compter de nouveau. On doit faire ainsi trois calculs successifs sur des points différents et prendre la moyenne de l'addition des trois numérotages.

Cette moyenne doit être divisée par 4, puisque ayant compté dans un quadrillage ayant 1/5 de millimètre de côté et renfermant quatre carrés de 1/10, il faut prendre le quart du nombre de globules trouvés qui représente les globules d'un des quatre carrés compris dans le quadrillage complet. Quand cette opération est achevée on multiplie le total par 1000 qui est le cube de 10. Cela est nécessaire parce que la cellule est au 10ᵉ. On multiplie ensuite par 100, puisque le titre du liquide est au 100ᵉ.

Supposons 292, le nombre des globules trouvés dans trois calculs différents faits sur le quadrillé au-dessous duquel se trouve la solution de lait au 100ᵉ, on a :

$$292 : 3 = 97;030 : 4 = 24;270 \times 1000 = 24\,270 \times 100 = 24\,27000.$$

D'après ces calculs, on voit donc qu'il y a dans cet échantillon de lait deux millions quatre cent vingt-sept mille globules de 1 millimètre cube. Par un autre calcul, on trouve que ce lait renferme deux cent quarante-deux milliards sept cents millions de globules par litre.

D'après ce procédé au 10ᵉ, et aussi d'après le procédé d'analyse au 5ᵉ, j'ai compté les globules du lait chez cent cinquante-huit nourrices. Dans mes observations, j'ai tenu compte de l'âge de la nourrice et de l'âge de son lait, j'ai établi des catégories pour le lait pris avant la tétée, pendant la tétée et après la tétée.

Voici les principaux résultats généraux sur le chiffre des globules et globulins :

5 fois les globules ont été de	200 à 400 000;
14 fois	—	400 à 600 000;
20 fois	—	600 à 800 000;
24 fois	—	800 000 à 1 000 000;
66 fois	—	1 à 2 000 000;
27 fois	—	2 à 4 000 000;
2 fois	—	4 à 5 000 000;
158		

Ces nombres comprennent les gros et les moyens globules, ainsi que les petits globulins qu'il est possible de compter en faisant varier la vis du microscope à gauche, pour bien saisir tout ce qui est dans l'épaisseur de la couche laiteuse contenue dans la cellule au dixième, qui sert de moyen d'analyse.

Si l'on voulait plus d'exactitude, comme trois globulins valent à peu près un globule, il serait bon de compter tous les gros et moyens globules comme unités, puis de compter à part les globulins dont on prendrait le tiers seulement, qu'on ajouterait aux unités inscrites. Ainsi, je suppose 47 globules gros ou moyens, et 36 globulins, il faudrait compter 47 plus 12 qui est le tiers de 36, ce qui ferait 59. De cette façon on aurait des chances d'arriver à la vérité dans la manière d'apprécier la richesse du beurre du lait de femme.

Ce n'est d'ailleurs qu'une conséquence de l'étude des dimensions offertes par les globules de lait, dimensions qui varient de *un à trois centièmes de millimètre de diamètre*.

Ce qu'il y a d'important à retenir dans ces recherches et dans ces calculs à faire pour obtenir des résultats précis, c'est de compter à la fois les globules et les globulins qui peuvent échapper si l'on n'y fait pas attention.

Peut-être, pour opérer avec plus d'exactitude, faudrait-il compter à part les vrais globules et les globulins, dont on prendrait le tiers pour montrer qu'il faut trois globulins pour faire un globule. Mais cela ne m'a pas semblé indispensable à la netteté de mes analyses.

Le moyen de tout voir, c'est d'attendre dix minutes pour que, dans la plaque mise sous le microscope, tous les globules soient montés à la superficie du liquide sous le verre supérieur, et de plus, c'est de tourner la vis du microscope à droite et à gauche, tout en comptant les globules, pour varier le foyer de l'instrument.

Malgré la diversité de composition du lait, et les variations de quantité de ses éléments, chez la même nourrice aux différentes époques de la journée, la numération des globules du lait, faite avec soin, plusieurs fois en vingt-quatre heures, sur le lait du matin, du midi et du soir, donne *une moyenne* qui représente bien la qualité du lait de femme.

Elle ne donne exactement que la *quantité des globules du beurre*, dont on peut déterminer le poids, mais en général cette quantité représente la richesse ou la pauvreté des autres éléments. Cela est très suffisant pour l'appréciation et le choix des nourrices.

Rapport du nombre des globules à la densité du lait et au poids du beurre. — Si l'on veut remonter du nombre des globules laiteux *au poids approximatif de la quantité de beurre par litre de lait*, ou même déterminer approximativement, à deux degrés près, *la densité de ce lait*, cela est facile en comparant le lait de vache au lait de femme.

Il faut alors prendre une certaine quantité de lait de vache, et parallèlement faire : 1° la *numération exacte des globules* sur le lait préparé pour le microscope ; puis 2° prendre la *densité* correspondante du lait ; et enfin 3° déterminer chimiquement par l'analyse la *quantité en poids de beurre* contenue dans le lait soumis à l'analyse.

Après avoir ainsi comparé ces trois ordres de calculs établis avec une scrupuleuse attention, j'ai dressé un tableau montrant à quelle densité et à quel poids de beurre par litre, correspondent les quantités de globules appréciées au microscope. De cette manière, le nombre des globules du lait dans un millimètre cube de lait permet de dire quel est, à peu de chose près, son poids de beurre par millimètre cube, par 1000 grammes, et en même temps quelle est sa densité approximative.

Ainsi un lait de vache renfermant 2 402 500 globules et globulins par millimètre cube donne trois cent-millièmes de beurre pour ce millimètre, et se rapporte à un lait qui, par litre, donnerait 36 grammes de beurre, et marquerait 1032 au densimètre.

Dans le lait de femme qui renfermerait un ou deux millions de globules par millimètre cube, il y aurait deux et trois cent-millièmes de beurre dans ce millimètre, chiffre obtenu par le calcul, et sans qu'il soit fait d'analyse.

Si l'on se sert des chiffres obtenus sur le lait de vache pour apprécier le lait de femme, on voit qu'un lait qui offre la moyenne ordinaire des globules, c'est-à-dire 1 026 000 globules par millimètre cube, est un lait qui doit avoir une densité de 1022, correspondant à 24 grammes de beurre par 1000.

Exemples du rapport existant entre le nombre des globules du lait avec la densité de ce liquide et son poids de beurre par 1000. — Ces expériences ne peuvent bien se faire que sur du lait de vache, et il est facile de voir qu'elles peuvent servir à juger par analogie de la densité et de la quantité de beurre du lait de femme.

Chez cette dernière, la densité est très difficile à déterminer d'une façon absolue, et avec l'incertitude des résultats fournis par les analyses antérieures, mon procédé de recherches acquiert une certaine importance.

Chez la femme, la densité du lait varie plus que dans le lait des différentes espèces animales connues, où déjà les chiffres publiés sont très différents les uns des autres.

Cela se comprend lorsqu'on a fait beaucoup de recherches à cet égard. D'ailleurs, il est très difficile chez la femme de recueillir une suffisante quantité de lait pour le soumettre à l'épreuve du densimètre. Chez quelques femmes, on ne peut en tirer plus de 5 à 10 grammes, ce qui est tout à fait insuffisant.

Quoi qu'il en soit, voici ce qui résulte des calculs que j'ai faits sur le nombre des globules du lait de vache comparé à la densité de ce liquide et au poids de beurre qu'il contient par 1000.

GLOBULES PAR MILLIMÈTRE.		DENSITÉ.	BEURRE PAR LITRE.	
1°	1 102 500	1.022	24	grammes.
2°	1 182 000	1.021	21	—
3°	1 925 500	1.030	26	—
4°	2 105 000	1.028	29	—
5°	2 205 000	1.032	37	—
6°	2 305 000	1.030	35	—
7°	2 400 000	1.030	37	—
8°	2 407 000	1.033	34	—
9°	2 692 000	1.030	29	—
10°	3 700 000	1.038	34	—

Si le nombre des globules diminue dans une proportion considérable, la densité s'abaisse dans la même proportion et la quantité de beurre diminue également. Mais il faut pour cela que la variation du chiffre des globules soit assez forte. De petites différences ne se traduisent pas par des modifications très profondes de la densité et du poids de beurre. On ne peut compter qu'à un ou deux degrés de différence pour la densité et autant pour la quantité de beurre.

Quoique ces évaluations n'aient pas une précision absolue, elles n'en constituent pas moins un résultat, approchant assez de la vérité pour qu'on en doive tenir compte.

Ainsi donc, la numération des globules et des globulins du lait permet d'arriver à connaître sa richesse, c'est-à-dire la quantité de beurre qu'il renferme.

Or, cette quantité est la chose qu'il importe le plus de connaître. Chacun peut faire cette analyse s'il est habitué à l'emploi du microscope. A défaut du médecin, le père de famille peut examiner le lait de sa nourrice et se rendre un compte journalier de ses qualités, comme il apprécie la prospérité de son enfant par la balance.

Une goutte de lait peut suffire pour l'analyse. Mais comme ce liquide est très variable dans sa composition, on n'a de résultat sérieux qu'en prenant la moyenne de plusieurs calculs. Pour cela, il faut prendre trois, quatre ou cinq échantillons de lait dans la journée, afin de pouvoir analyser trois, quatre ou cinq gouttes de composition différente. C'est la moyenne des cinq analyses qui donne, à peu de chose près, la qualité du lait de la nourrice.

La moyenne des globules et globulins du lait, sur cent cinquante-huit nourrices, est de 1 026 000 par millimètre cube, soit cent deux milliards six cents millions par litre. Mais entre huit cent mille et un million, le lait est de bonne qualité.

CHAPITRE XV

OPHTHALMOSCOPIE

ARTICLE PREMIER

DESCRIPTION ET THÉORIE DES OPHTHALMOSCOPES

L'ophthalmoscope est un instrument destiné à constater l'état anatomique de l'intérieur de l'œil, soit qu'on recherche les opacités du cristallin, soit qu'on ait à découvrir des corps flottants du corps vitré, soit enfin qu'on s'occupe des lésions de la papille du nerf optique, de la rétine et de la choroïde. Il a été inventé par Helmholtz, de Heidelberg, et se compose d'un miroir concave réflecteur (fig. 71), destiné à éclairer le fond de l'œil; d'un verre intermédiaire qui donne à l'image plus de netteté et d'une lumière dont les rayons réfléchis pénètrent dans l'œil.

Pour employer l'ophthalmoscope, il faut : 1º dilater la pupille avec une solution d'atropine ; 2º se mettre dans une chambre obscure ; 3º éclairer l'œil ; et 4º se placer devant le malade pour l'examiner, soit à l'image droite, soit à l'image renversée ; mais ce dernier procédé est le meilleur.

Il y a l'*ophthalmoscope* à main, de Desmarres, percé d'un trou au centre, portant en arrière un petit verre convexe pour les presbytes ou con-

cave pour les myopes. Viennent ensuite l'*ophthalmoscope binoculaire* de
Giraud-Teulon (1), qui donne à l'image plus de relief, et l'*ophthalmoscope
fixe* de Liebreich, destiné à l'enseignement et aux démonstrations cliniques.
Tous les autres ne sont que des modifications de
ceux que je viens d'indiquer.

1° *Dilater la pupille.* — La dilatation de la pupille est indispensable pour que le faisceau lumineux pénétrant dans l'œil donne un éclairage
suffisant. Dans les paralysies rétiniennes cette dilatation existe, et l'on n'a pas besoin de la provoquer ;
dans les autres cas, on y supplée par l'application de
la belladone aux tempes, aux paupières et sur le
globe de l'œil, et mieux par l'instillation de une
goutte de *solution d'atropine* entre les paupières
(eau, 30 grammes ; sulfate d'atropine, de 0^{gr},05 à
0^{gr},10).

2° *Position de la lumière, du malade et du médecin.* — On doit opérer dans une chambre noire, et
par conséquent à la lumière d'une lampe. A la rigueur, on pourrait opérer au jour, en faisant tourner
le dos du malade à la lumière du soleil ou du ciel ;
mais l'opérateur recevrait de la lumière directe ou
diffuse qui le gênerait.

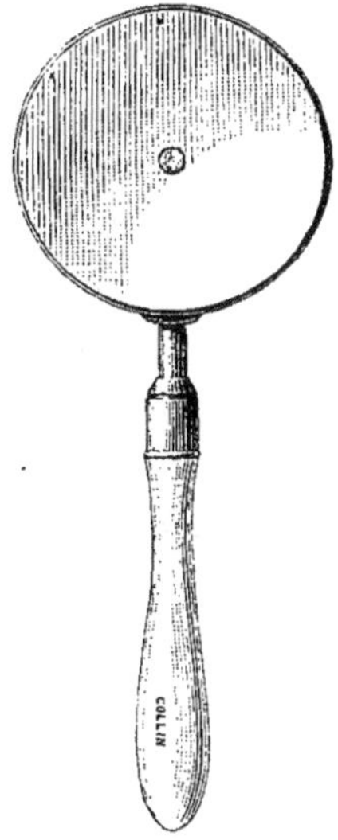

Fig. 71. — Ophthalmoscope
d'acier poli de Desmarres.

La tête du malade doit être immobilisée, soit par l'application du menton dans la main, soit en emboîtant l'occiput dans un appui-tête.

Pour assurer la fixité de l'œil, on engage le malade à regarder, soit un
point de la tête de l'opérateur, soit une petite boule métallique attachée à
la table d'opération et dont on règle la situation.

La figure 72 donnera une idée de l'ensemble de l'opération et de la manière de procéder à l'examen ophthalmoscopique. Après quelques tâtonnements, on parvient facilement à réaliser une observation parfaite.

L'emploi des *ophthalmoscopes* dits *fixes* ne change rien aux conditions
d'examen.

3° *Projeter de la lumière dans l'œil.* — Simple problème de physique
que l'on résout en plaçant à une certaine distance au-devant de l'œil un
réflecteur métallique légèrement concave (16 centimètres de foyer), qui
reçoit la lumière d'une lampe et la renvoie dans l'intérieur de l'œil. C'est à
travers une ouverture centrale ou latérale de ce miroir que l'observateur
regarde. Celui-ci peut, selon la disposition physiologique de son œil, gar-
nir cette ouverture d'un ménisque divergent (verre biconcave approprié
à la myopie). Tel est le miroir de Desmarres.

4° *Voir l'intérieur de l'œil.* — L'éclairage par le miroir donne une lumière suffisante pour observer l'intérieur de l'œil, mais les images man-

(1) Voy. Giraud-Teulon, *la Vision.* Paris, 1881.

quent de netteté, et l'on emploie avec succès un verre intermédiaire qui les rend très distinctes.

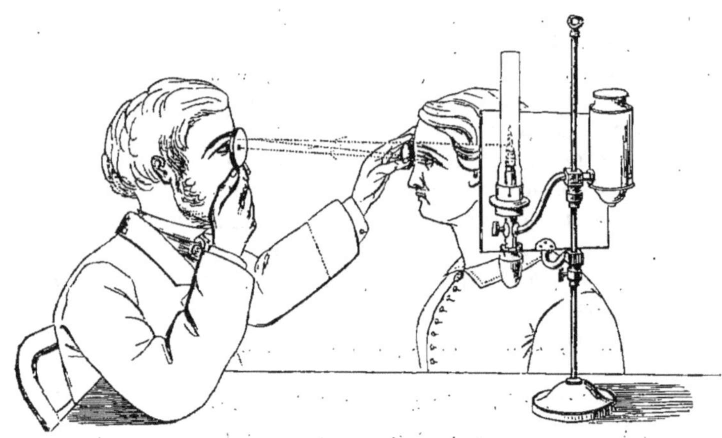

Fig. 72. — Examen ophthalmoscopique.

a. *Procédé par l'image renversée* (fig. 73). — Une lentille de 5 centimètres de foyer est placée à peu de distance de la cornée, dans l'axe du mi-

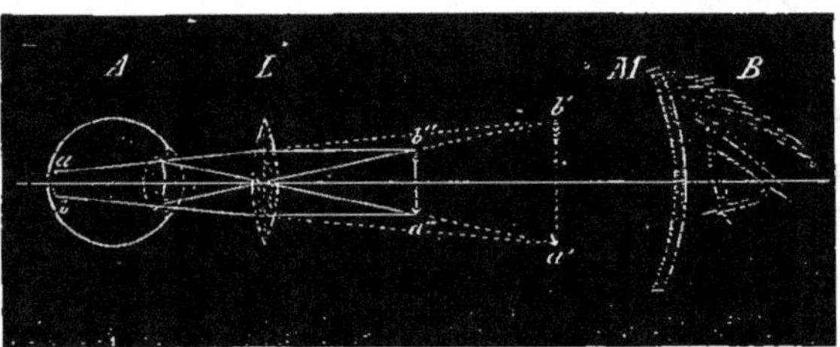

Fig. 73. — Théorie de l'ophthalmoscope : image renversée (*).

roir et de l'œil. Elle peut être tenue à la main (Desmarres, Matthieu), ou fixée à une monture de lunettes (Gillet de Grandmont), ou assujettie à une table sur un pied à curseur (ophthalmoscopes fixes de Follin et Nachet, Donders, Liebreich, Cusco, etc.). Mais ces détails d'utilité pratique sont sans importance ; il suffit de se rappeler que cette lentille est une loupe au

(*) ab, image de la rétine. Cette membrane étant éclairée par les rayons que le miroir ophthalmoscopique M projette au fond de l'œil, les rayons partant de ab traversent des milieux réfringents de l'œil, et vont former une image aérienne, renversée et agrandie en $a'b'$, au point de la vision distincte de l'œil observé. Si l'on applique une lentille biconvexe contre l'œil observé, l'image $a'b'$ se formera en $a''b''$, c'est-à-dire qu'elle sera plus petite, plus rapprochée de l'œil observé et plus distincte. Si l'on dispose une lentille biconvexe devant son propre œil, l'image $a''b''$ sera grossie et rapprochée de l'œil observé d'après la théorie de la loupe. (Vidal, *Pathologie externe*, avec additions et notes par Fano, t. III.)

foyer de laquelle il faut mettre successivement tous les points de la cavité oculaire que l'on désire explorer.

L'utilité de cette lentille est facile à comprendre. Si, après avoir projeté de la lumière au fond de l'œil à l'aide du miroir, on regarde par l'ouverture de celui-ci, le fond de l'œil apparaît éclairé, mais confusément. Si, au contraire, on interpose une lentille, il se forme au foyer de celle-ci, entre la lentille et l'œil de l'observateur, une *image réelle aérienne*, un peu *agrandie, renversée* et très nette. C'est celle-là que l'observateur regarde à la distance de la vue distincte (5 à 45 cent.).

La marche des rayons lumineux et la formation de l'image sont indiquées dans la figure.

b. *Procédé par l'image droite* (fig. 74). — Lorsqu'on veut obtenir une image très grande, on met en usage un verre biconcave (ménisque) placé

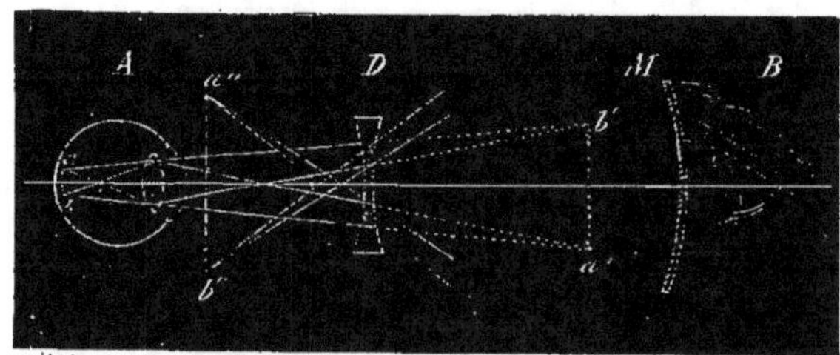

Fig. 74. — Théorie de l'ophthalmoscope : image dro te (*).

un peu moins près de l'œil que la lentille ; ce verre donne une image *virtuelle droite, très grande*, placée entre le verre et l'œil observé (figure 75).

Quand on a acquis l'habitude de se servir de l'instrument, il est facile de voir l'état normal du fond de l'œil, état qu'il faut bien connaître pour apprécier ses variations dans l'état pathologique.

Intérieur de l'œil à l'état normal. — L'examen de la partie la plus profonde de l'œil fait apercevoir la rétine, la papille du nerf optique et les vaisseaux artériels et veineux qui se déploient sur le fond du globe oculaire. La figure suivante donnera une idée de cette disposition.

La *rétine* occupe tout le champ de l'image ; elle paraît d'un rose vif, clair, uniforme dans l'*image renversée*, présentant des stries rayonnées dans l'*image droite*. On y remarque au côté interne de la papille une *tache jaune (macula lutea)*. La coloration rose du fond de l'œil est due au ré-

<hr>

(**) *ab*, image de la rétine de l'œil observé. — Si vous examinez cet œil avec le simple miroir ophthalmoscopique, l'image *ab* se formera en *a'b'*, et sera, comme dans le cas précédent, renversée ; mais si l'on interpose la lentille biconcave D, dont le foyer principal tombe en dedans de *a'b*, les rayons partis de *ab* tombent sur la face correspondante de la lentille divergente, et d'image *ab* est représentée par une image virtuelle *a″b″* agrandie. Supposez maintenant qu'au lieu de vous tenir à une certaine distance du patient, vous vous placiez tout près, l'œil de l'observé fait alors office de *loupe* par rapport à l'image rétinienne, et vous voyez celle-ci droite et fortement grossie. Armez votre propre œil d'un verre biconcave, et vous voyez la même image virtuelle, droite et plus petite. (Vidal.)

seau vasculaire choroïdien que l'on aperçoit à travers la rétine, qui est absolument translucide, et qui n'est opaque que sur le cadavre.

Vers le centre du champ d'observation, on aperçoit la *papille optique*, située un peu en bas et en dedans de l'axe optique de l'œil : elle se présente sous la forme d'une tache blanche, à peu près circulaire ; le centre en est éclatant et nacré, la périphérie environnée d'une couche noirâtre de granules pigmentaires. Elle semble s'élever sous la forme d'un bouton saillant ; mais cette apparence résulte d'une illusion d'optique ; en réalité, elle est plane.

Du centre de la papille sort un groupe de vaisseaux rétiniens, qui sont l'épanouissement de ceux qui ont parcouru une partie de la longueur du nerf optique.

On y distingue des *artères* et des *veines*. Le tronc artériel émerge à peu

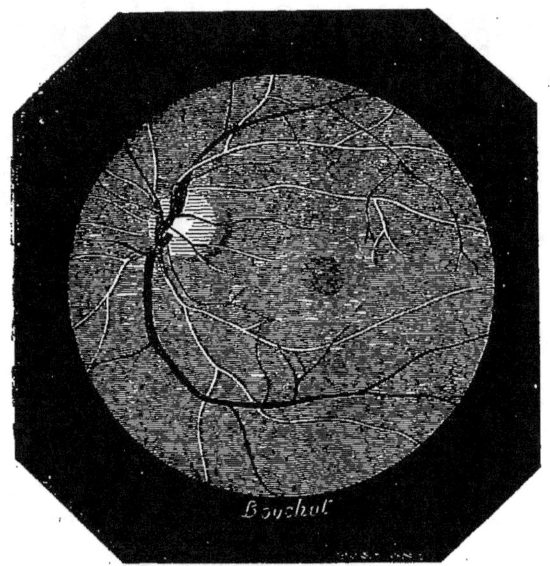

Fig. 75. — Fond de l'œil normal (*).

près du centre de la papille et se partage immédiatement en deux branches, l'une ascendante, l'autre descendante, qui, à leur tour, se bifurquent, même avant d'avoir quitté les limites de la papille ; il résulte de là qu'il y a deux troncs principaux supérieurs et deux inférieurs, d'où partent des rameaux secondaires ; les rameaux les plus volumineux se dirigent vers la partie interne de l'œil. Ces artères sont ténues et d'un rouge clair. Les veines, plus volumineuses, d'une couleur carminée ou brune, accompagnent

(*) Examen fait sur un individu à cheveux noirs et dont l'iris était d'un brun très foncé. Cette figure montre une pigmentation sombre au plus haut degré du stroma et de l'épithélium. (D'après Liebreich, *Atlas d'ophthalmoscopie.*)

les artères, et, traversant le nerf optique, vont se jeter dans le sinus caverneux. On observe fréquemment des battements dans les veines, mais jamais dans les artères, à moins qu'on ne comprime le globe oculaire.

L'emploi de l'ophthalmoscope a conduit, par hasard, à l'usage d'un excellent procédé d'observation, qui n'a absolument rien à faire avec la dioptrique : nous voulons parler de l'*éclairage latéral* ou *oblique*, lequel est une simple application de la réflexion de la lumière.

Lorsqu'on éclaire vivement la surface antérieure de l'œil avec une bougie, on peut y observer des lésions que la lumière diffuse ne fait pas reconnaître. Mais si l'on concentre avec une lentille un faisceau de lumière sur cette partie, et que l'on examine latéralement, c'est-à-dire à l'aide des rayons réfléchis, on est frappé de la vivacité et de la netteté de la lumière et des images.

ARTICLE II

USAGES DE L'OPHTHALMOSCOPE EN MÉDECINE ET EN CHIRURGIE

A l'aide de ces différents procédés d'examen, la chirurgie oculaire a pu réaliser de remarquables progrès. Le diagnostic des maladies chirurgicales des yeux a acquis une exactitude et une précision inconnues jusque-là. Il a été possible aux oculistes de rapporter la plupart des troubles visuels pour lesquels on venait les consulter à une altération du cristallin, du corps vitré, de la rétine ou de la choroïde, mais là ne devaient pas se borner les conséquences de la découverte d'Helmholtz. Certaines amauroses, depuis longtemps attribuées à une lésion cérébrale, trouvèrent leur explication dans une atrophie de la papille constatée avec l'ophthalmoscope.

C'est dans cet état de la science qu'en 1862 je songeai à rechercher si, en dehors des troubles visuels produits par les maladies chroniques de l'encéphale, il n'y avait pas de maladies cérébro-spinales qui produiraient des lésions oculaires sans amener d'amaurose, et si les maladies aiguës cérébro-spinales n'auraient pas pour effet de déterminer dans l'œil des lésions qui pussent leur servir de symptôme. Ainsi s'est formée la *Cérébroscopie*, dont je vais parler, c'est-à-dire le moyen de voir avec l'ophthalmoscope ce qui se passe dans le cerveau, comme avec le stéthoscope ou le plessimètre on entend les bruits caractéristiques des lésions du cœur et des poumons. On verra plus loin si j'ai réussi.

CHAPITRE XVI

CÉRÉBROSCOPIE

La cérébroscopie est la méthode qui permet de voir dans l'œil les lésions dont la forme et la nature indiquent des lésions analogues qui existent dans le cerveau et dans la moelle épinière. En d'autres termes, c'est l'exploration du cerveau par l'examen des lésions du fond de l'œil avec l'ophthalmoscope.

L'ophthalmoscope, d'abord employé par les oculistes dans le but de connaître les altérations profondes et locales de l'œil, est devenu, par l'application nouvelle que j'en ai faite, un moyen précieux du diagnostic des maladies cérébro-spinales.

Depuis longtemps les médecins connaissaient des amauroses cérébrales, et l'on savait, au moyen de l'ophthalmoscope, que ces amauroses étaient dues à une atrophie plus ou moins avancée de la papille. Sichel et Desmarres, en France, avaient établi ce fait, puis après eux de Græfe, et ses élèves, à Berlin, avaient confirmé ce progrès. Ce dernier même était venu présenter à la Société de biologie quatre cas de névrite et d'atrophie de la papille par suite de tumeur du cerveau. Au même moment, Lancereaux (1) publiait un mémoire sur la dégénérescence des nerfs optiques dans les tumeurs cérébrales. Des observations analogues avaient été publiées en Angleterre par John Ogle et par H. Jackson dans l'épilepsie ; mais c'est tout ce qui existait dans la science sur ce sujet.

L'idée me vint alors de rechercher si les maladies aiguës des méninges, du cerveau et de la moelle produisaient sur le nerf optique et sur la rétine un effet analogue à celui des maladies chroniques de l'encéphale. Je ne tardai pas à voir que toutes les maladies organiques cérébro-spinales avaient un retentissement marqué sur la circulation, sur la sécrétion et sur la nutrition de la rétine du nerf optique et de la choroïde. Ce fut d'abord dans la méningite tuberculeuse que je constatai ces lésions ; puis je les trouvai dans l'hydrocéphale, dans l'hémorrhagie cérébrale, dans l'encéphalite, dans la myélite aiguë, dans la contusion du cerveau, et, en multipliant les observations, je formulai, le 16 avril 1862 (2), avant tout autre médecin, la méthode d'exploration que je vais exposer sous le nom de *Cérébroscopie*.

Après avoir pris date, en 1862, précaution qui n'était pas inutile, je me remis à l'étude et, plus tard, dans mes cours de clinique à l'hôpital des Enfants, je montrai mes malades à qui voulait les regarder ; en 1863, je communiquai mes observations à la Société de biologie (3), je les imprimai en 1865, j'en donnais connaissance au *Congrès international* de Paris, en 1867 (4), et je les faisais paraître enfin avec figures et atlas dans un livre intitulé : *Diagnostic des maladies du système nerveux par l'ophthalmoscope* (5).

(1) Lancereaux, *Archives de médecine*, 1862.

(2) Bouchut, *Gazette des hôpitaux*, 1862, p. 226 et 469.

(3) Bouchut, *Du diagnostic de la méningite par l'ophthalmoscope.* (*Gazette des hôpitaux*, mars 1863.)

(4) Bouchut, *Compte rendu du Congrès international des sciences médicales.* 1re session à Paris, 1867.

(5) Bouchut, 1865. — *Diagnostic des maladies du système nerveux par l'ophthalmoscope*, 1 vol. in-8°, couronné par l'Institut de France en 1867. — Voy. aussi *Ophthalmoscopie médicale.* Atlas nouveau avec 124 figures chromolithographiées. Paris, 1876.

Dans ma pensée, la cérébroscopie est pour la pathologie du cerveau ce que l'auscultation et la percussion doivent être dans les maladies des poumons et du cœur, c'est-à-dire le moyen de découvrir des signes physiques qui, en venant s'ajouter aux autres phénomènes de la maladie, donnent au diagnostic une précision plus grande. Laennec, Avenbrugger et Piorry ont, par leurs études de percussion et d'auscultation, donné aux médecins les moyens de reconnaître dans le poumon et le cœur des lésions d'un diagnostic difficile. Je veux essayer de faire pour la cavité crânienne ce que ces illustres maîtres ont fait pour la cavité thoracique, et voir dans l'œil ce qui se passe dans le cerveau est le but que je me suis proposé d'atteindre.

L'œil tient de si près au cerveau par sa circulation et par sa fonction d'organe sensoriel, que l'on comprend aisément qu'un même principe doive dominer leur pathologie. Entouré par la sclérotique, qui est l'analogue de la dure-mère cérébrale, par la choroïde, analogue à la pie-mère, et par la rétine, qui représente la substance nerveuse encéphalique, il est l'autre bout du nerf optique, dont l'extrémité intérieure tient aux tubercules quadrijumeaux et aux pédoncules antérieurs de la moelle. Des capillaires artériels lui viennent du cerveau par le nerf optique, le sang de ses veines rentre dans le sinus caverneux, et un obstacle cérébral peut empêcher sa course de façon à le faire refluer dans les veines rétiniennes; ses vaisseaux capillaires se relâchent par l'action sympathique du nerf de ce nom et des lésions de la moelle, de sorte que, directement, sympathiquelment ou par action mécanique, les maladies cérébro-spinales ont sur lui la plus grande influence.

Quelle que soit l'importance de ces données, elle serait nulle si l'expérience et de nombreuses observations ne venaient donner à mon idée la consécration nécessaire.

Depuis vingt ans que je poursuis ma découverte, j'ai observé non seulement sur les enfants de mon service de l'hôpital des Enfants malades, mais encore chez les vieillards, et je suis allé passer deux mois à l'hospice de Bicêtre, dans cette intention. De plus, j'ai fait de nombreuses expériences sur les chiens et sur les lapins, sur lesquels j'ai produit des méningites et des encéphalites. De la sorte, j'ai rassemblé près de douze cents observations écrites de méningite, hémorrhagie cérébrale récente ou ancienne, encéphalite, ramollissement cérébral aigu et chronique, phlébite des sinus de la dure-mère, hémorrhagie méningée, hydrocéphalie chronique, rachitisme avec tête simulant l'hydrocéphalie, tumeurs du cerveau, contusion du cerveau, paralysie générale, microcéphalie, myélite chronique, ataxie locomotrice, paralysie diphthéritique, paralysie typhoïde, tétanos, épilepsie, éclampsie, délire typhoïde, délire d'érysipèle de la tête, folie, encéphalite albuminurique, paralysie des muscles de l'œil, contracture dite *essentielle*, méningo-encéphalite des chiens et lapins, qui pour la plupart ont été imprimées (1). De ces observations, le plus grand nombre

(1) Bouchut, *Du diagnostic des maladies du système nerveux par l'ophthalmoscopie.* Paris, 1865, 1 vol. avec figures et atlas chromolithographié, *Ophthalmoscopie médicale.*

a été suivi d'autopsie ; et j'ai constaté ou fait constater et analyser toutes
les altérations de la rétine et du nerf optique, soit par Ordoñez, soit par
Cornil, par Cheron et un grand nombre d'histologistes. De cette manière,
les faits acquièrent une importance considérable, et, pour les hommes de
science, ils offrent ces garanties d'exactitude qui sont le gage du progrès.

Dans ces observations, je n'ai pas constaté qu'il y eût toujours, chez tous
les malades, une altération du nerf optique, de la rétine ou de la choroïde,
en même temps que l'affection cérébro-spinale indiquée dans le tableau
qui précède. Ces altérations n'ont été observées que sur les trois quarts des
sujets, et j'ajouterai que cette proportion ne doit pas être considérée
comme invariable, car elle pourra être modifiée par le nombre des faits
observés. Je ne doute pas que, en augmentant encore le nombre des observations, on ne puisse trouver une différence en plus ou en moins dans
le nombre des exceptions, ce qui changerait un peu la moyenne que je
viens d'établir.

Je ne crois pas, cependant, comme on l'a dit par erreur, que ces lésions
soient le résultat des maladies organiques de la base du cerveau plutôt
que de celles de la convexité, et ce qu'un oculiste fort peu médecin a dit de
l'infiltration séreuse de la papille « *n'existant jamais* que dans les cas de
méningite basilaire », est contraire à l'observation. En effet, sur les 168 cas
de méningite que j'ai observés à l'hôpital des Enfants malades ou en ville, et
lorsqu'il m'a été permis de faire l'autopsie, j'ai constaté que, chez beaucoup
d'enfants, il n'y avait aucune suppuration de la base du cerveau, et qu'au
contraire, la lésion était tout entière à la convexité de l'organe.—Au reste,
quand j'aurai expliqué les lois qui président à la formation de la névro-
rétinite tuberculeuse, on comprendra bien pourquoi le siège de la méningite ne modifie pas sensiblement le mode et la fréquence des altérations
de la rétine (1).

A part ces restrictions sur la fréquence relative des lésions de la papille
ou de la rétine, on peut dire que dans les maladies organiques du système nerveux cérébro-spinal, il se produit, dans presque tous les cas, une
lésion intra-oculaire plus ou moins bien caractérisée, souvent une névrite
ou une névro-rétinite, et que la découverte de ces lésions peut donner
une précision plus grande au diagnostic.

Quelles sont ces lésions? Ont-elles quelque chose de particulier dans
chacune des maladies organiques du système nerveux?

Quelle en est la physiologie pathologique, ou, si l'on veut, quel en est
le mécanisme de production et la loi? C'est ce que je vais essayer de dire.

Les lésions de la choroïde, de la rétine et du nerf optique, produites par
les maladies cérébro-spinales, sont un peu différentes dans les maladies

---

Paris, 1876. — Tous les ans on publie le 1er janvier, dans *Paris médical*, une *Revue céré-
broscopique* de la plupart des faits de l'année précédente.

(1) Voy. Bouchut, *Gazette médicale*, 1868, vingt-cinq observations de méningite étudiées
à l'ophthalmoscope.

aiguës et dans les maladies chroniques des méninges, dans les maladies de la moelle et du cerveau.

Dans les maladies récentes et dans les maladies aiguës de l'appareil cérébro-spinal, il se forme, au fond de l'œil, des lésions plus ou moins nombreuses, quelquefois uniques, beaucoup plus souvent multiples, et combinées les unes avec les autres. — Elles peuvent exister dans les deux yeux ou n'en occuper qu'un seul, et alors on les trouve habituellement dans l'œil qui correspond à l'hémisphère cérébral qui est le plus gravement affecté. Plus l'inflammation est intense, plus la lésion est étendue et rapprochée des sinus, dont elle interrompt la circulation, ou de la base du cerveau, qu'elle comprime violemment, et plus les lésions du fond de l'œil sont caractérisées. Ce sont :

1° L'œdème ou infiltration séreuse de la papille sur la totalité ou sur une partie de cet organe ;

2° L'hyperhémie totale ou partielle de la papille ;

3° La dilatation exagérée des veines de la rétine ;

4° La thrombose et la stase sanguine des veines rétiniennes ;

5° Les flexuosités des veines ;

6° Les hémorrhagies de la rétine ;

7° Les anévrysmes des veines rétiniennes ;

8° Les exsudats rétiniens péripapillaires de la névro-rétinite.

Dans les maladies chroniques, il y a, en outre des lésions que je viens d'indiquer, des altérations de nutrition qui ne peuvent se produire qu'avec le temps. Ce sont :

1° Les vésicules closes de la rétine, ce qui est rare ;

2° L'infiltration granuleuse ou piqueté blanc de la rétine ;

3° Les granulations tuberculeuses et graisseuses de la rétine ;

4° Les plaques blanches de la rétine ;

5° Les tubercules de la choroïde ;

6° L'atrophie pigmentaire et pointillée de la choroïde ;

7° L'atrophie de la papille.

Peut-être trouvera-t-on encore, dans les membranes de l'œil, d'autres lésions en rapport avec les maladies cérébro-spinales, car on est loin d'avoir épuisé tout ce qui est relatif à ce sujet ; mais l'énumération que je viens de faire représente complètement ce qui a été observé jusqu'à ce jour.

Voici, d'ailleurs, le descriptif de ces lésions, dont on pourra apprécier l'aspect en jetant les yeux sur les dessins coloriés de mon atlas (1).

1° *Congestion papillaire.* — La congestion sanguine générale ou partielle de la papille est caractérisée par une teinte rosée formant une coloration rougeâtre diffuse, occupant toute la surface ou une partie de la circonférence de cet organe qui se trouve un peu voilé. Souvent de petits vaisseaux capillaires anormaux se montrent à sa surface, et chez quelques

(1) Bouchut, *Atlas d'opthalmoscopie médicale et de cérébroscopie.* Paris, 1876.

malades il s'y trouve un grand nombre de capillaires rayonnés assez volumineux qu'on n'y voit pas d'habitude.

C'est un état qu'il est parfois difficile de bien apprécier, tant les différences de la vascularité papillaire sont nombreuses, et on ne le peut bien connaître que si l'on a fait une grande étude de l'état normal. Toutefois, quand l'hyperhémie est très considérable, et lorsqu'il existe en même temps quelques troubles nerveux fonctionnels, céphalée, anesthésie, surdité, engourdissements, diminution du mouvement, il n'y a pas lieu d'hésiter, et l'on peut y reconnaître l'indice d'une congestion cérébrale simple ou occasionnée par une lésion grave des méninges, du cerveau ou de la moelle.

2° *Œdème papillaire.* — L'œdème de la papille se rapproche beaucoup de la congestion papillaire par l'aspect voilé, général ou partiel, qu'elle communique à la papille ; mais, au lieu d'être rougeâtre, l'infiltration est pâle, plutôt séreuse que sanguine.

C'est une lésion également difficile à apprécier à son début, et au sujet de laquelle on peut se tromper quand on se sert mal de l'ophthalmoscope, et qu'on ne sait pas mettre l'image au foyer de l'instrument. Cependant, quand on s'y est repris à plusieurs fois, et qu'en éloignant plus ou moins la lentille de façon à avoir des images différentes de la papille, on retrouve toujours la même apparence dans le même point, il y a tout lieu de croire à l'existence d'une infiltration séreuse. Si la lésion existe encore les jours suivants, toute incertitude doit cesser.

L'œdème de la papille s'observe dans la méningite (fig. 76), dans certains cas d'hémorrhagie cérébrale, dans la contusion et la compression du cerveau, dans les abcès du cerveau, dans l'hydrocéphalie chronique, dans les tumeurs de l'encéphale, dans la myélite aiguë.

3° *Dilatation, flexuosité et varices des veines rétiniennes.* — Dès que le sang veineux de l'œil cesse d'entrer librement ou de circuler dans le sinus caverneux, et qu'il y a stase dans les sinus longitudinaux ou les veines méningées, il dilate les veines rétiniennes, et les rend flexueuses ou variqueuses si le barrage est considérable, et cela peut amener leur rupture en donnant lieu à des hémorrhagies rétiniennes.

Ces lésions sont souvent réunies, et leur présence indique une gêne de la circulation cérébrale produisant une gêne semblable dans la circulation de l'œil. — Elles s'observent à la fois dans quelques maladies du cerveau et dans certaines maladies du cœur. — Cependant, lorsqu'il s'agit d'un enfant qui a des symptômes douteux de méningite, ces signes ont toute leur valeur, et ils s'ajoutent aux autres pour rendre le diagnostic plus prompt et plus certain. On les rencontre dans toutes les affections des méninges, dans les compressions du cerveau, dans l'hydrocéphalie, etc.

4° *Stases et thromboses rétiniennes.* — Qu'il y ait phlegmasie des veines rétiniennes ou seulement obstacle mécanique à la circulation veineuse et coagulation consécutive, il n'en est pas moins certain que, dans certaines maladieš cérébro-spinales, et notamment dans la méningite, l'hémorrhagie cérébrale et l'encéphalite, les veines de la rétine offrent des stases sanguines évidentes ou des caillots que découvre l'autopsie.

La présence de cette lésion s'explique par le fait d'une maladie cérébrale ou méningée faisant obstacle à la rentrée du sang veineux de l'œil dans les sinus de la dure-mère. Ici les veines centrales de la rétine sont distendues par du sang noirâtre qui ne bouge pas, et forme, en dehors de la papille, une dilatation plus ou moins accusée. — On dirait que le gonflement œdémateux du nerf optique fait obstacle à la circulation, car le vais-

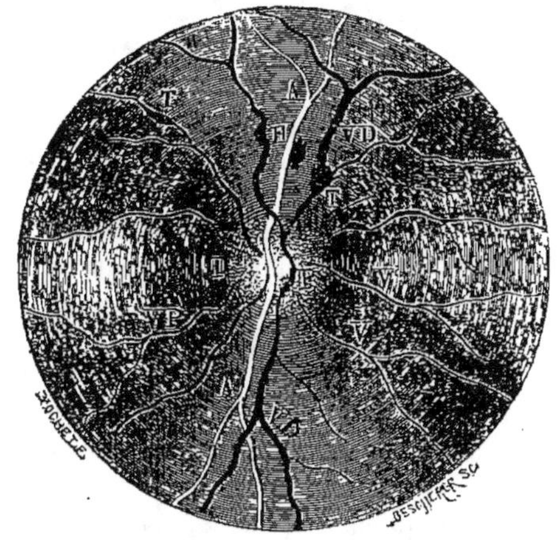

Fig. 76. — Méningite tuberculeuse déterminée par un tubercule du cervelet ayant produit l'infiltration séreuse péripapillaire, la dilatation et la flexuosité des veines de la rétine, les thromboses des veines et les hémorrhagies rétiniennes (*).

seau, noir et dilaté au niveau de la choroïde, devient pâle et plus étroit dès qu'il arrive sur la papille ; mais, je me hâte de le dire, ce n'est peut-être qu'une illusion d'optique due au passage de la veine sur la papille œdématiée, ou, comme le croient plusieurs oculistes, sur la papille plus pâle que le fond de l'œil tapissé de sa couche pigmentaire.

Toutefois, si cette apparence n'est pas toujours l'effet d'une stase veineuse, il n'en est plus de même de cet autre aspect de la veine rétinienne, lorsqu'on y voit la colonne sanguine interrompue dans l'intérieur du vaisseau. Cette apparence, dont j'ai reproduit le type par mes dessins, répond à de véritables thromboses démontrées par l'autopsie. — En 1862, Ch. Robin et Ordoñez ont constaté le fait que je signale, et leurs notes écrites ont été publiées dans mes observations.

5° *Hémorrhagies de la rétine et anévrysmes faux primitifs des veines*

(*) P, papille du nerf optique ; I, congestion et infiltration séreuse péripapillaire ; VD, dilatation des veines de la rétine autour de la papille ; VF, flexuosité des veines de la rétine ; I, thromboses phlé-borétiniennes; V,V, veines de la rétine ; A, A, artère centrale de la rétine.

rétiniennes. — Les hémorrhagies du fond de l'œil dans la rétine sont la plus haute expression de l'obstacle à la circulation oculo-cérébrale, et c'est à ce titre qu'elles se rencontrent dans la méningite (18 fois sur 168 malades) ; dans l'hémorrhagie cérébrale (4 fois sur 32 malades) ; dans l'encéphalite simple (1 fois sur 86 malades) ; et peut-être dans l'encéphalopathie diabétique ou albuminurique. Toutefois, dans ces deux derniers cas, la friabilité des capillaires due à l'altération granuleuse de leurs parois rend peut-être mieux compte de la production des hémorrhagies rétiniennes qu'un obstacle à la circulation oculaire, dont l'existence reste à démontrer.

Ces hémorrhagies se présentent sous forme de taches rouges, miliaires, arrondies, ou de taches irrégulières placées sur la rétine ou le long des veines. Quand ces hémorrhagies sont linéaires et situées le long d'un vaisseau ou à sa bifurcation, elles résultent, comme l'a établi Ch. Robin en 1862, sur une pièce que je lui ai montrée, d'un *anévrysme faux primitif*, dans lequel le sang veineux, disséquant la tunique externe du vaisseau, se trouve renfermé au-dessous d'elle dans le sens de sa longueur. — C'est là une lésion rare qui n'a encore jamais été signalée, et dont on retrouvera sans doute plus d'un exemple quand on voudra, au microscope, étudier l'œil des sujets morts de maladies cérébro-spinales.

Une fois produites, ces hémorrhagies s'étendent quelquefois ou restent stationnaires ; mais si la maladie se prolonge, elles peuvent se résorber. Ainsi, j'ai vu une fille de quatorze ans, ayant une encéphalite du côté gauche de la protubérance, caractérisée par une hémiplégie alterne droite, par la paralysie de la sixième paire à gauche, par la paralysie de la branche ophthalmique de la cinquième à gauche, par une hydrophthalmie à gauche, et chez laquelle existait une assez large hémorrhagie irrégulière de la rétine. — Quinze jours après, cette hémorrhagie avait disparu, et se trouvait remplacée par une petite hémorrhagie linéaire située le long d'une veine voisine.

Quelques médecins pensent que ces hémorrhagies sont, par suite de la résorption de leur matière colorante, l'origine des granulations blanchâtres de la rétine. C'est possible, mais cela n'est pas démontré, et ces granulations blanchâtres rétiniennes peuvent se manifester d'emblée sans hémorrhagie préalable.

6° *Granulations et plaques blanches granuleuses ou graisseuses de la rétine.* — Des granulations miliaires blanchâtres très fines, des granulations plus volumineuses et des plaques blanches assez larges s'observent dans la rétine et sur la choroïde de certains sujets atteints de maladies cérébro-spinales. Dans certains cas même, l'intérieur de l'œil ressemble à ce que Desmarres et Liebreich ont figuré sous le nom de *rétinite albuminurique,* et cependant ces malades n'ont pas d'albuminurie.

Quoi qu'il en soit, en dehors de la néphrite albumineuse, on rencontre, dans l'œil de quelques sujets atteints de méningite aiguë ou chronique (7 fois sur 86 malades), ou de quelques individus atteints d'encéphalite chronique (2 fois sur 42 cas), des granulations et des plaques blanches de

la rétine, que j'ai étudiées au microscope, et dont la nature a été établie
par Ch. Robin et par Ordoñez sur les pièces recueillies chez des malades
de mon service. Toutes les fois que l'analyse a pu en être faite, ces observateurs ont constaté qu'elles étaient formées de granulations moléculaires
extrêmement nombreuses, de noyaux fibro-plastiques et de graisse. Pour
Ordoñez, elles sont plus souvent la conséquence d'une régression des
éléments normaux de la rétine que le résultat d'une exsudation patholo-

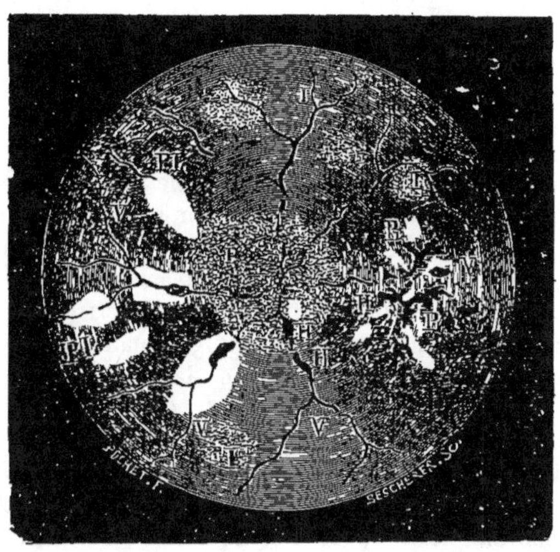

Fig. 77. — Méningite chronique ayant produit l'infiltration séreuse de la papille, les hémorrhagies
et les exsudats albumino-graisseux de la rétine, ainsi que des taches pigmentaires (*).

gique. — C'est une altération profonde de la nutrition de la rétine à la
suite de la congestion ou des hémorrhagies miliaires dont elle a pu être le
siège sous l'influence de la lésion cérébrale.

7° *Tubercules de la choroïde.* — Cette lésion est rare, et je ne l'ai observée pendant la vie que 16 fois sur 168 enfants affectés de méningite
tuberculeuse. Dans deux de ces cas, la lésion n'avait pas été aperçue pendant la vie avec l'ophthalmoscope, et ce n'est qu'à l'autopsie et après avoir
enlevé la rétine, que je vis sur la choroïde une granulation saillante, dure,
jaune verdâtre, dans laquelle le microscope révéla la présence de corpuscules granuleux de volume variable, entourés de granulations moléculaires
et de gouttelettes de graisse.

6° *Vésicule close de la rétine.* — C'est une lésion de l'œil très rare dans
les maladies cérébrales, et que je n'ai observée qu'une fois. C'était dans un
cas de méningite. J'avais cru découvrir une hémorrhagie rétinienne avec

(*) P, papille complètement voilée par l'infiltration séreuse ; PL, plaques laiteuses albumino-graisseuses
de la rétine ; H, plaques d'infiltration séreuse de la rétine ; V, V, V, vaisseaux de la rétine interrompus
par H, H, hémorrhagies rétiniennes ; P i, taches pigmentaires.

l'ophthalmoscope. L'enfant succomba, et, à l'autopsie, Ordoñez ne trouva pas trace d'hémorrhagie ; mais, au lieu indiqué, il vit quelque chose d'anormal, dont il fit une préparation que je conserve avec soin. C'était une *vésicule close* comme celle que l'on rencontre ailleurs sur certaines parties du corps, et cependant on sait qu'il n'en existe pas à l'état normal daus la rétine.

Est-ce là une lésion pathologique, ou plutôt une disposition naturelle, mais anormale, c'est ce que je ne saurais dire ; mais qu'il me suffise de faire cette réserve, afin de ne pas donner à ce cas plus d'importance qu'il ne le mérite.

9° *Atrophie pigmentaire et pointillée choroïdienne.* — Chez certains sujets affectés de méningite tuberculeuse aiguë ou chronique, ou ayant d'autres lésions de l'encéphale et de la moelle, chez les scrofuleux cachectiques, le fond de l'œil est pâle, parsemé d'une immense quantité de granulations miliaires grisâtres minces, qui semblent occuper la rétine. C'est une illusion, car l'autopsie a montré, par le microscope, que la rétine ne renfermait aucune des granulations que j'avais cru y voir. Dans ce cas, était une *atrophie choroïdienne pointillée* caractérisée par la disparition de la plus grande quantité de la couche pigmentaire, ce qui laissait apercevoir, sous la rétine, le tissu fibreux de la choroïde à travers le réseau choroïdien, sous forme de points blanchâtres mal déterminés semblables à du sable blanc disséminé.

10° *Atrophie de la papille.* —L'atrophie de la papille du nerf optique n'est pas le fait des maladies aiguës du cerveau ou de la moelle ; mais dans la méningite chronique, dans les anciennes encéphalites, dans l'hydrocéphalie congénitale, dans la sclérose cérébrale avec atrophie des circonvolutions, dans certaines tumeurs du cerveau, dans la myélite chronique et l'ataxie locomotrice, c'est une lésion assez ordinaire. Quand elle existe en même temps qu'une maladie aiguë, on peut être sûr qu'elle existait antérieurement à l'invasion de la phlegmasie cérébro-spinale.

L'atrophie papillaire commençante est difficile à distinguer ; mais, à un certain degré d'évolution, elle est aisément reconnaissable. Tantôt complète et occupant les deux yeux, elle est quelquefois bornée à une moitié de la papille, et paraît plus prononcée dans un œil que dans l'autre. Chez quelques malades, elle s'accompagne d'une zone d'infiltration blanchâtre, granuleuse, péripapillaire, et de plaques blanches de la rétine. Elle est caractérisée par une décoloration presque complète de la papille, qui paraît plate, blanche, crayeuse ou grise, sans aucun de ces petits vaisseaux intrinsèques qui lui donnent sa teinte rosée habituelle. L'artère et les veines centrales de la rétine sont un peu diminuées, et à l'autopsie le nerf optique et le chiasma sont amincis et atrophiés. Sous le microscope, les tubes nerveux paraissent minces, granuleux ou infiltrés de graisse, et séparés par une plus grande quantité de tissu conjonctif.

Physiologie pathologique des lésions du nerf optique, de la rétine et de la choroïde produites par les maladies cérébro-spinales. — Les lésions

optiques et rétiniennes qui accompagnent les maladies cérébro-spinales
ne sont pas toujours assez profondes pour être visibles sur le cadavre. —
Il y en a qui disparaissent au moment de la mort, ce sont celles des maladies aiguës ; et de même qu'on voit l'exanthème de la rougeole et l'hyperhémie de l'érysipèle s'éteindre par la mort, les congestions de la choroïde
ou de la papille, les distensions veineuses rétiniennes, l'œdème ou infiltration séreuse papillaire s'affaiblissent ou disparaissent avec la vie. — J'ai
même, d'après le fait de la déplétion subite des capillaires de la choroïde
et de la rétine à ce moment, découvert un excellent signe immédiat de
mort. C'est la *décoloration du fond de l'œil* qui devient grisâtre comme la
papille qui disparaît en même temps que dans les veines il se fait de nombreuses interruptions de la colonne sanguine.

Ainsi, de tous les symptômes de la méningite (fig. 76 et 77) constatés
dans l'œil avec l'ophthalmoscope, ceux qui résultent de l'hyperhémie et de
l'œdème disparaissent sur le cadavre. — De plus, parmi les autres, il en est
que l'on voit bien pendant la vie, parce que l'ophthalmoscope les grossit
(les *hémorrhagies rétiniennes pointillées*), ou les fait apercevoir sur le fond
rouge choroïdien (*granulations graisseuses, miliaires, blanchâtres*), et,
après la mort, on ne les voit pas à l'œil nu. — Il faut se servir du microscope pour les découvrir. C'est ainsi que Ch. Robin a pu voir l'anévrysme
des veines rétiniennes, et que j'ai fait connaître la structure de ces granulations rétiniennes invisibles à l'œil nu, et dont l'ophthalmoscope m'avait
révélé l'existence. — Il n'y a que les grosses granulations rétiniennes, les
tubercules de la choroïde, les plaques graisseuses blanches de la rétine,
les fortes hémorrhagies de cette membrane et l'atrophie papillaire qu'on
puisse retrouver à l'œil nu sur le cadavre. — Ainsi, j'ai montré, en 1865 (1),
une hémorrhagie énorme de la rétine occasionnée par la méningite, et je
conserve une hémorrhagie rétinienne trouvée dans l'œil d'un homme mort
d'hémorrhagie cérébrale. — Hors de ces grosses altérations, les autres sont
peu appréciables ou ne peuvent être étudiées qu'avec le microscope, et
c'est particulièrement dans les maladies cérébro-spinales chroniques
qu'elles peuvent être observées.

On pourrait se dispenser de rechercher la nature des lésions que le nerf
optique, la rétine et la choroïde présentent dans le cours de certaines maladies du système nerveux, mais il faudrait se borner alors à la constatation des lésions d'hyperhémie, d'œdème, d'exsudation granuleuse ou
graisseuse, d'hémorrhagie et d'atrophie papillaire ou rétinienne. Si ce
procédé est utile au début des recherches, alors que tout est à découvrir,
et que l'observation doit se faire sans idée préconçue et sans théorie pré-
maturée, il n'en est plus de même lorsque, mise en possession d'un nombre de faits considérable, la science cherche à en établir la classification. —
Jusqu'ici je me suis borné à constater les lésions de circulation, de sécrétion
et de nutrition produites dans le fond de l'œil sous l'influence des mala-

____

(1) Bouchut, *Comptes rendus de la Société de biologie*, 1865, p. 31.

dies cérébro-spinales, mais aujourd'hui il serait fâcheux de ne pas chercher à se rendre compte de la nature des phénomènes observés pour en donner la théorie, en écartant toute hypothèse qui serait démentie par l'observation exacte et rigoureuse des faits.

Si l'on compare les lésions intra-oculaires des maladies cérébrales-aux phénomènes locaux de l'inflammation, on voit qu'il existe entre les unes et les autres une grande analogie. En effet, dans le fond de l'œil, il se fait une hyperhémie du nerf optique ou de la rétine accompagnée d'œdème partiel ou d'hémorrhagies. Bientôt se forme une exsudation rétinienne péripapillaire, puis des granulations ou des plaques graisseuses de la rétine dues à la régression des éléments pathologiques de la rétine, et enfin des tubercules de la choroïde. Puis, dans le nerf étranglé de l'anneau, il y a infiltration de sérosité, et si la maladie se prolonge, apparition des éléments conjonctifs. — Plus tard arrive l'atrophie choroïdienne et l'atrophie ou sclérose papillaire comme dernier terme du processus morbide. C'est un paraphimosis de la papille, et qui oserait dire que dans le paraphimosis il n'y a pas inflammation du prépuce. —Ce sont là des preuves évidentes d'inflammation, et tant que ce mot aura cours dans la science, il ne pourra être mieux appliqué qu'à ces lésions. Que ces lésions de la papille et de la rétine soient la conséquence mécanique d'un barrage circulatoire cérébral ou d'un processus actif descendant du cerveau dans les membranes de l'œil par le nerf optique, peu importe à la théorie. — Dans l'un comme dans l'autre cas, bien que la cause soit un peu différente, l'inflammation peut se produire, et il n'est pas déraisonnable d'appeler *névrite optique*, *névro-rétinite*, et quelquefois *choroïdite* les lésions que je viens d'indiquer. Pour moi, ce sont des conséquences d'inflammation.

Il ne faudrait pas croire que les lésions de l'œil observées concurremment avec les maladies du cerveau aient quelque chose de pathognomonique par elles-mêmes, et qu'à la simple inspection de la papille on pût dire, chez un malade : *méningite*, ou chez un autre : *hémorrhagie cérébrale.* — Il n'en est pas ainsi. — Non seulement la névro-rétinite, à ses différents degrés, s'observe dans toutes les maladies cérébro-spinales, mais elle s'observe aussi d'une façon primitive comme maladie locale n'allant pas au delà de l'œil, et comme maladie diathésique, dans certains cas de diabète, de syphilis ou d'albuminurie, faits indiqués par Desmarres, Sichel, Liebreich, etc.

Cependant, malgré ces restrictions, les phénomènes que je viens de décrire ont encore une grande importance sémiotique. — En effet, quand ils existent en même temps que des troubles du mouvement ou de la sensibilité, ils révèlent l'existence d'une lésion cérébro-spinale, ce qui est quelque chose pour le diagnostic ; car, dans beaucoup de cas, on peut ainsi arracher au groupe des maladies essentielles des maladies ayant pour cause une lésion organique. De plus, comme ces modifications de l'intérieur de l'œil viennent s'ajouter ici à des vomissements, de la constipation et des irrégularités du pouls chez un enfant ; ailleurs, à une somnolence

produite par une chute sur la tête ; plus loin à une hémiplégie subite chez
un adulte ; chez d'autres, à des convulsions épileptiformes ; ailleurs, à une
paralysie lente et progressive ; chez d'autres, à une augmentation anormale du volume de la tête, etc., il devient évident qu'en associant l'existence de ces lésions aux autres symptômes de la maladie, le diagnostic
devient plus précis, et l'on arrive facilement à se prononcer sur la nature
du mal.

Il en est de ces symptômes comme de tous ceux que l'on connaît, et qui
ne deviennent des signes que par leur association avec les autres phénomènes produits par l'état morbide. Est-ce que le gargouillement entendu
dans les poumons a une signification indépendante, absolue, en dehors
des autres phénomènes d'auscultation, de percussion, d'expectoration
observés chez le malade ? Est-il un médecin qui ose se prononcer sur la
valeur sémiotique du râle crépitant, sans tenir compte de l'état fébrile, du
point de côté, de l'expectoration et de la marche des accidents morbides ?
J'en dirai autant de l'hémoptysie, de l'hématémèse, de la diarrhée, du gargouillement iliaque, des épistaxis, des souffles cardiaques et de tous les
phénomènes fournis par l'observation des maladies les plus différentes. —
Il n'y a pas de symptômes pathognomoniques. Tous ont besoin d'être
groupés d'une façon particulière pour avoir leur véritable signification, et
c'est de leur association que ressort le diagnostic différentiel.

Il en est de même des signes fournis par les modifications de l'intérieur
de l'œil produites par les maladies cérébrales. Aucun d'eux n'a de valeur
sémiotique absolue. L'infiltration séreuse ou sanguine de la papille, les
thromboses et les flexuosités rétiniennes, les hémorrhagies, les granulations et les plaques graisseuses de la rétine, l'atrophie de la choroïde et de
la papille n'appartiennent pas plus à une maladie du cerveau qu'à une autre. — Elles n'ont d'importance que par les symptômes qui les accompagnent, et c'est ainsi qu'elles peuvent être utiles au diagnostic de la méningite, de l'hémorrhagie cérébrale, de l'hydrocéphalie, des tumeurs du
cerveau, de la myélite, de l'ataxie, etc. Quand un enfant présente des phénomènes douteux de méningite, et qu'il offre un commencement de
névro-rétinite, il n'y a plus de doute à avoir sur l'existence de la phlegmasie méningée. Il en est de même dans l'hémorrhagie cérébrale, dans les
tumeurs du cerveau, dans l'encéphalite, dans les maladies aiguës ou chroniques de la moelle. Dans bien des cas, on peut hésiter pour établir le
diagnostic ; mais s'il existe une des lésions intra-oculaires précédemment
indiquées, le diagnostic prend aussitôt une certitude absolue. — C'est là un
résultat précieux pour la pathologie.

Maintenant, quel est le mode de production des lésions intra-oculaires
dans les maladies cérébrales, ou physiologie pathologique, ou, si l'on veut,
quelle en est la loi ?

Quand on réfléchit avec attention sur ce qui se passe dans l'œil des individus chez lesquels il y a une maladie des méninges, de la moelle et du
cerveau, on comprend, par suite du rapport anatomo-physiologique de ces

organes, comment l'intégrité de l'un peut être compromise par la maladie de l'autre. De plus, l'intérieur de l'œil est la seule partie du corps où l'on puisse voir directement, presque à nu, la circulation artérielle ou veineuse avec leurs capillaires. Là, au moyen de l'ophthalmoscope, se voient les artères et les veines de la rétine, les capillaires choroïdiens, plus ou moins apparents selon l'épaisseur de la couche pigmentaire, formant un réseau rougeâtre à mailles étroites, analogue au réseau verdâtre des feuilles d'arbres observées par transparence. — Toute cette circulation capillaire indique la vie, car elle disparaît au moment de la mort en donnant au fond de l'œil une couleur gris de plomb, et ses modifications sont le signe d'un état pathologique local ou cérébral et cardiaque.

Par cela même que tout le sang veineux du réseau vasculaire rétinien revient au cœur par le crâne, en passant par le sinus caverneux et par les sinus de la dure-mère, tout obstacle à la circulation de ces sinus, tout barrage au cours du sang cérébral retient le sang veineux dans l'œil. Il en résulte le gonflement des veines rétiniennes, la congestion papillaire, l'œdème rétinien, les stases sanguines veineuses, l'hémorrhagie de la rétine, et, à la longue, différentes lésions de nutrition qui aboutissent : soit à la formation de tissu conjonctif étouffant les tubes nerveux et produisant l'atrophie scléreuse de la papille, soit à la formation des tubercules choroïdiens. Toutes ces lésions s'observent dans certaines congestions cérébrales, dans l'hydrocéphalie aiguë, dans la méningite tuberculeuse, dans la paralysie générale progressive, dans l'encéphalite chronique, dans les abcès du cerveau, les hémorrhagies cérébrales étendues, etc.

Sous ce rapport, et en vertu de ce fait que les sinus sont le chemin de retour du sang veineux de l'œil au cœur, si une maladie du cerveau fait obstacle au passage de ce sang, il y aura en avant de cet obstacle, dans les capillaires de l'œil, une hyperhémie œdémateuse, puis un gonflement du nerf optique qui cause un étranglement papillaire plus ou moins considérable. Les causes ordinaires de cet obstacle sont : 1° la stase et la thrombose des sinus de la dure-mère et des veines méningées ; 2° l'hydrocéphalie ventriculaire aiguë de toutes les méningites, fait qu'un de mes élèves, Parinaud, a, dans un plagiat sans vergogne, mis sous son nom, bien qu'il l'ait appris dans mon service, et qu'il ait été publié dans mon *Atlas d'ophthalmoscopie* ; 3° l'infiltration séreuse de la gaine du nerf optique, mais cette dernière cause est fort douteuse, la même infiltration séreuse de cette gaine existant dans un grand nombre de cas autres que des maladies cérébrales. Tel est le lien anatomique qui rattache certains troubles de la circulation intra-oculaire aux lésions cérébrales. C'est une véritable *action mécanique.*

Maintenant, ai-je dit, une *notion physiologique* fait comprendre pourquoi certaines maladies cérébro-spinales ne gênant pas la circulation des sinus agissent néanmoins sur la circulation de l'œil pour produire l'hyperhémie et ses conséquences de névrite.

D'abord, il y a l'inflammation du tissu de l'encéphale, qui peut descendre et gagner le nerf optique, ce qui amène l'hyperhémie phlegmasique de la papille ; c'est la *névrite descendante progressive*. Mais, en outre, il y a une action réflexe des cordons antérieurs de la moelle sur le fond de l'œil, par l'intermédiaire du grand sympathique anastomosé avec les racines antérieures des deux premières paires dorsales : c'est la *névrite sympathique*. — Voilà la notion physiologique qui explique pourquoi certaines maladies de la protubérance, la contracture dite essentielle, la myélite aiguë et l'ataxie locomotrice, sont quelquefois accompagnés de lésions intra-oculaires si considérables.

C'est à Claude Bernard (1) et à ses travaux sur le grand sympathique que nous devons cette notion intéressante. — Ne sait-on pas, en effet, que la section et l'irritation de ce nerf au cou produisent des phénomènes oculopapillaires et faciaux très caractéristiques ? Ne sait-on pas qu'il en résulte une hyperhémie passive et une calorification plus grande dans le côté correspondant de la face ? Eh bien, avec ces phénomènes, il s'en produit d'autres semblables dans le fond de l'œil : c'est l'hyperhémie du réseau capillaire à laquelle peuvent succéder de graves lésions de nutrition de la papille et de la rétine.

Cela étant établi, on comprend le mécanisme des lésions intra-oculaires commandées par les maladies organiques de l'appareil cérébro-spinal, on prévoit l'existence d'une loi anatomique et physiologique reposant sur la connexité des fonctions de l'œil et du cerveau autant que sur l'intégrité de la circulation veineuse oculo-cérébrale, et créant la coïncidence des lésions simultanées dans les deux appareils, loi féconde d'où sort une nouvelle sémiotique du cerveau.

Comme on le voit, l'ophthalmoscope permet souvent de découvrir, à l'intérieur de l'œil, des lésions de circulation, de sécrétion et de nutrition qui annoncent une maladie organique du système cérébro-spinal.

La congestion et l'œdème papillaire, les hémorrhagies rétiniennes, la névrite optique, la rétino-choroïdite et l'atrophie papillaire accompagnent la plupart des maladies aiguës et chroniques des méninges du cerveau et de la moelle, comme les tubercules de la choroïde accompagnent les tubercules des méninges et du cerveau.

C'est par les rapports anatomiques et physiologiques de l'œil avec la moelle et le cerveau qu'il faut expliquer la coïncidence des névrites optiques avec les lésions organiques du système nerveux, et trois lois pathologiques rendent compte de ces lésions.

Ces lois sont les suivantes :

1° Toutes les fois qu'un violent obstacle à la circulation cérébrale se produit par le fait d'une lésion de l'encéphale ou de la moelle, il y a, sous l'influence de ce barrage, une hyperhémie papillaire et rétinienne.

2° Quand une phlegmasie aiguë ou chronique occupe l'encéphale, l'inflammation peut se propager dans l'œil, en suivant le trajet du nerf optique, qui sert de conducteur.

(1) Claude Bernard, *Leçons sur le système nerveux.* Paris, 1858.

3° Les maladies des cordons antérieurs de la moelle peuvent, en raison de leur anastomose avec le grand sympathique au niveau des deux premières paires dorsales, produire dans l'œil des phénomènes d'hyperhémie papillaire qui engendrent plus tard l'atrophie du nerf optique.

Ainsi basée sur l'anatomie, sur la physiologie et sur la clinique, la sémiotique des maladies du système cérébro-spinal, que j'ai imaginée, mérite de prendre une place importante dans la science, et je ne crois pas exagérer en disant qu'au fond de l'œil on trouve des lésions qui font reconnaître les lésions qui se forment dans le cerveau.

CHAPITRE XVII

ENDOSCOPIE

L'endoscope est un instrument imaginé par Desormeaux (1) pour l'exploration de la vessie et du canal de l'urèthre. Il ne jette que peu de lumière, et surtout il ne la répand que sur une surface d'un demi-centimètre à peine, mais il peut rendre quelquefois des services au diagnostic.

L'endoscope se compose d'une lampe qui se fixe dans un cylindre opaque à cheminée où la lampe brûle et éclaire par un orifice latéral dans un conduit annexé à la cheminée. La lumière réfléchie par un miroir, et concentrée par une lentille biconvexe, entre dans un second tube placé perpendiculairement au premier et pouvant former un angle variable, mais toujours dans un plan parallèle au premier tube et tournant à frottement dans une tubulure du premier tube. A une extrémité du tube mobile se trouve une lentille, à l'autre extrémité se fixent les sondes. La lumière passe du premier conduit dans le second, se réfléchit sur un miroir plan qui éclaire ainsi dans une direction perpendiculaire à la direction première de la lumière, c'est-à-dire dans la direction des sondes qui servent à explorer, et que l'on fixe à l'extrémité du tube mobile.

Les sondes dont on se sert varient pour l'examen de l'urèthre et pour celui de la vessie.

A. Pour l'urèthre, on se sert d'une sonde droite ouverte du bout, d'un diamètre de 4 à 8 millimètres. On l'introduit à l'aide d'un mandrin, et lorsqu'elle est placée, on engage son extrémité dans le tube mobile de l'endoscope, puis on regarde à travers la lentille qui est à l'autre extrémité de ce tube en retirant peu à peu l'instrument explorateur ou en le poussant davantage. Pour pouvoir explorer et opérer en même temps, s'il est nécessaire, on se sert d'une sonde munie d'une fente latérale à sa partie qui n'est

_____

(1) Desormeaux, *De l'endoscope, de ses applications au diagnostic et au traitement des affections de l'urèthre et de la vessie.* Paris, 1865. — Desormeaux, *Nouv. Dict. de méd. et de chirurgie pratiques.* Paris, 1870, t. XIII, p. 308, art. ENDOSCOPE.

point engagée dans le canal, et l'on introduit par cette ouverture une tige
garnie de coton pour enlever les mucosités de l'urèthre, des sondes de
baleine pour franchir des rétrécissements ou des bistouris boutonnés très
fins surmontant une tige mince, suivant qu'on veut immédiatement traiter
un rétrécissement par la dilatation ou l'incision (Desormeaux).

B. Pour examiner la vessie, on se sert d'une sonde à très petite courbure droite, à l'angle de laquelle se trouve une fenêtre remplie par un
verre à vitre. Comme la sonde uréthrale, la sonde vésicale est d'abord introduite, puis on applique l'appareil éclairant sur la sonde, qu'on promène
ensuite dans la vessie.

Pour tirer profit de l'exploration de la vessie dans les cas de calculs, il

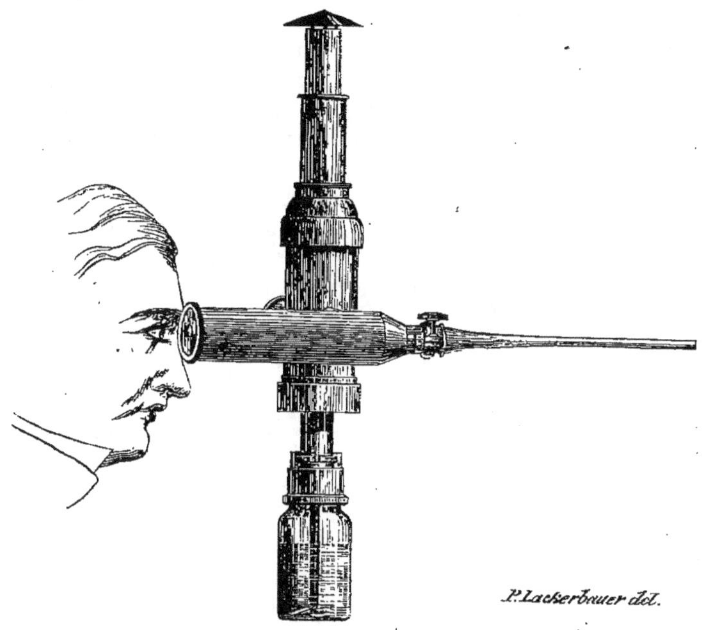

Fig. 78. — Position de l'endoscope pendant son application.

faut remplir plusieurs conditions ; la vessie doit être vidée, on doit faire
ensuite des injections pour bien laver la vessie, et lorsque l'eau qui ressort
de la vessie est très claire, on remplit de nouveau la vessie avec de l'eau
tiède, et l'on introduit alors la sonde exploratrice (Desormeaux).

L'endoscopie est excellente pour l'examen de l'urèthre, pour faciliter la
recherche des orifices des rétrécissements ; elle sert à placer des médicaments sur les parties malades de l'urèthre, et à indiquer la place où il est
le moins dangereux de faire une uréthrotomie profonde.

Pour les calculs vésicaux, l'endoscopie permet de les distinguer même

dans le cas où ils sont enchatonnés; mais pour avoir une certitude absolue, il faut que la vessie soit propre, qu'il n'y ait pas diverses lésions, et
l'on doit toujours répéter les examens.

CHAPITRE XVIII

LARYNGOSCOPIE ET RHINOSCOPIE

Jusqu'à ce jour il avait été impossible de voir l'intérieur du larynx d'un
homme vivant, ce qui rendait obscur le diagnostic des maladies de cet
organe. Il n'en est plus ainsi aujourd'hui. Grâce à l'invention du laryngoscope par Senn, de Genève, par B. Babington, par Liston, Czermak (1),
Turck (2), Morell Mackenzie (3), Moura, on peut voir les cordes vocales et
le commencement de la trachée de manière à découvrir les ulcérations, les
rétrécissements, l'œdème, les corps étrangers et les tumeurs qui peuvent
exister.

Le laryngoscope de Czermak, d'après lequel sont construits tous les autres, est un instrument composé d'un système de miroirs à l'aide desquels
on dirige un jet de lumière dans le pharynx sur un miroir oblique placé
au-dessus de la glotte et réflétant l'intérieur du larynx.

Le laryngoscope de Czermak consiste dans un grand miroir concave
réflecteur que le médecin tient dans ses dents ou se place sur le front au
moyen d'un diadème, et à l'aide duquel il dirige la lumière d'une lampe
dans le gosier d'un malade placé devant lui et ayant la bouche ouverte.
Alors un petit miroir de 2 centimètres, monté sur tige à angle obtus et
chauffé, est porté dans la bouche sur le voile du palais repoussé en haut,
puis on tire la langue en la serrant avec les doigts au moyen d'une com-
presse.

Celui de Moura, qu'emploie aussi Fauvel (fig. 79), est préférable. Il se
compose d'un miroir réflecteur adapté à une lampe derrière laquelle se
place le médecin pour opérer comme il vient d'être dit un peu plus haut
(fig. 80 et 81).

On a imaginé aussi un spéculum énorme, bivalve, dont la supérieure est
garnie d'un miroir laryngoscopique (A, fig. 82). Labordette (4), son in-

(1) Czermak, *Du laryngoscope et de son emploi en physiologie et en médecine*, édition
française. Paris, 1860.

(2) Turck, *Méthode pratique de laryngoscopie*, édition française. Paris, 1861, in-8°. —
Recherches cliniques sur diverses maladies du larynx, étudiées à l'aide du laryngoscope.
Paris, 1862, in-8°.

(3) Morell Mackenzie, *Du laryngoscope*, trad. par E. Nicolas. Paris, 1867.

(4) Labordette, *Rapport de Ch. Robin (Bulletin de l'Académie de médecine*, juin 1865,
t. XXX, p. 721), et *Emploi du spéculum laryngien dans le traitement de l'asphyxie par
submersion*, etc. (*Annales d'hygiène*, 1868, 2° série, t. XXIX, p. 325).

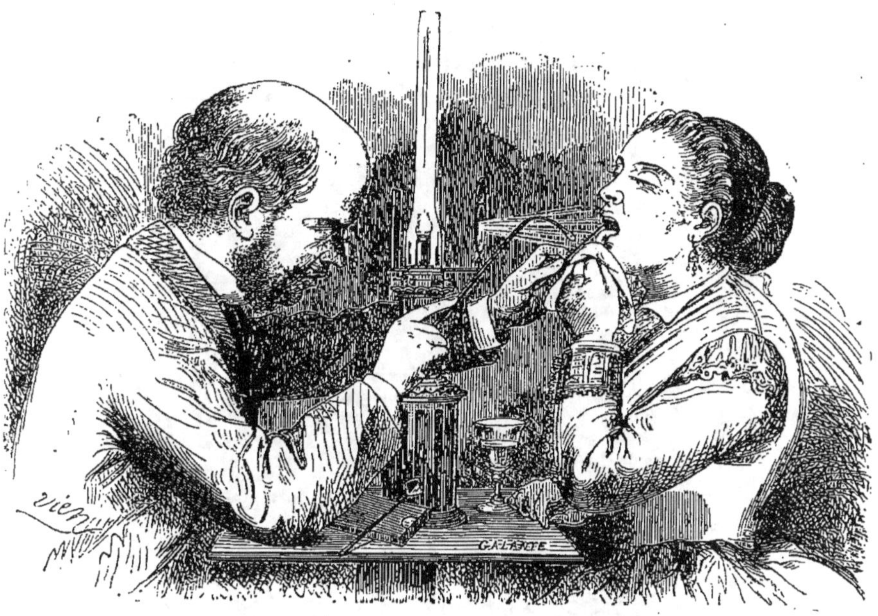

Fig. 79. — Application du laryngoscope. (Fauvel.)

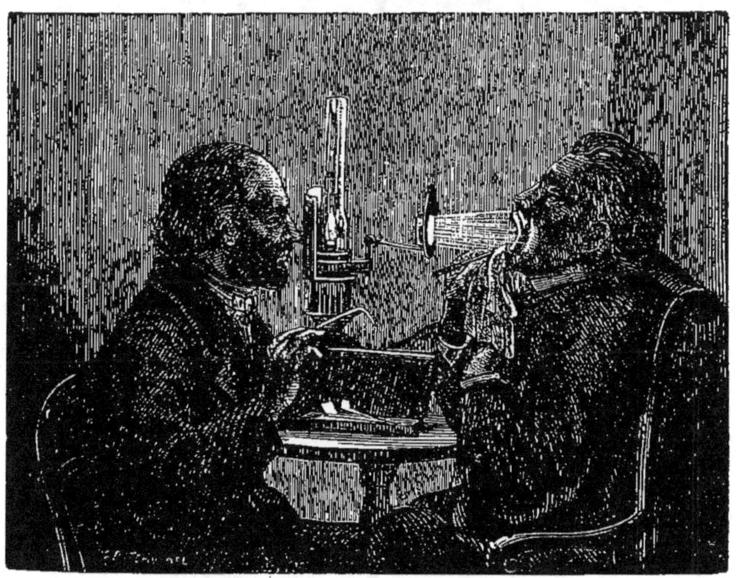

Fig. 80. — Position de l'explorateur en examinant un larynx. (Moura.)

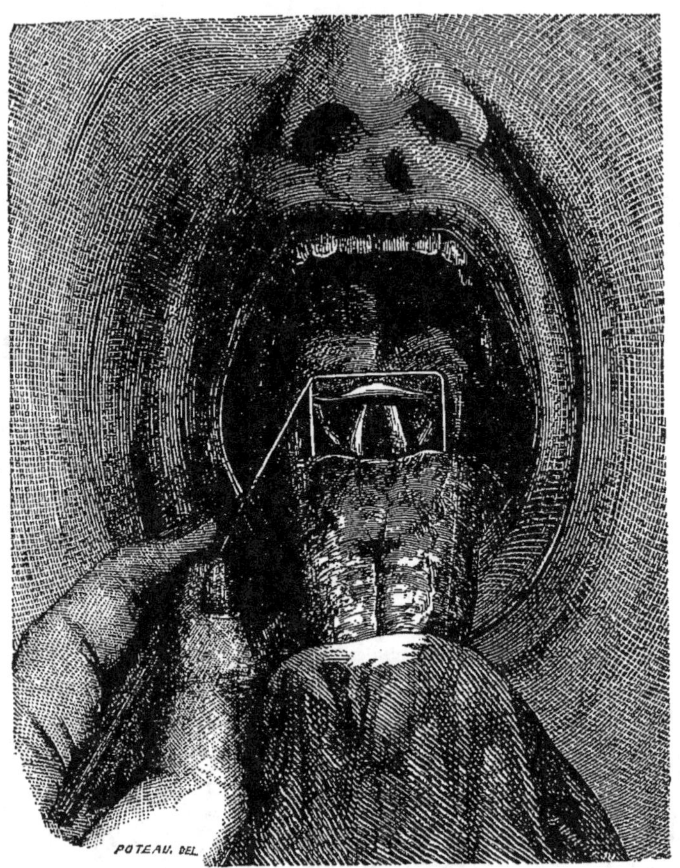

Fig. 81. — Position du miroir laryngoscopique et image du larynx. (Moura, *Laryngoscope.*)

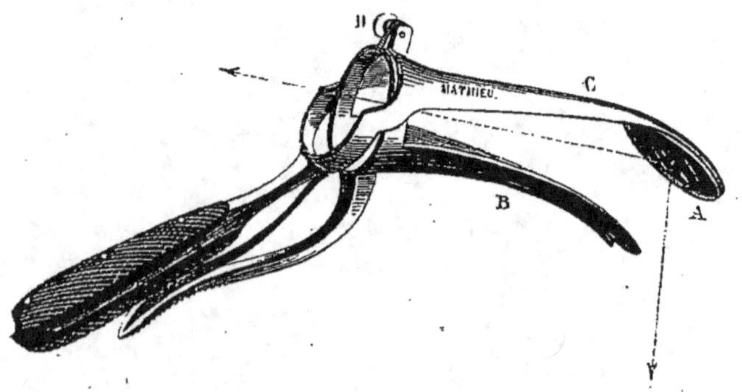

Fig. 82. — Spéculum laryngien de Labordette, ouvert (*).

(*) A, miroir laryngien ; B, valve inférieure ; C, valve supérieure ; D, charnière.

venteur, dit s'être bien trouvé de son emploi, mais jusqu'ici l'usage de cet instrument n'a pas prévalu.

Résultats obtenus. — Dans l'état physiologique (fig. 83), on voit l'épi-

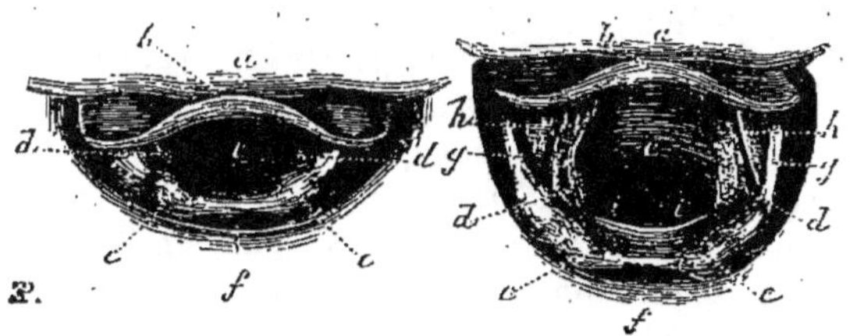

FIG. 83. — Examen du larynx, l'épiglotte étant relevée (*).

glotte, le bourrelet muqueux et cartilagineux qui borde supérieurement l'orifice du larynx, les cordes vocales supérieures (fausses), les cordes inférieures (vraies), l'espace interaryténoïdien (glotte cartilagineuse),

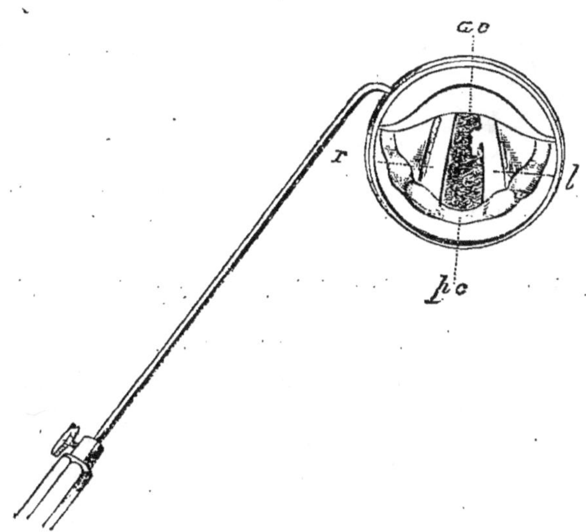

FIG. 84. — Relation des parties du larynx et le miroir laryngien (**).

les anneaux de la trachée, et même, selon Czermak, la bifurcation des bronches.

(*) *a*, base de la langue ; *b*, épiglotte ; *c*, paroi antérieure de la trachée ; *d*, *d*, cordes vocales inférieures ; *e*, *e*, tubercules des cartilages de Santorini ; *f*, œsophage ; *g*, ligament aryténo-épiglottique ; *h*, *i*, cordes vocales supérieures ; *i*, bronche droite ; *i'*, bronche gauche.

(**) *a*, *c*, commissure antérieure des cordes vocales ; *p*, *e*, commissure postérieure des cordes vocales ; *r*, corde vocale droite ; *l*, corde vocale gauche, où se trouve une excroissance (Morell-Mackenzie).

Les applications du laryngoscope à l'état pathologique sont nombreuses et, chaque jour, la science s'enrichit de nouvelles observations. Les altérations de l'épiglotte, des replis aryténo-épiglottiques, les diverses lésions des cordes vocales, peuvent être reconnues, surtout dans les maladies chroniques de ces organes. Des polypes, des excroissances verruqueuses développées sur les cordes vocales, ont pu être extirpés à l'aide d'instruments particuliers, et dont le maniement est généralement assez délicat. Nous donnons ici les dessins de quelques-unes de ces lésions (fig. 84, 85 et 86). En se reportant à la figure 81 qui représente le larynx à l'état sain, on pourra mieux se rendre compte du changement que ces lésions apportent dans la configuration des parties internes de l'organe.

Dans d'autres cas, ce ne sont plus des excroissances, des tumeurs ; mais bien des modifications anormales dans la tension des cordes vocales que le laryngoscope permet de découvrir. La paralysie, l'atonie des cordes vocales, causes assez fréquentes d'aphonie, se reconnaissent ainsi facilement,

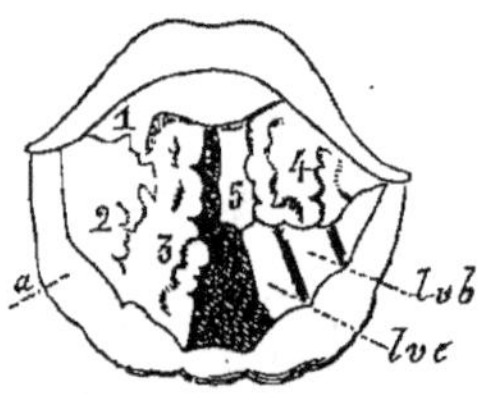

Fig. 85.— Excroissances dans le larynx (*).

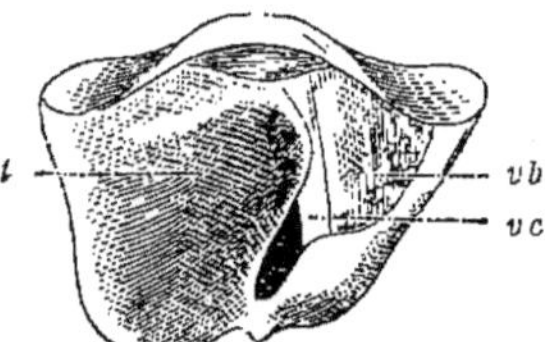

Fig. 86.— Œdème chronique du larynx (**).

et l'on peut, chez beaucoup de malades, obtenir par la galvanisation une guérison rapide.

En introduisant un miroir dans l'intérieur d'une canule fenêtrée, Czermak a pu, à la suite d'une trachéotomie, examiner la partie inférieure des cordes vocales, et voir ainsi le larynx de bas en haut. Ce procédé pourrait peut-être rendre quelques services dans les cas où les lésions qui ont motivé la trachéotomie rendent impraticables les procédés ordinaires de laryngoscopie.

C'est encore à Czermak qu'on doit les premières applications de la méthode d'examen à laquelle on a donné le nom de *rhinoscopie.*

Dans ce procédé on éclaire la partie postérieure des fosses nasales à l'aide d'un petit miroir introduit derrière la luette. Il faut que cet organe soit

(*) 1, 2, 3, 4, 5, tumeurs implantées sur l'épiglotte, la bande ventriculaire droite, la bande ventriculaire gauche et la corde vocale droite ; a, repli aryténo-épiglottique ; l v b, bande ventriculaire gauche ; l v c, corde vocale (Morell-Mackenzie).

(**) t, large tumeur demi-transparente formée par le repli aryténo-épiglottique et la bande ventriculaire droite ; elle oblitère la glotte et couvre une partie de la corde vocale gauche ; v b, bande ventriculaire gauche ; v c, corde vocale gauche.

relevé par un petit crochet qui le porte en avant. Cet examen est difficile, la titillation de la luette par le crochet est insupportable à la plupart des malades. Aussi la rhinoscopie n'est-elle pas encore, à proprement parler, passée dans la pratique. Elle pourrait cependant fournir des renseignements précieux dans les polypes des fosses nasales, dans certains états morbides des trompes d'Eustache.

Nous donnons ici, à titre de curiosité, le dessin des fosses nasales postérieures vues par la rhinoscopie (fig. 87). Ce dessin, comme le fait remarquer M. Morell-Mackenzie (1), est aussi exact que possible : mais il ne peut être obtenu qu'en combinant les diverses images obtenues en plaçant successivement le miroir dans différentes positions.

La laryngoscopie est une méthode d'examen avec laquelle le médecin doit aujourd'hui se familiariser. Il est incontestable que le diagnostic et surtout le traitement des maladies du larynx ont beaucoup gagné à son application. Il

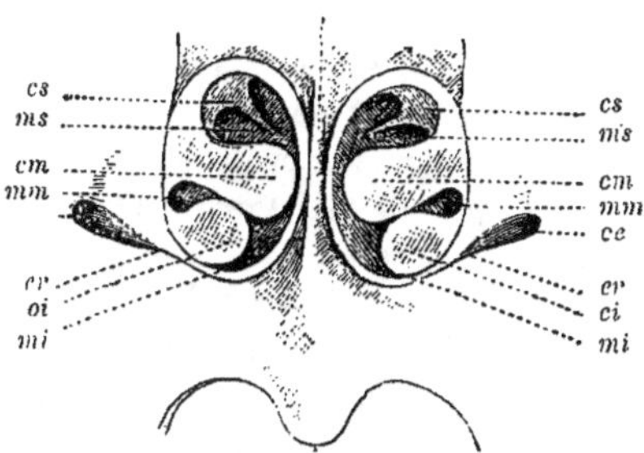

FIG. 87. — Fosses nasales postérieures, comme on les voit dans la rhinoscopie (*).

est bon toutefois de remarquer que le larynx n'est jamais aussi facile à explorer que lorsqu'il se trouve dans les conditions physiologiques. Dans beaucoup de cas le gonflement des parties supérieures, épiglotte, ligaments aryténo-épiglottiques, masque complètement la vue des parties inférieures ; et dans la plupart des maladies aiguës la sensibilité morbide de l'arrière-gorge s'oppose à ce que l'exploration soit pratiquée d'une manière profitable. C'est donc particulièrement dans les maladies chroniques du larynx que la laryngoscopie trouve ses applications.

CHAPITRE XIX

POLYSCOPIE

La nécessité d'éclairer la profondeur des cavités du corps humain, après avoir donné le laryngoscope, l'ophthalmoscope, l'endoscope, a conduit les physiciens à construire un instrument capable d'éclairer l'intérieur du ventre, comme l'a fait Miot, et l'intérieur de toutes les cavités naturelles.

Parmi ces instruments il faut citer le *polyscope de M. Trouvé*. Cet appareil

(1) Morell-Mackenzie, *Du laryngoscope et de son emploi dans les maladies de la gorge*, avec un appendice sur la rhinoscopie, traduit par Émile Nicolas. Paris, 1867, p. 146.

(*) *cn*, cloison du nez; *cs*, cornet supérieur; *cm*, cornet médian; *ci*, cornet inférieur; *ms*, méat supérieur; *mm*, méat médian; *mi*, méat inférieur; *oe*, orifice de la trompe d'Eustache; *cr*, crête limitant l'orifice de la trompe d'Eustache et le bord inférieur des fosses nasales. (Morell-Mackenzie.)

est une application des piles de M. Planté. Si l'on fait passer la décharge
d'un couple secondaire à travers un fil de platine recourbé sur lui-même,
ce fil arrive à un degré de point de fusion du métal et il émet par son incandescence une lumière très vive. M. Trouvé a disposé des fils de platine
de diverses formes, au foyer de petits réflecteurs sphériques, combinés in-
génieusement suivant la cavité à éclairer.

Il est bon de faire l'historique des polyscopes électriques en général,
afin de ne pas laisser croire que M. Leiter a eu l'honneur de découvrir
l'éclairage direct des cavités naturelles par la lumière électrique.

Les polyscopes électriques sont basés sur la propriété que possède un
courant voltaïque de produire de la lumière en échauffant un circuit de
petite section. Cette propriété du courant de rougir à blanc des fils métalliques de grande résistance a été appliquée pour la première fois, en chirurgie, par Heider, à Vienne (1845) et par Crusell, à Saint-Pétersbourg,
plus tard par John Marshall (1850), enfin par Middeldorpf (1854) qui peut
être considéré comme le véritable créateur de la galvanocaustie.

Ce ne fut qu'un certain nombre d'années après cette découverte qu'on
pensa à se servir de la lumière produite par un fil métallique, par un fil de
platine, par exemple, pour éclairer les cavités naturelles du corps. Ce fut,
en 1867, que chacun de leur côté, M. le docteur Miot, à Paris, et
M. Bruck, à Breslau, employèrent cette lumière, le premier pour faire des
essais de diaphanoscopie sur les animaux, le second pour éclairer la cavité
buccale au moyen d'un appareil auquel il donna le nom de *stomatoscope*.
Peu après, M. Lazarevich, de Karkoff, utilisa l'éclairage électrique pour
faire des explorations gynécologiques suivant le principe de la transparence. C'est à lui que revient l'honneur d'avoir publié le premier travail
sur ce sujet (1).

Pour produire la source lumineuse, il faut que le courant galvanique ait
une intensité déterminée, car, s'il est faible, l'incandescence fait défaut et
par conséquent il n'y a pas de lumière ; et, si le courant dépasse une certaine intensité, le fil de platine fond et se volatilise. Aussi était-on obligé
d'employer des fils de platine relativement gros, mais alors la chaleur
dégagée était telle que l'on fut obligé d'avoir recours à des réfrigérants, *à
une circulation d'eau froide* pour neutraliser le plus possible la chaleur
engendrée.

Alors les appareils acquirent des dimensions considérables et devinrent
très compliqués, de plus, la lumière, en traversant la couche de liquide,
prit une teinte rouge très défavorable à l'exploration ; aussi ne tarda-t-on
pas à abandonner ces polyscopes.

M. Trouvé reprit cette idée. Cette fois, au lieu d'examiner les cavités
naturelles au moyen de la diaphanoscopie, il voulut les éclairer directement. Il reconnut bien vite les inconvénients qu'il y avait à se servir du

____

(1) Lazarevich, *Diaphanoscopie ou exploration par transparence appliquée à l'examen
des tissus*, etc., 1881.

courant d'eau, aussi chercha-t-il à le supprimer. Il diminua donc la production du calorique par l'emploi de fils très fins de platine iridié ; de plus, il émailla ses réflecteurs, extérieurement et intérieurement. Mais, pour

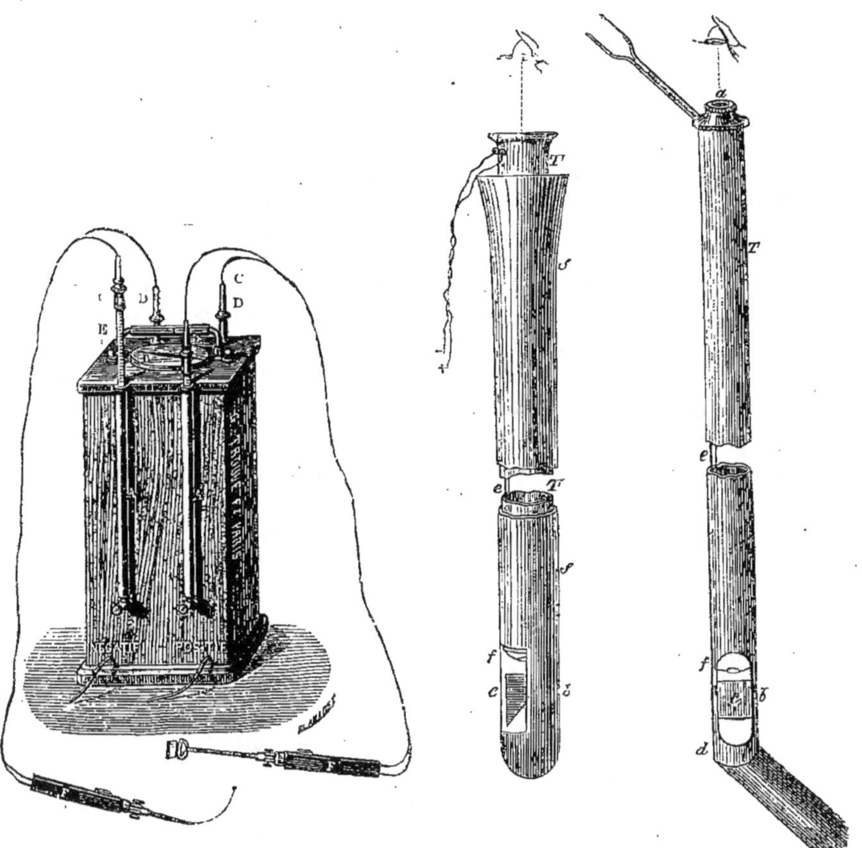

Fig. 88. — Cette figure représente la boîte contenant la pile secondaire de Planté. Cette boîte porte à son extérieur deux rhéostats A A' et deux contacts D D. L'un des contacts D, et l'un des rhéostats A' vont se terminer à un manche portant un réflecteur destiné à éclairer le larynx, dans la figure actuelle. L'autre contact D et l'autre rhéostat A vont aboutir à un deuxième manche portant un cautère.

Fig. 89 et 90. — Les deux instruments sont destinés à éclairer la cavité stomacale. Chaque instrument est constitué par un tube T, pénétrant dans une sonde œsophagienne S qui en facilite l'introduction (voy. instrument droit). Il porte à sa partie inférieure, en face une petite fenêtre, un prisme-loup b c, à réflexion totale et un fil de platine f qui est mis en rapport avec le manche de la figure précédente par le fil e. Si le tube T est dégagé à sa partie inférieure pour laisser voir le principe optique et le pouvoir éclairant, il est en réalité complètement fermé. Une simple fenêtre est réservée en face de la surface réfléchissante du prisme-loup, pour laisser passer les rayons lumineux.

entretenir des fils de platine aussi fins au voisinage de leur point de fusion, sans cependant le dépasser, il fallait une pile d'une grande puissance, d'une grande constance et de longue durée, conditions que remplit la pile de polarisation de G. Planté (fig. 88). Cette pile équivaut à un réservoir où s'emmagasine l'électricité dynamique produite par une pile ordinaire, qu'on met pendant quelque temps en contact avec ce récipient. A celui-ci, est adapté un rhéostat, imaginé aussi par M. Trouvé, qui permet d'écouler l'électricité avec une régularité et une constance mathématiques. Avec cette pile, qui a l'avantage de ne pas dégager de vapeurs nauséabondes d'acide hypoazotique, comme la batterie Bunsen, on peut porter à une incandescence prolongée des fils de platine, depuis 1/15 de millimètre jusqu'à 1 millimètre et demi de diamètre. La chaleur dégagée est tellement peu considérable que le réflecteur placé dans la bouche n'a pas encore atteint la température normale au bout de quelques minutes.

Parmi les réflecteurs inventés dans le but d'éclairer les parties profondes du corps afin de pouvoir bien explorer tous les organes dans le but de faciliter le diagnostic des maladies qui peuvent s'y manifester, le *polyscope* de Trouvé est un des meilleurs.

Voici de nouvelles applications pour l'éclairage de l'estomac et de l'œsophage. Le docteur Baratoux (1) qui a vu fonctionner ces appareils à l'étranger, les décrit de la façon suivante qui en indique le mode d'emploi dans l'*œsophagoscopie* et dans la *gastroscopie*.

ARTICLE PREMIER

ŒSOPHAGOSCOPIE

Pour explorer l'intérieur de l'œsophage et l'estomac, il existe deux méthodes différentes ; dans l'une, destinée principalement au premier de ces organes, on a recours à la lumière réfléchie, tandis que dans l'autre, employée pour le second, on se sert de l'éclairage direct.

En France, il n'est pas encore entré dans la pratique courante d'examiner d'une manière régulière, comme à Vienne, les cavités dont nous parlons. Ainsi, dans cette dernière ville, à l'hôpital général, M. Störk examine quotidiennement l'œsophage de tout malade qui se plaint de quelque trouble de ce côté. Afin d'en explorer les diverses parties, M. Störk a fait construire une série d'instruments consistant en tubes métalliques de diverses formes et de différentes longueurs ; celles-ci varient de 5 à 30 centimètres. De ces tubes, les uns sont droits et formés d'une seule pièce, d'autres sont composés d'une série d'anneaux reliés entre eux, sur les côtés, de sorte que le tube peut se mouvoir d'avant en arrière sur ses articulations ; enfin, d'autres présentent cette disposition dans leur quart inférieur, tandis que dans le reste de leur étendue ils sont formés d'une partie droite. A leur extrémité supérieure, ils sont articulés avec un manche.

(1) Baratoux, *Progrès médical*, p. 399.

M. Störk a encore fait fabriquer d'autres instruments, composés de trois
tubes renfermés les uns dans les autres ; ils peuvent se placer bout à bout
au moyen d'un pas de vis situé à l'extrémité du manche, de telle sorte que
le tube primitif, n'ayant que 7 à 10 centimètres de long, peut atteindre
jusqu'à 30 centimètres de longueur quand tout l'appareil est développé. Il
était nécessaire de pouvoir retirer rapidement l'instrument, aussi l'inventeur a-t-il placé sur le manche un anneau relié aux tubes intérieurs ; il
suffit de l'attirer vers soi pour faire rentrer les tubes les uns dans les
autres et leur faire reprendre leur position première.

On peut encore faire usage d'un tube coupé dans toute sa longueur suivant son diamètre transversal ; il est fixé par une articulation mobile sur
une sorte de pince, de manière qu'en ouvrant celle-ci, les deux demi-tubes
s'écartent l'un de l'autre et dilatent ainsi les parois de l'œsophage.

Pour introduire ces instruments, le malade est assis sur un siège très
bas et renverse fortement la tête en arrière. De la main droite, on saisit les
tubes droits ou coudés, ceux-ci étant recouverts d'une enveloppe de caoutchouc destinée à empêcher les articulations de l'appareil de blesser les
parois membraneuses du canal alimentaire dans lequel on les fait pénétrer.
Il est bon de se servir tout d'abord des tubes courts, pour faire usage plus
tard de tubes plus longs ; le malade s'habituera ainsi à supporter facilement ceux-ci pendant le temps nécessaire à l'exploration de l'œsophage.
L'instrument étant introduit, on confie à la main gauche le soin de le tenir,
pendant que de la main droite on dirige au moyen d'un réflecteur la
lumière d'une lampe dans l'intérieur du tube.

Pendant six mois, M. Störk a employé quotidiennement cette méthode,
qui lui a donné d'excellents résultats, car les diverses. parties de la muqueuse œsophagienne viennent se placer alternativement à l'extrémité
inférieure de l'instrument, surtout si l'on fait usage de l'appareil à
trois tubes dont nous avons donné la description plus haut. Peut-être
serait-il avantageux de construire des instruments en caoutchouc ou même
en verre : les premiers seraient plus légers, et les seconds permettraient de
voir par transparence l'intérieur de l'œsophage sur une assez grande
étendue ?

ARTICLE II

GASTROSCOPIE

De même que l'œsophagoscopie, la gastroscopie est entrée dans la
pratique médicale à la polyclinique de Vienne, où M. le docteur Mikuliez
en fait un usage journalier depuis le mois d'octobre 1881. Il se sert
d'un polyscope électrique construit par Leiter d'après les principes de
Trouvé. La lumière est produite par un fil de platine placé à l'extrémité
d'un tube coudé qui, traversant l'œsophage, vient se terminer dans la cavité
stomacale. L'électricité est fournie par une batterie de Bunsen ; mais,

comme le fil, porté au rouge, ne tarde pas à échauffer les parois membraneuses du tube digestif, M. Leiter fait parcourir son appareil par un courant d'eau mis en circulation par une pompe spéciale. L'eau a l'inconvénient d'être en petite quantité et de ne pas être renouvelée pendant la durée de l'expérience. L'appareil d'optique, destiné à porter à l'extérieur l'image de la muqueuse, est analogue à celui du polyscope inventé par M. Trouvé. Disons que le tube est encore traversé par un canal destiné à insuffler de l'air dans l'intérieur de l'estomac, de manière à distendre les parois de cet organe, ce qui en facilite l'examen.

Telle est, en quelques mots, la disposition générale de l'appareil de M. Leiter, simple modification de l'appareil de Trouvé.

Lorsque, avec ce polyscope, l'on veut éclairer l'œsophage, on emploie un tube droit (fig. 89), tandis que, pour examiner l'estomac, il est préférable de faire usage d'un tube coudé (fig. 90).

Ces instruments sont constitués par un tube portant à sa partie inférieure, en face d'une petite fenêtre, un prisme-loupe à réflexion totale et un fil de platine. Les rayons lumineux passent par le prisme à réflexion. Pour éclairer l'estomac, on introduit la sonde œsophagienne avec son mandrin, pour le remplacer par le tube du polyscope que l'on met alors en communication avec la source électrique, au moyen de deux fils conducteurs. En pressant une pédale ou un bouton adapté à l'instrument, le fil de platine entre aussitôt en incandescence et éclaire avec intensité l'intérieur de l'estomac.

Ce polyscope offre sur celui de M. Leiter les avantages suivants : suppression du courant d'eau, de la batterie de Bunsen, d'où volume moins considérable de l'appareil ; de plus, écoulement gradué de l'électricité. En outre, comme la lumière ne traverse pas de couche de liquide, la muqueuse ne présente pas cette teinte rouge que produisent les polyscopes à circulation d'eau.

CHAPITRE XX

ÆSTHÉSIOMÉTRIE ET EMPLOI DES ÆSTHÉSIOMÈTRES

On a souvent besoin d'apprécier l'état de la *sensibilité tactile*, l'état de la *sensibilité thermique*, et celui de la *sensibilité musculaire* ou sens musculaire. — Pour la *sensibilité tactile*, on se sert quelquefois d'un instrument spécial appelé *œsthésiomètre*. — Il y en a plusieurs : celui de Brown-Séquard, celui de Sieveking, celui de Ogle appelé *Compas aphmétrique*, celui de Jaccoud, et celui de Liégeois.

L'analyse physiologique a reconnu plusieurs espèces de sensibilité qui sont : la *sensibilité au contact* ou *tact proprement dit*, la *sensibilité à la douleur*, la *sensibilité au froid et au chaud* ou *sensibilité thermique* ; et enfin les *diverses sensibilités spéciales*.

Il y a un intérêt réel, scientifique, sinon diagnostique, à s'assurer, chez les sujets atteints de maladies nerveuses, de l'état de ces diverses sensibilités et du degré de leur altération.

Au premier abord, le problème semble facile à résoudre. Pourtant, cette exploration est minutieuse et délicate, surtout lorsqu'il s'agit d'apprécier des altérations peu prononcées.

Pour être complète, l'étude de la sensibilité doit être comparative entre les deux côtés du corps ; il faut y mettre le temps, renouveler les épreuves dans les cas douteux avant de rien affirmer ; il faut encore tenir grand compte de l'intelligence du sujet, de sa bonne foi et de l'état général de la sensibilité dans les parties saines ; certains sujets étant beaucoup plus sensibles que d'autres (1).

ARTICLE PREMIER

SENSIBILITÉ AU CONTACT OU TACT

Pour apprécier l'état du tact, le malade étant couché et ayant les yeux bandés, touchez du bout du doigt, sans pression, la partie à explorer et posez la question suivante : Vous touche-t-on ? Si la réponse est affirmative, cessez le contact et réitérez la question. Demandez ensuite au sujet de préciser le point du contact. Souvent, en effet, il se trompe dans l'appréciation du siège de l'impression ; d'autres fois, la transmission de l'impression est tardive ; dans certains cas encore, le malade ne signale le contact que lorsqu'il est brusque ou bien au moment où il cesse.

Benedikt (2) a montré que, de toutes les sensibilités cutanées, celle qui conserve le mieux son intégrité est la sensibilité au froid et au chaud. Dès lors, pour être sûr que la différence de température entre le doigt qui exerce le contact et la peau du malade ne produise pas une sensation que le malade rapporterait faussement au contact, il est bon de recouvrir d'un linge la région que l'on explore.

Pour apprécier la sensibilité à la pression, qui n'est en somme qu'une variété de la sensibilité au contact, on peut se servir de l'instrument suivant construit par Mathieu : une tige en aluminium, de près de 0^m,05 de longueur et de faible diamètre, est terminée en pointe mousse à l'une de ses extrémités et surmontée à l'autre d'un plateau aussi léger que possible, également en aluminium. La tige glisse sans frottement dans une étroite coulisse supportée par un manche. L'instrument est saisi par son manche ; la pointe mousse est mise en contact avec la peau. La légèreté de

(1) Voy. Gilbert Ballet, *Dictionnaire de médecine et de chirurgie pratiques,* article Sensibilité, t. XXXIII. Paris, 1883.

(2) Benedikt, *Ueber Tabes dorsalis (Oesterreich. Zeitschrift für prakt. Heilkunde,* 1864)

l'instrument est telle, qu'il ne détermine alors aucune sensation. L'expérimentateur met alors petit à petit des poids sur le plateau jusqu'à production d'une sensation.

Ce n'est pas tout, la sensation tactile peut exister, elle peut être exactement localisée, l'impression peut se transmettre sans retard, et pourtant la sensibilité tactile être altérée. Elle existe, mais sa finesse physiologique est plus ou moins émoussée. Pour apprécier le degré de finesse d'un sens, on ne peut pas se fier à l'appréciation du malade lui-même, qui ne peut que grossièrement indiquer si l'impression qu'il perçoit a les qualités habituelles et normales. Il était donc besoin de rechercher un critérium plus fidèle et plus exact.

E.-H. Weber (1) a montré que le contact de deux pointes rapprochées donne dans les régions du corps les plus sensibles, l'extrémité libre de la langue, par exemple, une double sensation, tandis qu'il ne donne qu'une sensation simple, c'est-à-dire celle d'une seule pointe dans les régions douées d'une sensibilité moindre. Il a montré ainsi que l'on peut classer les différentes régions du corps, suivant le degré moyen d'écartement de deux pointes nécessaire à la production d'une sensation de double contact; le tact étant d'autant plus délicat sur une région donnée que l'écartement nécessaire à la sensation double est moins considérable. Des tables, dressées par cet auteur, donnent la mesure physiologique de la finesse du tact aux diverses régions du tégument externe, en un mot toutes les indications nécessaires aux besoins de la clinique :

TABLES DE E. H. WEBER.

RÉGIONS	DEGRÉS D'ÉCARTEMENT DES POINTES
Bout de langue	$0^m,001$ = 1/2 ligne.
Pulpe des doigts de la main	$0^m,000$ = 1 ligne.
Surface rouge des lèvres	
Face palmaire de la 2ᵉ phalange des doigts	$0^m,004$ = 2 lignes.
Face dorsale de la 3ᵉ phalange	
Bout du nez	$0^m,006$ = 3 lignes.
Face palmaire au-dessus de la tête des métacarpiens	
Le dos et le bord de la langue	
La partie non rouge des lèvres	$0^m,009$ = 4 lignes.
Le métacarpe du pouce	
Le bout du gros orteil	
La face dorsale de la 2ᵉ phalange des doigts	
La paume de la main	$0^m,011$ = 5 lignes.
La peau de la joue	
La face externe des paupières	
La muqueuse du palais	$0^m,013$ = 6 lignes.
La pommette	
La face plantaire du métatarsien du gros orteil	$0^m,016$ = 7 lignes.
La face dorsale de la 1ʳᵉ phalange des doigts	

(1) E.-H. Weber, *De subtilitate tactus*, dans l'ouvrage intitulé : *De pulsu, resorptione, auditu et tactu annotationes anat. et physiolog.* Lipsiæ, 1834, in-4°.

La face dorsale des têtes des os métacarpiens.............. 0ᵐ,018 =   8 lignes.
Les gencives... 0ᵐ,020 =   9 lignes
La région zygomatique....................................... ⎫
La partie intérieure du front............................... ⎬ 0ᵐ,023 = 10 lignes.
La partie inférieure de l'occiput........................... 0ᵐ,027 = 12 lignes.
Le dos de la main... 0ᵐ,032 = 14 lignes.
La région sus-hyoïdienne.................................... 0ᵐ,034 = 15 lignes.
A la rotule... 0ᵐ,036 = 16 lignes.
Au sacrum... ⎫
A l'acromion.. ⎪
A la fesse.. ⎪
A l'avant-bras.. ⎬ 0ᵐ,041 = 18 lignes.
Au genou.. ⎪
Au dos du pied près des orteils............................. ⎭
Au sternum.. 0ᵐ,045 = 20 lignes
Au rachis; le long des cinq vertèbres dorsales supérieures. ⎫
Près de l'occiput... ⎬ 0ᵐ,005 = 24 lignes.
A la région lombaire.. ⎭
Au rachis; dans le milieu du cou; dans le milieu du dos..... ⎫
Au bras... ⎬ 0ᵐ,007 = 30 lignes.
A la cuisse... ⎪
A la jambe.. ⎭

E.-H. Weber n'a exploré ainsi que la sensibilité physiologique. En 1849, Brown-Séquard eut l'idée de se servir de ce précieux moyen pour mesurer les altérations de la sensibilité tactile dans les affections du système nerveux. L'instrument employé pour cette exploration porte le nom d'*œsthésiomètre*, et la méthode celui d'*œsthésiométrie*.

Nous citerons et décrirons l'æsthésiomètre de Brown-Séquard, celui de Sieveking, celui de Ogle, qu'il appelle *compas aphmétrique,* celui de Jaccoud ; enfin nous indiquerons comment ces instruments peuvent être remplacés.

A. *Æsthésiomètre de Brown-Séquard* (1) (fig. 91).—C'est le compas de

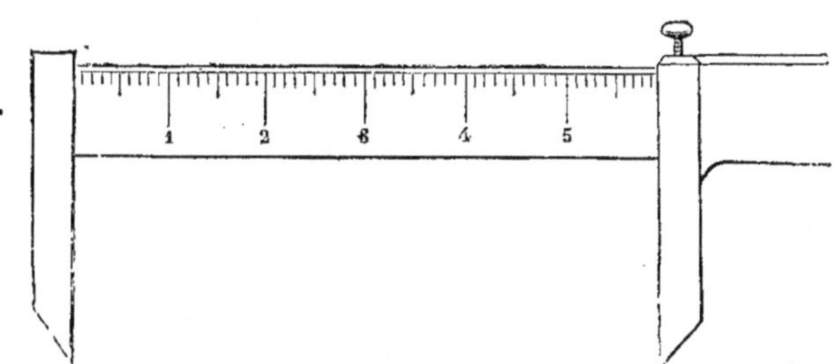

FIG. 91. — Æsthésiomètre de Brown-Séquard.

cordonnier ou le podomètre dans lequel les deux tiges perpendiculaires à la règle graduée sont terminées en pointes. Une seule de ces tiges est mo-

(1) Brown-Séquard, *Journal de physiologie*. Paris, 1858, p. 346.

bile et peut être fixée, par la pression d'une vis, à distance voulue de l'autre tige.

L'æsthésiomètre de Sieveking (1) est construit sur le même modèle ; c'est aussi un podomètre.

Collin en a proposé un très analogue.

B. *Compas aphmétrique de J.-W. Ogle* (2).—Il se compose d'un compas ordinaire surmonté d'une plaque en forme de cadran sur laquelle se trouve un index ; cet index est fixé par son extrémité inférieure à l'une des branches du compas. La branche mobile entraîne avec elle l'index lorsqu'on l'écarte de l'autre branche, et le degré d'écartement des deux pointes est indiqué par l'index sur le cadran.

C. *Compas de Jaccoud* (3). — Jaccoud a fait construire un compas qui donne toutes les indications désirables pour les besoins de la clinique. C'est un compas d'épaisseur de Baudelocque de dimension moindre (0^m,09 de longueur) et dont les branches sont droites. Les divisions de l'arc gradué correspondent à des centimètres et les subdivisions à des quarts de centimètre. L'arc de cercle peut se replier sur les branches du compas, qui prend alors un petit volume.

D. *Compas ordinaire. Épingles.*— Un compas ordinaire fait un très bon æsthésiomètre pourvu que ses pointes ne soient pas trop aiguës. Il faut seulement, une fois l'écartement des pointes amené au degré nécessaire à la production de la sensation double, le mesurer directement à l'aide d'une règle graduée.

A défaut d'instrument spécial, on peut encore se servir de deux épingles et d'une règle de bois ordinaire ou mieux d'une règle graduée. Pour cela, on enfonce l'une des épingles vers l'extrémité de la règle, puis on pique la seconde près de la première ; on essaie ce petit appareil au contact de la peau, et par tâtonnement on arrive à donner aux deux épingles le degré d'écartement qui correspond au degré de sensibilité de la région explorée.

Précautions à prendre pour pratiquer l'æsthésiométrie (4). — Quel que soit l'instrument dont on se serve, il faut veiller à ce que les pointes soient mousses ; ce n'est pas, en effet, une piqûre qu'il faut produire, c'est un contact sans pression. Les pointes, condition essentielle, doivent être appliquées simultanément, sous peine de déterminer deux impressions successives donnant lieu à une double sensation pour un écartement moindre que celui qui se trouverait en rapport avec le degré réel de la sensibilité. Peut-être trouvera-t-on là, au contraire, une raison pour n'appliquer les pointes que successivement. Ce serait mal comprendre le but de l'æsthésiométrie. Elle recherche, en effet, à quel écartement des pointes correspond la cessation de la confusion de deux impressions simultanées en une

(1) Sieveking, *British and foreign med.-chirurg. Review*, 1858, p. 280.

(2) Beale's *Archives of medecine*. London, 1859, vol. I.

(3) Jaccoud, *Des paraplégies et de l'ataxie*. Paris, 1866, p. 679.

(4) Brown-Séquard, art. ÆSTHÉSIOMÈTRE du *Dictionnaire encyclopédique des sciences médicales* de Dechambre. Paris, 1865, tome II.

seule, et à quelle limite le tégument est susceptible de percevoir la sensation d'écartement, étant donné le degré æsthésiométrique physiologique
comme point de comparaison.

Le malade doit être attentif, mais ne doit pas voir la main qui opère. Ce
qui importe, c'est que le sujet réponde d'après ses sensations et non d'a-
près l'idée qu'il se fait de l'expérience. Toutes les fois que le malade a accusé une sensation, la sensation de deux points, par exemple, il faut
contrôler son dire en n'appliquant plus qu'une pointe et en variant les
applications de manière à constater la sincérité ou l'exactitude des réponses et des sensations.

Brown-Séquard fait observer que, dans les cas d'anesthésie considérable, les pointes peuvent être appliquées l'une après l'autre et ne donner
cependant qu'une seule sensation. La lenteur de la transmission est quelquefois telle, d'après ses observations, que le malade n'accuse qu'une seule
sensation bien qu'un intervalle de 40 et même de 50 secondes sépare les
applications successives de la première pointe restant appliquée et de la
seconde qui s'y ajoute. L'æsthésiomètre peut donc ainsi servir à donner
la notion de la vitesse de la transmission des impressions tactiles.

Une précaution importante à prendre est encore de n'appliquer l'appareil
que perpendiculairement ou au moins obliquement à l'axe du membre. On
ne court·pas ainsi le risque de faire porter les pointes sur un même filet
nerveux qui, quel que soit son degré de sensibilité, recevant deux impressions égales et simultanées, les percevrait comme une seule. Nous avons
vu souvent appliquer l'æsthésiomètre parallèlement à l'axe du membre et
la double sensation ne se produire que par un notable écartement ; appli-
quait-on l'instrument perpendiculairement dans la même région, on trouvait la double sensation pour un écartement beaucoup moindre. Comment
expliquer ce fait, si ce n'est en admettant que, dans le premier cas, les deux
pointes portaient sur un même filet nerveux?

ARTICLE II

SENSIBILITÉ A LA DOULEUR

La sensibilité à la douleur s'explore par des procédés plus simples que
la sensibilité tactile. Deux procédés sont en usage : la *piqûre* et la *traction des poils.*

La *piqûre* s'exerce avec une épingle : la seule précaution à prendre est
de ne pas blesser le malade sous prétexte qu'il ne sent pas.

La *traction des poils* doit être plus forte qu'on ne le pense, aux membres
inférieurs surtout, pour produire une véritable douleur, principalement
lorsque l'on tire sur plusieurs poils à la fois. C'est un moyen d'exploration
défectueux ; la traction des poils produit en effet deux sortes de sensations :
une première engendrée par le redressement des bulbes pileux et la ten-

sion de la peau, c'est la sensation tactile; une seconde est la sensation de douleur naissant sous l'influence d'une traction plus énergique et d'un commencement de traumatisme.

Bref, tous les moyens capables de produire de la douleur, sans nuire au malade, peuvent être utilement employés pour explorer ce mode de sensibilité.

Gubler et Onimus ont recours au pincement pratiqué à l'aide d'une pince construite exprès. Cette pince est munie d'un cadran qui indique l'écartement des branches, et par conséquent l'épaisseur du pont de peau qu'il est nécessaire de pincer pour engendrer de la douleur.

ARTICLE III

SENSIBILITÉ THERMIQUE

La sensibilité au froid et au chaud est celle qui subsiste le plus longtemps, malgré les altérations des centres nerveux.

Le moyen d'explorer ce mode de sensibilité est des plus simples; il consiste dans l'application successive d'un corps chaud et d'un corps froid quelconque. On conçoit qu'il faut prendre garde de brûler le malade en cherchant à lui faire percevoir la sensation de chaleur. Il suffit que le corps chaud soit à une température de quelques degrés supérieure et le corps froid de quelques degrés inférieure à la température normale. Une éponge humectée dans le premier cas d'eau à $+$ 40 ou $+$ 45 degrés, et dans le second d'eau à $+$ 10 ou $+$ 15 degrés remplit le but. Il n'est pas besoin de prolonger l'application ; un simple contact suffit.

L'æsthésiomètre de Liégeois peut donner de précieux renseignements sur la sensibilité thermique.

Æsthésiomètre de Liégeois. — L'æsthésiomètre de Liégeois (fig. 92) ressemble à celui de Brown-Séquard ; c'est aussi un podomètre EF. Il en dif-

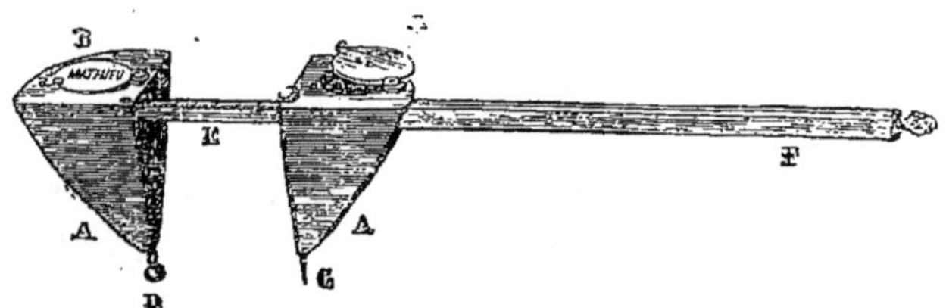

FIG. 92. — Æsthésiomètre de Liégeois.

fère en ce que chacune des tiges est remplacée par un petit réservoir conique ou cylindrique AB et AA′ de 0m,02 ou 0m,03 cubes de capacité, du fond duquel on peut faire saillir les pointes D et C. L'instrument ainsi disposé peut servir à deux fins : fait-on saillir les pointes du fond des réservoirs, on a un æsthésiomètre ordinaire servant à l'exploration de la sensibilité au contact. Ne fait-on pas saillir les pointes et remplit-on les deux réservoirs d'eau à une température différente, on a un instrument qui donne la limite de la zone cutanée incapable de différencier deux impressions calorifiques simultanées ; ou, si l'on aime mieux, qui indique à quelle limite deux impressions calorifiques simultanées cessent d'être perçues comme une seule : en un mot, le degré *œsthésiométrique thermique*. Cette dernière indication, ce second mode d'æsthésiométrie est nouveau et mérite une étude approfondie.

L'anesthésie, l'analgésie ou l'hyperesthésie, à différents degrés, l'énergie plus ou moins grande de la réaction réflexe répondant à l'excitation, sont les différents signes recherchés et constatés par les procédés d'exploration dont nous venons de parler. Ces signes ont une valeur absolue en ce sens que leur existence signifie toujours lésion locale ou générale de la sphère sensitive (nerf ou centres) du système nerveux, et que leur degré et leur siège sont toujours en rapport avec l'étendue et le siège de la lésion, mais ils ne sont jamais pathognomoniques de tel ou tel genre de lésion, de telle ou telle maladie. Au point de vue du pronostic, l'étude des altérations de la sensibilité est précieuse, la persistance de l'altération ou le retour à l'état normal étant la preuve certaine de la persistance ou de la guérison.

CHAPITRE XXI

ANALYSE CHIMIQUE

On peut dire de l'analyse chimique appliquée à la médecine ce que j'ai dit de l'analyse optique ou microscopie. C'est un excellent moyen d'apprécier les effets que produisent les maladies dans la structure du corps, et il faut y recourir toutes les fois que cela est possible. Malheureusement la chimie, aussi bien que la micrologie, ne se bornent pas à donner des résultats, elles formulent aussitôt des lois, et l'analyse chimique prétend être pour son compte le point de départ d'une nosographie spéciale qui n'est qu'une absurde chimiatrie. Ainsi l'eau diminue dans le sang des cholériques, et le chimiatre s'imagine pouvoir guérir ce mal en injectant de l'eau dans les veines.

Mais, en ne prenant l'analyse chimique que pour ce qu'elle doit être, un moyen à réunir à ceux dont la science dispose déjà pour éclairer la nature de certains changements organiques produits par les maladies, elle a une importance qu'on ne saurait méconnaître. Nysten, Thénard, Berzelius, Becquerel, Liebig, Orfila, Simon, Andral, Dumas, Robin et Verdeil (1), Claude Bernard (2), etc., ont jeté les fondements de la chimie patholo-

---

(1) Robin et Verdeil, *Traité de chimie anatomique.* Paris, 1853.

(2) Claude Bernard, *Leçons de physiologie expérimentale.* Paris, 1855-56, 2 vol. — *Leçons sur les effets des substances toxiques.* Paris, 1857, 1 vol. — *Leçons sur la physiologie et la pathologie du système nerveux.* Paris, 1858, 2 vol. — *Leçons sur les propriétés physiologiques et les altérations pathologiques des liquides de l'organisme.* Paris, 1859, 2 vol.

gique. Bien que leurs résultats soient souvent contradictoires, ils montrent ce qu'on pourra retirer d'une chimie bien faite et plus sûre de ses procédés d'analyse. C'est à leur suite qu'il faut marcher, et, sans être arrêté par les incertitudes du présent, s'appliquer à éclairer l'avenir.

L'analyse chimique a fait connaître en partie la composition normale des solides et des liquides de l'économie : les os, les muscles, les cartilages, la substance cérébrale, le sang, le lait, l'urine, la bile, etc., ont été analysés ; il en est de même de certaines productions pathologiques et de quelques tissus ou liquides altérés par la maladie. Les altérations des os dans le rachitisme, les productions cancéreuses et tuberculeuses, les altérations du sang, de la lymphe, du lait, ont été recherchées avec soin, et l'on a obtenu des résultats, sinon entièrement exacts, du moins assez approximatifs pour que la science en ait pu tirer parti. C'est à l'analyse chimique qu'on doit la connaissance des fonctions glycogéniques du foie, des fonctions émulsives de la graisse par le suc pancréatique, des altérations de l'urine par l'alimentation et certaines maladies de la vessie, des reins ou du système nerveux ; la connaissance des modifications de composition du sang, et, bien que les vrais chimistes se rient beaucoup des résultats incomplets auxquels sont arrivés Lecanu, Andral et Gavarret (1), Michéa, Becquerel, Rodier, ces recherches n'en constituent pas moins une science à part, désignée sous le nom d'*hématologie*. Partout, sur chaque point d'anatomie pathologique, l'analyse chimique est nécessaire, et, s'il n'est pas toujours possible de l'employer à cause de la difficulté des analyses et de la petite quantité de substance à décomposer, dans des circonstances opposées il ne faut jamais omettre de s'en servir.

A la *chimie pathologique* qui se fait, il faut joindre les importants résultats de l'*analyse chimique appliquée à la médecine légale et à la toxicologie*. Ici un succès considérable a couronné l'activité du créateur de cette science, et Orfila a bien mérité de la science et de l'humanité, en montrant que l'analyse chimique pouvait toujours reconnaître, dans les changements organiques produits par un poison ou dans les organes non altérés, la substance minérale ou végétale.

C'est ici que l'analyse spectrale pourra être utile et faire découvrir dans les viscères la présence du cuivre, du fer, etc.

La toxicologie est aujourd'hui une science toute faite, qu'il ne s'agit plus que de perfectionner dans les détails en y ajoutant les résultats des nouvelles découvertes que pourront faire d'autres chimistes (2).

(1) Andral et Gavarret, *Recherches sur la composition du sang*. Paris, 1842.
(2) Voyez Chapuis, *Précis de toxicologie*. Paris, 1882.

CHAPITRE XXII

ANALYSE SPECTRALE

Un nouveau moyen d'analyse chimique nous a été donné par Bunsen. C'est l'*analyse spectrale*. Outre ses applications à la chimie, elle peut être employée en médecine. Ainsi elle permet d'étudier le sang et d'en fixer l'*hémoglobine*, et dans les urines elle peut être utilisée pour certaines matières colorantes pathologiques et pour les sels métalliques qui s'y trouvent.

Observation au spectroscope de la matière colorante du sang.—Un intérêt particulier s'attache à l'observation de la matière colorante du sang. Lorsqu'on mêle une ou deux gouttes de ce liquide avec 4 ou 5 grammes d'eau, et qu'après avoir introduit le mélange dans la petite cuve de verre (fig. 95), on place celle-ci devant le collimateur du spectroscope, on reconnaît dans le spectre produit deux larges bandes obscures dont la position est constante et invariable. Toutes deux sont situées entre les raies D et E (fig. 94, II); mais l'une est dans le jaune et l'autre dans le vert. En réglant l'appareil de manière que le spectre total occupe 100 divisions, et que le point 40 du micromètre coïncide exactement avec la raie D du spectre solaire

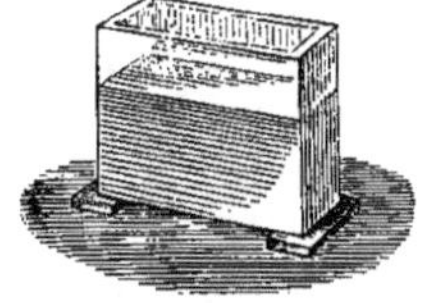

Fig. 93. — Cuve en verre pour observer les bandes d'absorption.

(fig. 94, I), on peut déterminer avec précision la place et le nombre des divisions occupées par chacune de ces bandes.

Cette propriété de fournir deux bandes d'absorption disposées comme il vient d'être dit appartient à l'*oxyhémoglobine* ou matière colorante du globule sanguin combinée à l'oxygène. D'après Hoppe Seyler, un liquide qui ne renferme que $\frac{1}{10\ 000}$ d'hémoglobine, examiné sous une épaisseur de $0^m,01$, présente encore nettement les deux bandes. Dragendorff a reconnu que cette assertion est parfaitement exacte, à la condition, toutefois, d'opérer sur du sang frais.

L'oxyhémoglobine privée de son oxygène faiblement combiné possède un autre spectre que l'on doit toujours chercher à constater. Sous l'influence d'agents réducteurs, comme l'hydrogène sulfuré, le sulfure d'ammonium, le tartrate acide d'étain, le sulfate ferreux, etc., les deux bandes disparaissent pour faire place à une bande unique (fig. 94, III), située dans une position intermédiaire entre les deux bandes précédentes, et, par conséquent, placée elle-même entre les deux raies D et E. On donne à cette bande unique le nom de *bande de Stokes*.

Lorsqu'on soumet l'oxyhémoglobine à l'action des acides ou des alcalis, elle se dédouble en une substance albuminoïde, nommée *globuline*, et en une matière colorante, appelée *hématine*. Cette dernière, en solution acide, donne une seule bande d'absorption située à la limite du rouge et de l'orangé, tout près et un peu au delà de la raie C (fig. 94, IV). Si la solution

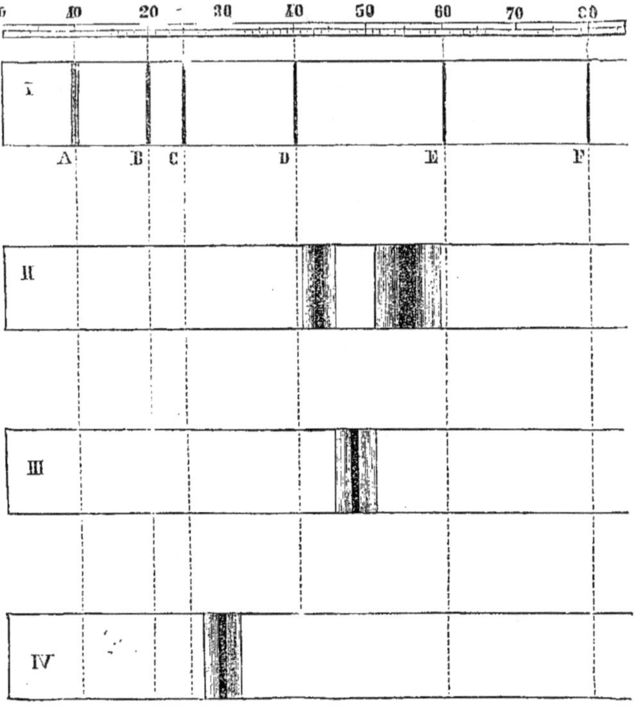

Fig. 94. — Spectres d'absorption.

est alcaline, la bande d'absorption est située plus près de la raie D et occupe presque toute la largeur de l'orangé. C'est en raison de cette absorption d'une partie des rayons de l'extrémité rouge du spectre, que l'hématine paraît verte dans la lumière transmise.

Les deux caractères que nous venons de signaler comme appartenant à l'hémoglobine sont très importants ; mais, pour les constater avec certitude dans les cas d'analyse médico-légale, il faut donner au liquide le degré de concentration convenable, ou l'observer sous une épaisseur suffisante. Lorsque les taches que l'on a à examiner sont très faibles, et que l'eau dans laquelle on les a délayées est en proportion relativement considérable, on se sert avec avantage d'un tube de 5 millimètres de diamètre, et de 1 décimètre de longueur (fig. 95). Ce tube, rodé à ses deux extrémités, peut se fermer à l'aide de deux plaques en cristal que l'on assujettit à l'aide d'un caoutchouc et d'une monture à vis, comme dans les tubes de Biot. Le tube est alors placé horizontalement devant la fente du spectroscope, et l'observation peut se faire sous une épaisseur de 10 centimètres, sans que la quantité de liquide ait besoin d'être considérable.

On pourrait craindre, en se basant uniquement sur le procédé spectroscopique, de confondre l'hémoglobine du sang avec certaines matières colorantes rouges ou violacées : l'expérience montre qu'il n'en est rien. Le *suc de cerises*, les infusions de *rose trémière*, de *myrtille*, de *bois de Brésil*, de *garance*, le *vin rouge*, les couleurs d'*aniline*, les *acétates, hyposulfites, méconates* et *sulfocyanures ferriques* produisent bien des changements dans l'aspect du spectre ; mais, en aucun cas, les bandes d'absorption ne peuvent être confondues avec celles du sang. La *cochenille*, il est vrai, quand elle est en solution ammoniacale, donne deux bandes qu'un examen

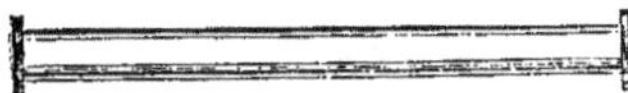

FIG. 95. — Tube pour l'observation des bandes d'absorption des taches de sang.

superficiel pourrait faire confondre avec celles du sang ; mais la position de ces bandes n'est pas la même, et le sulfure d'ammonium n'y fait point apparaître la bande de Stokes.

Il y a donc de fortes présomptions pour croire qu'on a affaire à une tache de sang, toutes les fois que le liquide observé au spectroscope forme deux bandes d'absorption comprises entre les raies D et E, et que ces deux bandes disparaissent sous l'action du sulfure d'ammonium, pour faire place à une bande unique située dans l'espace clair qu'elles laissaient entre elles.

Claude Bernard (1) a montré que, dans l'empoisonnement par l'oxyde de carbone, ce gaz déplace l'oxygène de sa combinaison avec l'hémoglobine et s'y substitue. Le sang qui a été ainsi modifié donne deux raies larges et obscures, peu différentes de celles que présente le sang oxygéné normal. Mais la combinaison que forme l'oxyde de carbone avec la matière colorante du sang est tellement intime que ni le vide ni l'action des corps avides d'oxygène ne peuvent la détruire. Il s'ensuit que les deux bandes d'absorption auxquelles elle donne lieu persistent après l'un ou l'autre traitement, et qu'on a, dans cette persistance même, un moyen de reconnaître la présence de l'oxyde de carbone dans le sang.

On ne peut méconnaître l'importance que ces faits présentent au point de vue de la constatation des taches de sang en chimie légale.

____

(1) Claude Bernard, *Leçons sur les effets des substances toxiques*, Paris, 1857.

CHAPITRE XXIII

EMPLOI DU THERMOMÈTRE

Malgré les recherches de Sanctorius et de Haen, l'emploi du thermomètre
en médecine était tombé en désuétude. C'est de nos jours qu'Andral,
Bouillaud, Baerensprung, Traube, Wunderlich, Hirtz (1), etc., ayant repris
l'usage de cet instrument, ont montré le parti qu'on en pouvait tirer pour
le diagnostic de la fièvre, et des différentes espèces de fièvres éruptives
ou autres, pour le diagnostic de quelques maladies aiguës, la pneumonie ;
pour le pronostic en général et enfin pour la thérapeutique.

Ce n'est pas assez de constater avec la main la chaleur fébrile de la peau,
on n'obtient ainsi que des résultats approximatifs insuffisants pour l'étude
de la fièvre qui est surtout un accroissement de la température profonde (2), et pour les démonstrations de l'enseignement clinique relatives
aux variations fébriles, aux stades de la fièvre et aux complications qui
surviennent dans le cours d'un état morbide. On peut se tromper, et il n'y
a que le thermomètre qui puisse révéler les modifications de la chaleur
morbide, son accroissement, son déclin, ses variations diurnes et nocturnes
et, enfin, les degrés de température *maxima* et *minima* compatibles avec
la vie. Il peut même servir de moyen de constatation de la mort, car au-
dessous de + 22 degrés la mort est bien réelle. Cela résulte de recherches
nombreuses que j'ai faites sur les animaux et sur les morts de l'hôpital des
Enfants, après avoir rassemblé onze cents observations (3).

Je prenais la température du corps dans la salle au moment du décès,
puis à la salle des morts au bout de 12 heures, de 24 heures, de 36 heures,
de 48 heures, de 60 heures et de 90 heures, en même temps qu'on tenait
compte de la température ambiante, et dans mes tableaux on trouve
la température moyenne de la mort indiquée par séries d'après les temps
et d'après la chaleur ambiante ; comme ces recherches ont duré plus de
deux ans, on a ainsi la température de la mort étudiée en toute saison.

Tous les thermomètres ne sont pas également bons pour apprécier la
chaleur animale, il faut des instruments préparés dans ce but par un
constructeur intelligent ; tel est le thermomètre de Fastré (fig. 96). Cet
instrument peut être préparé au mercure ou à l'alcool, mais je préfère celui
qui est préparé à l'alcool, à cause de la facilité qu'on a de suivre les oscillations de la colonne thermométrique ; il ne doit avoir que 5 degrés au-
dessous de zéro et 45 degrés au-dessus, il doit être divisé en cinquièmes

---

(1) Hirtz, *Nouveau Diction. de médecine et de chirurgie pratiques*. Paris, 1867, t. VI,
p. 772, article CHALEUR.

(2) Voy. Bouchut, *Nouveaux éléments de pathologie générale*, 4ᵉ édition. Paris, 1882,
chapitre FIÈVRE.

(3) E. Bouchut, *Traité des signes de la mort*. 2ᵉ édition, Paris, 1874.

ou en dixièmes de degré. De plus, pour que l'expérience ne soit pas trop longue, il faut donner une grande sensibilité à l'instrument en lui donnant un petit réservoir facile à échauffer et une colonne très mince.

Mieux vaut encore employer les thermomètres à *index* dont la lecture est plus facile.

On étudie la *température superficielle et locale* avec des thermomètres spéciaux à boule aplatie, et la température profonde avec les thermomètres que je viens d'indiquer. La *recherche des températures locales* est très difficile, presque toujours inexacte, et ce qu'on a dit des températures locales de la paroi thoracique dans la pneumonie, la pleurésie et la tuberculose est si contradictoire que l'on ne s'en occupe plus. Pour l'*étude des températures profondes,* le thermomètre doit être appliqué dans la *bouche* sous la *langue,* dans le *rectum* ou dans l'*aisselle.* Mais il faut savoir que dans le rectum la température est de 1 degré plus élevée que dans l'aisselle, comme dans l'aisselle elle est un peu plus élevée que dans la bouche. Bien que les résultats obtenus dans le rectum soient plus précis en raison de la température plus constante de cet organe, tous les médecins ne placent l'instrument que dans l'aisselle, ce qui est suffisant pour les recherches cliniques. Ce n'est là qu'une question de convenance, et, comme on peut toujours placer un thermomètre dans l'aisselle, s'il est entendu que toutes les recherches thermométriques seront faites en cet endroit, on a ainsi en tous lieux et pour toutes les maladies un endroit semblable pour observer, ce qui permet de comparer les résultats publiés par tous les observateurs. Dans les maladies de vessie on peut, comme je l'ai imaginé, se servir d'un thermomètre courbe caché dans une sonde.

On verra plus loin (1) quelle peut être l'utilité de la thermométrie appliquée au diagnostic; pour le moment, qu'il me suffise d'avoir mentionné ce procédé d'exploration, et, à l'occasion de la *température dans les maladies,* j'indiquerai, d'une façon plus complète et plus détaillée, les avantages que le diagnostic, le pronostic et la thérapeutique peuvent retirer de la thermométrie clinique.

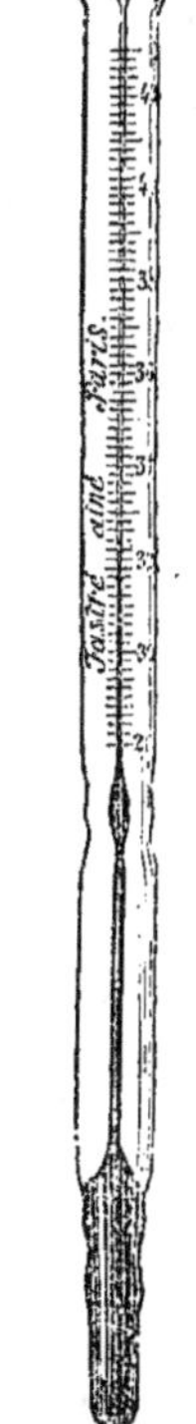

Fig. 96. —Thermomètre à alcool coloré (Fastré).

(1) Voy. Signes fournis par la température du corps.

LIVRE III

SIGNES FOURNIS PAR L'HABITUDE EXTÉRIEURE DES MALADES

Tous les bons observateurs savent combien est grande l'importance des signes fournis par les gestes et les attitudes différentes des malades ; par le son de leur voix, par l'éclat et l'expression de leurs yeux, par l'expression et les mouvements de leur physionomie, par la coloration de leur visage, etc. En effet, ces signes ne trompent que rarement et ils permettent souvent de juger à distance, et d'un coup d'œil, la nature et l'issue probables d'une maladie. Il est presque impossible de décrire les faits de ce genre, car ils échappent à l'analyse ; on les voit mieux qu'on ne les dit, et il faudrait les peindre au lieu de les raconter. Cependant, malgré les difficultés de l'entreprise, je vais l'essayer, afin de familiariser le médecin avec les aspects si variés et souvent si caractéristiques que présente l'ensemble extérieur d'un malade.

CHAPITRE PREMIER

DIAGNOSTIC PAR L'ATTITUDE DU MALADE

L'homme en bonne santé se présente avec toutes les attitudes que nécessite l'accomplissement des fonctions de la vie. Debout et couché, droit ou assis, en repos ou en mouvement, ses mouvements sont libres et faciles, et ils ne traduisent, au dehors, que son esprit, ses passions, son caractère, ses instincts et ses besoins.

Dans l'état de maladie, au contraire, ils révèlent souvent la nature des désordres cachés qui gênent l'exercice des fonctions.

L'attitude debout, *langoureuse*, molle, indique l'irrésolution, la faiblesse musculaire, et un état d'anémie, de convalescence ou de maladie chronique plus ou moins avancé. La même attitude *chancelante* avec incertitude et demi-résolution des membres s'observe dans l'ivresse et dans les affections typhoïdes ou adynamiques (1).

L'attitude debout, *incessamment dérangée par des mouvements musculaires* du visage et des membres, ou des doigts projetés en tous sens, est un signe de chorée. S'il n'y a que tremblement des mains ou des jambes, c'est la paralysie agitante.

Une *grande assurance d'attitude*, jointe à l'énergie et à la mobilité des

____

(1) Il suffit d'avoir vu marcher un homme à moitié ivre, ou un malade atteint de fièvre typhoïde pour avoir l'idée de cet état.

mouvements, est le signe d'une manie aiguë prochaine. Je reviendrai un peu plus loin sur ces différents phénomènes.

L'*irrégularité de la marche* est un fait grave et lorsqu'en marchant, les deux jambes sautent en fauchant sur le sol, on peut être sûr qu'il existe une sclérose de la moelle épinière assurément mortelle au bout de quelques années. Si une seule jambe traîne dans la marche, le bras correspondant restant immobile et flasque le long du corps, c'est, au contraire, une maladie du cerveau dans l'hémisphère cérébral opposé à la paralysie. Mais si une jambe est plus courte et plus maigre que l'autre, c'est qu'il y a eu coxalgie guérie avec luxation de la hanche. Quand au contraire la jambe est plus courte, froide, atrophiée, c'est qu'il y a eu jadis une paralysie infantile atrophique.

Au lit, l'attitude est également en rapport avec la nature des maladies, et suffit pour en caractériser un certain nombre.

Le *décubitus dorsal* s'observe dans l'obésité, dans les maladies aiguës graves et dans les maladies adynamiques et typhoïdes, dans certaines maladies douloureuses, comme le rhumatisme articulaire aigu, la péritonite aiguë, qui empêchent tout mouvement, dans la syncope, dans la léthargie et dans la méningite comateuse (1).

Le *décubitus latéral* est généralement d'un bon augure, quand il n'est pas imposé au malade par la nature des accidents qu'il éprouve, mais souvent il est le symptôme d'une situation grave. On l'observe dans la pleurésie aiguë avec épanchement très considérable; il a lieu à droite si l'hydrothorax occupe le côté droit, et à gauche, au contraire, s'il occupe la plèvre gauche. Cette dernière variété de *décubitus* se rencontre également dans les hypertrophies du cœur et dans l'hydropéricarde, dans les grosses tumeurs de la rate et dans les tumeurs du ventre, kystes ou autres qui se développent dans le côté gauche de l'abdomen.

L'*attitude assise et permanente* est le signe de l'asthme, de l'emphysème pulmonaire, de l'hydrothorax avancé, de la phthisie à sa dernière période et de toutes les graves maladies du poumon, des gros vaisseaux et du cœur. C'est ce qu'on appelle l'*orthopnée*.

Il est toujours fâcheux de voir les malades s'obstiner à changer l'attitude horizontale du lit pour se lever ou s'asseoir sans tenir en place, et il est rare que ce ne soit pas là un signe de mort. Il en est de même de ceux qui, étant sur le dos, jettent les bras loin du corps et tiennent les extrémités inférieures écartées ou fléchies en changeant perpétuellement de place. Ce phénomène qui annonce une grande perversion des forces, est connu sous le nom de *jactitation*. C'est encore une chose grave que de voir les malades placés dans le décubitus dorsal couler au pied de leur lit, quoi qu'on fasse pour les remettre sur leur oreiller.

Quelques maladies modifient à leur manière le décubitus dorsal; ainsi,

____

(1) Ici l'immobilité est parfois absolue, marmoréenne, et donne sauf la couleur de la peau l'image de la mort.

dans la suffocation du croup et des autres maladies du larynx, les enfants couchés ont la tête renversée en arrière ; — dans la contracture essentielle, les malades restent couchés avec les mains sur le ventre, leurs doigts raides et rapprochés les uns des autres ; — dans la catalepsie, ils sont immobiles, et, dans le tétanos, en même temps qu'il y a renversement du corps en arrière, ou inclinaison latérale, il y a contracture des mâchoires, ou *trismus*, de temps à autre de vives secousses douloureuses dans les membres donnent lieu à des raideurs musculaires très prononcées.

Chez quelques malades, l'attitude est toute différente, et le décubitus a lieu sur le *ventre*. C'est ce qui arrive dans la colique de plomb, dans la colique sèche ou nerveuse, dans les violentes douleurs de la colique néphrétique, etc. ; mais ce phénomène, généralement de courte durée, cesse avec les douleurs. On observe quelquefois, dans ces différentes maladies, l'attitude momentanément verticale, assise, immobile, demi-fléchie, le haut du corps incliné en avant, avec application des mains sur le ventre.

L'attitude peut encore être modifiée par une foule de maladies et de difformités. L'inclinaison de la tête sur le cou s'observe dans le torticolis rhumatismal, et à la suite d'une arthrite cervicale ou d'une carie des vertèbres. Les gibbosités annoncent le rachitisme, la carie vertébrale ou une simple rétraction musculaire ; il y a une attitude horizontale particulière, dans laquelle le bassin, légèrement incliné sur le côté, et la cuisse correspondante à moitié fléchie, indiquent une maladie de la hanche, probablement une coxalgie, etc.

CHAPITRE II

DIAGNOSTIC D'APRÈS LE VOLUME DU CORPS, SON POIDS ET SA TAILLE

ARTICLE PREMIER

DIAGNOSTIC D'APRÈS LE VOLUME DU CORPS

L'augmentation de volume du corps peut avoir lieu d'une manière générale ou locale, par suite de l'accumulation de graisse, de gaz ou de liquides dans les tissus, et par suite de l'hypertrophie de certains organes. De là résultent des signes importants pour le diagnostic.

Obésité. — L'accumulation de graisse, connue sous le nom d'*obésité* ou de *polysarcie*, est une disposition commune qui gêne la plupart des fonctions, et qui, dans certaines circonstances, peut occasionner la mort, ainsi que je l'ai vu sur une jeune fille de dix-sept ans couchée dans les salles de Rostan à l'Hôtel-Dieu.

C'est parfois chez l'adulte un état physiologique produit par le repos exagéré et la nourriture très abondante, mais c'est aussi une maladie dont on ne connaît point les causes.

Dans l'enfance, c'est l'indice d'une constitution lymphatique et scrofuleuse. Chez l'adulte, c'est assez souvent un phénomène concomitant de la glycosurie.

Emphysème. — L'augmentation de volume du corps, produite par l'accumulation des gaz dans le tissu sous-cellulaire, ou emphysème sous-cutané, a ordinairement lieu à la suite d'une communication accidentelle du poumon ou du larynx avec le tissu cellulaire sous-cutané, après une blessure ou une rupture de ces organes. C'est le symptôme de certaines fractures de côte qui ont intéressé le poumon; de ruptures de poumon à la suite de très violentes quintes de coqueluche; de certaines opérations de trachéotomie lorsque l'ouverture de la trachée n'est pas bien en face de l'incision de la peau; on l'observe également autour de certaines plaies gangreneuses, dont les liquides en fermentation produisent des gaz qui se répandent dans le tissu cellulaire du voisinage. Ex. : la pustule maligne.

C'est une lésion dont il est facile de reconnaître la nature au moyen de la pression des doigts, qui détermine une crépitation fine très abondante.

Œdème. — Lorsque l'augmentation du corps ou d'une partie a lieu par suite de l'infiltration des liquides et principalement de sérosité sous la peau, *l'anasarque* ou *l'œdème* qui en résultent se reconnaissent à la mollesse et à l'empâtement des tissus, qui conservent l'empreinte de la pression des doigts sans faire entendre de crépitation. On appelle *anasarque* l'infiltration séreuse générale du tissu cellulaire sur tout le corps, et *œdème* l'infiltration séreuse partielle, localisée sur un point peu étendu. Ce sont des phénomènes de nature très complexe. — L'*anasarque* indique, soit un trouble de la perspiration cutanée qui est supprimée, soit plus ordinairement l'anémie et la diminution de l'albumine du sang ou la présence d'obstacles considérables à la circulation dans le foie par cirrhose gênant le cours du sang dans la veine porte; soit une affection du cœur atteint d'hypertrophie simple, — d'hypertrophie avec rétrécissement ou insuffisance des orifices valvulaires parfois accompagnée d'asystolie; soit un obstacle à la circulation par certaines maladies du poumon telles que l'emphysème étendu. — Il s'observe dans la néphrite albumineuse, dans les cachexies, dans la convalescence de la scarlatine. Lorsque l'anasarque commence par les paupières d'où il gagne tout le corps il révèle la néphrite parenchymateuse simple ou albuminurique; — dans les maladies du cœur et de l'aorte, il commence par les pieds, — enfin dans la cirrhose il ne vient qu'à la dernière période de la maladie et succède à l'ascite, etc. — L'*œdème* est local et se rattache aux mêmes causes, et de plus s'observe dans les inflammations locales et dans les obstacles au retour du sang veineux vers le cœur. Il accompagne l'érysipèle, le phlegmon, la variole en suppuration, la *phlegmatia alba dolens*, les maladies des organes qui compriment les vaisseaux des membres, etc.

Hypertrophie cutanée. — Dans certains cas enfin, l'augmentation de

certaines parties du corps est le résultat d'une hypertrophie partielle des
tissus, notamment de la peau et du tissu cellulaire sous-cutané et sert au
diagnostic de certaines maladies. Cela se voit dans la paralysie pseudo-
hypertrophique. Quelquefois aussi, le sclérème, le myxœdème s'accompagnent de gonflement dur de la peau. — L'éléphantiasis tuberculeux des
Grecs et l'éléphantiasis des Arabes, quoique d'une apparence très différente,
sont surtout caractérisés par l'hypertrophie et l'augmentation considérable
du volume des parties affectées.

Amaigrissement et atrophie. — La *diminution de volume du corps* constitue l'amaigrissement. Si le phénomène est local, il caractérise l'atrophie
des membres et de certains tissus. Il dépend de causes générales ou partielles.

L'amaigrissement général, constitué par la résorption de la graisse et
l'atrophie du tissu musculaire, est fréquent dans les maladies aiguës et
chroniques. C'est la *consomption*. Il existe dans la phthisie pulmonaire
tuberculeuse, dans les ulcères du poumon, dans l'entérite chronique,
surtout chez les enfants, dans la dyspepsie, le cancer et l'ulcère de l'estomac, à la dernière période du diabète et de la polyurie, dans toutes les
maladies organiques. Quelquefois très rapide, comme dans le choléra, à
cause des abondantes évacuations gastro-intestinales, il est, chez d'autres
malades, assez lent à se produire. C'est le signe d'un trouble profond de
la nutrition causé par un état général grave.

Dans quelques circonstances, l'amaigrissement est localisé au tissu
musculaire de certaines régions, principalement des mains et des membres
supérieurs. C'est une atrophie des muscles qui les fait disparaître en grande
partie. Cet amaigrissement plus ou moins marqué, signe d'une altération
des nerfs et des racines rachidiennes, a été désigné par Cruveilhier sous le
nom d'*atrophie musculaire progressive* (1). L'inspection seule des parties
amaigries suffit pour faire reconnaître la nature de l'état morbide. Cette
atrophie musculaire s'observe encore au visage dans l'*atrophie lamineuse
de la face ;* dans certaines *paralysies* faciales anciennes, dans les paralysies
de l'enfance compliquées de dégénérescence graisseuse des muscles avec
atrophie des cellules de la moelle dans ses cornes antérieures et dans les
paralysies rhumatismales. Elle s'observe dans les membres inférieurs, dans
les quatre membres, sur un seul des membres supérieurs, sur un seul
muscle comme le deltoïde ou le grand dentelé. La manière dont elle débute
implique sa nature et permet d'en faire le diagnostic. Subitement le malade
est frappé de paralysie musculaire sans perte de connaissance, assez souvent pendant la nuit, et ses muscles maigrissent rapidement et disparaissent si on n'arrête pas la maladie par une électrisation immédiate (2). C'est
une paralysie musculaire périphérique et non une maladie spinale primitive. — L'atrophie partielle s'observe encore sur les membres atteints de

(1) Cruveilhier, *Bull. de l'Acad. de méd.*, 1852-53, t. XVIII, p. 490-546.
(2) E. Bouchut, *Traité des maladies des nouveau-nés*, 1 vol. in-8°, 7° édition. Paris, 1877.

tumeurs blanches ou ayant une maladie de l'os, et chez des sujets dont le membre est resté trop longtemps comprimé par un appareil de fracture.

ARTICLE II

RAPPORT DU POIDS ET DE LA TAILLE DU CORPS DE L'HOMME

L'homme d'une taille de 1^m,80 et au-dessus doit peser au moins 70 kilogrammes, s'il est bien portant. Au-dessous de 65 kilogrammes, il est suspect et menacé de maladie.

Pour la taille de 1^m,70, le poids doit être de 60 kilogrammes au moins, et au-dessous, c'est la débilité excessive.

Pour les tailles de 1^m,54 à 1^m,70, le poids doit être de 50 kilogrammes au moins et augmenter à mesure que la taille s'élève (1).

CHAPITRE III

SIGNES FOURNIS AU DIAGNOSTIC PAR LA COLORATION, LA MOLLESSE, LA DURETÉ, LES ÉRUPTIONS ET LES TACHES DE LA PEAU

§ 1er. — Coloration de la peau.

La coloration de la peau offre des nuances variées, dans l'état naturel, selon les climats, le sexe, l'âge, le tempérament, les passions, les occupations habituelles, etc., et il n'y a peut-être pas chez l'adulte deux visages dont le teint soit absolument semblable. Cependant, à ces colorations diverses, en rapport avec l'état de santé, il faut en ajouter un certain nombre d'autres qui présentent des caractères particuliers propres à l'état de maladie, et qui sont d'une importance capitale pour le diagnostic.

La peau est généralement *rosée* dans la pléthore et dans l'état fébrile, dans la fièvre inflammatoire et au début des fièvres éruptives. Elle est presque uniformément *rouge pointillé* dans la scarlatine, gardant une trace blanche après la rayure faite par le bout de l'ongle (2); *rouge granité* dans la rougeole et dans l'érythème simple ; elle offre des taches *rouges avec tuméfaction circonscrite* dans l'érythème noueux, des surfaces *rouges plus ou moins étendues* dans le coup de soleil et dans l'érysipèle, des *plaques rouges avec empâtement* considérable dans le phlegmon, des *taches rouges saillantes,* avec *relief blanchâtre au centre* dans l'urticaire et les piqûres de punaise, etc. Ces rougeurs ont quelque chose d'aigu et sont accompagnées d'une certaine chaleur cutanée. Elles disparaissent momentanément sous la pression du doigt et reviennent aussitôt que la pression a cessé. Quelques-unes cependant, comme celles de la scarlatine, dispa-

---

(1) Vallin, *Recueil de méd. milit.,* t. XXXII, p. 401.
(2) E. Bouchut, *Maladies des nouveau-nés,* 7e édition. Paris, 1878.

raissent pendant quelques minutes sous l'influence du frottement, et une rayure légère avec le doigt ou avec le dos de l'ongle produit une *raie blanche* assez longtemps visible. J'ai pu écrire de cette façon, en traces blanches, le nom d'une malade sur la peau de l'abdomen. — Elles disparaissent parfois en quelques heures, et en règle générale, toutes les fois que, dans une éruption ou dans une maladie aiguë, la rougeur de la peau cesse subitement, sans cause apparente, le pronostic devient très grave et il y a danger de mort.

La coloration *brune, violacée, noirâtre* partielle s'observe dans les ecchymoses, suite de contusion, dans les hémorrhagies de scorbut, et dans les hémorrhagies cutanées qui constituent les pétéchies, les infarctus des fièvres et les taches du *purpura hemorrhagica*.

Il y a une teinte *rouge bleuâtre livide* qu'on observe dans le frisson, dans le scorbut, dans certaines maladies adynamiques, dans les maladies du cœur et dans la plupart des affections chroniques de l'intestin. Lorsque cette teinte livide passe au *bleu* ou au *violet bleuâtre*, ce qui arrive dans certaines maladies du larynx, du poumon et du cœur, dans le choléra, etc., on dit qu'il y a *cyanose*. C'est une coloration qui est due, soit au mélange des sangs artériel et veineux, soit à la gêne de la circulation pulmonaire. C'est à cette dernière cause qu'il faut l'attribuer, dans les maladies du cœur avec persistance du trou de Botal ou communication des ventricules, à la gêne circulatoire des poumons dans le rétrécissement de l'artère pulmonaire. Ailleurs, elle résulte de l'absence d'hématose et de l'*anoxémie* ou *carbonémie* comme dans le croup et la bronchite capillaire. Dans ce cas, comme je l'ai fait connaître le premier avec la coloration bleuâtre, il y a anesthésie cutanée plus ou moins complète produite par l'accumulation de l'acide carbonique dans le sang. C'est aussi au défaut d'hématose dans le choléra, qu'il faut rapporter la cyanose cholérique, qui a pour siège principal le visage et l'extrémité des membres.

La *coloration rouge du visage peut être intermittente*, et, si l'on étudie avec soin la forme sous laquelle elle se présente, on verra qu'il est possible d'en tirer un signe important pour le diagnostic et pour le pronostic. Ainsi, dans la méningite et dans les affections cérébrales aiguës de l'enfance, qui sont presque toujours mortelles, on observe une coloration subite, fugitive et intermittente, à courtes périodes, qui est très caractéristique.

La *pâleur de la peau* n'est pas moins importante à étudier que les autres colorations de cet organe. Elle est *blême* ou *blafarde* et *froide* dans le frisson des fièvres intermittentes, elle est *pâle, mate, chaude* dans les scrofules, dans l'anémie hémorrhagique ou spontanée, dans certaines maladies chroniques ; elle est *pâle, jaunâtre* ou *verdâtre* dans la chlorose, et il y a en même temps décoloration des lèvres et des ongles. On la trouve *pâle* et *sale*, terreuse, dans les maladies chroniques de l'intestin ou des poumons, et cela résulte des matières salines déposées chaque jour à la surface du corps par la perspiration sensible ou insensible. A cette teinte pâle se rattache la couleur blanche mate, partielle, observée même chez les blancs dans une maladie appelée *vitiligo*. Le pigment disparaît, et il en résulte des taches blanches plus ou moins étendues, très différentes par leur aspect de la coloration blanc rosé des téguments voisins. Si la maladie occupe une partie du corps couverte de poils, ceux-ci sortent blancs comme les cheveux d'un vieillard. J'ai ainsi connu un jeune homme qui avait les sourcils et la barbe du côté droit entièrement décolorés, tandis que les poils du côté opposé de la figure étaient noirs.

La *coloration jaune* connue sous le nom d'*ictère* indique certainement une maladie du foie, mais sans en préciser la nature. Elle s'observe, soit d'une façon passagère au début des maladies aiguës, soit d'une façon plus permanente dans la fièvre jaune, dans les maladies bilieuses, dans les maladies des conduits biliaires obstrués par des calculs occupant les conduits biliaires seulement ou le canal cholédoque, et dans les altérations organiques du foie telles que hépatite aiguë ou ictère grave, certains abcès du foie, quelquefois les kystes hydatiques et surtout le cancer hépatique. Elle est générale, plus marquée sur certaines parties que sur d'autres, mais quand le trouble des fonctions biliaires est profond, elle couvre tout le corps. On en distingue la nature parce qu'elle occupe en même temps les conjonctives et la face inférieure de la langue. Elle résulte du passage de la matière colorante de la bile dans le sang à la suite de la rétention biliaire, et elle se présente avec les nuances du *jaune citron* ou de *jaune verdâtre* foncé, tirant sur le vert. Une teinte *jaune clair* avec liséré noir des gencives, coliques et constipation chez un homme qui travaille au plomb indique l'ictère saturnin.

Une *coloration jaune, mais de nuance différente*, est la teinte *jaune paille* des cachexies, et particulièrement du cancer à sa dernière période. Elle tient le milieu entre la pâleur de l'anémie et la teinte jaune de l'ictère : sa cause est inconnue.

Il y a aussi une teinte *jaune verdâtre* de la peau qu'on observe chez quelques jeunes filles chlorotiques, et qui ressemble beaucoup à la nuance du chlore. Seulement ici la couleur se distingue de l'ictère en ce qu'elle n'existe ni sur les conjonctives, ni à la base de la langue, ni dans les urines.

Il y a enfin, sur le visage, une variété de *teinte jaune tirant sur la couleur du bronze*, et qui a reçu le nom de *couleur bronzée*. C'est, d'après Addison, le signe d'une lésion des capsules surrénales, maladie toujours mortelle. Cette couleur, qui paraît être la conséquence d'une accumulation considérable de matière pigmentaire, s'observe dans quelques cas de phthisie pulmonaire, et partiellement dans la grossesse où elle constitue ce qu'on appelle le *masque ;* elle n'a pas d'importance sémiologique absolue, à moins qu'elle n'occupe tout le corps.

La *coloration noire de la peau*, presque semblable à celle du nègre, a été observée par Chomel et Rostan. C'est un fait excessivement rare, dont la cause est restée inconnue.

Il en est de même du seul exemple de *coloration bleue* avec sueur colorant le linge en bleu signalé par Billard, comme un exemple d'altération des sécrétions cutanées.

C'est dans cette dernière variété de coloration cutanée qu'il faut mettre la *coloration noirâtre* des paupières inférieures et de quelques autres parties du corps observée sur dix-neuf femmes par Le Roy de Méricourt (1), état morbide qu'il appelle *chromidrose* (transsudation de matière colorante). Comme dans les observations antérieures de Yonge, de Billard, de Read, de Moore, de Neligan, de Gibert, la peau offre des taches noirâtres, bleuâtres, sus-épidermiques disparaissant par le frottement du linge, qui reste sale comme si on l'avait noirci avec du noir de fumée. J'ai vu un exemple chez une dame affectée de nervosisme. Ce serait, s'il n'y a pas de superchérie féminine dans tous ces cas observés chez des femmes, une sécrétion anormale de matière colorante spéciale. M. Le Roy de Méricourt attribue ce vice de sécrétion, dont la durée varie de quelques mois à sept ans, à une perturbation générale causée par la suppression totale ou la diminution relative du flux menstruel.

Une dernière variété de coloration des téguments, c'est la *teinte ardoisée*, bleuâtre, des individus depuis longtemps soumis à l'usage intérieur du nitrate d'argent pour l'épilepsie ou quelque autre maladie nerveuse. C'est une coloration analogue à la cyanose. Elle est à la fois superficielle et profonde, indélébile, quoi qu'on fasse pour l'enlever, et elle paraît être la conséquence d'un dépôt général d'oxyde d'argent dans les tissus.

§ 2. — Mollesse, dureté et fermeté de la peau.

La *fermeté* de la peau augmente légèrement dans les maladies aiguës inflammatoires, lorsqu'il y a augmentation réelle de l'état des forces.

Elle augmente d'une façon considérable et durcit d'une façon étonnante dans une maladie singulière, de nature à peu près inconnue, désignée sous le nom de *sclérème* ou *sclérodermie*, et qu'on observe à la fois chez l'adulte et chez les enfants nouveau-nés (2). Sa constatation seule est un diagnostic. Alors la peau est pâle, blanchâtre, marmoréenne et dure comme celle d'un cadavre gelé. — Un pareil phénomène, en rapport avec des causes différentes, s'observe quelquefois sur les membres inférieurs à la suite de l'inflammation chronique du tissu cellulaire qui environne les varices des jambes. C'est un état que Ord a appelé *myxœdème* et d'autres *cachexie pachydermique.*

La flaccidité, la mollesse et la perte d'élasticité de la peau s'observent, au contraire, dans les maladies adynamiques, dans les cachexies et dans les flux de ventre, cholériques ou autres, qui déterminent un amaigrisse-

---

(1) Le Roy de Méricourt, *Mémoire sur la chromidrose, ou Chromocrinie cutanée,* Paris, 1864.

(2) Voy. Thirial, *Journal des connaissances médico-chirurgicales,* 1844, — P. Horteloup, *De la Sclérodermie,* thèse inaugurale, 1866. — Letulle, *Nouveau Dictionn. de med. et de chirurg. prat.* Paris, 1882, t. XXXII, p. 611.

ment rapide. Ce sont en particulier les caractères de la peau chez les enfants atteints d'entérocolite aiguë ; leurs chairs s'amollissent, et le pli qu'on fait à la peau reste longtemps visible avant de s'effacer.

Dans le diagnostic du choléra des adultes et de l'entérite cholériforme chez les enfants, ce signe est très important à rechercher.

§ 3. — Éruptions et taches de la peau.

Des *taches* et des *éruptions variées* de couleur différente se produisent dans le cours de certaines maladies.

Des taches hémorrhagiques miliaires, noires, véritables petites ecchymoses, formées de sang infiltré *dans la peau*, apparaissent souvent dans le cours de l'épilepsie, à la suite des efforts d'une attaque violente avec forte congestion violacée du visage ; ailleurs, on les observe dans l'évolution du scorbut, du purpura simplex, du typhus et de la fièvre typhoïde : ce sont des *pétéchies*. Elles se développent également à la fin des maladies chroniques ; c'est le *purpura cachectique*, et alors leur présence annonce toujours une mort prochaine. — Elles varient du volume d'une tête d'épingle au volume d'un pois, et, dans quelques circonstances, au lieu de taches noires bien circonscrites, ce sont de véritables ecchymoses brunâtres profondes qu'on observe. Il faut les rapporter à une altération moléculaire profonde de la fibrine et des globules du sang. — Quand ces taches bleuâtres sont sous-cutanées, la peau restant saine, ce sont des *infarctus sous-cutanés* dus à des embolies capillaires, et elles indiquent l'endocardite végétante, la thrombose cardiaque causée par la septicémie diphtéritique (1) purulente ou typhique.

D'autres taches d'apparence ecchymotique s'observent également, dans les fièvres continues et dans les maladies adynamiques, à la surface du ventre et des cuisses. Ce sont les *taches bleues* ou *bleuâtres*, généralement assez petites, à peine apparentes et accompagnées d'une légère dépression de la peau. Duguet dit qu'elles sont dues à des morpions ou *pediculi pubis*, mais cette affirmation demande à être vérifiée.

Il y a aussi des *taches rosées*, dites *lenticulaires* à cause de leur petite dimension, et qui sont formées par une petite tache rougeâtre, sans élevure, disparaissant sous la pression du doigt pour revenir aussitôt qu'on a cessé la pression. On les observe sur le ventre, sur la poitrine et plus rarement sur les cuisses dans le cours de la fièvre typhoïde, entre le dixième et le quinzième jour : c'est un des principaux caractères de la maladie.

On observe enfin, sur la peau, des *sudamina*, ou vésicules transparentes, miliaires, excessivement petites, sans changement de couleur à la peau ou avec une petite auréole inflammatoire à la base. Ces vésicules s'observent souvent dans la scarlatine dite *miliaire*, dans la fièvre typhoïde, et dans les maladies aiguës accompagnées de sueurs abondantes. Elles résul-

____

(1) E. Bouchut, *Des infarctus sanguins dans le choléra, la diphthérite*, etc.

tent du soulèvement de l'épiderme par la transpiration cutanée et n'ont aucune valeur diagnostique.

Les *éruptions de la peau* sont des plus variées, et, d'après leur forme anatomique, constituent un certain nombre de classes, dans lesquelles on range toutes les maladies cutanées. Ce sont : 1° les *exanthèmes ;* 2° les *vésicules ;* 3° les *bulles ;* 4° les *pustules ;* 5° les *papules ;* 6° les *squames ;* 7° les *tubercules*, et 8° les *macules*, lésions qui ont une importance considérable pour le diagnostic, car la forme, l'étendue et la couleur de chacune d'entre elles indique une maladie spéciale.

Les *exanthèmes* sont des taches rouges plus ou moins étendues, discrètes ou confluentes, larges comme des lentilles isolées ou confondues, disparaissant sous la pression du doigt, exemples : la roséole, la scarlatine, la rougeole, etc. Au point de vue du diagnostic, elles n'ont de valeur que si on les rapproche des commémoratifs et des phénomènes généraux observés chez les malades. — Ainsi les taches de la roséole, discrètes, sans fièvre, *cuivrées*, révèlent une éruption syphilitique que confirment d'autres symptômes ; ces mêmes taches *plus rosées* indiquent une éruption copahique, quinique et chloralique, si les malades ont pris de la quinine, du chloral, du copahu, de la belladone.

Dans les *vésicules* se trouvent les petits soulèvements de l'épiderme par de la sérosité limpide ou purulente, exemples : les sudamina, pellucides transparents qui n'ont aucune importance diagnostique ; — les vésicules opaques apyrétiques sur une peau saine avec petite auréole rouge qui font diagnostiquer l'*eczéma ;* les petites vésicules nombreuses avec fièvre et un état général grave qui indiquent la *variole* au second jour de l'éruption, etc.

Les *bulles* ou *phlyctènes* se rapprochent beaucoup des vésicules, mais elles en diffèrent par le volume, qui est infiniment plus considérable et qui varie de 1 à 4 centimètres de diamètre. Ce sont des vésicules très volumineuses, exemples : le pemphigus *cachectique* ou *syphilitique* chez les enfants nouveau-nés atteints de syphilis congénitale ; le pemphigus des adultes, etc., les bulles de *rupia* que l'on distingue à leur auréole rouge brun, etc.

Les *pustules* sont de petites tumeurs liquides remplies de pus, formées à la surface de la peau enflammée, exemples : les pustules de variole, d'abord ombiliquées, dures et solides, puis arrondies, opalines, remplies de pus blanc et accompagnées de fièvre avec état général grave, les pustules d'*acné* sur le dos et le visage, sans fièvre aucune et sans rougeur de la peau dans l'acné juvenilis, avec rougeur du derme au contraire, dans l'acné rosacea ; les pustules de la *morve ;* la *pustule maligne*, petite vésicule noirâtre sur un fond dur, rouge brun.

Les *papules* se présentent sous forme de petites élevures solides de la peau, pouvant donner lieu à une petite ulcération, exemple : le prurigo.

Les *squames* sont des accumulations plus ou moins considérables de lamelles épidermiques juxtaposées ou accumulées les unes sur les autres, exemple : le psoriasis.

Les *tubercules* de la peau sont de petites tumeurs cutanées permanente plus ou moins volumineuses, susceptibles de s'ulcérer au sommet, exemples : l'éléphantiasis des Grecs, les tubercules syphilitiques, etc.

Les *macules* enfin sont des colorations anomales rouges ou blanches du derme, sans trouble général de l'économie, exemples : le *leucoma*, qui est blanc, les nævus pigmentaires ou taches de vin, qui sont d'un rouge cramoisi, etc.

Ces différentes classes de maladies de la peau reposent exclusivement, comme on le voit, sur la forme extérieure, et elles comprennent un grand nombre de genres, d'espèces et de variétés, dont le diagnostic exige une étude approfondie de la matière et qu'il n'est pas nécessaire d'indiquer ici.

La peau offre encore un certain nombre d'altérations visibles à l'extérieur, et qui peuvent fournir un certain nombre de signes diagnostiques. Ce sont les *plicatures*, les *tumeurs*, les *gerçures*, les *excoriations*, les *ulcères*, dont les apparences variées méritent d'être examinées avec soin. On y trouve quelquefois des caractères d'une haute importance. Ainsi les plicatures permanentes de la peau, produites par les plis des draps, indiquent la bouffissure des téguments ; les tumeurs dures ou fluctuantes annoncent l'état solide ou liquide de leur contenu ; les tumeurs pulsatiles ou animées d'un mouvement vibratoire dépendent d'une maladie des artères ; la forme d'un ulcère révèle en partie sa nature, etc. On y trouve quelquefois des reliefs provoqués par le frottement. C'est la *peau autographique.*

Chez certaines femmes hystériques ou seulement nerveuses la peau présente parfois la propriété singulière de se gonfler sur les endroits frottés. De sorte que si avec un crayon mousse on raye la peau, ou si l'on écrit un mot et un dessin, ce que l'on a dessiné, au bout de quelques minutes, paraît en relief d'une façon très apparente, et cette impression persiste pendant plus d'un quart d'heure ou d'une heure.

CHAPITRE IV

SIGNES FOURNIS AU DIAGNOSTIC PAR LA TEMPÉRATURE DU CORPS

La *température de la peau* est très variable dans l'état de santé et dans l'état de maladie. Elle n'est pas toujours en rapport exact avec la température des parties profondes, et elle diffère, chez le même individu, pour les différentes régions du corps et d'après la température extérieure. Je vais en indiquer les variations.

Il y a, comme on sait, une température *profonde* et une température *superficielle* du corps, l'une assez constante, que l'on mesure à l'aisselle, dans la bouche ou dans le rectum ; l'autre, au contraire, très variable, et qui est facilement modifiée par les changements de la température extérieure. On peut aussi la mesurer dans la vessie à l'aide d'un thermomètre recourbé caché dans une sonde ; la première, prise dans l'aisselle, a été fixée en moyenne à 37 degrés centigrades, par le rectum elle est de 38 degrés. La température superficielle, au contraire, varie selon les différentes régions du corps, et ne s'élève guère au delà de 30 et 32 degrés.

La *température profonde* mesurée dans l'aisselle s'élève constamment dans l'état fébrile, et elle atteint les chiffres de 38, de 42 et même 43 degrés centigrades, mais rarement davantage. C'est un fait général confirmé par tous les médecins, et on l'observe dans toutes les inflammations, dans toutes les fièvres, même dans le choléra, dans le frisson le plus intense des fièvres intermittentes, et, d'après Doyère, dans toutes les agonies jusqu'au moment de la mort. Elle s'élève même de quelques dixièmes après le dernier soupir.

Y a-t-il dans cette élévation de la température la preuve d'un état morbide et d'une maladie comme le prétend l'école allemande? Je ne le crois pas. Il est certain que la plupart des fièvres et des phlegmasies élèvent la température de 1 à 3 et 4 degrés, et que la thermométrie est alors un bon moyen de mesurer la fièvre. Mais, chez un sujet qui vient de courir ou qui vient de dîner copieusement; qui, par un travail de composition littéraire ou dans un travail de concours; qui étant surexcité par amour, devient brûlant et se consume dans les efforts du génie ou de l'espérance sensuelle, l'augmentation de deux ou trois degrés de la température ne constitue pas une maladie. Cette augmentation de chaleur n'est pas la fièvre, à moins de changer le sens de ce mot. Ce n'est pas là une maladie. C'est peut-être la fièvre au point de vue de la thermométrie, mais au point de vue clinique, la fièvre sans malaise, sans abattement, sans courbature, sans anorexie, n'est pas la fièvre, et il est absurde de dire qu'un amoureux surexcité et qu'un compositeur trop ardent, remplis de force, de vigueur et d'appétit, brûlants de passion, aient eu la fièvre parce que chez eux le thermomètre a indiqué 38 ou 39 degrés.

On peut en dire tout autant de l'augmentation de température produite soit dans une crise convulsive d'hystérie, soit dans les jeux de l'enfance et observée chez les coureurs. Ainsi, chez un sujet qui marcha une heure et demie la température s'éleva de 1°,2 (1), et chez un coureur on a constaté 38°,6, et dans un autre cas 40°,5 (2).

La température s'abaisse, au contraire, ou reste normale dans les cachexies non fébriles, dans les entérites et dans les pneumonies atoniques sans fièvre de l'enfance ; elle s'abaisse toujours dans le sclérème, et alors elle tombe à 31, à 28 et même quelquefois jusqu'à 22 degrés centigrades.

La *température superficielle* de la peau s'élève aisément par l'action de la chaleur artificielle, sous l'influence de l'excitation du système nerveux, et sous l'influence de l'inflammation des tissus. Hunter a constaté une notable augmentation de la chaleur des parties enflammées, et c'est une observation que chacun a pu faire dans l'érysipèle, dans le phlegmon et dans les phlegmasies des organes creux.

Par application de ce principe, MM. Peter et Vidal ont pensé que l'au-

(1) Obernier, *De l'insolation*, p. 60.
(2) Wunderlich, p. 153.

gmentation de la *température locale* sur la poitrine indiquait la tuberculose pulmonaire commençante. Ces faits ont été contestés avec raison par un grand nombre de médecins ainsi que je le dirai plus loin.

Une vive émotion, l'ardeur au travail, les premiers transports de l'amour chez un tout jeune homme, exagèrent de beaucoup la température superficielle de la peau, sans doute par suite de la surexcitation nerveuse. Ce qui le prouve, c'est que certaines opérations faites sur le système nerveux du grand sympathique augmentent la température des parties voisines ; ainsi Claude Bernard, coupant sur des animaux le filet du grand sympathique qui joint le ganglion cervical supérieur à l'inférieur, détermine dans tout le côté correspondant de la face et dans l'oreille une élévation de 3 à 5 degrés centigrades qui dure plusieurs jours. La piqûre de la moelle à l'origine du pneumogastrique produit un semblable résultat sur la température des reins et du foie. La blessure des nerfs de la vie de relation produit un effet contraire, et elle abaisse la température des parties correspondantes.

La température superficielle de la peau s'abaisse sous l'influence du froid et d'une façon naturelle spontanée chez tous les sujets débiles, pâles et affaiblis. Alors les extrémités sont toujours froides et impossibles à réchauffer par les moyens ordinaires.

Elle s'abaisse également, dans l'agonie, aux extrémités de membres et sur le visage ; au début de la gangrène des membres, dans le frisson des maladies aiguës et des fièvres intermittentes, chez les enfants nés avant terme, etc. M. Edwards a trouvé une température de 25 à 26 degrés sur un membre dont l'artère principale venait d'être liée pour un anévrysme ; la température à 27 degrés tomba, dix minutes après l'opération, à 24, et à 23 au bout d'une demi-heure. Dans l'entérite cholériforme des jeunes enfants et dans le choléra, le thermomètre peut descendre, placé dans la main, à 18, 20 et 26 degrés centigrades. On retrouve le pareil phénomène, mais beaucoup moins sensible, à la surface des membres paralysés où la température est de 1 à 2 degrés inférieure à celle des membres sains.

ARTICLE PREMIER

HISTORIQUE DE L'ÉTUDE DE LA TEMPÉRATURE

Jadis on se contentait d'apprécier la température de la peau à l'aide de la main, mais ce procédé qui ne donne que des résultats approximatifs, souvent trompeurs, impossibles à transcrire, est abandonné. Au point de vue de la science, c'est au moyen du thermomètre appliqué le matin et le soir, en raison des modifications diurnes et vespérales, qu'il faut étudier la chaleur animale, et alors on a une précision qui ne laisse rien à désirer et dont les résultats écrits, figurés sur les tableaux, peuvent être transmis aux observateurs qui veulent se rendre compte par eux-mêmes des modifications de la chaleur animale dans les maladies.

Quand on se sert du thermomètre pour étudier la chaleur animale, il faut le placer dans le rectum, dans la bouche, sous la langue et mieux dans l'aisselle. Là, par suite du défaut d'évaporation, la calorification est sensiblement à l'abri des pertes qu'elle subit à la surface de la peau, et l'on a dans ces régions la température profonde. Sous les membres et aux extrémités, on n'a, au contraire, que la température périphérique, très variable, facilement modifiée par la température extérieure et étant de 6 à 12 degrés inférieure à celle qu'on obtient au même instant dans l'aisselle.

Sanctorius (1626), Swammerdam (1), Borelli (2), Boerhaave (3), Martine (4), qui le premier a vu la chaleur des fièvres intermittentes atteindre 104 degrés Fahrenheit, c'est-à-dire 40 degrés centigrades, Schwenke (5), Haller (6), de Haen (7) sont les premiers qui aient employé le thermomètre pour apprécier la chaleur du corps dans l'état fébrile. Depuis lors Hunter, Currie, Frœhlich ont fait des observations de ce genre, et c'est de nos jours que Piorry, Andral, Chossat, Monneret, Traube, Baerensprung, Wunderlich, Spielmann, Picard, Coblence, Hirtz (8), etc., par des recherches nouvelles, ont montré l'utilité clinique de ce moyen d'exploration.

La chaleur augmente dès qu'il y a fièvre, c'est là un fait incontestable, formulé par Hippocrate et Galien ; mais, pour l'apprécier convenablement, il faut substituer le thermomètre à la main et faire l'exploration dans la bouche sous la langue, dans le rectum ou dans le vagin, et mieux que cela dans l'aisselle. C'est là où l'on a pris la température moyenne de $+ 37$ degrés, car dans la bouche elle est moindre de 1 à 3 degrés, et dans le rectum elle a, au contraire, 1 ou 2 degrés de plus.

ARTICLE II

TEMPÉRATURE PROFONDE DANS LES MALADIES

§ 1ᵉʳ. — Étude générale de la température.

Quand on étudie la chaleur morbide au thermomètre, il faut le faire pendant toute la durée des maladies, et prendre la température de l'aisselle matin et soir pour l'inscrire sur des feuilles spéciales. Cela permet de voir, pour chaque affection, la durée et les oscillations de la fièvre ou paroxysmes et leur retour plus ou moins régulier, enfin l'action des médicaments sur la chaleur fébrile.

Quand on étudie de cette façon la chaleur morbide, on voit qu'elle offre trois périodes, l'une d'*élévation*, la seconde d'*état* et l'autre de *déclin*.

(1) Swammerdam, *De respirat.*, p. 111.
(2) Borelli, *De motu animalium propos.*, p. 96.
(3) Boerhaave, *Aphorismes*, 1709.
(4) Martine, *Essays med.*, p. 132, 1740.
(5) Schwenke, *Hematologia experiment.*, 1743, p. 57 à 77.
(6) Haller, *Physiol.*, t. II, p. 307.
(7) De Haen, *Ratio medendi*, 1761-1778.
(8) Hirtz, *Nouv. Dict. de méd. et de chir. prat.*, 1867, t. VI, p. 772, art. CHALEUR.

Première période. — Cette première période est de trois à quatre jours et dure quarante-huit heures.

C'est dans les maladies aiguës inflammatoires, pneumonie, érysipèle, fièvre éruptive et fièvre intermittente, qu'on l'observe et que l'élévation de température est le plus rapide. D'après Traube et Wunderlich, le thermomètre monte à 39 et 40 degrés en quelques heures. — Dans les fièvres typhoïdes, l'élévation est plus lente, n'a lieu qu'en trois ou quatre jours et est toujours plus marquée le matin que le soir. Dans quelques maladies, enfin, si la marche est irrégulière, comme la scarlatine ou la rougeole, l'élévation est irrégulière, saccadée, avec des alternatives d'accroissement et de chute jusqu'au moment de son apogée.

Deuxième période, d'état. — L'élévation de la température ne se conserve pas au même degré, elle varie un peu, s'abaissant, selon Thomas, de minuit à midi, c'est-à-dire le matin, et s'élevant de midi à minuit, c'est-à-dire le soir. C'est ce qu'on appelle la *rémission* du matin et l'*exacerbation* du soir depuis plusieurs centaines de siècles, mais ce fait, habillé à la moderne, passe pour une découverte importante au milieu de nous.

Cette période est de courte durée quand l'élévation est très rapide, comme dans les maladies inflammatoires et dans la fièvre intermittente, mais elle est assez longue au contraire dans la fièvre typhoïde et dans les maladies où l'élévation assez lente met trois ou quatre jours à se produire.

Période de déclin. — Très rapide dans quelques cas et caractérisée par la perte de 1 à 2 degrés en douze à vingt-quatre heures (pleurésie, pneumonie, fièvre intermittente, érysipèle), elle est ailleurs traînante (fièvre typhoïde), ou bien oscillante en conservant toujours l'élévation du soir. Lorsque la chaleur baisse subitement par une sorte de *collapsus*, selon l'expression de Wunderlich, c'est qu'un danger très grand menace le malade et que la maladie, par sa *malignité*, va le faire périr.

Hirtz, qui a étudié avec soin les modifications thermométriques de la

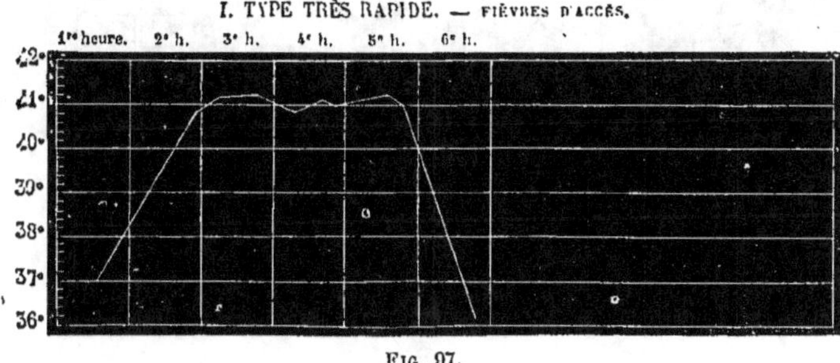

FIG. 97.

chaleur morbide (1), range les modifications d'accroissement d'après quatre types désignés sous les noms :

(1) Hirtz, *Nouveau Dictionnaire de médecine et de chirurgie pratiques.* Paris, 1867, t. VI, p. 772, art. CHALEUR.

II. TYPE RAPIDE. — 1. MALADIES INFLAMMATOIRES FÉBRILES (PNEUMONIE PAR EXEMPLE).

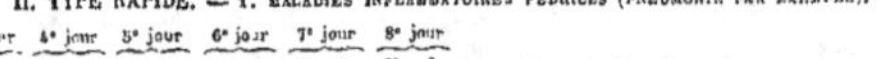

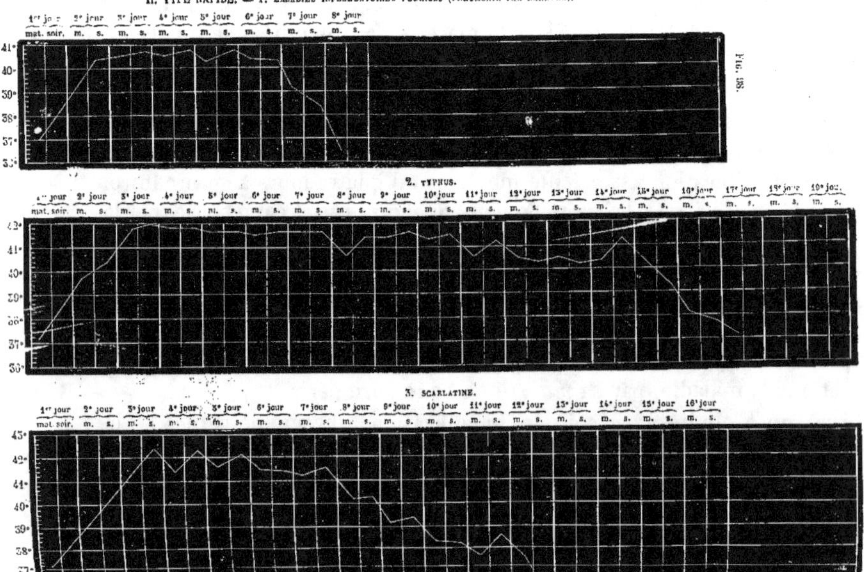

2. TYPHUS.

3. SCARLATINE.

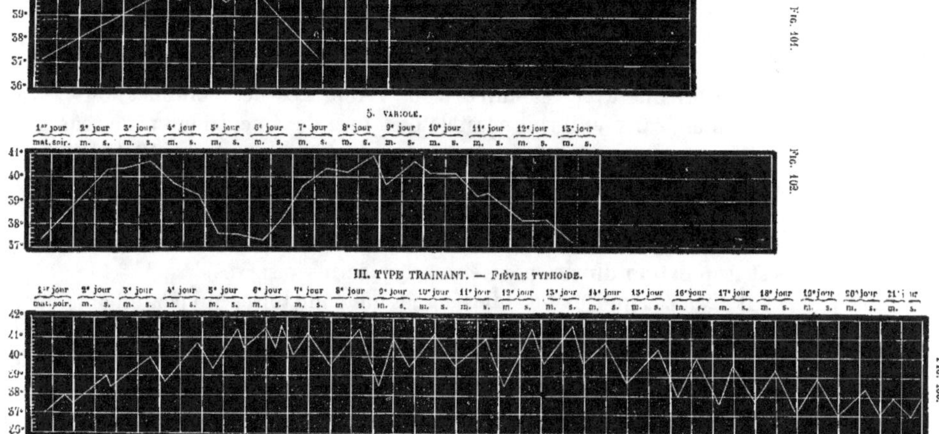

4. ROUGEOLE.
Fig. 101.
5. VARIOLE.
Fig. 102.
III. TYPE TRAINANT. — FIÈVRE TYPHOÏDE.
Fig. 103.

1° De *type très rapide* lorsque la chaleur s'élève en deux heures, reste stationnaire quatre à huit heures et tombe peu après. Exemple : la fièvre intermittente (fig. 97) et la fièvre éphémère.

2° De *type rapide*, avec élévation en vingt à vingt-six heures, état stationnaire de trois à neuf jours et déclin en vingt-quatre ou quarante-huit heures. Exemples : la pneumonie, l'angine, la pleurésie, la scarlatine, la rougeole (fig. 98, 99, 100 et 101).

3° De *type traînant* lorsque la chaleur s'élève en trois à cinq jours, dure deux à trois septaines et tombe en trois à cinq jours. Exemples : la fièvre typhoïde (fig. 103).

4° Enfin de *type saccadé*, lorsque, après s'être élevée en deux à cinq jours, la chaleur dure deux à quatre septaines et elle tombe en trois à sept jours. Exemples : les rhumatismes, les fièvres éruptives et les fièvres typhoïdes dont la marche est anormale.

En général, la température est toujours *plus élevée le soir que le matin*, mais chez quelques sujets et dans quelques maladies on observe quelquefois le fait contraire. J'y reviendrai plus loin.

Au reste, ces types n'ont rien d'absolu, ils varient beaucoup et se combinent les uns avec les autres sous l'influence des complications ou du traitement sans qu'il soit possible d'en tirer de conclusions rigoureuses.

Il est rare que la température s'élève au-dessus de + 43 degrés, mais Omerod a vu 46 degrés, Roddick 47 (1) ; le docteur Teale a constaté pendant plusieurs jours une température variant en + 44 et + 51 degrés, après une chute de cheval. On a pris toute précaution pour éviter l'erreur, mais le fait est trop extraordinaire pour être accepté sans réserves.

Il n'y a pas que les maladies aiguës inflammatoires qui fassent ainsi monter la fièvre, car certaines névroses produisent le même résultat. Dans le *tétanos* la température s'élève vers la fin à 43 degrés et jusqu'à 45°,5, dans les convulsions épileptiformes à 40°,5 ainsi que dans la rage. Quelque chose d'analogue se montre dans l'*agonie* et après la mort où la chaleur s'élève de 1 à 2 degrés pendant une heure, et dans l'*asphyxie* où sans fièvre aucune, et par le fait même de l'intoxication carbonique, la température monte de près de 1 degré.

Exceptions. — Il y a des cas où dans les phlegmasies et les fièvres la température ne s'élève guère. Ainsi, la température peut ne pas s'élever beaucoup dans les phlegmasies qui surviennent chez les *sujets cachectiques*, qui ont une tendance à l'algidité. Ainsi dans les phlegmasies concomitantes du choléra, de l'entérite cholériforme, de l'entérite chronique chez les enfants, dans les néphrites avec urémie, dans le sclérème, etc., la température peut ne pas dépasser 37°,6 ou 38 degrés. Il y a là un effet d'affaiblissement général qui diminue la faculté de réaction fébrile et qui produit ce qu'on appelle l'hypothermie.

____

(1) *Gazette hebdomadaire*, 19 mars 1875.

§ 2. — Température des inflammations aiguës.

Si on examine dans chaque phlegmasie aiguë les variations de la température profonde, on voit que la chaleur s'élève toujours au-dessus de la normale qui est de 37 degrés ou 37°,5, et qu'elle monte à 39 et 40 degrés.

Rhumatisme articulaire aigu. — Dans cette maladie, la chaleur s'élève à 38, 39 et 40 degrés, rarement au delà, et sa décroissance annonce le déclin de la maladie.

Érysipèle. — Dans l'érysipèle la température s'élève de 2 à 4 degrés au moment de l'état le plus aigu de l'inflammation cutanée.

Pneumonie et inflammations franches. — La chaleur s'élève très rapidement à 39, 40 et 41 degrés pour décroître assez vite dès le quatrième jour. Elle a atteint son maximum avant l'apparition des phénomènes locaux, et il y a encore ici une exacerbation d'un demi-degré environ tous les soirs (fig. 98). Il en est de même dans la bronchite aiguë, la pleurésie et l'érysipèle.

Méningite. — Dans la méningite tuberculeuse, la température ne s'élève jamais très haut et elle atteint au plus 38 à 39 degrés, ce qui permet d'en séparer les maladies aiguës telles que la fièvre typhoïde, dans lesquelles la peau est très chaude et offre une température de 40 degrés. Mais il y a des cas de méningite où la température est presque normale, de sorte que, si dans certaines phlegmasies et dans quelques typhus légers, la température n'atteint guère que 38 degrés, le thermomètre ne sert alors à rien pour le diagnostic précis de ces cas douteux.

§ 3. — Température des fièvres.

Fièvre typhoïde. — La chaleur s'élève pendant trois à cinq jours et plus jusqu'à 39 et 41 degrés avec exacerbation d'un 1/2 à 1 degré le soir. Elle reste avec quelques variations pendant huit à quinze jours, et elle diminue progressivement. Alors, au moment où se forment les ulcérations intestinales et l'absorption pyémique, la chaleur remonte un peu pendant huit à dix jours et elle s'abaisse ensuite définitivement lors de la convalescence (fig. 103).

Fièvre puerpérale. — Selon Leyden, la température s'élève douze à vingt-quatre heures avant le frisson, elle atteint 38 à 39 degrés et augmente pendant vingt-quatre à quarante-huit heures, puis elle reste stationnaire et s'abaisse plus ou moins selon la gravité des cas. Aussi vingt-quatre heures après l'accouchement, lorsqu'on voit la température s'élever à 39, sans qu'il y ait de douleur nulle part, peut-on faire le diagnostic d'une complication de septicémie ou de métrite et métro-péritonite.

Fièvres éruptives. — En général, la chaleur s'élève vite à 40 et 41 degrés au moment de l'invasion et de l'éruption, puis elle tombe comme dans la variole (fig. 102), où elle se tient un peu stationnaire et tombe lentement comme dans la scarlatine (fig. 100). Dans la rougeole, comme l'indique Hirtz, la chaleur augmente vite, dure autant que l'éruption et tombe rapidement (fig. 101). Dans la variole, elle s'élève vite, tombe avec la fin de l'éruption, puis elle se relève au moment de la suppuration jusqu'à 42 degrés et ne tombe qu'avec la dessiccation (fig. 102).

Fièvre intermittente. — La chaleur augmente deux ou trois heures avant

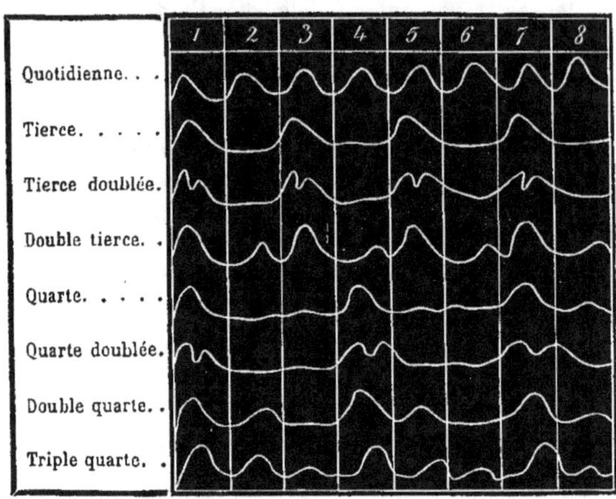

FIG. 104. — Schéma des divers types de la fièvre intermittente (Wieger).

le frisson, elle s'élève à la fin du froid à 40, 41 degrés et 44°,05 (Hirtz), puis elle tombe au moment de la sueur, comme on le voit dans les figures 103 et 104 qui représente le schéma des différents types de la fièvre intermittente).

Choléra. — Dans les cas légers, la chaleur s'éloigne à peine du chiffre normal, mais dans les cas graves, algides, le thermomètre indique dans l'aisselle 36, 37, 38, et, au moment de la mort, jusqu'à 40 degrés. Dans le rectum, d'après P. Lorain (1), la température est un peu plus élevée, mais à la peau elle est très basse et tombe à 25 ou 30 degrés.

§ 4. — Température des névroses.

Tétanos. — Bien que la maladie soit, pour beaucoup de médecins, une névrose, ce que je ne crois guère, car il y a toujours un certain degré de myélite, la chaleur s'élève à 40 ou 41, d'après Wunderlich ; et selon Erb, Leyden et Ladame, à 42 et 44 degrés. Chez un de mes malades, j'ai trouvé + 42 degrés (2).

(1) Lorain, *Études de médecine clinique et de physiologie pathologique. Le choléra observé à l'hôpital Saint-Antoine.* Paris, 1868.
(2) Ladame, *Bulletin de thérapeutique,* 1868.

Rage. — J'ai trouvé des températures centrales de 39 et 40 degrés. Une fois elle a été de 40°,5.

Convulsions hystériques et hystérie. — Dans les crises nerveuses convulsives de l'hystérie, Potain dit avoir vu la température des extrémités atteindre le chiffre de la température centrale, et comme alors le pouls est très fréquent on pourrait croire à l'existence de la fièvre. Mais il n'est pas question ici de l'augmentation de la chaleur profonde. Greig Smith a vu 42°,3.

Convulsions puerpérales et convulsions d'urémie. — Dans les *convulsions puerpérales* aussi appelées *éclampsie puerpérale*, la température s'élève toujours un peu au-dessus de la normale, et monte quelquefois à 38 et 40 degrés (fig. 106), tandis que dans les *convulsions de l'urémie* dites *éclampsie urémique*, d'après Bourneville, la température s'abaisse et

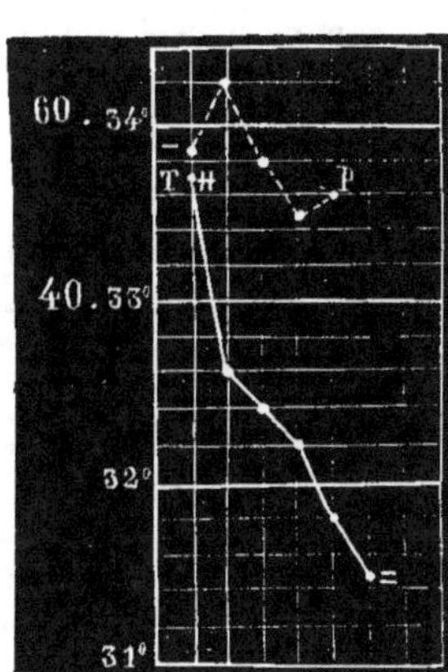

FIG. 105. — Convulsions d'urémie.

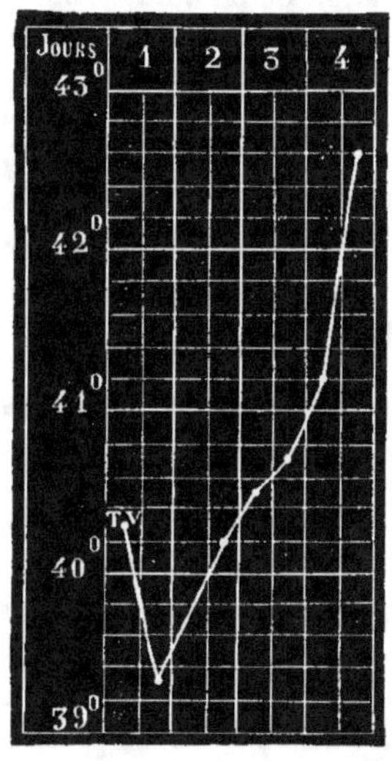

FIG. 106. — Éclampsie puerpérale.

tombe à 35, 33 et 30 degrés (fig. 105). D'après ce confrère, il y aurait là un moyen sûr de distinguer l'éclampsie puerpérale de l'éclampsie urémique. Sans rien préjuger à cet égard, car je crois que les convulsions attribuées à l'urémie dépendent de l'œdème du cerveau et de la pie-mère, si ces faits thermométriques sont confirmés, la conclusion à tirer serait que la présence d'un excès d'urée dans le sang aurait une action réfrigérante considérable. Toutefois, en 1870, le docteur Hippolyte, après de nombreuses recherches, dit que la température s'élève jusqu'à la fin et publie des tracés où l'on voit la température s'élever de 37°,8 à 40, dépasser 41 et atteindre 42 et 43 degrés après la mort.

Convulsions épileptiformes. — Dans les convulsions graves ayant entraîné la mort sans laisser de lésions sur le cadavre, Duclos a trouvé jusqu'à 42°,5 (1).

On a rapporté (2) un cas de céphalée durant trois mois, avec 90 pulsations et une température de + 39 4/5 et 40 degrés ; après guérison par bromure en dix-sept jours la température est revenue à + 35 2/5 et 37 1/5 degrés.

Comme on vient de le voir, certaines névroses, telles que le tétanos, la rage, quelques convulsions épileptiformes produisent le même résultat relativement à l'accroissement de la chaleur animale, et alors la température peut aller jusqu'à 42 et 45 degrés. Cela peut surprendre, puisqu'il s'agit de névroses et non de phlegmasies ou de fièvres, avec altération du sang ou avec lésion organique évidente. On ne comprend pas trop le mécanisme de ce phénomène, qui est pour moi inexplicable. Quoi qu'il en soit, voici l'explication qu'en donne Peter.

Comme le sang qui sort du poumon dans les veines pulmonaires a 1 degré de moins que celui des artères pulmonaires, il en résulte que la respiration rafraîchit le sang. Dès lors, si, par trouble nerveux, la respiration ne se fait pas naturellement et complètement, comme dans l'asphyxie, la phthisie pulmonaire avancée, l'agonie, le tétanos, la rage, etc., le sang ne se rafraîchit plus et la température augmente. C'est ce qui arrive, puisqu'alors elle s'élève à 42 et 45 degrés.

§ 5. — Considérations de diagnostic sur le rapport entre l'élévation de la température profonde et l'accélération du pouls.

S'il y avait un rapport constant entre la fréquence du pouls et l'élévation de la température profonde, la thermométrie serait inutile pour apprécier la fièvre et la palpation du pouls devrait suffire. Il n'en est rien. Avec une fréquence très grande du pouls, il n'y a quelquefois pas de fièvre et la chaleur de l'aisselle reste à l'état normal. D'une autre part, avec une augmentation de la température profonde restant à 39 ou 40 et 41 degrés, le pouls présente chez le même individu des variations qui ne suivent pas celles de la chaleur et qui sont de 90 à 120 pulsations. Ainsi Aufrun (3) rapporte des cas de fièvre typhoïde (obs. I.) où l'on voit avec une température de 40 degrés le pouls varier de 80 à 100, 108 et même à 116 le dix-neuvième jour.

D'une autre part, chez un homme qui vient de courir, le pouls peut être à 120 et la température à 37 degrés.

En l'absence d'un rapport constant entre l'élévation du pouls et celle de la température axillaire, il faut donc n'accorder qu'une confiance médiocre à la fréquence du pouls lorsqu'il s'agit d'apprécier la fièvre et s'en tenir uniquement à la thermométrie clinique qui ne saurait tromper.

(1) Duclos, *Recherches sur la température dans les maladies*, thèse, 1864.
(2) *Union méd. de Gironde*, 1871, et *Gazette hebdom.*, 1871, p. 490.
(3) Aufrun, thèse inaugurale. Paris, 1867.

§ 6. — Température dans les maladies chroniques.

Dans les maladies chroniques, telles que la tuberculose, le cancer, les épanchements purulents de la plèvre, etc., la température augmente peu et cela se comprend, car elles ne sont pas accompagnées de fièvre. Toutefois, quand la fièvre hectique les accompagne la température s'élève, et c'est surtout à la fin de la vie que se produit le phénomène. Aux approches de la mort la température de la phthisie pulmonaire s'élève à 41 et 42 degrés. Dès que la chaleur augmente, c'est qu'il y a une complication inflammatoire, mais en général cet accroissement est peu considérable et offre toujours une exacerbation du soir. Il est d'ailleurs modifié par l'alimentation et la médication employées.

Dans la tuberculose miliaire, le docteur Brunniche, de Copenhague, croit avoir observé une modification des variations de la température qui serait un bon moyen de diagnostic.

Il pense que souvent alors la température est plus élevée le matin que le soir et que ce caractère peut aider au diagnostic de la tuberculose.

Dans la phthisie non tuberculeuse le type de la température serait renversé, il serait plus élevé le soir que le matin, tandis que dans la tuberculose miliaire il serait au contraire plus élevé le matin que le soir. Ce fait serait spécial aux phthisiques qui deviendraient tuberculeux. C'est ce qu'il appelle le *type inverse de la température*.

Toutefois chez des phthisiques non tuberculeux le type renversé de la température s'observe dans la proportion de 25 pour 100. Chez les phthisiques tuberculeux la proportion serait de 85 pour 100.

Voici ses relevés statistiques :

			POUR CENT.
91 Phthisiques. — Proportion du type thermique observé chez		55	59,1
Hommes 53 cas — — — ...		27	49,1
Femmes 38 cas — — — ...		28	73,7
21 Phthisiques non tuberculeux...............................		7	33,3
63 — avec tuberculose miliaire.....................		48	76,2
17 Tuberculose miliaire sans phthisie......................		15	38,2

Ces recherches sont intéressantes, mais par cela même que chez des phthisiques non tuberculeux, il y en a 25 pour 100 qui offrent le type inverse de la température, cette recherche ne peut servir à un diagnostic exact.

Dans les maladies du cerveau on a eu la prétention de reconnaître l'augmentation de température de cet organe. Sous le titre de thermométrie cérébrale, Broca s'est avisé de mettre un thermomètre dans un petit sachet de ouate sur la tempe et à la protubérance occipitale. Au bout de quarante minutes, ayant obtenu, d'après douze observations, une moyenne de 34 degrés à gauche et de 33°,9 à droite, il en a conclu qu'il connaissait la température cérébrale et qu'il y avait plus grande activité de l'hémisphère droit.

Mieux encore, dans un cas de ramollissement cérébral, il a trouvé 2°,5 de plus dans le côté malade que dans le côté sain ; puis, dans un cas d'embolie cérébrale, il y avait diminution de 2 à 5 dixièmes dans le côté frappé d'embolie. C'est là la science telle que certains savants l'enseignent à la Faculté de médecine de Paris.

Températures morbides locales.

Hunter et un grand nombre de médecins ont signalé l'augmentation ou l'abaissement de la température locale dans certaines maladies. Elle est augmentée dans les inflammations, dans la fièvre intermittente. Peter (1) et Vidal disent avoir constaté une augmentation dans la tuberculose pulmonaire. Elle est diminuée dans le choléra, dans le sclérème des nouveau-nés.

Dans la tuberculisation pulmonaire, ont dit Peter et Vidal, aussitôt qu'un noyau de tubercules entre en évolution, et à partir seulement de ce moment, on peut constater une augmentation de la température de la peau correspondante. Cette augmentation persiste pendant tout le temps de la période inflammatoire pour cesser avec elle.

L'élévation de la température de la peau correspond si bien à l'inflammation interne qu'il est possible de dessiner exactement avec le thermomètre le pourtour d'une caverne, lorsque des tubercules péricaverneux entrent à leur tour en évolution.

A mesure que le thermomètre s'éloigne du point qui correspond au foyer interne, la température diminue graduellement pour redevenir normale à une distance qui varie de 3 à 4 centimètres.

Vidal ne croit pas avoir constaté une élévation de température locale de plus de 2 degrés par rapport à celle prise sous l'aisselle du malade ; M. Peter a signalé des températures plus élevées, surtout dans la forme caséeuse.

Au moment de l'élévation de la température, la peau est presque toujours sèche.

Toute élévation de la température locale est liée à une accélération du pouls, etc.

En thèse générale, Vidal croit que l'élévation de la température locale est produite, non point tant par la quantité de sang qui afflue dans un organe que par la difficulté que ce liquide éprouve à retourner de la périphérie vers le centre circulatoire ; il semblerait que toutes les fois que, dans les capillaires, le sang éprouve de la difficulté à pénétrer dans le réseau veineux, il y a production de chaleur.

L'élévation moindre de la température dans les congestions pulmonaires suivies d'hémoptysie lui paraît constituer à ce point de vue un argument

---

(1) Peter, *Bull. de l'Académie de médecine*, août 1878.

d'une grande valeur, puisque dans ce cas la déchirure vasculaire permet au liquide sanguin de s'échapper librement.

Ces faits ne sont pas exacts et à la Société de biologie (1), sur un certain nombre de malades porteurs de cavernes pulmonaires, M. Lépine dit avoir constaté qu'il n'existait pas de différence de température entre la région du thorax correspondante à la caverne pulmonaire, et la région de l'aisselle ou du bras voisin. C'est ainsi que, chez un malade, le thermomètre marquait 39°,6 au thorax et 39°,6 à la face interne du bras. D'après M. Lépine, l'hyperthermie cutanée, chez les phthisiques, peut exister aussi bien dans la région du bras que dans la région du thorax.

§ 7. — Diminution de la température dans les maladies ou algidité.

Dans quelques maladies, la température s'abaisse de 1/2 à 1 degré et plus. Par l'*inanition* prolongée elle tombe à 34, 32, 30 et même 29 degrés ; il en est de même par le *refroidissement du corps* exposé au froid lorsqu'il gèle très fort. Ainsi, Bourneville a cité le cas d'un homme mourant de froid chez lequel la température rectale était de + 28 degrés (2), et Duguet en a publié un autre où en pareille circonstance le pouls était tombé à + 25 degrés.

L'abaissement de la température du corps dans les maladies peut être occasionné par la médication mise en usage, mais la diminution est moindre à la suite de ces médications qu'elle ne l'est par le refroidissement prolongé. Cet abaissement s'observe après les émissions sanguines, les antipyrétiques et les sédatifs de la circulation. En effet, soit après l'usage de l'antimoine et principalement du tartre stibié, de la quinine, de la vératrine et de la digitale, soit à la suite de saignées abondantes et de vomissements ou d'évacuations copieuses, la température s'abaisse de 1 à 3 degrés, ce qui est énorme.

Il est une maladie cependant, le *sclérème* des nouveau-nés, appelé par Hervieux *œdème algide*, dans laquelle la température s'abaisse à + 22 ou + 25 degrés, mais à ce chiffre c'est la mort, et l'on n'a jamais vu la température tomber à ce degré sans que l'enfant meure. On peut même utiliser ce fait pour le diagnostic de la mort apparente, car, en attendant que la température soit tombée à + 22 degrés, on est sûr que la mort est bien réelle. C'est ce que je vais démontrer un peu plus loin.

On a également dit que le *choléra* abaissait la température (Baerensprung et Doyère), mais, d'après quelques auteurs, notamment Lorain (3), la chaleur serait au contraire plus grande. Cela peut être vrai pour la température profonde étudiée dans le rectum, ou de l'aisselle qui monte à + 37

---

(1) 7 février 1880.

(2) Bourneville, *Gazette des hôpitaux*, 1872, n° 8, p. 34.

(3) Lorain, *Etudes de médecine clinique et de physiologie pathologique de choléra.* Paris, 1868, et *De la température du corps humain.* Paris, 1877.

ou 38 et 40 degrés, mais la température superficielle ou périphérique est ordinairement abaissée. Ainsi, dans les mains, elle est de $+ 22$ à $+ 28$ degrés d'après les expériences que j'ai faites à l'Hôtel-Dieu, en 1849, lors de la seconde épidémie de choléra qui a paru en France.

Dans l'*éclampsie albuminurique* par *urémie,* elle s'abaisse jusqu'à 30 et 31 degrés, comme on le voit figure 105, ce qui distinguerait cette forme de convulsions de l'éclampsie ordinaire, où la température serait au contraire plus élevée que dans l'état normal. Ce sont des affirmations à vérifier.

§ 8. — Des effets de la chaleur morbide.

Sous l'influence de la fièvre et de la chaleur exagérée qui en résulte, les globules du sang se détruisent, l'eau augmente, la fibrine et l'albumine s'accroissent, restent à leur chiffre normal ou diminuent faiblement, mais il n'y a pas d'éléments certains et caractéristiques de l'état fébrile, car ces phénomènes varient dans les pyrexies et dans les inflammations.

Au contraire, dans les inflammations et dans les pyrexies, partout où il y a chaleur morbide, l'urée augmente de 0,016 pour 100 à 0,0236 (Picard), et, d'après Coze et Feltz, il y a augmentation proportionnelle de la chaleur et de la quantité d'urée. En même temps, il y a dans les deux sangs diminution d'oxygène et augmentation d'acide carbonique.

Il paraît, d'après Weikart, que l'excès de chaleur animale rend la vie impossible par excès de coagulabilité du sang, car ce liquide se coagule dans le cœur vers 43 degrés chez les animaux qu'on amène artificiellement à ce chiffre de température.

Sous ce rapport, l'excès de température à 42 degrés peut être considéré comme un signe pronostique extrêmement fâcheux et précurseur de la mort.

Disons enfin que, comme effet de la chaleur morbide, il faut indiquer la rougeur, la sécheresse et l'ulcération de la langue et de la muqueuse buccale ou pharyngée, la sécheresse de l'estomac et de l'intestin supprimant les sucs gastriques et entraînant l'inappétence, par suite l'inanition, l'amaigrissement et la pâleur, les ulcérations cutanées, les régressions graisseuses des muscles et du cœur (Zencker), la perte d'irritabilité du cœur, l'hyposthénie nerveuse produisant la courbature, l'atonie des vaisseaux amenant les hypostases viscérales et entravant le jeu des organes, de sorte que, si la fièvre est souvent un effet, à son tour elle peut être la cause et l'origine de désordres plus ou moins graves.

§ 9. — Causes de l'augmentation de température dans les maladies.

L'école anatomique, niant l'existence de la fièvre essentielle, soutient que l'accroissement de la température profonde est le résultat de celle d'un organe enflammé et qu'elle n'est qu'un des symptômes de la lésion organique. Pour cette école, la fièvre, c'est-à-dire la chaleur morbide, est toujours symptomatique. Cela est faux, car Hunter, et de nos jours Billroth, ont démontré que le thermomètre, mis dans un organe enflammé, montait moins haut que dans l'anus, ce qui ne devrait pas être si l'organe malade était le foyer qui échauffe le sang et le rectum.

D'ailleurs, comme la chaleur morbide s'établit souvent avant l'apparition de la lésion locale et qu'elle cesse avant la disparition de ces lésions, comme il y a des maladies fébriles aiguës qui amènent la mort sans lésion qui puisse expliquer cette fin, comme le typhus, la scarlatine et la fièvre pernicieuse, uniquement par excès de chaleur morbide, on ne peut pas dire que les lésions organiques inflammatoires soient le point de départ de la chaleur.

Ce n'est pas la rapidité du pouls qui amène un frottement exagéré du sang sur les parois vasculaires, car la seule rapidité du pouls produite par l'exercice n'élève pas sensiblement la chaleur, et la fréquence du pouls n'est pas en rapport avec la chaleur morbide.

Est-ce le résultat d'une *fermentation du sang* par la présence de matières putrides ou purulentes, de bactéries ou de vibrions? Cela est possible, car les expériences de Tigri, de Davaine, de Billroth, de Coze et Feltz (1) prouvent que les injections de ces matières engendrent la fièvre. Mais ces faits, si probables qu'ils soient, sont bien nouveaux pour être acceptés sans réserve.

D'après Traube et Hirtz, la chaleur augmente dans la fièvre, non seulement parce que, à côté de la production et de la rétention du calorique en excès il y a une déperdition insuffisante produite par une lésion du système nerveux ; mais encore ces médecins pensent qu'une hyposthénie des vaso-moteurs du grand sympathique trouble l'action des capillaires superficiels, refoule le sang et le calorique dans les profondeurs de façon à l'y accumuler. C'est encore là une théorie à vérifier. Quoi qu'il en soit, il est évident que la fièvre et l'accroissement de chaleur ne sont qu'une seule et même chose, que c'est là un phénomène initial dans les maladies, qu'il est antérieur aux lésions locales, qu'il résulte d'une combustion plus active des éléments du sang au sein des tissus, et que son apparition et ses modifications indiquent l'existence d'une cause première ayant pour siège l'innervation.

De cette manière de voir résulte pour le médecin cette conséquence, que la chaleur morbide est un phénomène qu'il faut combattre directement, sans trop se préoccuper de la lésion locale, présente ou à venir, et qu'en abaissant la chaleur on peut juguler les maladies. Comme elle a par elle-même un effet destructeur sur les tissus et sur les humeurs, on ne saurait donc trop entreprendre pour l'amoindrir.

Tout ce qui peut abaisser la chaleur morbide est donc indispensable à employer dès le début de la fièvre.

____

(1) Coze et Feltz, *Recherches expér. sur les maladies infectieuses.* Paris, 1874.

Sous ce rapport, les *antiphlogistiques*, le *froid* et les *affusions froides ;* les *antiputrides* ou *antifermentescibles ;* les *tempérants* et les *contro-stimulants* qui sont des *antipyrétiques*, sont les premières armes dont le médecin doive se servir.

La *diète*, la *saignée* qui abaisse momentanément la température de 1 à 2 degrés, les sangsues, ventouses scarifiées, qui agissent de la même façon, mais un peu moins vivement, sont, selon l'occasion, la nature du mal à venir, l'âge et la force des malades, la durée probable de la convalescence, de très bons moyens à employer. Ainsi, lorsque dans une pneumonie la température du soir monte à 40 degrés ; si l'on fait une saignée la température tombe à 38, ne s'élève que de quelques dixièmes le soir, et ce n'est que le lendemain qu'elle s'élève de nouveau.

Les *tempérants*, tels que boissons fraîches, lotions d'eau froide au vinaigre sur le corps, bains frais, affusions froides à 20 degrés, sont d'utiles auxiliaires, soit au début, soit dans le cours de la fièvre et selon la nature du mal et des complications. Avec une lotion froide la température tombe de 1 degré à 1°,5.

Viennent ensuite les *contro-stimulants* et parmi eux les alcalins : le mercure, le plomb, l'antimoine, le quinquina et le sulfate de quinine, la vératrine, la digitale, l'acide phénique, etc.

Les *alcalins* affaiblissent le pouls, dont ils diminuent la fréquence, et ils diminuent la chaleur. Sous ce rapport, le nitrate et l'acétate de potasse, le sulfate de soude, le chlorate de soude et de potasse sont très utiles contre l'état fébrile des phlegmasies.

Les *antimoniaux*, tels que le kermès et surtout l'émétique, sont de très énergiques contro-stimulants, ayant pour effet d'augmenter les sécrétions, de diminuer l'absorption, et, par suite, de ralentir le pouls en même temps qu'ils abaissent la chaleur fébrile. Les *antifermentescibles* sont l'acide phénique qui en lavement à la dose de 6 à 12 grammes par jour diminue très fortement la température fébrile.

De tous les tempérants et contro-stimulants, les meilleurs sont l'émétique, la vératrine, la quinine et la digitale, car ils diminuent la fréquence du pouls et abaissent la température profonde. Avec l'émétique dans les angines ou au début de la fièvre typhoïde, on abaisse considérablement la température qui tombe momentanément de 1 à 2 et 3 degrés, et l'on modifie très notablement le zigzag habituel du tracé thermique de cette maladie.

Au contraire, dans les maladies algides, telles que le choléra, le sclérème, la congélation, et dans le cas de chronicité ou de convalescence, dans lesquels la température tend à s'abaisser, les stimulants, tels que l'alcool, le vin, le café, le musc et les boissons aromatiques chaudes sont les moyens dont l'état de la température du corps indique le plus rationnellement l'emploi.

ARTICLE III

DU DIAGNOSTIC DE LA MORT PAR L'ABAISSEMENT DE LA TEMPÉRATURE DU CORPS

Aucune circonstance, autre que la mort, ne produit chez l'homme un abaissement de la température à + 22 degrés, ni l'algidité du frisson des fièvres intermittentes les plus graves, ni l'algidité du choléra, ni la congélation. C'est ce dont on peut s'assurer par l'abaissement de température mesuré avec le thermomètre mis dans l'aisselle, ou mis dans le rectum ; — dans le rectum et dans l'aisselle à la fois ; — dans l'aisselle et dans la bouche ; — dans une aisselle découverte, l'autre restant abritée sous des couvertures, en tenant toujours un compte exact de la température ambiante.

Je diviserai mes observations en cinq tableaux, comprenant plusieurs séries catégorisées d'après l'âge ou le temps de la mort :

1re série. — *Température du lapin après la mort ;*

2e série. — *Température cadavérique de l'homme mesurée dans l'aisselle ;*

3e série. — *Température cadavérique comparée de l'aisselle et du rectum ;*

4e série. — *Température comparée de l'aisselle et de la bouche ;*

5e série. — *Températures cadavériques progressivement et régulièrement décroissantes d'après l'époque de la mort.*

J'ai examiné la température du même individu à différentes reprises, d'abord peu après la mort et ensuite le soir, le lendemain et les jours suivants, pour suivre la décroissance de la chaleur. J'aurais bien voulu le faire aussi en catégorisant les observations avec certitude d'après la nature des maladies, mais cela ne m'a pas été possible dans tous les cas. Je n'ai à ce sujet que des observations isolées dont je parlerai tout à l'heure et qui sont sans importance pour la question.

1er TABLEAU, *consacré à la thermométrie cadavérique du lapin.*

Chez les lapins, les résultats sont les mêmes que chez l'homme, car j'ai fait dix expériences, dont voici un exemple : Avec une température ambiante de + 3 degrés, l'animal qui avait + 40 degrés avant la mort fut sacrifié ; abandonné à l'air libre, il n'avait plus que + 12 degrés après sept heures. Au bout de douze heures il n'avait plus que 8 degrés, et, dix-huit heures après, c'était encore une température de + 8 degrés. La pièce ayant été chauffée à une température de + 14 degrés, le lapin se réchauffa un peu, et vingt-quatre heures après la mort il offrit + 10°,5. Enfin, au bout de trente-six heures par une température de + 13 degrés, il présenta + 9°,5.

Voici maintenant le résumé des tableaux que j'ai dressés, et comprenant onze cents observations thermométriques de la mort chez l'homme :

2ᵉ Tableau, *consacré à la thermométrie cadavérique dans l'aisselle de l'homme. Il comprend cinq séries.*

1ʳᵉ *série.* — Température de l'aisselle entre *zéro* et *dix* heures après la mort. — 120 observations.

> Moyenne des époques de la mort............... 4 heures 2 dixièmes.
> — des températures de l'air ambiant................. + 6°,2
> — de la température axillaire........................ + 25°,8

2ᵉ *série.* — Température de l'aisselle entre *dix* et *vingt* heures.—56 observations.

> Moyenne des époques de la mort......................... 15 heures.
> — des températures de l'air ambiant................. + 4°,9
> — des températures axillaires...................... + 18°,2

3ᵃ *série.* — Température de l'aisselle entre *vingt* et *trente* heures. — 71 observations.

> Moyenne des époques de la mort................ 25 heures 8 dixièmes.
> — des températures de l'air ambiant................. + 5°,3
> — des températures de l'aisselle.................... + 11°,8

4ᵉ *série.* — Température de l'aisselle entre *trente* et *quarante* heures.— 55 observations.

> Moyenne des époques de la mort............... 34 heures 7 dixièmes.
> — des températures de l'air ambiant............... + 5°,2
> — des températures de l'aisselle.................... + 10°,2

5ᵉ *série.* — Température de l'aisselle entre *quarante* et *cinquante* heures. — 10 observations.

> Moyenne des époques de la mort............... 44 heures 3 dixièmes.
> — des températures de l'air ambiant................. + 4°,9
> — des températures de l'aisselle.................... + 7°,3
> De 50 à 60 heures................ Pas d'observations.
> De 60 à 70 — .... —
> De 70 à 80 — .... —
> De 80 à 90 — .... Une observation.
> Époque de la mort................................ .... 89 heures.
> Température extérieure............................. — 5 degrés.
> — de l'aisselle............................ 0 —

3ᵉ Tableau, *comprenant les températures comparées de l'aisselle et du rectum. — Il comprend quatre séries.*

1ʳᵉ *série.*—Température comparée de l'aisselle et du rectum entre *zéro* et *dix* heures après la mort. — 46 observations.

> Moyenne des époques de la mort................. 1 heure 6 dixièmes.
> — des températures de l'air......................... + 10°,5
> — des températures du rectum....................... + 33°,2
> — des températures de l'aisselle........ .... + 27°,6

2e série. — Température comparée de l'aisselle et du rectum entre *dix* et *vingt* heures après la mort. — 21 observations.

        Moyenne des époques de la mort............... 15 heures 2 dixièmes.
            —   des températures de l'air........................ + 10°,2
            —   des températures du rectum...................... + 21°,3
            —   des températures de l'aisselle..................... + 21°,0

3e série. — Température comparée de l'aisselle et du rectum entre *vingt* et *trente* heures après la mort. — 29 observations.

        Moyenne des époques de la mort............... 25 heures 3 dixièmes.
            —   des températures de l'air........................ + 10°,4
            —   des températures du rectum...................... + 16°,7
            —   des températures de l'aisselle.................... + 16°,4

4e série. — Température comparée de l'aisselle et du rectum entre *trente* et *quarante* heures après la mort. — 14 observations.

        Moyenne des époques de la mort............... 35 heures 2 dixièmes.
            —   des températures de l'air........................ + 8°,7
            —   des températures du rectum...................... + 13°,2
            —   des températures de l'aisselle.................... + 13°,4

4e Tableau, *renfermant la température comparée de l'aisselle et de la bouche.* — *Il renferme cinq séries.*

1re série. — Température comparée de l'aisselle et de la bouche entre *zéro* et *dix* heures après la mort. — 291 observations.

        Moyenne des époques de la mort............... 4 heures 5 dixièmes.
            —   des températures de l'air........................ + 15°,5
            —   des températures de l'aisselle.................... + 31°,1
            —   des températures de la bouche................... + 27°,5

2e série. — Température comparée de l'aisselle et de la bouche entre *dix* et *vingt* heures après la mort. — 114 observations.

        Moyenne des époques de la mort............... 15 heures 5 dixièmes.
            —   des températures de l'air........................ + 13°,3
            —   des températures de l'aisselle.................... + 2o°,7
            —   des températures de la bouche................... + 20°,8

3e série. — Température comparée de l'aisselle et de la bouche entre *vingt* et *trente* heures après la mort. — 166 observations.

        Moyenne des époques de la mort............... 25 heures 1 dixième.
            —   des températures de l'air........................ + 15°,4
            —   des températures de l'aisselle.................... + 20°,2
            —   des températures de la bouche................... + 18°,1

4e série. — Température comparée de l'aisselle et de la bouche entre *trente* et *quarante* heures. — 98 observations.

Moyenne des époques de la mort.............. 34 heures 1 dixième
   —   des températures de l'air....................... + 12°,
   —   des températures de l'aisselle,................... + 17°,6
   —   des températures de la bouche.................. + 16°,2

5e *série*. — Température comparée de l'aisselle et de la bouche entre *quarante* et *cinquante* heures. — 4 observations.

Moyenne des époques de la mort.............. 42 heures 5 dixièmes.
   —   des températures de l'air....................... + 12°,5
   —   des températures de l'aisselle................... + 15°,8
   —   des températures de la bouche.................. + 14°,8

5e TABLEAU, *renfermant la température progressivement décroissante du même individu à différents âges de la mort.*— 12 observations.

Ce tableau a pour objet d'établir que sur un corps humain privé de la vie, à côté de l'abaissement de la température caractéristique de la mort, il y a dans le mode de refroidissement cadavérique quelque chose de non moins significatif relativement à la cessation de la vie. Ainsi, en suivant la température depuis la première heure de la mort jusqu'au lendemain, on voit que, à une température extérieure de + 5 à + 15 degrés, la température du corps baisse presque régulièrement de 0,8 à 1 degré par heure. — Exemples :

1er sujet.   1re observ. 2 heures de mort. + 33 degrés, aisselle.
                        2e   —   23   —   + 10   —
En 21 heures la température a baissé de 23 degrés.

2e sujet.   1re observ. 2 heures de mort. + 32 degrés, aisselle.
                        2e   —   28   —   + 12   —
En 26 heures la température a baissé de 20 degrés.

3e sujet.   1re observ. 2 heures de mort. + 34 degrés, aisselle.
                        2e   —   24   —   + 9   —
En 22 heures la température a baissé de 25 degrés.

4e sujet.   1re observ. 2 heures de mort. + 33 degrés, aisselle.
                        2e   —-   22   —   + 12   —
En 20 heures la température a baissé de 21 degrés.

Ces résultats ordinaires, quand on commence l'observation peu après la mort, ne sont plus aussi nets quand on prend la première température dix à quinze heures après la cessation de la vie, lorsque la température s'est déjà très notablement abaissée. Alors, en vingt-quatre heures, l'abaissement n'est plus de 1 degré par heure, il n'est que 0°,5 à 0°,8. — Exemples :

1er sujet.   1re observ. 13 heures après la mort. + 22 degrés.
                        2e   —   37   —   + 5   —
En 24 heures la température a baissé de 17 degrés.

2e sujet.   1re observ. 17 heures après la mort. + 14 degrés.
                        2e   —   41   —   + 9   —
En 24 heures la température axillaire n'a baissé que de 5 degrés, mais à la 17e heure elle était déjà tombée à + 14 degrés.

En général, pour bien apprécier le décroissement de la chaleur du corps, il faut comparer celle qui existe dans les deux premières heures du décès avec celle qui existe au bout de vingt-quatre ou de trente-six heures. Si l'on attend au contraire seize ou dix-huit heures pour faire la première observation, alors que la température est déjà très abaissée, et qu'ensuite on fasse la seconde au bout de quarante-huit heures, il est évident que la température ne peut descendre indéfiniment et en proportion du temps écoulé depuis la cessation définitive des fonctions.

Qu'on examine donc bien ces observations, et l'on verra que l'on peut mesurer le décroissement de la température, après la mort, d'après des chiffres qui sont presque des lois.

Ces lois sont les suivantes :

En hiver, dans les vingt-quatre heures qui suivent la mort, la température axillaire baisse de 0°,8 à 1 degré ou 1°,1 par heure.

Dans les vingt-quatre heures qui suivent la douzième heure de la mort, la température axillaire baisse de 0°,3 à 0°,5 par heure.

A une température extérieure plus élevée, les résultats ne sont pas les mêmes, et en été le refroidissement du corps est moins rapide et moins considérable. — Il n'est guère que de 0°,3 à 0°,5 par heure si l'on commence l'observation aussitôt après le décès.

Comme il n'y a pas de circonstance connue qui produise de pareils phénomènes, on doit en conclure que l'abaissement progressif de la température axillaire chez un sujet qui paraît endormi et qui n'a aucun mouvement est un signe certain de la mort.

En effet, parmi les maladies algides il n'est guère que le sclérème et le choléra qui abaissent la température d'une façon considérable. Or, dans ces deux maladies, le corps n'est pas immobile et le sujet ne semble pas endormi, donc le signe tiré de l'abaissement progressif de la température offre une grande certitude. De plus, comme je l'ai déjà dit, dans ces deux maladies, la température ne tombe jamais au-dessous de + 22 degrés pour le sclérème et de + 33 pour le choléra. Donc, toutes les fois que la température axillaire sera au-dessous de + 22 degrés, la mort est certaine et le thermomètre ou le *nécromètre* sont des instruments à la portée de tous qui peuvent la faire reconnaître d'une façon très précise.

On voit qu'en *hiver*, et par heure, la température baisse de 0°,8 à 1 degré dans les premières vingt-quatre heures qui suivent la mort, tandis qu'en *été* cet abaissement n'est dans le même espace de temps que de 0°,3 à 0°,5.

Dans les pays chauds, là où la température extérieure est de + 40 degrés, il est probable que cet abaissement n'existe pas et qu'en vertu de la loi d'équilibre de température des corps inanimés, un cadavre doit conserver une température axillaire bien supérieure à celle que nous observons dans notre climat.

6ᵉ TABLEAU, *comprenant la température comparée des deux aisselles, l'une restée à découvert et l'autre enveloppée de laine.* — 27 *observations.*

Moyenne de la température du cadavre en sortant de la salle. + 32°,4
Moyenne de la température ambiante.......................... + 18°,4

Moyenne des époques de la mort...................... 13 heures 2/10
Moyenne des températures de l'air......................... + 18°,1
Moyenne des températures de l'aisselle couverte............. + 26°,4
Moyenne des températures de l'aisselle découverte............ + 25°,0

Comme on le voit par ce classement des nombreuses températures axillaires recueillies après la mort, la chaleur reste très élevée entre zéro et dix heures, où elle dépasse quelquefois celle des derniers instants de la vie. Elle oscille entre + 10 et + 40 degrés, et la moyenne est de + 5°,9 pour la température ambiante, tandis qu'elle est de + 28°,5 pour la température de l'aisselle.

Elle diminue entre dix et vingt heures, oscillant entre + 6 et + 29 degrés. Elle donne pour moyenne de température + 3°,2 et pour l'aisselle + 20 degrés.

Dans le troisième tableau relatif aux décès, ayant de vingt à trente heures, elle tombe de plus en plus, varie entre + 3 et + 21 degrés, elle donne en moyenne une température de l'aisselle + 12°,4 avec une température extérieure + 5°,2.

Enfin, dans le quatrième tableau où se trouvent les décès ayant plus de quarante-huit heures, quelques-uns ayant trois et quatre jours, elle tombe entre 0 degré et + 15 degrés à la température extérieure de + 3 à + 8 degrés ; mais si la température de l'air est au-dessous de zéro, celle de l'aisselle peut tomber à zéro. C'est le chiffre le plus bas que j'ai observé dans les froids du mois de décembre 1867.

Au contraire, quand la mort est ancienne de trois à quatre jours au moins et que le cadavre reste exposé à un air libre de température variable, comme dans les amphithéâtres de dissection de la Faculté ou des hôpitaux, sa chaleur tombe de 1 à 3 degrés au-dessous de la température extérieure. Souvent avec une température de + 13 degrés, dans la salle de dissection, j'ai trouvé + 9 et + 10 degrés. Dans ces cas mêmes, le rectum avait un degré ou 1 degré et demi de moins que l'aisselle, fait non constant déjà observé dans les observations de décès moins anciens vus à l'hôpital.

Différentes circonstances contribuent encore à ralentir le refroidissement ; d'abord le *genre de maladie*, car la chaleur tombe moins vite dans les maladies aiguës rapides telles que la pneumonie franche, que dans les cachexies, et, d'après Orfila, dans les asphyxies par le charbon que dans la submersion par l'eau. Viennent ensuite *l'obésité* qui tient le corps plus chaud que la maigreur ; la *chaleur* de la saison ou de la chambre mortuaire qui maintient la chaleur et l'élève même de quelques degrés si l'on place un cadavre dans un endroit très chaud ; — et enfin *l'état de digestion récente*. Mais pour arriver à quelque chose de précis sur ce point, il faudrait beaucoup d'observations thermométriques de même nature afin de comparer les résultats, et je n'en ai pu avoir qu'un très petit nombre.

Dans les salles de dissection et dans les amphithéâtres d'hôpital où j'ai fait mes recherches, ce sont des documents impossibles à recueillir, si l'on tient à y mettre une précision digne de la science.

Pour le moment, ne voulant parler que de mes recherches thermométriques, on voit: 1° que la température du corps s'élève un peu au moment de la mort ou après, pour s'abaisser ensuite d'une façon constante

N° 1. TABLEAU DE LA DÉCROISSANCE DE LA TEMPÉRATURE D'APRÈS LE TEMPS DE LA MORT ET DE LA CHALEUR AMBIANTE

PAR M. E. BOUCHUT

Température axillaire	Température ambiante	Température avant la mort	Température ambiante	Temps après la mort	Température ambiante	Temps après la mort	Température ambiante	Temps après la mort	Température ambiante	Temps après la mort	Température ambiante	Temps après la mort
	+18		+15.5	4 h	+13.3	15 h	+15.4	25 h	+12.5	34 h	+12.5	62 h
40												
39												
38												
37												
36												
35												
34												
33												
32												
31												
30												
29												
28												
27												
26												
25												
24												
23												
22												
21												
20												
19												
18												
17												
16												
15												
14												
13												
12												
11												
10												
9												
8												
7												
6												
5												
4												
3												
2												
1												

à + 20 degrés dans les vingt ou trente heures du décès avec une température ambiante de + 2 à + 8 degrés ;

2° Que cette température varie avec la température ambiante et la situation du corps dans un lit, sous des couvertures ou à l'air libre : ainsi dans un lit chaud elle est souvent de + 26 degrés ;

Que dans les soixante premières heures elle est toujours supérieure de

4 à 6 degrés à la température de l'atmosphère, mais que plus tard elle est égale ou inférieure (voy. les tableaux ci-joints n°s 1 et 2.)

Pour plus de détails, on pourra consulter mon *Traité des signes de la mort* (1), où se trouvent les faits relatifs à l'abaissement de température

N° 2. TABLEAU DE LA DÉCROISSANCE DE LA TEMPÉRATURE D'APRÈS LE TEMPS DE LA MORT ET DE LA CHALEUR AMBIANTE

PAR M. E. BOUCHUT

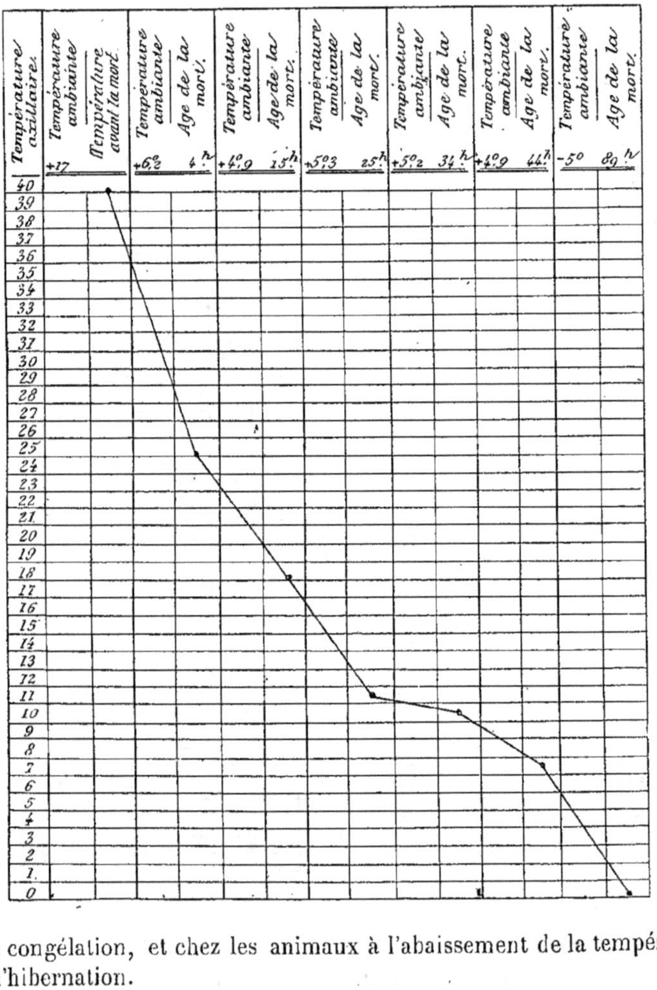

Température axillaire.	Température ambiante / Température avant la mort.	Température ambiante / Age de la mort.	Température ambiante / Age de la mort.	Température ambiante / Age de la mort.	Température ambiante / Age de la mort.	Température ambiante / Age de la mort.	Température ambiante / Age de la mort.
	+17	+6,2 4^h	+4,9 15^h	+5,3 25^h	+5,2 34^h	+4,9 44^h	−5 89^h
40							
39							
38							
37							
36							
35							
34							
33							
32							
31							
30							
29							
28							
27							
26							
25							
24							
23							
22							
21							
20							
19							
18							
17							
16							
15							
14							
13							
12							
11							
10							
9							
8							
7							
6							
5							
4							
3							
2							
1							
0							

par la congélation, et chez les animaux à l'abaissement de la température dans l'hibernation.

(1) Bouchut, *Traité des signes de la mort*, 2e édition. Paris, 1874.

CHAPITRE V

SIGNES FOURNIS AU DIAGNOSTIC PAR LE POIDS DU CORPS

Il y a peu de signes précis fournis au diagnostic par le poids du corps qui varie beaucoup selon les âges. — Chez l'adulte, son augmentation au delà de 80 kilogrammes indique la *polysarcie* et parfois le *diabète*. Sa diminution graduelle est un signe certain de maladie. Chez les enfants à la mamelle en particulier, cette diminution est de la plus haute importance, parce que, si elle est continue, elle indique la dyspepsie ou l'entérite ce qui oblige à changer de nourrice ou à faire un traitement spécial de la maladie constatée (1).

Un homme du poids moyen de 70 kilogrammes est ainsi constitué :

Muscles et accessoires....................	31 kilogr.	00
Squelette..............................	12 —	40
Peau..................................	5 —	00
Graisse...............................	12 —	00
Cerveau...............................	1 —	40
Viscères thoraciques.....................	1 —	20
Viscères abdominaux....................	4 —	00
	67 kilogr.	00

Le reste, soit 3 kilogrammes, est formé par du sang.

Poids des liquides.......................	40 kilogr.
Poids des solides.......................	30 —

En vingt-quatre heures, le corps humain perd $2^{kg},700$ d'eau. Il perd en outre : carbone, 250 grammes ; azote, 25 grammes ; substances minérales, 25 grammes.

Il faut, pour que la recette égale la dépense : aliments solides secs, 500 grammes ; oxygène, 650 grammes ; eau, 2300 grammes.

Un individu qui ne mange pas ne peut que se nourrir à même ses propres tissus, à même sa graisse. Nous avons à notre disposition, en supposant le sujet très gras, environ 15 kilogrammes à consommer. Après quoi la provision étant épuisée, il faut bien que la machine s'arrête complètement et que le sujet meure.

Or, il résulte des chiffres précédents que la perte physiologique journalière est, en carbone et en azote, de 300 grammes environ.

En 15 kilogrammes, on trouve 50 fois 300 grammes. Ce qui revient à dire qu'il faut, pour atteindre l'épuisement absolu, 50 jours, si l'on admet 15 kilogrammes à dépenser, chiffre un peu fort.

____

(1) E. Bouchut, *Hygiène de la première enfance.* 7° édition, Paris, 1879.

CHAPITRE VI

SIGNES FOURNIS AU DIAGNOSTIC PAR L'EXAMEN DE LA FACE EN GÉNÉRAL

Si l'étude de la physionomie des malades est de la plus haute importance pour le diagnostic, elle ne sert pas moins au pronostic, car un coup d'œil suffit souvent pour juger les changements heureux ou funestes opérés d'un jour à l'autre dans les maladies. Sous ce rapport, la *couleur du visage,* sa *température,* l'*expression* et l'*embonpoint* de cette partie, méritent d'être signalés.

§ 1er. — Coloration.

La coloration *rouge* couvrant également toute la face s'observe dans la pléthore, dans l'état fébrile intense, dans les fièvres inflammatoires, dans les angines et dans les maladies des organes respiratoires où se montre la dyspnée. — Bornée aux deux pommettes, elle est souvent le signe d'une inflammation lente des poumons, telle que la phthisie à ses débuts, et, limitée à une seule des joues, avec de la fièvre, elle indique ordinairement la pneumonie du côté où existe la rougeur (Hippocrate), mais c'est un phénomène que j'ai observé en dehors de toute pneumonie dans quelques cas de stomatite par dentition. — Son aspect luisant annonce l'érysipèle, et son intermittence à courte période est généralement le signe d'un grand danger. On sait, en effet, que la coloration subite, fugitive et intermittente du visage, résulte d'une affection cérébrale aiguë, la méningite, qui est presque toujours mortelle. Il y a enfin la coloration rouge tachetée de l'exanthème morbilleux de la rougeole et de la roséole, les taches rouge cuivrique ou de jambon fumé appartenant à la syphilis ; la coloration framboisée générale diffuse de la scarlatine, et la couleur rouge violacée des maladies du cœur, dont les caractères ne peuvent être méconnus.

Au lieu d'être rouge, le visage peut être *pâle,* par suite de l'anémie passagère de la peau, comme dans la période de froid des fièvres aux approches d'un vomissement provoqué par l'émétique ou dû à une indigestion ou au mal de mer. Il en est également de même dans les cachexies et dans les maladies chroniques, surtout dans les affections chroniques des voies digestives ; dans la chlorose, dans l'intoxication saturnine ou maremmatique ; à la dernière période des maladies cancéreuses et de la diphthérite, etc. Mais alors la décoloration résulte d'une anémie constitutionnelle et d'un appauvrissement du sang. Sa couleur est *jaune* dans l'ictère, dans la fièvre et dans les maladies dites bilieuses, à cause du passage d'une certaine quantité de matière colorante de la bile dans le sang ; *brun jaune* dans ce qu'on appelle le *masque* chez les femmes grosses ; taché de blanc dans le vitiligo de la face, et si le vitiligo occupe les sourcils ou la barbe, la plaque blanche du derme est accompagnée de décoloration blanche des poils ; — la teinte *bronze*, au contraire, appartiendrait, d'après Addison, à la cachexie produite par les maladies des capsules surrénales, mais c'est un fait à vérifier, car il souffre d'assez nombreuses exceptions.

§ 2. — Chaleur.

La *chaleur du visage* est généralement accompagnée de sa rougeur, et, dans le cas où la rougeur est générale, c'est un signe de fièvre ou de grande émotion morale ; — si la chaleur est, comme la rougeur, limitée à une pommette, c'est souvent un signe de pneumonie. — Quand elle est jointe à la fièvre et à l'injection vasculaire du globe de l'œil, elle annonce le délire ; au contraire, avec la rougeur et avec le gonflement des téguments sans fièvre, elle doit faire craindre l'hémorrhagie cérébrale.

Le *refroidissement* de la face s'observe dans l'accès de froid de la fièvre intermittente et dans le mal de mer. Il n'a d'importance que s'il est accompagné d'autres phénomènes généraux graves, de vomissements continus, de diarrhée violente, d'amaigrissement et d'excavation des yeux. Alors c'est un des signes précurseurs de la mort.

§ 3. — Volume.

Le *volume de la face* augmente dans l'érysipèle, à la période de suppuration de la variole et dans l'anasarque. Il se produit, mais d'une façon partielle, sur la joue, dans les fluxions dentaires ; — à la suite de certains polypes des fosses nasales ; — sur les masséters, par les oreillons ; — sous l'angle de la mâchoire, dans l'engorgement ganglionnaire de la diphthérite, etc.

Son *amaigrissement* a lieu dans les maladies chroniques et dans les maladies aiguës ; — à la suite d'une diète prolongée ou d'évacuations intestinales très abondantes produites par le choléra. Alors il y a une excavation des yeux qui est caractéristique. — L'amaigrissement de la face n'existe parfois que d'un seul côté qui se trouve être de la sorte un peu plus petit que l'autre. C'est ce qu'on voit dans l'*atrophie lamineuse* de la face décrite par Fremy.

§ 4. — Expression de la face.

L'*expression* de la face dans les maladies est extrêmement variable. Elle dépend à la fois de la nature du mal et de la force des individus affectés. On ne saurait la consulter avec trop d'attention, tant sont précieux les indices qu'elle fournit à la science.

Malheureusement ses caractères sont aussi difficiles à observer qu'à décrire. Quelques essais ont été tentés par Hippocrate, Stahl, Quelmatz, Thomas Fieni, Cabuchet, Jadelot, qui ont dit presque tout ce qu'il y avait à

dire sur ce point. — Il y a une physionomie ou face *vultueuse*, — une physio
nomie *typhoïde*, — une physionomie *sardonique*, — *convulsive*, — *imbécile*,
— *paralytique*, — *cérébrale*, — une physionomie *grippée*, — *abdominale*, —
mourante, — une physionomie *cardiaque*, — *pulmonaire*, — *hépatique*, etc.

Comme les passions, la plupart des maladies se révèlent sur le visage
par des modifications qui n'échappent pas à un médecin exercé, et que
tout le monde, avec le temps, parvient aisément à connaître. Expression,
volume, couleur, il y a, dans les modifications de cet ensemble, une foule
de caractères dont la signification est de la plus haute importance.

La face est *vultueuse* lorsqu'elle offre, avec l'éclat des yeux, la chaleur,
la rougeur et une faible tuméfaction des téguments. Cela s'observe dans
l'état fébrile, dans la fièvre inflammatoire, dans l'ivresse alcoolique, dans
la manie aiguë, dans les empoisonnements par la belladone, etc.

La face est *typhoïde*, c'est-à-dire accompagnée d'une expression de stupeur, lorsque, sans gonflement des tissus, avec un faible degré de rougeur
à la peau, elle présente un état réel d'abattement réuni à l'absence de tout
éclat dans le regard. C'est la physionomie du typhus, de la fièvre typhoïde
et de la plupart des maladies adynamiques.

Le facies *sardonique, convulsif, imbécile, paralytique* ou *cérébral*, traduit au dehors certaines maladies des nerfs ou du cerveau. Le *rire sardonique* non justifié appartient à la démence et au délire aigu de l'alcoolisme chronique. Les *convulsions de la face* indiquent la méningite aiguë
ou chronique et les tumeurs du cerveau ; — accompagnées de vives douleurs, elles caractérisent le tic douloureux. — L'*hébétude* et l'*imbécillité des
traits*, avec la bouche béante ne retenant pas la salive, annoncent la démence et l'idiotie. On y trouve de la *paralysie générale* occupant tous les
muscles ou des *paralysies partielles ;* ainsi l'*hémiplégie faciale*, dans
l'hémorrhagie et dans le ramollissement du cerveau, dans les tumeurs de
la dure-mère et dans certaines affections rhumatismales de la septième
paire de nerfs, ailleurs le *prolapsus de la paupière supérieure* avec strabisme divergent et anesthésie de la conjonctive indiquant une lésion de la
cinquième. Toutes ces paralysies partielles de la face appartiennent, pour
la plupart, à des maladies cérébrales, et par ce motif constituent en quelque
sorte le facies cérébral.

La face *grippée* se reconnaît à la concentration des traits qui s'effilent, à
la pâleur et à l'abaissement de température des téguments, à l'excavation
des yeux et à l'expression d'une profonde souffrance. On l'observe dans la
péritonite aiguë, dans le choléra et quelques maladies de l'abdomen, dans
les maladies graves, aux approches de l'agonie, etc. Cette physionomie particulière se rattache à ce que l'on connaît sous le nom de *face hippocratique*, justement considérée comme l'indice d'une mort prochaine. « Le nez
pincé, les yeux caves, les tempes creuses, les oreilles froides, contractées
et retirées, la peau du front sèche, dure et tendue ; la teinte noirâtre, livide
ou plombée du visage ; le relâchement des lèvres », tel est, d'après Hippocrate, l'ensemble des signes qui révèlent l'imminence d'un grand danger.

La *physionomie cardiaque* est caractérisée par la cyanose, ou couleur rouge violacée bleuâtre, du visage, principalement des conjonctives, du nez, des lèvres et des oreilles, avec dilatation évidente des vaisseaux capillaires cutanés. On l'observe dans la communication du trou de Botal, et dans les maladies du cœur et des gros vaisseaux.

Les maladies aiguës et chroniques des poumons, les maladies de la gorge, les maladies du foie, celles des capsules surrénales, se révèlent aussi par une expression particulière de la physionomie, que je vais indiquer et que l'habitude des malades apprend à connaître.

Jadelot a prétendu qu'on pouvait établir, d'après l'inspection du visage, des signes suffisamment certains des maladies de la tête, de la poitrine et du ventre ; mais, tels qu'ils sont formulés, aucun de ces signes n'a d'importance absolue. Ainsi pour cet auteur il y aurait, dans la physionomie, trois lignes sémiologiques spéciales, ou traits morbides principaux.

Le premier part du grand angle de l'œil, va se perdre au-dessous de la saillie formée par l'os de la pommette : c'est le trait *oculo-zygomatique*, indicateur des affections du cerveau ou des nerfs.

Le second, *nasal*, commence à la partie supérieure de l'aile du nez, embrasse dans un demi-cercle plus ou moins complet la ligne externe de commissure des lèvres, et sur lui vient quelquefois tomber un trait *génal* venant de la joue : ce trait et son accessoire indiquent les maladies des viscères abdominaux.

Enfin un troisième trait, dit *labial*, commence à l'angle des lèvres, se perd sur le bas du visage et annonce les maladies du cœur et des organes respiratoires.

Ce sont là des assertions encore à démontrer.

Mais il est certain qu'il y a un *facies abdominal* avec pâleur mate de la peau, excavation des yeux et tristesse d'expression qui indique la diarrhée chronique, la dyspepsie et l'hypochondrie.

On connaît aussi un *facies pulmonaire tuberculeux* avec pâleur terreuse de la peau, état languissant des traits, longueur des cils et agitation des muscles respiratoires du visage.

Il y a enfin un *facies exophthalmique* avec éclat et saillies des yeux dont l'expression étrange se rattache à une lésion du cœur et de la glande thyroïde ;

Un *facies angineux* qui se distingue dans l'état chronique par la bouche béante et dans l'état aigu par une bouche béante avec mouvements douloureux de la déglutition ;

Un *facies hépatique* avec ictère de la peau et des conjonctives, compliqué ou non compliqué d'amaigrissement général et d'abattement :

Un *facies rénal albuminurique* caractérisé par la pâleur laiteuse avec bouffissure des paupières ;

Un *facies surrénal* avec teinte bronzée du visage et de la peau chez un sujet cachectique ;

Un *facies asthmatique* avec gonflement ou hyperhémie du visage et respiration courte ;

Un *facies utérin* quand sur un visage de jeune femme, les traits sont fatigués, langoureux, et qu'il y a une pâleur anémique répandue jusque sur les lèvres ;

Un *facies scrofuleux* avec bouffissure adipeuse de la peau, gonflement du nez, des lèvres et quelquefois des régions sous-maxillaires ;

Un *facies herpétique* se révélant par la blépharite chronique et le pityriasis de la peau ;

Un *facies syphilitique* avec ses taches de roséole cuivrée sur le front et sur les côtés du nez.

Le *facies syphilitique* des nouveau-nés et des enfants à la mamelle ayant la syphilis constitutionnelle héréditaire, caractérisé par la pâleur sale de la peau, les rides du visage et des lèvres décolorées, et une éruption de plaques muqueuses sous-mentonnières.

CHAPITRE VII

DES SIGNES FOURNIS PAR L'EXAMEN DE CHACUNE DES PARTIES
DE LA FACE EN PARTICULIER

Il faut réunir aux caractères que présente la physionomie morbide en général ceux qu'on trouve dans certains traits particuliers du visage et dans les parties qui le composent.

ARTICLE PREMIER

SIGNES FOURNIS AU DIAGNOSTIC PAR L'EXAMEN DU CRANE ET DU FRONT

A part les caractères imprimés à la peau du front par la joie, par la tristesse et par la douleur, il en est d'autres qui, tout différents, appartiennent exclusivement à l'état de maladie.

§ 1ᵉʳ. — Volume.

Le *volume exagéré du crâne*, l'élévation et l'élargissement démesurés du front, avec ou sans écartement des fontanelles, indiquent la présence d'un épanchement considérable de sérosité dans la cavité arachnoïdienne ou dans les ventricules latéraux. C'est le signe certain de l'hydrocéphalie congénitale ou acquise.

A un degré moindre, c'est un signe de rachitisme, et l'on distingue la cause de ces deux déformations de la tête par l'ophthalmoscope qui montre une lésion du nerf optique hyperhémié, œdématié ou atrophié dans l'hydrocéphalie, et qui ne montre rien de pareil dans le rachitisme où l'on trouve un nerf optique normal.

La *diminution de volume du crâne*, au contraire, coïncide avec la microcéphalie, la sclérose cérébrale et l'idiotie.

§ 2. — Consistance.

La *réunion tardive des fontanelles*, encore inachevée à deux ans, est un signe certain de rachitisme, et, une fois, chez un enfant de trois ans atteint de cette maladie, j'ai vu le crâne, ayant son volume ordinaire, mou comme une vessie modérément remplie d'eau, ne présentant aucune trace d'ossification dans les parois crâniennes. Ce ramollissement des os du crâne chez les rachitiques s'observe surtout à l'occipital.

§ 3. — Mouvements.

Dans l'hémiplégie faciale, la *moitié de la peau du front est paralysée* et elle reste lisse, immobile, tandis que la moitié non paralysée offre des rides transversales à chaque mouvement des sourcils.

§ 4. — Éruptions.

C'est au *front* que se montrent de préférence certaines éruptions de roséole ayant une nature syphilitique, et il en est de même des exostoses que détermine cette maladie.

Mais, sur le crâne, ce sont les éruptions d'eczéma, d'impétigo qui, sans faire tomber les cheveux, forment des croûtes molles, humides, infectes, agglutinant les poils ; — on y trouve l'herpès tonsurant qui forme sur le cuir chevelu des plaques brunâtres de tonsure à fond légèrement chagriné, et dans lesquelles les cheveux qu'on arrache sont remplis de *Tricophyton tonsurans* (1) ; le favus chez les enfants qui portent sur la peau du crâne des godets isolés en relief, grisâtres, ou des plaques jaunâtres, saillantes et soufrées dans lesquels les cheveux sont rares, malades et infiltrés d'*Achorion Schœnleini ;* — le pityriasis, formant les pellicules blanchâtres qui garnissent la base des cheveux, et enfin les rougeurs érysipèlateuses consécutives à l'érysipèle de la face.

§ 5. — Tumeurs.

Chez les enfants existent différentes tumeurs du crâne : soit des tumeurs molles à la racine du nez et au niveau des sutures, ce sont les *encéphalocèles* ou hernies du cerveau ; soit des *céphalœmatomes*, grosses tumeurs molles situées sur les os et qui, succédant à la naissance, sont des bosses sanguines avec bourrelet dur à la circonférence, ou des *abcès* succédant à ces bosses sanguines et ayant également un bourrelet résistant à la base.

(1) Voy. *Pathologie générale,* article PARASITISME.

Chez l'adulte, ce sont des tumeurs d'une autre nature, mobiles sous la peau, généralement arrondies, indolentes, chroniques, formant des loupes graisseuses, ou des tumeurs douloureuses d'abord dures, puis fluctuantes formant des abcès.

§ 6. — Bruits intérieurs du crâne.

Dans quelques cas le crâne est le siège de bruits intérieurs isochrones aux battements du pouls ou de la respiration, et qui ne sont autres que les bruits du cœur normaux ou le bruit respiratoire vésiculaire transmis par les parties solides du squelette. Il en est de même des bruits de déglutition de la salive qu'on entend sur la tête.

A côté de ces bruits normaux, il y a, chez les enfants encore jeunes, des bruits de souffle qui se produisent quelquefois au niveau de la fontanelle antérieure et sur le pavillon de l'oreille On a même dit à ce sujet que ces souffles n'existaient que dans certains états pathologiques, et l'on a soutenu que l'auscultation du crâne pouvait être de quelque utilité dans le diagnostic des maladies du cerveau et des méninges; c'est un point très controversé (1).

Fisher (de Boston) a prétendu qu'en auscultant la fontanelle antérieure chez des enfants atteints de l'hydrocéphalie, on entendait un bruit de souffle caractéristique de la maladie. Ce diagnostic n'est pas exact, car Henning dit, au contraire, que dans l'état normal, chez les enfants au-dessous de six ans, il y a dans la grande fontanelle un bruit de souffle dû au mouvement du sang dans les vaisseaux, et que ce bruit diminue ou cesse entièrement sous l'influence des maladies de l'encéphale. Cela se voit, dit-il, dans les hyperhémies du cerveau, les épanchements, l'hydrocéphalie aiguë, la tuberculose, l'encéphalite, etc. Wirthgen prétend avoir pu reconnaître ainsi la méningite tuberculeuse et même le côté malade où siégeait l'épanchement séreux par l'absence du bruit de souffle. Il cite aussi un cas d'hypertrophie cérébrale dans lequel il a pu suivre la décroissance progressive de l'altération.

Où est la vérité dans ces assertions contradictoires ? L'observation nous l'apprendra un peu plus tard.

M. le docteur R. Tripier (2) qui s'est beaucoup occupé de ce sujet affirme que le souffle céphalique existe chez l'adulte et qu'il est caractérisé par un souffle systolique profond qu'on entend sur tout le crâne, principalement sur les parties latérales au niveau des tempes, avec maximum d'intensité sur la région temporale droite. D'après lui, les malades sur lesquels on le rencontre, entendent un bruit intermittent synchrone avec le souffle perçu à l'auscultation, et, par conséquent, avec la systole cardiaque, et dont l'intensité est en rapport direct avec celle du souffle céphalique. Le bruit

---

(1) Bouchut, *Traité des maladies des nouveau-nés*, 7ᵉ édit. Paris, 1878, 1 vol. in-8, article HYDROCÉPHALIE et RACHITISME.

(2) Tripier, *Journal des sciences méd. de Lille.*

et le souffle peuvent être modifiés ou supprimés momentanément par la compression de la carotide du côté où l'on ausculte, ou même du côté opposé.

Le souffle céphalique, qui est parfaitement synchrone avec la systole cardiaque, doit se passer dans le système artériel. On arrive par exclusion à le placer dans la partie terminale de la carotide interne au niveau du point où elle pénètre dans la cavité crânienne.

Dans les anémies par hémorrhagie et par cachexie, dans la chlorose, le souffle céphalique se rencontre lorsque les symptômes d'anémie sont intenses et de longue durée. Le souffle céphalique sans souffle à la base du cœur, et surtout sans anémie, devra faire songer à la possibilité de la compression de la carotide interne au niveau de sa partie terminale, lorsqu'il n'existera aucun trouble du côté de l'orbite.

Quant aux indications fournies par le souffle céphalique, M. le docteur R. Tripier émet les propositions suivantes : Toutes les fois qu'on rencontrera ce souffle à la suite d'hémorrhagies ou dans la chlorose, on pourra être certain que l'anémie est profonde et qu'elle réclame un traitement aussi énergique que possible. Comme il peut être aussi produit par un état cachectique sous la dépendance de lésions diverses, on devra toujours rechercher avec soin la cause de l'anémie. Dans les cachexies l'existence du souffle céphalique est un signe pronostique grave ; sa diminution et sa disparition, coïncidant avec une aggravation de la maladie, seront un indice encore plus fâcheux.

Lorsqu'un malade, anémique ou non, se plaindra de troubles cérébraux et surtout d'entendre des bruits anomaux, on devra toujours ausculter la tête, car la constatation du souffle céphalique, en l'absence d'un souffle cardiaque, pourra mettre sur la voie du diagnostic d'une lésion intra-crânienne.

Enfin le souffle céphalique offre des indications thérapeutiques surtout par la connaissance des conditions dans lesquelles il est produit. C'est ainsi que, dans les cas où il dépend d'une tumeur anévrysmale ou anévrysmoïde, la ligature de la carotide peut guérir le malade. Par contre, on évitera chez les anémiques et dans les cas de compression de la carotide une intervention qui, tout en faisant courir au malade des chances de mort et d'accidents divers, ne pourrait lui être utile.

ARTICLE II

SIGNES FOURNIS AU DIAGNOSTIC PAR L'EXAMEN DES YEUX

§ 1er. — Coloration.

Les yeux perdent ordinairement leur éclat et deviennent ternes, languissants, dans la plupart des maladies chroniques et aux approches de la mort.

§ 2. — Volume.

Ils deviennent saillants et proéminents, avec rougeur de la conjonctive, dans les maladies graves du larynx, du poumon, du cœur, surtout dans l'asthme très caractérisé; — dans certaines maladies aiguës ou chroniques du cerveau produisant l'hydrophthalmie, et dans les cas où une tumeur poussant l'œil en avant produit l'exophthalmie.

Quand, avec la proéminence des globes oculaires, il y a gonflement de la glande thyroïde et des palpitations, c'est ce qu'on appelle la *cachexie exophthalmique* ou *goître exophthalmique*.

Les yeux s'enfoncent, au contraire, dans leurs orbites pendant les maladies adynamiques graves, et particulièrement dans les maladies comme le choléra, l'eutérite cholériforme, la dysenterie qui produisent d'abondantes évacuations intestinales.

§ — 3. Mouvements.

Les yeux sont *fixes* dans la catalepsie, convulsés en haut ou affectés de *strabisme* dans les maladies graves des méninges et du cerveau, dans la paralysie de la troisième paire, dans la rétraction d'un des muscles de l'œil, etc.

Ils sont toujours *tous les deux déviés* du même côté qu'une lésion cérébrale et dans le côté opposé à l'hémiplégie, ont dit Vulpian et Prévost : c'est la *déviation latéralisée* ou *conjuguée des yeux*. Cependant, j'ai plusieurs fois vu des cas de déviation latéralisée des yeux avec hémiplégie chez les uns, sans hémiplégie chez les autres, alors que l'autopsie faite avec soin ne révéla l'existence d'aucune lésion cérébrale.

Cette question a été de nouveau étudiée par Landouzy, puis par Grasset qui sont arrivés à des affirmations opposées sans que l'accord fût possible. Outre qu'il y a des déviations conjuguées des yeux sans lésions appréciables du cerveau, les cas où, tantôt du côté de la lésion, tantôt du côté opposé, se trouve cette déviation, sont expliqués différemment.

Les yeux déviés d'un côté, à droite par exemple, regardent vers la lésion placée dans l'hémisphère droit, et c'est cette lésion qui produit le spasme, dit Prévost. Ce n'est pas toujours ainsi, disent les autres ; ils peuvent regarder à droite, tandis que la lésion encéphalique est à gauche. C'est ici que viennent les explications.

Alors, on dit qu'il faut distinguer les cas de déviation des yeux par *paralysie* du centre rotateur et les cas par *excitation* de ce centre. M. Grasset alors a formulé cette conclusion :

Quand il y a déviation conjuguée, dans les lésions d'un hémisphère cérébral, le malade regarde ses membres convulsés s'il y a excitation, et il regarde sa lésion s'il y a paralysie. Pratiquement, on retient cette règle en raisonnant sur l'oculo-moteur externe. Quand il y a excitation, les yeux sont tirés du même côté que les membres convulsés; quand il y a paralysie, les yeux sont déviés du côté opposé aux membres paralysés.

Quels sont les points de l'hémisphère dont les altérations peuvent entraîner la déviation conjuguée? Il y a deux régions de l'écorce cérébrale dont l'excitation électrique entraîne la rotation de la tête et des yeux du côté opposé à l'excitation; ces deux régions sont le pied de la deuxième frontale, et, en second lieu, la circonvolution qui coiffe la scissure de Sylvius, les deux tiers postérieurs de la première temporale et le pli courbe. Un cas de Choupée, dans lequel il y eut lésion du pied de la deuxième frontale, porte Ferrier à localiser en ce point le centre de la déviation conjuguée, et cet auteur ne voit dans le pli courbe et le fond de la scissure de Sylvius qu'un centre de la vision. Deux des faits de M. Grasset tendent au contraire à placer le centre rotateur dans la seconde région désignée par Ferrier. Chez un de ses malades, le foyer de ramollissement occupait le pli courbe, et chez l'autre une hémorrhagie sous-corticale avait fait irruption sous les méninges, entre l'extrémité de la scissure de Sylvius et la scissure parallèle. Le cas de Choupée lui-même, dit M. Grasset, a été mal interprété; en outre de la lésion située au pied de la deuxième frontale externe, il y en avait une bien plus importante sur les parties supérieure et latérale du lobe sphénoïdal, et c'est à cette dernière que Choupée attribuait la déviation conjuguée. Aussi M. Grasset formule la proposition suivante : Quand la déviation conjuguée doit être attribuée à une lésion corticale, l'altération siège le plus souvent dans les circonvolutions qui coiffent le fond de la scissure de Sylvius et le pli courbe. Comme pour les autres centres moteurs, tout le faisceau de fibres blanches qui part de cette région et va au pédoncule en passant par la capsule interne, pourra, quand il sera altéré, donner lieu au même phénomène.

Quand on arrive au mésocéphale, à partir d'un certain point, le sens de la déviation change parce que les effets sur l'oculo-moteur externe deviennent directs. Ici, le principe posé pour les hémisphères doit être renversé; le malade regarde ses membres paralysés s'il y a paralysie; au contraire il regarde sa lésion s'il y a excitation.

D'ailleurs, dans une communication ultérieure à la Société anatomique, M. Landouzy, revenant sur les opinions formulées dans sa thèse, est arrivé à des conclusions conformes à celles de M. Grasset.

Les yeux sont agités de tremblement latéral ou *nystagmus* dans certains cas de méningite tuberculeuse, d'hydrocéphalie chronique ou de paralysie générale et d'encéphalite chronique.

ARTICLE III

PUPILLE

La pupille, ordinairement ronde, mobile et sensible à la lumière, est quelquefois très large, insensible aux rayons lumineux et entièrement immobile : c'est le cas de l'*amaurose* et de la *mydriase*.

Elle devient ovale, anguleuse, irrégulière dans l'iritis par suite des adhérences de l'iris.

Elle n'est pas toujours de même dimension à droite ou à gauche, et, dans cette inégalité, on a vu, prématurément peut-être, un signe de la paralysie générale progressive.

Elle se contracte dans l'agonie et pendant le sommeil pour se dilater au moment du réveil et à l'instant de la mort. — Cette ouverture paraît noire dans l'état habituel, à cause de l'obscurité du fond de l'œil ; mais, dans la cataracte, elle paraît blanche par opacité du cristallin, et ailleurs, elle est rouge chez les personnes dont la rétine n'est pas colorée. Ce phénomène est spécial à l'*albinisme*.

La pupille est très sensible à l'atropine ; elle se dilate sous son influence au bout de dix minutes, et ce phénomène n'a pas lieu après la mort, ce qui permet d'y voir un signe à utiliser pour le diagnostic de cet état (1).

ARTICLE IV

SCLÉROTIQUE

La sclérotique, ordinairement blanche, est jaune dans l'ictère, rouge dans les ophthalmies, dans l'apoplexie conjonctivale, dans la méningite, et dans les maladies du cœur qui produisent la cyanose ; elle est bleuâtre chez les sujets lymphatiques et sur la plupart des individus affectés de phthisie tuberculeuse. Elle est ardoisée chez les malades qui ont pris pendant longtemps du nitrate d'argent contre l'épilepsie.

ARTICLE V

CORNÉE

La cornée transparente offre quelquefois des taches laiteuses plus ou moins étendues ; ce sont des *taies* produites par la guérison d'ulcères superficiels causés par la kératite simple ou traumatique, par la kératite de la scrofule, de la variole, etc.

Elle se ramollit, devient opaline sous l'influence de l'inanition, dans le cours de la méningite, ce qui est rare, et des maladies de la cinquième paire. Son ramollissement s'accompagne alors très souvent de la perforation et de la perte de l'œil, ainsi que l'ont établi les expériences de Chossat sur l'inanition, et les vivisections faites par Claude Bernard sur les animaux.

Elle change de forme et devient conique dans le staphylome ; enfin, elle perd sa transparence et se couvre d'un voile glaireux à la fin de l'agonie ou immédiatement après la mort. Alors, si l'on examine avec le réflecteur

(1) E. Bouchut, *Mémoire sur plusieurs nouveaux signes de la mort fournis par l'ophthalmoscopie.* Paris, 1867, in-18. — *Traité des signes de la mort.* 2ᵉ édit. Paris, 1874.

d'un ophthalmoscope, elle ressemble à une vitre mouillée, et le fond de
l'œil, au lieu d'être rouge, est gris blanchâtre par suite de la décoloration
de la choroïde. On n'y voit plus de papille, les artères rétiniennes ont disparu, et les veines interrompues sont à peine visibles.

ARTICLE VI

CRISTALLIN

Le cristallin perd quelquefois sa transparence, et il en résulte un changement notable dans l'aspect de l'œil. La pupille, au lieu de paraître noire,
est grise, ou tout à fait blanche, si le cristallin est devenu opaque. C'est
ce qu'on observe dans la cataracte traumatique, sénile ou diabétique.

A ce changement de couleur des parties constitutives du cristallin se rapporte un phénomène découvert par Sanson, et dont la connaissance importe
au diagnostic de certaines maladies de l'œil. Ainsi, devant un œil dont les
milieux sont transparents et dont la pupille a été dilatée par la belladone,
la lumière d'une bougie produit trois images de flamme, les unes derrière
les autres, l'une renversée entre les deux autres, qui sont droites. De ces
trois images, l'antérieure, très apparente, est produite par le mirage de la
bougie sur la cornée; la seconde, renversée, résulte du mirage sur la face
postérieure de la capsule cristalline, et la troisième, très pâle, est produite
par le mirage sur la face antérieure de cette même capsule. Les trois
images manquent dans le cas d'opacité de la cornée. Une seule image indique l'opacité de la face antérieure de la capsule, et les deux images
droites, en l'absence de l'image renversée, annoncent l'opacité de la face
postérieure de la capsule. Ces phénomènes permettent de distinguer sûrement l'amaurose, avec conservation de la transparence des milieux de
l'œil, d'avec la cataracte, qui a pour effet de les détruire.

ARTICLE VII

NERF OPTIQUE, CHOROÏDE ET RÉTINE

Les parties profondes de l'œil, telles que le corps vitré, la papille du
nerf optique, les artères et les veines de la rétine, la rétine elle-même, et
la choroïde sont le siège de lésions nombreuses qu'on ne peut découvrir
qu'à l'aide de l'ophthalmoscope et qui indiquent, soit une maladie de
l'œil seul, soit une maladie organique du cerveau et de la moelle épinière,
soit la diathèse tuberculeuse, leucémique, diabétique, albuminurique,
syphilitique ou hémorrhagique. Ce sont des signes de la plus grande
importance.

Jusqu'en 1862, l'ophthalmoscope n'avait été employé que par les *oculistes*
dans leur spécialité, pour le diagnostic des maladies de l'œil et des différentes variétés de l'amaurose, mais la médecine doit maintenant l'utiliser

à son profit, car, d'après ce que j'ai fait connaître, elle trouve dans son emploi le moyen de voir, dans l'état du nerf optique ainsi que dans la circulation rétino-choroïdienne, l'état de la circulation et de la nutrition du cerveau, de la moelle et des méninges. Voir dans l'œil ce qui se passe dans le cerveau et dans la moelle, tel est le but de la nouvelle application de l'ophthalmoscope.

On savait depuis longtemps que différentes amauroses pouvaient dépendre d'une lésion de l'encéphale, et qu'elles étaient parfois accompagnées d'atrophie du nerf optique, mais ce n'est qu'avec l'ophthalmoscope qu'il a été possible de constater cette lésion pendant la vie.

Frappé de ce fait signalé par Sichel, par Desmarres, par de de Græfe et par tous les chirurgiens, j'ai eu l'idée de rechercher, d'une manière systématique dans toutes les affections nerveuses, quelles étaient les altérations qui pouvaient se produire dans l'œil sous l'influence des maladies aiguës et chroniques de l'encéphale et de la moelle, sans me laisser guider à cet égard par la considération de l'amaurose ni d'aucun trouble visuel. Cela m'a permis de découvrir la loi de coïncidence des lésions du nerf optique, de la rétine ou de la choroïde et des maladies organiques du système cérébro-spinal. De là est née la *cérébroscopie : c'est la névrite optique*, la *névro-rétinite* et la *névro-choroïdite* constatée dans les maladies cérébro-spinales et rendant le diagnostic de ces maladies absolument certain. J'ai ainsi vu : 1° que tout obstacle mécanique à la circulation cérébrale avait son retentissement dans les veines de la rétine ; 2° que toute phlegmasie méningo-encéphalique descendait dans l'œil par le nerf optique ; 3° enfin, que les maladies aiguës de la moelle produisaient, par le grand sympathique, un relâchement des vaisseaux du nerf optique ou de la rétine conduisant à l'amaurose, lois importantes qui sont devenues la base d'une séméiologie nouvelle des maladies nerveuses.

Au reste, pour ne pas me répéter, je renvoie, pour de plus amples détails, aux ouvrages spéciaux que j'ai publiés sur ce sujet (1), et au chapitre intitulé CÉRÉBROSCOPIE (2), dans lequel j'ai décrit tous les signes que présente le fond de l'œil (nerf optique, rétine ou choroïde) dans les maladies organiques du cerveau, de la moelle ou des méninges.

ARTICLE VIII

SIGNES FOURNIS AU DIAGNOSTIC PAR L'EXAMEN DE LA VISION

A l'examen physique de l'œil se rapportent les signes tirés de l'étude des troubles visuels. Ainsi, la vision peut cesser le jour et n'avoir lieu que la nuit, sans que pour cela, le globe oculaire soit malade ; c'est la *nyctalopie; —* quand, au contraire, les malades voient pendant le jour et

______

(1) Bouchut, *Du diagnostic des maladies du système nerveux par l'ophthalmoscope (Gaz. des hôpit.*, 1862-63 et Paris, 1867, un volume in-8) ; enfin *Atlas d'ophthalmoscopie médicale et de cérébroscopie*, 1876.

(2) Voyez p. 181 et suivantes de ce livre.

cessent de voir après le coucher du soleil, ils ont de l'*héméralopie*. — La vision s'altère quelquefois dans un œil par effet sympathique lorsqu'une maladie de l'œil opposé agit sur l'œil resté sain ; — par lésion locale de la cornée, du cristallin ou des milieux de l'œil ; — par lésion de la rétine, de la choroïde et du nerf optique ; — sous l'influence de la glycosurie, ou diabète sucré qui altère la rétine ; des maladies des méninges ou du cerveau et de quelques lésions de la moelle épinière. Dans ces cas, on comprend que l'étude des troubles visuels offre des signes importants au diagnostic des maladies.

Des éblouissements, des bluettes et de petites flammes rouges au-devant des yeux annoncent la congestion cérébrale et l'imminence de l'apoplexie. Des taches noires dans le champ visuel annoncent un commencement de maladie circonscrite dans la rétine, surtout une hémorrhagie rétinienne ; — l'*hémiopie* indique une lésion de la rétine ; — la *diplopie* annonce le début de la méningite ou une affection chronique de la protubérance et de la moelle, telle que la sclérose spinale et l'ataxie locomotrice. La perte absolue de la vision, sans lésion apparente des milieux de l'œil, ou *amaurose*, indique une paralysie de la rétine et du nerf optique, par lésion locale du fond de l'œil, ou par une sclérose du nerf optique due à une tumeur cérébrale de la couche optique, des tubercules quadrijumeaux, de la protubérance ou consécutivement à la sclérose cérébro-spinale des ataxiques.

L'amaurose subite, incomplète, accompagnée d'un peu d'œdème des paupières, a été signalée par Landouzy comme un phénomène initial assez fréquent de l'albuminurie, ce qui est très vrai. — C'est quelquefois aussi le signe de la glycosurie.

L'amaurose sans œdème palpébral, et sans lésion intra-oculaire venue par degrés, résulte quelquefois de la présence d'un tænia.

La diplopie se rattache souvent à une lésion organique du cerveau, annonçant une paralysie du moteur oculaire commun ou un commencement de paralysie générale progressive, un début de méningite, ou enfin une gomme syphilitique de la substance cérébrale, etc.

Il est tout naturel que la vision soit troublée par les maladies de la pupille, de la rétine ou de la choroïde, qu'occasionne une maladie du cerveau, de la moelle ou des méninges, mais, dans beaucoup de cas, la lésion existe et il n'y a aucun trouble visuel, c'est ce qui explique pourquoi on a tardé jusqu'à ce jour à découvrir la loi de coïncidence que j'ai fait connaître sur le rapport des lésions du nerf optique et de la rétine avec les maladies cérébrospinales (1).

ARTICLE IX

SIGNES FOURNIS AU DIAGNOSTIC PAR L'EXAMEN DES PAUPIÈRES

Les paupières peuvent être modifiées dans leur aspect naturel par leur *coloration*, par leur *volume* et par la *régularité de leurs mouvements*.

(1) Voyez plus haut le chapitre CÉRÉBROSCOPIE, p. 64.

§ 1er. — Coloration.

Elles s'entourent quelquefois, surtout à leur bord inférieur, d'une teinte *bleuâtre* formant des yeux *cernés*, phénomène produit par la fatigue, la veille, la menstruation, l'onanisme, de grandes évacuations, la fièvre, etc.

On y trouve quelquefois cette singulière sécrétion noire pulvérulente dont j'ai parlé précédemment qui est formée par du charbon et à laquelle s'applique le nom de *chromhydrose*.

Leur bord est rouge, croûteux, dans la *blépharite ciliaire* chronique, — renversé en dedans chez les personnes affectées d'*entropion*, et en dehors dans l'*ectropion*.

Elles sont rouges et gonflées dans l'érysipèle et dans la variole à la période de suppuration des pustules ; — volumineuses et pâles dans d'œdème et dans l'anasarque ordinaires. — Chose importante, l'œdème qui débute par les paupières et qui gagne les autres parties du corps est presque toujours le signe d'une albuminurie grave, souvent mortelle.

§ 2. — Mouvements.

Les mouvements des paupières sont souvent modifiés d'une manière importante. Tantôt fréquents et rapides, ils constituent le *tic palpébral*. Ces mouvements sont quelquefois liés à une affection cérébrale comme dans la manie aiguë, où ils constituent ce qu'on appelle le *clignotement*. Ils sont, au contraire, lents à effectuer dans certaines maladies des nerfs et du cerveau qui amènent des paralysies partielles.

Les paupières d'un seul œil ne peuvent quelquefois plus se rapprocher et restent entr'ouvertes. Cela s'observe dans l'hémiplégie faciale et dans la paralysie rhumatismale de la septième paire, à cause de la paralysie de l'orbiculaire palpébral. — Chez d'autres malades, au contraire, l'œil se ferme, mais il ne s'ouvre qu'à demi, la paupière supérieure ne peut plus être relevée, et l'œil est dévié en dehors. C'est ce qu'on observe dans la paralysie de la cinquième paire et dans la paralysie du moteur oculaire commun, qui envoie un rameau à l'élévateur de la paupière supérieure.

ARTICLE X

SIGNES FOURNIS AU DIAGNOSTIC PAR LES CONJONCTIVES, LA CARONCULE LACRYMALE LES CILS, ET LES SOURCILS

Les conjonctives, la caroncule lacrymale, et le sac lacrymal ne fournissent aucun signe important pour les maladies qui n'intéressent pas directement leur texture. — Les cils, au contraire, sont d'une longueur démesurée chez certains scrofuleux ou phthisiques, ou bien ils sont courts, partiellement détruits, ou garnis à la base d'une squame épidermique blanche chez les sujets scrofuleux ayant eu des blépharites ciliaires.

Les sourcils sont souvent le siège de plaies ou de cicatrices anciennes qui résultent de chutes sur la tête. Dans ce cas, il se fait souvent une névrite ascendante du nerf frontal branche de la cinquième paire, qui gagne le cerveau, et redescend par la deuxième paire ou le nerf optique pour former une névrite optique caractérisée d'abord par l'hyperhémie et par l'œdème du nerf, sans troubles visuels, puis un peu plus tard, par de l'amaurose avec atrophie papillaire(1).

ARTICLE XI

SIGNES FOURNIS AU DIAGNOSTIC PAR L'EXAMEN DES TEMPES

Les tempes se creusent dans les maladies aiguës, comme l'entérite cholériforme, le choléra, et dans la consomption des maladies chroniques, telles que la phthisie pulmonaire, l'entérite chronique; il en est de même dans l'agonie.

Elles sont le siège de douleurs névralgiques fréquentes, irrégulières, chez les personnes affectées de chlorose, ou périodiques dans les cas de fièvre larvée. On y observe des battements considérables chez les sujets pléthoriques et disposés aux congestions cérébrales ou à l'apoplexie.

ARTICLE XII

SIGNES FOURNIS AU DIAGNOSTIC PAR L'EXAMEN DES JOUES

§ 1er. — Coloration.

Chez un sujet bien portant, les joues, habituellement rosées, présentent quelquefois une couleur rouge intense, circonscrite sur les deux pommettes, et cette plaque rouge a été considérée comme l'indice du développement ultérieur d'une phthisie pulmonaire. Cela est souvent vrai. Au contraire, la coloration rouge intense unilatérale de la pommette, avec fièvre, caractérise presque toujours une maladie aiguë du poumon correspondant, comme on le disait au temps d'Hippocrate. Elle s'observe souvent dans la pneumonie. Alors la joue colorée est infiniment plus chaude, et elle a un ou deux degrés de plus que l'autre.

§ 2. — Volume.

Fermes et rebondies chez les personnes chargées d'embonpoint, les joues sont creuses chez les sujets maigres; elles sont flasques, mobiles et agitées par le souffle de l'expiration chez les personnes qui viennent d'être frappées de paralysie de la face par le froid ou par une hémorrhagie cérébrale.

Outre l'importance diagnostique de ce signe, il a encore, dans le cas particulier dont je parle, une certaine importance pronostique, car il révèle

(1) Voy. E. Bouchut, *Du diagnostic des maladies du système nerveux par l'ophthalmoscope*, obs. CLXIII, p. 371.

un grand danger. — Les joues sont atrophiées d'un seul côté dans certaines hémiplégies faciales chroniques et dans cette singulière maladie qu'on appelle *aplasie lamineuse de la face.*

ARTICLE XIII

SIGNES FOURNIS AU DIAGNOSTIC PAR L'EXAMEN DU NEZ

Le nez s'amincit, s'effile et se refroidit dans les maladies graves, surtout dans les entérites cholériformes ou dans le choléra et aux approches de la mort.

Les narines sont pulvérulentes dans la fièvre typhoïde et dans les maladies adynamiques sérieuses ; — elles sont agitées de mouvements rapides et très visibles de dilatation active dans le croup, dans la broncho pneumonie des jeunes enfants, et dans l'asphyxie par maladies du poumon à leur dernière période. — Chez les petits enfants, cette dilatation fréquente des narines, par lesquelles sort un petit bruit d'expiration, est le signe certain d'une pneumonie lobulaire confluente très grave qu'il est alors facile de constater par l'auscultation.

Il y a des cas où une seule narine reste immobile ou s'affaisse dans les mouvements d'inspiration, l'autre conservant toute la liberté d'action. C'est le signe d'une paralysie faciale.

Le nez sécrète parfois de la sérosité claire qui coule au dehors et irrite l'ouverture des narines dans le coryza aigu ; — il sécrète du muco-pus dans le coryza scrofuleux, et si la sécrétion a de l'odeur, c'est ce qu'on appelle *punaisie ;* — il jette du sang dans l'épistaxis par pléthore simple, par fièvre typhoïde ou par purpura hæmorrhagica ; — il en sort de la sérosité purulente et l'ouverture est grisâtre dans le coryza diphthéritique.

ARTICLE XIV

SIGNES FOURNIS AU DIAGNOSTIC PAR L'EXAMEN DES LÈVRES

§ 1er. — Coloration.

La couleur rosée des lèvres change souvent dans un grand nombre de maladies. — *Rouges* dans les maladies aiguës inflammatoires, elles sont *pâles* dans le frisson de la fièvre intermittente, dans l'anémie, dans la chlorose ; — *pâles, terreuses et ridées* dans la syphilis des nouveau-nés ; — *livides, violacées* dans les maladies adynamiques et dans les maladies du cœur, — *noires, bleuâtres* dans la persistance du trou de Botal, dans les rétrécissements de l'artère pulmonaire, dans l'asphyxie simple, dans l'asphyxie de la bronchite capillaire et du catarrhe suffocant, dans certains cas de croup à la dernière période, dans le choléra et à la suite de l'usage prolongé du nitrate d'argent.

§ 2. — Enduits des lèvres.

Par suite de l'enduit qui les couvre, les lèvres sont parfois sèches et couvertes de pellicules épidermiques minces dans les affections chroniques des
voies digestives et dans la fièvre hectique ; elles sont, au contraire, sèches,
poisseuses et noirâtres, couvertes de pellicules épaisses, dans les maladies
aiguës graves, compliquées d'adynamie, et particulièrement dans la fièvre
typhoïde. Dans ce cas, elles offrent souvent des gerçures par lesquelles
s'échappe une certaine quantité de sang. On y trouve souvent de fausses
membranes dans la diphthérite ; des plaques muqueuses jaunâtres dans les
affections héréditaires syphilitiques ; des aphthes et des points blancs
d'*Oidium albicans* à leur face interne dans la stomatite aphtheuse et dans
le muguet.

§ 3. — Tremblement et paralysie des lèvres.

Les lèvres tremblent momentanément dans la colère, dans le frisson et
dans la courte période qui précède les vomissements ; leur tremblement
continu indique la présence d'une névrose.

Ordinairement rapprochées, elles pendent, surtout la lèvre inférieure,
dans les maladies adynamiques, telles que le typhus, la fièvre typhoïde, etc.
Elles sont flasques et déformées dans la paralysie ou l'hémiplégie faciale,
de manière à produire une déviation dans le côté sain, entraîné en arrière
par les muscles restés contractiles. Parfois la lèvre inférieure est seule
pendante, laisser écouler la salive, ce qu'on voit dans l'idiotie chez les
enfants et dans la démence ou l'imbécillité chez les vieillards.

Souvent on voit la partie paralysée des lèvres, très mobile, être entraînée
par la colonne d'air chassée dans l'expiration, et il en résulte un mouvement singulier qu'on exprime par une comparaison grossière en disant que
le malade *fume la pipe*. C'est ce qu'on observe dans les hémorrhagies
cérébrales très graves.

Quelquefois agitées d'un mouvement convulsif tout spécial dans la para-
phrénésie ou la manie aiguë, elles donnent lieu à ce qu'on appelle le *rire
sardonique*, expliqué, soit par l'anastomose du nerf phrénique et du nerf
facial avec le sous-clavier et le grand sympathique, soit plus justement par
la sympathie qui existe entre les lèvres et le diaphragme.

§ 4. — Volume.

Le volume des lèvres, principalement celui de la lèvre supérieure, est
souvent augmenté chez les scrofuleux, à cause des gerçures qu'on y trouve
et par suite de l'inflammation chronique qui en résulte et qui est engendrée
par l'écoulement continuel d'un flux nasal âcre et irritant. Il augmente
aussi, soit en haut, soit en bas, dans les maladies de l'enfance, à la suite
de la stomatite ulcéreuse et des aphthes qui irritent le tissu cellulaire sub-
jacent et favorisent si rapidement l'apparition de la gangrène de la bouche.

On l'observe encore dans quelques maladies aiguës avec l'herpès critique et de bon augure développé à leur surface dans le cours de la pneumonie franche.

Les lèvres, enfin, présentent à leur surface des gerçures chez les scrofuleux et dans les maladies aigues ; — des plaques muqueuses dans la syphilis constitutionnelle ; — de l'herpès comme signe d'une heureuse terminaison des maladies aiguës, et à leur face intérieure des taches de muguet idiopathique ou symptomatique. Celui qu'on observe chez l'adulte dans le cours des maladies chroniques a une gravité pronostique toute particulière. Il indique la mort dans un temps assez rapproché.

ARTICLE XV

DU DIAGNOSTIC PAR L'EXAMEN DE LA BOUCHE, DES DENTS ET DES GENCIVES

§ 1er. — Écartement et resserrement des mâchoires.

Les *mâchoires* écartées, tout en restant mobiles, s'observent dans les maladies adynamiques et dans l'agonie ; elles sont écartées, mais immobiles, dans la double luxation de l'os maxillaire. — Quand elles restent écartées avec saillie de la langue, elles indiquent l'angine tonsillaire aiguë ou chronique avec fort gonflement des amygdales. — On les voit serrée s dans le *trismus* produit par le tétanos, et dans le cours des affections convulsives provoquées par la méningite aiguë ou chronique, par les tumeurs du cerveau, etc. — Un écartement incomplet avec déviation de la pointe du menton à droite ou à gauche est le signe de la luxation d'une seule branche du maxillaire à gauche ou à droite, c'est-à-dire du côté opposé au déplacement du menton.

§ 2. — Malformation des dents.

Les *dents* sont ordinairement minces, d'un blanc laiteux, molles et souvent atteintes de carie chez les sujets disposés à la phthisie. — Piquées à la surface de leur émail, cela révèle l'existence antérieure d'une maladie prolongée des voies digestives ou de la diathèse rachitique et syphilitique. Seulement, à la suite de la dyspepsie de l'entérite chronique et du rachitisme, l'altération se présente sous forme d'amincissement des dents incisives, de sillons superposés en forme d'escalier, de pointillé noir horizontal et de dentelures à leur bord libre. — Dans la diathèse syphilitique, elles sont petites, courtes, parfois coniques, et leur bord tranchant est comme échancré. Hutchinson considère cette lésion comme pathognomonique de la syphilis. C'est une erreur. Les dents présentent cette altération à la suite de tout état cachectique prolongé, principalement de la cachexie causée par l'entérite chronique ou le rachitisme, et la syphilis ne produit cette altération que comme état cachectique (fig. 107).

Les dents, enfin, se couvrent d'un enduit sec, noirâtre, fuligineux, dans les fièvres graves adynamiques et typhoïdes.

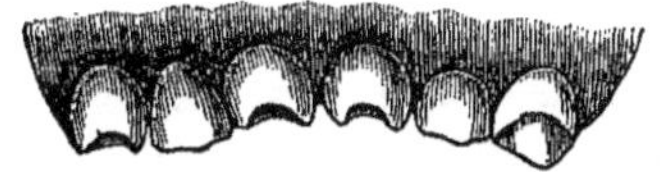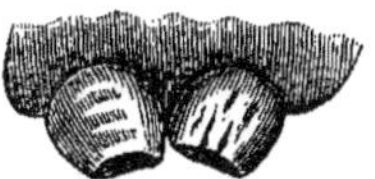

Fig. 107.

Par suite de la convulsion ou du spasme des muscles de la mâchoire, on les entend claquer les unes contre les autres dans le frisson des fièvres intermittentes et de l'invasion des maladies aiguës. — Ailleurs, elles frottent en produisant un *bruit de grincement* chez les enfants nerveux pendant leur sommeil. Lorsque ce grincement se produit dans les maladies aiguës convulsives, notamment la méningite, il y a tout lieu de craindre la mort.

§ 3. — Couleur et altération des gencives.

Les *gencives* sont pâles dans la chlorose, dans l'anémie et à la fin des maladies cachectiques. — Elles sont, au contraire, rouges, livides, couvertes d'un enduit pultacé, dans les maladies aiguës et surtout dans la fièvre typhoïde; — elles sont rouges, livides, gonflées, saignantes et infectes dans le scorbut.

Leur bord libre est souvent ulcéré dans une forme particulière de stomatite chez les enfants, et il présente alors un liséré grisâtre ulcéro-membraneux qui tend à s'agrandir, peut amener la destruction des gencives, la nécrose d'une portion de maxillaire et la chute des dents, ou même, dans certains cas, la gangrène de la bouche. — Il en est de même dans la *stomatite mercurielle*. — Ailleurs, dans l'intoxication saturnine, le bord libre des gencives est *gris bleuâtre* par suite du dépôt d'une couche très mince de sulfure de plomb, et il offre une *teinte verte* prononcée d'oxyde de cuivre dans les maladies des ouvriers qui fondent et qui manipulent ce métal; — il est *noirâtre* dans la saturation de l'organisme par les sels d'argent chez les sujets épileptiques que l'on a traités par ces composés métalliques.

§ 4. — Odeur de la bouche.

L'odeur de la bouche est très souvent altérée par suite des maladies locales de la muqueuse buccale ou des maladies générales de l'organisme.

Elle est infecte dans la *carie dentaire*, — dans la gangrène buccale ou *stomacace*; — dans la *stomatite ulcéro-membraneuse* et mercurielle; — dans l'angine tonsillaire gangréneuse; — dans la *gangrène du poumon* et dans certains *catarrhes chroniques des bronches* chez les vieillards; enfin, dans la glycosurie où elle a une fade odeur spéciale caractéristique de la maladie. — Ce symptôme m'a servi plusieurs fois à reconnaître la maladie rien qu'en causant de près avec les malades et avant d'avoir fait l'analyse des urines.

§ 5. — Stomatorrhagie.

Des hémorrhagies se font souvent par les gencives, dans la stomatite *ulcéro-membraneuse* qui a produit le gonflement et l'ulcération du rebord gingival ; — dans la *stomatite mercurielle* accompagnée d'ulcération du bord des gencives ; — dans certains cas d'avulsion dentaire ou de blessures gingivales ; — dans le *purpura hæmorrhagica* ; dans le *scorbut* ; dans l'*hémor-rhaphilie* ; — dans l'empoisonnement par l'aconit, selon Copland, enfin dans certains cas d'hystérie ou de suppression menstruelle.

§ 6. — Salivation.

Dans l'état normal, on évalue la sécrétion de la salive à 1000 ou 1500 grammes et elle est continuellement avalée. Mais dans l'état pathologique, la salive non retenue dans la bouche peut s'élever comme quantité au chiffre de 2, 3 kilogrammes et plus. C'est la *salivation* ou *sialorrhée* ou *ptyalisme*. C'est de l'eau incolore, parfois trouble, neutre ou légèrement alcaline, visqueuse, salée ou sucrée dans le diabète. Elle est quelquefois fétide : c'est le cas de la stomatite mercurielle.

La salive, habituellement retenue dans la bouche, avalée instinctivement de minute en minute, parfois coule involontairement, malgré l'effort des lèvres, à demi paralysées et pendantes, qui sont écartées chez les idiots et chez les déments. — Ailleurs, elle coule involontairement aussi, mais les lèvres veulent la retenir ou bien le malade fait effort pour la cracher.

La salivation est le résultat d'une irritation de la bouche et des glandes salivaires par des agents spéciaux, tels que le piment, le tabac, le bétel, la racine de pyrèthre, le jaborandi et son alcaloïde la *pilocarpine*, ou de l'irritation inflammatoire muqueuse dans les différentes variétés de stomatite, y compris celle de la variole, et dans la stomatite causée par l'absorption du mercure. La salivation est souvent *sympathique* dans la grossesse, le catarrhe gastrique, la gastrite chronique, l'hystérie, l'hypochondrie, le nervosisme, la rage, certaines formes d'aliénation mentale, surtout la manie aiguë.

ARTICLE XVI

DU DIAGNOSTIC PAR L'EXAMEN DES OREILLES PAR L'OTORRHAGIE ET PAR LE GONFLEMENT DE LA RÉGION PAROTIDIENNE

Les oreilles et la région parotidienne n'offrent qu'un petit nombre de signes diagnostiques ou pronostiques, mais en revanche ces signes ont une grande importance.

Les oreilles sont froides, pâles et cyanosées, dans le frisson des fièvres intermittentes, dans quelques maladies du cœur, dans l'asphyxie, dans le choléra et à la fin de l'agonie. — Elles sont souvent, chez les sujets lymphatiques, à l'extérieur, en arrière du pavillon, le siège d'un eczéma qui peut s'étendre assez loin. — Souvent aussi on voit le conduit auditif être le siège d'un suintement purulent plus ou moins considérable chez quelques scrofuleux, ayant une inflammation de l'oreille moyenne, ce qui constitue l'*otorrhée*. Alors il y a perforation de la membrane du tympan, suppuration de la caisse et, si la maladie se prolonge, il peut y avoir avec l'écoulement muqueux purulent une sortie des osselets, ce qui est pour toujours la perte de l'oreille. — Dans quelques cas, enfin, à la suite des chutes sur la tête, on y observe un écoulement *séreux roussâtre*, phénomène qui indique toujours une fracture de la base du crâne au niveau du rocher.

En auscultant les oreilles dans l'état normal, on n'entend rien, mais parfois, dans la méningite, on y entend un bruit de souffle qui est évidemment un *bruit céphalique* analogue au bruit céphalique dont j'ai parlé plus haut et qu'on entend sur différents points du crâne.

Mais en dehors de ce fait, dans les maladies des oreilles l'auscultation peut être utilement employée.

On sait que par des poussées d'air sur le tympan, on agit sur la sensation sonore perçue par le sujet (ayant un diapason en résonance posé sur la bosse frontale), et l'on juge au moyen des variations ou de l'absence des variations de son annoncées par le patient de l'état de l'appareil conducteur du son et surtout de la mobilité de l'étrier.

Ces épreuves ne fournissent à l'observateur que les réponses du malade : M. Gellé a tenté de constater lui-même des variations du son, lorsqu'on exerce des pressions différentes au moyen de la poire à air.

Voici comment on dispose l'expérience :

Un tube de caoutchouc est adapté à l'oreille du sujet et par l'autre extrémité à celle de l'observateur. La poire à insuffler de Politzer est annexée au milieu du tube, et sert à pousser de l'air qui comprime le tympan du sujet ; celui de l'opérateur est isolé par un mince diaphragme de baudruche. Tout ainsi disposé, on place sur la bosse frontale un diapason *la*, en vibration.

Le sujet perçoit le son transmis et en même temps l'observateur le perçoit aussi.

Mais le son ne suit pas le même chemin pour aller de la paroi crânienne, soit à l'oreille du sujet, soit à celle de l'opérateur.

Dans le premier cas, le son pénètre dans la cavité tympanique et frappe la fenêtre ovale, et fait vibrer la platine de l'étrier. Ainsi le patient ne perçoit que le son qui a ébranlé cet osselet. D'un autre côté, l'observateur reçoit les ondes sonores qui, de la cavité tympanique, traversent la membrane du tympan et s'écoulent par le tube otoscopique.

Quand, avec la poire à air, on tend la cloison et tout l'appareil conducteur du son, on modifie aussitôt la sensation transmise, et d'une façon identique pour le sujet et pour l'opérateur ; si l'oreille donnée est saine, on produit à volonté l'atténuation du son : c'est un fait démontré.

Mais il n'en est plus de même si une lésion altère la mobilité, soit du tympan, soit de l'étrier. Dans ces cas, l'effet des pressions continue de se produire du côté resté sain, mais il est modifié complètement par la maladie de l'autre côté. Ainsi, la sensation sonore sera perçue par l'observateur avec ses modifications, en rapport avec les pressions exercées sur la poire de caoutchouc, si le tympan est resté bon conducteur du son et mobile, tandis que le sujet même éprouvera tantôt l'arrêt de la sensation à chaque poussée et tantôt une sensation vertigineuse, provoquée à chaque fois qu'on presse la poire à air, ou bien un bourdonnement intense.

Il peut arriver que l'audition du diapason n'ait pas lieu par la voie des os crâniens, et que cependant le médecin qui ausculte perçoive nettement ce son transmis à travers l'oreille.

On comprend que, dans ces cas, le diagnostic du siège de la lésion cause soit éclairé par une semblable expérience, qui donne à la fois la mesure de la mobilité et de la conductibilité de l'organe de l'ouïe.

Dans l'état sain, il y a concordance parfaite entre ce qu'éprouve l'observateur et ce qu'entend le sujet.

Dans l'état pathologique, il y a, au contraire, discordance complète ; et le jeu des pressions centripètes met en évidence la cause de ce disparate dans la circulation du son et précise le siège de la lésion. — L'analyse d'un cas pathologique montre bien la valeur de cette expérience.

C'est ainsi que, dans le vertige de Ménière, qu'on a voulu rapporter exclusivement à une lésion des canaux semi-circulaires, Gellé a pu, au moyen de ces épreuves, rendre évidente la lésion des fenêtres rondes ou ovales, puisque les pressions centripètes, qui modifiaient à volonté le son perçu par l'observateur, amenaient chez le sujet tantôt le silence tantôt restaient sans effet et tantôt produisaient le vertige.

Cette expérience constitue l'*auscultation transauriculaire* au moyen des pressions centripètes.

§ 1er. — Otorrhagie.

L'écoulement de sang par les oreilles constitue l'*otorrhagie*. Il est formé de sang pur ou de sang mêlé à de la sérosité et à du pus.

Il est continu ou intermittent, peu abondant ou considérable. Il ne se produit qu'après déchirure ou perforation ulcérative du tympan.

L'otorrhagie peut être subite à la suite d'une violente détonation de mine ou d'artillerie qui crève le tympan et amène la rupture des vaisseaux sanguins. Elle se voit à la suite des fractures de la base du crâne et du rocher, dans le cours de la coqueluche assez forte pour déchirer le tympan, après l'otite moyenne et les abcès de la caisse accompagnés d'otorrhée, enfin avec les écoulements chroniques du conduit auditif dus à la carie du rocher.

§ 2. — Parotides.

Au-dessous et en avant de l'oreille se trouve la parotide, qui est assez souvent le siège d'une tuméfaction considérable, pouvant donner lieu à une saillie énorme au niveau de l'angle de la mâchoire et autour du lobule de l'oreille. Ce gonflement, lorsqu'il est double et accompagné de fièvre, caractérise les *oreillons ;* quand il s'observe chez les enfants au milieu d'un bon état de santé habituel, il n'offre aucune espèce de gravité. C'est le résultat d'une rétention salivaire due à une affection catarrhale épidémique du canal excréteur de la salive obstruant l'ouverture de ce conduit. Au contraire, le même gonflement, d'un seul côté ou des deux côtés de la mâchoire, survenant chez un enfant ou un adulte très malade, au milieu des fièvres continues graves, porte le nom de *parotide* ou d'*oreillons septicémiques* se terminant très souvent par suppuration, et il annonce presque toujours la mort.

Oreillons et *parotides* ne sont donc qu'une seule et même maladie (1). C'est une rétention salivaire produite par obstruction du canal de Sténon, suivie de résolution dans les cas où les sujets sont pris au milieu de la santé, et de suppuration dans l'autre, à cause de l'état septicémique du sujet. A l'intérieur de la bouche, on sent le canal de Sténon tuméfié, et par la pression de la joue on en fait souvent sortir un liquide purulent plus ou moins épais, suivant les circonstances.

ARTICLE XVII

DU DIAGNOSTIC PAR L'EXAMEN DES CHEVEUX ET DE LA BARBE

Les cheveux tombent souvent, soit par le pityriasis du cuir chevelu, soit par la teigne décalvante, soit à la suite de l'accouchement, des maladies aiguës graves, et principalement des fièvres typhoïdes. Ce phénomène existe aussi dans la phthisie pulmonaire, mais à un bien plus faible degré.

En général ils repoussent, mais dans la teigne décalvante le crâne devient lisse comme une bille de billard et ils ne repoussent pas. — Dans quelques circonstances, chez les sujets depuis longtemps malades, par carie vertébrale, ou pleurésie chronique, cachectiques ou convalescents d'une fièvre grave, ils s'amincissent, perdent leur brillant, deviennent étiques, lanugineux et indiquent un vice de nutrition du follicule pileux.

§ 1er. — Coloration.

Les cheveux blanchissent lentement avec l'âge. C'est le caractère de la vieillesse. Ils peuvent également blanchir d'une façon subite sous l'influence de la frayeur et d'un profond chagrin. J'ai cité dans ma *Pathologie*

(1) Bouchut, *Traité des maladies de l'enfance.* 7e édition.

générale l'exemple d'un nègre mordu par un chien, qui avait blanchi subitement et dont la photographie a été présentée à la Société de biologie. Leur décoloration partielle dans la tête, sur le sourcil, dans la barbe, formant des mèches blanches au milieu des autres poils bien colorés indique le *vitiligo*. — Ils changent de couleur et passent partiellement du châtain ou du brun au roux dans les maladies chroniques, et notamment dans la phthisie tuberculeuse. Une barbe composée de poils bruns et roux indique souvent la tuberculose pulmonaire. — On voit enfin des cheveux qui tirent sur le vert chez les ouvriers qui fondent et qui travaillent le cuivre, et sur le rouge chez ceux qui fabriquent le minium.

§ 2. — Chute des cheveux.

Dans la teigne faveuse, les cheveux s'amincissent, se décolorent et tombent avec la plus grande facilité. Ce caractère permet de distinguer, parmi les maladies du cuir chevelu, celles qui dépendent d'un favus de celles qui sont produites par l'impétigo et par l'eczéma. — Dans la teigne tondante, au contraire, ils tombent par places, se cassent près de la racine, laissent une plaque brune villeuse, avec des vestiges de poils, et leur chute constitue de véritables tonsures.

CHAPITRE VIII

SIGNES FOURNIS AU DIAGNOSTIC PAR L'EXAMEN DU COU

Les proportions ordinaires du cou changent dans certaines dispositions morbides.

Un cou large et court favorise le coup de sang et l'hémorrhagie cérébrale ; au contraire, un coup mince et allongé indique une grande faiblesse de constitution et une aptitude spéciale au développement de la phthisie pulmonaire.

Le cou peut être déformé par des tumeurs : — en avant du larynx, par le goître ou hypertrophie simple du corps thyroïde et par ce qu'on appelle le goître exophthalmique s'il y a en même temps saillie des globes oculaires ; — sur les côtés par des ganglions lymphatiques hypertrophiés ou tuberculeux ; — sous l'angle de la mâchoire par le gonflement des amygdales ; — dans l'angine intense et dans l'angine scarlatineuse ou diphthéritique par des phlegmons variés ; — au-dessous de l'oreille par le gonflement de la parotide appelé *oreillon ;* — et en arrière, sous l'occipital, par des ganglions indurés qui indiquent une syphilis constitutionnelle.

Dans quelques cas, le cou est tordu et la tête inclinée sur l'épaule : c'est ce qui forme le *torticolis*. Cette lésion indique un rhumatisme des muscles du cou ou une paralysie du sterno-mastoïdien et des scalènes ; ou, enfin, une carie vertébrale cervicale avec formation d'abcès par congestion.

Chez quelques malades, les veines du cou sont le siège d'un battement isochrone aux pulsations du pouls avec reflux du sang visible à la surface de la peau : c'est ce qu'on appelle le *pouls veineux*. Il s'observe dans les maladies du cœur droit et principalement dans l'insuffisance de la valvule tricuspide.

Chez d'autres malades atteints de dyspnée cardiaque, il n'y a qu'un *reflux veineux* du golfe de la veine jugulaire à chaque expiration, mais ce n'est pas le pouls veineux et il n'y a pas d'isochronisme avec la systole cardiaque. L'isochronisme n'existe qu'avec la respiration dans le mouvement expirateur.

On a dit, enfin, que le cou gonflait un peu du jour au lendemain et augmentait dans sa circonférence chez les filles qui perdaient leur virginité, mais c'est un fait qui demanderait à être vérifié par un observateur sérieux.

CHAPITRE IX

SIGNES FOURNIS AU DIAGNOSTIC PAR L'EXAMEN EXTÉRIEUR
DE LA POITRINE ET LA CONFORMATION DU THORAX

On trouve à côté des signes fournis par la *spirométrie*, par la *percussion* et par l'*auscultation* (1), un certain nombre d'autres signes tirés de l'inspection de la poitrine, et qui ne manquent pas d'importance.

La *largeur de la poitrine* et l'épaisseur de ses muscles pectoraux sont les meilleures conditions qu'on puisse rencontrer à l'état normal.

Au contraire, une *poitrine globuleuse, maigre, étroite*, poussant sur le sternum, comme une *poitrine de poulet*, avec des épaules saillantes, basses et des pectoraux minces, amaigris, peu développés, indique une constitution faible et des poumons susceptibles de devenir tuberculeux. Pareille déformation, souvent très prononcée sans qu'il y ait de maladie sérieuse, existe dans le rachitisme. Cette disposition s'observe aussi dans les cas de carie dorso-vertébrale, mais alors il y a gibbosité dans le dos, ce qui distingue cette voussure présternale de la voussure rachitique.

Des *voussures* particulières partielles et permanentes du thorax se produisent localement à la région précordiale dans la péricardite avec épanchement et dans l'hypertrophie du cœur ; — au sommet du sternum dans le cas d'anévrysme de l'aorte faisant saillie au dehors : — sur les divers points des parois thoraciques, à la région sus et sous-claviculaire, sternale, mammaire, etc., dans l'emphysème pulmonaire, ainsi que l'a indiqué

(1) Voyez plus haut, p. 000.

P.-Ch. Louis (1). — Il s'en établit également d'un seul côté de la poitrine dilaté par un épanchement séreux excessif de la plèvre qui efface les espaces intercostaux, mais alors la dilatation occupe tout un côté de la cage osseuse thoracique ; — on observe aussi certaines voussures sur la colonne vertébrale des enfants, dans le cas où le rachitisme produit une incurvation lombaire antéro-postérieure ; — sur l'un des côtés du dos, lorsque l'affaiblissement des muscles d'un côté de la gouttière vertébrale produit la déviation de la taille ou scoliose dorsale ; — enfin, lorsqu'une arthrite vertébrale ou une carie des vertèbres déterminent la gibbosité sur les différents points de la poitrine à la suite d'abcès par congestion, d'abcès froids, hydatiques, etc.; mais alors ce sont des voussures qui sont tôt ou tard remplacées par des tumeurs plus ou moins considérables.

La *dépression générale ou partielle des côtes* s'observe quelquefois d'un côté du thorax, à la suite d'épanchement pleurétique entièrement guéri, laissant une complète adhérence entre les deux feuillets de la plèvre. Il y a toujours alors *rétrécissement d'un côté de la poitrine*. J'en ai vu un cas curieux chez une jeune fille affectée de pleurésie purulente avec fistule datant de trois ans. Le compas d'épaisseur donnait 8 centimètres d'avant en arrière sous la clavicule, tandis qu'il y en avait 12 du côté opposé. — La dépression thoracique s'observe aussi à la région précordiale après la guérison d'une péricardite ayant produit des adhérences de symphyse cardiaque. — On l'observe, enfin, dans les déviations de la colonne vertébrale, suite de rétraction musculaire. Ici, toutefois, la dépression des parois thoraciques ne se produit pas au moyen d'adhérences pleurales ou péricardiques tirant les côtes en dedans ; elle résulte d'un autre mécanisme. La rétraction des muscles de la gouttière vertébrale, changeant les conditions du rachis et les conditions de l'équilibre, amène une saillie de la poitrine sur l'épaule d'un côté et un enfoncement qui devient permanent dans le côté opposé.

La dépression et déformation de la cage thoracique s'observe aussi dans le rachitisme, là où la mollesse des os et des côtes les rend aptes à subir toutes les déformations possibles imposées par la violence extérieure. Les côtes sans résistance subissent la pression des bras par le décubitus, et, sous chaque aisselle, les côtes plus ou moins enfoncées donnent lieu à une déformation caractéristique de cette maladie. En effet, la dépression latérale et sous-axillaire de chaque côté de la poitrine, avec gonflement de chaque symphyse sterno-costale formant *chapelet* sur le thorax, est un signe certain de rachitisme.

Des *plaies fistuleuses* et des *tumeurs soulevées d'une façon intermittente* à chaque effort d'expiration et de toux se montrent quelquefois à la surface de la poitrine. L'air sort de ces plaies ou pénètre dans ces tumeurs. C'est ce qu'on observe dans les plaies pénétrantes du poumon, dans les fistules

____

(1) Louis, *Mémoire sur l'emphysème pulmonaire*, 1826. — *Mémoires de la Société médicale d'observation*. Paris, 1837, t. I, p. 160.

pulmonaires cutanées et sous-cutanées que j'ai décrites (1), dans les hernies du poumon (2), etc. Dans quelques cas, si la tumeur dépend d'une fistule pulmonaire sous-cutanée, la tumeur est réductible et fait entendre du gargouillement chaque fois qu'on la réduit (3).

Les *mouvements des côtes dans la respiration*, réguliers dans l'état sain, et limités au chiffre de 18 ou 20 par minute, s'accélèrent beaucoup et deviennent irréguliers dans l'état morbide. La respiration devient très fréquente et s'élève à 30 et 40 ou 60, soit chez l'adulte, soit chez l'enfant, dans les maladies aiguës de la poitrine. Dans le premier âge, elle est intervertie dans son rythme, et, comme je l'ai fait connaître, elle devient *expiratrice* dans la pneumonie lobulaire confluente et dans la pneumonie lobaire, phénomène dont on peut se faire une idée en poussant plusieurs expirations gémissantes aussitôt suivies de l'inspiration. — Elle est *irrégulière, lente et suspirieuse* dans la méningite granuleuse, de façon qu'une série de petites inspirations à peine appréciables soient de temps à autre irrégulièrement entremêlées d'un soupir ajouté à l'inspiration. C'est un phénomène signalé chez nous depuis longtemps et que l'on a appelé, je ne sais trop pourquoi, respiration de Cheyne-Stokes. — La respiration est abdominale chez les individus qui ont la poitrine faible et dans les cas d'emphysème pulmonaire, d'épanchement pleurétique ou d'obstacle à l'inspiration situés dans le thorax. — Elle est enfin courte, empêchée, dans la pleurésie avec douleur pleurétique vive, ainsi que dans la péritonite aiguë très douloureuse. Ces phénomènes sont extrêmement prononcés chez les jeunes enfants, et leur présence acquiert une très grande importance diagnostique.

CHAPITRE X

SIGNES FOURNIS AU DIAGNOSTIC PAR L'EXAMEN DE L'ABDOMEN

Le ventre, ordinairement lisse, souple, arrondi, indolent, peu sonore, sans éruption ni gargouillement, dans l'état de santé, offre, dans l'état de maladie, un certain nombre de phénomènes dont la constatation est infiniment utile au diagnostic. Quelques-uns devant être l'objet de considérations étendues à propos de la séméiologie de l'appareil digestif, je me bornerai à les mentionner ici sans y accorder trop de place. C'est à l'inspection, à la palpation, à la percussion, à la mensuration et à l'auscultation, qu'il faut recourir pour la recherche de ces différents signes.

Le ventre lisse est quelquefois couvert de *vergetures* blanches et rosées

---

(1) Bouchut, *Mémoire sur les fistules pulmonaires cutanées* (*Bulletin de l'Académie de médecine*. Paris, 1853, t. XIX, p. 64).

(2) Morel, *Mémoires de la Société de chirurgie*. Paris, 1847, t. I, p. 75.

(3) *Des fistules pulmonaires sous-cutanées guéries par la compression* (*Paris médical*, 1880, n° 13).

chez les femmes qui ont eu des enfants, chez les personnes affectées d'ascite, d'hydropisie enkystée des ovaires, ou même d'un certain degré d'embonpoint. Ce sont des déchirures profondes du derme, sous l'influence de la pression intérieure dont il est l'objet. — Il est quelquefois parcouru à la surface par un grand nombre de veines sous-cutanées bleuâtres, ce qui annonce une ascite, une cirrhose ou un cancer du foie, une tumeur hydatique de cet organe, une *phlegmatia alba dolens* ou une tumeur profonde gênant la circulation de la veine cave inférieure. — On y trouve, enfin, à l'ombilic des hernies ombilicales, et, sur la ligne blanche, un amincissement de l'aponévrose avec écartement des muscles droits, ce qui indique une ascite guérie ou un certain nombre de grossesses antérieures : c'est l'*éventration*. Par cet écartement de la ligne blanche sortent les viscères formant de petites hernies dangereuses ou des hernies en besace recevant à l'intérieur une plus ou moins grande partie des intestins.

§ 1er. — Couleur.

La *couleur* régulièrement pâle de la peau du ventre est altérée par les éruptions diverses de pétéchies dans le typhus ; d'hémorrhagies sous-cutanées dans le purpura simple ou cachectique aux approches de la mort ; d'hémorrhagies dans le scorbut ; de sudamina incolores dans les sueurs abondantes quelle qu'en soit la nature ; de taches morbilleuses rouges en petites plaques saillantes irrégulières ; de coloration scarlatineuse pointillée, rouge presque uniforme, sur laquelle la rayure du doigt laisse une trace blanche dite *rayure scarlatineuse*.

Mais entre toutes ces éruptions, celle qui a le plus d'importance est l'éruption de taches papuleuses roses et larges de 4 à 5 millimètres, qu'on observe du huitième au douzième jour de la fièvre typhoïde. Ce sont les *taches rosées lenticulaires*, extrêmement importantes à rechercher, sans avoir cependant, comme on l'a dit, l'importance d'un signe pathognomonique. On les observe quelquefois dans le cours de l'état fébrile engendré par l'inflammation.

§ 2. — Forme et volume.

La *forme* et le *volume* du ventre changent avec l'état de maladie, et la palpation permet de s'assurer des tumeurs qui s'y trouvent.

Cette partie devient ronde, saillante en avant avec affleurement en saillie de l'ombilic dans l'ascite. Elle s'arrondit, au contraire, dans le sens transversal dans l'hydropisie enkystée de l'ovaire devenue très volumineuse. Dans l'obésité, la forme reste régulière, et l'ombilic conserve la dépression qui lui est habituelle. Dans ce cas, l'accroissement se fait d'une manière générale et uniforme.

Le *volume* du ventre s'accroît à l'hypogastre dans la grossesse, ainsi que dans la rétention d'urine et dans certaines tumeurs utérines ; — dans l'hydropisie enkystée des ovaires, sur l'un ou l'autre des flancs; — dans l'ascite, d'une façon régulière avec proéminence de l'ombilic; — dans la tympanite, partout, y compris l'épigastre, mais on voit quelquefois les anses intestinales sous la paroi. C'est surtout dans la grossesse, grâce aux travaux de Mattei, que la palpation a acquis une importance considérable. On peut, à son aide, diagnostiquer la position du fœtus, et s'il est mal placé on peut au huitième ou neuvième mois faire la version à travers les parois abdominales et remettre le fœtus dans une position naturelle.

Le volume du ventre augmente partiellement dans les maladies du foie avec hypertrophie ou tumeur considérable, dans les corps fibreux de l'ovaire, dans les tumeurs de la fosse iliaque, etc.

Le ventre diminue, au contraire, dans les maladies chroniques par suite de l'amaigrissement général; dans la diarrhée excessive cholériforme; dans la colique de plomb; dans la méningite tuberculeuse, où il est souvent le siège d'une excavation considérable, avec perte d'élasticité de la peau et apparence des anses intestinales sous la paroi amincie et paralysée, etc. Quand le ventre est ainsi diminué de volume et aplati, on y trouve alors aisément les tumeurs formées par le pancréas, par la rate, par un rein mobile, par le cæcum rempli de matières, etc.

§ 3. — Fermeté.

La *fermeté* du ventre, variable suivant les matières solides, liquides ou gazeuses qu'il renferme, ne fournit aucun signe spécial.

§ 4. — Résonance.

La *résonance* du ventre, ordinairement peu considérable, augmente beaucoup dans certaines circonstances, et forme, soit le *météorisme* si la résonance est faible, soit le *ballonnement* si le phénomène est très bien caractérisé. C'est l'indice d'une pneumatose gastro-intestinale produite par une fièvre de mauvais caractère adynamique, telle que la fièvre typhoïde grave; — par une péritonite, — par une hernie étranglée, — par un obstacle accidentel au cours des matières fécales, — par des gaz dus à la fermentation des aliments féculents — ou enfin par la disposition hystérique qui produit si rapidement les gaz de l'intestin et qui les entraîne de même par absorption en quelques instants.

§ 5. — Gargouillement.

Le *gargouillement* du ventre n'existe que lorsque des matières liquides sont renfermées dans l'intestin. Celui qui est spontané n'a pas d'importance pour le diagnostic; mais, d'après son siège, celui que l'on provoque par la palpation est infiniment utile à rechercher. Le gargouillement localisé dans la fosse iliaque droite, au niveau du cæcum, est un des signes de la fièvre typhoïde. Etendu à tout le ventre, au contraire, il annonce l'entérite aiguë ou chronique avec flux muqueux ou séreux de l'intestin.

§ 6. — Fluctuation.

La *fluctuation* existe quelquefois dans le ventre, et cela indique toujours la présence d'un liquide dans le péritoine, — dans un kyste des ovaires — ou dans une vessie très distendue par l'urine. — Les caractères particuliers de ces différentes maladies permettent ensuite très facilement de les distinguer l'une de l'autre.

§ 7. — Frottements.

Des *frottements* peuvent se produire dans le ventre, mais cela est très rare. On les entend au moyen du stéthoscope, soit dans les tumeurs hydatiques du foie et du péritoine, et ils offrent le caractère général du frémissement hydatique, soit, d'après Després, au début de la péritonite; mais c'est un signe très difficile à étudier.

8. — Bruits.

Des *bruits* de souffle et des battements s'y font entendre dans plusieurs circonstances normales ou pathologiques.

Des battements isochrones au pouls s'observent souvent à l'épigastre et au-dessus de l'ombilic, chez les personnes maigres, très nerveuses, et surtout chez les hypochondriaques. Ce sont des battements de transmission de l'ondée sanguine de l'aorte abdominale.

Des battements très fréquents, plus accélérés que ceux du cœur, s'entendent à l'hypogastre chez les femmes enceintes à la fin de la gestation. C'est un excellent signe de la grossesse, et qui résulte de la transmission du bruit formé par les mouvements du cœur du fœtus. Les bruits de souffle qu'on entend dans le ventre ne sont appréciables que dans les trois circonstances suivantes : 1° l'anévrysme de l'aorte abdominale ; 2° les tumeurs volumineuses anomales de l'utérus comprimant la veine iliaque, et par cela même produisant le souffle ; 3° enfin, la grossesse, cas le plus ordinaire dans lequel le souffle, attribué par les uns à la circulation des parois utérines, me paraît devoir être, comme dans la circonstance précédente, attribué à la compression des veines iliaques par l'utérus en état de gestation.

§ 9. — Douleur.

La *douleur de ventre*, dont je parlerai plus loin, se présente avec le double caractère de la spontanéité ou de la provocation par l'appui des mains. Ce sont des *élancements*, des *coliques*, des *douleurs provoquées* par la palpation, ou des *épreintes* et du *ténesme* s'il s'agit de souffrances au moment de la défécation. D'après leur siège, ces douleurs ont une signification différente et caractérisent des maladies d'estomac, d'intestin, du cæcum, du côlon, du foie, de l'utérus, des reins, etc.

La douleur spontanée, sourde, avec brûlure à l'épigastre, se rattache aux affections nerveuses chlorotiques de l'estomac si la digestion reste bonne, et à la gastrite aiguë ou chronique, au contraire, si la digestion est douloureuse, pénible, accompagnée d'un léger mouvement fébrile. Elle porte le nom de *gastralgie* dans le premier cas et de *dyspepsie* dans le second. — Des douleurs également spontanées, d'une forme à peu près semblable, s'observent entre l'ombilic et l'épigastre chez les sujets habituellement constipés ou ayant des alternatives de diarrhée et de constipation. Elles appartiennent au côlon plus qu'à l'estomac ; c'est une véritable *côlonalgie* qui se rattache à l'atonie du cæcum et à l'obstruction du côlon par les matières fécales.

Les *coliques* sèches s'observent, soit dans le choléra sec, qui est très rare, soit dans la colique sèche des pays chauds, dont la nature est peu connue, soit dans la colique de plomb et dans les obstructions de l'intestin. — Les coliques humides, au contraire, sont le signe de l'irritation gastro-intestinale, de l'entérite aiguë ou chronique, de tumeurs cancéreuses de l'intestin et de toutes les maladies accompagnées de flux intestinal. Quelques personnes ont soutenu qu'il n'y avait de coliques que dans le côlon, parce que seul il recevait des nerfs de la vie de relation. C'est une erreur. Toutes les parties de l'intestin, ordinairement insensibles dans l'état normal, acquièrent, comme les tendons par exemple, une sensibilité organique très grande dans l'état de maladie, et les intestins grêles, malades et ulcérés, peuvent devenir aussi douloureux que le gros intestin.

Les douleurs spontanées de la défécation, *épreintes* ou *ténesme*, annoncent toujours une dysenterie plus ou moins forte, des hémorrhoïdes, un rétrécissement du rectum ou une fissure à l'anus. On reconnaît qu'elles proviennent de la dysenterie aux matières rendues qui sont peu abondantes, glaireuses et ensanglantées ; aux hémorrhoïdes par ce que les matières sont mélangées de sang pur ; aux rétrécissements du rectum qui produisent un suintement muqueux sanguin violent ; enfin, à la fissure anale par le sentiment de brûlure horriblement douloureux qui suit la défécation.

Il y a des douleurs spontanées de l'hypochondre droit, revenant irrégulièrement par crises plus ou moins fortes, d'une façon intermittente, souvent accompagnées d'ictère : ce sont des *coliques hépatiques*, et elles révèlent ordinairement la présence de concrétions dans les conduits biliaires ou de calculs biliaires.

Des douleurs également spontanées d'une acuité intolérable, revenant par crises intermittentes irrégulières, accompagnées de vomissements sans fièvre, se montrent quelquefois à la région lombaire et dans le flanc. Ce sont des *coliques néphrétiques* annonçant l'existence de calculs dans les reins, les bassinets et l'uretère.

Des douleurs lancinantes, accompagnées d'un sentiment de contraction, s'observent souvent à l'hypogastre pendant la menstruation ; elles dépendent de la contractilité utérine mise en jeu, et elles appartiennent à la dysménorrhée. Ce sont des *coliques utérines* se rapprochant beaucoup des douleurs lancinantes qui existent pendant quelques jours après l'accouchement.

La douleur provoquée est tantôt circonscrite ou partielle, et tantôt générale. La première s'observe à l'épigastre dans la gastrite et dans le cancer de l'estomac ; dans toute la fosse iliaque droite dans la fièvre typhoïde et les maladies aiguës ou chroniques du cæcum ; sur le trajet du côlon dans la dysenterie ; à l'hypogastre dans la métrite aiguë et dans les phlegmons de l'ovaire ou du ligament large, etc. Elle n'existe partout que dans l'entérite et la péritonite ; mais, dans cette dernière maladie, à l'état très aigu, elle a quelque chose de vraiment caractéristique. D'une acuité intolérable, elle est tellement vive, que le moindre mouvement et le plus faible contact sur le ventre arrachent des cris de souffrance aux malades.

Quand la douleur est ainsi très aiguë et arrive subitement dans le cours d'une maladie antérieure telle que la fièvre typhoïde ou l'entérite ulcéreuse, elle indique une perforation de l'intestin avec péritonite presque toujours mortelle.

§ 10. — Tumeurs.

Il y a enfin à l'intérieur du ventre des *tumeurs* dures ou fluctuantes, nées dans les nombreux organes contenus dans cette cavité. On les trouve à la région du *foie*. Si elles sont fluctuantes, anciennes et peu douloureuses, c'est qu'il s'agit d'un kyste hydatique ; — si elles sont dures et maronnées, il s'agit de tumeurs cancéreuses, et s'il n'y en a qu'une seule au bord libre du foie il s'agit d'un vésicule biliaire, distendu par des calculs.

A la région épigastrique, si la tumeur occupe l'estomac elle résulte d'un cancer du pylore ou des parois gastriques.

Dans la fosse iliaque droite, c'est une obstruction stercorale donnant lieu à de la typhlite ; — dans les flancs, ce sont des reins mobiles.

Au fond de l'ombilic, sur la ligne médiane, ce sont des tumeurs tuberculeuses du mésentère.

A l'hypogastre, si la tumeur est fluctuante, c'est la vessie distendue ; si elle est latérale, c'est un kyste de l'ovaire.

Si elle est dure, ovoïde, résistante, animée de battements ou occupée par des mouvements actifs, c'est une grossesse et alors, selon la forme et l'époque de la gestation, comme l'a fait connaître Mattei, on distingue la position du fœtus, et il est même possible de faire la version à travers les parois abdominales.

Ces tumeurs, par leur siège, par leur résistance et leur forme, indiquent en partie leur nature ; mais malgré tout l'intérêt qui se rattache à leur étude, je me borne à les signaler pour ne pas trop effleurer un sujet qui est complètement du domaine de la pathologie spéciale.

CHAPITRE XI

SIGNES FOURNIS AU DIAGNOSTIC PAR L'EXAMEN DES ORGANES GÉNITAUX

Les organes génitaux de l'homme et de la femme sont le siège des altérations de la syphilis primitive, c'est-à-dire du chancre, et quelquefois de a syphilis constitutionnelle manifestée par des syphilides tuberculeuses ou pustules plates. On y observe aussi des inflammations spéciales connues sous le nom de *blennorrhagie* avec écoulement purulent, transmissible par contagion directe, des inflammations extérieures, telles que la balanite ou la leucorrhée, des végétations simples, etc. Sur l'étude de ces lésions repose le diagnostic de la syphilis et des maladies vénériennes non syphilitiques.

ARTICLE PREMIER

VERGE

La *verge* est petite et disparaît presque complètement dans les cas de phimosis très prononcé, dans les maladies du scrotum, et notamment dans la double hydrocèle de la tunique vaginale. Elle se gonfle et le prépuce devient transparent en restant mou dans l'œdème et l'anasarque. — On la trouve au contraire dure et la peau hypertrophiée inégale dans l'éléphantiasis.

Elle est gonflée, dure et roide, en érection, d'une façon permanente dans le satyriasis, ou d'une manière intermittente et nocturne dans la blennorrhagie.

Elle n'est plus susceptible d'érection chez les individus atteints de paraplégie ou impuissants par suite de diabète ou de pertes séminales involontaires.

Le prépuce est souvent allongé, rouge, excorié, couvert de gerçures et douloureux ; dans ce cas, si les urines sont abondantes et collantes au doigt, on peut être sûr qu'il s'agit d'un *diabète sucré* dont ce *phimosis* est l'un des symptômes.

Son orifice est quelquefois le siège de *végétations* qui existent aussi à la couronne du gland sous la forme de petites masses charnues ayant une apparence éloignée de chou-fleur ou de crête de coq. Ce sont des végétations qui n'ont rien de syphilitique.

ARTICLE II

TESTICULE

Les *testicules* remontent souvent vers l'anneau inguinal, comme s'ils allaient rentrer dans l'abdomen, dans la névralgie ilio-scrotale et principalement dans les violents accès de colique néphrétique. Ils peuvent rester cachés dans le ventre d'un seul ou dans les deux côtés, ce qui constitue la *cryptorchidie.*

Ils se gonflent quelquefois et deviennent douloureux à la suite des oreillons. C'est l'orchite ourlienne. De même dans ce qu'on appelle la chaudepisse tombée dans les bourses ; mais alors c'est principalement l'épididyme qui devient le siège du mal, et cela constitue l'orchite blennorrhagique.

ARTICLE III

SCROTUM

Le *scrotum* devient énorme dans les tumeurs solides et liquides des bourses, dans l'éléphantiasis, dans le cancer testiculaire, dans les kystes du cordon, dans les hernies inguinales, dans l'hydrocèle vaginale, dans les orchites, dans les infiltrations urineuses, dans l'anasarque, etc.

ARTICLE IV

ORGANES GÉNITAUX DE LA FEMME

Chez les femmes, sauf quelques maladies locales, telles que la vulvite et la gangrène de la vulve chez les petites filles à la suite de la rougeole, la diphthérite vulvaire, plus tard la blennorrhagie, les abcès des grandes lèvres, les végétations verruqueuses, le prurit eczémateux ou diabétique, les tumeurs graisseuses et variqueuses, l'anasarque qui accompagne l'hydropisie, etc., les parties extérieures de la génération n'offrent pas de phénomènes importants à signaler dont on puisse faire des signes diagnostiques, et je ne m'y arrêterai pas.

CHAPITRE XII

DU DIAGNOSTIC PAR L'EXAMEN DES MEMBRES, DES MAINS ET DES PIEDS

Les membres supérieurs ou inférieurs sont le siège de phénomènes variés. de *paralysie*, de *convulsions*, de *contracture*, d'*atrophie*, d'*hypertrophie*, de *gonflement*, de *douleur*, d'*insensibilité*, de *froid*, de *sueur*, etc., qui sont autant de signes importants pour le diagnostic des maladies.

§ 1er. — Paralysies.

Les membres sont *immobiles* et dits *en résolution* dans différents états morbides. On les trouve ainsi dans la syncope quelle que soit sa nature, mais alors le mouvement reparaît lorsque l'évanouissement est passé. —Ils sont également immobiles dans la paralysie ; alors l'immobilité existe, soit dans la moitié latérale gauche ou droite du corps, comprenant la face, le membre supérieur et inférieur d'un même côté, ce qui constitue la vraie paralysie qu'on appelle *hémiplégie*, laquelle dépend d'une hémorrhagie, d'un ramollissement avec ou sans embolie, d'une encéphalite partielle, ou d'une altération matérielle considérable de l'hémisphère cérébral opposé. Quand on la trouve à droite et complète, elle est généralement accompagnée d'aphasie. Il n'en est pas de même pour les hémiplégies à gauche. — Lorsque cette paralysie existe dans la face d'un côté et dans les membres du côté opposé, c'est l'*hémiplégie alterne* qui dépend d'une lésion de la protubérance au-dessus de l'entre-croisement des faisceaux de la moeelle ;— si on l'observe dans les deux membres inférieurs, c'est la *paraplégie*, à la suite des maladies de la moelle épinière, quand elle existe ; enfin dans un seul membre, c'est ce qu'on appelle *monoplégie*. et alors il y a une lésion de l'écorce du cerveau dans les circonvolutions pariétales du côté opposé où l'immobilité est survenue à la suite d'une altération du nerf correspondant à la paralysie. — Les paralysies peuvent être *partielles*.— Certaines parties des membres, notamment les muscles extenseurs des doigts, sont isolément immobiles dans la paralysie saturnine, et l'on reconnaît aisément cette paralysie à la forme des mains et des doigts, que les malades montrent demi-fléchis, sans possibilité d'extension. — La paralysie partielle s'observe aussi quelquefois après la compression du nerf radial, dans le deltoïde après une arthrite blennorrhagique, ou dans les muscles des bras et des jambes à la suite des paralysies essentielles de l'enfance que quelques médecins veulent appeler, aujourd'hui, des paralysies spinales, et enfin dans l'atrophie musculaire graisseuse. — La *paralysie générale et complète* des membres au contraire indique toujours de graves désordres dans le cerveau et la mort dans un temps assez rapproché.

§ 2. — Faiblesse des membres.

La *faiblesse* des membres, premier degré de l'immobilité et de la paralysie de leurs muscles, s'observe dans les mêmes circonstances et sous l'influence des mêmes causes que la paralysie. Cette faiblesse a quelque chose de particulier qui la distingue d'un autre état de faiblesse occasionné par la courbature et l'état de maladie. Les malades, bien portants d'ailleurs, sentent que leurs membres sont lourds à soulever ; les muscles affaiblis n'obéissent plus complètement à leur volonté : la main ne serre plus les objets qu'on lui présente, le bras ne peut plus se porter sur la tête ; dans la marche, les jambes ne sont plus jetées en avant d'une façon régulière, et elles fauchent brusquement le sol, ou bien elles traînent péniblement à sa surface. — Dans quelques cas cette faiblesse devient plus grande lorsque le malade fermant les yeux, ne peut plus s'aider du sens de la vue pour diriger ses mouvements : c'est le cas de l'ataxie locomotrice.

La *faiblesse de la main* s'observe dans les paralysies incomplètes, nerveuses et organiques, dans la paralysie consécutive à une hémorrhagie cérébrale en voie de guérison, et dans les paralysies myogéniques de l'enfance. Celle du bras s'observe dans les mêmes circonstances et dans la paralysie rhumatismale du deltoïde et dans la paralysie radiale. Quant à la faiblesse des membres inférieurs, lorsqu'elle occupe les deux membres, elle appartient à une maladie de la moelle, tandis que dans un seul elle est l'indice d'une hémiplégie liée à une altération du cerveau. Elle est alors *temporaire*. Parfois elle est *permanente* et due à une lésion primitive aiguë des méninges, du cerveau ou de la moelle, ou à une lésion secondaire des menues parties des centres nerveux. — Ailleurs elle est le résultat d'une altération du sang ou d'une influence toxique.

§ 3. — Convulsions et contractures.

Les membres sont quelquefois agités de mouvements *convulsifs*. Ces convulsions sont *toniques*, caractérisées par une roideur des muscles. Elles s'observent dans le tétanos, et alors, avec la roideur permanente du tronc et des membres, il y a des secousses douloureuses avec roideur plus grande et serrement des mâchoires ; — ou bien ce sont des mouvements *convulsifs toniques et cloniques généraux* caractérisée par des alternatives de roideur et d'agitation musculaire. Cela s'observe dans l'éclampsie, dans la méningite à sa troisième période, dans l'épilepsie et dans l'hystérie ; — ailleurs, ce sont des mouvements *convulsifs entièrement cloniques* comme dans la chorée ; mais ici les mouvements se distinguent aisément de tous les autres mouvements convulsifs par leur fréquence et par la durée compatible avec l'exercice de l'intelligence et de la santé. — Les convulsions de l'éclampsie, de l'hystérie et de l'épilepsie n'ont lieu que pendant les attaques convulsives, et ils ne durent pas très longtemps, tandis que ceux de la chorée sont continuels. Nous en reparlerons plus loin. — Il y a enfin dans les membres des mouvements convulsifs intermittents, limités à un ou plusieurs muscles du visage, du front, des paupières, etc. — C'est ce qu'on appelle des *tics*.

La *contracture* est une convulsion tonique, caractérisée par la roideur permanente et douloureuse des parties malades, et due à la contraction permanente des muscles. Quand elle est douloureuse et qu'elle occupe ordinairement l'extrémité des membres, des doigts des mains et des pieds, c'est le symptôme de la contracture dite essentielle des extrémités, qu'on observe dans la convalescence du choléra, de la fièvre typhoïde et de quelques maladies aiguës, chez les enfants, sous l'influence du froid, etc. Il doit être un peu plus loin l'objet d'une étude spéciale. Quand elle existe sans douleur à l'extrémité des doigts et qu'elle dure depuis longtemps, elle est symptomatique et résulte d'une ancienne lésion cérébrale.

§ 4. — Tremblement.

Le *tremblement des membres*, et surtout de leurs extrémités, est un phénomène assez commun, surtout dans les membres supérieurs et dans la main. Il est le signe de la caducité chez le vieillard. — Dans l'âge adulte, ce tremblement à une signification toute différente, car il se rapporte toujours, soit à une *paralysie agitante* par lésion de la moelle, soit à un empoisonnement chronique par l'alcool dont l'influence a dérangé les fonctions du système nerveux. Il se rencontre chez les buveurs atteints d'alcoolisme aigu avec délire, désigné sous le nom de *delirium tremens*, et dans l'alcoolisme chronique, là où sans trouble intellectuel il n'y a pas d'autre signe que le tremblement de la langue et des mains. — Le tremblement est parfois un effet d'intoxication, car on l'observe chez les doreurs au mercure, où il est produit par l'empoisonnement mercuriel. Ce fait devient très rare par suite des progrès de l'industrie dans la dorure galvanique. Les mains seulement sont affectées, et la langue reste libre, ce qui distingue ce *tremblement mercuriel* de l'autre tremblement dont je viens de parler.

§ 5. — Volume.

Le *volume* des membres augmente dans la *phlegmatia alba dolens*, dans l'*œdème* et dans l'*anasarque*, dans l'*éléphantiasis des Arabes*, dans l'*hypertrophie partielle des muscles*, mais, dans le premier cas, il y a douleur; dans le second, empâtement des tissus, et dans le troisième, déformation avec changement de structure de la peau. — Cette augmentation est partielle dans l'œdème des mains produit par la suppuration de la variole, dans l'œdème des pieds occasionné par l'anémie, par les maladies du cœur, du foie; dans l'éléphantiasis, dans la *phlegmatia alba dolens*, qui occupe un ou deux membres; — elle est générale dans l'anasarque consécutive aux maladies du cœur, à l'albuminurie, etc. — Le volume des membres augmente encore, mais sur différents points de leur étendue, lorsqu'une tumeur s'est développée à leur surface dans les maladies articulaires, telles que le rhumatisme et la goutte, où il se fait un gonflement notable des articulations du genou, des poignets ou des doigts. Dans le rhumatisme chronique et dans la goutte, le gonflement des articulations des doigts et leur déviation en dehors ont quelque chose de si évident, qu'il en résulte une difformité caractéristique de cette double maladie. — A côté de cette augmentation générale ou partielle des membres se place tout naturellement leur diminution par l'atrophie progressive des muscles dans la consomption des tuberculeux et de certaines maladies des voies digestives. Cela s'observe également à la suite des anciennes paralysies causées par les altérations du cerveau, et surtout dans une maladie décrite par J. Cruveilhier sous le nom de *paralysie musculaire atrophique* (1), parce que les centres nerveux ne sont pas malades et que toute l'altération réside dans une atrophie spéciale des nerfs qui se rendent aux muscles. Cette atrophie, suivie de la dégénérescence graisseuse, s'observe principalement dans les muscles de la main, mais

---

(1) Cruveilhier, *Sur la paralysie musculaire progressive atrophique* (*Bulletin de l'Académie de médecine*. Paris, 1853, t. XVIII, p. 490, 540).

elle peut devenir générale et envahir la presque totalité des muscles du membre et du tronc. C'est le signe d'un état incurable presque toujours mortel.

§ 6. — Douleurs.

Des *douleurs* plus ou moins vives, superficielles ou profondes, occupent les membres lorsqu'une phlegmasie doit y prendre naissance, mais alors la fièvre les accompagne. Limitées aux articulations, elles caractérisent le rhumatisme articulaire aigu. Au contraire, des douleurs apyrétiques articulaires sont le résultat d'un rhumatisme chronique. Ce sont des douleurs de névralgie quand elles suivent le trajet des nerfs dans toute la longueur du membre et qu'elles ont des points douloureux, à l'endroit de l'émergence des filets cutanés fournis à la peau par le nerf affecté. — La douleur qui revêt le caractère d'*engourdissement* et de *fourmillement* est infiniment plus rare ; elle indique la compression des nerfs si elle est partielle ; une altération du cerveau si elle occupe les membres supérieurs et inférieurs à la fois ; — une maladie de la moelle, enfin, quand elle a pour siège les deux membres pelviens. Dans ce cas, il s'y joint souvent un phénomène des plus caractéristiques, c'est la sensation de duvet ou de corps interposé entre le sol et les pieds. La présence de ce signe ne trompe jamais. Ces douleurs indiquent l'*ataxie locomotrice* si elles sont fulgurantes et semblables à des traits de feu. Ailleurs, elles occupent la profondeur des membres, au milieu des os dans la périostite chronique de la syphilis : ce sont les douleurs *ostéocopes* plus fortes la nuit que le jour.

§ 7. — Température.

La *température* des membres n'est pas en accord avec la température centrale axillaire. Elle est plus en rapport avec la température ambiante, et elle est toujours plus basse, 28 à 30 degrés principalement à leurs extrémités. Elle s'abaisse encore plus dans le choléra, dans le frisson de la fièvre intermittente, dans les anciennes paralysies et chez les individus affectés de chloro-anémie ; mais ce signe n'a rien de pathognomonique. — On la trouve abaissée aux genoux et aux pieds chez quelques personnes nerveuses. Elle s'élève, au contraire, beaucoup dans l'état fébrile des phlegmasies cutanées et dans plusieurs maladies chroniques. Dans ce dernier cas, c'est la paume des mains qui est le siège de cette exagération de chaleur.

§ 8. — Sueurs.

Des *sueurs* générales se montrent souvent sur les membres dans les maladies fébriles, inflammations ou fièvres, dans le choléra, dans l'agonie, etc. On les observe partiellement aux pieds, chez quelques individus, par suite d'une idiosyncrasie dont on ignore entièrement la nature. Elles n'ont aucune importance diagnostique ; mais, en revanche, elles fournissent quelques données au pronostic. Ainsi, dans les maladies aiguës, la sueur tiède est généralement de bon augure, tandis qu'une sueur froide, visqueuse, est toujours l'indice d'une situation très grave. Quand les sueurs sont très abondantes, il en résulte une irritation des follicules sudoripares qui se traduit par une éruption d'*eczéma sudoral* ou *suette miliaire artificielle*. Chez quelques malades, on a vu des *sueurs rouges* dues à la présence de microbes particuliers, ou bien des sueurs de sang (Gendrin); mais cela est très rare.

§ 9. — **Rougeurs et tumeurs des membres.**

Il y a à la surface des membres des changements de forme et de couleur que je ne ferai que mentionner, parce qu'ils appartiennent directement à des maladies dont ils constituent le symptôme.

On y observe une rougeur cutanée simple, ambulante, chaude, liée à l'érysipèle; — une rougeur chaude et fixe dans le coup de soleil; — une rougeur avec empâtement et fluctuation profonde dans le phlegmon diffus; — des traînées rouges superficielles, longitudinales, en cas de lymphangite; — des traînées bleuâtres, noires, sinueuses, grosses et dures, sur les membres inférieurs affectés de varices; — des exanthèmes tachetés dans la rougeole ou la roséole; — noueux dans l'*erythema nodosum*; — pointillés rouges dans la scarlatine, — un exanthème rouge avec plaque blanchâtre au centre de chaque tache dans l'urticaire; — des vésicules et vésico-pustules dans l'impétigo et l'eczéma; — des pustules ombiliquées dans la variole; — des bulles dans le pemphigus; — des squames dans le psoriasis; — des tumeurs purulentes, adipeuses, anévrysmales, cancéreuses, ganglionnaires, scrofuleuses, des kystes, des abcès, etc., maladies spéciales sur le diagnostic desquelles je ne puis insister.

CHAPITRE XIII

DU DIAGNOSTIC PAR L'EXAMEN DES ONGLES

§ 1ᵉʳ. — **Forme.**

Les *ongles* changent souvent de forme dans les maladies chroniques du cœur et des poumons. Dans la phthisie pulmonaire, dans certaines pleurésies purulentes chroniques, et dans les cachexies cardiaques prolongées, l'extrémité des ongles, des doigts et des orteils se recourbe à l'extrémité des phalanges à la façon d'un bec d'oiseau. En même temps, la pulpe du doigt paraît s'hypertrophier, elle augmente de volume et semble s'élargir en travers, de manière à donner au doigt la forme de massue. — Dans un cas de pleurésie purulente, cette déformation était telle, que l'extrémité unguéale avait un diamètre double de la partie moyenne du doigt et j'ai cru intéressant de la faire mouler. J'ai vu bien des cas de ce genre. Hippocrate avait considéré cette déformation comme un signe de la phthisie pulmonaire. Cela n'est pas entièrement exact, puisque la difformité se rencontre dans les anciennes maladies du cœur et dans certaines pleurésies chroniques; mais, si la proposition n'a rien d'absolu, elle est si souvent exacte, qu'il est bon d'en tenir compte.

§ 2. — Couleur.

Les ongles restent pâles dans la chlorose; — ils sont bleuâtres ou livides dans le choléra et dans le frisson de la fièvre intermittente, ainsi que dans la cyanose cardiaque, par persistance du trou de Botal ou par rétrécissement de l'artère pulmonaire.

§ 3. — Volume.

Ils s'amincissent dans la dyspepsie et dans les maladies aiguës ou chroniques, car, après l'amélioration ou la guérison, ils reprennent plus d'épaisseur, de façon à offrir sur leur surface une saillie transversale, indiquée par Beau comme signe du retour à la santé. On voit ainsi quelquefois sur les ongles une série de saillies transversales qui révèlent des troubles plus ou moins marqués de la nutrition de ces organes.

§ 4. — Chute des ongles.

En dehors des cas du traumatisme qui amènent la chute des ongles, on voit cet accident survenir spontanément dans l'*ataxie locomotrice*. Les ongles deviennent noirâtres par suite d'une ecchymose sous-unguéale avec fourmillement et sensation d'engourdissement. — Joffroy, Pitres, Roques ont signalé des faits de ce genre, qui sont assez rares relativement au nombre des cas d'ataxie locomotrice que l'on observe.

LIVRE IV

SIGNES FOURNIS AU DIAGNOSTIC PAR LES DÉSORDRES DE L'INNERVATION

Les signes fournis au diagnostic par l'innervation sont les troubles de l'intelligence, du mouvement et de la sensibilité, tels que : le *délire*, — les *vertiges*, — les *hallucinations*, — la *douleur*, — l'*anesthésie*, — la *céphalalgie*, — les *engourdissements*, — la *perte du sens musculaire*, — la *paralysie*, — la *contracture*, — les *convulsions*, — la *syncope*, — les *crampes*, — le *hoquet*, — le *tremblement*, etc.

CHAPITRE PREMIER

DIAGNOSTIC PAR LES TROUBLES DE L'INTELLIGENCE

C'est en étudiant les différentes formes des troubles de l'intelligence, tels que le délire aigu ou chronique; les différentes manières d'hypocondrie; les hallucinations, etc., que l'on arrive à établir le diagnostic de certaines maladies du système nerveux.

ARTICLE PREMIER

SIGNES FOURNIS AU DIAGNOSTIC PAR LE DÉLIRE

Le délire est un trouble des fonctions de l'intelligence, caractérisé par la perversion de la raison, de la volonté et du langage,.

Ce phénomène morbide, déterminé par un grand nombre de causes organiques et dynamiques, s'observe dans plusieurs maladies de nature différente. C'est tantôt le symptôme direct des maladies de l'encéphale, exemple : la méningite; — tantôt un accident sympathique, provoqué par les maladies des autres viscères, exemple : la pneumonie du sommet, la fièvre typhoïde, et d'autres maladies graves; — tantôt l'effet d'un poison ou d'une boisson enivrante comme l'alcool et le haschisch, enfin comme réaction provoquée par des impressions morbifiques de cause inconnue, exemple : la calenture et certaines formes de la folie.

Pour quelques médecins, le délire se confond avec la folie, exactement comme les hallucinations, et j'ai vu plus d'une fois envoyer à Bicêtre ou à la Salpêtrière ou dans des maisons spéciales, des personnes prises de délire aigu fébrile et qui n'étaient qu'au début d'une pneumonie ou d'une variole, etc. C'est une erreur qu'il importe d'éviter en sachant que le délire peut n'être qu'un accident initial passager des maladies aiguës fébriles, ne laissant aucune trace dans la raison de celui qui en a été affecté pendant quelques heures. — Comme le délire de l'ivresse, il s'évanouit et ses actes sont promptement oubliés : aussi ne pouvons-nous partager l'opinion de Sandras, qui appelle délire toute exaltation des passions et toute manifestation violente des sentiments les plus honorables de patriotisme, de dévouement ou d'amitié, lorsque ces sentiments poussent l'homme à faire des actes extraordinaires.

« Aux yeux du croyant, du citoyen, de l'homme sensible, il y a peut-être quelque chose de blessant et de douloureux à appeler *délire* les motifs de toutes ces généreuses actions, de tous ces dévouements sans réserve. Sans doute; et personne ne pourrait perdre sans regret l'heureuse illusion qui nous fait aimer et admirer ces touchants sacrifices; mais le physiologiste ne peut voir autre chose que la nature humaine comme elle est;

il ne peut étudier dans les actes humains que leurs véritables moteurs ; et tout en rendant justice aux grandes natures capables de s'élever jusqu'à ces sublimes abnégations de soi-même, il est de son devoir d'analyser les actes, d'y étudier des faits physiologiques, des manifestations nerveuses, cérébrales, comparables à celles que la nature humaine comporte tous les jours. Il les aime, il les admire, il les envie peut-être, mais il les juge, il les apprécie et il est forcé d'y voir des hallucinations, des troubles des sens, de l'intelligence, du délire en un mot, quelque noble qu'en soit la cause, quelque belles, quelque heureuses, quelque glorieuses qu'en puissent être les conséquences (1). »

Cette manière d'envisager la charité, le dévouement, le patriotisme, etc., comme des actes de délire, n'a eu, comme on peut le penser, qu'un médiocre succès ; mais la tentative est si hardie, qu'elle est utile à signaler. Elle constitue un signe du temps. C'est le pendant de cette autre définition également célèbre : *Le génie est une névrose.* — On ne peut mieux glorifier l'égoïsme ou la vulgarité d'esprit ; mais je m'arrête ici et je reviens à mon sujet qui est le délire.

Le délire se présente à l'*état aigu*, temporaire, avec ou sans fièvre, ou bien il est *prolongé* et affecte la *forme chronique*. Cette division importante sépare les délires fébriles aigus du délire chronique et prolongé, appartenant à l'idiotie, à la démence ou à la folie. Le délire éphémère est celui que les nosographes appellent délire aigu fébrile, et le délire prolongé est généralement désigné par eux sous le nom de délire chronique.

§ 1ᵉʳ. — Délire aigu.

Le délire temporaire, passager, que les auteurs appellent *délire aigu*, à cause de son invasion rapide et brusque, de la durée passagère de la fièvre qui s'y joint quelquefois, s'observe comme *maladie essentielle*, sans lésion appréciable ; — comme *phénomène réflexe* ou *sympathique* formant une névrose congestive, — comme symptôme des maladies de l'encéphale, c'est-à-dire comme *phénomène symptomatique*, enfin comme *délire toxique* dans les empoisonnements.

Bien que le délire soit très souvent le résultat d'une grande excitation des fonctions cérébrales, et qu'il se manifeste chez des personnes en proie à une activité intellectuelle excessive, à une exaltation religieuse, politique ou affective très grande, ce n'est pas le cas le plus fréquent. Il est quelquefois, tout au contraire, la conséquence d'une adynamie profonde du cerveau et se montre dans l'inanition et dans l'épuisement nerveux par a douleur. C'est un phénomène dont la véritable condition primitive de développement est parfois difficile à déterminer. A la fin des maladies aiguës près de la mort et à la fin des maladies chroniques, le délire qu'on rapporte à l'anémie et à la viduité du cerveau, par suite de la diète ou de

(1) Sandras, *Traité des maladies nerveuses*, t. 1, p. 575.

l'inanition, est, comme je l'ai démontré, la conséquence d'une thrombose des sinus de la dure-mère, amenant la congestion des veines méningées et de la substance nerveuse de l'encéphale.

Quoi qu'il en soit, les causes auxquelles il faut en attribuer la production sont nombreuses et se rangent sous plusieurs chefs. Ce sont : 1° des maladies du cerveau, de ses sinus et de ses membranes ; — certaines nosohémies ou altérations du sang, et les poisons ; — 3° l'excitation cérébrale essentielle ou sympathique : c'est le délire nerveux.

1° Le délire aigu s'observe dans l'inflammation des méninges, dans la méningite aiguë simple, dans la méningite cérébro-spinale. Parent-Duchâtelet et Martinet ont dit que dans ce cas la phlegmasie occupait de préférence la convexité des hémisphères, plutôt que la base du cerveau ; mais cela n'est pas démontré. Plusieurs faits contradictoires, encore présents à ma mémoire, ne me permettent pas d'accepter cette opinion. Le délire se manifeste aussi dans certaines formes de congestion cérébrale étendue ; dans l'hémorrhagie cérébrale accompagnée de méningo-encéphalite ; dans l'encéphalite aiguë, mais alors les troubles de la raison ne sont jamais bien violents ; dans l'apoplexie séreuse et dans les tumeurs cérébrales, cancéreuses, épithéliales, vermineuses, et dans la thrombose des sinus de la dure-mère chez l'adulte, accompagnées d'un certain état de congestion de la pulpe encéphalique. De toutes ces conditions anatomiques, celle qui a les méninges pour siège est la cause du délire le plus violent et le plus fortement caractérisé. Dans ce cas, l'ophthalmoscope permet toujours de découvrir une hyperhémie névro-rétinienne caractéristique.

2° Certaines altérations du sang ou *nosohémies* provoquent le délire. Lorsque le sang est appauvri, dans la chlorose et dans l'anémie, le système nerveux est tellement impressionnable, que la moindre cause et le plus petit malaise troublent souvent la raison. C'est une sorte d'ischémie de la substance nerveuse par défaut de sang ou par défaut de richesse globulaire du sang. Il en est ainsi dans la convalescence de quelques maladies aiguës, dans l'inanition, etc. — Les intoxications aiguës ou chroniques du sang produisent le même effet, ainsi font l'intoxication tellurique, l'ivresse alcoolique, l'alcoolisme chronique, l'action de l'opium, des solanées vireuses, de la belladone, du datura stramonium, du chloroforme, du haschisch, du plomb, de l'ergot de seigle, du maïs, etc.

3° Le délire nerveux essentiel est le plus fréquent de tous. C'est le délire qui signale quelquefois le début d'une fièvre éruptive ou d'un accès de fièvre éphémère, et qu'on observe à · la période d'invasion d'une foule de maladies aiguës, de la pneumonie, de l'angine, de l'érysipèle, etc. Véritable phénomène *sympathique* ou *réflexe*, il annonce la part prise par le cerveau à la souffrance d'un organe éloigné et doit dépendre d'une hyperhémie cérébrale due au relâchement des nerfs vaso-moteurs et à la dilatation des vaisseaux qui en résulte. A cette catégorie se rattache le délire de la fièvre typhoïde, du typhus et de la fièvre pernicieuse délirante, que l'on explique aussi par la congestion des méninges ; mais dans ces cas il y a toujours de la fièvre. — Au délire nerveux sans fièvre se rapporte le délire de l'hystérie ou de l'épilepsie, le délire produit à la suite de très vives douleurs, à la suite de l'odontalgie, à la suite de grandes opérations douloureuses, etc. : c'est le délire nerveux des opérés.

Lorsque, sous l'influence des conditions organiques et dynamiques que j'ai indiquées, le délire se produit, on remarque dans le langage une certaine incohérence de paroles et différents troubles dans les actes du mouvement. Le visage est quelquefois rouge, animé, couvert de moiteur ; les yeux sont brillants, d'une vivacité et d'une expression singulières ; il y a de l'insomnie, de l'agitation, de l'irritabilité ; puis quelques hallucinations, avec ou sans fièvre, et le trouble des facultés intellectuelles éclate plus ou moins violent et prononcé. Les paroles se pressent et changent aisément de but ; il y a dans le langage une incohérence ou une déraison complètes ; les malades rient sans motif, d'une manière stridente, convulsive ; ils crient, et sous l'empire du trouble apporté à l'exercice de leurs facultés intellectuelles, ils supposent aux gens qui les entourent des intentions et des idées qu'ils n'ont pas, et ils leur répondent en les provoquant ; ils ont des hallucinations gaies ou tristes et terribles ; ils vocifèrent, sortent de leur lit, courent, prennent les objets qui leur tombent sous la main en les détournant de leur usage habituel ; ils se mettent quelquefois en fureur, frappent tout ce qui les entoure, brisent ce qui les environne, et se jetteraient par la fenêtre ou iraient sans vêtements dans la rue, si l'on n'était pas assez fort pour les retenir : c'est ce qu'on appelle le *délire furieux.* Il s'observe dans la manie aiguë, dans le *delirium tremens* aigu, dans l'intoxication par la belladone, dans la folie puerpérale, dans la période d'invasion de quelques varioles, de quelques pneumonies et de quelques fièvres typhoïdes, etc. : c'est un délire congestif ou hyperhémique.

Le délire peut être plus calme, et alors, malgré l'incohérence des paroles et des actes du malade, il ne se livre à aucune violence. Chez quelques personnes même, il n'y a que des mots sans suite, des réponses bizarres, de faibles hallucinations qui ressemblent à des rêvasseries : c'est le *délire tranquille* ou *subdelirium* ou *typhomanie.* Il s'observe surtout dans la fièvre typhoïde et dans la convalescence des maladies aiguës : c'est un délire ischémique ou par défaut de sang.

A côté de ces deux variétés générales de délire relatives à l'intensité du désordre de l'intelligence et dans lesquelles il y a un trouble *général* de la pensée, il faut placer les formes particulières de *délire partiel* dans lesquelles la pensée est partiellement troublée et où la déraison est bornée à un seul objet. Ainsi le délire roule souvent sur une idée que les malades reproduisent continuellement sous toutes les formes ; il a pour objet un seul acte à accomplir, tel que le suicide, l'érotisme, la possession, le vol, l'ambition des richesses et des grandeurs, etc. C'est ce qui caractérise les différentes espèces de délire monomaniaque et la monomanie proprement dite, groupes morbides appartenant à la folie.

Chacune de ces variétés de délire appartient à un ordre de causes diffé-

rent. Ainsi, dans les maladies, le délire aigu est *général* et *fébrile*, étendu
à un grand nombre d'objets indifféremment, tandis que le délire de l'aliénation est presque toujours *apyrétique, partiel*, et limité à un seul objet,
tel que l'ambition, l'amour, etc.

Le délire aigu est presque toujours accompagné de fièvre, dans l'invasion
ou dans le cours des maladies aiguës, et lorsqu'il existe une altération du
sang : cependant le délire de quelques empoisonnements, et particulièrement celui de la belladone et du haschisch, est toujours apyrétique. Il n'y a
généralement pas de fièvre dans le délire de la folie et dans le subdelirium
de la démence ou de l'imbécillité.

Le délire aigu est ordinairement plus marqué le soir et pendant la nuit
que durant le jour. Il cesse souvent le matin pour reparaître après le coucher du soleil. Son intermittence, laissant dans l'intervalle un état de maladie bien caractérisé, n'offre rien de spécial ; mais, lorsque, au contraire,
le délire paraît sous forme d'*accès intermittents, réguliers*, périodiques,
quotidiens ou tierces, avec apyrexie complète et bon état de santé dans
l'intervalle, il est le signe diagnostique d'*une fièvre pernicieuse*, et il faut
immédiatement donner le sulfate de quinine pour ne pas laisser périr le
malade.

Il n'a qu'une durée assez courte, *éphémère*, lorsqu'il précède la variole
ou la scarlatine, et lorsqu'il survient dans le cours des fièvres ou des empoisonnements, alors il disparaît au moment où arrive une amélioration
dans l'état morbide. Quand il dépend d'une maladie du cerveau, d'une embolie des sinus, d'une méningite, d'une encéphalite, d'une tumeur, etc., il
s'accompagne d'hyperhémie névro-rétinienne et de symptômes de coma, de
convulsions et de contractures, avec lesquels il alterne. Il se prolonge enfin
et devient chronique dans l'alcoolisme ancien, dans le délire saturnin
et dans les différentes espèces de folie.

§ 2. — Délire chronique.

Le délire chronique est la conséquence ordinaire de l'idiotie, de la démence accidentelle ou sénile, et de la folie dans toutes les formes sous
lesquelles elles se présentent.

Il s'observe également dans un certain nombre d'empoisonnements
chroniques par l'alcool (*alcoolisme chronique*), par le plomb (*encéphalopathie saturnine*), par l'opium, par le haschisch, par le maïs, ce qui constitue la *manie pellagreuse*, etc.

Son caractère principal est d'être apyrétique. On le reconnaît aisément
en ce que les individus paraissent en bonne santé malgré l'incohérence de
leurs actes et de leur langage qui trahit des craintes de persécution imaginaire, des idées d'ambition et de richesse, tandis que dans le délire aigu
on remarque un état fébrile caractéristique d'une maladie antérieure et
concomitante.

B. — Diagnostic.   20

§ 3. — Formes et pronostic du délire.

Sauf les cas où le délire vient par accès intermittents, à périodes régulières, et caractérisant une fièvre pernicieuse délirante, pouvant amener la
mort à bref délai, ce phénomène n'a pas d'importance diagnostique absolue. Quand il est sous la dépendance des maladies du cerveau et des méninges, il est souvent accompagné d'une hyperhémie névro-rétinienne
caractéristique, mais dans les cas où il résulte de certaines altérations du
sang, ou d'un trouble des fonctions intellectuelles sans lésion appréciable,
il n'offre malheureusement rien qui soit toujours spécial. — Son invasion
subite, fébrile, annonce le début de quelques maladies aiguës, mais sans
détermination de l'une à l'exclusion de l'autre. Sa présence, au milieu de
leur évolution, indique indifféremment, soit une complication cérébrale,
soit un appauvrissement du sang, conditions importantes à reconnaître.
Dans ce dernier cas, il faut s'éclairer par l'étude des autres phénomènes
morbides, ou par l'examen de l'œil avec l'ophthalmoscope, et, à la fin de
la maladie, les désordres locaux étant en voie de réparation, s'il arrive un
peu de délire tranquille, il y a tout lieu de croire à l'existence d'un délire
anémique que l'alimentation fait disparaître ou d'une thrombose marastique des sinus de la dure-mère. — Le délire aigu des empoisonnements se
reconnaît souvent à la forme qu'il présente. Celui de la belladone est très
violent, furieux, bavard et accompagné d'hallucinations souvent érotiques
et de dilatation de la pupille, tandis que celui de l'opium est plus calme et
accompagné de somnolence et de coma avec constriction pupillaire. Le délire du haschisch se rapproche assez de celui que produit la belladone, mais
il est plus gai, et il est rare qu'il entraîne à autant de violences. Il en est
de même du délire saturnin ; mais, en général, c'est moins d'après la
forme du délire que d'après les autres caractères fournis par le malade
qu'on remonte à sa cause. La dilatation de la pupille dans le délire des
colanées, sa contraction dans l'intoxication par l'opium, la décoloration anémique de la peau dans le délire saturnin, etc., joints à d'autres renseignements fournis par les parents du malade, sont les accessoires indispensables à un bon diagnostic, et il est impossible d'y arriver sans tenir compte
de ces différentes circonstances.

Comme *pronostic*, le délire n'a d'autre importance que celle de sa cause.
Ainsi, au début des fièvres éruptives, et à l'invasion des maladies aiguës,
le *délire initial* indique un état moins grave que le délire qui accompagne
les maladies primitives du cerveau et des méninges, ou qui se développe
dans le cours des maladies aiguës ataxiques, ou par suite d'une complication inflammatoire née dans le cerveau. — Le délire aigu *intermittent*
sous forme d'accès réguliers séparés par une apyrexie qui constitue la fièvre
pernicieuse, est excessivement grave et toujours suivi de mort si on ne
lui oppose des moyens convenables, le sulfate de quinine par exemple. —
Il en est de même du *délire anémique*, produit par la diète et l'inanition

à la fin des maladies aiguës et dans leur convalescence. Si l'on se trompe
sur sa nature, et que, par suite d'une méprise encore très fréquente, on
redouble de sévérité dans le régime, ou que l'on ait recours à des émissions sanguines au lieu de nourrir légèrement les malades, le délire augmente et ne se termine qu'avec la mort. — A la fin des maladies chroniques, le délire indique la thrombose cachectique ou marastique des
sinus de la dure-mère et est le signe d'une mort prochaine. — A part ces
conditions, le délire n'a pas d'importance pronostique. Il est en rapport
avec la gravité de la cause anatomique, avec la nature et le degré des
altérations du sang, avec l'activité des substances toxiques introduites dans
l'estomac, enfin avec la durée de l'accident, toujours très grave et incurable dès qu'il se prolonge au delà de plusieurs mois.

ARTICLE II

SIGNES FOURNIS AU DIAGNOSTIC PAR LE VERTIGE

Le vertige est une sensation fugitive de tournoiement, d'éblouissement,
qui fait craindre une perte immédiate de la connaissance.

Elle est quelquefois précédée de prodromes tels que phosphènes, diplopie, tintements d'oreille, hallucinations de l'odorat. Le plus souvent le
vertige débute sans prodromes; le malade est pris subitement de faiblesse
avec tournoiement de tête, d'éblouissements, les oreilles lui sonnent; il
tend à marcher en avant ou à faire quelques pas en arrière. Sous ce rapport il y a des variétés de vertige *titubant, vacillant* et *gyratoire ;* tous les
objets tournent ou fuient devant lui, s'élèvent ou s'abaissent, se renversent ;
la pensée s'égare et le malade, croyant qu'il va tomber par terre, s'appuie
le long des objets voisins ou s'empare du bras qu'on lui offre en avertissant
du danger qui le menace. Cet état dure quelques secondes ou une minute
au plus et tout rentre dans l'ordre pour se déranger un peu plus tard. On
en a une idée très exacte par ce qui arrive lorsque, placé à une grande
hauteur sur le balcon d'un monument élevé, on regarde l'abîme placé sous
les pieds. C'est l'*attraction du vide*. Chez quelques personnes, le vertige
a lieu quand elles sont couchées dans le lit et alors il leur semble être sur
un navire ballotté par le tangage et le roulis.

Si le vertige est souvent le symptôme des maladies organiques du cerveau, il est quelquefois sympathique de quelques affections viscérales produisant directementou par sympathie une hyperhémie ou une ischémie des
méninges, et, dans quelques cas, c'est un trouble dont la cause est inconnue, qui ne relève que de lui-même et qui constitue le vertige essentiel.

Le vertige est donc *essentiel, sympathique* et *symptomatique*.

Il revient à des époques variables, rarement périodiques, à moins qu'il
ne soit le résultat d'une fièvre intermittente pernicieuse. On l'observe quelquefois au début de la grossesse, au moment de la migraine, de l'indigestion, et il accompagne souvent les vers de l'intestin, surtout le tænia, l'otite

et les lésions de l'oreille. Il constitue l'un des symptômes les plus fréquents de la dyspepsie, ce qui, dans ce dernier cas, caractérise le *vertigo a stomacho læso*. M. Max Simon, qui a publié un excellent travail sur le vertige nerveux (1), a surtout insisté sur cette espèce de vertige.

Le vertige produit par l'appauvrissement du sang existe dans la chlorose, dans l'anémie, dans la convalescence des fièvres typhoïdes et des maladies aiguës. Mais, ailleurs, c'est dans les cas où existe une altération toxique du sang qu'il se rencontre. Cette variété de vertige s'observe dans l'intoxication par le tabac chez ceux qui fument pour la première fois, par le sulfure de carbone, par l'acide carbonique, par l'alcool dans l'ivresse, par le chloroforme employé à titre d'anesthésique.

Le vertige est symptomatique quand il indique une congestion cérébrale, sans hémorrhagie, congestion niée très à tort par quelques médecins, et qui se produit chez un grand nombre de sujets pléthoriques ou à la suite d'un effort d'accouchement, de défécation, ou enfin à la suite du geste de baisser la tête sur le sol pour se relever rapidement. On l'observe encore dans la congestion cérébrale, au début des fièvres et de la fièvre typhoïde, au début de l'hémorrhagie cérébrale, dans le ramollissement chronique du cerveau chez les vieillards, dans l'encéphalite chronique, dans les tumeurs du cerveau.

Il est enfin un vertige spécial qui constitue un état morbide distinct. Il est toute la maladie. Je veux parler du *vertige épileptique* ou *petit mal*. C'est un diminutif du *grand mal* ou *épilepsie*. Une personne est prise tout à coup de vertige et de perte de connaissance, sans tomber à terre, elle s'arrête au milieu d'une conversation commencée, ou dit un mot, toujours le même, tourne les yeux, reste immobile, et, au bout de quelques secondes, reprend l'usage de ses sens et la conversation commencée. Ce n'est pas là un vertige. Le mot est ici mal appliqué; car c'est une perte de connaissance passagère, qui ne donne pas la sensation de chute imminente, qui se passe même sans faire tomber, qui est très grave, qui se reproduit plus ou moins souvent sous cette forme, et qui finit ordinairement par de véritables attaques épileptiques. C'est un commencement de l'épilepsie.

D'après ses causes, on peut admettre : — un vertige *cérébral*, comprenant ceux que produit l'insolation, la fatigue cérébrale, les tumeurs du cerveau et du cervelet, les athéromes artériels, etc.; — un vertige *anémique*, comprenant les vertiges des hémorrhagies, de la chlorose, de la convalescence, des fièvres typhoïdes ou autres maladies aiguës et de l'état cachectique ; — un vertige *cardiaque* par ischémie cérébrale en cas d'insuffisance aortique ou par hyperhémie s'il y a de l'asystolie cardiaque et des sténoses valvulaires ; — un vertige *oculaire* causé par la vue d'un précipice, par

---

(1) Max. Simon, *Du vertige nerveux et de son traitement* (*Mém. de l'Acad. de méd.*, Paris, 1858, t. XXII, p. 1 et suiv.). — Voyez aussi Neucourt, *Des maladies chroniques.* Paris, 1861, p. 346.

l'action de lever la tête, par la fatigue des yeux, par la contraction forcée des muscles de l'œil sur un point fixe ; — un vertige *sympathique* dans les maladies de l'oreille (vertige auriculaire), dans la dyspepsie et quelques maladies de l'estomac (vertige stomacal), dans les vers de l'intestin, etc. ; un vertige *épileptique* qui n'en est pas un, car c'est une forme de l'épilepsie ; enfin un vertige *toxique* comprenant tous les cas où il y a altération du sang par un poison tel que le tabac, la belladone, la ciguë, l'alcool, l'opium, l'urémie, l'impaludisme, etc.

Mais ces divisions, pour être plus nombreuses que les précédentes, ne sont pas plus explicites et ne font que reproduire les formes de vertige que je viens d'indiquer. Néanmoins elles sont utiles pour bien faire comprendre les variétés de vertige que l'on peut observer dans les maladies.

Quoi qu'il en soit, comme de toute manière il faut attribuer le vertige à un état ischémique ou hyperhémique du cerveau, ce qu'il importe, c'est de déterminer à laquelle de ces formes on a affaire pour se conduire en conséquence. Aussi on couchera horizontalement ceux qui ont des vertiges anémiques, des hémorrhagies ou de la chlorose avec emploi de stimulants intérieurs, tandis qu'on emploiera les révulsifs extérieurs et peut-être même les émissions sanguines dans les vertiges congestifs.

ARTICLE III

SIGNES FOURNIS AU DIAGNOSTIC PAR LES HALLUCINATIONS

Les hallucinations (de *hallucinare*, se tromper) sont des sensations fausses ou imaginaires qui font croire à la présence de personnes, d'objets ou de bruits qui n'existent pas. Ces fausses sensations se produisent dans la vue, l'ouïe, le toucher, le goût et l'odorat. C'est le rêve de l'homme éveillé. A ce phénomène se rattache ce qu'on appelle l'*illusion sensoriale*, autre sensation imaginaire qui conduit une personne à se tromper en donnant une signification fausse à une perception réelle.

Un homme croit entendre qu'on l'appelle alors qu'on n'a rien dit, croit voir un démon qui le menace ; sent une odeur que personne autre n'apprécie, se plaint d'un coup reçu alors que rien ne l'a frappé ; il est le jouet d'une hallucination. De même pour les femmes qui croyaient sentir les caresses du diable et l'introduction de son pénis brûlant dans le vagin.

Un autre halluciné imagine qu'il voit dans un objet placé sur un meuble une figure grimaçante : celui-ci se trompe sur une perception réelle, il n'a qu'une illusion sensoriale ; il en est de même de l'insensé qui, avec un mouchoir sur la tête et un bâton dans la main, se croit armé du sceptre et de la couronne des rois ; ainsi de la pauvre femme privée de raison qui, secouant un paquet de chiffons sur ses bras, s'imagine bercer l'enfant qu'elle a perdu.

Hallucinations et illusions sensoriales existent souvent ensemble et affectent plusieurs sens à la fois. La privation d'un sens n'est pas un obstacle à leur manifestation, car on sait que, dans ce cas, les aveugles voient, les sourds entendent et les amputés souffrent d'un membre qu'ils n'ont plus.

Ces anomalies de la sensation ont été l'objet d'interprétations erronées de la part de quelques aliénistes qui considèrent comme des fous tous ceux qui ont ou qui ont eu des hallucinations. Moreau même, qui dit que *le génie n'est qu'une névrose*, a publié (1) une liste de tous les hallucinés célèbres connus depuis l'antiquité jusqu'à nos jours, qui ne se compose que des poètes, des savants, des lettrés, des politiques et des militaires dont le nom est la gloire de l'humanité. Lélut a conclu de même pour Socrate l'halluciné (2). En présence de pareilles interprétations d'un phénomène psychologique et morbide, il importe de rechercher s'il n'y a pas eu là une erreur et si, cette erreur existant, il ne serait pas possible de la démontrer assez clairement pour en arrêter la propagation.

Je ne crois pas, pour mon compte, que l'hallucination soit un symptôme de la folie, mais je comprends que les aliénistes qui ne voient que des fous et qui n'observent que dans leurs asiles spéciaux, aient pu arriver à cette conclusion. Dans le champ de leur observation, ils n'ont jamais vu d'hallucinations que chez des aliénés et la conclusion se tire d'elle-même. Les médecins, au contraire, qui, par leur situation, sont appelés à voir toutes les maladies les plus différentes, pourront, comme moi, voir et suivre pendant longtemps, dans la ville et à l'hôpital, des personnes ayant eu à l'occasion d'une grande douleur morale, ou de l'invasion d'une maladie aiguë, ou de toute autre cause, des hallucinations passagères n'ayant jamais altéré la raison, et elles pourront affirmer que l'hallucination n'est pas un symptôme de la folie.

J'ai vu bien des fois des femmes nerveuses avoir, à la suite d'un simple accès de fièvre éphémère, des hallucinations et des illusions sensoriales. Les mêmes faits se produisent chez de jeunes enfants émotionnés par de stupides récits ou par le tableau de spectacles amusants trop au-dessus de leur âge ; et enfin chez des enfants au début des maladies aiguës inflammatoires ou des fièvres éruptives. Ces hallucinations-là sont fébriles, passagères et n'annoncent certainement pas un dérangement permanent de la raison.

Chez les enfants, ces hallucinations en dehors de toute folie sont fréquentes. J'ai pu en observer trente-huit exemples. Dans quelques cas avec l'hallucination il y a hémorrhagie rétinienne, ce qui prouve l'existence d'un trouble passager de la circulation cérébrale, et l'un de ces faits a été publié dans mon *Atlas d'ophthalmoscopie médicale*, planche X, n° 8_2 et 8_3.

Non, tous les hallucinés ne sont pas des fous. Il est ridicule de le dire. Pascal voyant un précipice à ses côtés, dont il se garantissait avec un écran, alors que, sa plume dans la main, il écrivait ses *Pensées*, ne peut pas être considéré comme aliéné (3).

(1) Moreau (de Tours), *Psychologie morbide*. Paris, 1859.
(2) Lélut, *Du Démon de Socrate*, nouvelle édition. Paris, 1856.
(3) Voyez Lélut, *l'Amulette de Pascal, pour servir à l'Histoire des hallucinations*. Paris, 1846.

Je n'insisterai pas davantage sur ce fait, qui prouve que si les spécialités sont utiles, elles ont aussi leurs inconvénients, et qu'un médecin ne mérite de crédit que si, par d'intelligentes recherches, il élève son esprit à un niveau qui lui permette d'embrasser l'ensemble de la science.

Revenons aux hallucinations. Elles se produisent la nuit et le jour, pendant le sommeil comme pendant l'état de veille. Elles s'observent chez des aliénés dans la monomanie et surtout dans la paralysie générale, en conversation avec Dieu ou avec les démons, — chez les extatiques et hystériques, — chez les somnambules, et, comme je viens de le déclarer, chez des sujets adultes ou enfants parfaitement raisonnables, à l'occasion de contrariétés légères, de douleurs morales ou de maladies aiguës commençantes, telles que la variole, la pneumonie, la scarlatine, etc.

Elles sont donc quelquefois *idiopathiques* et plus souvent *symptomatiques*.

On les observe à l'état d'*épidémie*, surtout quand elles se présentent sous forme d'illusions sensoriales, à part certains cas individuels. Leur forme représente habituellement l'esprit politique ou religieux d'une époque. Ainsi les furies de l'enfer païen menaçant un coupable ; le langage attribué aux animaux et aux statues chez les anciens ; les apparitions diaboliques et les obsessions au moyen-âge chrétien ; à toute époque, chez les personnes superstitieuses, sans religion ; les revenants, les fantômes, les mânes, les follets, les lutins, les vampires, les charmes, les génies familiers, les voix, etc., ont été les formes différentes des hallucinations et des illusions sensoriales.

Les hallucinations ou perceptions imaginaires peuvent avoir lieu dans tous les sens.

Celles de l'ouïe sont les plus fréquentes, et on les a observées même chez des sourds. Ce sont des tintements d'oreille, des bruits de cloches, de soufflet, de grelots, le chant des oiseaux, l'harmonie d'un orgue ou d'un concert ; des voix injurieuses auxquelles on répond et qui entraînent l'halluciné à des actes d'agression inexpliqués pour la victime, enfin des voix douces encourageant le sujet à des actes de dévouement ou à la résignation du martyre : « Soyez ferme », croyait entendre Polycarpe mourant pour sa foi. Elles viennent le jour et plus souvent la nuit. Ainsi on rapporte l'exemple d'un colonel qui entendait chaque nuit la voix d'un homme qui l'insultait et qui déshonorait sa fille à ses côtés. — Brutus entendait aussi une voix nocturne qui lui disait : « Je suis ton mauvais génie et tu me reverras à la bataille de Philippe. » — D'autres entendent ces voix dans leur intérieur, soit dans la tête, soit dans le ventre, ainsi que le prouvent les histoires de la possession diabolique et celle de cette fille qui, croyant avoir dans le ventre une chienne qui avait mis bas, disait l'entendre aboyer.

Les hallucinations de la vue sont celles qui engendrent les *visions* et les *visionnaires*. Il s'y rattache toutes ces apparitions étranges du monde païen et du monde catholique, où, même sans folie, des personnes exaltées ont pu avoir momentanément devant les yeux des apparitions de signes

particuliers, d'anges, de démons et autres formes palpables qui leur sem-
blaient agir et se mouvoir dans le sens d'une pensée bienfaisante ou ven-
geresse. J'ai vu, à la suite d'une retraite préparatoire à la première commu-
nion, dans laquelle le tableau de la punition du pécheur par les peines
éternelles avait été un peu vif, des enfants avoir des crises nerveuses immédiates, se reproduisant les jours d'après chez plusieurs d'entre elles, et une
entre autres ne tombait en convulsion que sous la terreur d'une croix de
feu qu'elle voyait tout à coup briller dans l'espace. Elle a guéri et ne m'a
pas paru pouvoir être considérée comme atteinte de folie.

Les hallucinations de l'odorat se caractérisent par la perception incommode d'une odeur qui n'existe pas, et qui n'est pas appréciable pour
d'autres que pour l'halluciné : ce sont des odeurs suaves, de rose, de jas-
min ou des parfums les plus pénétrants, et, chez d'autres, des odeurs de
poisson pourri, d'ail, d'ammoniaque, de poil roussi. Cette dernière hallucination a été surtout très commune au temps des possessions démo-
niaques lorsque le diable, s'échappant du corps de la possédée, laissait
après lui une odeur de poil brûlé.

Les hallucinations du toucher sont extrêmement bizarres. Ce sont des
sensations de froid ou de chaud courant à la surface ou dans la profondeur
des membres. Une humidité imaginaire, permanente de la peau, des tiraillements ou des engourdissements des doigts, des picotements à l'orifice
des muqueuses, laissant croire à l'existence d'un corps étranger intérieur,
l'idée d'un rapetissement ou d'un agrandissement exagéré du corps, d'un
balancement de la personne qui se croit tout à coup emportée dans l'air
à une grande hauteur ou entraînée dans un tournoiement rapide que rien
ne peut arrêter. C'était là l'hallucination des possédés qui, croyant être au
sabbat, s'imaginent avoir couru à cheval sur un bâton alors qu'ils n'avaient
pas bougé de leur lit.

C'est à cette espèce d'hallucination qu'il faut rapporter aussi ces perceptions imaginaires de coups douloureux déterminant des cris effroyables.

D'autres imaginent avoir une tête de verre qui va se briser au moindre
contact, une tête de coton, une tête d'oiseau, un corps de beurre pouvant
fondre au soleil, se croient transformés en grain d'orge qu'une poule peut
avaler, en cavale, en chien, en loup, ou, comme Nabuchodonosor, en bœuf,
sensations perverties qui les conduisent à des actes d'aliénation parfaitement caractérisés.

C'est aux hallucinations du toucher que se rapportent aussi ces perceptions singulières qui transforment la douleur en plaisir et parmi lesquelles
on peut citer les mutilations volontaires que certains aliénés se font subir.
Ainsi s'expliquent les blessures qu'un sujet se fait avec un clou ou avec un
couteau, les ligatures qu'il applique au mamelon ou sur les testicules de
manière à en opérer la section. Ainsi s'expliquent la manie des flagella-
tions rapportée par l'abbé Boileau (1) et les contusions abominables qu'au

____

(1) Boileau, *Histoire des flagellants*, trad. par Granet. Amsterdam, 1732.

cimetière Saint-Médard, près du tombeau du diacre Paris, pouvaient subir, sous l'influence des coups de bàton ou de barre de fer et par l'exercice de la planche, certains fanatiques qui trouvaient un plaisir infini à se faire torturer.

D'autres hallucinations portent quelquefois sur la nature et sur la sensibilité des organes internes. Quelques individus ont cru avoir un encéphale de glace, une colonne de mercure dans le cerveau, des bulles d'air dans l'oreille, une couleuvre dans la tête ou dans le ventre, une araignée dans la poitrine, le cœur absent, et enfin, dans les organes génitaux de la femme, des maladies les plus étranges, depuis la grossesse imaginaire, jusqu'à l'étreinte charnelle du démon introduisant son pénis monstrueux dans l'intérieur du corps.

A côté des hallucinations créant de toutes pièces des sensations imaginaires, se trouvent les *illusions sensoriales*.

Celles-ci occupent également la vue, l'odorat, le goût, l'ouïe et le toucher. Les arbres tournent, les hommes ont la tête en bas, leur figure paraît grimaçante, les sexes se confondent, — les bruits de l'air sont pris pour des gémissements, pour un cliquetis d'armes résonnant sur un champ de bataille, pour des voix sortant de la tombe, le cri des animaux simule le langage des humains, etc., — du lait, du bouillon, du pain et tous les aliments prennent une odeur et un goût détestables qui font croire au sujet qu'on veut l'empoisonner, à ce point qu'il se laisse mourir de faim. Les fleurs n'ont plus de parfum ou répandent des odeurs repoussantes, etc.

Je n'en finirais pas si je voulais énumérer toutes les formes d'hallucination et d'illusion sensoriale que présentent certains malades. Ce résumé, tout incomplet qu'il soit, peut suffire pour montrer ce que sont et ces anomalies de la sensation et ces perceptions dénaturées par un esprit malade. C'est là, comme le délire intellectuel, le triste tableau des maladies passagères ou permanentes de l'esprit humain, mais il ne faut pas que le médecin voie dans ces désordres, si multipliés qu'ils soient, le témoignage d'une insanité d'esprit qui enlève à un individu toute la responsabilité de ses actes, de façon à le faire considérer comme un aliéné. Je l'ai déjà dit, ces désordres sont souvent l'indice d'un état de folie incontestable, mais, chez beaucoup de personnes, c'est un état passager de courte durée, dont le sujet a la conscience, qui ne trouble pas la netteté de son esprit, ni la maturité de ses jugements. Dans ces cas, il est impossible d'y voir ce que l'on appelle de la folie, et, si c'est là une affection du cerveau, c'est un trouble fugitif et localisé laissant intactes toutes les autres facultés de l'intelligence.

Le mécanisme des hallucinations et des illusions sensoriales est inconnu. Si ces désordres sensitifs ont pour origine un changement moléculaire de la substance cérébrale, ou du tissu des nerfs et des organes des sens hallucinés, ce changement nous échappe à peu près complètement. Quelquefois les hallucinations coïncident avec *des lésions du cerveau ou des méninges,* dont on retrouve la trace au fond de l'œil avec l'ophthalmoscope (1), mais ces lésions ne sont pas constantes, elles existent sans que les hallucinations se produisent, et, sous ce rapport, elles n'expliquent rien. Existe-t-il alors des hyperhémies ou des ischémies dues à la paralysie ou au spasme des nerfs vaso-moteurs, comme cela se produit dans une foule de névroses ? La chose est possible, mais elle n'est pas démontrée et ce ne serait aujourd'hui qu'une hypothèse. Attendons donc que la lumière se fasse dans ce sujet si obscur, et, pour le moment, bornons-nous à constater les phénomènes en les interprétant d'une façon conforme à l'observation, sans devancer par des affirmations prématurées les résultats peut-être contradictoires des recherches ultérieures. Ce qu'il y a de plus certain, c'est qu'elles dépendent de l'*altération du sang produite par certains poisons*, tels que le chloroforme, le datura stramonium, la belladone, le haschisch, le plomb, la jusquiame, le protoxyde d'azote, l'alcool, etc., et enfin qu'elles constituent comme *affection nerveuse, sympathique ou reflexe*, une forme d'hystérie qu'on appelle la folie hystérique.

CHAPITRE II

SIGNES FOURNIS AU DIAGNOSTIC PAR LES TROUBLES DE LA SENSIBILITÉ

Les signes fournis au diagnostic par les troubles de la sensibilité ont une très grande importance pour le diagnostic, dans leurs différentes manifestations d'ensemble ou de localisation. Ce sont : la *douleur*, l'*anesthésie*, l'*analgésie*. Ces dernières s'étudient au moyen d'une méthode dite d'*æsthésiométrie*, parce qu'elle s'exerce au moyen de l'æsthésiomètre.

ARTICLE PREMIER

SIGNES FOURNIS AU DIAGNOSTIC PAR LA DOULEUR

La douleur est une sensation pénible plus ou moins vive, éprouvée par les êtres vivants. C'est un trouble de la sensibilité consciente du système nerveux.

Il y a des douleurs physiques et des douleurs morales, provoquées les unes par la réaction du corps vivant contre l'action des agents extérieurs, et les autres par le jeu des passions. Les premières seules sont du domaine de la médecine, et, seules, elles méritent de fixer notre attention.

La douleur suppose nécessairement la perception, c'est-à-dire une opération psychologique dans laquelle le système nerveux joue un rôle particulier ; et, en effet, ce sont les nerfs qui servent d'intermédiaires entre les impressions subies par les organes et les centres de la sensibilité. Il y a ce-

(1) Bouchut, *Atlas d'ophthalmoscopie médicale*. Paris, 1875.

pendant des impressions dont l'âme n'a pas la conscience et que ressentent les tissus, puisque, sous leur influence, une désorganisation plus ou moins complète peut se produire. C'est ce que j'appelle des *impressions morbifiques*. A cet égard, il faut distinguer la *sensation consciente*, de l'*impression*, qui a lieu sans conscience, par suite d'une propriété particulière aux tissus vivants.

Ceux qui définissent la douleur une modification de la sensibilité des tissus ont donc tort, car une impression sans conscience, suivie d'une réaction organique locale, est une modification de la sensibilité des tissus qui ne produit point de douleur. Beaucoup de tissus sont impressionnables, je voudrais pouvoir dire *impressibles*, et ne sont pas *sensibles*. Au contraire, chez quelques individus, la sensibilité et la douleur se confondent et ne sont qu'une seule et même chose.

La perception d'où résulte la douleur est plus ou moins vive selon les individus, et selon la nature de l'organe affecté. Elle se traduit par des sensations plus ou moins aiguës, et variées dans leur caractère d'après un certain nombre de circonstances qu'il est souvent impossible de préciser.

Tous les tissus et tous les organes peuvent être le siège de la douleur, les organes des sens plus particulièrement que les autres en raison de leur sensibilité spéciale. Ainsi les yeux, la peau, donnent lieu à des sensations douloureuses particulières, différentes de celles qui ont les autres tissus pour siège. Le tissu des cordons nerveux est le plus douloureux de tous, et ce sont les parties les plus riches en nerfs qui sont aussi les plus douloureuses. Quand la douleur siège sur le trajet des nerfs et à leur point d'émergence cutanée elle constitue la *névralgie*. Toutefois, certains tissus, tels que les ligaments, les tendons et les os, habituellement insensibles dans l'état normal, deviennent, comme l'a démontré Bichat, très douloureux lorsqu'ils sont malades, et l'on ne peut les toucher, même faiblement, sans occasionner la plus vive douleur.

On ne peut juger de la douleur dans les maladies par la sensibilité normale des tissus. En effet, sous l'influence de l'état morbide, il se développe une sensibilité spéciale très vive dans les organes habituellement insensibles et dans les tissus doués de sensibilité ; certains agents naturels, tels que l'air, la lumière, le vent, provoquent quelquefois des crises douloureuses extrêmement vives. Pour chaque organe doué d'une sensibilité spéciale, il y a un agent dont l'influence est particulièrement pénible, la lumière dans l'ophthalmie, le froid sur la peau atteinte de rhumatisme, etc.

Les causes générales de la douleur sont *humorales, organiques* ou *morales*.

Les douleurs provoquées par l'action de la vie aux prises avec les différentes passions ne peuvent être rapportées à aucune altération matérielle du sang et des organes ou des nerfs qui s'y trouvent. Ce sont des modifications essentielles de la sensibilité, dont la cause reste entièrement inconnue, et il y a des personnes qui, au moment d'une grande émotion de terreur, de colère ou de saisissement, éprouvent des douleurs vagues générales ou des élancements circonscrits à une partie du corps, des frissons désagréables, sans aucun trouble appréciable de la santé. Le spasme des impressions morales, la chair de poule avec ou sans hyperesthésie cutanée, la syncope et la mort subite, la migraine et certaines douleurs hypocondriaques ou hystériques sont de ce nombre.

Aux causes humorales de la douleur se rapportent celles qui dépendent de la diminution des globules rouges du sang dans l'anémie et dans la chlorose, dans le diabète, de l'hydrohémie et des intoxications, par la strychnine, par les virus, par les miasmes ou les effluves, etc. On sait, en effet, que les modifications de composition du sang, dont le contact avec le cerveau est nécessaire à la production de la force nerveuse, ont une grande influence sur la production du nervosisme, des illusions sensoriales douloureuses, de l'hyperesthésie des organes des sens, des névralgies et des douleurs sympathiques en rapport avec les maladies viscérales.

Les causes organiques de la douleur sont les maladies des organes où elle réside, telles que les contusions, les plaies, les inflammations, les tumeurs, et surtout les tumeurs cancéreuses, les obstructions des conduits excréteurs, les corps étrangers des tissus, les compressions, les tiraillements, etc., les affections locales des nerfs, les maladies du cerveau et de la moelle.

Partout, dans ces différents ordres de causes, la perception douloureuse n'est telle que par l'action régulière de l'activité encéphalique, et il faut, pour qu'elle s'accomplisse, que le cerveau conserve l'intégrité de son organisation et de son action. Ce sont les nerfs qui sont les agents de la transmission, et là où ils ont été détruits la douleur cesse.

Les formes de la douleur sont très variées, et, sans prétendre les énumérer d'une manière complète, j'indiquerai la douleur *tensive*, *gravative*, *pulsative*, *lancinante*, *térébrante*, *contusive*, *brûlante*, *fulgurante*, *âcre*, *cuisante*, *prurigineuse*, comme étant celles dont le nom indique le plus clairement le caractère intrinsèque.

On les a aussi classées d'après leur siège, en les dénommant par les mots de *céphalalgie*, d'*odontalgie*, d'*otalgie*, de *cardialgie*, de *gastralgie*, d'*entéralgie*, de *dermalgie*, d'*hépatalgie*, de *sciatique*, de *névralgie intercostale*, etc.; mais cette classification, utile en quelques circonstances, est fort incomplète et ne peut être généralisée, le véritable siège de la douleur étant souvent inconnu.

La douleur est *continue*, *passagère*, *intermittente* ou *périodique*. Dans ce dernier cas, elle indique toujours une fièvre larvée et disparaît sous l'influence des préparations de quinquina. Elle peut être *diurne* ou *nocturne*. Dans ce dernier cas, elle est souvent en rapport avec la syphilis.

Locale ou *généralisée*, elle est tantôt *superficielle* et tantôt *profonde*, quelquefois *circonscrite* au trajet des nerfs ou à l'émergence de leurs rameaux cutanés; elle est ailleurs *étendue* à une grande surface de tissu ou à la totalité d'un organe. Elle varie dans sa forme et dans son intensité avec le tempérament des malades, avec l'habitude, avec leurs passions et avec la disposition du moment. Ainsi quelques personnes, douées d'une exquise sensibilité naturelle, souffrent plus que d'autres placées dans les mêmes circonstances ; le fanatisme et l'exaltation diminuent l'aptitude à ressentir la douleur, et il en est de même de l'influence exercée par certaines maladies, telles que l'aliénation mentale, l'hypocondrie, l'hystérie, par quelques empoisonnements par l'éther, le chloroforme, l'oxyde de carbone, l'amylène, etc.

Il y a des douleurs *sympathiques* qui se montrent quelquefois assez loin de l'organe matériellement affecté. Ainsi, chez les enfants, la douleur du genou annonce souvent une maladie de l'articulation coxo-fémorale ; — la douleur de la mamelle annonce le début de la phthisie tuberculeuse ; — le prurit de la verge est un signe de calcul urinaire ; — la migraine annonce souvent des maladies de l'estomac ou du gros intestin ; — la gastralgie et les vomissements subits avec douleur lombaire indiquent la colique néphrétique ; — les névralgies de la tête sont souvent en rapport avec la carie des dents, etc.

Elle n'est pas la même dans tous les organes, et ce sont les tissus normalement peu sensibles qui, dans l'état morbide, offrent quelquefois les douleurs les plus vives. Les séreuses, les ligaments, les os malades, sont le siège de douleurs insupportables, tandis que les membranes muqueuses altérées, ou la substance même du cerveau, provoquent à peine une exagération de la sensibilité particulière à ces organes.

La douleur peut quelquefois suffire à elle seule pour caractériser une maladie. Mais il faut en même temps tenir compte des autres phénomènes observés chez les malades, et en particulier de son siège organique, de sa marche, de l'état fébrile, ou des autres phénomènes concomitants. Ainsi, un phthisique ou un cancéreux accuse une douleur vive subite dans le mollet avec gonflement du pied, c'est qu'il a une *phlegmatose alba dolens.* Un phthisique à la dernière période qui a subitement une douleur pleurétique très aiguë avec forte gêne respiratoire a un commencement de *pneumothorax* dû à *une perforation de la plèvre.* — Un convalescent de fièvre typhoïde a une douleur subite excessive du ventre avec vomissements et algidité a *une péritonite* par perforation du péritoine. — Une douleur qui revient tous les jours à la même heure indique une *fièvre larvée.* Cependant, dans beaucoup de cas, la forme de la douleur n'indique rien ; l'étude la mieux faite de ce symptôme ne conduit pas toujours à un diagnostic précis.

Au point de vue du diagnostic, il faut savoir que la douleur des névralgies est apyrétique et s'observe sur le trajet des nerfs ou seulement au point d'émergence des filets cutanés, — que la névralgie dentaire est l'indice d'une carie des dents, — que la névralgie du plexus brachial et des intercostaux avec suffocation indique l'angine de poitrine, — que la névralgie intercostale apyrétique indique la chlorose, — que la névralgie dorsale doit faire craindre la phthisie, — que la névralgie lombo-iliaque indique les déplacements de l'utérus et les affections utérines organiques ; — que la sciatique chez les gens d'un certain âge peut faire craindre le cancer du rectum ; — que la névralgie brûlante, fulgurante et lancinante des membres inférieurs indique l'ataxie locomotrice et la sclérose de la moelle épinière ; — que les névralgies symétriques de la mâchoire et des membres inférieurs peuvent faire soupçonner le diabète ; — que la douleur des os est difficile à distinguer de celle du périoste ; mais, si elle a une origine syphilitique, on la distingue à son intermittence et à sa périodicité nocturnes ; — que les douleurs de la phlébite et de l'inflammation des lymphatiques sont accompagnées de fièvre et suivent le trajet de ces vaisseaux dans toute leur étendue, etc. Presque toutes les douleurs, rapprochées des autres phénomènes offerts par le malade, ont leur signification spéciale. — Celles de l'utérus se reconnaissent parce qu'elles s'étendent aux lombes, sur le rectum, dans les aines et à la face antérieure des cuisses. — Les douleurs du rein sont ordinairement subites, très aiguës et accompagnées de vomissements bilieux et de tiraillements dans l'aine ou dans le scrotum, ce qui annonce la *gravelle rénale ;* — celles de la vessie portent sur le périnée, s'étendent à l'urèthre et au gland. — Les douleurs du foie, habituellement sourdes, peuvent être très vives, et alors de l'hypocondre, où elles ont leur siège, elles s'étendent souvent à l'épaule droite *dans la lithiase biliaire.* — Dans le poumon et dans la plèvre, les douleurs se montrent dans le côté malade sous la forme de point de côté, avec ou sans fièvre, selon le degré de la maladie, et quelquefois à l'état de douleur vague, entre les deux épaules, dans la tuberculisation pulmonaire. — Comme on le voit par ces exemples, la douleur est un phénomène qui n'a pas d'importance absolue, et il faut recourir aux signes qui l'accompagnent pour en connaître l'origine et la signification.

La douleur est plus ou moins *aiguë* et se manifeste quelquefois sous forme *subaiguë* ou à peine appréciable. Elle s'épuise quelquefois par son excès ou du moins les malades la ressentent très faiblement, car on a vu jadis des malheureux accusés soumis à la torture s'endormir au milieu de leur supplice, et l'on voit encore souvent des femmes s'endormir et peu souffrir dans les parturitions prolongées.

Elle cesse, soit par la guérison de la maladie qui l'a fait naître ou par épuisement de la sensibilité nerveuse. Dans quelques cas, elle peut par elle-même amener la mort, soit très lentement, soit assez rapidement en quelques heures ou en quelques jours.

Au moyen âge les frères Moraves, secte d'anabaptistes qui avaient horreur de l'effusion du sang, avaient imaginé de faire périr les condamnés au dernier supplice par le chatouillement des pieds. Une fois le spasme commencé, la respiration s'embarrassait et il survenait une asphyxie promptement mortelle (1).

Obs. I. *Mort par douleurs de métrite.* — J'ai vu, dans mon service à l'Hôtel-Dieu, une jeune femme venant d'une maison publique et qui était atteinte de

____

(1) Sainte-Foix, *Essais historiques*, t. V, p. 54.

métrite aiguë, à la suite d'une débauche. Elle souffrait de douleurs semblables à celles de l'accouchement, et tellement vives qu'elle criait nuit et jour. Rien ne put la calmer. Elle était dans un état de spasme perpétuel, le visage congestionné, le cou tendu par l'effort de ses cris.

Après deux jours de souffrances inouïes, par ses cris aigus incessants et l'effort qui les accompagnait, il se fit des ruptures capillaires générales donnant lieu à de nombreuses pétéchies de purpura, et elle succomba sans que l'autopsie, faite avec le plus grand soin sous mes yeux, permît de découvrir aucune lésion appréciable. Elle était morte de douleur.

J'ai vu un autre fait analogue à l'hôpital Sainte-Eugénie :

Obs. II. *Mort par douleur dans une opération chirurgicale.* — Un enfant de dix ans, affecté de fongus vasculaire de l'os maxillaire supérieur gauche, opéré sans éprouver de perte de sang considérable. L'ablation de l'os, pratiquée sans le secours du chloroforme, le 2 mars 1860, par le chirurgien de l'hôpital Sainte-Eugénie, fut très bien faite. Elle fut très douloureuse, dura au moins une demi-heure, et au moment où elle se terminait, l'enfant pâlit et perdit connaissance ; sa respiration s'embarrassa, et au bout d'une demi-heure il succomba à l'épuisement de la douleur.

La douleur prolongée a quelquefois une influence très marquée sur le moral de quelques personnes. Elle exalte l'imagination des uns, mais, plus ordinairement, elle l'abaisse, fausse le jugement et aigrit le caractère. Il n'y a que de véritables philosophes qui puissent prendre à cœur de l'endurer et dire comme Posidonius, atteint de goutte, en causant avec Pompée : « O douleur ! tu n'es pas un mal ! »

ARTICLE II

SIGNES FOURNIS AU DIAGNOSTIC PAR L'ANESTHÉSIE ET L'ANALGÉSIE

L'*anesthésie* (de α privatif, αἴσθησις, sensibilité) est le nom donné à la diminution et à l'abolition du sentiment dans les tissus du corps humain. C'est la *paralysie du sentiment.*

L'anesthésie s'observe surtout dans la peau et dans les muqueuses qui avoisinent les orifices naturels.

D'après Gendrin et Beau, qui les premiers ont bien établi cette distinction, il y en a deux espèces : l'insensibilité au tact, ou *anesthésie*, et l'insensibilité à la douleur, ou *analgésie*. La première, ou *anesthésie*, empêche de percevoir les impressions des corps extérieurs, telles que la résistance, la forme, le mouvement des corps, leur température, etc.; la seconde, ou *analgésie*, suspend les impressions douloureuses produites par certains agents, ainsi la piqûre, la torsion, la brûlure, le déchirement, etc. On brûle la peau d'un malade, il sent qu'on le touche, mais il ne s'aperçoit pas qu'on le brûle. — Ces deux sortes de paralysies du sentiment sont assez distinctes, et se rencontrent isolément chez quelques malades. Le nom d'*anesthésie* s'applique surtout à la paralysie du sentiment qui entraîne la perte de la sensibilité au tact et à la douleur. Elle est infiniment plus rare que l'*analgésie* ou l'insensibilité à la douleur.

§ 1er. — Signes fournis par l'anesthésie.

L'anesthésie est quelquefois complète : un homme affecté d'une lésion du rameau mentonnier de la cinquième paire avait perdu si complètement la sensibilité de la lèvre inférieure, qu'il croyait toujours que le verre qu'il portait à sa bouche était ébréché dans le point où il touchait la lèvre. Cette paralysie complète de la sensibilité n'est pas très commune. Ordinairement la sensibilité est seulement amoindrie, elle est obtuse. Les malades se rendent parfaitement compte de cet état. Le sol paraît se mouvoir ou s'enfoncer sous leurs pieds, les objets sont mal saisis par les mains, et leur forme ne peut plus être distinguée par le toucher.

L'anesthésie est *partielle* ou *générale*, elle est *fixe* ou *mobile* et irrégulièrement intermittente, et se montre alternativement en divers points du corps. Elle est graduelle ou subite. Quant à son siège, il est très variable, car elle occupe les différentes parties de la peau, souvent sous forme d'hémianesthésie, les muqueuses, les organes des sens, etc. — L'anesthésie est *idiopathique*, liée au nervosisme ou à l'hystérie, ou *symptomatique*, alors elle est toujours en rapport avec des maladies de la peau, du sang, de l'encéphale, de la moelle et des cordons nerveux.

Quand elle est symptomatique, on l'observe très souvent :

1° Dans l'*éléphantiasis des Grecs* ou lèpre tuberculeuse. Dès la formation des taches fauves, au début de la maladie, on trouve de l'insensibilité à la base de ces taches ; cette insensibilité s'étend un peu en rayonnant en quelque sorte autour de la tache éléphantiasique, et se relie ainsi à d'autres points déjà insensibles ; de là une partie de la peau anesthésiée dans une plus ou moins grande étendue. Le même phénomène s'observe au niveau des tubercules, sur les muqueuses, les yeux, les lèvres, l'intérieur de la bouche. Cette anesthésie dans l'éléphantiasis des Grecs est un signe diagnostique très utile.

2° A la suite d'un assez grand nombre d'affections de la peau, on observe de l'insensibilité qui dure plus ou moins longtemps ; et elle est parfois accompagnée de douleurs très vives et profondes : c'est ce qu'on voit dans le *zona*, dans le *lichen*, dans le *pemphigus*, dans l'*érysipèle*, etc.

3° Dans les *maladies de la moelle* avec paraplégie, complète ou incomplète, et elle occupe soit la peau des membres inférieurs, soit la plante du pied. Alors elle est incomplète et il arrive que le malade ne sent pas bien où il marche, qu'il croit marcher sur du velours et qu'il ne peut faire un pas les yeux fermés. Il lui faut ses yeux pour se diriger et avancer le pied. C'est le cas de l'*ataxie locomotrice*. — Elle se voit aussi dans les paralysies du mouvement dues à la *commotion* et à la *contusion des nerfs*, dans certaines *névrites* et dans quelques *névralgies*, dans les tumeurs placées sur le trajet des troncs nerveux.

4º Dans l'*hémorrhagie cérébrale*; mais, chez ces malades, il y a engourdissement de la sensibilité plutôt que véritable anesthésie.

5º Dans le *ramollissement cérébral*. Ici la diminution de sensibilité tactile est très réelle; ordinairement plus marquée sur les membres, elle est presque toujours égale des deux côtés du corps. Elle s'accompagne de douleurs dans l'épaisseur des muscles ou seulement de froid sur la peau, d'engourdissements, de fourmillements, etc. C'est un excellent symptôme du ramollissement cérébral, car il se manifeste longtemps avant la paralysie, et, quand celle-ci arrive, l'insensibilité augmente avec elle.

6º Dans les *épanchements cérébraux des méninges*, dans certaines *tumeurs cérébrales*, et dans toutes les maladies qui se terminent par une *compression du cerveau*. Chez ces malades, il y a diminution graduelle de la sensibilité tactile, puis absence complète de cette sensibilité.

7º Dans les *empoisonnements les plus variés*. Ainsi, elle s'observe dans l'asphyxie par absorption d'acide carbonique, par suite de la respiration de ce gaz et dans tout ce qui produit l'*anoxémie* ou défaut d'oxygène dans le sang. C'est ce qu'on observe dans l'asphyxie vulgaire et dans l'asphyxie du croup ou de la bronchite capillaire. — On sait, en effet, depuis mes recherches sur l'anesthésie du croup servant d'indication à la trachéotomie (1), que l'anesthésie résulte du défaut d'oxygénation du sang par suite de la gêne respiratoire causée par l'obstacle formé dans le larynx, et par le même défaut d'hématose dans toutes les maladies des organes respiratoires. Cette anesthésie a un caractère spécial qui lui est propre, elle n'est jamais accompagnée de perte de connaissance, ni de paralysie musculaire avec résolution des membres.

L'anesthésie résulte aussi de l'asphyxie par des gaz toxiques, soit après a respiration de *vapeurs d'éther*, de *chloroforme*, d'*amylène* et de tous les anesthésiques. On l'observe, après l'emploi de 2 à 3 grammes de *chloral hydraté*, qui, chez les enfants, ainsi que je l'ai démontré en 1869, produisent un état d'insensibilité tel, qu'on peut ouvrir des abcès et arracher les dents sans douleur (2); dans l'*intoxication saturnine*, — dans l'*alcoolisme chronique*, — dans l'*empoisonnement par l'arsenic*; — alors il y a des points d'anesthésie à la peau, de l'amaurose, ou une paralysie de la sensibilité spéciale des organes génitaux. Après la guérison, les sujets offrent souvent des paralysies variées du sentiment et du mouvement, paralysies qui sont très difficiles à guérir.

Avant la séparation des deux variétés de sensibilité de la peau, on attribuait à l'anesthésie une foule de phénomènes qui dépendent de l'analgésie. Ainsi, en particulier, dans les maladies du cerveau, on croyait certainement l'anesthésie extrèmement commune; elle y est, au contraire, relativement

<hr>

(1) Bouchut, *Comptes rendus de l'Académie des sciences*. Paris, 1858.

(2) E. Bouchut, *Des effets du chloral hydraté* (*Comptes rendus de l'Acad. des sciences*. Paris, 1869).

B. — DIAGNOSTIC.   21

assez rare. Toutefois elle s'observe à l'état d'hémianesthésie, chez des sujets guéris d'une hémorrhagie cérébrale moyenne placée au niveau de la capsule interne. — Elle est, au contraire, plus habituellement observée dans des affections qui sont tout à fait étrangères aux lésions des centres nerveux.

L'anesthésie idiopathique est infiniment plus rare que l'analgésie : on la rencontre assez souvent dans la *convalescence des maladies aiguës*, quelle que soit leur nature ; — elle s'observe surtout dans le nervosisme chronique, — chez les hystériques, — dans l'hypnotisme, — dans l'épilepsie et dans l'hypocondrie. Elle se réunit souvent avec l'analgésie, c'est-à-dire à l'insensibilité à la douleur, qui est au contraire très commune dans les névroses.

L'anesthésie de l'hypnotisme, du nervosisme et de l'hystérie a quelque chose de spécial. — Elle se montre en général d'un seul côté du corps, sous forme d'*hémianesthésie*. Elle est très fugitive et disparaît pour revenir au bout de quelques heures ou de quelques jours. — L'électricité, l'application d'une plaque de métal, cuivre, or ou argent, d'une plaque de bois, d'un aimant à distance, *agents œsthésiogènes*, suffisent pour la faire cesser presque instantanément et sans retour. — Ou bien, elle disparaît d'un côté, et elle se montre du côté opposé du corps au même instant : c'est ce que Dumontpallier a qualifié du nom de *phénomène de transfert*. — Chez tous les sujets magnétisés ou hypnotisés, et chez les hystériques, ce phénomène du transfert s'observe fréquemment, et cela prouve combien doit être fugitive la lésion organique qui produit l'anesthésie et surtout l'hémianesthésie.

§ 2. — Signes fournis au diagnostic par l'analgésie.

On désigne sous le nom d'*analgésie* l'insensibilité pour la douleur, dans des tissus qui conservent la propriété du toucher. Cela se voit dans l'ivresse, dans l'engourdissement par le chloroforme, dans la congélation commençante, etc. Au contraire, la perte de la sensibilité tactile, ou du toucher, ce qu'on appelle *anesthésie*, n'existe jamais sans qu'il y ait en même temps analgésie.

On peut constater l'analgésie en piquant la peau, en la pinçant, ou en la cautérisant sans que les malades souffrent. Il en est de même pour les muqueuses.

L'analgésie, étudiée pour la première fois par Gendrin et par Beau, est *partielle* ou *générale*, souvent limitée à un point très circonscrit de la peau, ou à une petite partie du corps, comme le doigt.

Elle débute ordinairement par les membres, et surtout par les avant-bras. D'après Beau, elle est habituellement plus prononcée à leur partie postérieure qu'à leur partie antérieure. On la rencontre en avant de la poitrine, à l'épigastre ; mais presque toujours alors elle existe simultanément aux deux avant-bras. Quand elle existe sur les muqueuses, elle occupe presque toujours en même temps une étendue plus ou moins grande de la peau. Parmi les muqueuses, celles qui sont le plus souvent affectées sont la conjonctive, la membrane de Schneider, la muqueuse de la langue, de la vulve, du vagin. Dans ces parties, l'insensibilité à la douleur est très étendue ou fort circonscrite, et elle peut être complète ou très légèrement marquée.

L'analgésie peut dépendre d'une maladie du cerveau, de la moelle ou des nerfs, ce qui est rare, et alors elle est *symptomatique;* mais ordinairement elle ne se rattache à aucune altération matérielle appréciable, et l'on peut la considérer comme *idiopathique* ou *essentielle.* On l'observe dans certaines convalescences de maladies aiguës, dans la plupart des névroses et dans certains cas d'altération du sang par des poisons ou des substances dites anesthésiques.

L'analgésie permanente, fort rare dans l'intervalle de l'*épilepsie*, est au contraire très commune pendant les attaques convulsives. Elle est même si complète en ce moment, que des sujets peuvent se faire des brûlures ou des blessures terribles sans les sentir. J'ai vu, à l'hôpital des Enfants, un malheureux qui y était amené pour une brûlure de toute la tête, occasionnée par une chute, la tête en avant, dans un chaudron plein d'eau bouillante. Il survécut à cette affreuse blessure et entra depuis dans la section des épileptiques, à Bicêtre.

Dans l'*hystérie*, l'analgésie est fort commune, tandis que l'anesthésie véritable est très rare. Elle est très souvent limitée à un seul côté du corps : c'est l'*hémianalgésie*. Elle existe en dehors des attaques convulsives ; elle n'en dépend pas. L'analgésie est très variée chez les hystériques. Chez celles-ci, les conjonctives sont insensibles à la douleur; chez celles-là, on peut titiller les fosses nasales, le conduit auditif externe, sans provoquer la moindre douleur; on peut enfoncer le doigt profondément dans la bouche, jusque sur la base de la langue, sans solliciter un vomissement. Chez d'autres, l'insensibilité à la douleur se montre de préférence sur le vagin, le rectum, la vessie : ici le coït ne produit plus la moindre sensation ; là, la vessie a perdu sa sensibilité spéciale, et sa plénitude ne détermine plus aucune gêne, il y a rétention; il faut sonder la malade. Chez toutes, il y a analgésie plus ou moins étendue sur le tégument externe, et, comme je viens de le dire, assez souvent sous forme d'hémianalgésie.

Un fait extrêmement curieux, c'est de voir que l'insensibilité à la douleur dans une partie n'empêche point les malades d'éprouver dans cette même partie des élancements, des névralgies, etc., enfin des phénomènes hystériques. — L'insensibilité à la douleur, *provoquée artificiellement*, est donc un phénomène de physiologie pathologique parfaitement distinct de l'anesthésie observée dans l'état morbide.

L'analgésie chez l'hystérique est par sa fréquence un symptôme d'une grande importance et qui souvent met sur la voie du diagnostic de la maladie. Cette absence de la sensibilité à la douleur est souvent ignorée des malades, et elles sont très étonnées de constater que la peau peut être transpercée sans qu'elles ressentent la moindre impression douloureuse.

Alors si l'on interroge les malades, elles se souviennent que depuis long-temps elles ont remarqué des ecchymoses de la peau sans pouvoir les rapporter à un choc, à un coup dont elles n'avaient aucun souvenir, parce qu'elles étaient analgésiques. Et cependant chez les mêmes malades, le sens du toucher persistait dans une certaine mesure, puisqu'elles pouvaient se servir de leurs mains pour coudre, pour tricoter, etc. Toutefois, elles se rappellent qu'il leur arrivait parfois de laisser tomber les objets qu'elles tenaient entre les doigts ; il existait donc déjà de temps à autre de l'anes-thésie. Telles malades qui sont analgésiques ne sont pas anesthésiques à toutes les impressions, elles peuvent avoir perdu le sens du toucher et cependant elles perçoivent le frottement, distinguent le chaud du froid.

Ces modifications de la sensibilité sont encore beaucoup plus variées dans les différentes périodes de l'hypnotisme, et certains procédés peuvent rendre manifeste une sensibilité réflexe à laquelle on donne le nom d'hy-perexcitabilité neuro-musculaire. Cette sensibilité spéciale est très impor-tante à constater parce qu'elle est la *démonstration scientifique* de la modification *réelle* de la sensibilité dans l'hystérie. Elle réclame une étude minutieuse, et les procédés qui en démontrent l'existence varient avec chaque malade et suivant la période léthargique, cataleptique ou som-nambulique de l'hypnotisme : — la percussion légère, le frottement, un courant d'air frais suffisent pour rendre cette hyperexcitabilité manifeste ; d'autres fois, il faut avoir recours au froid intense, à l'application locale de l'éther ou du chloroforme.

Ces différents procédés d'action prouvent que dans l'hypnotisme la sen-sibilité n'est point abolie, mais seulement modifiée, et qu'elle réclame l'emploi d'agents spéciaux pour se manifester. Ces faits établissent combien sont peu avancées nos connaissances sur la sensibilité en général, et l'étude des agents esthésiogènes démontre que l'influence la plus minime en apparence suffit pour *transférer* l'insensibilité d'un côté du corps au côté opposé et pour *la fixer* pour un temps plus ou moins durable, en un point déterminé du corps.

Les remarques générales qui précèdent sur la sensibilité de la peau sont en partie applicables à la sensibilité spéciale des organes de la vue, de l'ouïe, de l'odorat et du goût. La mobilité spontanée ou provoquée de la sensibilité cutanée et sensorielle démontre que ces troubles fonctionnels dans l'hystérie doivent être rapportés à une modalité *non organique* des centres nerveux : une émotion morale suffit pour les faire naître ou les faire disparaître, un excitant périphérique suffit aussi pour modifier les conditions fonctionnelles des centres nerveux.

Les facultés intellectuelles chez l'hystérique n'échappent point à cette loi de la mobilité fonctionnelle du système nerveux : la mémoire, la notion de l'usage des objets, la faculté du langage parlé, écrit, qui ne sont peut-être que des *modalités de la sensibilité cérébrale* peuvent spontanément ou expérimentalement être modifiées de telle sorte qu'elles seront augmentées, abolies ou perverties.

Enfin, en même temps que ces anesthésies de la vie de relation, on remarque souvent chez les hystériques des troubles fonctionnels de la vie organique, de la vie végétative, qui sont la conséquence de l'anesthésie des organes viscéraux. Alors, on constate la diminution, la cessation des sécrétions ou la rétention des liquides sécrétés dans les réservoirs naturels, parfois même certaines hydropisies locales, dont Sydenham a donné la description clinique et qui ne peuvent être rapportées qu'à une modification du système nerveux.

L'analgésie s'observe dans l'*hémorrhagie cérébrale*, mais seulement tant que les malades demeurent en demi-connaissance. Dès que celle-ci est revenue, généralement la sensibilité reparaît. Chez quelques individus, lorsque l'hémorrhagie est très forte, l'analgésie est complète, et il y a tout à la fois anesthésie et analgésie. Ailleurs l'insensibilité est incomplète, et, si l'on pince ou si l'on pique la peau, on voit les membres exécuter quelques mouvements et la figure exprimer la souffrance.

Quand l'intelligence revient promptement, la sensibilité reparaît également très vite avec ses caractères de l'état normal ; dans certains cas, au contraire, elle est très exagérée.

Dans la *compression du cerveau par de gros épanchements intracrâniens*, il arrive un moment où la sensibilité est très diminuée dans toute l'étendue du corps ; il y a tout à la fois perte de la sensibilité tactile et analgésie.

Dans l'*intoxication alcoolique*, l'analgésie est un phénomène constant. Elle se montre déjà dans le premier degré de l'ivresse, où elle est générale. Dans le second degré, qu'on pourrait appeler le *coma alcoolique*, cette insensibilité à la douleur est absolue, et elle persiste souvent dans le *delirium tremens.* — Il en est de même dans les *empoisonnements par le gaz acide carbonique*, par le *hachisch*, par les *narcotiques*, par les *sels de plomb*, et par toutes les vapeurs anesthésiques d'éther, de chloroforme et d'amylène, par le chloral à l'intérieur, etc., récemment employées pour faciliter la pratique des opérations chirurgicales.

Aux troubles de sensibilité de la peau se rattachent les recherches faites par Weber (page 209) avec *l'esthésiomètre*, espèce de compas dont on écarte plus ou moins les pointes, et qu'on applique sur la peau, pour apprécier la sensibilité en cherchant si le malade sent les deux pointes ou une seule. Il y a là une sensation qui varie selon les cas, et si la sensibilité est intacte le sujet sent les deux pointes, si rapprochées qu'elles soient, tandis qu'au contraire si la sensibilité est altérée, il ne sent qu'un seul contact alors que les pointes du compas sont assez éloignées l'une de l'autre. C'est une recherche utile à faire ; elle constitue l'*esthésiométrie* (voy. page 208, chapitre ESTHÉSIOMÉTRIE).

Cette méthode demande à être appliquée avec soin : soit avec un compas de métal, soit avec un compas d'ivoire. On lui a reproché de ne rien fournir de bien concluant à la clinique, mais Manouvriez pense que les reproches adressés à la méthode viennent des erreurs dans l'observation et des erreurs d'appréciation de la part des sujets.

Il y a lieu, en effet, de tenir compte d'une série de conditions relatives à l'application de l'*instrument lui-même*.

Les pointes du compas esthésiométrique doivent toujours être appliquées sur la peau suivant une ligne parallèle à la direction des filets nerveux de la région : suivant l'axe des membres, suivant le trajet des espaces intercostaux, suivant les lignes transversales ou obliques dans les différentes régions de la face. Le contact doit être de très courte durée à chaque exploration, à cause de l'accoutumance du sujet qui affirmerait encore la perception bien que les contacts eussent cessé d'exister. Les pointes doivent être émoussées. Il faut tenir un très grand compte de la conductibilité du métal pour la chaleur : si les pointes sont froides et qu'on les applique sur la peau à la température normale, le sujet accusera la double sensation qu'il n'aurait point perçue, les pointes étant à la même température que sa peau.

C'est de cette condition importante que M. Manouvrier s'est préoccupé dans la construction de son æsthésiomètre ; il a remplacé les pointes métalliques par des pointes d'ivoire. Cet instrument (fig. 91 et 92, p. 211) a été présenté à la Société de biologie en 1873 (1). M. Manouvrier est le premier qui ait indiqué une hémianesthésie d'origine saturnine, qu'il a pu constater chez d'anciens saturnins. Alors, l'anesthésie est surtout marquée dans les régions en contact avec le plomb et l'on peut suivre avec rigueur le retour graduel de la sensibilité sous l'influence du traitement.

ARTICLE III

SIGNES FOURNIS AU DIAGNOSTIC PAR L'HYPERESTHÉSIE

On donne le nom d'*hyperesthésie* à l'exaltation de la sensibilité des tissus sous l'influence du contact des excitants naturels de leur sensibilité. C'est ce qui établit une différence entre elle et la douleur, qui peut apparaître spontanément. Toutefois, l'hyperesthésie et la douleur ont entre elles de nombreux points de contact, car là où il y a douleur, il y a toujours hyperesthésie, et les parties qui sont le siège de l'hyperesthésie sont aussi le siège de douleurs spontanées. Je dirai volontiers que les douleurs tiennent davantage de l'état morbide, et que le tégument externe, dans ces maladies, est disposé de telle sorte, que le contact des excitants ordinaires provoque de la douleur.

L'hyperesthésie s'observe exclusivement dans les organes des sens, — dans la peau et dans les muqueuses organes du *toucher* ; — dans les muqueuses organes du *goût* ; — dans l'œil et ses dépendances, organes de la *vision* ; — dans l'organe de l'*ouïe* ; — et dans la muqueuse pituitaire, organe de l'*odorat*.

---

(1) Voy. plus haut, p. 208, les différents *æsthésiomètres*.

C'est un trouble fonctionnel, *idiopathique* de la sensibilité, ou au contraire un trouble *symptomatique* dépendant du rhumatisme, ou d'une lésion du système nerveux; en un mot, un *symptôme*.

L'hyperesthésie cutanée et celle des orifices muqueux, vaginisme et autres, sont celles qu'on observe le plus communément.

Dans cet état d'exaltation de la sensibilité, la peau est ordinairement exempte de maladie. Ce ne sont pas les pressions fortes qui déterminent de la douleur, ce sont les attouchements les plus légers qui ne font qu'effleurer la surface et même le contact des vêtements. Cela s'appelle quelquefois *dermalgie*. La douleur ainsi provoquée est souvent assez vive pour amener des cris, pour déterminer la syncope.

L'hyperesthésie cutanée se montre tantôt le jour, tantôt la nuit. Il arrive qu'elle se déploie tout à coup, et que, quittant un endroit, elle se montre subitement en un lieu assez éloigné du point affecté. D'autres fois elle s'épuise en quelque sorte, et elle est remplacée par une espèce d'anesthésie.

Quand l'hyperesthésie est très prononcée, on observe des névralgies superficielles et profondes; de la rougeur, de la chaleur et une fièvre locale qui, du reste, dure peu de temps.

Les muqueuses peuvent être hyperesthésiées : ainsi la muqueuse de la bouche, la muqueuse des fosses nasales, la muqueuse du vagin, du col de l'utérus, du méat urinaire chez la femme, de l'orifice vulvaire, ce qu'on appelle d'un nouveau nom, le *vaginisme*. — On trouve quelquefois le vagin et l'orifice vulvaire tellement sensibles, que le toucher et le coït sont impraticables. En raison de cette hyperesthésie, le cathétérisme est quelquefois très douloureux et très redouté chez certaines femmes hystériques affectées de rétention d'urine.

L'hyperesthésie est habituellement cutanée, superficielle, ou elle occupe les organes des sens, particulièrement l'œil et les oreilles, mais elle peut être profonde et occuper les os ou les muscles. Ainsi tout le monde sait que chez les hystériques et chez certains phthisiques, on provoque des douleurs en appuyant sur les apophyses épineuses des vertèbres dorsales et cervicales ou *rachialgie*. — C'est aussi ce qu'on appelle des *points apophysaires*. — Chez ces mêmes malades, on détermine aussi la douleur en appuyant sur les muscles des gouttières vertébrales, sur les attaches de quelques muscles, et en particulier sur les attaches des muscles du tronc.

L'hyperesthésie de l'œil à la lumière; de l'oreille au moindre bruit; du nerf olfactif pour les odeurs, se rencontre dans certaines maladies organiques du système nerveux, telles que la méningite ou l'encéphalite, dans certaines fièvres typhoïdes ataxiques et dans les névroses telles que l'hystérie et le nervosisme.

Avant de mentionner les maladies dans lesquelles on rencontre l'hyperesthésie, dans lesquelles par conséquent cette exaltation de la sensibilité a une valeur diagnostique, je dois dire que le plus souvent l'hyperesthésie existe indépendamment de toute affection matérielle du centre céphalo-rachidien, et que l'existence de l'hyperesthésie doit même d'emblée faire penser à toute autre chose qu'à une affection cérébrale. Cet état morbide est généralement attribué, depuis les travaux de Cazenave, Gendrin et Racle, à une névrose, c'est-à-dire à un trouble dynamique indépendant de toute altération matérielle appréciable.

Elle s'observe dans la plupart des névroses, dans la chorée, dans l'hystérie, dans l'état nerveux ou *nervosisme* (1), dans la convalescence de certaines maladies, au début de quelques maladies de la peau, etc.

L'hyperesthésie cutanée s'observe au début du *zona*, du *lichen* et du *prurigo*. Il n'y a pas encore de papules, qu'on observe déjà, dans certains cas, cette exaltation de la sensibilité des téguments. On l'observe également, mais à diverses époques de la maladie, dans l'*érythème*, — dans l'*eczéma*, — dans quelques affections *vésiculeuses* et *squameuses*.

Dans les *névralgies*, l'hyperesthésie cutanée est un phénomène constant, et les points douloureux des névralgies, bien étudiés par Valleix, ne sont pas autre chose que des points de la peau ou le nerf douloureux envoie à la peau un filet d'émergence superficiel ; c'est ainsi que dans la névralgie intercostale on trouve trois points douloureux, l'un antérieur sternal, l'autre moyen et l'autre postérieur vertébral, qui correspondent aux trois filets nerveux sous-cutanés du nerf intercostal. Il en est de même pour toutes les autres névralgies.

Dans l'*hystérie*, les points d'hyperesthésie cutanée sont assez communs. Ils ne sont pas étendus, habituellement très circonscrits ; de là les noms de *points douloureux,* — *points apophysaires,* — *clou hystérique.* Les points d'hyperesthésie se montrent à la tête ; — sur les apophyses épineuses des vertèbres dorsales, cervicales ; — au niveau des gouttières vertébrales, surtout à la région du dos ; — à la base de la poitrine ; — au niveau des attaches supérieures du grand dentelé et du droit antérieur de l'abdomen ; — sur le pubis et dans les flancs ; — au niveau de la pointe du cœur, à l'épigastre, etc. Ces points douloureux se montrent surtout du côté gauche du corps.

L'*hyperesthésie symptomatique* est beaucoup plus rare et appartient aux maladies organiques du système nerveux et aux différentes lésions matérielles qui intéressent quelques cordons nerveux. C'est le cas des *névromes* et des compressions nerveuses par une tumeur de voisinage.

Dans la *congestion cérébrale*, dans la *méningite* et dans l'*encéphalite*, l'hyperesthésie cutanée est rare, mais quand elle existe, son intensité est très vive. Elle ne se montre qu'au début de la période d'excitation des organes intracrâniens. C'est surtout de l'hyperesthésie sensorielle et cutanée. On en reconnaît la cause parce que, avec l'ophthalmoscope, il est possible de découvrir une lésion du nerf optique ou de la rétine. Dès que les altérations anatomiques sont bien formées, quand il y a épanchement de sérosité ou de pus, il n'y a plus d'hyperesthésie. Toutefois elle peut

______

(1) Voy. E. Bouchut, *Du nervosisme et des maladies nerveuses.* 2ᵉ édition. Paris, 1877.

reparaître quand ces affections, déjà en voie de guérison, offrent les signes d'une récidive, d'une recrudescence, et lorsqu'une encéphalite circonscrite tend à se développer autour d'un produit morbide accidentel, de nature tuberculeuse ou autre.

Dans la *méningite cérébro-spinale* particulièrement, il y a également de l'hyperesthésie superficielle et profonde, et l'exaltation de la sensibilité est telle, qu'on ne peut souvent toucher la peau, même avec les plus grandes précautions, sans provoquer des douleurs extrêmement vives. — Il en est de même dans la *myélite* des cordons postérieurs de la moelle, mais alors, par la cérébroscopie, on constate une hyperhémie ou un œdème de la papille qui indique la nature spinale organique de cet excès de sensibilité.

Dans le *ramollissement du cerveau*, l'hyperesthésie se montre quelque-fois avant la paralysie, et il est important de la reconnaître. C'est, dans quelques cas, le seul phénomène qui soit bien appréciable, et il faut se garder de la confondre avec une névralgie ou une manifestation rhumatismale.

ARTICLE IV

SIGNES FOURNIS AU DIAGNOSTIC PAR LA CÉPHALALGIE

La *céphalalgie*, ou douleur de tête, également connue sous les noms de *céphalée*, de *pesanteur de tête*, de *migraine*, d'*hémicrânie*, etc., est un phénomène extrêmement commun ; — seul, il n'a pas grande importance, mais sa réunion avec d'autres symptômes devient un élément de diagnostic très utile.

On ne connaît guère la cause de la céphalalgie, et l'on n'a aucune don-née exacte sur son siège anatomique ni sur sa nature véritable. En dehors des névralgies de la cinquième paire et des névralgies occipitales, tout ce qui se rattache à la céphalalgie est très obscur. Le devoir du clinicien est de l'envisager comme symptôme et d'examiner sa valeur diagnostique.

La céphalalgie est *générale* ou *circonscrite, continue* ou *intermittente*. Sous cette dernière forme, elle peut siéger dans une moitié latérale de la tête, c'est l'*hémicrânie;* elle peut occuper le front (céphalalgie *frontale* ou *sus-orbitaire*); la tempe (céphalalgie *temporale*); — l'occiput (céphalalgie *occipitale*); elle peut occuper le sommet ou un point très limité du crâne; sur le vertex, c'est le *clou*.

La douleur de tête est tantôt très intense, tantôt assez légère; elle est aiguë, sourde, éphémère ou permanente. Ses formes sont très variées : ici c'est un resserrement, une constriction, il semble que les tempes soient rapprochées l'une de l'autre; là ce sont des douleurs très aiguës, en ma-nière d'élancements. Tantôt c'est un poids, et il semble que la tête doive s'incliner en avant; tantôt c'est un ballottement intérieur, et les malades croient avoir de l'eau dans la tête. Une autre fois, la tête donne la sen-sation du vide. C'est sous ces formes diverses que les malades expriment leur souffrance.

On appelle plus généralement *céphalalgie* la douleur aiguë et passagère, *céphalée* la douleur sourde et permanente.

La céphalalgie est rarement isolée ; différents troubles des organes des sens, surtout de la vue, de l'ouïe et du toucher, l'accompagnent ordinairement. La vue peut être obscurcie, la pupille dilatée ou contractée ; il peut y avoir diplopie, photophobie, etc. L'ouïe peut être dure, et il peut exister des bourdonnements d'oreille. Quant au toucher, on y observe quelquefois de l'hyperesthésie ou de l'analgésie.

La céphalalgie s'accompagne souvent de troubles notables du côté des voies digestives, quelquefois de nausées ou de vomissements, et il y a toujours chez les malades un malaise général très prononcé.

La douleur de tête se rencontre dans un très grand nombre d'affections. Aussi, au lit du malade, faut-il bien analyser ce symptôme : il faut voir s'il prend sa source à la tête même intérieurement ou extérieurement, ou s'il ne dépend pas de quelque altération du sang *chloratique*, *septicémique* ou *palustre*, ou d'une maladie dont le siège anatomique est plus ou moins éloigné du cerveau. — A cet égard, il y a : 1° une céphalalgie *symptomatique*, et 2° une céphalalgie *essentielle* ou *sympathique*.

§ 1ᵉʳ — Céphalalgie symptomatique.

La céphalalgie *symptomatique* s'observe dans l'érysipèle du cuir chevelu, dans la congestion cérébrale, dans la méningite, dans l'encéphalite, dans l'hémorrhagie cérébrale, l'apoplexie séreuse, l'hydrocéphalie, l'hypertrophie du cerveau, les productions accidentelles de cet organe ; alors, elle est *continue ;* la névralgie *sympathique* s'observe : dans les névralgies de la tête, la migraine, l'épilepsie, l'hystérie, la chlorose, les fièvres, etc., et elle est alors souvent *intermittente*.

1° Dans l'*érysipèle du cuir chevelu*, la douleur de tête, qui augmente par le contact du doigt, est un fort bon signe diagnostique, car elle révèle une maladie cachée dans les cheveux, que l'œil peut difficilement apercevoir. Elle n'a pas la même importance lorsque de la face la maladie s'étend à la peau du crâne, mais sa présence indique l'extension de la phlegmasie.

2° Dans la *congestion cérébrale*, la céphalalgie est un symptôme très commun, elle a les caractères suivants : elle est continue, sourde, gravative, souvent très forte, ordinairement générale, et elle existe des deux côtés de la tête. Elle est profonde, les malades en ont parfaitement la sensation ; il leur semble que la tête soit serrée, comprimée, ou remplie et près d'éclater. Cette douleur s'accompagne de vertiges, d'un engourdissement des facultés intellectuelles. La circulation dans les gros troncs vasculaires est très activée ; au contraire, le retour du sang dans la veine cave supérieure paraît difficile ; il y a des épistaxis ; les veines du cou, de la face et du front sont très gonflées, turgescentes, et l'ophthalmoscope permet de voir une congestion rétinienne très prononcée. En un mot, la céphalalgie s'accompagne de tous les symptômes dont l'ensemble caractérise la congestion cérébrale.

3° Dans la *méningite*, la douleur de tête a les caractères de celle qu'on observe dans le cas précédent, quand la congestion cérébrale paraît être le premier degré de la méningite, mais ce n'est certainement pas le cas le plus commun.

A cette céphalalgie se joignent les symptômes ordinaires et habituels de la méningite : rougeur très modérée de la face, chaleur très vive de la tête, le reste du corps étant à une température fort peu au-dessus de la température normale ; vomissements, constipation, fièvre peu intense, hyperhémie papillaire constatée à l'ophthalmoscope, en attendant les phénomènes de la seconde période, qui sont ceux de la compression du cerveau.

Dans la méningite tuberculeuse, si commune dans l'enfance, du moins comparativement à la méningite simple, les accidents ont une marche beaucoup plus lente. La céphalalgie précède quelquefois de beaucoup l'explosion de phénomènes plus caractéristiques. Elle s'accompagne fréquemment de cris, de somnolence, etc. Elle coïncide également avec une névro-rétinite que l'ophthalmoscope permet d'apprécier aisément.

4° Dans la *méningite cérébro-spinale épidémique*, quand la marche de la maladie n'est pas trop rapide, quand la mort ne vient pas trop brusquement et qu'on peut analyser les symptômes, on observe comme phénomène prodromique une céphalalgie plus ou moins forte, et, une fois la maladie confirmée, une rachialgie souvent sourde, mais le plus ordinairement très vive, très violente, surtout à la région du cou. Il existe en même temps de la roideur dans les muscles de la nuque, et de l'hyperesthésie. L'hyperhémie et l'œdème de la papille annoncent qu'elle a pour point de départ une lésion organique.

5° Dans l'*encéphalite*, la céphalalgie ne se fait sentir que dans le cas où la couche la plus superficielle du cerveau est affectée, et dans lequel il y a toujours une méningite partielle ; il en est de même dans la plupart des cas de ramollissement cérébral. La douleur est alors permanente, limitée au point malade ; c'est aussi ce qu'on observe dans l'encéphalite chronique des aliénés, cas dans lesquels il y a toujours des traces de méningite accompagnée de névro-rétinite plus ou moins accusée.

6° L'*hémorrhagie du cerveau* ne détermine pas de céphalalgie par elle-même. Quand il y a douleur de tête, c'est dans les cas seulement où l'hémorrhagie cérébrale est précédée, accompagnée ou suivie de congestion sanguine ou de ramollissement inflammatoire. Dans le premier cas, on observe la douleur sourde, gravative, qui caractérise la congestion cérébrale. Dans le second cas, la douleur est partielle, permanente, obtuse avec hyperesthésie et s'accompagne d'hyperhémie rétinienne. Ces distinctions sont importantes : outre que le diagnostic y gagne en précision, il est indispensable d'avoir ces notions pour baser le pronostic et pour établir le traitement.

7° Dans l'*apoplexie séreuse*, dans l'*hydrocéphalie chronique*, qui suivent quelquefois des maladies sérieuses ou qui viennent compliquer leur con-valescence, comme dans les fièvres graves, la scarlatine, la maladie de Bright, la phthisie, il se forme, dans les méninges ou dans la cavité des ventricules, des épanchements séreux non accompagnés de traces sensibles d'inflammation. Ces épanchements, qui ramollissent, compriment, dis-tendent la pulpe cérébrale, sont annoncés par des douleurs de tête que les malades manifestent en portant la main à cette partie, en se plaignant doucement, mais continuellement, en poussant ces cris prolongés que Coindet a appelés *cris hydrencéphaliques*. La douleur de tête qui se mani-feste par ces cris est un excellent signe diagnostique des épanchements séreux de l'intérieur du cerveau, et l'œdème de la papille annonce sa na-ture organique.

8° Dans l'*hypertrophie du cerveau*, la céphalalgie est un phénomène d'une grande valeur. Elle est très vive, continue, paroxystique, et elle se traduit par des cris inarticulés et continuels. On sait combien il est dificile de distinguer ce cas de l'hydrocéphalie. Outre les phénomènes de com-pression, semblables à ceux qu'on observe dans l'hydrocéphalie, il faut noter dans l'hypertrophie cérébrale les attaques convulsives épileptiformes où elles sont à peu près constantes, comme l'ont remarqué Calmeil et Gri-solle. D'un autre côté, il faut rechercher si l'individu affecté a eu à subir l'influence des émanations de sels de plomb. Dans l'affirmative, toutes les présomptions sont en faveur de l'hypertrophie du cerveau.

9° Dans les *productions organiques de la masse cérébrale*, telles que les *tubercules*, le *cancer*, les *gliomes*, les *hydatides*, les *tumeurs fibreuses*, il n'y a de douleur que dans les cas où le produit morbide est voisin de la périphérie du cerveau, parce qu'alors ils entraînent de la congestion, de l'inflammation de la substance cérébrale et surtout de ses enveloppes.

10° Après les grandes pertes de sang, l'intelligence n'est pas nette, il y a une véritable *anémie du cerveau*. Cet état morbide est toujours accompa-gné d'une douleur de tête qui ressemble quelquefois beaucoup à la douleur lourde, gravative de la congestion cérébrale, et que l'on reconnaît en ayant recours aux commémoratifs, et à ce que l'ophthalmoscope permet de con-stater une anémie de la choroïde ou de la rétine.

§ 2. — Céphalalgie essentielle ou sympathique.

La céphalalgie *essentielle* ou *sympathique*, qui ne dépend d'aucune alté-ration matérielle du cerveau et de ses enveloppes, résulte de la sympathie exercée sur la circulation du cerveau par les altérations du sang, par les empoisonnements et par les troubles des différents appareils organiques. Elle est souvent passagère, intermittente et se rencontre :

1° Dans les *névralgies du cuir chevelu*. En effet, les névralgies de la tête sont assez communes, et les nerfs affectés sont les branches frontales et auriculaires de la cinquième paire, et le nerf sous-occipital. — Dans ces circonstances, la douleur a tout à fait le caractère des névralgies ; elle revient par accès, elle est bornée à un côté de la tête, occupe le point d'émergence du nerf; en un mot, elle dépend de la distribution du nerf affecté.

Comme dans toutes les névralgies, la douleur de tête est ici superficielle : elle présente des points fixes douloureux, soit sur le trajet des nerfs, soit plutôt aux points d'émergence des principaux filets nerveux, au niveau du tronc sus-orbitaire, au devant de l'oreille, au-dessus de la nuque.

Quant aux caractères de cette douleur de tête, ce sont ceux qu'on rencontre dans la plupart des douleurs névralgiques, des *élancements sur le trajet du nerf malade*. Ceux-ci se répètent plus ou moins fréquemment. Quelquefois ils paraissent s'étendre et sont remplacés par de l'engourdissement. Quand ces élancements sont très aigus et répétés, on observe des phénomènes particuliers d'excitation locale ; la peau rougit et devient chaude, la circulation est sensiblement plus active du côté affecté que du côté sain, la peau sudorale ; les muscles voisins ou sous-jacents deviennent le siège de contractions involontaires ; le front est plissé, les paupières se ferment, et il y a en même temps des troubles de la vue et de l'ouïe. C'est une *névralgie congestive*, et la papille, la choroïde et la rétine sont fortement congestionnées.

Chez des sujets irritables, à mesure que la douleur augmente, surviennent d'autres phénomènes d'excitation nerveuse, des vomissements, des convulsions, le délire, etc.

Ces douleurs névralgiques de la tête se déplacent et peuvent changer de siège, comme toutes les névralgies des autres parties du corps. Elles peuvent être continues, avec des exacerbations à certains moments du jour ou de la nuit ; ou bien, elles sont intermittentes et revenant par accès, régulièrement périodiques. Cette intermittence affecte les divers types, quotidien, tierce, quarte, double-quotidien, double-tierce, etc. Il peut même y avoir plus de deux accès en un jour, les intervalles qui les séparent étant plus courts. C'est ce qu'on n'observe pas dans les fièvres intermittentes légitimes : dans ces fièvres, la périodicité est toujours plus longue. Ces douleurs annoncent une *fièvre larvée*.

La névralgie de la tête ne reste pas toujours bornée au cuir chevelu, elle s'étend à la face, à l'orbite : de là des douleurs très vives au niveau des yeux et des oreilles ; l'œil est parfois horriblement douloureux, de là du larmoiement, des troubles de la vue, du clignotement, des soubresauts des paupières, des convulsions partielles et douloureuses des muscles du visage ; ailleurs, douleur très vive dans le pavillon de l'oreille, dans le conduit auditif externe, et cependant nulle trace d'inflammation de l'oreille, pas d'écoulement. D'autres fois, enfin, la douleur s'étend davantage et elle gagne le plexus cervical superficiel ; elle peut encore gagner de proche en proche et venir affecter les rameaux thoraciques et scapulaires du plexus brachial.

Les causes les plus ordinaires des douleurs de tête névralgiques sont l'insolation, le froid, les blessures des nerfs, la carie dentaire et le travail de la seconde dentition, la chlorose, l'impaludation et surtout la syphilis.

Ces névralgies, dans la syphilis, constituent un des phénomènes les plus intéressants à étudier de la troisième période de la maladie, quelquefois de la seconde. Elles sont intermittentes et souvent nocturnes.

2° Il y a douleur de tête dans le *rhumatisme du cuir chevelu*. Cette maladie, développée sous l'impression du froid, est assez fréquente. Le muscle occipito-frontal et ses annexes fibreuses sont ici affectés.

Cette douleur a les caractères suivants : Elle s'est développée après un refroidissement subit ou progressif de la tête ; elle est superficielle, générale, occupe les deux côtés, et est souvent plus forte en arrière ou en avant qu'en d'autres points. La pression sur la tête l'augmente ; la contraction des muscles des mâchoires produit le même résultat. Les coiffures chaudes la font sensiblement diminuer. — Souvent on observe en d'autres parties du corps des douleurs rhumatismales. La douleur de tête rhumatismale diffère de la douleur de tête névralgique, en ce que celle-ci revient par accès, tandis que la première est continue, générale, sans occuper le point d'émergence des nerfs, et n'est pas compliquée, du moins au moment de l'accès, d'une sorte de fièvre locale ou d'un mouvement fébrile très prononcé.

3° Dans la *migraine*, quand la douleur de tête ne peut être rapportée à aucune lésion matérielle du cerveau : c'est ce qu'on appelle la *céphalalgie nerveuse* ou la *migraine*.

La migraine est très commune chez les individus d'un tempérament nerveux et chez les femmes. Les règles, l'état hystérique, la moindre émotion morale, la plus légère contrariété, tout ce qui peut gêner accidentellement et très momentanément l'ouïe, la vue ou l'odorat, sont les occasions de son développement.

C'est une douleur vive, souvent sus-orbitaire, sans mouvement fébrile, mais accompagnée de chaleur et de pesanteur de tête, avec étourdissements, éblouissements. Elle dure de quelques heures à un jour ou deux ; elle s'accompagne fréquemment de perte de l'appétit et de vomissements. Aucun autre trouble organique ne vient la compliquer. — Cette douleur de tête s'accompagne souvent de congestion papillaire et choroïdienne, et annonce une névrose congestive, ce que prouvent du reste assez souvent l'œdème et l'hyperhémie des paupières. Elle n'est pas grave par elle-même, elle n'est que très pénible par ses retours fréquents. Cependant elle finit, au bout d'un certain temps, par déterminer de la faiblesse intellectuelle et une sorte d'hébétude. — Quelquefois, les femmes sujettes à la migraine ont des points d'hyperesthésie très prononcés sur différents points du corps.

4° Dans l'*épilepsie*, il y a douleur de tête, mais dans les accès seulement, à moins, bien entendu, que la névrose ne soit symptomatique d'un produit morbide développé dans la substance cérébrale. Certains individus, ressentant une douleur vive de tête, sont ainsi avertis de l'imminence d'une attaque. C'est donc un symptôme prodromique. Tantôt elle est générale, tantôt, et c'est ce qui se montre le plus communément quand le mal de tête précède de très près une attaque convulsive, elle est circonscrite et localisée en un seul point de la tête.

Après les attaques, il y a toujours de la douleur de tête. Celle-ci est lourde, pesante, et ces troubles fonctionnels durent plus ou moins long-temps, de quelques heures à plusieurs jours.

5° Dans l'*hystérie*, la douleur de tête existe presque toujours avant les accès et dans leur intervalle. C'est un symptôme utile à rechercher pour établir le diagnostic quand il n'y a pas encore eu d'attaques de nerfs chez une femme que l'on présume hystérique. Ici la céphalalgie peut être géné-rale et ne présenter aucun caractère spécial ; c'est, ailleurs, une névralgie, une simple pesanteur, la céphalalgie des congestions cérébrales, tantôt enfin une douleur très vive, limitée à un point circonscrit de la tête, sur le vertex, et formant ce qu'on appelle le *clou hystérique*.

La céphalalgie, est, dans cette maladie, un signe si précieux, qu'on peut dire d'une manière générale qu'une femme nerveuse, sujette aux vapeurs, aux spasmes, à des douleurs vagues, à la tympanite épigastrique, à la boule œsophagienne, etc., qui a une céphalalgie habituelle, générale ou limi-tée à un seul point et surtout occipitale, est une femme atteinte d'hystérie.

6° Dans l'*hypocondrie*, la céphalalgie est habituelle, presque perma-nente, et offre tantôt le caractère d'une constriction temporale, et tantôt celu d'une pesanteur telle, que la tête s'incline sur le cou. Quelquefois elle offre des exacerbations. Le plus souvent générale, elle est quelquefois circonscrite, localisée ; dans ce cas, elle est le plus souvent sus-orbitaire et occipitale,

7° Dans les fièvres et surtout dans la *fièvre typhoïde*, la céphalalgie est un des premiers symptômes de la maladie ; elle survient en général quel-ques jours avant le mouvement fébrile. Elle ne cède pas au moment de l'invasion de la fièvre ; au contraire elle augmente. Ainsi viennent des étourdissements et le délire. La céphalalgie est donc un symptôme très précieux dans la fièvre typhoïde, le seul quelquefois dont se plaignent les malades. C'est tout à la fois un symptôme du début et un symptôme de la période d'état de la maladie ; sa diminution coïncide avec l'amélioration du mal, et lorsque toutefois la guérison doit avoir lieu. Quand, au contraire, la maladie paraît tendre vers une terminaison funeste, la céphalalgie per-siste. Dans le cas où elle disparaît, il est bien rare de la voir se reproduire. Aussi, si ce phénomène anormal se montre vers le déclin de la maladie, on doit craindre une complication, le retour du mouvement fébrile, des accidents du côté de l'intestin, une pneumonie, mais surtout une ménin-gite ou un épanchement séreux dans les ventricules du cerveau ou dans la cavité de l'arachnoïde.

Dans la *fièvre intermittente*, la céphalalgie est un symptôme prodro-mique des accès. C'est un symptôme qui manque très rarement et qui, en l'absence d'accès bien complets et bien déterminés, peut mettre sur la voie d'une fièvre intermittente. — D'ailleurs il y a une forme de fièvre inter-mittente pernicieuse dans laquelle le mal de tête constitue le symptôme principal. On appelle cette fièvre *fièvre pernicieuse céphalalgique*.

Dans les *fièvres éruptives*, la céphalalgie, qui ressemble beaucoup à celle qu'on rencontre dans la fièvre typhoïde, cesse dès l'éruption. C'est un phénomène du début. — Si la douleur de tête persiste malgré l'apparition de l'éruption, c'est un signe de mauvais augure : ou bien l'éruption est incomplète, ou il se prépare une complication.

8° Il y a enfin des douleurs de tête sympathiques des maladies des voies digestives dans l'*indigestion*, dans l'*embarras gastrique*, mais plutôt dans les maladies aiguës que dans les maladies chroniques. Toutefois il y a un grand nombre de *dyspepsies* qui s'accompagnent de douleurs de tête et d'une forme de céphalalgie ; — la *migraine* résulte souvent des troubles des fonctions de l'estomac et de l'intestin surtout dans la *constipation*. Elles s'observent aussi dans la *chlorose*, dans l'*anémie* et dans les altérations du sang par les poisons, lorsque la substance portée dans l'estomac a une action plus ou moins directe sur le système nerveux.

De cette étude résultent des indications thérapeutiques différentes selon les différentes espèces de céphalalgie.

A la *céphalalgie chlorotique*, le fer, le quinquina et les toniques ; — à la *céphalalgie syphilitique*, le mercure et l'iodure de potassium ; — à la *céphalalgie paludéenne*, le sulfate de quinine ; — à la *céphalalgie sympathique* d'*embarras gastriques*, un vomitif ; — de *vers intestinaux*, les vermifuges ; de la *dyspepsie* et de la *constipation*, — les remèdes appropriés ; mais quand elle dépend d'une lésion cérébrale, il n'y a que la disparition de la cause qui puisse l'enlever.

Dans tous les cas, d'ailleurs, il y a les palliatifs, les opiacés et les sédatifs à l'intérieur ou à l'extérieur, par la méthode endermique ou par les injections sous-cutanées sédatives, et enfin les révulsifs de la peau.

ARTICLE V

SIGNES FOURNIS AU DIAGNOSTIC PAR LES NÉVRALGIES

Des douleurs plus ou moins vives, apyrétiques, rémittentes ou intermittentes, se montrent sur le trajet des nerfs des différentes parties du corps ou au niveau de leurs filets d'émergence cutanée. Ce sont les *névralgies*.

Elles s'observent soit dans les nerfs de la *vie de relation*, à la peau, — et elles méritent là le nom de *névralgies ;* soit dans les nerfs de la *vie organique*, dans les viscères, tels que l'estomac, l'utérus, le foie, le cœur, la vessie, le testicule : — ce sont des *viscéralgies*.

1° Elles résultent du froid et du rhumatisme ; 2° des altérations du sang, de la chlorose ou de l'anémie, des intoxications chroniques du plomb, des effluves palustres ; 3° des affections locales qui, par irradiation, donnent lieu à des douleurs névralgiques, ce qu'on observe dans les affections utérines, dans la carie dentaire, dans l'irritation de l'estomac, dans la lithiase rénale ou hépatique, dans la fatigue des yeux par une accommodation prolongée sur des objets délicats ; 4° dans les blessures et contusions des nerfs, mais alors ces douleurs sont plutôt de la *névrite ;* 5° dans les affections organiques cancéreuses ou autres qui rongent et détruisent un filet nerveux, etc.

Les névralgies sont superficielles, bornées à un ou plusieurs filets d'émergence cutanée, ou elles sont profondes, et sur le trajet des nerfs. La douleur est lancinante, descendante ou ascendante, augmentée par la pression, par la chaleur ou par le froid. Cela dépend de la position superficielle des nerfs. Elles existent souvent sans changement de couleur à la peau et sans gonflement ni contraction musculaire, mais parfois il y a gonflement et rougeur, comme on le voit à la face, sur les paupières dans les névralgies de la cinquième paire.

Ailleurs, elles déterminent de la rougeur et des éruptions bulleuses d'herpès, c'est ce qu'on voit dans le zona du thorax, de la face, du cou et des membres.

Au point de vue de la séméiologie, les névralgies ont une importance considérable, car il importe de ne pas attribuer à une altération profonde et grave des parties sous-jacentes ce qui n'est qu'une affection superficielle des nerfs. D'une autre part ; il n'est pas moins utile d'éviter cette erreur qui consisterait à appeler névralgie ce qui ne serait qu'une douleur symptomatique de lésions organiques profondes. Ainsi la sciatique peut être une névralgie rhumatismale produite par le froid, — et elle peut être le symptôme d'une affection organique du rectum et du petit bassin. La douleur offre les mêmes caractères, et il n'a qu'un moyen d'éviter l'erreur, c'est le toucher rectal, qui montre une tumeur comprimant les racines du nerf sciatique douloureux.

Les névralgies indiquent donc tantôt une perturbation fonctionnelle nerveuse, sans lésion du nerf et sans lésion de voisinage, tantôt une affection organique comprimant le nerf ou donnant lieu à une véritable névrite. C'est ce qu'il faut savoir distinguer.

Les névralgies de la cinquième paire dans les branches frontale et temporale sont quelquefois de nature chlorotique, mais elles sont souvent le résultat de la seconde dentition, de la sortie d'une dent de sagesse ou d'une carie dentaire. Quand elles sont accompagnées de contraction musculaire douloureuse, elles constituent *le tic douloureux.*

Les névralgies de la poitrine dans les nerfs intercostaux, en avant, sur le côté, ou dans la gouttière vertébrale et sur les points apophysaires, indiquent soit une névralgie intercostale chlorotique sans complication ; soit une pleurésie sèche ; soit une phthisie tuberculeuse commençante ou confirmée ; soit enfin une carie vertébrale.

Dans les flancs et se prolongeant en arrière, lorsqu'elles sont très vives et accompagnées de vomissements, elles caractérisent la colique néphrétique. — A l'hypocondre droit et à l'épigastre leur apparition subite et très douloureuse avec vomiturition de bile indique la colique hépatique. — Au-dessus du ligament de Fallope et dans les lombes, chez la femme, lorsqu'elles sont presque continues et et peu intenses, elles révèlent l'existence d'une affection utérine.

Chez les enfants une douleur apyrétique du genou sans gonflement et avec claudication indique un commencement de coxalgie.

D'après leur mode d'apparition, et leur rémittence régulière, les névralgies indiquent souvent la nature de la maladie; car, si elles sont régulièrement périodiques, quotidiennes, elles indiquent une fièvre larvée et une influence palustre. — Celles qui reviennent seulement la nuit appartiennent ordinairement à la syphilis.

La nature de la douleur névralgique en indique parfois l'origine : ainsi lorsqu'elles se rapprochent d'un sentiment de brûlure, et que dans les membres inférieurs, par exemple, elles se rapprochent de la sensation d'un trait de feu subit et très passager comme un éclair, on dit que ce sont des *douleurs fulgurantes* et elles appartiennent à cette maladie de la moelle épinière qu'on appelle l'ataxie locomotrice.

En somme, une douleur névralgique ne signifie rien par elle-même. Qu'elle soit dans la tête, le tronc, le ventre ou les membres, elle n'a de valeur diagnostique que par les autres phénomènes qui l'accompagnent et et qui permettent d'en reconnaître la véritable cause.

ARTICLE VI

SIGNES FOURNIS AU DIAGNOSTIC PAR LA RACHIALGIE

La douleur spontanée qui a son siège dans la colonne vertébrale s'appelle *rachialgie*.

Elle occupe le cou, le dos ou les lombes, et elle augmente par la pression des apophyses épineuses, par les mouvements et par l'application d'une éponge imbibée d'eau chaude. Ce sont les *points douloureux apophysaires*. Quand elle occupe les apophyses épineuses du cou on lui donne le nom de *cervicodynie*.

Elle a pour siège la peau, les muscles, le rachis lui-même, la moelle épinière et ses enveloppes, enfin les nerfs émanés de la moelle.

La rachialgie s'observe :

1° Dans la congestion et dans l'anémie de la moelle, dans la myélite aiguë centrale généralisée, dans la myélite partielle, dans la myélite chronique et dans quelques hémorrhagies de la moelle;

2° Dans la méningite cérébro-spinale ou typhus cérébro-spinal;

3° Dans le mal de Pott, dans le cancer du rachis, dans le rhumatisme intervertébral;

4° Dans le rhumatisme musculaire du dos, dans les névralgies rachidiennes qui accompagnent quelquefois la névralgie intercostale ordinaire et dans le lumbago;

5° Dans la variole, à la région lombaire, comme phénomène initial prodromique, en même temps que les vomissements, les frissons, la courbature et la fièvre ;

6° Dans certains cas de tuberculose pulmonaire, chez des sujets qui toussent avec ou sans expectoration et qui perdent lentement leur embonpoint ; alors la douleur occupe les apophyses épineuses dorsales et elle augmente par la pression du doigt ;

7° Dans l'hystérie et la chlorose sans fièvre en même temps que d'autres névralgies intercostales et temporales et différents phénomènes spasmodiques ou convulsifs ;

8° Dans quelques cas de fièvre typhoïde (Fritz, Chedevergne);

9° Dans l'ulcère simple chronique de l'estomac et dans quelques gastralgies violentes.

ARTICLE VII

SIGNES FOURNIS AU DIAGNOSTIC PAR LES PICOTEMENTS, ENGOURDISSEMENTS, CHATOUILLEMENTS ET BRULURES DE LA PEAU OU DE LA PARTIE PROFONDE DES MEMBRES

Parmi les troubles de la sensibilité que produisent les maladies organiques ou sympathiques du système nerveux, il en est dont la signification n'a rien d'absolu, qui n'indiquent aucune maladie en particulier, mais qui n'en sont pas moins curieux à étudier.

Ce sont les *picotements*, les *engourdissements*, les *fourmillements* et les *chatouillements des membres*. Il y a là une fausse sensation, une véritable illusion sensoriale. Le malade éprouve la sensation idéale plutôt que réelle d'une multitude infinie de picotements qui simulent sur la place le piétinement d'une armée de fourmis. — La sensation est forte ou faible, à peine appréciable ou très incommode et même douloureuse ; elle est limitée à quelques doigts ou à tout un membre et dure plus ou moins longtemps. Elle vient et disparaît sans que rien motive son retour. C'est quelque chose d'analogue à ce que tout le monde a éprouvé lorsque, par une fausse position comprimant les nerfs ou les gros vaisseaux d'un membre, il se produit un engourdissement de cette partie avec des fourmillements très prononcés.

Les fourmillements et les picotements sont souvent accompagnés d'un *engourdissement* des membres, dans lesquels il y a lourdeur et obtusion de la sensibilité. — Chez quelques malades, il y a au contraire sensation prononcée de *brûlure* superficielle ou profonde, et chez d'autres il y a une brûlure qui vient comme un trait de feu traverser un instant la profondeur des membres. Telles sont les *douleurs fulgurantes* de l'ataxie locomotrice.

Les engourdissements des membres sont *symptomatiques* d'une compression des nerfs, ou *sympathiques*, avec ou sans lésion connue.

Les engourdissements, picotements et engourdissements des membres sont quelquefois le résultat d'une simple compression des nerfs de la partie. C'est ce qui arrive quand on reste longtemps les jambes croisées, quand on s'endort la tête appuyée sur son coude, quand on reste longtemps assis dans une voiture dont les coussins sont mal garnis, dans un fauteuil de théâtre dont le fond est mal rembourré, ou lorsqu'on est couché sur un lit trop dur.

En outre de ces causes extérieures, il faut mentionner les causes locales intérieures de compression des nerfs, telles que les lésions vertébrales comprimant la moelle, les tumeurs du ventre comprimant le plexus sacré, telles que la grossesse, la constipation et autres, les tumeurs des nerfs ou névromes qui détruisent les nerfs, les paraplégies par myélites chroniques avec ou sans sclérose de la moelle, etc.

Comme cause interne, les engourdissements dépendent quelquefois des maladies nerveuses chloro-anémiques ou toxiques. Ainsi le tabac fumé à l'excès produit des paraplégies avec engourdissement des membres, et il en est de même pour le sulfure de carbone, etc.

Les engourdissements et la sensation de brûlure sont aussi le symptôme de l'hystérie, de l'hypocondrie et de certaines formes de nervosisme (1). Dans ce cas, ce sont des phénomènes dont la cause est à peu près inconnue.

ARTICLE VIII

SIGNES FOURNIS AU DIAGNOSTIC PAR L'ABOLITION DU SENS D'ACTIVITÉ MUSCULAIRE,
OU DE LA CONSCIENCE MUSCULAIRE, OU ANESTHÉCINÉSIE

Ainsi que Ch. Bell l'a établi, nous avons le sentiment d'activité de nos mouvements musculaires ou de l'effort : c'est le *sens musculaire*. Gerdy, qui de son côté a étudié le même phénomène, lui a donné le nom de *sentiment d'activité musculaire*. C'est l'état normal, et en effet chacun a la conscience de ses mouvements, et les yeux fermés, il sait se diriger à droite ou à gauche.

Dans l'état pathologique, le sentiment d'activité musculaire peut être amoindri ou aboli, et la conscience de la direction des mouvements peut être nulle. En 1855, Landry a publié sur ce point des observations qui montrent tout le parti que la séméiologie peut tirer de cette constatation (2) ; car, dans quelques maladies du cerveau et de la moelle, et surtout dans l'ataxie locomotrice, le sentiment de l'effort musculaire et de sa direction est à peu près aboli. Dujardin-Beaumetz (3) et Topinard (4) l'ont démontré par des faits extrêmement nombreux et incontestables.

Voici alors ce qui arrive :

Chez le sujet dont le mouvement est affaibli ou désordonné et chance-

____

(1) E. Bouchut, *Du nervosisme.* 2° édition. Paris, 1877, 1 vol. in-8.
(2) Landry, *Mémoire sur les sensations tactiles, sur la paralysie du sentiment d'activité musculaire.*
(3) Dujardin-Beaumetz, thèse inaugurale.
(4) Topinard, *De l'ataxie locomotrice.* Paris, 1864, 1 vol. in-8.

lant, c'est-à-dire ataxique, le malade qui hésite avant de poser les pieds sur le sol, et qui tremble pour donner la main, se dirige tant que sa vue le guide; alors il marche, tend le bras, serre les doigts, ouvre la main; mais, lui ferme-t-on les yeux, il devient presqué immobile et semble paralysé, n'a plus la conscience de la direction de ses mouvements; il ne distingue plus la gauche de la droite, il ne sait plus ouvrir sa main fermée, ni fermer sa main ouverte. Il lui faut absolument le secours des yeux pour diriger ses membres, et, dès qu'on lui permet d'entr'ouvrir les paupières, il reprend la coordination de ses mouvements.

Ch. Bell a raconté l'un des faits les plus curieux de ce genre:

Une mère qui nourrissait son enfant est atteinte de paralysie et perd la puissance musculaire d'un côté du corps et en même temps la sensibilité de l'autre côté. Circonstance étrange! cette femme ne pouvait tenir son enfant au sein avec le bras qui avait conservé la puissance musculaire, qu'à la condition de regarder son nourrisson. Si les objets voisins venaient à la distraire, ses muscles fléchisseurs se relâchaient peu à peu et l'enfant était en danger de tomber.

Il y a différentes variétés du phénomène, mais le fait capital est, comme on le voit, la rectification d'un sens par un autre, et, soit qu'on admette ou qu'on rejette le *sens* musculaire, il y a un fait certain, c'est qu'il faut à certains malades le secours des yeux pour l'exécution de quelques mouvements qu'on peut habituellement accomplir sans leur intervention. Ce phénomène est très curieux. Il s'observe dans quelques paralysies de cause cérébrale, mais cela est rare. C'est surtout le symptôme de l'ataxie locomotrice, où il a été signalé par Romberg. C'est là qu'il se rencontre avec tous ses caractères les plus significatifs. Mais il ne s'observe pas chez tous les malades. Ainsi, d'après Topinard, sur cinquante cas d'ataxie, il n'a été observé que vingt-huit fois. En tenant compte des maladies autres que l'ataxie locomotrice où on l'a rencontré et des cas d'ataxie où il a fait défaut, on voit que ce symptôme n'a rien de pathognomonique; ce qui d'ailleurs ne lui enlève rien de son importance comme phénomène psychique pouvant éclairer l'histoire des anomalies de la sensation.

CHAPITRE III

SIGNES FOURNIS AU DIAGNOSTIC PAR LES TROUBLES
DU MOUVEMENT

Les troubles du mouvement fournissent au diagnostic de nombreux indices de maladies cérébrales et spinales. Ce sont l'*adynamie*, l'*ataxie*, la *paralysie du mouvement*, les *engourdissements*, la *perte du sens musculaire*, les *convulsions*, la *contracture*, la *carphologie*, les *soubresauts de tendons*, le *tremblement*, la *syncope*, etc.

ARTICLE PREMIER

SIGNES FOURNIS AU DIAGNOSTIC PAR L'ADYNAMIE

L'état des forces est une des choses les plus importantes à étudier dans le cours des différentes maladies que l'on observe chez l'homme. Tantôt augmentées, tantôt déprimées, même abolies, c'est-à-dire paralysées, elles ont été l'objet d'appréciations très diverses qui sont devenues la base de quelques-uns des systèmes que l'histoire nous a transmis. Depuis Themison, qui divisait les maladies en trois classes, d'après l'état des tissus dont la force est augmentée (*strictum*), diminuée (*laxum*), ou normale (*mixtum*), jusqu'à Prosper Alpin, Cullen, Stahl, Fréd. Hoffmann, Brown, Broussais, qui ont aussi dichotomisé les maladies d'après l'état en plus ou moins de l'*excitabilité*, du *ton*, de la *sthénie*, de l'*irritabilité*, on s'est beaucoup occupé de l'*état des forces*. Cela était indispensable, car le degré de leur altération est presque toujours la mesure de la gravité de nos maux. Leur diminution est la chose la plus fâcheuse qui puisse arriver et constitue l'*adynamie*, donnant lieu au groupe des *maladies adynamiques* de Pinel.

Il y a une *adynamie vraie* ou *réelle* dans laquelle les forces sont réellement amoindries et pour longtemps, comme dans les fièvres typhoïdes, lorsque le malade, s'il guérit, reste longtemps affaibli, et une *adynamie fausse* dans laquelle il n'y a qu'*oppression des forces*, ce qui se voit dans un accès de fièvre intermittente, pernicieuse, grave, où l'on voit les forces se relever après l'accès, et dans une phlegmasie grave après sa guérison.

L'*adynamie* est un état morbide caractérisé par l'état fébrile compliqué de stupeur et de prostration, c'est-à-dire de perte absolue des forces.

Ce n'est pas l'asthénie, ou l'hyposthénie, ni la faiblesse des maladies aiguës ou chroniques, qui ne sont qu'un abattement des forces en rapport avec un état phlegmasique sans stupeur.

On ne l'observe jamais dans les névroses.

C'est le symptôme de certaines nosohémies par putridité, par virulence ou par intoxication du sang, par la diphthérite, par les typhus, par le phosphore, par les venins, etc. On l'observe par conséquent dans toutes les pyrexies graves, dans quelques maladies venimeuses et virulentes et dans les empoisonnements miasmatiques. Il dépend toujours d'une altération du sang qui est la diffluence et la diminution de la fibrine. En effet, le sang est rempli de microbes : tiré de la veine, il se coagule mal ou se coagule lentement, ou même ne se coagule pas du tout, et offre les caractères physiques de dissolution jadis indiqués par Huxham. De cette nosohémie résulte un défaut d'irritabilité des tissus et du système capillaire qui se trouve à demi paralysé ; les nerfs vaso-moteurs ont moins d'action et les capillaires, relâchés, sont atteints du (*laxum*) de Themison, qui ralentit la circulation périphérique, produit le dicrotisme du pouls, sa faiblesse, et favorise les congestions viscérales passives. Dans cette lésion se trouve la pathogénie de l'adynamie, et sans elle il n'est pas possible d'en comprendre la formation, la persistance et les complications.

Dans certains cas l'adynamie se trouve compliquée d'*ataxie*, c'est-à-dire de perversion de l'intelligence et de la contractilité des muscles, ce qui forme l'*ataxo-adynamie;* mais cela est sans importance au point de vue nosologique et ne prouve qu'une chose qui est la congestion des méninges et de l'encéphale.

Des caractères extérieurs importants révèlent l'état adynamique et sont à peu de chose près semblables à ceux des fièvres typhoïdes graves. Les sujets sont couchés sur le dos, dans un décubitus dont ils ne bougent guère, avec les membres allongés dans la résolution la plus complète. Le visage est rougeâtre, terreux, plus coloré sur les pommettes, exprime une stupeur profonde avec hébétude du regard et ralentissement de l'intelligence. Les narines sont purulentes ; les lèvres sèches et fuligineuses ; les dents sales, la langue sèche, noirâtre, tremblante, sortant et rentrant de la bouche avec lenteur. La peau est chaude, congestionnée dans les parties déclives, facile à s'excorier, et de là résultent les eschares qui se produisent souvent au sacrum sur les trochanters. Le ventre, relâché par une diarrhée fétide, est ballonné par la demi-paralysie des fibres musculaires de l'intestin, et la vessie paralysée se distend de façon à produire la rétention d'urine. Enfin il y a, chez ces malades, une disposition très grande aux hémorrhagies et aux congestions passives, soit l'épistaxis, soit les pétéchies, soit la congestion pulmonaire hypostatique formant la bronchopneumonie, soit la congestion rénale amenant l'albuminurie. L'intelligence est troublée par un faible subdélirium, lente dans les opérations, ne permettant guère aux malades de suivre ce qui se passe autour d'eux, et les organes des sens sont affaiblis. Il n'y a pas jusqu'au système musculaire qui ne soit troublé, car les muscles examinés au microscope paraissent granuleux, perdent souvent leurs stries transversales avec leur force contractile, et ils sont le siège d'oscillations involontaires, de soubresauts et de petites secousses convulsives autour des lèvres et sur les doigts. C'est l'altération des muscles décrite par Zincker comme spéciale à la fièvre typhoïde.

Les causes de l'état adynamique sont assez nombreuses, mais elles se rapportent toutes à cette altération considérable du sang, dont j'ai déjà parlé. Seulement, comme ces altérations se produisent rarement chez les enfants, il en résulte que l'adynamie proprement dite est très rare chez les jeunes sujets et ne s'observe que dans la seconde enfance, dans la diphthérite, dans la fièvre typhoïde, dans quelques scarlatines, dans quelques varioles et dans l'endocardite ulcéreuse qui produit la pyohémie.

Au contraire, l'adynamie est très commune chez l'adulte, dans les pyrexies et dans toutes les maladies graves où il y a putridité du sang, intoxication virulente ou pyohémie. Tel est le cas des fièvres typhoïdes, des varioles, de la suette épidémique, des scarlatines, du scorbut, de la peste,

de la dysenterie maligne, du typhus cérébro-spinal, de la fièvre jaune, de
la fièvre puerpérale, de la morve aiguë, de l'ictère grave, de certaines
pneumonies typhoïdes, de certains cas de choléra arrivés à la période de
réaction, des empoisonnements par le phosphore, l'arsenic, l'émétique à
haute dose, le venin des serpents, etc.

Chez les vieillards, l'adynamie est plus rare que chez l'adulte, mais on
l'observe assez souvent, surtout dans la pneumonie; mais ici l'adynamie
n'est qu'une apparence due à la gravité du mal et se dissipe avec l'inflammation locale; il n'y a point de tendance aux hémorrhagies, ni de dissolution du sang qui, au contraire, est fortement coagulable et plus chargé
de fibrine que dans l'état normal.

L'adynamie est une complication très grave de toutes les maladies dans
le cours desquelles elle se montre. Quand elle est très prononcée, elle
annonce habituellement une mort prochaine.

Contre l'adynamie, il faut toujours prescrire les *stimulants aromatiques*
ou *alcooliques*, tels que l'infusion de thé, de menthe ou de mélisse;
l'alcoolat de mélisse, de menthe poivrée, l'eau vineuse, le vin de Ma-
laga, etc.; les *analeptiques* et particulièrement les décoctions féculentes
épaisses, la pulpe de viande crue, délayée dans du bouillon de poulet ou
du bouillon de bœuf, de la gelée de viande; les *toniques généraux*, tels
que le vin de quinquina, l'électuaire de quinquina ou la tisane de quinquina; les *toniques extérieurs*, tels que les frictions excitantes, les révulsifs
cutanés, l'hydrothérapie et les ablutions froides rapides, qui ont pour effet
de calmer l'ardeur et la chaleur dont souffrent les malades et d'exciter les
parois des capillaires relâchées ou à demi paralysées.

ARTICLE II

SIGNES FOURNIS AU DIAGNOSTIC PAR LES PARALYSIES DU MOUVEMENT

L'abolition du mouvement aussi appelée *acinésie*, ou simplement la
paralysie, est un symptôme caractérisé par la perte de la contractilité
des muscles volontaires ou indépendants de la volonté.

La paralysie est *générale* ou *partielle*. — Dans le premier cas, elle frappe
sur tout le corps et sur les quatres membres; — dans le second, elle occupe
un ou plusieurs muscles des yeux, de la face ou des membres et, dans quelques circonstances, tous les muscles d'un côté ou de la moitié inférieure
du corps. Quand elle n'existe que d'un côté, elle a reçu le nom d'*hémiplégie;*
mais si elle occupe les membres inférieurs, on lui donne celui de *paraplégie*. Si elle occupe un côté du corps et le côté opposé de la face, on la
désigne par les mots de *paralysie alterne* (Gubler). Elle est *complète*
lorsque les mouvements sont entièrement anéantis; *incomplète*, au contraire, s'ils ne sont qu'affaiblis et diminués dans leur énergie habituelle.
Elle descend ordinairement du cerveau vers les membres ou vers les
organes, mais, chez quelques malades, elle commence à la périphérie

d'où elle gagne le centre. C'est ce que Landry a appelé la *paralysie ascendante aiguë*.

Son invasion est lente, progressive chez quelques malades, et brusque chez d'autres, qui perdent tout à coup les facultés motrices d'un organe ou de l'un de leurs membres.

On la reconnaît assez difficilement quand elle est encore incomplète, mais il n'en est pas de même lorsque le mouvement est entièrement aboli; alors, si la paralysie occupe les membres, la marche est difficile ou impossible; les jambes sautillent ou traînent sur le sol, et la volonté n'a sur elles qu'un faible empire. Les bras ne peuvent se lever sur la tête, et la main ne serre plus les objets qu'on lui présente. On apprécie la force de pression de la main à l'aide d'un dynamomètre d'une très grande simplicité, et dont le mécanisme consiste en un ressort de forme ellipsoïde et une crémaillère indépendante. A la face, dont une moitié seulement est paralysée, les contractions du sourcil ne sont plus apparentes, l'œil entr'ouvert ne peut se fermer, et la bouche est toujours déviée du côté opposé à la paralysie dès que le malade rit ou fait effort pour dire quelques mots. La langue paralysée d'un côté sort de la bouche, mais déviée du côté malade par l'effet de la contraction du génioglosse resté sain, l'autre ne pouvant lutter pour maintenir la rectitude de l'organe.

A l'intérieur la paralysie peut occuper tous les organes musculaires, les muscles de l'œil, le pharynx, l'œsophage, l'estomac, le rectum, la vessie, le diaphragme, etc. Chacune de ces paralysies offre des caractères différents en rapport avec la fonction de l'organe affecté. Ainsi la paralysie du rectum détermine de la constipation, et celle du sphincter de l'anus l'incontinence des matières stercorales; celle de la vessie produit la rétention d'urine et la distension de l'organe par le liquide; la paralysie de l'estomac amène la distension de ce viscère et sa réplétion par des liquides ou des gaz qui s'entre-choquent en faisant un bruit appréciable à distance; celle de l'œsophage s'annonce par la déglutition bruyante des liquides qui tombent avec bruit dans l'estomac et par la difficulté d'avaler les solides. En effet, les aliments solides s'accumulent dans l'œsophage, le remplissent quelquefois jusqu'en haut et sont rejetés au dehors après y avoir séjourné quelque temps. Dans la paralysie du pharynx, les liquides ne peuvent passer, et ils s'échappent, soit par les fosses nasales, soit dans le larynx, où leur présence détermine de graves accidents de suffocation.

Dans les paralysies récentes où le mouvement est aboli d'une façon plus ou moins complète, sans complication de paralysie du sentiment, la contractilité volontaire est détruite, mais des *mouvements involontaires* ou *réflexes* peuvent être déterminés par le chatouillement ou la brûlure et l'irritation de la peau. Cette contractibilité peut encore être rendue manifeste par l'usage des excitants galvaniques, ou par le courant d'un appareil électro-magnétique. Dans les paralysies anciennes, au contraire, lorsque le tissu du muscle paralysé s'altère, s'atrophie et passe à l'état graisseux, la contractilité ne peut être réveillée par aucun excitant électrique ni par les autres excitants du système nerveux. — On a soutenu que les muscles paralysés dans la paralysie saturnine perdaient d'emblée la contractilité électrique, c'est une erreur que l'électropuncture, à l'aide d'aiguilles très fines, permet de constater. Tout ce qui a été dit à cet égard est faux et contraire à ce que j'ai observé dans mes expériences. Quelles que soient la nature et l'ancienneté de la paralysie, tant que les fibres du muscles conservent leur apparence striée, la contractilité électrique subsiste ; mais quand les faisceaux musculaires perdent leur rougeur, et que les stries de leur surface s'infiltrent de graisse, la contractilité électrique diminue et finit par disparaître.

La température des parties paralysées a été l'objet de recherches assez nombreuses et contradictoires. Au début, la température est quelquefois augmentée de un à deux degrés sur la température de la partie correspondante du corps dans le côté sain, cela s'explique par la paralysie des vasomoteurs qui amène le relâchement des capillaires (1), mais plus tard la température s'abaisse d'une manière assez évidente. Elle tombe de 1 degré 5/10 à 2 degrés. Plusieurs fois, dans certains cas d'hémiplégie ancienne, j'ai trouvé cette différence entre la température des deux membres. C'est un fait que j'ai également observé à la suite d'une ligature de l'artère humérale terminée par la guérison, mais suivie de la paralysie et de l'atrophie du membre. Au reste, si les changements de température dans les parties affectées de paralysie sont variables, l'abaissement de la colonne thermométrique est plus fréquent que son augmentation. Ce fait est en rapport avec la diminution du mouvement nutritif des organes, avec leur atrophie, avec l'induration des cordons nerveux, l'infiltration du tissu cellulaire, etc. La modification de la nutrition est si profonde, sans aller jusqu'à la gangrène, qu'une fracture dans un membre paralysé peut rester mobile et sans consolidation des fragments. Cela résulte des observations publiées par Malgaigne (2).

Rien n'est facile à reconnaître comme la paralysie d'un membre ou d'un organe ; mais il n'en est pas tout à fait de même de la paralysie d'un seul muscle, surtout si elle est peu prononcée. Dans ce cas, on peut confondre la paralysie d'un seul muscle avec la contracture ou la rétraction du muscle antagoniste. C'est ce qui arrive pour le torticolis ; mais alors il est facile de remettre la tête en place, et l'on n'a pas à vaincre la résistance du muscle sain, ce qui aurait lieu s'il avait été le siège d'une rétraction. La paralysie du deltoïde, qui laisse tomber le bras en effaçant le contour arrondi de l'épaule, peut faire croire à une luxation de l'humérus ; mais la moindre attention suffit pour éviter de pareilles erreurs. — La paralysie doit être distinguée de l'immobilité produite par l'inflammation, par l'atrophie, par le rhumatisme, ou enfin de l'état de torpeur générale causée par

____

(1) Voy. les expériences de Pourfour Dupetit et de Claude Bernard (*Leçons sur le système nerveux.* Paris, 1858, 2 vol. in-8), sur l'augmentation de température produite par la section du nerf grand sympathique.

(2) Malgaigne, *Traité des fractures et des luxations.* Paris, 1847-1855, 2 vol. in-8.

l'ivresse, ou certains poisons, tels que l'opium, par la compression du cerveau, etc. Souvent il n'est pas possible de se prononcer au moment même ; un peu plus tard la marche des accidents ne laisse pas de doute sur leur nature, et c'est alors seulement que la paralysie peut être reconnue.

Quand la paralysie porte seulement sur les muscles elle constitue ces *paralysies du mouvement* dont le mot de *paralysie* tout seul a consacré la nature ; mais quelquefois ce phénomène est compliqué d'une *paralysie de la sensibilité*, de sorte qu'il y a chez les individus paralysie double, portant à la fois sur le mouvement et sur la sensibilité. Les malades ne peuvent se mouvoir, et ils ne sentent pas qu'on les touche ni qu'on les pince pour provoquer de la douleur ; les mouvements réflexes sont abolis, et il y a chez eux ce qu'on appelle de l'*anesthésie*, phénomène que nous avons déjà décrit (1).

La paralysie est un symptôme qu'on observe dans une foule de maladies différentes par leur siège et par leur nature. Ordinairement en rapport avec une *altération matérielle* de la substance cérébrale ou spinale et des cordons nerveux, — avec l'altération primitive du tissu musculaire, — elle peut dépendre des troubles nerveux *sympathiques* occasionnés par une maladie viscérale ou constitutionnelle, ne produisant pas de désordres appréciables dans le cerveau ; — elle résulte également de *troubles nerveux primitifs*, dont la cause matérielle est inconnue, comme dans le nervosisme, l'hystérie et les affections hystériques ; dans certains cas d'impression morale vive ou à la suite de l'action des *poisons* sur l'économie. — De là, différentes sortes de paralysies : 1° les paralysies *essentielles* et *sympathiques* ; 2° les paralysies *toxiques* ; 3° les paralysies *musculaires* ou *myogéniques*, et 4° les paralysies *cérébrales* ou *spinales symptomatiques* d'une lésion matérielle développée dans le cerveau et dans les nerfs.

§ 1ᵉʳ. — Paralysie essentielle et sympathique.

Des paralysies sans altération matérielle appréciable se développent assez souvent à la suite des maladies aiguës, pendant la convalescence, et tiennent à un état dont il est difficile de préciser la nature. Il est probable qu'elles dépendent de certaines altérations de la moelle et du cerveau, mais tout est encore à découvrir. On les a observées à la suite de la bronchite, de l'angine simple, de la pneumonie, de la fièvre typhoïde, de la dysenterie, de la scarlatine, de l'érysipèle, etc. Il y en a qui se développent sous l'influence des impressions morales et de la frayeur en particulier, à la suite de l'épilepsie, dans l'hystérie et le nervosisme, dans l'hypocondrie, dans l'aliénation mentale, principalement sous forme d'hémiplégie, de paralysie généralisée, de paraplégie, de paralysie faciale ; d'analgésie ou d'anesthésie, etc.; et elles affectent tantôt le mouvement, tantôt la

____
(1) Voyez plus haut, chapitre ANESTHÉSIE.

sensibilité, et, dans quelques circonstances, la sensibilité et le mouvement à la fois.

Les paralysies essentielles nerveuses ou hystériques se présentent à l'état de paralysie généralisée occupant tous les muscles des membres et de la tête, ou à l'état de paralysie partielle bornée à la face, à un seul côté du corps frappé d'hémiplégie, ou aux membres inférieurs avec le caractère des paraplégies. Simulant une maladie de la moelle, ces altérations du mouvement peuvent guérir, et quelquefois elles disparaissent subitement comme elles sont venues sous l'influence d'une grande émotion, d'une vive frayeur, ou par le fait d'une confiance exagérée dans l'action de certains remèdes prônés avec enthousiasme. Ce sont elles qui font l'objet de ces guérisons inattendues d'après lesquelles on crie au miracle.

§ 2. — Paralysies toxiques.

Les paralysies générales ou partielles, qui résultent de l'*action des poisons*, sont les *paralysies toxiques* et sont l'effet d'une altération du sang plutôt que d'une altération de la substance cérébrale et de la substance des tubes nerveux. En effet, les nécropsies n'ont rien fait découvrir qui soit de nature à rendre compte des phénomènes paralytiques. Aucune déchirure, aucun tiraillement des fibres, aucun changement de texture, n'ont été signalés. Ces paralysies résultent d'un trouble fonctionnel du système nerveux, qu'on pourrait attribuer également à l'effet stupéfiant de l'altération du sang, puisqu'il est certain que, dans les empoisonnements, ce liquide subit une altération plus ou moins profonde.

On les observe dans les organes des sens et dans les muscles volontaires limités à un certain nombre d'entre eux. Il y a une surdité produite par l'usage immodéré du sulfate de quinine. L'amaurose est la conséquence de l'intoxication par le plomb, et l'insensibilité de la peau, c'est-à-dire l'anesthésie, est produite passagèrement par l'éther, le chloroforme, le chloral, l'oxyde de carbone, le gaz acide carbonique, l'amylène, etc., ou d'une façon permanente par le plomb, l'arsenic, etc.

Quant aux paralysies du mouvement occasionnées par les substances toxiques, ce sont : les paralysies des extenseurs de la main dans l'intoxication saturnine, la paralysie déterminée par le phosphore et par l'arsenic, la paralysie spéciale du curare et de la nicotine, la paralysie incomplète des membres supérieurs sous l'influence prolongée de l'action du mercure, etc. On n'a guère étudié les paralysies produites par la nicotine, le curare et le phosphore que sur les animaux, mais les résultats n'en sont pas moins intéressants. J'ai plusieurs fois observé, sur des rats, une véritable paraplégie après leur empoisonnement par la pâte phosphorée, et, sur les animaux empoisonnés par le curare et la nicotine, on observe dans la contractilité musculaire et dans l'action nerveuse des modifications importantes. Claude Bernard (1) l'a démontré : le curare éteint rapidement et complète-

____

(1) Cl. Bernard, *Leçons sur les substances toxiques*. Paris, 1857.

ment les propriétés sensitives et motrices du système nerveux. Cinq minutes après l'empoisonnement d'une grenouille, les mouvements réflexes sont abolis et l'*excitation galvanique des nerfs* ne produit aucune contraction musculaire, tandis que l'*excitation galvanique des muscles* les fait contracter. D'autres phénomènes s'observent après la mort par la nicotine : l'excitation galvanique ne peut rien sur les muscles, dont les mouvements sont abolis. Il en résulte que le curare paralyse le système nerveux sans paralyser l'action musculaire, et la nicotine, au contraire, détruit à la fois la contractilité musculaire et la force nerveuse.

La *paraplégie produite par l'arsenic* s'observe chez les animaux et chez l'homme; elle a été signalée, en France et en Allemagne, par un certain nombre d'auteurs. Orfila, Christison et M. Raoul Leroy (d'Étiolles) (1) en ont fait connaître plusieurs exemples.

Les *paralysies saturnines* sont connues depuis beaucoup plus longtemps. Elles occupent de préférence les extenseurs du poignet et des doigts, ce qui donne à ces parties une apparence toute particulière de flexion permanente. On les a observées, mais plus rarement, dans le deltoïde et dans les muscles extenseurs de la jambe. Ces paralysies n'offrent rien de particulier que le siège dans les extenseurs, et c'est par suite d'expériences mal faites, qu'un médecin a récemment soutenu que les muscles paralysés sous l'influence du plomb perdaient l'irritabilité galvanique, cette propriété persistant dans les autres variétés de paralysie musculaire. En effet, dans les paralysies saturnines comme dans les autres, l'irritabilité galvanique n'est jamais détruite, et, chez les malades qu'on m'a présentés comme tels, l'électropuncture m'a toujours permis de constater la persistance de la contractilité électrique. Qu'il y ait affaiblissement de cette propriété, la chose est possible, mais elle n'est pas assez nette pour servir de base à l'établissement d'un caractère différentiel des paralysies. Cette irritabilité, dans les paralysies saturnines comme dans les autres, est moins en rapport avec la cause de l'abolition du mouvement volontaire que de l'altération des muscles. Elle s'affaiblit et disparaît toutes les fois que les faisceaux musculaires perdant leur couleur, leurs stries transversales s'infiltrent de graisse et de tissu adipeux.

§ 3. — Paralysie symptomatique d'une lésion musculaire.

La paralysie peut dépendre d'une altération primitive de la fibre musculaire, occasionnée par différentes causes, principalement par le froid, c'est la paralysie *à frigore*. On peut désigner ces paralysies par le mot de *paralysie myogénique*. — La commotion des muscles à la suite d'une contusion ; le froid exerçant son action sur une partie telle qu'un côté de la face dans l'hémiplégie faciale, une épaule dans la paralysie du deltoïde ;

(1) R. Leroy (d'Étiolles), *Des paralysies des membres inférieurs ou paraplégies.* Paris, 1856-57.

du tronc dans la paralysie du grand dentelé; les membres inférieurs ou supérieurs, comme cela est si commun chez les enfants (*paralysie essentielle de l'enfance* également appelée *paralysie atrophique, atrophie musculaire graisseuse, paralysie spinale*); l'épuisement de la force musculaire par un exercice continuel trop actif, amenant l'atrophie; les troubles et les arrêts de la circulation dans un muscle, sont la cause de cette espèce de paralysie.

Ordinairement partielle, quelquefois subite et n'occupant qu'un ou plusieurs muscles, ceux qui ont été soumis à l'influence locale, elle s'observe sur les membres et sur le tronc. C'est dans cette classe qu'il faut ranger l'hémiplégie rhumatismale de la face, la paralysie bornée au deltoïde ou au grand dentelé, les paralysies d'un membre chez les enfants, celles qui résultent de la ligature d'une artère ayant déterminé l'atrophie des muscles; celles, enfin, qui ont pour siège les muscles des mains, de l'avant-bras, des jambes, avec une notable atrophie, et que Cruveilhier (1) et Aran ont décrites sous le nom de *paralysie atrophique progressive*.

La paralysie myogénique générale est très rare et ne s'observe que dans la paralysie progressive atrophique. Quelques faits de ce genre ont été observés. La paralysie occupait les membres supérieurs et inférieurs, les muscles du tronc et jusqu'au diaphragme, de manière à suspendre les fonctions respiratoires et à déterminer l'asphyxie.

Cette espèce de paralysie, ayant pour siège primitif les muscles, détermine dans ces organes une altération de texture qu'on ne retrouve pas au même degré dans les autres variétés de la paralysie et qui est une véritable atrophie. Les fibres musculaires, habituellement rouges et striées dans le sens transversal, deviennent plus pâles et perdent graduellement leur apparence striée. Elles diminuent de volume, s'infiltrent de granulations moléculaires et de graisse, de sorte que le muscle finit par disparaître en partie et se trouve être remplacé par une notable quantité de tissu adipeux. C'est ce qu'on voit dans la *paralysie atrophique graisseuse de l'enfance* que d'autres appellent *paralysie spinale des enfants* (2), parce qu'ils croient à l'existence d'une lésion spinale primitive, laquelle, si elle existe, est tout à fait secondaire. Pareille atrophie musculaire se retrouve dans les paralysies du deltoïde et dans les hémiplégies faciales *a frigore*.

§ 4. — Paralysie motrice symptomatique des maladies du système nerveux.

La paralysie succède le plus ordinairement à une lésion matérielle du *cerveau*, de la *moelle* et des *cordons nerveux*. Comparée, sous le rapport de la fréquence, aux autres paralysies essentielles, sympathiques, toxiques et musculaires, celle-ci est plus commune que les autres.

(1) Cruveilhier, *Mémoire sur la paralysie musculaire atrophique progressive* (*Bull. de l'Acad. de méd.*, 1852-53, t. XVIII, p. 490).
(2) Voy. CÉRÉBROSCOPIE.

On en reconnaît assez facilement la nature au moyen de l'ophthalmo-scope qui permet de constater dans le nerf optique, dans la rétine ou dans la choroïde, des lésions qui annoncent la désorganisation des méninges, de la moelle et du cerveau (1). La paralysie symptomatique des maladies du cerveau s'observe dans la congestion cérébrale, dans l'encéphalite aiguë ou chronique; dans l'encéphalite diphthéritique; dans les athéromes vascu-laires; dans le ramollissement cérébral sénile; dans l'hémorrhagie; dans les embolies; dans les tumeurs du cerveau, etc. Elle offre des apparences variables selon le siège et l'étendue de l'altération anatomique.

Dans la congestion cérébrale, elle est subite, générale, plus ou moins complète, et porte sur le mouvement et sur la sensibilité à la fois ou sur le mouvement en particulier.

Dans l'hémorrhagie cérébrale, elle est plus ou moins étendue, suivant le siège et le volume de l'épanchement sanguin. — Elle est *générale* et affecte les quatre membres, lorsque l'hémorrhagie occupe la protubérance, lorsqu'elle est double et siège dans chacun des hémisphères; enfin, lorsque, très considérable et occupant l'un des hémisphères cérébraux, elle com-prime l'autre en pénétrant dans les ventricules. — Elle est *partielle* et se présente à l'état d'hémiplégie, lorsque l'hémorrhagie, n'ayant qu'un volume peu considérable, occupe l'un des centres ovales de Vieussens, et s'étend jusqu'aux couches corticales voisines du sillon de Rolando. Alors elle existe toujours dans le côté opposé à l'épanchement sanguin : à gau-che, si le côté droit du cerveau est malade, et réciproquement à droite, si la lésion occupe l'hémisphère cérébral gauche. C'est là un principe de physiologie qui souffre peu d'exceptions et qu'on peut appliquer à toutes les hémiplégies, quelle qu'en soit la cause anatomique. Elle résulte de ce qu'on connaît sur l'action croisée des hémisphères, sur les mouvements des membres, fait incontestable et démontré par de très nombreuses obser-vations. — Des paralysies *partielles* moins étendues que l'hémiplégie s'observent encore après l'hémorrhagie cérébrale de très petit volume. Elles peuvent n'occuper qu'un seul bras, si le foyer sanguin est dans le côté opposé du cerveau près de la couche optique disent les uns, dans la troisième frontale disent les autres; la jambe, s'il a pour siège les corps striés ou la première pariétale; un côté de la face, si les pédoncules céré-braux sont malades; la langue, une paupière, l'œil, etc., selon les diffé-rentes parties du cerveau occupées par l'épanchement. Elles peuvent occuper un seul des sens ou une seule faculté, celle du langage par exem-ple. Ainsi l'*aphasie* a été rapportée à un ramollissement des circonvolu-tions voisines de l'insula, et à la troisième circonvolution frontale de l'hémisphère gauche, bien que la clinique ait fait connaître des cas de ramollissement semblable sans destruction de la parole. Malheureusement tout ce qui a été dit sur le rapport des paralysies partielles aux lésions anatomiques du cerveau laisse beaucoup à désirer, et les résultats que je

(1) Voy. E. Bouchut, *Traité des maladies des enfants*, 7ᵉ édit. Paris, 1878.

viens d'énoncer ne doivent pas être admis comme des choses définitives.
Toute cette partie de la science est à faire. Il n'y a aujourd'hui de démontrée
que la localisation du mal dans le côté du cerveau opposé à la paralysie.
Au delà de cette assertion, tout ce qui a été dit est encore à établir.

La paralysie se présente encore sous forme d'hémiplégie ou de paralysie
partielle dans l'encéphalite et le ramollissement cérébral sénile, dans les
embolies de l'artère sylvienne ou autres, dans les hémorrhagies des méninges, dans les suffusions séreuses du cerveau, dans les tubercules, les
cancers, les tumeurs fibreuses, fibro-plastiques et les hydatides développées
au milieu de cet organe ou dans ses enveloppes. Partout le résultat est le
même : soit brusquement, si la lésion est instantanée, soit, au contraire,
d'une façon progressive ; après un temps de tolérance variable, si le mal
s'est développé par degrés, la paralysie arrive dans le côté du corps opposé
à la lésion cérébrale, et elle occupe une étendue d'autant plus grande que
la désorganisation est plus avancée.

La paralysie symptomatique des *maladies de la moelle* est rarement
générale. C'est la *paralysie spinale*. Elle occupe le tronc et les quatre
membres si la lésion existe à la région cervicale de la moelle ; les membres
inférieurs seulement lorsqu'elle a pour siège la partie inférieure de cet
organe. C'est alors ce qu'on appelle une *paraplégie*. — Cette paralysie affecte
presque toujours le mouvement et le sentiment, lorsque la substance
médullaire blanche et grise est altérée ; mais, dans quelques circonstances,
la sensibilité se conserve si toute la moelle n'est pas détruite et si la lésion
a pour siège les cordons antérieurs. Elle existe toujours dans le côté correspondant à cette lésion, et une maladie du côté gauche de la moelle
entraîne nécessairement une paralysie musculaire à gauche.

Un instant on avait cru pouvoir reconnaître et placer dans les cordons
antérieurs de la moelle les altérations susceptibles de produire la paralysie
du mouvement, et dans les cordons postérieurs celles qui déterminent les
paralysies de la sensibilité. Tous ces faits ont été remis en question par
les expériences contradictoires de Brown-Séquard, et il paraît que les
choses ne se passent pas d'une manière aussi simple. Il est démontré que
les paralysies du mouvement sont la conséquence des maladies des cordons antérieurs ; mais, pour les paralysies de la sensibilité, on ne sait au
juste s'il faut les mettre sous la dépendance des cordons latéraux postérieurs, ou, au contraire, sous l'influence des lésions de la substance grise
de la moelle. De nouvelles expériences éclaireront peut-être un jour ce
point de la physiologie.

Quand la paraplégie affecte le mouvement sans amoindrir la sensibilité
et n'est pas complète, les malades marchent avec peine et fauchent ou
sautillent en marchant, d'une manière significative et caractéristique. Quand
elle est complète, la marche est impossible et tous les mouvements volontaires sont abolis dans les muscles des membres inférieurs. Les malades
restent au lit sans pouvoir lever la jambe ni le genou ; cependant, comme
ils sentent la douleur, et qu'en chatouillant la plante des pieds ou en irri-

tant la peau on détermine une sensation désagréable, il en résulte presque toujours un *mouvement involontaire* ou *réflexe* de retrait de la jambe sur la cuisse. La persistance de ces mouvements réflexes a une très grande importance pour la détermination du siège de la maladie, que l'on ne peut localiser dans les muscles, et qui doit être placé, au contraire, dans les cordons antérieurs de la moelle. L'abolition de ces mouvements indique, soit une paralysie myogénique avancée, soit plus ordinairement une lésion de la substance grise et des cordons postérieurs de la moelle.

La paraplégie ou la paralysie des membres et du tronc dépendent des altérations aiguës ou chroniques, primitives ou secondaires, de la méninge spinale et du cordon même de la moelle. — La méningite spinale, les hémorrhagies de la moelle, la myélite aiguë ou chronique, la sclérose des cordons antérieurs et latéraux, les corps étrangers de la moelle, etc., favorisent la production de cet accident. Il en est de même de la compression produite par des tumeurs du canal vertébral, par des anévrysmes ayant usé une vertèbre, par des abcès suite de carie vertébrale c'est-à-dire du mal de Pott, et enfin de l'inflammation dans la dure-mère spinale, appelée pachyméningite. Dans ces cas, la paralysie des membres s'accompagne presque toujours d'une congestion paralytique vasculaire des membranes profondes de l'œil, due à un relâchement sympathique des nerfs vaso-moteurs de la choroïde et de la pupille (1).

Les paralysies qui dépendent d'une *altération des nerfs moteurs* du tronc et des membres se rattachent de près aux paralysies symptomatiques des maladies de la moelle. Ce sont des *paralysies périphériques* au lieu d'être des paralysies centrales. Leur mécanisme est le même. Elles dépendent d'une interruption de l'influx nerveux par interruption complète de la continuité des tubes nerveux, ou seulement par la compression de ces tubes.

Les blessures et la section des nerfs, leur compression et leur tiraillement par une tumeur, — les névroses, — la névrite simple, diphthéritique et rhumatismale, produisent la paralysie des muscles soumis à l'influence des nerfs altérés. Ce sont des paralysies partielles plus ou moins étendues, selon le nombre et le volume des filets nerveux malades. On observe souvent cette paralysie dans le nerf facial malade après sa sortie du trou stylo-maxillaire ; dans le nerf radial ou cubital, dans le nerf sciatique, etc. C'est une paralysie généralement facile à reconnaître, toujours bornée à un certain nombre de muscles. Parfois ces paralysies périphériques s'étendent lorsque la lésion du nerf remonte vers la moelle et le cerveau en formant une névrite ascendante. — Tel est le cas de la paralysie diphthéritique. — Ainsi, l'angine couenneuse provoque dans le glosso-pharyngien une névrite qui remonte au bulbe, au cerveau et à la moelle de façon à faire des lésions nerveuses produisant la paralysie du voile du palais, l'amaurose par défaut d'accommodation, la paraplégie, la paralysie générale et la mort.

En résumé, la paralysie porte à la fois sur le mouvement et sur le senti-

____

(1) Voy. CÉRÉBROSCOPIE, p. 181.

B. — DIAGNOSTIC.   23

ment. Mais le nom de *paralysie*, employé tout seul, s'applique exclusivement à l'abolition du mouvement volontaire et de l'action des muscles de la vie animale, tandis qu'on donne à la paralysie du sentiment le nom d'*anesthésie*. — La paralysie du mouvement volontaire est *partielle, locale, hémiplégique, alterne* et *paraplégique,* ou au contraire *générale*, et elle détruit en totalité ou en partie les mouvements musculaires. Elle a pour causes : 1° les troubles fonctionnels ou sympathiques du système nerveux cérébro-spinal ; 2° les empoisonnements ; 3° les maladies du sang et les maladies primitives des muscles, et 4° les altérations matérielles des nerfs, des cordons antérieurs, de la moelle rachidienne, de la substance cérébrale et des enveloppes du cerveau. Dans ce dernier cas, on peut en reconnaître la nature par l'ophthalmoscope, qui permet de constater l'existence d'une lésion du nerf optique, de la rétine ou de la choroïde. C'est à cette méthode d'exploration que j'ai donné le nom de *cérébroscopie*.

ARTICLE III

SIGNES DIAGNOSTIQUES FOURNIS PAR L'ATAXIE

L'ataxie est un défaut de coordination du mouvement musculaire dû à une altération aiguë ou chronique du système cérébro-spinal. C'est un symptôme observé dans les maladies les plus différentes, telles que la fièvre typhoïde, la chorée, la sclérose spinale, etc. Il importe donc de distinguer l'*ataxie cérébrale* et l'*ataxie spinale*.

L'ataxie cérébrale s'observe dans les typhus et la fièvre typhoïde, et elle se traduit par les soubresauts de tendons et le délire, d'où le nom de *fièvre ataxique* par lequel on désigne les cas particuliers de ces malades où se rencontrent ces symptômes. — Cette ataxie est toujours fébrile et complique les maladies aiguës, mais on l'observe aussi à l'état chronique, dans la *paralysie générale* ou encéphalite diffuse.

L'ataxie spinale est toujours chronique. C'est celle de la chorée, essentielle névrose congestive de la moelle, de l'athéthose qui n'est qu'une chorée symptomatique ; de la paralysie agitante ; et de la sclérose spinale des cordons postérieurs appelée aussi *ataxie locomotrice*.

Dans cette dernière maladie, le défaut de coordination du mouvement des membres inférieurs est le principal symptôme de la maladie. — Les malades ne peuvent marcher de pied ferme, ou prendre les objets d'une main assurée. Ils tremblent en agissant ou en marchant, et ils jettent la jambe plutôt qu'ils ne la portent à un point déterminé. Les muscles ne sont plus absolument soumis à l'empire de la volonté et, dans la nuit, ou les yeux fermés, le phénomène augmente encore à ce point, que quelquefois alors tout mouvement est impossible. Les malades n'ayant plus la notion de l'espace ni de la pesanteur des corps, la notion de la droite et de la gauche, lorsqu'ils ont aussi les yeux fermés ne peuvent tenir un objet

dans la main, ni porter cet organe à droite ou à gauche. L'ataxie est alors
compliquée de la perte du sens musculaire.

C'est le résultat d'une myélite des cordons postérieurs devant aboutir à
une sclérose spinale, et la preuve c'est qu'au début de cette ataxie locomotrice, comme je l'ai démontré (1), il y a névrite optique congestive, laquelle
aboutit à une atrophie optique lorsque l'ataxie est ancienne.

L'ataxie chronique du mouvement est le symptôme de toutes les myélites
chroniques aboutissant à la sclérose des cordons postérieurs de la moelle,
et elle dure autant que ces maladies. — Elle s'observe également dans les
maladies du cervelet, dans quelques paralysies diphthéritiques, dans la
paralysie pellagreuse ou syphilitique, etc.

ARTICLE IV

SIGNES FOURNIS AU DIAGNOSTIC PAR L'AMYOSTHÉNIE

L'affaiblissement du pouvoir contractile des muscles sans paralysie
constitue ce qu'on appelle l'*amyosthénie*. C'est un état morbide voisin de
la paralysie, mais ce n'est pas la paralysie.

Toutes les maladies aiguës produisent l'amyosthénie, qui alors accompagne la courbature, mais dans les maladies chroniques telles que la chlorose et l'anémie, dans les maladies nerveuses qui en résultent, dans l'hystérie, dans l'hypocondrie et dans le nervosisme aigu ou chronique, ce
phénomène existe toujours à un degré plus ou moins accusé.

La force musculaire est très amoindrie, les malades se traînent plus qu'ils
ne marchent, ils ne serrent la main que faiblement, et tout effort amène
rapidement la courbature et la fièvre. — Le danger, l'attrait du plaisir, la
colère ou toute autre émotion morale font momentanément disparaître
cette amyosthénie qui revient avec le calme intellectuel, mais du mouvement musculaire exagéré résulte souvent une maladie de quelques jours.

L'amyosthénie s'apprécie autant par le rapport des malades que par
l'essai qu'on peut faire de leur force en se faisant serrer la main par eux
ou en leur donnant à manœuvrer le dynamomètre de Burq (fig. 108 et 109).
Le chemin que fait l'aiguille sur son cadran indique la force contractile du
bras, qui augmente peu à peu à mesure que la santé s'améliore ou que le
mal disparaît.

A quoi tient l'amyosthénie? Il est difficile de le dire. Dans les
maladies aiguës fébriles, et dans la fièvre typhoïde, c'est à une altération de la fibre musculaire, qui, selon Zenker, apparaît au microscope, privée de ses stries transversales, autant qu'à une sidération nerveuse ; mais dans la chlqrose et dans les maladies nerveuses, il est

____

(1) Bouchut, *Traité de diagnostic des maladies du système nerveux par l'ophthalmoscopie.*
p. 346 ; et *Diagnostic des maladies de la moelle par l'ophthalmoscope* (*Gazette médicale*, 1868).

peu probable qu'il en soit de même. L'altération de la fibre musculaire existe-t-elle alors? On n'en sait rien, et il est probable que l'amyosthénie

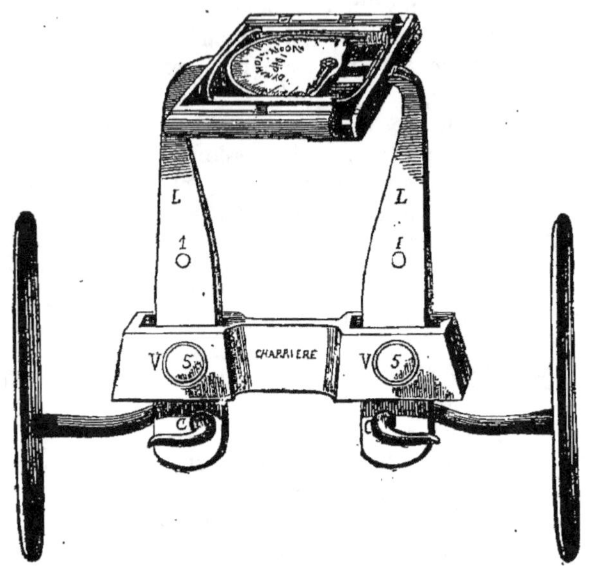

FIG. 108. — Dynamomètre de Burq. — Appareil monté.

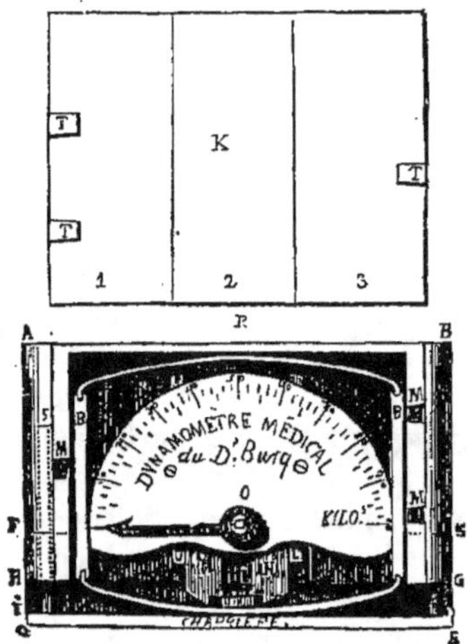

FIG. 109. — Dynamomètre de Burq. — Cadran.

résulte alors d'un affaiblissement considérable d'influx nerveux. Cela est à étudier.

L'amyosthénie des maladies aiguës et des fièvres ne cesse qu'avec la

maladie au moment de la convalescence lorsque l'alimentation a pu réparer
la consomption causée par l'état fébrile. Au contraire, dans l'amyosthénie
de la chlorose et des maladies nerveuses, le phénomène disparaît assez vite
dès que les toniques, les ferrugineux, l'hydrothérapie, etc., ont pu recon-
stituer le sang et ranimer la force nerveuse.

ARTICLE V

SIGNES FOURNIS AU DIAGNOSTIC PAR LA SYNCOPE

La syncope est une pseudo-paralysie du cœur. C'est un état morbide
caractérisé par la diminution passagère de la force et de la fréquence des
battements cardiaques, produisant une perte subite du sentiment et du
mouvement. C'est en quelque sorte une *asystolie incomplète et momentanée du cœur.*

Jusqu'à la découverte de Harvey sur le mécanisme de la circulation sanguine (1), on avait dit que la syncope consistait dans la suspension complète des battements du pouls; puis, la circulation du sang une fois entrevue,
les médecins et les physiologistes modifièrent cette opinion généralement
acceptée alors, et attribuèrent la syncope à la *suspension complète* des
mouvements du cœur. Il y a là une erreur scientifique profonde qu'il
importe de déraciner.

La plupart des anciens confondaient la syncope et l'asphyxie; la disparition du pouls dans ces deux états, cependant bien distincts, semblait légi-
timer cette fausse manière de voir. J. P. Frank lui-même ne sut pas éviter
cet écueil, et il décrivit ensemble la syncope et l'asphyxie.

Ce n'est pas évidemment par l'*état* du pouls que l'on peut juger de la
syncope, car Galien (2) a vu des individus privés de pouls qui conservaient
leur parfaite connaissance. Cælius Aurelianus, Lancisi (3), rapportent des
faits analogues, et Morgagni parle d'un cas où le pouls resta sans battements pendant quarante jours! Haller et Ramazzini se rangèrent à cette
opinion, et Borsieri (4) cite l'observation d'une femme qui marchait, mais
dont l'absence du pouls était cependant bien manifeste. Tous les cliniciens
ont vu des faits semblables.

Ce n'est pas davantage sur l'absence ou *suspension complète* des mouvements ou des bruits du cœur que l'on peut faire reposer la syncope,
car l'observation clinique infirme tous les jours cette proposition qui
remonte à Cullen; aussi, lorsque Haller, Frank, Burdach, Müller, Piorry,
Bouillaud (5), Devergie, Orfila, Parrot, Josat, Brach et Collongues viennent dire qu'il y a dans la syncope une *suspension complète* des bat-

---

(1) Flourens, *Histoire de la découverte de la circulation du sang*. Paris, 1854.
(2) Galien, *De pulsus præcognitione*, lib. I, cap. III.
(3) Lancisi, *De mortibus subitaneis*.
(4) Borsieri, *Institutionum medicinæ practicæ*. Berolini, 1826.
(5) Bouillaud, *Traité des maladies du cœur*. Paris, 1841.

tements du cœur, ils se trompent de la façon la plus grave. Ils émettent là une assertion qui ne repose sur aucun fait bien observé, et que l'expérience repousse. Ces auteurs, si recommandables d'ailleurs, n'ont guère parlé de la syncope qu'en se guidant sur des vues théoriques ; mais, depuis la découverte de Laennec, la science a marché, et l'auscultation est venue jeter un nouveau jour sur la question si controversée de la syncope. Il ne faut donc plus parler aujourd'hui de l'absence des mouvements du cœur, dans les mêmes termes qu'au temps où l'on était privé du secours de l'auscultation.

Dans la syncope, l'application de la main sur la région précordiale peut très bien ne pas faire reconnaître les battements du cœur, cela est vrai ; mais appliquez un stéthoscope ou votre oreille sur la poitrine du malade, et vous entendrez très distinctement les bruits (je dis les *bruits*, et non pas les battements, car ces derniers peuvent parfois échapper à l'ouïe la plus fine) de l'organe ; ils pourront être faibles et rares, mais ils persisteront. Il existe cependant dans leur nature une modification morbide spéciale, je veux parler de leur dédoublement. L'oreille, par exemple, ne perçoit qu'un seul bruit faible et rare au lieu du tic-tac ordinaire. Ce bruit caractéristique existe toujours, et, s'il vient à cesser pendant un temps assez long, une heure par exemple, il ne s'agit plus de syncope, mais c'est la mort dont on constate ainsi le plus important des signes.

Haller n'a-t-il pas exprimé cette pensée, que la vie de l'homme commence par les fonctions vasculaires, « *cor primum vivens ultimum moriens* » ? — « Le mouvement de ce viscère est le principe de la vie ; il est le lien fragile de l'âme et du corps ; c'est ce mouvement, a dit le célèbre Louis, qui entretient le feu qui anime nos tissus. Avec lui cesse notre existence. »

« Tant que le cœur est en mouvement, le corps sera en vie, cela est incontestable. Aussi la première recherche que l'on doit faire auprès d'un homme réputé mort, c'est, d'après Louis, de lui tâter le pouls, et j'ajouterai, pour compléter la pensée, d'ausculter son cœur (1).

» ..... C'est en vain qu'on chercherait dans la science un fait bien observé, capable d'établir la possibilité de la persistance de la vie après la cessation prolongée des battements du cœur à l'oreille. Je n'en ai point trouvé, et ceux qu'on cite dans quelques ouvrages modernes renferment des omissions tellement graves sur les signes de la mort en général, qu'ils ne présentent aucun crédit à mes yeux. »

Voici d'ailleurs deux exemples cliniques qui prouvent toute l'importance des résultats de l'auscultation cardiaque :

Obs. I. — Dans la nuit du 17 avril 1842, le docteur Pidoux vint me demander assistance pour sauver un homme, jeune et vigoureux, qui avait l'artère brachiale entièrement divisée, et qui était menacé de périr d'hémorrhagie. Nous ne pûmes réussir à faire la ligature des deux extrémités de l'artère dans la plaie. Un seul

____

(1) E. Bouchut, *Traité des signes de la mort et des moyens de ne pas être enterré vivant,* 2ᵉ édition, 1874, p. 59 et 60. Ouvrage couronné par l'Institut de France.

bout fut lié, mais il nous fut impossible de trouver le bout supérieur, rétracté dans les chairs. Pendant ces recherches, et après une perte de sang considérable impossible à apprécier (1), il y eut plusieurs syncopes fort graves. Le blessé était privé de connaissance, insensible aux excitants, blanc comme le marbre, presque entièrement refroidi, sans respiration, les pupilles contractées comme dans l'agonie, dans un tel état enfin, que la mort paraissait imminente à nos yeux, et probable pour les assistants, dont les murmures commençaient à se faire entendre. Inquiet du résultat de cette situation, j'examinai le cœur; ses pulsations étaient imperceptibles à la main, mais il continuait à se mouvoir et à se faire entendre à de longs intervalles dans la profondeur de la poitrine.

La vie était conservée, mais il n'y avait pas de temps à perdre. Notre parti fut aussi pris, et, sans consacrer plus de temps à la recherche de l'ouverture supérieure du vaisseau divisé, nous fîmes en quelques secondes la ligature de l'artère brachiale, au niveau du tiers inférieur du bras. Cette opération fut aussi facile que sur un cadavre, où l'on reconnaît chacun des tissus qu'on divise, sans être gêné par le sang. Ici nul écoulement sanguin ne vint contrarier notre recherche, nous n'eûmes pas même besoin d'éponger la plaie; le blessé était blanc, ses capillaires étaient vides, et il n'y avait plus de sang que dans les gros vaisseaux artériels. Le malade a guéri.

Jamais une syncope ne fut plus complète ni mieux caractérisée que chez le malade dont il vient d'être question; il est même rare d'en observer d'aussi graves, et cependant les bruits du cœur ne cessèrent pas de se faire entendre (2).

Chez tous les malades pris de syncope qu'il m'a été donné d'observer, les mouvements du cœur étaient ralentis, ils avaient perdu leur impulsion et leur force habituelles, mais toujours j'ai pu les entendre.

« Les uns conservèrent le pouls extrêmement réduit, et l'on pouvait saisir à la région précordiale, avec la main et avec l'oreille, les mouvements des ventricules. D'autres, dont le pouls avait disparu, conservaient encore les battements précordiaux faiblement appréciables avec la main. Enfin, un bien petit nombre ne m'a offert ni pouls ni impulsion précordiale sensible au toucher, mais seulement des contractions du cœur perceptibles à l'oreille. Lorsque la syncope est complète, comme chez les malades de cette dernière catégorie, et je n'en ai observé que deux, les pulsations du cœur sont très faibles et très sourdes, elles sont ralenties et se répètent à des intervalles inégaux; on n'entend plus qu'un *simple battement* toutes les deux ou trois secondes, mais enfin ce mouvement existe, et il empêchera toujours de prendre l'état de mort apparente de la syncope pour la mort réelle (3). »

Dans un autre exemple que je dois à l'obligeance d'un de mes amis,

(1) Le sang avait successivement imbibé la chemise du malade, qu'on avait serrée autour de sa blessure, une chemise de femme, un jupon de toile blanche, les grands rideaux de percale de deux fenêtres et un drap de lit que l'on avait surajoutés. Le poids de tous ces linges ensanglantés était énorme et peut donner une idée de l'abondance de cette hémorrhagie.

(2) Bouchut, *ouvrage cité*, p. 63, 64 et 65.

(3) Bouchut, *loc. cit.*, p. 66 et 67.

Routier, et qui a été recueilli à l'hôpital Beaujon, dans le service de Martin-Solon, les battements du cœur se faisaient aussi entendre :

Obs. II. — Une jeune fille eut une violente attaque d'hystérie, et tomba dans un état syncopal fort grave.

Cette jeune fille, âgée de dix-neuf ans, mal réglée, ayant habituellement un léger bruit de souffle dans les carotides, avait déjà eu plusieurs pertes de connaissance de courte durée. Ce jour-là, sans aucun symptôme précurseur, elle tomba sans mouvement et sans cris sur le carreau de la salle, les traits non altérés, la peau du corps insensible à tous les excitants, de même que la conjonctive et la muqueuse nasale, les membres dans la résolution la plus complète, et les sens entièrement fermés aux impressions extérieures.

La pupille était légèrement dilatée et insensible à la lumière. L'éther et l'ammoniaque ne produisaient aucun effet sur la muqueuse olfactive, les sons ne parvenaient plus à l'oreille, et la douleur que durent causer des piqûres, des pinçons, ainsi que l'excitation de la peau par des sinapismes, ne put réveiller le système nerveux engourdi. La malade ne poussait aucun cri et ne faisait aucun mouvement. On l'aurait crue morte, si de temps à autre une inspiration presque imperceptible (8 par minute) et la persistance de battements du cœur à l'auscultation (68) n'eussent démontré la persistance de la vie dans ce corps privé d'intelligence, de mouvement et de sensibilité.

Au bout d'une heure, la malade n'avait pas encore fait de mouvements, et 10 centigrammes de tartre stibié, qu'on fit alors couler dans l'estomac, ne produisirent aucun résultat. On attendait toujours, lorsqu'un assistant s'avisa de porter le doigt dans l'arrière-gorge, ce qui occasionna des nausées, des vomissements et bientôt après le retour à la vie.

« Enfin, quand, sur les animaux, on détermine, par la soustraction du sang, les symptômes de la mort apparente par *syncope*, on arrive à diminuer le nombre et la force des battements du cœur, mais on ne peut réussir à les suspendre pendant un temps assez long ni à faire disparaître leurs bruits sans occasionner la mort (1). »

Soutenir qu'un être d'une organisation aussi compliquée que celle de l'homme peut rester une heure sans bruits du cœur, c'est-à-dire sans mouvement de cet organe et sans circulation artérielle, me paraît bien téméraire et bien opposé aux lois de la physiologie. Je ne crois pas que la circulation chez l'homme puisse s'arrêter longtemps d'une façon complète, et quand je dis longtemps, cela veut dire une heure, sans produire des caillots cardiaques qui empêcheraient le rétablissement des contractions auriculo-ventriculaires et qui amèneraient la mort. D'ailleurs il n'entrera jamais dans mon esprit qu'un médecin puisse avoir la prétention de guérir un malade ni de rétablir l'ordre dans les fonctions dérangées par la maladie, s'il prétend ne pas savoir quand commence et quand finit l'exercice de ces fonctions, en d'autres termes, s'il ne croit pas être sûr de distinguer la vie de la mort.

Reste enfin la thermométrie qui, dans la syncope prolongée simulant la mort, permet de reconnaître la situation. — En effet, dans la syncope, la *température axillaire reste normale*, tandis que dans la mort la température

(1) E. Bouchut, *ouvrage cité*, p. 69.

baisse d'heure en heure et au bout de 12 heures est en moyenne de 30 degrés, puis au bout de 24 ou 30 heures de + 22 degrés. — Ces résultats, que j'ai envoyés à l'Académie de médecine sous le pseudonyme de Pierre Durand, ont été considérés comme exacts et couronnés d'un prix de mille francs que je n'eusse pas obtenu sous mon véritable nom.

En voilà assez sur ce point et je reviens à la séméiologie de la syncope.

L'invasion de la syncope est tantôt soudaine et tantôt annoncé par des signes prodromiques, tels que : malaise, anxiété, vertiges, tintements d'oreilles, obscurcissement de la vue, obtusion des idées, bâillements, nausées, efforts de vomissement, perte du sentiment et *asystolie*, c'est-à-dire *diminution* de la force et de la fréquence des battements du cœur.

A ces premiers symptômes succèdent la pâleur de la face, la décoloration des lèvres, le refroidissement des extrémités, l'anéantissement de la mémoire et de l'intelligence, l'apparition d'une sueur visqueuse sur la peau, le défaut de contraction musculaire, l'affaissement du corps. Dans quelques cas assez rares, il y a émission involontaire de l'urine et des matières fécales.

La syncope n'a, dans la très grande majorité des cas, qu'une durée éphémère. En effet, à peine quelques secondes ou une ou deux minutes se sont-elles écoulées, que les malades rouvrent les yeux et recouvrent le plein exercice de leurs fonctions physiques et morales, mais ils conservent encore pendant quelques instants de la stupeur, de la courbature et de l'oppression. On a parlé de l'inexprimable bien-être et des sensations délicieuses qu'éprouvaient certains individus en reprenant, après une syncope, l'usage de leurs sens, et l'on a cité à l'appui de cette assertion le récit de Montaigne (1) et la narration de J. J. Rousseau (2); mais nous nous contenterons ici de signaler le fait sans y ajouter d'importance.

La terminaison de la syncope est très rarement mortelle. Récamier a rapporté l'observation intéressante d'une jeune femme qui, après avoir été affectée d'une syncope longtemps prolongée, parfaitement bien revenue à elle-même pendant quelques heures, s'affaissa tout à coup et mourut. A l'autopsie, on trouva un gros caillot fibrineux dans le ventricule gauche. Bonet et d'autres auteurs ont cité des cas analogues.

La syncope peut revenir périodiquement. C'est ainsi que Bacon était une fois par mois sujet à cet accident. On l'a vue aussi constituer l'une des formes les plus graves de la *fièvre pernicieuse*, et Winslow, cet anatomiste que l'on a prétendu avoir été enterré deux fois vivant, a fourni un exemple de fièvre pernicieuse syncopale.

Chez les individus morts par syncope, on trouve d'abord toutes les lésions dépendant des maladies dans le cours desquelles elle s'est produite, puis de l'affaissement et de l'engouement des poumons, ainsi que quelques caillots dans le cœur et dans les vaisseaux.

---

(1) Montaigne, *Essais*, 1588, p. 153.
(2) J. J. Rousseau, *Les rêveries*, deuxième promenade.

Les causes de la syncope sont nombreuses. Parmi les causes prédisposantes, nous citerons la faiblesse générale, l'adynamie qui succède à une longue maladie, les circonstances morbides qui abattent les forces, le sexe féminin, le tempérament nerveux, le début d'une grossesse, les maladies du cœur, des prédispositions particulières de nature inconnue, l'état puerpéral. En 1852, Alph. Robert (1) a rapporté trois cas de syncope mortelle chez des femmes nouvellement accouchées; mais il est infiniment probable que ces prétendus cas de syncope n'ont été que des embolies.

Si j'examine maintenant les causes occasionnelles, nous voyons que Sauvages n'en admet pas moins de trente-deux espèces, et encore les lipothymies forment-elles un ordre à part; — que Cullen divise la syncope en *idiopathique*, ou cardiaque, et en *symptomatique* d'une affection d'un autre organe que le cœur ou d'un état général; — que J. P. Frank la fait dépendre d'une altération locale (cœur ou gros vaisseaux), ou d'une affection générale, soit asthénique, soit hypersthénique; — que Sénac enfin décrit trois ordres de causes, suivant qu'elles ont leur siège : 1° dans le cœur; 2° dans les vaisseaux ; 3° dans les nerfs, auxquels il ajoute, comme appendice, des circonstances particulières (troubles de l'estomac, lésions du foie). — Il est très vrai que la syncope se montre fréquemment chez les sujets atteints d'une affection organique du cœur ; mais c'est surtout dans le cas de dilatation des cavités, quand les parois sont très amincies, que les orifices artériels sont rétrécis, que les valvules sont devenues insuffisantes, qu'il y a persistance du trou de Botal, et qu'il s'organise rapidement des concrétions sanguines dans les cavités cardiaques ou *thrombose cardiaque*. — A côté de ces faits il y a les embolies de l'artère pulmonaire chez les femmes accouchées depuis peu et qui amènent instantanément la mort. — L'introduction brusque de l'air, en opposant un obstacle mécanique à l'action du cœur, est encore une cause puissante de syncope. — La pléthore et l'anémie cérébrales, par des raisons opposées, et qui cependant aboutissent au même résultat; — les hémorrhagies, et, parmi ces dernières, les hémorrhagies artérielles de préférence; — l'inanition; — les brusques perturbations apportées dans la fonction circulatoire; — la ponction d'une ascite, d'un kyste de l'ovaire ou d'un hydrothorax gauche décomprimant le cœur un peu trop vite; — la rapide expulsion du fœtus; — d'abondantes évacuations, des sueurs excessives; — des débordements bilieux; — l'ingestion de certains aliments dans l'estomac; — l'action de l'émétique; — certains miasmes, produisent également la syncope. — Parmi les causes qui agissent principalement sur le système nerveux, nous signalerons : — les odeurs, la vue d'objets repoussants, les émotions soudaines, une vive frayeur, une violente douleur, une chaleur trop vive, une fatigue prolongée, l'orgasme vénérien, le contact de différents corps; — les névroses, et, parmi elles, l'hystérie, les mor-

---

(1) A. Robert, *De la mort subite par syncope à la suite des couches* (*Bulletin général de thérapeutique*, 1852, t. XLII, p. 78).

sures venimeuses ; — les fièvres graves, pernicieuses ou autres, les affections gangréneuses et les empoisonnements, particulièrement la respiration des vapeurs d'éther, de chloroforme, d'acide carbonique, d'amylène
et de tous les agents employés comme anesthésiques. — Ici, c'est plutôt une
asphyxie par hyposthénie du système cérébro-spinal ou sympathique
qu'une syncope ordinaire. Il y a quelque chose de plus que l'asystolie cardiaque primitive : on doit reconnaître qu'une altération grave du sang a
modifié les fonctions de l'innervation générale et cardiaque, en produisant
une paralysie passagère du cerveau antérieure à la diminution d'action du
cœur.

Le diagnostic de la syncope est-il une chose facile ? Évidemment oui
dans quelques cas, puisque, d'après les caractères tirés de la thermométrie, de l'auscultation et de l'ophthalmoscopie, et que j'ai esquissés, il n'y a
plus possibilité de confondre la syncope avec la mort réelle. — Il reste
seulement à savoir si l'on peut distinguer l'évanouissement syncopal de
l'évanouissement apoplectique et de l'asphyxie. Or, dans l'apoplexie, l'action du cœur et la respiration ne sont pas au même degré diminuées de
force et de fréquence, et, dans l'asphyxie, si la syncope existe, — ce qui
s'observe assez fréquemment, — elle ne constitue qu'un simple accident
n'arrêtant pas les bruits du cœur, et elle ne fait que compliquer un état
morbide dont aucun praticien ne saurait méconnaître les caractères.

Pour établir le pronostic de la syncope, il faut remonter à son étiologie ;
car un état syncopal est plus ou moins grave, selon qu'il est le symptôme
d'une affection organique très sérieuse, ou qu'il est simplement déterminé
par le trouble fonctionnel du système nerveux. — A moins d'un cas rare
de *fièvre pernicieuse* dite *syncopale*, la syncope ne peut jamais être d'un
bien grand secours au médecin pour asseoir le pronostic d'une maladie,
car l'évanouissement en apparence le plus bénin est quelquefois celui qui .
amène la mort. Il en est de même aussi de ces lipothymies prolongées qui
portent la terreur au sein des familles et qui sont suivies du retour le plus
complet à la santé.

En présence d'une syncope, il faut donc toujours s'appliquer à l'étude
de la cause qui l'a produite, et ne concevoir, en général, de crainte que
lorsque le malade est atteint d'une fièvre pernicieuse, d'une affection du
cœur ; des gros vaisseaux ; du péricarde, ou qu'il est très affaibli par des
hémorrhagies antérieures. Là seulement gît le danger.

Les divers moyens de traitement à opposer à la syncope, sont connus :
nous ne ferons que mentionner l'exposition au grand air ; le décubitus
horizontal, la tête basse ; — la déligation des corsets, des cravates et des
vêtements trop serrés ; — la projection d'eau froide sur la face ; — l'aspiration
de substances odorantes, acide acétique ou ammoniaque ; — les frictions sur
les tempes avec le vinaigre, l'alcool ou l'éther, et les brusques secousses
imprimées aux malades. — Si la durée de la syncope prend des proportions
inquiétantes, il faut en venir à des frictions sèches, aromatiques et alcooliques, sur la région épigastrique ou sur les extrémités, prescrire un lave-

vement stimulant avec du sel et du vinaigre, faire une injection hypodermique d'éther, 1 gramme ; — et, dans le cas où il s'est manifesté préalablement une très abondante hémorrhagie, la ligature des membres devient de la plus urgente nécessité pour rétablir l'équilibre fonctionnel des principaux organes. — Quand il s'agit d'une fièvre pernicieuse syncopale, il faut prescrire 1 à 2 grammes de sulfate de quinine, les faire prendre sur-le-champ ou faire une injection hypodermique de cette substance afin d'éviter le retour de l'accès suivant qui pourrait être mortel.

ARTICLE VI

SIGNES FOURNIS AU DIAGNOSTIC PAR LES CONVULSIONS

Les convulsions sont des mouvements involontaires, désordonnés des muscles de la vie de relation dans les muscles de la face et des membres. Très différentes les unes des autres par leur nature, elles se confondent en apparence, par la forme qu'elles présentent, et il est souvent très difficile d'en indiquer la cause. Il faut les distinguer du *spasme*, qui n'est autre chose que la contraction irrégulière des muscles de la vie organique dans les organes internes et qu'on observe dans l'œsophage, le larynx, les bronches, etc.

Les convulsions sont de trois espèces : *idiopathiques, sympathiques* ou *symptomatiques.*

Les premières apparaissent sans altération appréciable de la moelle et du cerveau.

Les secondes sont déterminées sympathiquement par la souffrance d'un viscère ou d'un tissu éloigné qui agit par action réflexe et détermine une ischémie ou une hyperhémie cérébro-spinale.

Les dernières enfin résultent d'une lésion matérielle des méninges ou de la substance cérébrale et spinale, et parfois des altérations chlorotiques du sang ou de certains empoisonnements, d'urée, de strychnine, de plomb, etc.

Lorsque les mouvements convulsifs de la mâchoire ou des membres offrent une roideur permanente, comme cela se voit dans le trismus, la contracture et le tétanos, on dit que la convulsion est *tonique*, c'est-à-dire très forte ; — au contraire elle est *clonique*, lorsqu'elle présente des secousses et des alternatives de contractions et de mouvements saccadés involontaires. C'est ce qui se voit dans l'hystérie, l'épilepsie, la chorée, dans la méningite, etc.

Il y a des convulsions qui existent à l'extérieur d'une façon très apparente, dans la tête, à la face, sur le tronc et dans les membres, tandis que chez d'autres malades la convulsion semble être intérieure et caractérisée par une simple roideur de la tête et une fixité singulière du regard, avec demi-perte de connaissance. C'est ce que l'on a désigné sous les noms de *convulsions externes* et de *convulsions internes.* Bien que cette dernière division ne soit pas très justifiée ni bien nécessaire au diagnostic, elle peut être utile, et il faut la conserver.

D'après leur étendue, les convulsions offrent de grandes dissemblances. Elles sont *partielles*, ou, au contraire, *générales*. On trouve dans le tétanos l'exemple d'une convulsion tonique générale, et dans le trismus celui d'une convulsion tonique partielle; — l'épilepsie, l'hystérie, la chorée, au contraire, fournissent des exemples de convulsions cloniques générales, tandis que le tic non douloureux montre ce que peut être une convulsion clonique partielle.

Les convulsions sont *apyrétiques* ou *fébriles;* — *intermittentes* ou *continues;* — *permanentes* ou *passagères*, suivant leur nature et l'intensité du trouble qui les produit : elles sont *initiales et primitives* ou *secondaires :* celles-ci sont infiniment plus dangereuses et dépendent généralement d'une maladie des méninges et du cerveau.

Dans les convulsions *permanentes* ou *continues*, se trouve : la chorée, le tic non douloureux, etc.; dans celles qui sont *intermittentes, irrégulières*, se trouvent l'hystérie, l'épilepsie; et dans les *intermittentes régulièrement périodiques*, se montrent celles qu'on observe dans la fièvre pernicieuse convulsive.

§ 1er. — Convulsions idiopathiques.

Il est évident que les convulsions sont le résultat d'un trouble fonctionnel du système nerveux, et l'on sait aujourd'hui, sans en douter, que ce trouble peut se produire avec ou sans lésion matérielle permanente et appréciable. Elles dépendent de l'hyperhémie ou de l'ischémie du cerveau et de la moelle, lésions transitoires, et elles ne sont différentes que par leur cause. Rien, dans l'état convulsif, ne peut les faire reconnaître les unes des autres, et, si l'on ne tenait compte des phénomènes concomitants fébriles, de leur marche et de leur durée, leur diagnostic serait impossible.

Les convulsions idiopathiques se développent à tout âge, principalement dans l'enfance, puis chez l'adulte et plus rarement chez les vieillards. Elles se montrent chez les personnes qui offrent une prédominance marquée du système nerveux. Elles sont héréditaires, et, s'il me fallait appuyer cette assertion de Baumes et de tous les autres, je pourrais fournir un grand nombre d'exemples.

Elles résultent des impressions morales vives et de l'habitude. Il est cependant possible que les phénomènes nerveux qu'on croit devoir rapporter à cette influence soient le résultat de la même disposition générale qui a provoqué les premiers accidents. La seconde convulsion est, comme la première, la conséquence d'un trouble local et passager de la circulation encéphalique, qui n'a d'effet qu'en vertu d'une constitution spéciale des individus.

Les convulsions idiopathiques s'observent à la fois chez les individus pléthoriques, comme chez ceux qui sont dans l'anémie la plus complète à la suite de l'*hyperhémie* et de l'*ischémie cérébrales* et *spinales*. Ces deux causes concourent au même résultat.

Toutes les fortes sensations, la frayeur à la suite d'un grand bruit, l'éblouissement au milieu d'une lumière très vive, la contrariété, la colère, les violents chagrins, la chaleur d'un appartement, etc.

§ 2. — Convulsions sympathiques.

Dans les causes des convulsions sympathiques il faut placer les impressions faibles causées par le chatouillement, la douleur produite par des névralgies ou par une blessure de la peau, celle qui est occasionnée par la dentition ou par une lésion organique quelconque. Toutes ces sensations sont de nature à produire les convulsions. La chaleur et la viciation de l'air dans un lieu de réunion déterminent souvent les mêmes résultats. Cela se voit fréquemment dans une chambre fortement échauffée, dans une salle de spectacle et dans les églises où se trouvent réunies un grand nombre de personnes.

On observe fort souvent des convulsions passagères, éclamptiques ou épileptiformes, à la suite des troubles et des embarras des fonctions du tube digestif. La rétention du méconium, la présence dans l'intestin de substances indigestes qui ne peuvent être assimilées et qui oblitèrent son calibre, la présence des vers intestinaux, des matières fécales durcies, etc., sont autant de causes qui provoquent leur apparition. D'une autre part, et par un contraste singulier, elles se développent quelquefois dans le cours d'un flux intestinal intense, naturel ou provoqué par l'administration d'un purgatif. Ce sont des phénomènes *sympathiques*.

On a souvent contesté l'influence fâcheuse des vers renfermés dans le tube digestif. C'est un tort. Les convulsions sympathiques des vers intestinaux, ascarides ou tænias, sont rares sans doute, mais elles existent, et, si ce n'est à Paris, où cependant j'en ai observé un assez grand nombre, c'est du moins dans les localités où les vers de cette espèce sont endémiques. Il est probable que ceux qui ont accordé une si grande part aux accidents produits par l'affection vermineuse ont observé dans ces localités. Sous ce rapport, le tænia mérite d'être signalé, car il produit de nombreux accidents d'hémorrhagies, d'éclampsie, d'épilepsie, etc. J'ai vu plusieurs de ces exemples chez des enfants et chez des adultes ; Legendre en a rapporté un très grand nombre (1).

Les convulsions sympathiques essentielles s'observent enfin au début et dans le cours de certaines maladies inflammatoires, telles que la pneumonie, les fièvres éruptives, et sans qu'il y ait de lésion dans l'axe cérébro-spinal. C'est ce que j'ai appelé des *convulsions initiales* (2), et j'ai formulé cet aphorisme : « Toute convulsion suivie de fièvre, est le signe d'une

____

(1) Legendre, *Mémoire sur l'épilepsie produite par le tænia* (*Arch. de méd.*, 1849).
(2) E. Bouchut, *Traité des maladies de l'enfance.* 7ᵉ édition, article Chorée.

pneumonie, d'une fièvre éruptive ou d'une angine à leur début. » Les accidents sont alors d'un heureux augure et peuvent, d'après Sydenham, faire présager la terminaison favorable de ces maladies.

Les convulsions apparaissent enfin dans le cours des maladies de l'appareil respiratoire, pendant la coqueluche, la pneumonie, etc. J'ai vu un enfant qui les avait conservées pendant dix-huit jours au moment de la période d'état de la coqueluche.

Celles qui surviennent à la fin des maladies aiguës ou *convulsions terminales*, sont toujours d'un fâcheux augure et indiquent presque constamment une mort prochaine, car elles sont ordinairement liées à une altération du cerveau, et, comme je l'ai démontré, à une thrombose des sinus de la dure-mère (1).

Des convulsions sympathiques s'observent quelquefois chez les femmes dont la menstruation est difficile, au moment des règles ; chez d'autres, dans les premiers jours qui suivent la conception, et enfin chez quelques-unes aux approches de l'accouchement et après la délivrance. Ces dernières ont reçu le nom d'*éclampsie*, mais dans certains cas, elles sont symptomatiques, et elles dépendent presque toujours d'une profonde altération du sang, par le fait d'albuminurie prolongée, qui amène la rétention de l'urée. Ce sont les *accidents convulsifs dits urémiques*.

Les altérations du sang de la chlorose, de la pléthore et des fièvres, les intoxications de toute espèce, par les effluves marécageux, par les strychnées, par le mercure, par le plomb, etc., peuvent également les produire. — Comme je viens de le dire, elles dépendent de l'urémie selon quelques auteurs, c'est-à-dire de l'intoxication par rétention de l'urée dans le sang, mais cela n'est pas démontré pour moi, car alors elles résultent de l'œdème du cerveau et des méninges qui accompagne l'anasarque générale. — On connaît parmi ces convulsions de l'empoisonnement les *crampes* de la période algide du choléra, et les *contractures* qui se montrent quelquefois pendant sa convalescence ; — le *hoquet* des fièvres graves, lorsqu'elles doivent se terminer par la mort ; — les *convulsions* du virus rabique et de venins de serpent ; — le *tétanos* produit par la strychnine et la brucine ; — l'*épilepsie* déterminée par l'absorption du plomb ; — l'*ergotisme* convulsif qui résulte de l'ergot de seigle, etc.

§ 3. — Convulsions symptomatiques.

Restent, enfin, les convulsions qui dépendent d'une altération permanente du cerveau, de la moelle et de ses enveloppes, qui, au milieu de phénomènes morbides variés, amènent l'état convulsif. Ce sont des *convulsions symptomatiques*. A l'état aigu et à l'état chronique, l'influence de ces altérations est, à peu de chose près, la même ; mais, dans ce dernier cas, le diagnostic est infiniment plus difficile, et il faut le secours de l'ophthalmoscope

____

(1) Bouchut, *Gazette des hôpitaux*, 1868.

pour arriver à un résultat positif. En général, les convulsions symptomatiques ne sont jamais primitives, et elles sont précédées d'un certain nombre
de symptômes qui révèlent leur véritable nature. Les convulsions de la méningite sont accompagnées de fièvre et n'arrivent qu'après des vomissements,
de la constipation et un état de maladie antérieur bien caractérisé. Celles de
l'hémorrhagie méningée et l'hémorrhagie cérébrale succèdent à la paralysie,
et dans les maladies chroniques du cerveau, telles que le ramollissement, les
tumeurs de la dure-mère, les tubercules cérébraux, les hydatides, etc., il y a
toujours des phénomènes de céphalalgie, de vertiges, de fourmillements, etc.,
qui annoncent comme l'existence d'une lésion cérébrale matérielle. C'est ici
que la cérébroscopie pourra être très utile, car, si l'ophthalmoscope permet de
constater une lésion de la papille du nerf optique, de la rétine ou de là choroïde, on peut être sûr que les convulsions sont de cause organique (1).

§ 4. — Phénomènes de l'état convulsif.

Les convulsions idiopathiques, symptomatiques et sympathiques sont
caractérisées par des mouvements involontaires et désordonnés, plus ou
moins violents, des muscles de la vie de relation ; exemple : l'éclampsie,
la chorée, certaines épilepsies. L'intelligence n'est qu'incomplètemen
abolie, toute manifestation extérieure est impossible, mais l'exercice de la
pensée reste quelquefois intact ; c'est ce qui se voit dans la chorée, et c'est
ce qui résulte des révélations de malades ayant pu rendre compte de leurs
sensations.

Je ne considère pas comme de véritables convulsions les petits
accidents qui s'observent de temps à autre chez les enfants, et qui sont
caractérisés par des soubresauts dans les membres, avec roideur du corps,
fixité momentanée des yeux qui fuient sous la paupière supérieure. C'est
ce qui caractérise les *convulsions internes*.

Les convulsions idiopathiques et sympathiques sont ordinairement intermittentes, apyrétiques, et paraissent sous forme d'attaques dont le nombre
et la durée sont excessivement variables ; exemple : l'éclampsie, l'hystérie,
l'épilepsie, etc. Le début des attaques est ordinairement brusque et inat-
tendu. Chez quelques malades, il est annoncé par quelques prodromes,
des malaises, un fourmillement partiel courant dans un membre, et
comparé à un *aura* ou vapeur allant de la périphérie au centre, et produisant l'état convulsif ; exemple : l'épilepsie.

Quand elles se montrent d'une façon périodique régulière, quotidienne
ou tierce, avec fièvre, elles caractérisent une *fièvre pernicieuse convulsive*
et elles exigent un traitement immédiat par le sulfate de quinine.

En général, dans les convulsions idiopathiques et sympathiques, les
attaques convulsives paraissent subitement et sans qu'aucune influence
vienne rendre compte de leur apparition ; ailleurs, c'est à la suite des

(1) Voy. Cérébroscopie.

influences morales, telles que la frayeur, un violent chagrin, dans le cours de l'évolution dentaire ou au moment d'une affection aiguë fort sérieuse, qu'on les observe. Les malades paraissent surpris par une impression étrange, le regard devient fixe et paraît comme illuminé, le corps s'allonge, les membres s'étendent et se redressent, la tête se renverse en arrière, le visage se boursoufle et se couvre d'une rougeur subite ; puis, après un instant d'incertitude, d'angoisse, on voit que la tête s'incline à droite ou à gauche, que les mâchoires se serrent, que les membres, fortement tendus, sont sourdement agités par des efforts alternatifs de flexion et d'extension, et que la respiration est comme suspendue. Aussitôt un effort intérieur semble se produire, la face bleuit, les veines superficielles du cou deviennent saillantes et se dessinent sous la peau ; à cet instant, les mouvements convulsifs apparaissent. Le regard est complètement égaré, les yeux sont perdus, très mobiles : chacun d'eux s'agite pour son compte, l'un prend une direction que l'autre ne suit pas, il tourne sur lui-même pendant que l'autre est immobile, et puis ils vont se cacher sous la paupière supérieure, de manière à ne laisser apercevoir qu'une surface blanche, celle de la sclérotique, dont l'aspect est si étrange. Les traits sont déformés, et quelquefois rendus effrayants, par suite des contractions bizarres des muscles de la face. Les lèvres sont tirées dans tous les sens ; leur contraction rapide communique au visage les expressions alternatives et variées de satisfaction et de colère. Les doigts se fléchissent et s'étendent tour à tour, sans que leur pression ait aucune importance diagnostique. Les mains se contournent, les bras se convulsent, leur flexion s'opère ; elle a lieu par saccades qui ramènent la main sur la poitrine, et qui cessent tout à coup pour laisser le membre revenir à sa position première. Les orteils s'écartent et se fléchissent vers la plante du pied, les genoux se relèvent, et puis le membre s'allonge de nouveau. La respiration est irrégulière ; les mouvements de dilatation du thorax sont rapides, courts, incomplets, quelquefois intermittents et suivis d'une profonde inspiration, à laquelle succède un moment de repos qui dure plusieurs secondes, pendant lesquelles on observe l'action opposée des muscles inspirateurs et expirateurs, dont la puissance s'annule et s'entre-détruit. Après ce temps de repos revient une nouvelle série de mouvements respiratoires, accompagnés des mêmes phénomènes. Le pouls est difficile à saisir, mais dans la détente de la convulsion on le trouve toujours notablement accéléré ; il n'est fébrile que dans les convulsions symptomatiques. Les muscles de la vessie et du rectum sont quelquefois affectés. Ils cessent d'être soumis à l'usage de la volonté, et souvent alors les matières contenues dans ces organes s'écoulent sans qu'on puisse les retenir.

Le désordre des fonctions musculaires existe seul ou accompagné de la perversion des sens et de l'intelligence. Celle-ci est ordinairement troublée dans l'épilepsie, et les malades restent étrangers aux choses qui les entourent : le bruit, les éclats de la lumière, ne paraissent produire aucune impression sur eux. La sensibilité cutanée est détruite en totalité ou en

partie. La manifestation de la souffrance est obscure, mais il semble qu'un
effort et qu'une contraction légère de la face indiquent encore la perception
de la douleur produite par le pincement de la peau ou la piqûre de cette
partie. Dans les fortes attaques convulsives, les excitations les plus douloureuses ne sont pas suivies d'un effet appréciable; rien ne révèle la conservation des fonctions sensoriales et organiques, qui paraissent entièrement anéanties. C'est à ce point qu'on voit des malades tomber dans le feu
sans y ressentir de douleur.

Les phénomènes convulsifs offrent des aspects très variés dans les différentes maladies nerveuses, et d'après leur nature *idiopathique* ou *symptomatique*. — *Intermittents* et *apyrétiques* dans l'hystérie, l'épilepsie ;
— *fébriles* et *continus* dans les maladies aiguës du cerveau ; — *continus* et
apyrétiques dans la chorée, ils se montrent sous toutes les formes qu'une
étude spéciale doit seule faire connaître. Ils sont souvent suivis de coma,
d'hémiplégie passagère ou durable ou de contracture permanente d'un
muscle, ce qui peut donner lieu à une difformité. Chez d'autres, au contraire, ils disparaissent sans laisser de traces.

Les convulsions se prolongent plus ou moins longtemps, suivant leur
nature. Celles que l'on désigne sous le nom d'*idiopathiques* durent de quelques minutes à plusieurs heures et plusieurs jours. Alors les phénomènes
convulsifs ne sont pas continus, ils se présentent sous forme d'accès plus
ou moins longs, qui se répètent à des intervalles très rapprochés, dans
lesquels l'enfant reste sans connaissance et en proie à une sourde agitation.
J'ai vu des enfants atteints de coqueluche, et chez lesquels les convulsions
ont duré douze à dix-huit jours de suite; il y avait trois ou quatre paroxysmes par jour. — Lorsque l'accès convulsif est près de disparaître, on
observe un mouvement général de détente, la face pâlit, les paupières
s'abaissent et les traits expriment l'abattement le plus profond : les mouvements musculaires se calment et ne reviennent qu'à des époques plus
éloignées ; la raideur des membres se dissipe ; la respiration reprend son
cours. Le malade tombe dans l'immobilité, et le sommeil arrive pour
mettre un terme à tous ces accidents. Quelquefois les convulsions se terminent par une syncope ; je vois souvent un petit garçon, une fois atteint
de convulsions suivies de syncope, à un an, au jardin des Tuileries ; il était
avec sa nourrice ; celle-ci le voyant tomber immobile et flasque, après la
convulsion, le crut mort et le rapportait chez ses parents dans son tablier.
En arrivant chez lui, l'enfant reprit sa connaissance, se mit à jouer et dîna
comme tout le monde.

Ce fut la seule attaque convulsive qu'il eut à subir.

Il n'en est pas cependant toujours ainsi : loin de s'amoindrir, l'excitation
nerveuse semble quelquefois augmenter, et les convulsions essentielles
peuvent se terminer par la mort. « Elle survient de deux manières : ou
bien elle commence par l'encéphale ; cet organe, paralysé, cesse d'agir sur
les autres organes ; la respiration s'arrête, l'hématose n'a plus lieu, et la
mort est certaine ; ou bien elle commence par les poumons : la respiration,

gênée par le spasme et par les contractions irrégulières des muscles respirateurs, ne s'exécute qu'imparfaitement, les poumons s'engorgent, le sang
ne les traverse qu'en partie ; bientôt la suffocation devient imminente, et
cela a lieu si des mouvements plus réguliers ne viennent rétablir et la
respiration et la circulation (1). »

Les convulsions ne laissent souvent pas de trace de leur passage. Quelques sujets recouvrent, aussitôt après l'attaque, leur sérénité naturelle et
ne paraissent pas avoir été malades. Les autres conservent un léger mouvement fébrile qui cesse rapidement ; ils ont assez souvent des douleurs
dans les membres convulsés, quelquefois des ecchymoses à la surface de la
peau, et un petit nombre deviennent difformes. C'est aux convulsions des
muscles qu'il faut rapporter l'origine de certaines contractures permanentes qui entraînent la déviation de la tête ou de ses parties, la rétraction
des membres, la paralysie, l'hémiplégie avec ou sans atrophie secondaire des muscles, etc. J'ai vu plusieurs enfants dont le torticolis n'avait
pas d'autre cause, et il en est de même de certains cas d'abaissement de la
paupière supérieure, de strabisme, de déviation de la bouche, et de quelques contractures permanentes des membres. Ces accidents succèdent aux
convulsions essentielles comme aux convulsions symptomatiques ; ils ne
sont pas plus en rapport avec les altérations de l'encéphale que certaines
paralysies faciales et certaines paralysies nerveuses observées chez les
hystériques. L'autopsie n'en révèle pas mieux la cause que celle des phénomènes convulsifs eux-mêmes.

Les convulsions idiopathiques ou sympathiques s'observent dans la chorée, dans l'hystérie, dans l'épilepsie, dans le tétanos, dans l'éclampsie des
femmes et des enfants ; — dans les nosohémies par diminution de l'urée, des
globules, ou par intoxication ; — dans les maladies des voies digestives, inflammatoires ou vermineuses ; — au début de quelques fièvres éruptives et
des phlegmasies, etc. Dans chacune de ces conditions morbides, elles offrent
des caractères particuliers, une marche et une durée toutes spéciales.

Dans la chorée, ce sont des convulsions cloniques permanentes, occupant les muscles de la vie de relation dans tout le corps ou dans l'une de
ses moitiés, et caractérisées par des mouvements saccadés de la tête et des
membres comparables à ceux d'une danse sauvage. L'intelligence reste
libre, et elles ne sont jamais accompagnées de fièvre.

Dans l'hystérie, les convulsions sont intermittentes, apyrétiques, reviennent sous forme d'accès caractérisés par des mouvements toniques et
cloniques de tous les muscles, enfin par une demi-perte d'intelligence et
de sentiment.

Dans l'épilepsie, les convulsions apyrétiques et intermittentes sont
générales, toniques et cloniques, reviennent par accès et s'accompagnent
toujours d'une perte entière de l'intelligence et du sentiment.

Dans le tétanos, les convulsions sont toniques, continues, sans dimi-

____

(1) Brachet, *Des convulsions dans l'enfance*. Paris, 1837.

nution de l'intelligence, et caractérisées par une raideur convulsive des mâchoires, du tronc et des membres, interrompue par des secousses musculaires excessivement douloureuses. Le corps se fléchit en arc de cercle, formant une concavité postérieure ou *opisthotonos*, une concavité antérieure ou *emprosthotonos*, enfin, une concavité latérale ou *pleurosthotonos*. La raideur tétanique et convulsive des mâchoires porte le nom de *trismus*.

Dans l'éclampsie, chez les femmes et chez les enfants, les convulsions sont générales ou partielles, souvent apyrétiques, parfois fébriles, toniques ou cloniques, internes ou externes, et elles reviennent par accès plus ou moins rapprochés, semblables à une attaque d'épilepsie donnant lieu en même temps à une perte entière ou incomplète de l'intelligence et de la sensibilité. — Elles sont habituellement sans augmentation de la température du corps, mais chez quelques malades la température augmente sensiblement pendant l'attaque, ce qui les distingue des convulsions de l'attaque d'éclampsie urémique qui, selon Bourneville, produirait un abaissement de la température, pouvant aller à 33 et 31 degrés.

Les convulsions des *nosohémies* ou *altérations du sang* par la diminution de ses principes constitutifs, par l'addition de substances étrangères, par la rétention de l'urée lorsqu'elle n'est plus éliminée par les reins, ressemblent beaucoup à celles de l'éclampsie. Ce sont des attaques convulsives plus ou moins fortes, caractérisées par des convulsions toniques ou cloniques, générales ou partielles, avec demi-perte de l'intelligence et du sentiment. Il en est de même des convulsions produites par une douleur vive, une impression morale accablante, une joie extrême, ou par différents troubles organiques tels que l'indigestion, les vers de l'intestin ou l'invasion des phlegmasies et des fièvres éruptives chez quelques enfants nerveux et chez des femmes impressionnables. Dans ce cas cependant, l'éclampsie est accompagnée de fièvre, c'est le phénomène initial de l'état morbide, et ce début particulier doit faire pressentir la nature sympathique de la convulsion. Il est très rare qu'elles se montrent dans le cours des maladies aiguës sans complication du côté des méninges ou du cerveau, quand ce ne serait qu'une simple congestion; mais alors ce sont des accidents symptomatiques.

Les convulsions produites par les poisons, les virus et les venins sont en rapport avec la nature et l'activité de l'agent toxique. Elles sont toniques et cloniques, générales, permanentes, autant que l'influence du poison, dans les intoxications par le curare, par les venins, par le virus rabique, etc.; elles sont, au contraire, générales et toniques dans l'intoxication par la strychnine, la brucine, et elles rappellent entièrement les convulsions du tétanos.

Les convulsions produites par une inflammation aiguë des méninges et du cerveau ou de la moelle, par les maladies chroniques, tumeurs, hydatides de ces organes ou des nerfs, ressemblent beaucoup, dans la forme, aux convulsions dites idiopathiques et sympathiques. Évidemment placées sous la dépendance d'une altération matérielle appréciable de la substance

nerveuse, on les observe avec ou sans fièvre, dans une partie ou dans la
totalité du corps, et sous forme de mouvements musculaires, toniques ou
cloniques. Ce sont des phénomènes secondaires dont la nature ne peut être
appréciée que par l'étude des autres phénomènes qui les accompagnent.

Dans la méningite, elles viennent à la dernière période de la maladie,
après des vomissements, de la constipation et une fièvre prolongée. Dans
l'hémorrhagie cérébrale ou méningée, elles succèdent à une perte de connaissance ou à une paralysie musculaire de quelques heures ou de quelques
jours, elles s'accompagnent souvent de déviation conjuguée des yeux et, s'il
y a fièvre, elles indiquent un commencement d'encéphalite. Celles qui
accompagnent les tumeurs du crâne et du cerveau, les hydatides des méninges, etc., sont toujours précédées de troubles variables plus ou moins
marqués de l'intelligence, du sentiment et du mouvement, etc.

Dans la plupart des cas, celles qui dépendent d'une lésion grave de l'encéphale produisent dans le fond de l'œil des lésions qui en indiquent la nature
organique. En effet, d'après la loi de coïncidence que j'ai établie entre les
lésions cérébro-spinales et les altérations névro-rétiniennes ou choroï-
diennnes (1), on peut être sûr que chez un sujet affecté de convulsions intermittentes, s'il y a une lésion de la papille, de la rétine ou de la choroïde,
ces convulsions dépendent d'une altération matérielle cérébro-spinale.

ARTICLE VII

SIGNES FOURNIS AU DIAGNOSTIC PAR LES CONTRACTURES

La contracture est une convulsion d'apparence toute particulière, caractérisée par la contraction tonique, temporaire ou permanente et douloureuse
des doigts ou des membres chez l'adulte et chez les enfants. Elle existe
comme névrose ou comme symptôme des maladies de l'encéphale et des
nerfs. C'est une sorte de tétanos local signalé par tous les médecins ; mais
son étude, comme maladie essentielle, a été faite par Dance, Lucien Corvisart, qui lui a donné le nom de *tétanie*, par Delpech, etc.

La contracture est le symptôme d'un grand nombre de maladies différentes.

Il y a des contractures occasionnées par une lésion organique, récente
ou ancienne du cerveau, par une inflammation aiguë ou chronique des
méninges, par une altération des troncs nerveux et des parties consti-
tuantes d'un membre, etc., ce sont les contractures *symptomatiques*.

Quant aux contractures sans lésion appréciable de la substance nerveuse
causées par un poison, par la maladie d'un viscère, par le froid, par
l'hystérie ou par une cause entièrement inconnue, ce sont des contractures
essentielles, ou *idiopathiques, sympathiques* ou *réflexes*. C'est à celles-là
que s'applique le nom de *tétanie*.

(1) Bouchut, *Atlas d'ophthalmoscopie médicale et de cérébroscopie.*

Je parlerai d'abord de la contracture dite essentielle afin de faire connaître les caractères de cet état convulsif.

§ 1er. — Contracture idiopathique.

La contracture *idiopathique*, *sympathique*, appelée *essentielle*, c'est-à-dire celle qui se produit, dit-on, en dehors de toute altération du cerveau et des nerfs, se montre fréquemment dans l'enfance, dans *la tétanie*, quelquefois chez l'adulte convalescent d'une maladie aiguë, et chez les hystériques ; je l'ai vue très souvent dans la convalescence du choléra, de la fièvre typhoïde et des maladies aiguës, ainsi que chez les nourrices. Pareille étiologie résulte des observations de Delaberge, de Delpech et de Corvisart. Elle est plus commune dans les trois premières années de la vie que dans toute la période qui sépare cet âge de la puberté. Elle s'observe plus souvent chez les garçons que chez les filles, et chez les enfants nouveau-nés issus de parents nerveux, irritables, atteints eux-mêmes de névroses, ou en ayant eu dans leur enfance. Murdoch a vu deux enfants de la même famille atteints de contracture. Elle se développe en hiver et sous l'influence du froid, ce qui indique sa parenté avec le rhumatisme. Elle a des alternatives nombreuses, elle existe par moments et disparaît, elle récidive même après être restée assez longtemps absente pour qu'on ait cru à sa guérison. Enfin, dans les cas où elle constitue une névrose sympathique, c'est pendant le travail de la dentition, chez les sujets atteints de vers intestinaux, de convulsions essentielles, de phréno-glottisme, de convalescence de la fièvre typhoïde, du choléra, de la rougeole et de différentes maladies aiguës qu'elle se développe ; à cette classe appartiennent les contractures déterminées par certains poisons, et en particulier par ceux qu'on retire de la famille des strychnées.

C'est quelquefois une névrose hystérique ou rhumatismale occupant un ou plusieurs muscles fléchisseurs des doigts ou des orteils, de manière à déterminer leur contracture tonique permanente et douloureuse. Alors la rétraction est bornée à quelques muscles isolés des membres, soit les interosseux, soit les fléchisseurs de la main, soit les extenseurs du pied, ce qui donne aux membres un aspect tout particulier. Dans quelques cas elle occupe les muscles de la face et du cou, mais cela est rare.

Pour moi, je ne pense pas que ces contractures soient *essentielles* et sans lésion appréciable. Dans ces cas, il y a souvent une hyperhémie du nerf optique avec œdème péripapillaire semblable à ce que l'on observe dans les maladies de la moelle au début, et, de plus, dans les trois autopsies que j'ai faites, il y avait une hyperhémie de la méninge spinale avec altération du tissu de la moelle limitée à la portion cervicale. C'est une névrose congestive du bulbe et de la pie-mère de la moelle cervicale (1).

La contracture des extrémités peut être *continue* ou *intermittente*. Elle

---

(1) E. Bouchut, *Traité des maladies des nouveau-nés*, 7e édition, article CONTRACTURE.

commence ordinairement par l'intermittence ; elle est d'abord passagère, fugitive, et c'est au bout de plusieurs semaines seulement qu'elle devient continue et reste permanente. Quand elle est intermittente, elle revient sous forme d'accès plus ou moins douloureux, fréquents et prolongés.

J'ai eu dans mon service à l'Hôpital des Enfants, une petite fille qui avait six à huit accès quotidiens de contracture des doigts et des orteils, lesquels duraient une demi-heure, venaient le jour et la nuit, durant le sommeil, qui en était fortement troublé, et qui disparaissaient sans laisser de traces, en laissant l'usage complet des mouvements.

La contracture essentielle existe ordinairement seule, mais elle peut être accompagnée de tremblement du membre affecté, comme je l'ai vu sur le bras et l'avant-bras gauche d'une jeune fille placée dans mon service et qui n'avait qu'une simple contracture de l'index et du pouce.

Cet état convulsif débute par un ou par les deux membres supérieurs, et par les doigts, où elle peut rester limitée. Elle s'étend quelquefois aux poignets, aux coudes, et se manifeste aussi aux orteils de l'un ou des deux membres inférieurs, puis gagne les pieds, qui sont fortement portés en arrière, les genoux, et très rarement la hanche. Dans ce cas, le mal amenant la flexion de la cuisse sur le bassin simule parfaitement une coxalgie. La contracture se montre quelquefois sur le tronc, qui est renversé, comme dans le tétanos ; au cou, et forme le torticolis spasmodique, qu'il ne faut pas confondre avec celui que détermine une affection ganglionnaire du cou, ou une maladie vertébrale. En effet, j'ai vu un exemple dans lequel on croyait à une contracture essentielle, et ce n'était pas moins qu'une ostéite des vertèbres du cou.

Là où existe la contracture esssentielle des extrémités, qu'elle soit bornée à quelques muscles, à un seul membre, ou à un grand nombre de muscles sur plusieurs membres, il existe toujours de la douleur au début ; cela est surtout évident dans les contractures intermittentes et passagères. Plus tard, quand la contracture est permanente, la douleur disparaît complètement. Cette douleur augmente quand on veut redresser ces parties contracturées, ou si, quand elles ont disparu, on presse sur le trajet des nerfs du membre pour les faire revenir.

Chez l'adulte elle est souvent accompagnée d'anesthésie ou d'analgésie, fait signalé par le docteur Manouvriez (de Valenciennes), d'après six observations. Il n'en est pas de même chez les enfants. Chez eux l'anesthésie n'existe pas, et je ne l'ai observée qu'une fois, mais le sujet touchait à la puberté. Elle est quelquefois accompagnée d'amaurose, de diplopie et de surdité temporaires, mais cela est rare. Toutefois ces phénomènes indiquent qu'il existe là une affection cérébrale de nature inconnue.

Dans la tétanie, les parties contracturées sont raides, quelquefois couvertes d'ecchymoses, et les extrémités des membres toutes déformées offrent un aspect tout à fait spécial. Les poignets sont demi-fléchis et les doigts rapprochés en pointe, tenant le pouce collé sur l'annulaire. C'est caractéristique. Aux pieds l'extension est considérable et les orteils fortement fléchis, ce qui rend la marche impossible. On comprend d'après cela combien la préhension des objets, la station et la marche, doivent être pénibles. La difficulté des mouvements est en rapport avec le degré et l'étendue de la contracture des doigts, des orteils et des pieds.

Sauf la déformation, les parties contracturées n'offrent généralement pas de modification extérieure appréciable aux sens. C'est par exception qu'il y existe du gonflement, de l'œdème, et une teinte légèrement ardoisée avec ou sans ecchymose.

La petite fille dont je viens de parler et que j'ai eue dans mon service d'hôpital a présenté ce phénomène au pied droit. Le dos du pied gonflé, douloureux, offrait une teinte bleuâtre, ecchymotique, évidemment due à l'extravasation du sang dans le tissu cellulaire. Je ne serais pas éloigné de croire que, dans la rétraction convulsive des muscles, l'effort et la pression exercés sur les vaisseaux ne puissent en quelque point rompre leurs tuniques et occasionner des hémorrhagies sous-cutanées. C'est du moins ce qui a lieu chez ma petite malade.

Maintenant, cette contracture est-elle bien essentielle et sans lésion d'une partie du système nerveux? — Je ne le crois pas. Mes recherches de cérébroscopie tendent à me faire croire le contraire. — En effet, dans cinq cas de contracture dite essentielle sur sept, j'ai rencontré une hyperhémie sympathique de la papille qui m'a paru être le résultat d'une hyperhémie spinale agissant sur le nerf grand sympathique pour produire une paralysie des nerfs vaso-moteurs du fond de l'œil.

La contracture essentielle des extrémités existe toujours sans fièvre, à moins de complications spéciales, et sans trouble de l'intelligence ou des sens.

Elle se termine par la guérison, sauf récidives, ou passe quelquefois à l'état chronique, devient permanente et définitive. Elle s'accompagne alors de paralysie, d'atrophie et de dégénérescence graisseuse des muscles, de difformités des surfaces articulaires et des articulations contracturées, ce qui est fort grave, en raison de la difformité extérieure qui en résulte.

§ 2. — Contracture symptomatique.

La contracture symptomatique d'une sclérose des cordons latéraux de la moelle, d'une tumeur cérébrale, d'une sclérose irritative ou d'une encéphalite, offre des caractères extérieurs absolument différents de ceux de la contracture essentielle. La main, les doigts, au lieu d'être étendus en forme de pointe, sont fléchis en griffe. Sa cause seule est moins difficile à deviner.

La contracture symptomatique est souvent hémiplégique ou partielle et monoplégique. Elle s'observe, dans la dernière période de la méningite aiguë, dans les doigts, dans les bras, dans le cou, dans les membres inférieurs ou dans les yeux sous forme de déviation conjuguée des globes oculaires, dans l'hémorrhagie du cerveau au début, lorsqu'une inflammation s'est produite autour du foyer sanguin ou bien après deux mois de durée lorsqu'une sclérose commence à s'établir et gagne les cordons latéraux de la moelle. C'est la contracture tardive ; dans l'hémorrhagie des méninges, peu après la perte de connaissance et l'invasion de la paralysie ; dans les tumeurs chroniques cancéreuses ou syphilitiques du cerveau, dans le ramollissement cérébral chronique, dans la méningite cérébro-spinale, dans le tétanos, dans la névrite, dans les tumeurs qui compriment les nerfs, etc.

C'est un symptôme de signification douteuse et qui appartient, sans modification générique, à un très grand nombre de maladies ayant pour siège le cerveau, la moelle et ses enveloppes. On en reconnaîtra la nature organique au moyen de l'ophthalmoscope.

Ces contractures se produisent à la suite des hémorrhagies cérébrales un peu étendues, et qui atteignent lès régions motrices, en amenant des dégénérescences secondaires de la moelle désignées sous le nom de scléroses descendantes, lesquelles occupent un appareil bien défini et qui n'est autre que le *faisceau pyramidal*. Elles ont été bien étudiées par M. Brissaud (1).

D'après notre confrère, le faisceau pyramidal consiste dans le groupement de toutes les fibres nerveuses qui, partant des *circonvolutions motrices* de l'écorce cérébrale, vont se distribuer aux différents étages de la moelle épinière. Il prend naissance dans les grandes cellules dites géantes qui occupent les circonvolutions motrices, puis descend à travers le centre ovale jusque dans le pédoncule, après avoir parcouru une certaine étendue d'une région très importante de l'hémisphère, la capsule interne. Au-dessous des centres moteurs du bulbe, auquel ce faisceau abandonne en passant un certain nombre de ses fibres, il subit la décussation pyramidale et passe du côté opposé de la moelle épinière. C'est même à cet entre-croisement des pyramides antérieures (qu'il représente au niveau du bulbe dans leur totalité) que le faisceau pyramidal doit sans doute la désignation qu'on lui a récemment imposée. Mais cet entre-croisement est plus ou moins complet selon les cas. Quelquefois toutes les fibres d'un côté, sans exception, passent de l'autre côté dans le cordon latéral ; quelquefois au contraire l'entre-croisement étant incomplet, il reste un certain nombre des fibres du faisceau pyramidal dans la moitié de la moelle du même côté ; cette partie du faisceau pyramidal non décussée continue son chemin dans le cordon antérieur à la partie interne de la corne antérieure et à la partie la plus reculée du sillon antéro-postérieur. Enfin, il y a des cas où l'entre-croisement pyramidal fait complètement défaut, et il nous semble que c'est à des cas de ce genre qu'il faut attribuer les hémiplégies non croisées.

Mais l'essentiel de ces dispositions, c'est le passage du faisceau pyramidal dans le cordon latéral du côté opposé de la moelle où il semble se localiser vers la partie la plus reculée de ce cordon, tout à fait au voisi-

---

(1) Brissaud, *Recherches anatomo-pathologiques et physiologiques sur la contracture permanente des hémiplégiques*, 1880.

nage de la racine postérieure. Au niveau du renflement cervical ce faisceau a son étendue maximum ; au-dessous de cette région où il a commencé à s'épuiser, on le voit progressivement décroître ; à la hauteur du renflement lombaire, il est réduit à de très faibles dimensions, et c'est à peine si l'on en retrouve quelques vestiges dans les étages sous-jacents à cette région.

En réalité c'est bien ainsi que les choses se passent. Cependant il existe dans toute la hauteur de la moelle épinière une commissure blanche qui renferme des fibres du faisceau pyramidal direct, c'est-à-dire de cette portion de fibres qui ne s'est pas entre-croisée dans la région bulbaire, et, selon toute vraisemblance, il faut considérer une partie des fibres commissurales de la région dorsale comme appartenant au faisceau pyramidal destiné à la région lombaire.

Un certain nombre de théories ont été émises relativement au mode de distribution de ce faisceau pyramidal. Il en existe deux sur lesquelles il faut insister, car elles permettent d'expliquer le mécanisme des contractures tardives chez les hémiplégiques. Pour certains auteurs les fibres du faisceau pyramidal vont directement des cellules motrices de l'écorce du cerveau à la fibre musculaire, et les cellules motrices cérébrales représenteraient ainsi les centres trophiques des muscles où se rendent les fibres qu'elles émettent. M. Huguenin (1) est un ardent défenseur de cette manière de voir. Pour d'autres au contraire, à l'opinion desquels nous nous rangeons, l'aboutissant nécessaire des fibres pyramidales est la substance grise de la moelle épinière, de telle sorte que le faisceau pyramidal n'est qu'une grande commissure entre les circonvolutions motrices et la substance grise de la moelle. En outre il y a tout lieu de supposer que, dans la substance grise, c'est la grande cellule des cornes antérieures qui représente l'organe de terminaison des fibres pyramidales. Enfin, si l'on considère que dans l'échelle animale la rapidité de développement du faisceau pyramidal est en raison directe de la précocité de l'intelligence, il est tout naturel de rapporter à cet appareil un rôle de transmission entre les centres de commandement qui occupent l'écorce du cerveau et ceux d'exécution qui siègent dans les cornes antérieures de la moelle épinière.

De là découle naturellement que les altérations du faisceau pyramidal ne donnent lieu aux contractures permanentes que parce qu'elles sont elles-mêmes une cause d'irritation des cellules motrices des cornes antérieures.

Cette dégénérescence secondaire du faisceau pyramidal succède aux lésions destructives (hémorrhagies, ramollissement) des centres moteurs corticaux ou des fibres du faisceau pyramidal lui-même ; tout le cours de son trajet, la sclérose s'étend en descendant depuis le point lésé jusqu'à sa terminaison dans le renflement lombaire. Cette sclérose descendante peut débuter rapidement, quelques jours à peine après la formation du foyer d'hémorrhagie ou de ramollissement. À partir du moment où la dégénérescence se-

____

(1) Huguenin, *Anatomie des centres nerveux*, trad. par Th. Keller. Paris, 1879.

condaire a débuté, l'hémiplégie devient incurable, et bientôt surviendront les contractures, dites tardives.

Les contractures permanentes n'apparaissent en général que tardivement vers le deuxième ou le troisième mois. La plupart du temps cette contracture s'annonce par une raideur insolite dont les malades se rendent parfaitement compte et qui semble affecter tout d'abord les muscles fléchisseurs de la main et du bras. Peu à peu ce symptôme s'accuse, les doigts se fléchissent dans la main, l'avant-bras se fléchit sur le bras, en quelques mois la position acquise est irrémédiable, sauf à une période plus avancée, comme nous le verrons plus loin. Au moment où la contracture s'établit, quelquefois avant, on constate une exagération notable de la réflectivité médullaire, ainsi que le témoigne l'existence de deux symptômes importants : *l'épilepsie spinale* et l'exagération des *réflexes tendineux*. L'épilepsie spinale est connue, nous n'y insistons pas. En quoi consistent ces *réflexes tendineux*, ces *signes du tendon?* C'est ce qu'il nous faut expliquer en quelques mots. Dans la position assise, lorsqu'une jambe est croisée sur l'autre et qu'elle est abandonnée à elle-même, ballante, un choc sur le triceps fémoral et surtout sur le tendon rotulien provoque une élévation brusque de la jambe qui est croisée sur l'autre ; le même phénomène s'obtient en percutant le tendon d'Achille, le tendon du triceps brachial. Or, chez les hémiplégiques et chaque fois que les réflexes sont ·exagérés, les réflexes tendineux, les signes du tendon, sont également fort exagérés.

Le réflexe rotulien commence à s'exagérer dès l'apparition de la contracture secondaire. Cette exagération se manifeste souvent, même à une époque où la contracture n'est pas encore bien franche, et quelquefois elle sert à cette dernière de symptôme précurseur.

·A une période avancée l'hémiplégie avec contracture peut repasser à l'état d'*hémiplégie flaccide ;* mais il y a ordinairement à cette époque un certain degré d'atrophie musculaire, qui indique que les cellules des cornes antérieures de la moelle sont atteintes par les lésions chroniques secondaires. Cette hémiplégie flaccide s'annonce en général par de petites douleurs, de petits élancements, mais surtout par la diminution de la contracture et des réflexes musculaires et tendineux. A partir de ce moment le pronostic devient plus grave, car les lésions sont plus étendues et la mort du malade, par eschare ou par quelque complication viscérale, est ordinairement proche.

§ 3. — Fausse contracture.

Il ne faut pas confondre la contracture d'un muscle causée par la paralysie d'un muscle antagoniste, ce qui se voit dans les anciennes paralysies infantiles, avec la contracture vraie ; de même les rétractions des doigts ou des membres à la suite de tumeurs articulaires, de blessures des nerfs ou de toute autre affection locale. Ce sont des rétractions et non des contractures.

ARTICLE VIII

SIGNES FOURNIS AU DIAGNOSTIC PAR LA CARPHOLOGIE

La carphologie (de καρπολογέω, cueillir le fruit, ou de κάρφος, flocon, λέγω, ramasser) est un trouble involontaire du mouvement caractérisé par les tentatives d'un malade qui, avec ses mains, veut prendre dans l'air des corps qui n'existent pas ou veut arracher le duvet de ses draps.

C'est un phénomène qui accompagne souvent le délire ou le coma, et qui n'a pas en diagnostic plus d'importance qu'eux.

Sous le rapport du pronostic, au contraire, il en a une très grande, et l'on peut dire, avec Hippocrate, que la carphologie accompagnée de fièvre est un signe certain de mort dans un temps peu éloigné.

ARTICLE IX

SIGNES FOURNIS AU DIAGNOSTIC PAR LES CRAMPES

Les crampes sont des contractions douloureuses et fugitives des muscles donnant lieu, pendant une ou deux minutes, à une saillie résistante et dure des fibres musculaires affectées. C'est un phénomène momentané, qu'on observe très souvent dans l'état de santé chez les personnes nerveuses. — Elles occupent les membres inférieurs, principalement le mollet ou la plante du pied, quelquefois le muscle génio-hyoïdien. Elles se produisent dans le sommeil et pendant la veille, à la suite d'une fausse position des membres ou du bâillement.

On les observe souvent chez les femmes enceintes, à la suite de la compression des nerfs du bassin par l'utérus très développé; — chez quelques individus atteints de tumeurs du cerveau ou de maladies de la moelle, enfin dans le choléra, dont elles constituent le plus douloureux symptôme.

C'est un phénomène qui n'a aucune importance sous le rapport du pronostic.

On en triomphe aisément par des applications métalliques de lames d'acier ou de cuivre mises en contact avec le membre affecté.

ARTICLE X

SIGNES FOURNIS AU DIAGNOSTIC PAR LES SOUBRESAUTS DES TENDONS

Les soubresauts des tendons sont le résultat des contractions fibrillaires des muscles, qui, de temps à autre, se raidissent sous le doigt et donnent lieu à un petit choc inappréciable et non douloureux pour le malade.

On les observe dans un assez grand nombre de maladies aiguës fébriles, et principalement dans les maladies ayant une forme ataxique, avec délire, somnolence et prostration. A ce titre elles existent dans les fièvres typhoïdes graves, au poignet, sur les tendons des fléchisseurs des doigts, et c'est là où on les rencontre le plus habituellement.

ARTICLE XI

SIGNES FOURNIS AU DIAGNOSTIC PAR LES SURSAUTS DE LA JAMBE ET LE RÉFLEXE TENDINEUX DU GENOU

Tout le monde sait que dans l'état normal, lorsque l'on a les jambes croisées étant assis, si l'on frappe sur le tendon sous-rotulien, il survient des sursauts de la jambe dus à une contraction subite réflexe du triceps crural. Ce phénomène existe même chez les enfants du premier âge, d'après les recherches d'Eulenbourg, et même dans la seconde enfance. Il constitue le réflexe tendineux.

Ces *réflexes tendineux* seraient par leur abolition, selon Westphal, un symptôme précoce de l'ataxie locomotrice et aussi un symptôme de la maladie confirmée. Erb et Berger partagent cette opinion qui est aussi celle de Tschirjew.

Mais ce n'est pas absolument vrai. J'ai vu deux cas d'ataxie locomotrice bien caractérisés, dans lesquels ce phénomène du genou persistait comme dans l'état normal.

C'est un phénomène réflexe qui dépend de la contraction du triceps crural et, selon Tschirjew, le centre qui tient ce phénomène sous sa dépendance est situé chez le lapin, dans la moelle au niveau des cinquième et sixième vertèbres lombaires à la naissance de la sixième paire de ce nom. Quand on sectionne la moelle à ce niveau, et qu'on divise en outre la racine postérieure du sixième nerf lombaire d'un seul côté, le phénomène du genou cesse de se produire du côté correspondant.

A côté de ce réflexe tendineux du genou, il faut mettre le réflexe tendineux du coude et celui du pied. Quand, ainsi que Charcot l'a montré sur la jambe étendue, on redresse le pied violemment, il se fait un tremblement de la jambe et du pied, qui dure quelques instants : c'est le *phénomène du pied* ou *épilepsie spinale provoquée*.

Mais c'est là un signe qui appartient à la clinique française. Dès 1863, ainsi qu'en témoignent des observations qui datent de cette époque, il était journellement mis à profit dans les services de la Salpêtrière, par MM. Vulpian et Charcot. Depuis lors, ce phénomène a été étudié dans ses relations avec les différentes affections des centres nerveux, il fait habituellement défaut dans l'impuissance motrice liée au tabes ataxique, à la paralysie spinale de l'enfance et encore dans d'autres états du même genre, tandis qu'il ne manque jamais dans les paralysies de cause cérébrale ou spinale dans lesquelles la contracture existe ou tend à s'établir.

Voici en quoi consiste ce phénomène. Quand on soulève le membre inférieur paralysé d'un hémiplégique, en plaçant une main sous le jarret de façon que la jambe du malade soit abandonnée à elle-même, ballante, si, à l'aide de l'autre main, on relève brusquement la pointe du pied, immédiatement on provoque une série de secousses dont l'ensemble constitue une sorte de mouvement rythmé, de tremblement à oscillations plus ou moins régulières ou persistantes.

La trépidation spinale offre d'autant plus d'intérêt dans la règle, qu'il n'en existe pas trace à l'état normal. Ainsi M. Berger (1), sur 1400 sujets sains en apparence (des soldats pour la plupart), qu'il a observés à cet effet, ne l'a rencontrée que trois fois. Je répéterai encore à dessein que dans le domaine pathologique, ce n'est pas un phénomène banal, puisque dans certaines affections spinales il fait défaut, tandis que dans d'autres il est de règle qu'il soit présent. C'est, en somme, un des caractères du groupe de paralysies spasmodiques ; et les hémiplégies centrales avec dégénérescence secondaire des faisceaux pyramidaux appartiennent à cette catégorie.

Quand la contracture tardive s'est produite, il est à peu près constant. Mais il la précède souvent de plusieurs semaines. Chez quelques malades, il a commencé à se manifester huit jours après l'attaque, et quinze jours plus tard la rigidité du membre inférieur inaugurait peu à peu la série des accidents spasmodiques. Chez d'autres malades, il n'a paru qu'un mois après l'attaque et la raideur musculaire a commencé à paraître dans le cours du deuxième mois. Ce symptôme se révèle parfois dans les deux membres inférieurs, et l'on sait qu'il en est quelquefois de même de la contracture.

Chez les hémiplégiques qui jouissent encore de quelques mouvements, cette même trépidation, qui s'étend dans certains cas au membre tout entier, peut aussi se manifester à l'occasion d'un mouvement volontaire.

Il s'agit là d'un phénomène réflexe ; son intensité est provoquée par l'emploi de la strychnine, et atténuée au contraire, d'après M. Berger du moins, par celle de l'opium.

Un phénomène analogue se produit quelquefois lorsque la main d'un hémiplégique est brusquement soulevée par le bout des doigts. Souvent aussi, ces malades, en élevant le bras paralysé, éprouvent une trépidation semblable à celle qui se produit au membre inférieur dans les mêmes circonstances. Mais le *phénomène de la main*, provoqué ou spontané, est beaucoup plus rare que le phénomène correspondant connu sous le nom de *phénomène du pied*.

Ces deux signes appartiennent à la même catégorie que ceux qui ont été récemment introduits dans la sémiotique des affections spinales par M. Westphal, puis par M. Erb, sous la dénomina tion collective de *réflexes tendineux*.

_____

(1) Berger, *Arch. d. Heilk.*, 1879, n° 4.

ARTICLE XII

SIGNES FOURNIS AU DIAGNOSTIC PAR LE TREMBLEMENT

Le tremblement est caractérisé par l'agitation involontaire et irrésistible d'une partie du corps ; c'est une convulsion fibrillaire générale ou partielle qui met un plus ou moins grand nombre de muscles en mouvement contre l'influence de la volonté.

Le tremblement est habituel, *permanent* ou *momentané ;* — quand il est permanent il s'observe dans une seule partie du corps, comme la tête, les mains, les mâchoires, ou dans tout l'ensemble du système musculaire ; — lorsqu'il est momentané il est alors accompagné d'une sensation de froid, et c'est là ce qui caractérise le *frisson.*

§ 1er. — Tremblement momentané.

Le tremblement *momentané*, général, passager, avec froid, sans fréquence du pouls, s'observe quelquefois dans l'état de santé, à la suite du passage d'un endroit chaud dans une localité à basse température, et au moment de la digestion ou à la fin de l'urination, mais, s'il y a fréquence du pouls, claquement des dents, grattement et accroissement de la température axillaire, il constitue le *frisson ;* ce tremblement est le signe d'un accès de fièvre intermittente simple ou pernicieuse, de la fièvre d'invasion d'une pneumonie ou d'une maladie aiguë. Il dure une ou plusieurs heures, et disparaît pour faire place à une grande chaleur souvent suivie de sueur.

§ 2. — Tremblement chronique.

Le tremblement partiel chronique et *permanent* a une grande importance diagnostique, selon les organes où il se montre. Quand il est général comme chez les vieillards, il annonce la décrépitude et la faiblesse musculaire générale. C'est le *tremblement sénile.*

Chez un adulte, au contraire, c'est le signe d'une grande faiblesse d'esprit ; d'une sclérose partielle de la moelle cervicale et du bulbe ; d'une altération du système nerveux voisine de la démence ; d'une intoxication chronique par l'alcool, le mercure, etc.

Le *tremblement de la tête* chez un sujet encore jeune implique une faible intelligence ou un état d'alcoolisme chronique.

Le *tremblement des mains* indique parfois une nosohémie profonde, car c'est le signe de l'empoisonnement chronique par le mercure (*tremblement mercuriel*) et l'on connaît le tremblement des ouvriers doreurs, qui n'a pas d'autres causes. — C'est également le signe de l'alcoolisme chronique chez les ivrognes (*tremblement alcoolique*), de l'empoisonnement par le thé vert ; de l'intoxication saturnine (*tremblement saturnin*), etc. — Ailleurs, le tremblement des mains résulte d'une lésion du système nerveux, parfois d'une sclérose partielle de la moelle, et chez d'autres d'une encéphalite partielle qui peut conduire insensiblement à la *paralysie agitante* et à la paralysie générale avec ou sans aliénation. Les malades tremblent quand ils n'ont rien à la main ; mais, s'ils tiennent un objet ce tremblement s'arrête, s'ils écrivent, la plume est ferme, ils peuvent tenir un fusil et tirer juste, et chez eux sous le tremblement manuel l'intelligence est entière et ils peuvent vivre quinze ou vingt ans dans cette situation.

Le *tremblement* s'observe aussi *sur la langue*, soit dans les maladies aiguës, telles que la fièvre typhoïde adynamique, soit dans les maladies chroniques du cerveau, comme la paralysie générale progressive ou la manie et la paralysie labio-glosso-pharyngée.

ARTICLE XIII

SIGNES FOURNIS AU DIAGNOSTIC PAR LE HOQUET

Le *hoquet* est un spasme convulsif et passager du diaphragme, caractérisé par une respiration brusque, saccadée, bruyante et rauque, avec tension énergique et subite des parois du ventre.

C'est un spasme plutôt qu'une convulsion, à cause de son siège dans un muscle de la vie organique. Phénomène *sympathique* ou *réflexe*, il se produit dans l'état de santé, surtout chez les petits enfants à la mamelle, et au milieu des maladies, sans qu'on en sache la véritable cause. Chez quelques individus, au contraire, il dépend d'une maladie de l'encéphale, et il est *symptomatique*.

Dans l'état de maladie, il y a un hoquet aigu et un hoquet chronique. Celui-ci peut durer plusieurs semaines, plusieurs mois, et même, dit-on, plusieurs années. Ces faits sont excessivement rares.

Le hoquet idiopathique et sympathique s'observe dans l'*hystérie* et dans *certaines névroses des voies digestives;* dans le malaise que donne la fumée d'un mauvais cigare ; dans l'indigestion ; dans la péritonite ; dans les hémorrhagies abondantes amenant la syncope, dans les fièvres typhoïdes graves; dans le typhus; dans le choléra; dans la pneumonie et dans les maladies aiguës graves. Sa présence n'aide point le diagnostic. Il n'offre rien d'inquiétant dans les maladies nerveuses et dans les névroses ; au contraire, dans les maladies aiguës fébriles, telles que les phlegmasies ou les fièvres, sa présence est toujours l'indice d'un grand danger, sinon d'une mort prochaine.

Le hoquet symptomatique a été observé, sinon d'une manière constante, du moins accidentellement, dans un grand nombre de maladies du cerveau. C'est quelquefois le symptôme de l'encéphalite, de l'hémorrhagie et du ramollissement du cerveau, des tubercules et des tumeurs cérébrales, des épanchements ventriculaires ou méningés, etc. Il n'a aucune signification précise dans le diagnostic.

CHAPITRE IV

SIGNES FOURNIS AU DIAGNOSTIC PAR LES TROUBLES DU SOMMEIL

Dans l'état normal, le sommeil est un temps de repos durant lequel les organes de la pensée, du mouvement musculaire et la sensibilité se remettent de l'épuisement causé par les fatigues de la veille. Sept à neuf heures par jour suffisent en général pour chaque individu.

Les troubles de cette fonction constituent l'*insomnie,* les *frayeurs nocturnes,* la *somnolence,* le *coma,* le *carus.*

§ 1er. — Insomnie.

Dans l'état morbide, quelques individus se plaignent de ne pouvoir dormir, ou d'avoir le sommeil agité par des rêves, des cauchemars; ils ont ce qu'on appelle de l'*insomnie.* Chez les enfants ce sont surtout des *frayeurs nocturnes* et le lendemain tout a disparu.

L'insomnie se rencontre dans la plupart des maladies aiguës fébriles, et en particulier au début de la fièvre typhoïde, dont il est un des symptômes habituels; — dans le *delirium tremens;* — dans la congestion cérébrale; — dans la folie; — dans les maladies douloureuses, telles que les névralgies, etc. — L'insomnie est troublée par des songes et des cauchemars; par l'incube et les succubes dans certaines maladies, principalement dans la chlorose, dans l'anémie, dans l'hystérie, dans les maladies du cœur et dans la période de germination de la méningite; — dans le sommeil provoqué par l'opium, par la belladone, etc.

§ 2. — Somnolence.

La *somnolence* et l'*assoupissement* sont des états morbides dans lesquels l'individu accablé paraît être entre l'état de veille et de sommeil.

On les observe souvent dans les maladies du cerveau, surtout dans la méningite; avec la fièvre, quelle qu'en soit la nature, mais surtout dans la fièvre typhoïde adynamique.

§ 3. — Coma.

Le *coma* est un profond sommeil d'où il est difficile de tirer les malades. L'intelligence, la sensibilité et le mouvement paraissent abolis; mais ce n'est là qu'un engourdissement. En effet, de violentes sollicitations déterminent quelquefois de faibles témoignages de sentiment et d'intelligence.

Il y a plusieurs espèces de coma : le *coma vigil,* accompagné d'un peu de délire; le *coma somnolentum,* dans lequel les malades répondent par monosyllabes lorsqu'on les interroge, et qui retombent assoupis; enfin le

B. — DIAGNOSTIC.   25

carus, qui est le plus haut degré de l'assoupissement et dans lequel on ne peut rien tirer des individus. C'est également ce qu'on appelait autrefois *léthargie* ou *mort apparente*.

Le coma est donc caractérisé par un sommeil profond, dans lequel l'intelligence, la sensibilité et le mouvement sont plus ou moins diminués. Il y a une sorte de résolution générale des membres, sans paralysie, et de temps à autre quelques mouvements spontanés, quelques contractions des membres après l'irritation de la peau, et enfin quelques mots inintelligibles après de pressantes sollicitations. Le visage est morne, presque immobile ; il exprime l'abattement ; les paupières sont demi-closes et les pupilles dilatées ou inégales, ce qui distingue le coma du sommeil physiologique, dans lequel il y a toujours contraction des pupilles. — L'atropine exerce encore son action sur l'iris, qu'elle dilate au bout d'un quart d'heure, et à l'ophthalmoscope on voit le fond rouge de la choroïde traversé par les veines et les artères de la rétine sortant de la papille optique. — La respiration est lente ou profonde, souvent accompagnée d'un faible ronflement produit dans la gorge ou sur le bord des lèvres. Les battements du cœur persistent avec leurs caractères naturels, différence importante avec l'état de syncope, où ils sont rares et affaiblis ; avec la mort, où on ne les entend plus du tout. Ce sont des exemples de coma et de syncope qui ont été pris très souvent pour des cas de mort, suivie de préparatifs d'inhumation. Au temps où l'on ignorait l'auscultation, de semblables erreurs pouvaient être commises ; mais à présent que l'on connaît les conditions matérielles de la vie qui résident dans le jeu du cœur et dans la possibilité d'apprécier ses battements au moyen de l'oreille, il est impossible de commettre de semblables fautes. Dans la somnolence, le coma, le carus, la léthargie, sauf obstacle situé au devant du cœur, on entend toujours à la région précordiale des battements faibles, rares, éloignés, qui disparaissent dès que la vie a cessé. L'absence prolongée des bruits du cœur sous l'oreille est, comme je l'ai démontré(1), un des signes les plus certains de la mort. Si l'on joint à ce caractère ceux qui résultent de la cardiopuncture, — de l'abaissement de la température à + 20 degrés, — et de la décoloration blanche de la choroïde que j'ai fait connaître, on verra qu'il n'est pas possible de confondre ces cas avec la syncope.

Le coma dure plus ou moins longtemps, suivant la nature de la cause qui lui a donné naissance. C'est un phénomène dont l'importance diagnostique n'est pas considérable, car il se rencontre dans une foule de maladies différentes. Néanmoins il fournit quelques lumières au diagnostic et au pronostic. Ainsi la manière dont il s'établit est utile à considérer.

Le coma survenu d'une manière *secondaire* et progressive, dans le cours ou à la fin d'une maladie, résulte toujours d'une maladie cérébrale. Alors l'ophthalmoscope permet habituellement de reconnaître quelque lésion de

____

(1) Bouchut, *Traité des signes de la mort et des moyens d'empêcher les enterrements prématurés,* ouvrage couronné par l'Institut de France, 2e édit. Paris, 1874, in-12.

la papille optique, de la rétine ou de la choroïde, de la nature de celles que j'ai indiquées. Au contraire, le coma *phénomène primitif* est plutôt la conséquence d'un état nerveux grave, d'une maladie adynamique, d'une fièvre pernicieuse apoplectique, etc., bien qu'il ne faille pas faire de cette assertion un principe général. Dans ces cas, l'ophthalmoscope ne révèle qu'un peu de congestion au fond de l'œil.

On observe le coma comme symptôme d'un grand nombre de maladies du cerveau, dans la *méningite simple,* dans la *méningite tuberculeuse* ou *rhumatismale,* après la période de vomissements et de constipation, avant le délire, les convulsions et la contracture ; dans l'*encéphalite* aiguë, après les autres phénomènes de la maladie ; dans la *compression du cerveau* par des épanchements de sang, de sérosité, à la suite d'une chute sur la tête, par un enfoncement des os du crâne et par les tumeurs de la dure-mère ; dans la *congestion cérébrale* et dans l'*hémorrhagie du cerveau ;* mais dans ce dernier cas alors, le coma arrive subitement et s'accompagne de phénomènes de paralysie très marqués.

Ce phénomène s'observe en outre dans un grand nombre de maladies qu'il est difficile de rapporter à une altération matérielle du cerveau et de ses enveloppes. — Il succède à la syncope subite produite par une impression morale vive, une grande frayeur et un profond chagrin. — Il est le *symptôme constant des attaques d'épilepsie* après leur période convulsive, et il dure de quelques heures à un jour entier. C'est alors un signe de congestion cérébrale. — On l'observe après certaines attaques d'hystérie très violentes, et c'est le symptôme capital de la fièvre pernicieuse apoplectique ou *comateuse :* mais alors il revient d'une façon intermittente, régulièrement périodique, fait capital que le médecin ne doit pas ignorer, pour prévenir la mort en administrant le sulfate de quinine aussitôt la fin du premier accès. — Le coma s'observe aussi dans l'anémie des centres nerveux produite par une hémorrhagie considérable et par l'inanition. C'est le symptôme capital de la congélation et de la mort par le froid ; car, ainsi que l'a dit Solander : *Quiconque s'assied s'endort, et qui s'endort ne se réveille plus.* Enfin, tout empoisonnement et toute asphyxie peuvent le produire, comme on peut le voir dans l'ivresse alcoolique, dans l'éthérisation par l'éther et par le chloroforme, dans l'intoxication par le plomb, par l'opium, par les solanées vireuses et dans l'asphyxie.

J'ai observé deux cas de coma sans fièvre ni aucun autre accident nerveux, dans lesquels les malades sont restés endormis plusieurs mois. On les faisait manger avec la sonde œsophagienne sans les réveiller. — C'étaient des lypémaniaques qui par moments se réveillaient, causaient avec lucidité, n'étaient que tristes et ne donnaient pas de signe de folie violente.

LIVRE V

DES SIGNES FOURNIS AU DIAGNOSTIC PAR LES TROUBLES DE L'APPAREIL CIRCULATOIRE

L'appareil de la circulation est le siège de troubles nombreux fonctionnels et organiques dont la connaissance est de la plus grande importance pour le diagnostic en général et pour le diagnostic des maladies du cœur en particulier. Ce sont : 1° des troubles généraux, sympathiques, tels que la force, l'énergie et la rapidité du courant sanguin étudiés dans la contraction cardiaque et dans le pouls ; ou au contraire la lenteur, la faiblesse et la suspension de ce même courant dans plusieurs névroses et dans un certain nombre de maladies chroniques ; 2° des troubles partiels observés dans le cœur et les vaisseaux veineux ou artériels ; 3° des déformations de la paroi thoracique voisine du cœur et en rapport avec les maladies de cet organe.

CHAPITRE PREMIER

SIGNES FOURNIS AU DIAGNOSTIC DES MALADIES DU CŒUR PAR L'INSPECTION DE LA RÉGION PRÉCORDIALE

§ 1er. — Voussure précordiale.

Dans l'état habituel, chez un homme bien conformé, la région précordiale n'offre point de voussure des côtes.

Mais, à la suite des maladies du cœur et avec les progrès de l'âge, la poitrine se déforme, et il se fait souvent en dedans du mamelon gauche une voussure plus ou moins considérable.

On voit alors entre le sternum et le mamelon une saillie formée par l'élévation des cartilages des côtes et par l'effacement des espaces intercostaux. Elle offre une étendue qui varie entre 5 et 15 centimètres, mais elle ne mérite une mention spéciale que lorsqu'elle est très prononcée.

Quand cette voussure ne résulte pas d'une incurvation de la colonne vertébrale à droite, ni d'un emphysème du bord antérieur des poumons reconnaissable à la résonance de la poitrine, elle est la conséquence : soit d'une maladie organique du péricarde, soit de palpitations nerveuses prolongées, soit d'une altération organique des ventricules du cœur et de leurs orifices.

Elle s'observe dans l'*hypertrophie*, et principalement dans l'hypertrophie excentrique des ventricules. Elle est permanente, et il s'y joint une matité plus ou moins considérable, limitant la forme du cœur avec impulsion de cet organe.

Dans la *péricardite*, suivie d'un épanchement considérable, de 400 à 800 grammes et plus, la voussure existe, et elle acquiert une grande étendue. Comme dans l'hypertrophie, elle est accompagnée d'une matité presque complète, mais il n'y a pas d'impulsion précordiale, et elle diminue quelquefois d'un jour à l'autre, par une saignée qui peut favoriser l'absorption du liquide, ainsi que l'a établi Bouillaud.

Il est rare de l'observer dans *l'endocardite aiguë*. Au contraire elle accompagne *l'endocardite chronique* avec rétrécissement ou insuffisance des orifices lorsqu'il s'est formé une hypertrophie compensatrice.

A côté de cette voussure précordiale, il faut placer la voussure sternale médiane qui n'appartient pas aux maladies du cœur et qui est le résultat d'une déformation du squelette due au rachitisme. Dans ces cas, la poitrine est bombée en avant comme une carène de navire. C'est ce qu'on appelle la *poitrine de poulet*. Nulle confusion n'est possible entre ce genre de voussure et la voussure des maladies du cœur ou de l'emphysème pulmonaire.

§ 2. — Dépression de la région précordiale.

Au lieu d'une voussure, il peut se faire, d'après Bouillaud, un rétrécissement de la région précordiale. Cela est très rare et ne s'observe que dans une seule maladie du cœur, la *péricardite chronique*. En effet, après la guérison d'une péricardite aiguë par absorption du liquide épanché, il se fait dans le péricarde des adhérences étroites entre les deux feuillets séreux de cette membrane, et il en résulte un mouvement de traction sur les côtes qui amène une dépression de la paroi thoracique.

On rencontre aussi la dépression précordiale dans certains cas de rachitisme, sans maladie apparente, mais alors la dépression est au niveau du sternum vers la cinquième côte au lieu d'être mamelonnaire. C'est un signe de rachitisme.

§ 3. — Impulsion et choc du cœur.

Dans l'état normal, le choc du cœur imprime au quatrième espace intercostal, en dedans du mamelon, une impulsion visible à l'œil et très appréciable par la main.

Plus ou moins apparente suivant les sujets, et selon leur état de maigreur, quelquefois très visible chez les sujets nerveux, elle est, au contraire, très faible chez les convalescents et les personnes affaiblies ou affectées d'emphysème pulmonaire, d'hydropisie du péricarde ou de la plèvre gauche, de tumeurs et d'abcès du médiastin, etc.

Dans certains cas de pleurésie gauche avec épanchement excessif, la trace de cette impulsion est déplacée et visible à droite du sternum et jusque dans le deuxième espace intercostal droit.

Son affaiblissement et sa diminution, constatés par l'inspection, n'ont pas une grande importance pour le diagnostic; mais il n'en est pas de même de son accroissement.

L'impulsion augmentée du choc de la pointe du cœur contre la paroi thoracique est en rapport avec un certain nombre de maladies de cet organe. Elle peut être assez forte pour soulever la tête ou la main de l'observateur, et, au lieu d'être limitée à un point, s'étendre à une plus grande surface. Enfin, elle peut être déplacée et abaissée dans l'espace intercostal, inférieur à celui où elle se produit habituellement. Cette impulsion exagérée s'observe, d'après Laennec, Bouillaud, dans l'*hypertrophie des parois ventriculaires du cœur*, et plus cette altération de structure est considérable, plus aussi le soulèvement est énergique. Cela est exact. Cependant il faut que l'hypertrophie ait conservé la cavité du ventricule ou l'ait agrandie, car, dans les cas d'hypertrophie concentrique avec effacement des cavités ventriculaires, l'impulsion est généralement assez faible. Beau, qui, dans sa théorie, fait coïncider le choc du thorax par le cœur au moment de la systole auriculaire et par la diastole des ventricules, n'admet pas que l'hypertrophie ventriculaire soit annoncée par une impulsion cardiaque exagérée, et, comme dans ces cas, il y a souvent aussi une hypertrophie des oreillettes correspondantes, il attribue à cette dernière la forte projection du cœur en avant. Cette ingénieuse explication ne nous paraît pas suffisamment justifiée; elle ne repose que sur des faits exceptionnels, et, jusqu'à plus ample information, nous croyons qu'il faut considérer l'impulsion exagérée du choc de la pointe du cœur comme un très bon signe de l'hypertrophie excentrique de cet organe.

Bouillaud (1) a distingué avec raison, dans l'impulsion cardiaque, une impulsion de la pointe liée, comme je viens de le dire, à l'hypertrophie des ventricules, et une impulsion de la totalité du cœur qui existerait dans les hypertrophies ventriculaires très considérables et dans l'hypertrophie des oreillettes, ce qui s'accorde avec les faits publiés par Beau. En effet, si de nouvelles observations confirment ce que j'avance, l'impulsion de la pointe du cœur appartiendrait à l'*hypertrophie de ses ventricules*, ainsi que l'a établi Laennec, et l'impulsion du corps de l'organe indiquerait l'*hypertrophie des oreillettes* annoncée par Beau et Bouillaud.

Quand on emploie la main ou l'oreille pour étudier l'impulsion du cœur, les résultats sont plus nets et acquièrent plus d'importance.

Ainsi la diminution et l'absence d'impulsion et de choc à la région précordiale s'observent : 1° dans la *dégénérescence graisseuse du cœur;* 2° dans l'*atrophie du cœur;* 3° dans la *péricardite aiguë ou chronique avec épanchement;* 4° dans les *adhérences complètes du cœur*, et 5° dans les cas rares d'*hypertrophie ventriculaire concentrique* ayant effacé la cavité du ventricule, ou dans les cas d'hypertrophie avancée produisant l'asystolie, lorsque le cœur, rempli de caillots, ne peut plus fonctionner.

L'impulsion exagérée, au contraire, s'observe dans les *palpitations ner-*

(1) Bouillaud, *Traité clinique des maladies du cœur.* Paris, 1841.

veuses et dans l'*hypertrophie des parois ventriculaires*. Elle est quelquefois assez forte pour soulever la tête de l'observateur et pour séparer les côtes de leurs cartilages ; mais ces derniers faits sont si rares, qu'ils ont besoin d'être revus avant d'être acceptés d'une façon définitive.

On a prétendu distinguer, par la différence des sensations de l'ouïe, l'impulsion des palpitations nerveuses et l'impulsion de l'hypertrophie. Cela est impossible. Tout diagnostic à cet égard repose sur les autres données fournies par les commémoratifs, par la percussion et par l'étude des bruits cardiaques.

§ 4. — Perforation des parois thoraciques.

Une seule maladie de l'appareil circulatoire produit la perforation des parois thoraciques : c'est l'*anévrysme de l'aorte*. A la base du cœur, sur le trajet de la crosse de l'aorte, existent souvent des tumeurs plus ou moins volumineuses, avec ou sans changement de couleur à la peau, suivant l'épaisseur de leurs parois, et qui sont formées par un sac anévrysmal ayant, par usure, détruit les côtes dans une certaine étendue. Elles sont le siège de battements et de bruits particuliers. Tantôt pâles, quand leur paroi est épaisse, elles sont, au contraire, violacées, noires, si cette paroi est mince, et elles entraînent ordinairement la mort des malades par l'hémorrhagie qui succède à leur rupture. — Mais à côté de ces perforations du thorax dues à une affection de l'aorte, il faut citer les perforations de la région sus-cardiaque causée par une pleurésie purulente s'ouvrant à la peau et finissant par une fistule pleuro-cutanée.

CHAPITRE II

SIGNES FOURNIS AU DIAGNOSTIC PAR LA PALPATION DU CŒUR

Outre les signes que fournit l'étude de l'impulsion du cœur, et dont j'ai parlé, la palpation est d'une grande utilité dans l'exploration des maladies de cet organe.

§ 1er. — Frémissement vibratoire.

Un frémissement particulier, semblable à un bruit de rouet, désigné sous le nom de *frémissement cataire* par Corvisart et par Laennec, existe quelquefois à la région précordiale et peut être apprécié avec la main.

Plus ou moins rude, quelquefois très prononcé, ce frémissement est permanent, continu, avec des renforcements, ou bien il se présente d'une manière intermittente.

Son siège est ordinairement la pointe du cœur ; mais il peut s'observer aussi à la base et dans les grosses artères du cou et des membres.

D'après Corvisart, et la chose ne saurait être contestée ce bruit indique toujours un frottement à l'intérieur du cœur. Les observations ultérieures ont, en effet, démontré que ce frémissement cataire annonce le rétrécissement des orifices du cœur, mais il se produit aussi par le frottement des feuillets séreux du péricarde couverts de fausses membranes.

On l'observe :

1° Dans la *péricardite*, au début ou à la période de terminaison, lorsque l'épanchement n'est pas encore produit, ou lorsqu'il est en partie absorbé et que les fausses membranes du péricarde frottent les unes sur les autres ;

2° Dans les *rétrécissements de l'aorte*, et il existe à la base du cœur et dans les artères, où il produit un pouls très vibrant ;

3° Dans les *rétrécissements auriculo-ventriculaires :* mais alors il s'entend sur tout le cœur et de préférence à la pointe, où se trouve son maximum d'intensité ; il ne se propage jamais dans les artères ;

4° Dans les *anévrysmes de l'aorte ou des artères,* et il est accompagné de battements artériels très prononcés.

§ 2. — **Palpation des claquements valvulaires du cœur.**

Bouillaud et après lui Racle (1) affirment que l'on peut, avec la main placée sur la région cordiale, sentir le double claquement valvulaire correspondant à la systole et à la diastole du cœur. Ils ajoutent que les modifications apportées à cette sensation par les maladies valvulaires sont de nature à éclairer le diagnostic. Cela est douteux. L'observation ultérieure en décidera.

CHAPITRE III

SIGNES FOURNIS AU DIAGNOSTIC PAR L'AUSCULTATION DU CŒUR

C'est l'auscultation qui a rendu possible le diagnostic exact d'une foule de maladies du cœur dont on ne pouvait que soupçonner la présence. La découverte de Laennec a produit le *Traité des maladies du cœur*, de Bouillaud ; sans elle nous en fussions restés, de nos connaissances, à celles que nous avait léguées Corvisart.

Après l'étude des troubles fonctionnels et des phénomènes généraux, dont l'importance ne doit pas être méconnue, l'auscultation est assurément le meilleur moyen d'exploration qu'on puisse utiliser pour le diagnostic des maladies du cœur. Elle révèle les altérations de *siège,* — d'*étendue,* — d'*intensité,* — de *rhythme,* — de *nombre,* — de *timbre* des *bruits cardiaques,* — et enfin leur alliance avec des *bruits de souffles anormaux* ou des *frottements extracardiaques.*

La plupart de ces altérations ont été exposées dans le chapitre consacré

____

(1) Racle, *Traité de diagnostic médical,* 6ᵉ édit. Paris, 1878.

à la technique de l'auscultation, page 60, mais il importe ici de reprendre la question sous un aspect nouveau et d'exposer les signes fournis au diagnostic par la connaissance des phénomènes révélés par l'examen du cœur et son auscultation.

Le frémissement vibratoire ou cataire sous la main appuyée sur le cœur, et qui peut encore mieux être apprécié par l'oreille, indique quelquefois la *péricardite exsudative*, sans épanchement de liquide, mais ce n'est qu'un faible frottement; — au contraire, le frémissement avec susurrus, entendu à la base, indique un *rétrécissement de l'aorte ;* — à la pointe du cœur, une *insuffisance mitrale*, et en haut du sternum, à la partie supérieure de l'aorte, un anévrysme aortique.

Le *déplacement de l'impulsion et des bruits cardiaques* indique soit une inversion des viscères, soit un épanchement de la plèvre, soit une maladie organique du cœur et des gros vaisseaux. — Ainsi les épanchements pleurétiques du côté gauche font que l'on entend les bruits du cœur à droite du sternum, et jusque sous le mamelon droit, tandis que les épanchements considérables de la plèvre gauche refoulent moins le cœur, mais cependant les bruits s'entendent mieux dans le cinquième espace, en dehors du mamelon, sur la ligne axillaire.

Le *déplacement des bruits du cœur* en bas indique une tumeur placée au voisinage des oreillettes ou un anévrysme de l'aorte.

L'*étendue du retentissement des bruits du cœur*, chez un sujet qui n'est aucunement malade, annonce des palpitations nerveuses, mais chez quelqu'un qui est déjà sérieusement malade, cette transmission éloignée des bruits révèle une infiltration tuberculeuse commençante, une hépatisation pulmonaire, une pléiade ganglionnaire tuberculeuse du médiastin, ou une forte hypertrophie du cœur. Dans ce cas, les battements s'entendent jusque dans le dos.

La *diminution d'intensité des bruits* indique l'hypertrophie concentrique du cœur; la symphyse cardiaque ; l'emphysème pulmonaire qui couvre le cœur; l'hydropéricarde et la syncope.

La *disparition prolongée des bruits* du cœur, avec cessation du pouls, est le signe de la mort.

Si l'on étudie la signification des *perturbations de rhythme des bruits cardiaques*, on voit que :

Le *tic-tac* normal, remplacé par des inégalités de contraction ou par des intermittences incomplètes, appelées *faux pas du cœur*, indique une péricardite partielle ou une myocardite ; — une endocardite chronique, avec lésion valvulaire, primitive ou secondaire ; — une dyspepsie intestinale, amenant une névrose cardiaque, ou enfin une lésion des origines du pneumogastrique, par la méningite tuberculeuse, par les tumeurs cérébrales et par les compressions du cerveau, à la suite d'un traumatisme.

Un seul bruit du cœur s'observe parfois avec souffle systolique, lorsqu'une lésion des orifices empêche le claquement du redressement valvulaire.

Trois et quatre bruits du cœur simulant un *bruit de galop* ou de *rappel*, nullement modifiés par la respiration, indiquent une péricardite ou une hypertrophie du cœur avec néphrite parenchymateuse, mais ce triple bruit existe quelquefois d'une façon intermittente à l'état normal, par le fait même des mouvements respiratoires qui augmentent ou diminuent la pression du sang dans l'aorte.

Les bruits de *souffle*, de *râpe* ou de *scie*, avec piaulement, indiquent toujours une maladie organique du cœur.

Rétrécissement de l'orifice aortique. — Un fort bruit de souffle au premier temps, c'est-à-dire systolique, à la base du cœur et en dedans du mamelon, est toujours le signe d'un rétrécissement aortique.

Insuffisance de l'orifice aortique. — Les bruits de souffle diastoliques, c'est-à-dire au deuxième temps, placés dans la même région, à la base et en dedans du mamelon, sont le signe d'une insuffisance des valvules de l'aorte et alors ils ont souvent le caractère récurrent donnant lieu à un bruit qui se dirigerait de haut en bas.

Insuffisance de l'orifice auriculo-ventriculaire. — Un fort bruit de souffle systolique, c'est-à-dire au premier temps, entendu à la pointe du cœur et à la base, en dehors du mamelon, du côté de l'aisselle, est toujours signe d'une insuffisance de l'orifice auriculo-ventriculaire, dû à une lésion des valvules mitrales.

Rétrécissement et insuffisance de l'orifice auriculo-ventriculaire. — Les bruits de souffles systoliques, au premier temps, entendus à la pointe du cœur et à sa base, précédés d'autres petits bruits de souffle présystolique, annoncent qu'il y a eu en même temps rétrécissement et insuffisance de l'orifice auriculo-ventriculaire.

Rétrécissement et insuffisance de l'orifice aortique. — Un double bruit de souffle, en dedans du mamelon et à la base du cœur, révèle le rétrécissement et l'insuffisance des valvules aortiques.

Rétrécissement de l'artère pulmonaire. — Un seul bruit de souffle, du premier temps, à la base, en dedans du mamelon, au niveau de la troisième côte vers le sternum, est le signe probable d'un rétrécissement de l'artère pulmonaire, mais, s'il y a en même temps de la cyanose, ce rétrécissement est certain.

Rétrécissement aortique et insuffisance mitrale. — Un double bruit de souffle systolique, c'est-à-dire au premier temps, l'un placé en dedans du mamelon, près du sternum, et l'autre en dehors du mamelon, vers l'aisselle, et se propageant à la pointe du cœur, indique, le premier un rétrécissement de l'orifice aortique, et le second une insuffisance de l'orifice mitral.

Insuffisance aortique et insuffisance mitrale combinées. — Un double bruit de souffle, entendu l'un en dedans du mamelon, au second temps, et l'autre en dehors du mamelon, ou la pointe, au premier temps, indique, le premier une insuffisance aortique, et le second une insuffisance mitrale, c'est-à-dire une insuffisance des deux orifices du cœur gauche.

Si les bruits de souffle intracardiaques ont le caractère du *piaulement* et de la *scie*, du *rouet* et de la *râpe*, ils annoncent qu'il existe un rétrécissement très prononcé des orifices cardiaques.

Souffles chlorotiques. — Certains souffles doux, entendus au premier temps, en dedans du mamelon, à la base du cœur, et se prolongeant dans l'aorte, ont été attribués à la chlorose et appelés *chlorotiques*, par opposition aux autres souffles qui ont été qualifiés de *souffles organiques ;* mais il y a beaucoup à dire sur ce sujet, et les souffles appelés chlorotiques ne sont que des souffles dus à l'endocardite végétante spéciale qui accompagne la chlorose.

Péricardite sèche. — Certains bruits de frottement de la base du cœur, ayant le caractère de *frôlement*, de *craquement*, de *cuir neuf*, souvent confondus avec les souffles intracardiaques sont, au contraire, *extracardiaques*, et ils annoncent le premier ou le dernier degré de la péricardite, c'est-à-dire la péricardite sèche, avant l'épanchement ou après la résorption.

CHAPITRE IV

SIGNES FOURNIS AU DIAGNOSTIC PAR LA PALPATION DES ARTÈRES ET LE POULS

La palpation des artères avec le doigt permet d'apprécier l'impulsion qu'elles reçoivent de l'ondée sanguine sortie du cœur, en même temps que la force, la fréquence et la régularité de cette impulsion. C'est le *pouls*.

Sans en connaître exactement la cause, Hippocrate et ses disciples ont signalé ce phénomène dans ses rapports avec le diagnostic et avec le pronostic, mais d'une façon si incomplète, qu'il ne nous est presque rien resté de leurs observations. C'est Galien qui, par de nouvelles recherches, ajoutées à celles de ses maîtres, a fondé la doctrine du pouls. Malheureusement les nombreuses subdivisions qu'il a introduites dans l'étude du pouls, peu justifiées par l'observation, loin d'éclairer le sujet, n'ont fait que jeter la confusion dans les esprits, et les quarante-deux espèces de pouls signalées par lui ne sont plus citées que comme des documents historiques bons à consulter, mais inutiles à la science.

A une époque plus rapprochée de nous, en 1731, Fr. Solano publia de nouvelles et intéressantes recherches (1) dans lesquelles on voit que cet auteur, interprétant les caractères du pouls à l'exemple de Galien, trouvait qu'ils pouvaient indiquer ici une hémorrhagie nasale, ailleurs de la diarrhée, des convulsions, des sueurs, etc. De ces essais fécondés par Bordeu (2) et Fouquet (3), sortit la doctrine du pouls, et le système de *sphygmologie*

---

(1) Solano, *Lapis lydius Apollinis.* Madrid, 1731, in-fol. — Traduit en anglais par Jacques Nikell.

(2) Bordeu, *Recherches sur le pouls*, 1756.

(3) Fouquet, *Essai sur le pouls.* Montpellier, 1767.

de l'école de Montpellier. Cette doctrine n'a plus qu'un intérêt historique, et sauf quelques points de détails depuis longtemps acquis à la science, il n'en est rien resté que le souvenir d'observations ingénieuses, mais trop subtiles pour être vérifiées.

Le pouls est l'impulsion communiquée aux artères par l'ondée sanguine qu'elles reçoivent au moment de la contraction des ventricules du cœur. Il résulte de la dilatation intermittente des artères revenant sur elles-mêmes en vertu de leur élasticité et de leur force contractile, car, en outre de leur tissu élastique, elles ont une couche contractile destinée à diminuer ou à élargir le diamètre des vaisseaux, selon qu'elle se contracte dans le sens du diamètre ou de la longueur des artères. Chaque diastole artérielle produit, sous le doigt, un choc qui indique le degré de tension du vaisseau et qui correspond à la systole cardiaque, dont elle révèle la plus ou moins grande énergie. Elle coïncide avec le premier bruit ou systole du cœur. — La contractilité augmentée ou affaiblie des artères et des capillaires, produite par différentes causes, peut modifier l'action du cœur et changer les caractères du pouls, mais la pulsation artérielle reste, dans son principe, un effet des contractions cardiaques contre lesquelles luttent l'élasticité et la contractilité des artères et des capillaires. — M. Marey a combattu cette manière traditionnelle d'envisager le pouls, en le plaçant exclusivement sous l'influence du relâchement primitif ou de la contraction du système capillaire, qui serait alors la cause de la fréquence, de la lenteur ou de la force des mouvements du cœur, mais cette opinion ne saurait être admise.

Le pouls doit être étudié sur les artères radiales, à l'endroit du poignet où elles sont superficielles, c'est-à-dire près de l'articulation du poignet en dedans du tendon de l'abducteur du pouce. On le trouve également, mais d'une façon moins nette, aux artères temporales, sur la carotide, et sur les artères crurales.

Le pouls représente-t-il toujours la force de contraction du cœur? Oui dans les grosses artères, mais dans les petites le fait n'est point aussi évident. Chez les lapins au moins on sait que les petites artères, celles de l'oreille, ont des mouvements autonomes rhythmiques, distincts de ceux du cœur. S'il en est ainsi, ou s'il y a quelque chose d'analogue chez l'homme, il est impossible de n'en pas tenir compte pour expliquer ce qu'on appelle les *battements nerveux des artères*.

Pour explorer le pouls à l'artère radiale, il faut y appliquer l'extrémité libre de la face palmaire des trois doigts, index, médius et annulaire, réunis de manière à pouvoir comprimer et relâcher doucement le vaisseau contre le radius, sur lequel il appuie. On apprécie de cette manière la tension du vaisseau ainsi que la fréquence, la force, la dépressibilité, la mollesse, la régularité de l'impulsion artérielle. Afin de ne pas se tromper dans l'étude du pouls, il faut compter assez longtemps, c'est-à-dire pendant un quart ou une demi-minute, sur un bras et sur l'autre, à l'aide d'une montre à secondes ou d'un sablier mesurant un quart de minute.

Quelques personnes ont conseillé l'usage d'autres instruments de précision, donnant l'indication réputée plus précise de la *tension artérielle* et dont le but serait de remplacer les appréciations personnelles que donne le doigt. Le pulsiloge de Sanctorius, le sphygmomètre de Hérisson, le sphygmographe de Vierordt, celui de Marey, celui de Brondel, ont été employés bien des fois; mais si ces instruments peuvent avoir des avantages dans la main d'un habile observateur, comme le doigt dont ils prétendent remplacer l'usage, ils sont la cause d'un grand nombre d'erreurs. En effet, comme l'a dit Marey, selon que l'on applique l'instrument avec plus ou moins de force, on a des tracés dissemblables, et des observateurs différents se succédant sur le même malade, peuvent obtenir des tracés du pouls qui ne se ressemblent pas. J'ai moi-même assisté à des épreuves de ce genre, et parmi les tracés du pouls qui ont été publiés par Bordier et C. Paul, sur les modifications du pouls par les médicaments (1), il y en a un grand nombre qui ont été contredits par ceux que d'autres observateurs disent avoir obtenus dans des conditions semblables. — Au reste, dans la pratique journalière, le doigt d'un homme habile est le meilleur des *sphygmomètres*, et, si l'on ne veut que compter la fréquence du pouls, la montre ou le sablier sont très suffisants.

Il faut que les malades dont on explore le pouls soient silencieux, calmes et en repos depuis quelques instants, couchés ou assis, et que le membre sur lequel on cherche le pouls soit exempt de toute gêne et de toute compression. Ces précautions sont indispensables. En effet, la parole, l'émotion, même celle de voir le médecin, l'exercice, la station verticale (2), augmentent un peu la fréquence des battements artériels de la radiale, et la compression des membres peut en altérer le caractère. Généralement il est utile, chez les personnes impressionnables, de tâter le pouls à plusieurs reprises et sans prétention doctorale, afin d'éviter les erreurs qui peuvent résulter d'un examen fait dans des conditions capables d'augmenter la fréquence des pulsations. On voit ainsi, chez quelques femmes et chez les enfants, le

(1) C Paul, *De l'emploi du sphygmographe dans l'étude des agents thérapeutiques (Bulletin de thérapeutique*, 1865, p. 105); — *De la digitale sur le pouls*, même année, p. 193.

(2) D'après cette observation clinique, le docteur Tufnell de Dublin a basé le traitement des anévrysmes et en a obtenu des succès remarquables. A son tour, le docteur de Renzi tend à faire du ralentissement du pouls dans la station horizontale un signe diagnostique important. Suivant son observation, cette différence est proportionnée aux forces du patient. Elle est ainsi moins grande chez les vieillards, les valétudinaires, et à la période ultime des maladies. Plus la maladie est déprimante, plus la différence est sensible au début. Elle est le thermomètre de la dépression des forces par la réduction des matériaux organiques. Le maximum de cette différence s'observe par cette raison dans la fièvre hectique. Dans les affections typhiques et typhoïdes, la simple position assise sur le lit augmente considérablement le pouls du patient; et de même de toutes les maladies atteignant profondément la nutrition. Si donc cette différence ne peut servir de critérium diagnostique, elle indique du moins le caractère et le degré du mal. Elle est surtout un signe précieux de l'état des forces du malade et en devient une mesure des plus sensibles. En examinant le pouls à cet égard, on juge à coup sûr si le malade peut se lever sans craindre la syncope ni les autres accidents résultant de la position verticale (*Filiatre sebezio*).

pouls tomber de 15 à 20 pulsations après quelques minutes de conversation. C'est un phénomène désigné quelquefois sous le nom de *pouls du médecin*.

Le pouls offre d'innombrables variétés de fréquence, de nature et de caractère, suivant l'âge, le sexe et l'idiosyncrasie des individus ; suivant les conditions extérieures normales au milieu desquelles ils se trouvent, et suivant les maladies, leur siège, leur degré, leur danger même, etc. Il doit être étudié dans sa *fréquence*, dans son *volume*, dans sa *consistance*, dans sa *tension* et dans son *rhythme*. Malheureusement les différents caractères qu'il présente, variables et mobiles, s'observent si souvent dans des conditions opposées à l'état normal et à l'état pathologique par exemple, qu'il est impossible d'en tirer des signes aussi certains que plusieurs pathologistes, et notamment Bordeu, l'ont professé.

ARTICLE PREMIER

SIGNES FOURNIS PAR LA FRÉQUENCE DU POULS

Émotions. — Sous l'influence d'un bruit soudain, d'une peur vive, de la colère ou du chagrin, le pouls s'accélère de 10 à 20 pulsations par minute.

Exercice. — Il suffit de courir, de monter un escalier ou de marcher longtemps sur une côte un peu raide pour accélérer le pouls et pour donner de l'essoufflement. Dans ces cas, les pulsations augmentent de 8 à 20 par minute.

Digestion. — Après un bon repas et surtout s'il est rendu plus excitant par quelques verres de bon vin, le visage est animé, les forces sont plus vives, la chaleur de la peau plus grande de un degré, et le pouls plus fort, plus dur, a une fréquence plus grande qui varie de 12 à 20 pulsations à la minute. Si c'est là, comme le professe Marey, une preuve de faiblesse et de paralysie du réseau capillaire périphérique, alors à quoi sert-il de se réconforter par une bonne nourriture ?

Décubitus. — Chez les sujets faibles et chez les convalescents couchés, le pouls à 80 s'élève rapidement à 92 ou à 100 dans le décubitus assis lorsque les malades se mettent à leur séant. C'est l'influence de l'effort qui accompagne ce mouvement (1).

La *fréquence* du pouls s'apprécie à l'aide du doigt et se compte au moyen de la montre à secondes. Elle offre différents caractères que l'on désigne par les noms de pouls *accéléré* ou *fréquent*, de pouls *lent* ou *rare*.

Le pouls fréquent s'observe dans l'état normal sous l'influence des émotions vives, de l'exercice, de la marche ou de la course, de la digestion, des boissons alcooliques ou excitantes, du décubitus, surtout chez les femmes et chez les personnes faibles, nerveuses ou excitables, etc. Alors, il n'y a

(1) Ernico de Reuze, *Gaz. méd.*, 1869, p. 518.

pas d'augmentation de température axillaire et le thermomètre reste à son chiffre normal, entre 36 et 37 degrés, ce qui montre que cette fréquence du pouls n'est pas une véritable fièvre. — Dans l'état morbide, au contraire, le pouls fréquent résulte de la réaction fébrile qui accompagne la plupart des maladies aiguës et chroniques, et il s'accompagne d'une augmentation de température axillaire appréciée au thermomètre; cependant on le rencontre aussi dans certains cas de chlorose et de maladie organique du cœur.

Le chiffre des pulsations d'un pouls fréquent s'élève à 100, 120, souvent à 140 et au delà, jusqu'à 160 et 200.

La fréquence du pouls est *continue* dans le plus grand nombre des maladies fébriles, mais cette fréquence ne persiste pas au même degré dans les fièvres et dans les maladies chroniques; elle offre, le matin ou le soir, des *redoublements* irréguliers qui constituent autant d'*exacerbations*.

Le pouls *rare* et *lent* est celui qui tombe au-dessous de 60 pulsations par minute, et l'on cite des exemples où il a pu s'abaisser jusqu'à 40, 30, 25 et même jusqu'à 20 dans le même espace de temps. Cette lenteur, naturelle chez quelques personnes, résulte ordinairement d'états morbides très opposés; ainsi on l'observe dans l'ictère, dans la convalescence de la diarrhée, après la guérison du choléra et de quelques pneumonies aiguës, dans les maladies chroniques du cerveau, dans la commotion cérébrale, dans l'état nerveux chronique, dans quelques maladies du cœur, dans l'empoisonnement par la digitale, par le sulfate de quinine, etc. Chez un malade dyspeptique et atteint de nervosisme que j'ai suivi pendant dix ans, le pouls n'a jamais varié que de 28 à 36 pulsations qui en même temps étaient larges et fortes.

Du reste, pour bien interpréter ce que signifie la fréquence ou la rareté du pouls, il faut savoir deux choses : 1° qu'il n'y a fièvre qu'avec une augmentation de la chaleur du corps, et 2° connaître le nombre des pulsations qu'on rencontre dans l'état normal, aux différents âges de la vie; sans cela, on est exposé à considérer comme signe d'un état morbide une fréquence du pouls qui n'a rien que de fort naturel et qui pourrait s'expliquer autrement. — De nombreuses recherches ont été faites par Haller, Billard, Valleix, Gorham, Rochoux, Leuret et Mitivié (1), Dechambre, etc. ; mais les résultats obtenus sont si contradictoires, que la question exige qu'on fasse encore de nouvelles observations. Tant qu'on n'aura pas recueilli un nombre considérable de faits sur des individus en parfaite santé et endormis, afin d'éviter la fréquence que donne l'état de veille, on ne saura rien de précis sur l'état du pouls aux différents âges.

A la naissance et dans le premier mois de la vie, le pouls varie, d'après Heberden, Gorham, de 120 à 140 pulsations par minute. Dans les deux

---

(1) Leuret et Mitivié, *De la fréquence du pouls chez les aliénés considérés dans ses rapports avec les saisons, la température atmosphérique, les phases de la lune.* Paris, 1832.

premières années, il est de 100 à 120 pulsations, puis il tombe graduellement à un chiffre inférieur, et, vers cinq à six ans, il est environ de 80, comme chez l'adulte. Seulement, le pouls de la jeunesse est entièrement mobile, et le moindre exercice ou la plus légère émotion lui impriment une rapidité que les mêmes circonstances n'engendrent plus à un âge avancé. Chez l'adulte, le pouls reste entre 70 et 80, et, dans la vieillesse, il tombe, suivant les uns (Haller, Rochoux), à 60 ou 65, tandis que pour les autres (Leuret et Mitivié) il serait un peu plus fréquent que chez l'adulte. Cette dernière opinion semble ressortir des recherches faites dans les hospices de vieillards par Leuret et Mitivié ; mais, en examinant les tableaux qui servent de base à ces conclusions, il est facile de voir par l'écartement des chiffres extrêmes 56 et 144, observés chez quelques vieillards, que des circonstances particulières ont dû échapper à l'attention de ces observateurs. Une moyenne, prise dans ces conditions, touche de bien près à l'erreur, et, en effet, nous voyons ici qu'elle tend à faire croire que le pouls normal est plus fréquent chez le vieillard que chez l'adulte, tandis qu'il faut croire tout le contraire. Dans la plupart des cas où j'ai examiné le pouls chez les vieillards en bonne santé, je l'ai constamment trouvé au-dessous de 76, et c'est chez eux qu'on trouve le plus souvent les faits exceptionnels de pouls rares à 50 et 60 par minute.

Quant à la fréquence du pouls fébrile, c'est l'augmentation de température, au-dessus de 37 degrés centigrades, la soif, l'état saburral ou villeux de la langue et la courbature qui en indiquent la nature.

Jusqu'à ce jour, les médecins considéraient la fréquence du pouls comme le signe et l'effet d'une excitation sympathique du cœur dont les contractions accélérées indiquaient l'état de souffrance aiguë d'un point du corps. — C'était là le phénomène primitif de l'état fébrile ou des agitations morales. Cette théorie vient de recevoir une confirmation inattendue par les expériences de Cyon qui a montré, chez le lapin, qu'un nerf spécial et sensitif du cœur donne à sa membrane interne une sensibilité propre qui fait réagir l'organe contre toutes les excitations dont il est l'objet. Ce nerf vient du pneumogastrique et du laryngé supérieur, il longe l'artère carotide à côté du filet cervical du grand sympathique, il s'anastomose dans la poitrine avec les filets du premier ganglion thoracique et se perd dans la substance du cœur. — Coupé et excité dans le bout périphérique, il ne produit rien, mais si l'on galvanise le bout central on produit la douleur, l'abaissement de la tension artérielle et la fréquence instantanée du pouls. C'est une *action réflexe paralysante*, à côté de l'action directe paralysante exercée par l'excitation du pneumogastrique. C'est le *nerf modérateur du cœur*, qui, avec le pneumogastrique, maintient cet organe en rapport avec les sensations conscientes et inconscientes de la vie. Malheureusement il n'existe pas chez l'homme, ou bien il est confondu avec le pneumogastrique. — Par le pneumogastrique, nerf mixte, le cerveau agit donc sur le cœur et modère ou suspend son action, et par le nerf modérateur, nerf inconscient, le grand sympathique accélère ou ralentit les contractions cardiaques. —

Son excitation amène une action vaso-motrice relâchante ou stricturante générale, d'où la précipitation ou le ralentissement des contractions cardiaques; mais le point de départ du phénomène est dans l'asthénie ou dans l'hypersthénie du cœur, et c'est l'action sympathique de cet organe qui engendre secondairement le relâchement ou la contraction des vaisseaux (1).

Pour Marey, au contraire, le cœur n'est primitivement pour rien dans la fréquence du pouls, ce phénomène résulte d'un relâchement spontané primitif des vaisseaux, il est en raison inverse de la tension artérielle, en d'autres termes le pouls est d'autant plus fréquent que la tension artérielle est plus faible et que l'écoulement par les capillaires est plus facile. « Dans » le chapitre x, où j'ai indiqué les causes qui font varier la fréquence des » battements du cœur dans les conditions physiologiques, on a vu que la » tension artérielle, suivant qu'elle s'élève ou s'abaisse, ralentit ou accélère » les battements du cœur et que cette tension artérielle étant elle-même » subordonnée à l'état de contraction ou de relâchement des petits vais- » seaux, il s'ensuit qu'en définitive c'est dans la contractilité vasculaire » qu'il faut voir le régulateur de la fréquence des battements du cœur (2). » Cela peut être vrai dans les expériences faites par la saignée, par l'attitude du sujet, par la compression des gros troncs artériels, par le relâchement des vaisseaux capillaires, mais cela ne supprime pas l'action primitive du cœur et n'explique pas tous les faits qui se présentent chez l'homme malade. Ainsi dans la fièvre typhoïde et dans la péritonite, le pouls est également fréquent, mais il est large, dicrote, à faible tension dans la première, tandis qu'il est, au contraire, serré, petit, à forte tension dans la seconde. Dans la méningite, le pouls est successivement fréquent, ralenti, puis d'une fréquence excessive. Cependant, sur les tracés du sphyg-mographe, on voit une tension à peu près semblable. Je connais un homme qui a depuis dix ans un ralentissement incroyable du pouls; son artère ne bat que 28 à 36 fois par minute, et, cependant, la pulsation est large, forte, comme dans les cas de faible tension artérielle. Cela ne peut s'expliquer chez lui par un spasme des capillaires, car sa peau ressemble à celle de tous les malades et conserve une température normale. De plus, si dans une émotion morale de pudeur ou de colère le cœur s'agite ou s'arrête, dira-t-on que l'action morale n'agit que sur les capillaires des membres trop serrés ou trop relâchés. Évidemment cette doctrine sup-prime l'action première du cœur que Cyon vient expérimentalement de remettre à la place qu'on n'aurait jamais dû essayer de lui enlever. Si ingénieuse, donc, que soit la théorie de Marey, elle n'explique pas tout, et, si elle donne une théorie physique de l'accélération du pouls, cliniquement elle est fausse en déplaçant le premier acte sympathique des maladies et elle a le tort de vouloir supprimer l'action contractile primitive du cœur.

(1) Cyon, *Compte rendu des prix de l'Académie des sciences*, 1868.
(2) Marey, *ouvrage cité*, p. 366.

B. — DIAGNOSTIC.   26

ARTICLE II

SIGNES FOURNIS PAR LE VOLUME DU POULS

Dans son *volume*, le pouls offre d'assez grandes différences.

On reconnaît un pouls *large, grand, ample, développé, dilaté*, termes synonymes, lorsque l'artère, peu tendue par la colonne sanguine, subit une ampliation bien considérable sous l'influence de l'ondée intermittente qui arrive du cœur.

Au contraire, le pouls est *petit, serré, concentré, filiforme, insensible*, lorsque le battement artériel est peu développé et indique une forte tension des parois. Alors le sphygmographe donne un tracé qui n'est presque qu'une ondulation et où il n'y a pas de ligne ascendante élevée.

Ces différentes espèce de pouls, observées dans l'état de santé, se trouvent plus souvent associées à l'état morbide.

Le pouls large, développé, s'observe dans les phlegmasies, telles que la pneumonie ou le rhumatisme articulaire aigu, où se trouve un élément pléthorique inflammatoire bien prononcé, avec expansion des forces ; tandis que le pouls petit, serré, accompagne les maladies où existe un obstacle à la circulation, telles qu'un anévrysme sur l'artère axillaire ; celles où se produit une très grande douleur, telles que la péritonite aiguë, certaines affections nerveuses ataxiques, la période de froid des fièvres intermittentes et les cas où l'on dit qu'il y a *concentration des forces.*

ARTICLE III

SIGNES FOURNIS PAR LA CONSISTANCE DU POULS

C'est à la *consistance* du pouls que se rapportent les variétés de pouls *dur, raide, résistant, plein, vif, vibrant, rebondissant, dicrote*, etc., déterminées par une forte impulsion de la colonne sanguine contre les parois élastiques de l'artère : c'est le résultat de la faible tension des artères, et le sphygmographe indique alors un tracé très élevé, ayant parfois un sursaut sur la ligne de descente. Ce sont des nuances qui n'ont pas de signification précise, et que l'observation des malades seule apprend à reconnaître. On les observe dans les inflammations franches et dans tous les états morbides où il y a cette *expansion des forces* caractérisée par la plénitude des vaisseaux capillaires.

A cette catégorie se rattache le pouls *dicrote, bis feriens*, dans lequel chaque impulsion artérielle est en quelque sorte double et communique au doigt un rapide et double choc : c'est ce qu'on appelait autrefois le pouls *capricant* et *rebondissant*. Il indique la plénitude des capillaires, et c'est d'après lui que Galien a cru devoir prédire un jour une hémorrhagie nasale chez un fébricitant. Un pareil pronostic a d'autant plus de chance d'être confirmé, que le pouls dicrote se rencontre très fréquemment dans la fièvre typhoïde.

Les variétés opposées de pouls *mou, dépressible, vide,* sont dues à la mollesse d'impulsion du sang et à la faiblesse de la contractilité artérielle et cardiaque, ce que Marey attribue exclusivement à la faiblesse de la tension artérielle. Elles se rencontrent dans les insuffisances mitrales, dans le cours des fièvres graves, à la fin des maladies aiguës, et lorsqu'il y a diminution réelle ou *résolution des forces.*

ARTICLE IV

SIGNES FOURNIS PAR LE RYTHME DU POULS

Le *rythme du pouls,* ordinairement en rapport régulier avec le rythme des battements du cœur, peut varier. Il peut être *intermittent* et il représente les intermittences et les irrégularités des contractions cardiaques, ou au contraire, il y a intermittence du pouls sans intermittence du cœur par suite de l'aberration survenue dans la contractilité des artères. Il peut être *retardé* lorsqu'il y a une insuffisance mitrale, un rétrécissement aortique ou l'anévrysme de l'aorte.—Dans un cas observé par Keyt il y avait 40/100 de retard, près d'une demi-seconde, à la sous-clavière. — Le diagnostic des trois lésions a été établi par l'autopsie.

C'est ce qu'on observe dans la méningite. De ces modifications de rythme résultent des pulsations inégales et irrégulières dans leur force, irrégulières dans leur succession, intermittentes même : de là un pouls *inégal* lorsque les pulsations n'ont pas toutes la même ampleur, ce qui dépend de l'inégale force de contraction des ventricules cardiaques ; *irrégulier* lorsque les battements sont séparés par des intervalles inégaux, *intermittent* si l'une des pulsations vient à manquer, enfin *confus* si la fréquence et l'inégalité des battements rendent leur appréciation impossible.

On a dit que le pouls inégal, irrégulier et intermittent caractérisait la méningite. C'est faux d'une manière absolue et ce n'est vrai que si ce symptôme est réuni à d'autres. Ce pouls s'observe dans la convalescence de la fièvre typhoïde, dans certains cas d'entérite et chez des enfants nerveux qui n'auront pas de méningite. Les intermittences du pouls, identiques à celles du cœur, caractérisent aussi, dit-on, les maladies organiques de cet organe. Ce n'est pas plus vrai, car j'ai bien souvent observé de vraies intermittences du cœur et du pouls, toutes les deux ou trois minutes et plus, chez des sujets qui ont guéri et dont le cœur n'avait que de l'ataxie musculaire ou folie du cœur.

ARTICLE V

SÉMIOTIQUE DU POULS

Toutes les variétés de pouls ne s'observent pas d'une façon isolée à l'état simple ; plusieurs se réunissent chez le même individu et forment des *pouls composés*, très importants à connaître. Ainsi le pouls peut être fréquent, petit ou large, régulier ou irrégulier ; il peut être dur et développé, inégal et filiforme, etc., combinaisons variées impossibles à décrire, et dont la clinique offre chaque jour des exemples.

On a bien souvent essayé de transformer en signes diagnostiques et pronostiques les caractères tirés de l'exploration du pouls. Les tentatives de Solano et de Bordeu que j'ai mentionnées sont les plus remarquables en ce genre : ni l'une ni l'autre n'ont réussi. Cela se comprend, lorsqu'on sait que le pouls, isolé des autres phénomènes morbides, n'a aucune signification positive, et qu'il ne peut être par lui-même le caractère pathognomonique d'aucune maladie. J'ai cherché sur un grand nombre de malades à vérifier les assertions de Bordeu sur le pouls, et je n'ai rien observé qui m'autorisât à adopter cette doctrine.

Les divisions du pouls en *critique* et *non critique* : le premier séparé en *pouls supérieur* capital, nasal, guttural, pectoral, lorsque les crises se font au-dessus du diaphragme, et en *pouls inférieur* stomacal, intestinal, utérin, rénal, hépatique, hémorrhoïdal, lorsque les crises se font dans un organe sous-diaphragmatique ; les combinaisons de ces pouls simples de façon à faire des pouls composés ; le second composé avec le premier dans les maladies aiguës et dans les maladies chroniques, sont autant d'idées théoriques et quelquefois d'hypothèses impossibles à justifier par l'observation.

Sans faire de la sphygmologie une science de divination, il y faut prendre ce qui s'y trouve, c'est-à-dire l'indice de certains obstacles matériels à la circulation du sang dans le cœur et dans les artères, c'est-à-dire l'indication des rétrécissements et insuffisances des orifices artériels ou ventriculaires, l'indice des anévrysmes artériels ; — la notion de la contractilité cardiaque et artérielle dans ses rapports avec la fièvre, avec la dépression, l'expansion ou la diminution des forces, — la révélation d'une polyhémie séreuse ou globulaire, etc., et en santé l'indication des désordres nerveux, produits par les émotions, les passions de l'homme. — C'est en comptant le pouls, en appréciant avec soin les diverses sensations qu'il fournit sous le doigt et en constatant le degré de la tension artérielle par le sphygmographe que l'on acquiert cette triple connaissance des faits dont je parle, et qui sont d'un usage journalier. — On n'aborde pas un malade sans apprécier le degré de fièvre et l'état des forces exagérées, amoindries ou faiblement comprimées, sans tenir compte de la masse du sang et des obstacles qui gênent sa course. De tels obstacles ne sont pas à dédaigner, et, dans beaucoup de circonstances difficiles, c'est à eux que le médecin s'adresse pour formuler son pronostic et son traitement. — Chacun sait que l'excessive fréquence du pouls à 160 et 180 est presque toujours l'indice de la mort. — Le pouls fréquent et irrégulier annonce la perversion des forces dans certaines fièvres typhoïdes classiques; — le pouls ralenti, inégal, irrégulier annonce en général une méningite; — le pouls simplement irrégulier sans ralentissement indique une affection cardiaque organique; — le pouls fréquent, large, régulier, indique un état contraire, l'augmentation des forces et peut-être celle de la masse du sang. — Un pouls petit, dur et fréquent, restant tel après la saignée, se rattache à la diminution absolue des forces, tandis que si l'opération le relève et lui donne de l'ampleur, c'est qu'il y avait seulement chez elle concentration ou dépression sans affaiblissement. — Le pouls devenant fréquent par accès et d'une façon intermittente et régulière, dans quelque condition morbide que ce soit, exige un traitement spécial immédiat par le sulfate de quinine donné après le redoublement. — Le pouls intermittent indique une maladié du cœur, ou une névrose cardiaque. — La mollesse et la petitesse du pouls réclament l'emploi des toniques. Il en est de même de sa force et de sa mollesse avec dicrotisme, ce qui indique une faible tension artérielle. — Sa force et sa dureté indiquant une forte tension artérielle, exigent au contraire l'application de la diète et des saignées, etc.

Comme on le voit, en dehors de toute connaissance précise de l'état local des malades, il y a dans le pouls des caractères importants de pronostic et de traitement qu'il faut apprendre à connaître pour éviter de graves erreurs. Sauf les maladies organiques du cœur, faisant obstacle à la circulation, et les maladies du cerveau qui paralysent à moitié le cœur, il n'y a qu'un petit nombre de maladies qui aient directement de l'influence sur le pouls. La plupart n'agissent sur lui que par l'intermédiaire de la vitalité générale et sous l'influence du grand sympathique. En rapport avec l'état dynamique bien plus qu'avec l'état organique matériel, le pouls est un véritable *biomètre* qui annonce les troubles variés dont les forces sont le théâtre, et il en révèle l'exaltation, l'affaiblissement, la perversion, circonstances capitales en médecine, lorsqu'il s'agit d'appliquer les ressources de la thérapeutique.

Dans quelques circonstances, le pouls est modifié par un obstacle à la circulation placé, soit dans le cœur à ses orifices, soit dans les artères, s'il y existe un anévrysme ou si elles sont comprimées par une tumeur. C'est à ce point qu'un homme expérimenté peut se servir de ces modifications du pouls pour en faire la base d'un diagnostic sérieux et motivé. Ainsi, dans les maladies du cœur, un pouls *petit*, *filiforme*, est le signe du rétrécissement des orifices, soit de l'aorte, soit plutôt de l'orifice auriculo-ventriculaire. Le pouls *faible et mou* appartient aux insuffisances, et, si ce pouls, comme l'a indiqué Corrigan, est vibrant, ondulé ou frémissant, c'est que l'insuffisance existe à l'orifice aortique et que tout l'arbre artériel reçoit l'impulsion de va-et-vient de la colonne sanguine qui sort et rentre en partie dans le cœur. Le pouls *retardé* indique un anévrysme de l'aorte, de rétrécissement aortique et l'insuffisance mitrale. — Le pouls qui reste large et mou lorsque le bras est tenu en l'air, indique une insuffisance des valvules aortiques.

§ 1er. — Sphygmographe de Marey.

Le sphygmographe (fig. 110 et 111) de Marey (1) bien appliqué rend de véritables services, car il indique, mieux que la palpation du doigt,

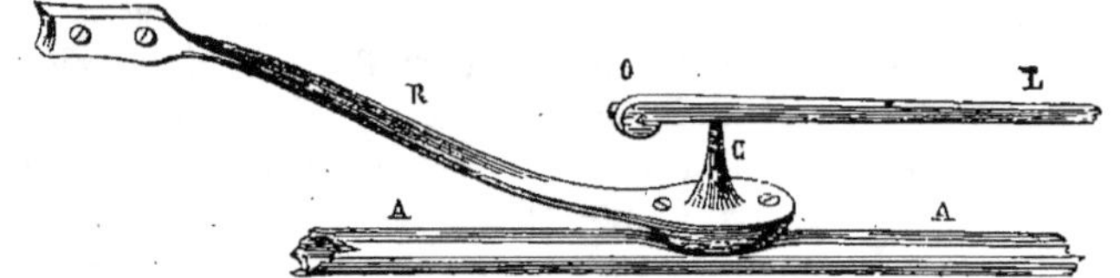

Fig. 110. — Sphygmographe de M. Marey (*).

des modifications de pulsation artérielle qui sont très utiles au diagnostic. Ainsi, le sphygmographe donne de la pulsation artérielle un tracé

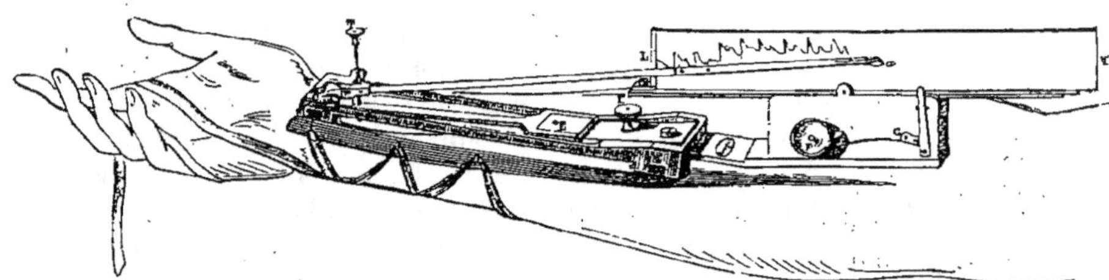

Fig. 111. — Sphygmographe de M. Marey appliqué au bras.

dont l'ascension, le sommet et la descente indiquent, soit l'état normal du cœur, soit le rétrécissement ou l'insuffisance des orifices, soit la présence d'un anévrysme de l'aorte ou des grosses artères, soit l'existence d'incrustations osseuses des parois artérielles.

Voici les tracés qui permettront de voir ce que j'indique :

1° Dans l'*état normal* (fig. 112); l'élévation un peu oblique du tracé indique que la contraction du cœur n'est ni trop rapide ni trop brusque,

(1) Marey. *Physiologie médicale de la circulation du sang.* Paris, 1863.

(*) A, A, artère dont il faut explorer les battements ; R, ressort maintenu, fixé par des vis portant à son extrémité libre une surface arrondie qui repose sur le vaisseau et le déprime. Chaque fois que le pouls de l'artère soulèvera le ressort, le mouvement se transmettra, par une arête verticale rigide C, au levier horizontal L, qui repose sur elle. Ce levier se meut autour du point O ; il oscillera donc dans un plan vertical, et son extrémité libre, annexée d'une plume, pourra tracer ses mouvements sur un cylindre tournant, comme cela se passe dans les appareils enregistreurs.

Il faut que la pelote qui presse le vaisseau ne serre pas trop, car selon le degré de pression exercé par l'observateur, on obtient des tracés tout différents du pouls.

le sommet arrondi montre un instant d'équilibre et de tonicité du cœur
et la descente prolongée oblique montre l'abaissement de la tension
artérielle.

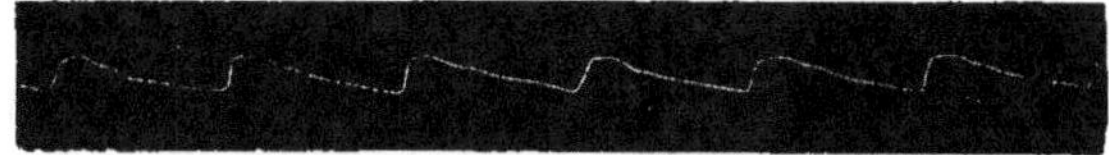

Fig. 112. — Tracé du pouls normal.

2° Dans l'*état normal modifié par l'exercice* (fig. 113) ; l'élévation du
tracé est plus droite, plus haute, le plateau ou sommet moins large et la
descente plus saccadée de — *a* en *b* — tracé normal et après arrête le

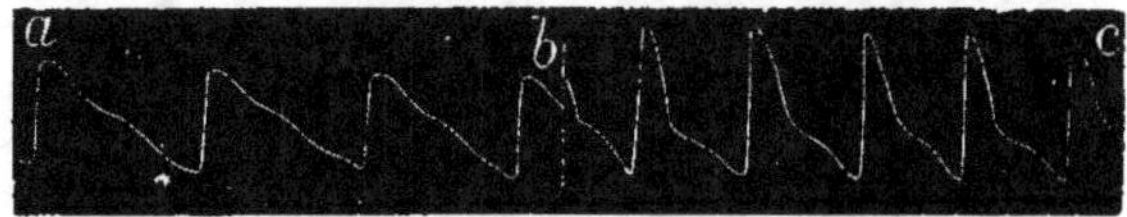

Fig. 113. — Variations du pouls sous l'influence de l'exercice. (J. Marey.)

mouvement de l'appareil au fort de l'exercice, et de *b* en *c* on a le tracé du
mouvement.

3° Dans les *anévrysmes* (fig. 114, 115, 116); on voit des modifications

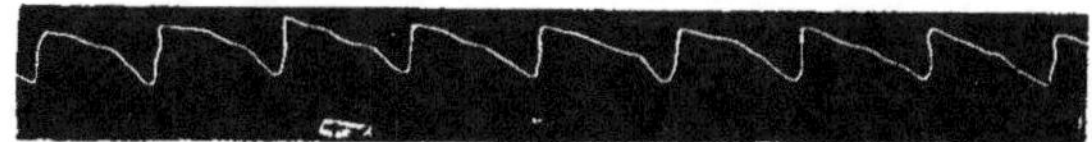

Fig. 114. — Côté sain. (J. Marey.)

spéciales. Ainsi dans ces figures on voit le pouls du côté sain avec ses
caractères normaux (fig. 117, et celui du côté de l'anévrysme (fig. 118), à

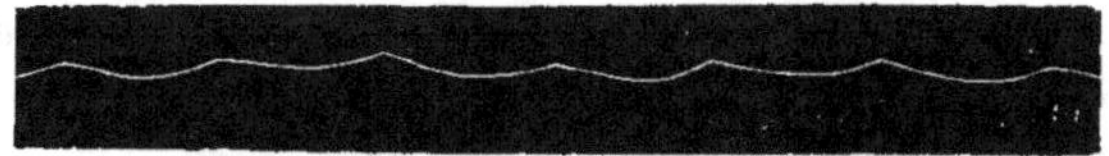

Fig. 115. — Côté de l'anévrysme. (J. Marey.)

peine appréciable au doigt, se révèle par un tracé dans lequel la diastole a

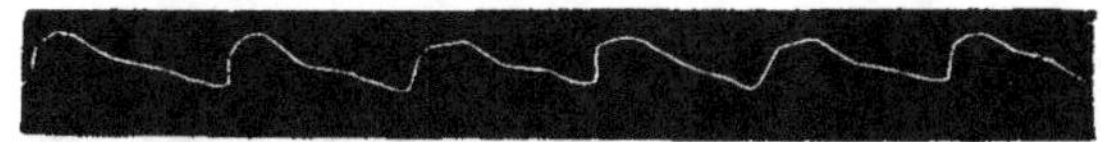

Fig. 116. — Tibiale postérieure gauche. (J. Marey.)

perdu de sa brusquerie et de son instantanéité ; — elle se fait lentement
comme la systole et l'arcade présente dans sa première comme dans sa
deuxième partie une régularité presque uniforme. — Toutefois il n'en est

pas toujours ainsi, et dans bien des cas si l'obstacle à la circulation n'est pas très grand, il y a peu de différence entre les tracés sains et anévrysmatiques.

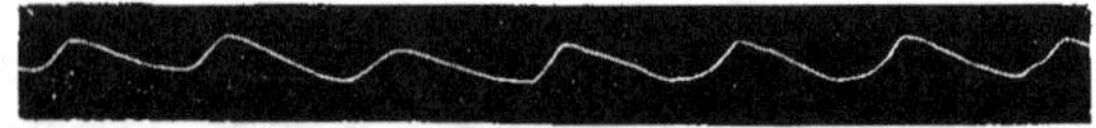

FIG. 117. — Tibiale postérieure droite anévrysmale. (J. Marey.)

4° Dans le *rétrécissement aortique* (fig. 119 et 120); le pouls est *régulier*, *petit*, *dur*, et le tracé offre une ascension qui est oblique, un plateau large

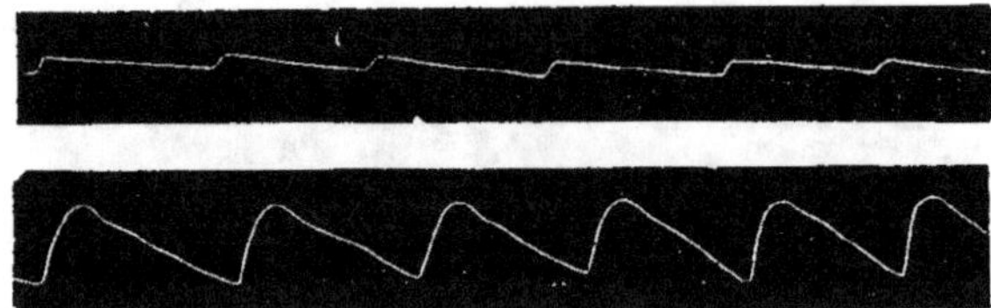

FIG. 118 et 119. — Types de pouls dans le rétrécissement aortique. (J, Marey.)

et arrondi, et enfin une descente qui montre la lenteur oblique de l'abaissement de tension vasculaire.

5° Dans l'*insuffisance aortique* (fig. 121); le pouls *plein*, *ample*, *déve-*

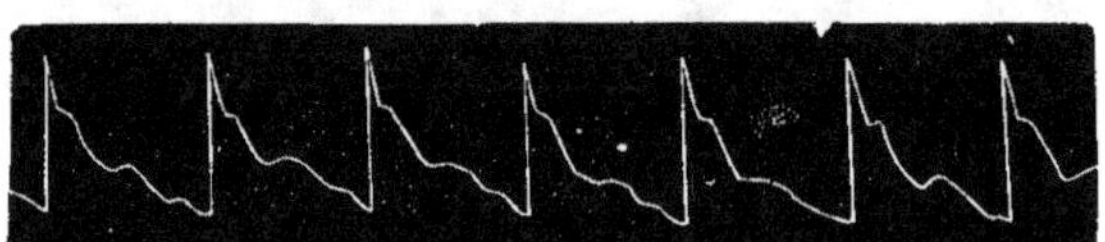

FIG. 120 — Pouls dans l'insuffisance aortique.

loppé frappe brusquement le bout du doigt, ce qu'indique bien l'élévation verticale brusque du tracé, puis il se laisse subitement déprimer en raison d'une tension qui ne peut persister, ce qu'indique la pointe aiguë de la ligne d'ascension et les sinuosités de la descente.

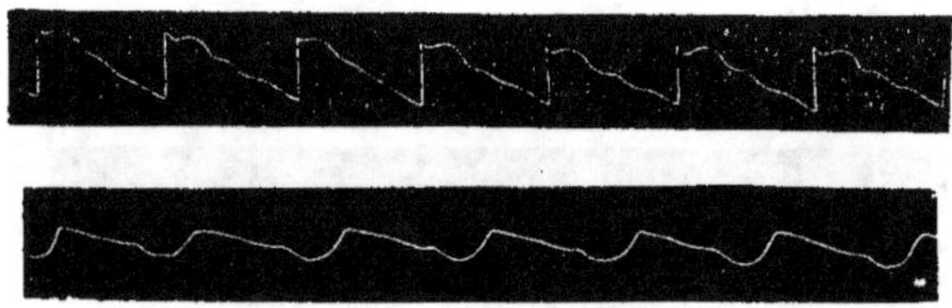

FIG. 121 et 122. — Rétrécissement et insuffisance de l'orifice aortique. (J. Marey.)

6° Dans le *rétrécissement* et dans l'*insuffisance aortique* (fig. 122 et 123) le pouls offre un tracé dont la pointe aiguë indique l'insuffisance et dont la courbe allongée annonce le rétrécissement des valvules sigmoïdes.

7° Dans l'*insuffisance mitrale* (fig. 124 et 125); le pouls est petit, souvent irrégulier, quelquefois imperceptible, à cause du peu de tension, ce

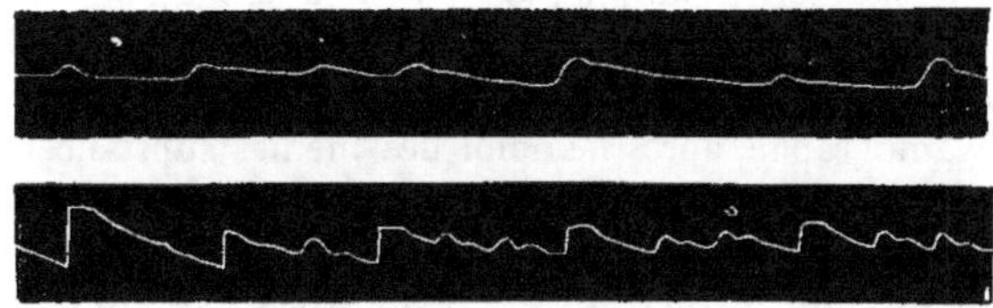

FIG. 123 et 124. — Pouls dans l'insuffisance mitrale.

qu'indique le tracé saccadé, sans régularité, des ascensions et des descentes du levier sphygmographique.

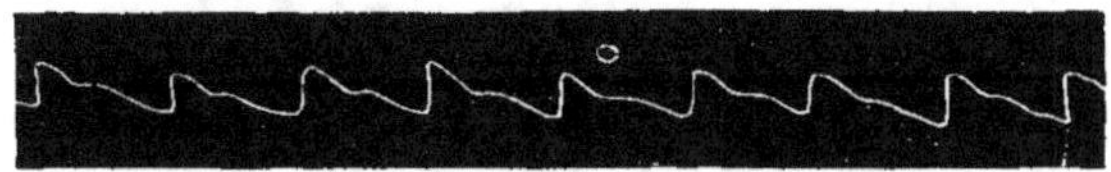

FIG. 125. — Pouls de rétrécissement mitral.

8° Dans le *rétrécissement mitral* (fig. 126); le pouls est irrégulier, petit et montre une faible tension.

9° Dans le *dicrotisme du pouls des fièvres* (fig. 127 et 128); le pouls

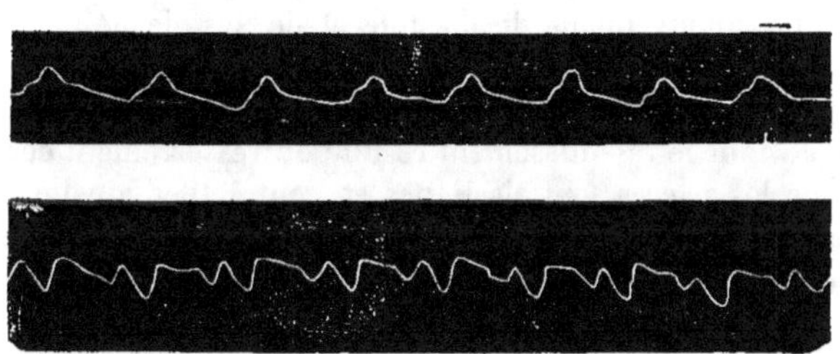

FIG. 126 et 127. — Pouls dicrotes.

rebondissant sous le doigt montre toujours sur la ligne de descente un petit crochet qui indique le rebondissement de l'artère.

10° Dans l'*état de nausée* (fig. 129); les artères contractées offrent une

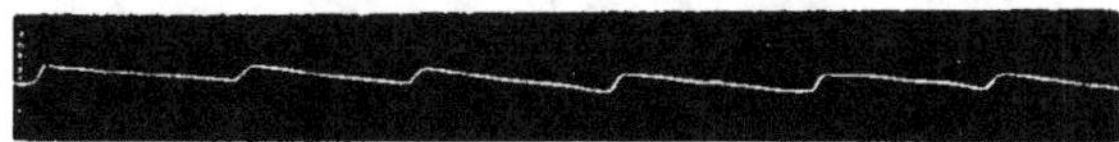

FIG. 128. — Pouls dans l'état de nausée.

tension considérable et le tracé indique à peine une élévation artérielle correspondant à la systole cardiaque.

On a aussi cherché par le sphygmographe à établir l'action différente des médicaments sur le pouls et sur la tension artérielle. — Dans un travail très intéressant, mais sans signification, Bordier a reproduit des tracés du pouls sous l'influence de l'opium, de la belladone, de la digitale, de la vératrine, du sulfate de quinine, etc., et il a cru qu'on allait pouvoir classer les médicaments d'après leur effet sur la tension artérielle. — C'était très ingénieux, mais C. Paul a répété les observations, pris des tracés avec le sphygmographe, après l'emploi des mêmes substances, la digitale en particulier (1), et il a obtenu des tracés tout différents entraînant des conclusions opposées. Là où Bordier (2) trouva qu'une augmentation de tension était produite par la digitale, Paul trouva le contraire : — cela s'explique parce que, ainsi que je l'ai dit plus haut, si la vis de l'instrument est plus ou moins serrée, ou plus ou moins directe et perpendiculaire sur l'artère, on a des tracés différents. — De son côté, Auguste Voisin a entrepris le diagnostic de l'épilepsie simulée par les tracés sphygmographiques du pouls, et il a montré que dans l'état normal les tracés ne ressemblaient pas du tout à ceux de l'aliénation (3). S'il n'y a pas là malice dans l'instrument, c'est très curieux.

Maintenant que je viens de dire tout ce que l'application de l'appareil enregistreur de Marey a de bon pour la constatation du synchronisme des systoles du cœur avec le choc des côtes et pour l'étude de certaines modifications du pouls, je vais parler de la doctrine qu'on en veut déduire.

Les études de M. Marey sur la circulation et sur le rôle respectif des capillaires et du cœur sont extrêmement curieuses et montrent combien l'expérience est difficile et trompeuse. Prenant l'effet pour la cause, l'auteur, préoccupé des mouvements de diastole et de systole des artères et des capillaires, prononce la déchéance du cœur, qui n'est plus qu'un balancier dont la rapidité est d'autant plus grande que la dilatation du pouls est plus forte et dont le ralentissement résulte du resserrement des artères.

De ce que les artères sont élastiques et contractiles ainsi que les capillaires, de ce qu'il y a des nerfs vaso-moteurs pour le relâchement et la contraction de ces vaisseaux, enfin de ce que la dilatation ou le resserrement des capillaires coïncide avec la vélocité, la grandeur ou le ralentissement et la petitesse du pouls, il ne s'ensuit pas que le cœur ne soit primitivement pour rien dans les modifications de force et de fréquence du pouls, qu'il soit l'instrument passif de la contractilité capillaire et qu'on doive le considérer comme n'étant plus l'organe central régulateur de la circulation. Marey dit bien : je viens de faire un cœur de caoutchouc, une aorte et ses valvules de caoutchouc, des artères et des capillaires de caoutchouc, des veines de caoutchouc, et lorsque sur cet appareil, je dilate ou je ferme les capillaires pendant qu'une pression régulière intermittente

----

(1) C. Paul, *De l'influence de la digitale sur le pouls* (*Bulletin de thérapeutique*, 1868, p. 193).

(2) Bordier, *Nerfs vaso-moteurs*. Thèse. Paris, 1867.

(3) Aug. Voisin, *De l'épilepsie simulée et de son diagnostic par des caractères sphygmographiques du pouls* (*Annales d'hygiène publ. et de méd. légale*. Paris, 1868, 2ᵉ séric, t. XXIX, p. 344), et *Leçons cliniques sur les maladies mentales*. Paris, 1883.

toujours égale agit sur le ventricule, je vois le pouls qui se relâche ou qui se resserre. Tout dépend de l'écoulement, et suivant qu'il est facile ou empêché, l'expansion des canaux élastiques où circule le liquide est forte ou faible, ce qui, appliqué à l'homme, explique les modifications des mouvements du cœur et du pouls ainsi que celles de la chaleur animale dans les maladies.

Au point de vue de l'expérimentation physique, Marey est irréprochable et ses expériences sont parfaites ; mais sont-elles entièrement applicables à l'homme vivant et doivent-elles permettre d'affirmer que dans la fièvre le cœur est primitivement étranger à la fréquence du pouls, à la formation de la chaleur animale, de l'algidité, etc. Je ne le crois pas, et je vais le démontrer.

Pour Marey, le pouls ordinaire résulte de la contraction du cœur renforcée par la contractilité et l'action élastique des artères. Mais le pouls morbide est autre chose, et il résulte exclusivement de l'action contractile augmentée ou diminuée du système artériel et capillaire. — Ce que l'on appelle pouls large, fort et plein, indice de force, n'est qu'un affaiblissement de la contractilité artérielle et indique la faiblesse et l'asthénie. Cependant c'est le cas d'un homme qui vient de faire un repas copieux et dont le pouls est fréquent, large et fort. Au contraire, ce que l'on a désigné comme état asthénique, c'est-à-dire le pouls petit, mou, filiforme, n'a rien de cela et résulte, au contraire, de la contractilité augmentée ou d'une plus grande tonicité des artères. — Le dicrotisme, que l'on considère généralement comme un indice d'une contractilité cardiaque très forte produisant le rebondissement de la colonne artérielle, n'est plus attribué à l'action augmentée du cœur et dépend d'une cause physique pure et simple qui est la perte d'action élastique des artères qui réagissent sur le flot d'une ondée sanguine. En pathologie, Marey n'est pas moins radical et ses conclusions sur la fièvre, sur l'algidité, sur les congestions et sur l'inflammation, sont tout aussi opposées à ce que l'on a admis jusqu'à ce jour.

Ainsi, la fièvre n'est plus cette action augmentée du cœur chassant plus vivement l'ondée sanguine qui épuise la contractilité artérielle et fait un pouls large et fort avec augmentation de la température du corps. Non. C'est une dilatation paralytique primitive des capillaires qui, rendant le passage du sang plus facile et produisant la congestion superficielle des tissus, occasionne à la fois la fréquence des contractions cardiaques et l'augmentation de la chaleur animale. Dans cette hypothèse, l'action du cœur est considérée comme non avenue dans la production des phénomènes fébriles et de la calorification. En revanche, c'est la contraction des capillaires faisant obstacle au cours du sang qui produit le ralentissement du cœur et l'algidité. Toute cette doctrine repose sur le fait de l'élasticité et de la contractilité vasculaire affaiblie ou augmentée usurpant le rôle accordé jusqu'ici aux mouvements du cœur. Il y a là selon moi une faute d'appréciation qui prouve combien l'expérience est trompeuse. En effet, dans la fièvre les battements du cœur ont une force d'impulsion contre les côtes infiniment plus grande que dans l'état normal; or, si le cœur chasse plus fort l'ondée sanguine, elle rebondira davantage dans les artères et les distendra plus fortement en affaiblissant leur contractilité, d'où le dicrotisme et la force du pouls. Mais ces phénomènes qui, dans les artères, sont de l'*asthénie*, sont, au contraire, dans le cœur, de l'*hypersthénie*, et c'est pour avoir déplacé les termes du problème que Marey a conclu au rebours de ce qu'enseigne la clinique. Les artères sont autant passives qu'actives dans la circulation, leur diastole est la conséquence de la systole cardiaque, elle est bien aidée par le réseau contractile de leurs parois, animé par les nerfs vaso-moteurs, mais elle est aussi sous la dépendance du cœur. Ce qui est faiblesse dans les artères est, au contraire, de la force dans le cœur pour que les mouvements de ces organes subordonnés soient dans un antagonisme perpétuel. — Dans le développement de la circulation, c'est le cœur qui paraît le premier, qui fait ses lacunes, ses vaisseaux, et qui est l'agent d'impulsion jusqu'au moment où l'arbre circulatoire sera complété, et il me paraît difficile de déclarer que ce sont les artères et les capillaires qui, par leur élasticité et leur contractilité, tiennent le cœur sous leur dépendance absolue. — Soutenir que les émotions morales qui font battre précipitamment et si violemment le cœur, n'agissent pas sur cet organe et qu'elles exercent primitivement leur action sur les capillaires de la face qui se dilatent en produisant la rougeur de cette partie, me paraît juger la doctrine. — Dire que la fièvre, fût-elle même provoquée par un coryza ou par un petit furoncle, n'est qu'une action mécanique exercée sur le cœur par la dilatation des capillaires de la muqueuse nasale ou des parties de la peau occupées par le furoncle, me semble tout aussi peu admissible. — En somme, sans nier l'influence du relâchement ou de la contraction des capillaires sur la rapidité de la circulation périphérique, sur la calorification et quelquefois même sur les mouvements cardiaques, il y a exagération et grave erreur à déposséder le cœur de toute action sur la dilatation et le rétrécissement des artères. Cet organe, selon sa force d'impulsion, dilate plus ou moins les artères qui représentent par leurs battements l'intensité de cette force, et bien que la force du pouls soit souvent due à la perte de la contractilité artérielle, à une sorte d'asthénie vasculaire, cette asthénie n'en représente pas moins l'hypersthénie du cœur. A moins de vouloir prendre l'effet pour la cause, il est impossible de conclure autrement.

Des expériences récentes prouvent d'ailleurs ce que je viens de dire de la façon la plus concluante. Comme je l'ai déjà dit, Cyon a fait voir qu'il y avait dans le cœur un nerf spécial émané du grand sympathique dont l'excitation produisait l'accélération des contractions ventriculaires en même temps que le relâchement des capillaires périphériques. — A ce nerf nouveau, nommé *modérateur de la circulation*, est dévolu le rôle d'accélérer les mouvements cardiaques en ouvrant le réseau périphérique quand le cœur est trop plein, et de les ralentir quand l'organe est peu distendu de sang. C'est le nerf du cœur qui est primitivement affecté, qui ouvre ou ferme le réseau vasculaire périphérique, ce qui occasionne, comme le dit Marey, la fréquence des contractions ventriculaires, mais ce sera, comme je l'ai dit, un effet réflexe et non une cause de l'*asthénie* ou de l'*hypér- sthénie du cœur*. Cet organe reste le premier agent des sympathies mor- bides, et, comme l'a dit Galien, la fièvre est un mouvement contre nature allumé dans le cœur.

§ 2. — Sphygmographe de Brondel.

A côté du sphygmographe de Marey, il faut placer celui de Brondel (1) qui paraît avoir sur le premier des avantages que je vais faire connaître. Ce sphygmographe est assez semblable comme forme à celui de M. Marey, mais il en diffère absolument par le principe sur lequel il repose. Le ressort artériel est remplacé par un simple levier en cuivre, rigide, inerte et très léger; ce levier n'exerce pas sur l'artère la moindre réaction et suit passi-

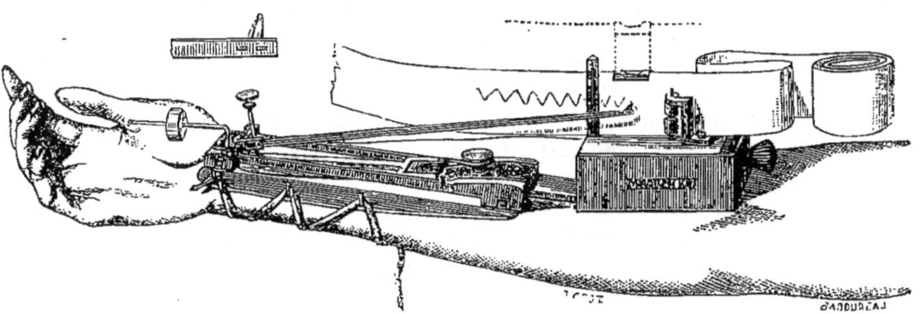

FIG. 129. — Sphygmographe de Brondel.

vement les mouvements qui lui sont communiqués. C'est ce fait, très im- portant, qui sépare ce nouvel appareil de presque tous ceux qui ont été construits jusqu'à présent, et qui a conduit M. Brondel à lui donner le nom de *sphygmographe passif* (fig. 129).

La base du sphygmographe, ce rectangle en cuivre sur lequel repose l'appareil et que l'on appelle *cadre*, n'a presque pas été modifiée; seule- ment, elle est droite au lieu d'être coudée au niveau de la boîte d'horlo- gerie et, à la place de ces grandes plaques à rabattement qui servaient à attacher l'appareil, M. Brondel a mis seulement deux petites *ailettes* des- tinées à lui donner plus de fixité; quatre crochets sont fixés sur le *cadre* pour passer le *lien* qui est attaché à l'un d'eux (2).

(1) Brondel, *Le sphygmographe passif, applications à l'étude physiologique et clinique des pulsations normales et pathologiques.* Paris, 1881, et *Nouveau dictionnaire de médecine et de chirurgie pratiques.* Paris, 1882, t. XXXIII, art. SPHYGMOGRAPHE. Nous empruntons à ce travail une grande partie des renseignements qui suivent.

(2) Les crochets et le lien sont supprimés dans le modèle définitif, la stabilité de l'appa- reil étant suffisamment assurée par les deux attelles mobiles.

Au milieu du *cadre*, dans sa partie à jour, se trouve la pièce la plus importante du sphygmographe passif, une tige de cuivre mince et plus légère, qui oscille autour d'un axe fixé à son extrémité postérieure (l'extrémité postérieure de l'appareil est celle où se trouve la boîte d'horlogerie et est tournée vers le pli du bras), et terminée à son autre extrémité par un renflement inférieur qui vient s'appuyer sur l'artère à explorer comme un bout de doigt : c'est le *levier artériel*. Il est un peu plus long que le ressort de M. Marey et porte sur sa face supérieure un autre petit levier articulé sur lui, et terminé par le *couteau*, petite lame dont le tranchant vient soulever la *plume* et qui peut être élevé ou abaissé au moyen d'une longue vis à tête large, la *vis de réglage*. A ce levier artériel vient s'en ajouter un autre qui est mobile, courbé en baïonnette et qu'on voit se prolonger au-dessus de l'éminence thénar. Ce levier amovible, qu'il appelle *levier additionnel*, s'introduit dans une cavité que contient la partie renflée du levier artériel, et sert à faire varier et à régler la pression exercée sur l'artère; pour cela, on enfile sur sa partie horizontale des *curseurs* en cuivre percé d'un trou à leur centre, ayant des poids différents et connus, et qui pèsent d'autant plus sur le vaisseau qu'ils sont plus près de l'extrémité libre du *levier additionnel :* il est facile d'en comprendre le mécanisme qui est, en considérant l'action sur les parties molles, celui d'un levier du deuxième genre. La branche horizontale est graduée et une table permet de connaître immédiatement et d'exprimer en grammes la pression qu'exerce la partie renflée du levier artériel.

Le levier écrivant, c'est-à-dire la *plume*, a la même disposition que dans le sphygmographe de Marey; mais le *bec* est différent; il est fait en aluminium, d'un seul morceau, sans soudures, et composé de deux lames analogues à celles d'un tire-ligne et dont la pointe est parfaitement polie et brunie pour exercer le plus faible frottement sur le papier. Ces becs sont extrêmement légers, d'un prix de revient modique et peuvent être facilement changés; de plus, en touchant à peine le papier, ils tracent des lignes extrêmement nettes et fines comme le ferait une plume ordinaire.

Sur la partie pleine du *cadre* repose la *caisse* qui contient le mouvement d'horlogerie; cette caisse, d'une forme analogue à celle du sphygmographe de Marey, est posée à *plat* au lieu d'être placée *de champ*, ce qui donne à l'appareil plus de stabilité. Sur sa partie supérieure se trouvent diverses pièces importantes : d'abord les *cylindres*, au nombre de deux (un seul est visible dans la figure), destinés à faire mouvoir la bande de papier. L'un est fixe dans sa position absolue, mais tourne autour de son axe d'un mouvement uniforme que lui transmet le mécanisme intérieur : c'est le *cylindre fixe ;* le second, *cylindre mobile*, n'est pas animé d'un mouvement de rotation, mais peut s'écarter du premier contre lequel il est tenu pressé par un ressort; c'est entre les deux que se trouve saisie la bande de papier; ils ont 1 centimètre de diamètre et font un tour par seconde, et leur surface est grenue pour mordre sur le papier.

Devant les *cylindres* est une plaque en cuivre, dont le bord supérieur est recourbé en gouttière pour maintenir la bande de papier bien droite (il est visible sur la figure) : c'est la *plaque* qui fournit un plan résistant et vertical à la plume lorsqu'elle vient marquer ses traits sur le papier. Sur l'extrémité antérieure de la *caisse*, on voit le *montant*, tige en cuivre verticale, taillée en biseau et qui sert à guider la bande de papier et à empêcher, en la déviant de côté, qu'elle ne vienne s'engager entre le levier artériel et la plume. Son extrémité supérieure porte une petite roulette horizontale destinée à faciliter le glissement de la bande, et sa face, qui est en contact avec cette bande, est échancrée pour que son contact ne puisse effacer les traits que vient de marquer la plume. En arrière des cylindres existe un *montant* semblable au premier.

Sur cette même face supérieure de la *caisse* se trouve le *déclic*, pareil à celui de l'instrument de M. Marey, mais horizontal ; en l'attirant en arrière, on met en marche le mouvement d'horlogerie que l'on arrête d'une façon inverse. Enfin, tout à fait en arrière de la *caisse* est le *remontoire*, bouton de cuivre qui sert à remonter le mécanisme d'horlogerie comme dans un chronomètre.

Tel est dans ses détails le *sphygmographe passif*, dont la simplicité fait le principal mérite. Il a, en outre, ce grand avantage qu'il sera facile à ceux qui possèdent des sphygmographes dé Marey de les faire transformer en sphygmographes passifs, s'ils le désirent.

La première des qualités de ce sphygmographe c'est l'absence complète d'*élasticité*. Le ressort de M. Marey, loin d'être ce *levier idéal* tant désiré, écrase l'artère d'un poids considérable ; j'ai déjà donné deux chiffres expérimentés par moi. W. Rive (d'Amsterdam) en donne d'approchant : « La pression du ressort par l'application du sphygmographe compatible avec de bonnes courbes correspond à un poids qui varierait entre 260 et 390 grammes et au delà. » Ce sont là des pressions énormes qui effrayeraient si elles étaient représentées par des poids ; voyez-vous un poids d'un demi-kilogramme placé sur l'artère pour la déprimer ! Mais le ressort a d'autres inconvénients : sa pression n'est pas la même pendant toute la durée de la pulsation, elle augmente avec la courbure, de sorte que lorsque l'artère l'a soulevé, sa tension devient plus forte, il comprime les parties molles avec plus d'énergie, et arrivé au sommet de sa courbe il réagit violemment sur le vaisseau qu'il écrase, empêchant ainsi le polycrotisme de paraître sur le tracé, sauf dans des cas exceptionnels de force du pouls et d'habileté de maniement. Il est impossible de ne pas être frappé de la justesse de ce reproche adressé au ressort et de l'en disculper. Le levier inerte, lui, avec le levier additionnel pèse 15 grammes, et ce poids suffit la plupart du temps à avoir des amplitudes magnifiques ; en tout cas, qu'il soit soulevé à quelque hauteur que ce soit, sa pression ne variera pas d'un milligramme, et le pouls eût-il un plus grand nombre de rebondissements qu'il les enregistrera tous fidèlement, tandis que le ressort les comprime et les laisse se produire sous lui sans pouvoir les accuser. Dans le sphygmographe passif, il n'y a donc rien qui puisse modifier le tracé du pouls, rien qui puisse écraser l'élasticité de l'artère, cela est facile à comprendre et ne peut être révoqué en doute.

D'un autre côté, si le levier inerte ne peut en rien altérer la courbe du pouls, il est admirablement conformé, vu la liberté et l'amplitude de ses mouvements, et la forme de sa partie renflée, pour *aller chercher* la paroi artérielle qui fuit sous lui, pour la suivre absolument et ne laisser échapper aucun détail de ses mouvements. Il est des sphygmographes où la pression sur l'artère est peu élastique, mais qui sont moins sensibles parce que leur levier ne peut suivre aussi fidèlement la paroi vasculaire.

On s'est vivement préoccupé d'avoir l'évaluation en grammes de la pression exercée sur l'artère, et pour obtenir ce résultat on a toujours employé des dynamomètres, par conséquent une force élastique ajoutée à celle du ressort. Dans le sphygmographe passif, cette pression est connue à chaque instant par le fait même de l'application de l'appareil : le levier complet pèse 15 grammes sur l'artère, et l'adjonction des *curseurs* fait varier son poids dans des limites connues et mesurées exactement. Le levier additionnel est gradué (comme le bras d'une balance romaine); il y a trois traits marqués sur toute sa longueur, un à chaque extrémité et un au milieu, ce qui suffit grandement, car il ne faut pas vouloir faire de ce levier une balance de précision, et une erreur de quelques centigrammes est très négligeable; on doit se contenter d'une *exactitude clinique.* Le trait le plus rapproché du coude du levier porte le n° 1, celui du milieu le n° 2 et celui de l'extrémité libre le n° 3. Au moyen de la table suivante, on connaît immédiatement le poids qui pèse sur l'artère explorée :

Le levier pèse 15 grammes.

		N° 1.	N° 2.	N° 3.
	Les 5 grammes	22^{gr},50	25 grammes	27^{gr},50
	Les 10 —	27, 50	30 —	32, 50
	Les 20 —	37, 50	40 —	47, 50
Poids en cuivre.	Les 30 —	52, 50	60 —	72, 58
	Les 40 —	67, 50	75 —	89, 50
	Les 50 —	80, 00	95 —	112, 50
	Les 100 —	155, 00	170 —	195, 00

On peut donc, lorsqu'on prend des tracés, se mettre rigoureusement dans les mêmes conditions un nombre infini de fois; c'est une des conséquences mêmes de l'application de l'instrument de connaître la pression exercée par lui. On voit, en regardant le tableau, dans quelles limites varient les pressions qu'on peut appliquer sur le levier (de 15 à 195 grammes); elles sont très faibles comparées à celles du ressort de M. Marey, encore est-il excessivement rare qu'on emploie les poids de 50 et de 100 grammes.

M. Brondel croit que le sphygmographe passif réunit toutes les conditions possibles de fidélité et de sensibilité, par suite de la substitution d'un levier inerte léger, à un ressort élastique excessivement pesant. L'idée de cette substitution était très simple et s'imposait presque à l'esprit : c'est la malheureuse erreur de Vierordt qui en a détourné tous les physiologistes jusqu'à présent.

En dehors de cet avantage capital qui constitue un principe nouveau, le sphygmographe passif en réunit d'autres assez nombreux, résultant, soit du premier perfectionnement apporté à l'appareil primitif, soit de la suppression du levier élastique.

L'ancien système de liens du sphygmographe de Marey avait semblé défectueux à presque tous les expérimentateurs qui l'accusaient de comprimer les veines superficielles et de changer les conditions normales de la circulation. Cet inconvénient, quoique réel, avait été exagéré; ce qu'il y avait de plus défectueux, c'est que la pression sur l'artère s'établissait au moyen du lacet, et que, par conséquent, on n'était jamais sûr du degré de constriction établi, et encore moins de se mettre deux fois dans les mêmes conditions. Avec un levier inerte, complètement indépendant de l'appareil, il n'en est plus de même ; les liens sont inutiles pour établir la pression qui n'est produite absolument que par le poids du levier artériel et ne servent qu'à donner plus de stabilité à l'instrument. On peut les serrer autant que possible sans augmenter de la plus minime quantité le poids qui pèse sur l'artère ; le sphygmographe peut être posé sur l'avant-bras sans aucun moyen de contention, et abandonné complètement à lui-même, à condition, cela s'entend, que le malade ne fasse pas de mouvements. Je ne crois pas qu'il existe un autre appareil qui remplisse ces conditions; tous exigent, pour fonctionner, d'être maintenus sur l'avant-bras et pressés sur l'artère d'une façon quelconque. Cependant il a fallu adopter un système de déligation et M. Brondel a conservé l'ancien, qui est le vulgaire lacet, ce qu'il y a de plus simple, et qui doit être appliqué d'une façon assez lâche pour ne pas comprimer la moindre veine.

Tout ceci rend l'application du sphygmographe passif bien plus aisée, puisqu'on n'a plus à se préoccuper de serrer le lacet d'une façon uniforme et toujours égale autant que possible, ni à craindre de déranger l'appareil pendant qu'on l'assujettit. De plus, son application à des artères autres que la radiale est singulièrement facilitée, et pour la pointe du cœur, surtout, sont évitées les nombreuses difficultés qui résultaient de la conformation du sphygmographe de Marey; celui-ci, en effet, nécessitait, pour s'appliquer en cet endroit, son maintien à l'aide de liens entourant la poitrine, et les mouvements de la respiration, en tendant fortement ces liens, augmentaient à chaque inspiration la tension du ressort et communiquaient au levier des oscillations fort gênantes. Le sphygmographe passif n'a besoin simplement que d'être posé sur le thorax, le levier artériel sur la pointe du cœur et chargé de poids convenables.

Les tracés ont une longueur considérable, puisque le mouvement d'horlogerie peut dérouler toujours au moins 30 centimètres de papier, ce qui est largement suffisant dans tous les cas; ils peuvent être pris avec un papier et une encre quelconque, et reproduits facilement et directement par la photographie; ils sont, enfin, remarquablement délicats et fidèles interprètes de tous les accidents physiologiques et pathologiques de la circulation.

Il est facile de voir, d'après tout ce qui précède, que si le sphygmographe passif a conservé un peu la forme de celui de M. Marey, c'est néanmoins un instrument absolument différent. Non seulement les pièces ne sont pas les mêmes pour la plupart, mais le principe fondamental est totalement changé, ce qui établit une différence considérable entre les deux appareils. Dans l'un, toutes les pressions sont élastiques, écrasent l'artère par un poids énorme et introduisent dans le tracé l'image de leur réaction propre; dans l'autre, il existe un seul levier inerte qui en soulève un autre également inerte (car j'ai supprimé le petit ressort qui pesait sur la base de la plume) et sans réaction possible aux mouvements communiqués.

Comme exemple je vais donner l'analyse de la pulsation normale telle qu'elle est obtenue au moyen du sphygmographe, et voici comment on peut expliquer la courbe gastrique du pouls normal.

En supposant que les vaisseaux soient rigides, on aurait (fig. 130) la ligne

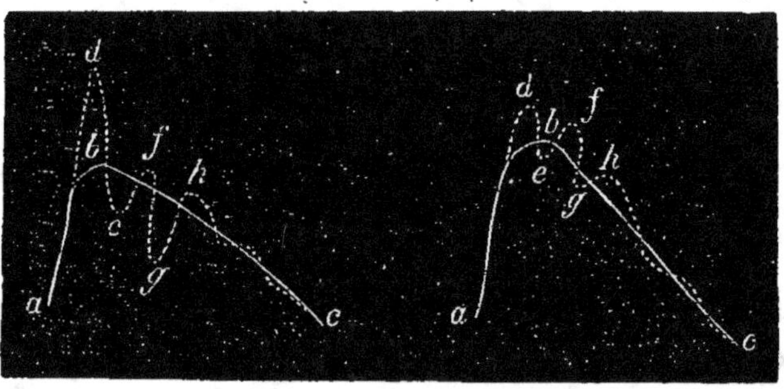

Fig. 130. — Analyse de la pulsation. (Brondel.)

pleine $a'\,b'\,c'$; la tension du sang, montant brusquement et s'éteignant d'une manière graduelle, est formée d'oscillations décroissantes. Le ventricule se contracte jusqu'en b', mais la colonne sanguine, poussée par son inertie, dépasse la limite de la contraction cardiaque, et se précipite en avant jusqu'en d' ; elle revient alors en arrière, rencontre en c' le ventricule encore contracté, revient en avant en f', où commence la diastole ventriculaire. De f' en g' le ventricule se dilate, la colonne du sang revient fortement en arrière pour former les valvules aortiques en g'. Cette occlusion occasionne un nouveau soubresaut du sang, la pression remonte dans les artères jusqu'en h', et là la colonne sanguine, prise par l'élasticité artérielle, achève sa course avec deux petites oscillations décroissantes. On a ainsi la courbure représentée par la ligne pleine A, où le point d' est placé à mi-hauteur de la ligne ab.

Si la tension artérielle diminue, les vaisseaux deviennent plus dilatables, le mouvement de pendule décrit précédemment aura des oscillations plus amples, les incisures seront plus profondes, et le point *g* sera abaissé. Dans la forte tension artérielle le contraire arrivera ; le cœur, trouvant, lui, plus de résistance, accompagnera plus loin l'ondée sanguine, les oscillations seront plus restreintes et le point *g* s'élèvera.

Ainsi le point de fermeture des valvules sigmoïdes, *g*, indique par sa position l'état de tension des artères, c'est-à-dire l'état des vaso-moteurs, et le sphygmographe devient en quelque sorte le thermomètre du système nerveux. A l'aide de cet appareil, M. Brondel a pu prendre un grand nombre de tracés du pouls normal dont la signification diagnostique ne change pas les résultats de Marey que j'ai signalés plus haut.

CHAPITRE V

SIGNES FOURNIS AU DIAGNOSTIC PAR LES VEINES
ET PAR LA CIRCULATION VEINEUSE

Les veines du cou, de la poitrine, du ventre et des membres peuvent se développer d'une façon considérable et parfois devenir localement *variqueuses* ou être le siège de pulsations particulières dans un certain nombre de maladies.

Leur plus *grand nombre*, leur *dilatation* localisée, leur *flexuosité* et leur *état variqueux* résultent ordinairement d'un obstacle au retour du sang vers le cœur, soit par le fait de la pesanteur, soit au contraire par suite d'une lésion matérielle comprimant le vaisseau. — Cette dilatation est *partielle* ou *générale*. — La dilatation partielle des veines sous-cutanées s'observe, soit au cou, soit à la face, dans les cas d'insuffisance tricuspide, et d'asystolie ; — dans les cas de compression de la veine cave supérieure, par un anévrysme de l'aorte, par une tumeur du médiastin ou du poumon. — La dilatation des veines superficielles du ventre indique un obstacle au cours du sang dans la veine porte, une cirrhose du foie, une tumeur volumineuse de l'abdomen, kyste de l'ovaire ou accroissement de l'utérus, une ascite, etc. La dilatation des veines du rectum et de l'anus, formant des varices, indique de la constipation habituelle ou une tumeur du ventre et du petit bassin comprimant les veines hypogastriques ; — la dilatation des veines rétiniennes indique la congestion cérébrale, les tumeurs et les phlegmasies du cerveau ou des méninges (1). — Celle qu'on observe dans les veines sous-cutanées des membres inférieurs accompagne la *phlegmatia alba dolens*, la grossesse et les tumeurs du ventre ; mais alors cette dilatation acquiert des proportions considérables et donne lieu à une altération des veines connue sous le nom de *varices*.

Les varices, comme la dilatation simple des veines, indiquent souvent

____

(1) Voy. CÉRÉBROSCOPIE, p. 181.

un obstacle au cours du sang, soit parce que l'influence de la pesanteur empêche ce fluide de rentrer des membres inférieurs au cœur, soit parce que des tumeurs de l'abdomen ou des amas de matières fécales compriment le tronc de la veine cave inférieure. C'est ainsi que dans un grand nombre de circonstances se forment les hémorrhoïdes, qui sont, comme on le sait, les varices de la fin de l'intestin.

Le phénomène le plus important qui ait été observé dans les veines est un mouvement d'impulsion, appelé *pouls veineux*, observé dans les veines du fond de l'œil et dans les veines jugulaires. Dans l'insuffisance et dans le rétrécissement de l'orifice auriculo-ventriculaire droit, à chaque contraction, le sang reflue dans la veine cave supérieure et donne lieu à un battement des veines jugulaires appréciable à l'œil, sans être jamais assez fort pour être senti avec la main. — Ce pouls veineux est le caractère pathognomonique des maladies de l'orifice auriculo-ventriculaire droit. On rencontre quelquefois un phénomène analogue dans les veines des membres, lorsqu'il y a varice anévrysmale, c'est-à-dire communication accidentelle entre une veine et une artère; mais alors c'est plutôt un pouls artériel avec frémissement vibratoire qu'un véritable pouls veineux.

CHAPITRE VI

SIGNES FOURNIS AU DIAGNOSTIC PAR LES PALPITATIONS

Laennec appelait *palpitations* les battements du cœur sensibles et incommodes pour les malades ; mais c'est trop restreindre la signification de ce mot, car, s'il y a des *palpitations de cœur*, il y a aussi des *palpitations dans les artères* chez les personnes nerveuses et hypocondriaques. Il faut appliquer ce nom à tous les battements exagérés du cœur et des grosses artères lorsqu'ils sont sensibles pour les malades.

Les palpitations cardiaques et artérielles ont les mêmes causes. Ce sont des troubles fonctionnels réflexes du cœur et des artères qui dépendent tantôt de l'hyperesthésie simple, *essentielle* ou *idiopathique* de ces organes, et tantôt d'une hyperesthésie provoquée par une de leurs altérations matérielles. Elles sont *idiopathiques* dans le premier cas, et *symptomatiques* dans l'autre.

1° Les *palpitations essentielles* résultent de la disposition nerveuse innée ou acquise des individus, de leur jeune âge et de leur sexe, de leur éducation et des sentiments variés qui viennent agiter leur âme.

Plus fréquentes dans la jeunesse et dans l'âge adulte qu'à toute autre époque de la vie, chez les femmes que chez l'homme, chez les êtres faibles, débiles, pâles, impressionnables et nerveux, que chez les sujets vigoureusement constitués, elles se produisent chez tous ces individus à la suite des impressions débilitantes prolongées, telles que de longs et vifs chagrins, l'ambition déçue, l'envie permanente de tout ce qui réussit aux autres, la colère furieuse, l'amour exalté et les excès vénériens ou la masturbation, la frayeur, les lectures énervantes de choses imaginaires, fantastiques ou réelles, enfin après tout ce qui agit profondément sur l'âme pour exalter ou affaiblir son action. Il a souvent suffi à des étudiants en médecine d'entendre parler de maladie organique du cœur pour se croire affectés à leur tour et pour avoir, sous l'influence de cette impression morale, des palpitations du cœur assez pénibles pour rendre leur vie malheureuse. C'est ce qu'on a appelé la *maladie du cœur des étudiants*, névrose qui disparaît vite lorsque la frayeur du mal a cessé, car la quiétude d'esprit suffit à la guérison.

Les palpitations existent chez tous les individus accidentellement ou naturellement nerveux par suite de chloro-anémie et d'appauvrissement du sang. C'est à ce titre qu'on les observe sur les filles atteintes de chlorose, sur les hypocondriaques, sur les sujets étiolés par le mauvais air et l'alimentation insuffisante, et chez les valétudinaires, affaiblis par de longues maladies, par la cachexie paludéenne, cancéreuse, syphilitique, etc. Il y a, chez ces individus, diminution des globules sanguins, caractérisée par la pâleur de la peau et des muqueuses, et par des bruits de souffle simple et à double courant dans les grosses artères et principalement dans les carotides.

Les excitants du système nerveux, l'alcool, le vin, le thé, et certains stupéfiants, tels que le tabac fumé à l'excès, produisent aussi des palpitations.

Leur cause ordinaire est l'hyperesthésie cardiaque provoquée par une maladie locale, ordinairement une altération organique susceptible de faire obstacle au cours du sang et d'exciter dans les muscles du cœur un surcroît d'action sensible et incommode pour les malades. Certaines maladies aiguës et chroniques du poumon, l'hypertrophie du cœur, l'endocardite, la péricardite, l'amincissement des parois du cœur, les anévrysmes de l'aorte, les rétrécissements et les insuffisances des orifices artériels et auriculo-ventriculaires, etc., s'accompagnent souvent de battements irréguliers, tumultueux, plus ou moins violents selon l'âge des individus et l'étendue de l'altération. Ces palpitations, désignées comme *symptomatiques* d'un mal local, ne sont en réalité que des phénomènes *essentiels* ou réflexes, en rapport avec le degré de sensibilité des individus ; car, chez le vieillard affecté des mêmes altérations matérielles du cœur ou de ses orifices, elles n'existent pas. Phénomènes essentiellement dynamiques, elles se rapportent plus au trouble de la sensibilité nerveuse du cœur qu'à l'altération matérielle de son tissu.

Les palpitations cardiaques, sensibles et incommodes pour les malades, sont caractérisées par une vive impulsion de la région précordiale, qui est quelquefois ébranlée d'une façon appréciable au regard, ou du moins qui se transmet à la main placée sur la poitrine.

Les battements du cœur sont plus fréquents, quelquefois tumultueux, irréguliers, intermittents, comme si le cœur faisait un *faux pas*. C'est ce que l'on a désigné sous le nom de *chorée cardiaque*, état qu'il ne faut

pas confondre avec les maladies du cœur qui compliquent quelquefois
la chorée, et que par un abus de langage on a appelées aussi *chorées cardiaques*.

Les bruits, souvent naturels, deviennent, dans quelques circonstances,
éclatants, clairs, accompagnés d'une sorte de tintement métallique produit
par le choc de l'organe contre la poitrine, et ailleurs d'un bruit de souffle
aortique qui cesse avec la palpitation. On entend ces bruits dans le dos, on
peut même les entendre à une faible distance de la paroi thoracique si les
palpitations sont très violentes.

Le pouls révèle des modifications analogues aux contractions du cœur.
Tantôt fort et vibrant, souvent faible et serré, il a des intermittences et des
irrégularités comme le cœur ; mais, de plus, il offre souvent des intermittences que le cœur ne présente pas.

Les palpitations sont rarement continuelles, si ce n'est dans l'âge adulte,
lorsqu'il existe une grave altération matérielle du cœur et de ses orifices.
Elles se montrent, en général, sous forme de paroxysmes, sans nulle provocation ou par le fait de la chaleur, d'une émotion, d'une contrariété, de
la marche, de la montée d'un escalier, etc. Quand elles sont très fortes,
elles déterminent des malaises, des défaillances et quelquefois une syncope
qui peut être suivie de mort.

Le diagnostic des palpitations n'est pas difficile, et les malades en savent
à cet égard autant que le médecin. Le fait d'un battement de cœur sensible
et incommode n'a rien d'embarrassant. La cause seule de ces battements
est quelquefois difficile à découvrir, et c'est à cette recherche qu'il faut
s'appliquer.

Chez les enfants, les palpitations cardiaques sont assez souvent *essentielles, idiopathiques*, et indépendantes de toute altération organique du
cœur. Mais dans un certain nombre de cas, elles dépendent d'une endocardite végétante légère très commune dans le premier âge, et qui résulte
des maladies aiguës (1).

Chez les vieillards, au contraire, les palpitations sont rares, et elles résultent toujours d'une altération matérielle.

Les palpitations idiopathiques s'observent dans l'hystérie, la chloro-
anémie, l'hypocondrie, et ne sont pas accompagnées de souffle rude ni
de frémissement cataire, comme le sont presque toujours les palpitations
liées à une nosorganie cardiaque.

Les *palpitations artérielles* sont plus rares que les palpitations de cœur ;
ce sont des battements artériels sensibles et incommodes, qui ont pour
siège les différentes artères du corps. On les observe dans les artères
temporales, chez les pléthoriques ; dans l'aorte ventrale, chez les hystériques et chez les hypocondriaques ; dans les membres affectés de tumeurs, dans toutes les artères à la fois, chez les personnes nerveuses un

_____

(1) Voy. Bouchut, *Traité des maladies de l'enfance*, 7ᵉ édit., chap. MALADIES DU
CŒUR.

peu émues ; enfin chez les valétudinaires dont le pouls s'élève de 10 à 15 pulsations par le moindre mouvement et par la fatigue. Cette susceptibilité du cœur et des artères est toujours l'indice d'une grande irritabilité ou d'une extrême faiblesse.

Outre ce qui est relatif au régime alimentaire tonique indispensable à ceux qui ont des palpitations *essentielles* et *idiopathiques*, la tranquillité de l'âme et le repos de l'esprit leur sont absolument nécessaires. Ces troubles nerveux du cœur guérissent par le quinquina, le fer, le vin, et par l'usage du sédatif particulier des organes de la circulation, la digitale et la digitaline à l'extérieur et à l'intérieur. On sait, en effet, que ces préparations ont un effet spécial sur les mouvements du cœur, dont elles diminuent la fréquence en régularisant leur action.

2° Les *palpitations symptomatiques* qui dépendent d'une altération organique du cœur. Elles ont les mêmes caractères, seulement la nature n'est pas la même, et l'auscultation apprend qu'elles résultent d'une affection du cœur, telle que l'hypertrophie ventriculaire, lésion des valvules, etc. Elles réclament des soins tout différents. Les préparations de digitale sont encore utiles ; mais, au lieu de vin, de viandes rôties, de quinquina et de préparations ferrugineuses, il faut mettre les malades à une diète lactée rigoureuse, qui seule peut arrêter les palpitations et empêcher les progrès de la maladie organique du cœur.

CHAPITRE VII

SIGNES FOURNIS AU DIAGNOSTIC PAR LA CYANOSE

La cyanose (de κύανος, bleu, èt νόσος, maladie) a reçu un très grand nombre de dénominations parmi lesquelles nous ne citerons que celles de *maladie bleue*, de *cyanose cardiaque*, de *cyanopathie* et de *maladie par surhydrogénation du sang*. J. Franck l'envisage et la définit comme un état morbide dans lequel existe une lividité particulière de la peau, ayant son principal siège aux lèvres, aux mains et aux pieds, accompagnée de refroidissement des extrémités, de mouvement anomal du cœur, de dyspnée intermittente, de faiblesse musculaire et de tendance aux hémorrhagies. Louis et Élie Gintrac n'appliquent l'expression de cyanose qu'à la couleur bleue qui se rattache à la communication anomale des cavités droites et gauches de l'organe central de la circulation ; mais cette manière de voir est trop exclusive, et elle n'est pas complètement acceptée dans l'état actuel de la science.

Dans un *traité de diagnostic*, c'est un devoir d'accorder au mot cyanose l'étendue la plus large, de l'employer comme désignant toute *coloration bleue* de la peau, et de l'analyser comme un phénomène ou symptôme commun à un certain nombre de maladies.

Plusieurs divisions ont été introduites dans l'histoire de la cyanose ;

mais celle de J. Frank est infiniment préférable aux autres. Il faut admettre avec lui une cyanose cardiaque produite par les maladies du cœur, une *cyanose pulmonaire* causée par les maladies du poumon et les obstacles à l'entrée de l'air dans la poitrine, enfin une *cyanose encéphalique* produite par les maladies du cerveau et des nerfs, qui, par excès ou diminution de l'influx nerveux, font obstacle à l'hématose.

ARTICLE PREMIER

SIGNES FOURNIS PAR LA CYANOSE CARDIAQUE

La *cyanose cardiaque* est déterminée par les nombreuses conformations vicieuses du cœur et des gros vaisseaux, susceptibles ou non de produire pendant la vie le mélange du sang veineux avec le sang artériel, ou l'obstacle à la rentrée du sang dans le cœur. Parmi elles je mentionnerai :

1° La persistance du trou de Botal, ouverture qui, chez le fœtus, fait communiquer l'oreillette droite et l'oreillette gauche, et qui, s'oblitérant ordinairement du premier au quinzième jour après la naissance, peut ne point se fermer. Cette anomalie tient, et c'est le cas le plus fréquent, à un simple défaut d'adhérence, ou bien au manque du repli valvulaire. Si l'on vient à pratiquer l'autopsie, on trouve alors que le trou de Botal a une largeur de 3 ou 4 centimètres et même plus, que son trajet est tantôt direct, tantôt oblique, mais que, dans ce dernier cas, il est toujours rétréci. De toutes les altérations qui peuvent produire la cyanose, la persistance du trou de Botal est la plus fréquente et mérite d'être placée en première ligne. Cependant, comme je l'ai établi (1), on observe assez souvent dans les premières semaines de la vie une persistance du trou de Botal sans cyanose.

2° La non-oblitération du canal artériel, avec ou sans persistance du trou de Botal, est un accident déjà plus rare. Cette lésion, toujours congénitale, laisse communiquer le sang veineux avec le sang artériel.

3° Le cœur, comme celui des poissons, peut n'être composé que d'une oreillette et d'un ventricule, donnant naissance à un tronc unique qui se divise bientôt en deux branches pour former les artères pulmonaire et aorte. Le docteur Thore a publié un intéressant travail sur cette vicieuse conformation du cœur (2).

4° Deux oreillettes peuvent surmonter un seul ventricule, ce qui rappelle la disposition anatomique du cœur des reptiles. Haller en a rapporté des exemples (3).

5° La cloison qui sépare les ventricules manque quelquefois, soit en

---

(1) Bouchut, *Traité des maladies de l'enfance*, 7° édit. Paris, 1878.

(2) Thore, *Mémoire sur un vice de conformation du cœur, consistant seulement en une oreillette et un ventricule* (*Archives générales de médecine*, 1842, t. XV, p. 316).

(3) Haller, *Opera minora, De Monstris*, lib. I, cap. XXX.

partie, soit en totalité, et il y a alors une communication établie entre les deux ventricules.

6° L'oreillette droite peut s'ouvrir dans le ventricule gauche.

7° Les deux oreillettes s'ouvrent dans le ventricule droit, et le sang arrive dans le ventricule gauche, d'où naît l'aorte, par une perforation de la cloison interventriculaire.

8° L'aorte provient des deux ventricules à la fois.

9° L'artère pulmonaire, mais le cas est plus rare, a cette double origine.

10° L'aorte naît du ventricule droit et l'artère pulmonaire du ventricule gauche.

11° L'aorte et l'artère pulmonaire proviennent du même ventricule.

12° On a observé enfin une double artère pulmonaire : l'une se rend au poumon, l'autre se perd dans l'aorte.

Je pourrais, mais sans utilité, multiplier encore les exemples de ces variétés de lésions anatomiques, qui, bien que congénitales dans la grande majorité des cas, se développent quelquefois accidentellement, à la suite d'un travail pathologique. On trouve, par exemple, dans les annales de la science, des observations où l'on a vu soit la cloison des ventricules, soit la cloison des oreillettes, au niveau de la fosse ovale de préférence, être le siège de déchirures et de perforations consécutives à un état morbide.

Lorsque les cavités gauches et les cavités droites viennent à communiquer ensemble, on les trouve habituellement dilatées et leurs parois sont souvent hypertrophiées. En outre, Louis et Élie Gintrac ont démontré que, dans ces cas de communication insolite, les valvules du cœur droit sont altérées et déformées, et les orifices rétrécis. La lésion indiquée par ces deux observateurs occupe de préférence les valvules de l'artère pulmonaire. Chez les malades qui succombent avec les altérations pathologiques dont il est ici question, le système veineux est gorgé de sang, les sinus cérébraux sont congestionnés, les poumons affaissés. D'après Gintrac, les substances blanche et grise des centres nerveux sont difficiles à distinguer l'une de l'autre, tant la congestion sanguine est profonde ; les muscles sont grêles et poisseux, les os amincis ; tout le corps enfin semble avoir subi un arrêt de développement.

Le phénomène le plus évident de la *cyanose cardiaque*, et celui qui a soulevé le plus de discussions, est la coloration bleuâtre, violacée, noirâtre, livide ou pourpre de la peau. Cette coloration ne se trouve pas également répartie sur tous les points de la surface du corps ; elle s'observe surtout aux lèvres, aux paupières, au pourtour des narines, sur les joues, le nez et les oreilles, aux parties génitales et à l'extrémité des orteils et des doigts renflés en forme de massue. La teinte bleue devient plus foncée pendant les quintes de toux, pendant la marche, les efforts musculaires en général, les émotions morales, et sous l'influence aussi des variations atmosphériques. Un repos prolongé peut, assure-t-on, la faire disparaître ; mais ce fait est aussi rare que contestable. Maintenant, quelle est la cause déter-

minante de cette coloration bleue? Tient-elle à la communication anomale
des cavités du cœur, ainsi que l'ont avancé Corvisart et Gintrac? Est-elle
due simplement à la gêne de la circulation veineuse et à la stase du sang
noir, comme l'indique Morgagni? Ou bien enfin résulte-t-elle de l'incomplète oxygénation du sang dans les poumons? Telle est la question qu'il
faut résoudre.

Ces différentes influences concourent toutes à la production de la cyanose,
et chacune d'elles trouve des faits en sa faveur.

Lorsque Morgagni a présenté l'histoire si intéressante d'une cyanose
congénitale chez une jeune fille (1), il a eu le soin de faire remarquer
qu'avec la communication anomale des deux cœurs il existait un rétrécissement considérable de l'orifice pulmonaire. De cette disposition pathologique découlait naturellement la stase du sang veineux. Louis a également
noté le même fait dans la majorité des cas qu'il a observés, et la coloration bleue a manqué, au contraire, toutes les fois que les orifices sont restés
sains et libres. Or, cet argument bat singulièrement en brèche l'opinion
du mélange des deux sangs à travers l'ouverture anomale. Et puis, ainsi
que Fouquier l'a fait si judicieusement remarquer, comment se fait-il que
le fœtus, dans les vaisseaux duquel il ne circule que du sang noir, n'ait
point la peau colorée en bleu? Enfin, comment expliquerait-on la cyanose
pendant le stade de froid des fièvres intermittentes, dans le cours des
autres maladies de l'appareil circulatoire, dans les maladies du poumon,
dans la bronchite capillaire, dans l'asphyxie et la période algide du choléra,
si ce n'est par le fait de la stase du sang veineux et par l'absence d'hématose?

On ne saurait donc regarder la cyanose comme étant toujours la conséquence de la communication des cavités du cœur et du mélange des sangs
artériels et veineux ; elle n'est pas davantage une stase sanguine ; c'est un
phénomène se rattachant à un certain nombre d'altérations morbides différentes : lésion du cœur, rétrécissement de l'artère pulmonaire, stase veineuse, asphyxie, etc.

Les malades affectés de *cyanose cardiaque* ont, en général, le visage
bouffi, bleuâtre, les yeux proéminents et humides, les sclérotiques bleues,
la conjonctive, l'iris foncés en couleur, les pupilles presque fixes, les
lèvres bleues, la langue inégale, volumineuse, violacée comme les téguments, les ongles incurvés, et les extrémités des orteils ou des doigts gonflés en massue offrant une teinte violette plus ou moins prononcée. — Ils
éprouvent une grande gêne respiratoire, qui augmente par le moindre
exercice, et sont sujets à de fréquents accès de dyspnée. D'après J. Frank, ce
phénomène, souvent périodique, va quelquefois jusqu'à la suffocation, et
s'accompagne fréquemment d'effrayantes et longues lipothymies. Les
causes les plus légères provoquent habituellement ces paroxysmes, qui
durent plusieurs heures et qui se répètent, en général, à des intervalles
assez rapprochés.

(1) Morgagni, *De redibus et causis morb.*, epist. XVII, 12.

La percussion de la région précordiale, chez les individus cyanosés, décèle ordinairement une matité plus étendue, occasionnée par l'augmentation quelquefois considérable du volume du cœur et par le degré de ses cavités. On y découvre souvent avec la main ce frémissement spécial connu sous le nom de *frémissement cataire*. A l'auscultation, on perçoit d'ordinaire des *bruits de souffle variés*, suivant le siège de l'altération des orifices, un bruissement sourd et profond et une impulsion plus ou moins forte, en rapport avec le degré de l'hypertrophie cardiaque. Presque tous les malades se plaignent de palpitations et accusent une sensibilité exagérée au froid. Ce dernier symptôme, indiqué par Caillot, s'observe surtout lorsque la circulation est gravement entravée, que la stase du sang est considérable et que les fonctions sont plongées dans un état voisin de l'engourdissement. On constate toujours avec cette disposition un abaissement réel de la température, qui est toujours un peu au-dessous de la moyenne et dont le chiffre varie de 35 à 35 5/10. Le pouls est habituellement très fréquent, petit, inégal, intermittent, l'appétit reste assez bon, mais le travail de la digestion est parfois laborieux, et il a pour effet d'augmenter la dyspnée et de provoquer le retour des paroxysmes. Enfin, on rencontre souvent de la céphalalgie et de l'insomnie. Quant aux hémorrhagies, qui sont si communes chez les personnes affectées de cyanose avec perforation des cloisons du cœur ou altération des valvules, elles sont plus ou moins fréquentes selon le degré de la stase du sang veineux, et elles ont ordinairement lieu par le nez, par la bouche, sur les gencives et par les poumons.

L'époque de l'apparition de la cyanose cardiaque est extrêmement variable : on la verra survenir tantôt dès les premiers jours qui suivent la naissance, tantôt dans la deuxième semaine, dans le premier mois, et ainsi de suite jusqu'à la 57ᵉ année, où J. Frank rapporte qu'elle s'est manifestée pour la première fois chez un de ses malades.

La marche de cette variété de cyanose, dans la grande majorité des cas rapportés par Louis, a offert les plus grandes analogies avec celle de l'anévrysme du cœur et de la plupart des affections de cet organe. Sa durée est variable, et parfois les malades peuvent poursuivre encore assez loin leur carrière. C'est ainsi que plusieurs d'entre eux ont vécu jusqu'à vingt-neuf, quarante et quarante-sept ans, et même jusqu'à un âge très avancé, comme l'a remarqué Natalis Guillot, à l'hospice de Bicêtre. J'ai rapporté (1) l'observation d'une petite fille de cinq mois qui me fut adressée par M. Verneuil. Chez cette malade, la cyanose et les accès de suffocation étaient parfaitement caractérisés, et il y avait en outre de la matité à la région du cœur, un frémissement vibratoire intense, et un bruit de souffle à la pointe, courant et suivant le premier bruit du cœur. A force de soins, et à l'aide d'un régime végétal et lacté, l'enfant a vécu jusqu'à six ans, restant un peu cyanosée, avec de rares accès de suffocation, et conservant un souffle pré-

____

(1) Bouchut, *Traité pratique des maladies des nouveau-nés*, 7ᵉ édit. Paris, 1878.

cordial assez prononcé. Elle est morte d'une fièvre typhoïde. Cependant, lorsque la cyanose est caractérisée par de graves troubles fonctionnels, ceux-ci en général s'aggravent de plus en plus, et, après quelques mois ou quelques années d'une vie languissante et pénible, les malades succombent, les uns dans un paroxysme de dyspnée, les autres dans une hémorrhagie, dans une syncope, ou bien ils s'œdématient et s'éteignent lentement. Quelquefois, mais ce cas est rare, la cyanose se termine par le retour à la santé après une hémoptysie ; nous ne savons jusqu'à quel point de semblables guérisons peuvent être authentiques, car, nous le répétons, la maladie marche à peu près toujours vers une terminaison fatale.

Il est impossible de confondre la cyanose cardiaque avec la coloration bleuâtre uniforme ardoisée produite par l'administration à l'intérieur de préparations de nitrate d'argent. Rien n'est plus aisé, dans ces cas, que de s'assurer que cette teinte anomale n'est point due à la stase du sang dans les capillaires. D'ailleurs on chercherait vainement les accidents que nous avons énumérés du côté des organes respiratoires et circulatoires.

Ce que j'ai dit de la durée et de la terminaison de la cyanose cardiaque me dispense d'entrer dans le longs détails à propos du pronostic, qui est toujours très grave. Sauf de rares exceptions, ce symptôme est toujours l'indice d'une maladie organique mortelle dans un espace de temps variable.

D'après Franck, les causes susceptibles de produire la cyanose sont : l'hérédité, le rhumatisme, la dentition, les cris, les spasmes, les convulsions, les efforts de la coqueluche, le croup avec thrombose cardiaque, les suites de la variole, des catarrhes, le refroidissement de la peau, la suppression des règles, les coups portés sur la poitrine, les chutes, les courses rapides, les émotions morales, etc. Ces différentes causes n'agissent que par les obstacles apportés par elles à la circulation du sang à travers le poumon, en produisant le rétrécissement de l'artère pulmonaire ou de l'orifice auriculo-ventriculaire droit, les altérations vasculaires du cœur gauche, les maladies de l'aorte, etc.

Il suffit de bien connaître les causes de la cyanose cardiaque pour entrevoir le peu d'efficacité des remèdes employés pour combattre ce symptôme.

Au moment de la naissance chez un nouveau-né atteint de cyanose dépendant de la communication des cavités du cœur et du mélange du sang veineux avec le sang artériel, la maladie ne peut guérir qu'avec le temps, par suite des efforts de la nature et si l'oblitération des ouvertures fécales vient à s'effectuer. En conséquence, il n'y a pas lieu de lui opposer aucun traitement actif. Il convient seulement de régler le régime des enfants, de ne leur donner à teter que toutes les deux heures ; de ne pas les tenir dans un lieu trop échauffé, de ne pas les agiter fortement, et, s'ils vivent, de ne pas exciter leur joie par des moyens brusques et fatigants. Leur ventre doit rester libre au moyen de légers purgatifs administrés à des intervalles peu éloignés. Si la cyanose est déterminée par l'un des vices congénitaux énumérés au commencement de ce chapitre, il n'y a aucun traitement curatif à mettre en usage ; les efforts du médecin se borneront simplement à l'emploi de remèdes palliatifs. Il faudra, par exemple, surveiller de très près les congestions veineuses, les diminuer de temps à autre par des sangsues, de petites saignées déplétives, conseiller le repos, faire éviter aux malades tout ce qui pourrait produire une action perturbatrice dans l'appareil circulatoire, déterminer par la digitale une légère excitation dans la sécrétion rénale et ne recommander que l'usage d'aliments très digestibles. Les purgatifs énergiques et les vomitifs sont ici formellement interdits, car ils peuvent précipiter la mort, ou tout au moins augmenter d'une manière très sensible la stase sanguine. On traite habituellement les accès de dyspnée par les révulsifs cutanés, les antispasmodiques, et, lorsqu'il y a urgente indication, par la saignée ; mais il faut en général prescrire les émissions sanguines avec une extrême réserve.

ARTICLE II

SIGNES FOURNIS PAR LA CYANOSE PULMONAIRE

La *cyanose pulmonaire* est caractérisée par une coloration bleuâtre, rouge, inégalement répartie, produite par les maladies des poumons et du larynx. Elle résulte de l'asphyxie lente ou rapide occasionnée par un obstacle à l'hématose, ce qui se voit dans la bronchite capillaire, le croup à la dernière période anesthésique, le choléra asphyxique, etc.

On la distingue de la cyanose cardiaque par l'intensité moindre de la coloration cutanée et par l'absence de frémissement cataire ou de souffle à la région précordiale. Elle est au contraire accompagnée de symptômes différents en rapport avec les maladies de l'appareil respiratoire qui empêchent l'oxygénation du sang. A un assez haut degré d'intensité, elle s'accompagne d'anesthésie incomplète ou absolue déterminée par la rétention de l'acide carbonique dans le sang anesthésié qui laisse l'intelligence intacte. — C'est un phénomène du croup et de la bronchite capillaire que j'ai fait connaître en 1858 et dont l'observation ultérieure a démontré l'exactitude et l'importance clinique (1).

La cyanose pulmonaire avec ou sans anesthésie s'observe dans l'emphysème avec bronchite chronique, dans quelques cas de phthisie, dans la bronchite capillaire aiguë, ou catarrhe suffocant, dans la phthisie laryngée, dans la période ultime du croup, dans l'œdème de la glotte et dans les différentes asphyxies par suspension ou par submersion.

Elle est généralement moins grave que la cyanose cardiaque, en raison de la curabilité de ses altérations organiques, mais elle indique toujours

____

(1) Bouchut, *De l'anesthésie du croup servant d'indication à la trachéotomie* (*Comptes rendus de l'Académie des sciences*, 1858), et *Traité des maladies des nouveau-nés*. Paris, 1878, 7° édit., art. CROUP.

un grand danger. On en mesure la gravité par la présence de l'anesthésie progressive plus ou moins accentuée, et quand cette anesthésie est complète la mort est prochaine.

ARTICLE III

SIGNES FOURNIS PAR LA CYANOSE ENCÉPHALIQUE

La *cyanose encéphalique*, reconnaissable à la teinte bleuâtre des téguments, est également le résultat d'une absence d'oxygénation du sang en rapport avec une altération du système nerveux.

Cette variété de cyanose, ordinairement temporaire, s'observe dans quelques névroses, dans plusieurs maladies organiques de l'encéphale, dans les empoisonnements par des substances qui agissent sur l'appareil cérébro-spinal. Ainsi on la rencontre dans quelques accès d'épilepsie, dans le coup de sang, dans l'hémorrhagie de la protubérance annulaire, dans certains cas de compression des nerfs pneumogastriques, dans les empoisonnements par la strychnine, dans la première période de quelques fièvres pernicieuses, et enfin dans le choléra. La cyanose observée dans cette terrible maladie montre plus que toute autre l'influence du système nerveux sur l'acte respiratoire. L'air sort des poumons à peu de chose près tel qu'il y est entré, sans servir à l'hématose, et le sang resté noir dans ses vaisseaux donne aux téguments la teinte bleue de la cyanose cholérique. Dès que l'influx nerveux revient et se fait sentir, la cyanose disparaît.

CHAPITRE VIII

DES SIGNES FOURNIS AU DIAGNOSTIC PAR L'EXAMEN DU SANG

Les signes fournis au diagnostic par l'examen du sang, sont tirés de la *couleur* de ce liquide ; de sa *composition chimique ;* du *nombre de ses globules* blancs et rouges ; de la *quantité d'hémoglobine* par globule ; des *produits étrangers*, parasites ou autres, qui peuvent s'y rencontrer.

I. *Couleur du sang*. — La couleur du sang peut s'apprécier d'une façon très incomplète par la coloration des téguments et à travers le tissu de la peau. Mais si ce moyen suffit pour la clinique, il est fort imparfait. S'il donne une vague indication sur la diminution des globules, dans l'anémie et la chlorose, sur l'augmentation des globules blancs, ou sur la présence de la bile dans le sérum ; il a le défaut de manquer de précision. Le procédé scientifique employé pour apprécier la couleur du sang, est le *colorimètre*, dont j'ai parlé précédemment. Mais les résultats fournis jusqu'à ce jour par cette étude de la matière colorante rouge des globules, ou hémoglobine, ne sont pas assez nets, pour qu'on en puisse tirer une indication certaine de diagnostic.

Le sang est rouge chez les sujets pléthoriques, dont la peau du visage présente un aspect rosé caractéristique. — Il est rouge, livide, dans la fièvre typhoïde, là où les pommettes sont colorées en rouge tirant sur la teinte violette, et où le sang des épistaxis est très brun. — Il est brunâtre chez les individus fatigués, dont le teint est terreux. — Il est bistre, couleur sépia, chez certains sujets affectés de septicémie diphthéritique. — Il est noirâtre chez les sujets dont le sang circule mal, par suite d'un obstacle à l'hématose, causé par une maladie organique du cœur et des gros vaisseaux, ou bien lorsque le larynx est fermé par un œdème aigu de la glotte, par les fausses membranes du croup ou par tout autre corps étranger. — Il est presque noir dans la cyanose cardiaque congénitale, dans l'asphyxie du choléra, et dans l'asphyxie du protoxyde d'azote.

Il est jaunâtre dans les obstructions passagères ou permanentes des conduits biliaires ou du canal cholédoque, par suite de la présence des matières colorantes de la bile dans le sérum sanguin.

Il est pâle et tache le linge en rose, avec auréole claire au pourtour, dans la chlorose et l'anémie, lorsque l'hémoglobine a diminué, et que la proportion d'eau relativement aux globules a augmenté; dans la leucémie aiguë ou chronique, lorsque la proportion des globules blancs sur les rouges est au-dessus de l'état normal.

Il est blanc laiteux, chyleux, dans la digestion, mais seulement dans les vaisseaux portes.

Il est écumeux rutilant lorsqu'il sort subitement des bronches à la suite d'une hémoptysie; mais il devient brun noirâtre s'il a séjourné quelque temps dans la poitrine.

Il est noirâtre, liquide, mêlé de détritus alimentaires, s'il vient de l'estomac atteint d'ulcère simple ou cancéreux; mais, s'il séjourne dans ce viscère, il est rendu dénaturé, en partie digéré par le suc gastrique, et son aspect ressemble à de la terre, à de la suie, ou à du marc de café délayé dans l'eau.

II. *Analyse chimique et spectrale.*—L'analyse *chimique,* très imparfaite, du sang, publiée par Dumas, Lecanu, Andral, Becquerel, Rodier, etc., a cependant éclairé d'une façon remarquable le diagnostic et la pathogénie de certaines maladies. — C'est en étudiant certains éléments du sang, par leur poids sur 1000 parties, que l'on a vu que la fibrine, les globules rouges, le fer, l'eau augmentaient ou diminuaient d'une façon instructive pour le diagnostic. On a ainsi découvert que l'augmentation de la fibrine au-dessus de 3 millièmes et allant jusqu'à 9 et 11 était le signe d'une phlegmasie aiguë, rhumatisme articulaire ou pneumonie franche; que sa diminution ou son défaut de cohésion était le caractère des pyrexies et de toutes les fièvres graves. — Sans doute ces analyses ne sont pas à l'abri de tout reproche, et les chimistes de notre temps semblent les dédaigner, mais, telles qu'elles sont, elles servent de base au diagnostic de deux grandes classes de maladies, les *fièvres* et les *inflammations.* Jusqu'à ce qu'on ait démontré leur fausseté absolue, ces analyses resteront comme un fait clinique des plus importants.

C'est à l'analyse chimique qu'on doit aussi la connaissance de l'augmentation d'eau sans diminution d'albumine caractérisant la chlorose, et de l'augmentation d'eau et d'albumine, caractérisant l'anémie des hémorrhagies et des hydropisies. Il y a là un diagnostic anatomique d'une réelle importance.

Des faits analogues résultent de l'analyse quantitative des globules rouges, et le diagnostic anatomique de la chlorose repose sur ce fait, que le chiffre normal de 127 millièmes s'abaisse dans la chlorose, et tombe à 100 à 80 et même au-dessous, ce qui est en rapport avec toutes les autres recherches faites sur les globules par une numération plus précise.

Quant à l'*analyse spectrale*, elle n'a servi jusqu'alors qu'au diagnostic de l'asphyxie par l'oxyde de carbone. On sait, en effet, par les recherches de Cl. Bernard, que dans cette asphyxie, l'oxyde de carbone déplace l'oxygène des globules rouges et se fixe sur eux. Or, le sang ainsi rempli de globules saturés d'oxyde de carbone, donne au spectroscope deux raies brunes caractéristiques, dont la représentation se trouve page 218, fig. 94.

III. *Nombre des globules*. — Par une piqûre faite au doigt des malades et par les procédés de préparation ou de recherche microscopique indiqués plus haut pour la numération des globules rouges, des globules blancs et des hématoblastes, ou globulins, on arrive à éclairer le diagnostic de certaines maladies, d'une façon remarquable. — C'est là un procédé facile à employer dans la clinique, et je m'en suis servi avec avantage pour le diagnostic de certaines affections difficiles à reconnaître sans ce moyen. — On peut lui reprocher le défaut de précision, puisque cette numération des globules se fait par *millimètre cube* de sang, et que les erreurs sur un millimètre, multipliées par le nombre des millimètres cubes de la masse totale du sang, donnent des chiffres absolument mensongers et fantastiques. Tel qu'il est cependant ce procédé a des apparences d'exactitude auxquelles on se laisse prendre.

D'après de nombreuses recherches, le chiffre des globules rouges serait de 5 000 000 à peu près par millimètre cube, et celui des globules blancs de 5000 environ. Mais cela varie du jour au lendemain, avant et après le repas, et même à la même heure dans des numérations faites par plusieurs observateurs.

La proportion des globules blancs aux globules rouges est de 1 pour 600 selon moi, de 1 sur 1064 pour Hayem, de 1 sur 2000 pour Grancher. Comme on le voit ces chiffres sont bien variables.

Quoi qu'il en soit, dans les cas d'anémie essentielle, d'anémie symptomatique, de diarrhée chronique, de diphthérite, etc., le nombre des globules rouges diminue et s'abaisse à 2 et 3 millions. — Dans ces cas, le diagnostic de l'anémie résulte de la constatation du fait de la diminution des nombres des globules rouges, et, si les globules blancs gardent leur chiffre normal, il y a une proportion de 1 sur 3 ou 400 qui est la caractéristique de l'état morbide.

En général, dans les études de diagnostic faites par la numération des globules, on ne tient pas assez compte de la proportionnalité des globules blancs aux rouges.C'est là, je crois, cependant un fait capital, qui renseigne absolument sur la crase sanguine, et sur l'issue probable des maladies.

La constatation du nombre absolu et du nombre proportionnel des globules, est aussi d'une grande importance pour le diagnostic et pour le pronostic. — Cette espèce de globules dont le nombre varie par millimètre cube entre 4000 et 5000, est dans la proportion de 1 sur 600 rouges, et de 1 sur 1064 selon Hayem. — Leur augmentation proportionnelle est un signe de *leucémie aiguë ou chronique*. — Quand ils augmentent rapidement dans l'état aigu, c'est, comme je l'ai démontré, un signe de septicémie grave, ce qui se voit dans la *diphthérite infectieuse*, dans l'infection purulente et dans les suppurations aiguës. On les voit monter à 15 000, à 30 000, et à plus de 60 000 par millimètre cube, soit une proportion de 1 sur 50 sur 100 ou 150. — On peut consulter à ce sujet le mémoire que j'ai publié avec Dubrisay sur la leucocythémie diphthéritique.

Quand au contraire, la leucocythémie se produit lentement et reste en permanence, c'est qu'il existe une splénite chronique avec hypertrophie, une adénie généralisée, ou une hypertrophie chronique du foie. — C'est ce que Bennett et Virchow ont appelé leucémie splénique, ganglionnaire ou hépatique.

IV. *Quantité d'hémoglobine d'un seul globule.* — Notre confrère Hayem a voulu estimer en chiffres le nombre des globules rouges d'après leur coloration et la quantité d'hémoglobine dans un seul globule. C'est la *colorimétrie*. Après avoir fait une échelle de dix teintes rouges décroissantes, depuis le rouge jusqu'à la teinte rosée, chacune correspondant à un nombre déterminé de globules rouges par millimètre cube, on a pensé servir le diagnostic en établissant une couleur d'une certaine quantité de sang, répondant à un chiffre déterminé de globules. Dans l'échelle, il suffisait de diviser le chiffre par le nombre des globules d'un millimètre cube, pour avoir la quantité d'oxyhémoglobine d'un seul globule. Ces recherches sont bien hypothétiques et trop peu précises encore, malgré les chiffres sur lesquels elles reposent, pour qu'on puisse les utiliser dans le diagnostic; mais, telles qu'elles sont, il était utile de les indiquer.

V. *Corps étrangers du sang.* — L'étude du sang, tiré de la peau à l'aide d'une piqûre, fournit encore, au diagnostic des maladies, des signes importants sur leur nature ou sur leur gravité.

C'est en étudiant le sang des maladies infectieuses, virulentes et infecto-contagieuses, qu'on y a découvert des spores, des bactéries et des bactéridies, qui expliquent la contagion ou l'épidémicité, et qui montrent la nature parasitaire de ces maladies. Chez les animaux, cette étude a dévoilé la nature du charbon, du choléra des poules, et de la rage. Chez l'homme, les études ne sont pas aussi avancées et aussi indiscutables : mais les spores découverts dans le sang de la lèpre par Cornil; les oscillaires signalés dans la fièvre intermittente par Laveran ; les microbes vus dans le sang des varioleux par Coze et Feltz, dans le sang de la fièvre typhoïde grave, de la fièvre puerpérale, et des maladies épidémiques contagieuses ; les *filaires* signalés par Chaussat, indiquent que le diagnostic ne saurait être sérieux, si l'on s'abstenait de faire l'étude microscopique du sang. — On a pu, chez l'homme, établir d'une façon incontestable que la *bactériémie*, c'est-à-dire le fait des microbes constatés dans le sang et dans les organes des sujets atteints de maladies contagieuses, était l'origine réelle de ces maladies, parce qu'il nous est interdit de faire des inoculations démonstratives à l'homme. Mais l'analogie qui résulte de ce que Davaine et Pasteur ont exécuté si habilement chez les animaux, prouve qu'il en est de même dans l'un et dans l'autre cas. Toutefois, si le fait peut être admis par des esprits sérieux, il n'est que probable et n'a pas reçu de véritable démonstration scientifique.

C'est aussi l'étude du sang qui, en révélant la présence du *glycose* dans ce liquide, a permis de rapprocher ce fait de la présence du glycose dans la sécrétion urinaire, et nous a conduit au diagnostic de la nature de la *glycosurie*.

Il en est de même pour le diagnostic de l'*urémie*, que plusieurs médecins font reposer sur la connaissance de l'augmentation de proportion d'*urée* dans le sang. Une fois ce fait établi, tous les accidents convulsifs, dyspnéiques et paralytiques ont trouvé leur explication, et le diagnostic de ces accidents si graves est devenu possible. Malheureusement, la question n'est pas encore aussi nettement tranchée qu'on le dit, car les expériences faites par les injections d'urée dans le sang ne prouvent pas que l'urémie soit nécessairement accompagnée d'accidents convulsifs.

On a encore signalé dans le sang comme pouvant établir le diagnostic de certaines maladies, la présence de l'*acide urique* en grande proportion chez certains goutteux d'où une maladie générale nouvelle l'*uricémie*, avec tous ses désordres de gravelle, d'affections cutanées, d'athérome, de dépôts crétacés périarticulaires, d'apoplexie, etc.

L'étude du sang permet aussi le diagnostic de la *pyohémie* et de la septicémie, si l'on y trouve par l'analyse de la *sepsine* ou au microscope un très grand nombre de leucocythes.

On y trouve quelquefois des caillots arrêtés dans un vaisseau artériel ou veineux, interrompant la circulation locale et constituant ce qu'on appelle des *embolies*, dont les symptômes varient avec l'organe occupé. Si ces fragments de fibrine ou d'athérome occupent les artères du cerveau, l'artère pulmonaire, les artères des membres, il en résulte des troubles fonctionnels de ramollissement cérébral, d'hémorrhagies du cerveau, de gangrène spontanée des membres, que je n'ai pas à étudier ou à décrire ici.

LIVRE VI

SIGNES FOURNIS AU DIAGNOSTIC PAR LES TROUBLES DE L'APPAREIL RESPIRATOIRE ET PAR L'AUSCULTATION DES POUMONS

Les signes fournis au diagnostic par l'étude de la voix et de la respiration sont très importants ; ce sont : l'*enrouement*, — l'*aphonie*, — la *toux croupale et nerveuse*, — la *dyspnée*, — la *déformation du thorax*, — les troubles du bruit respiratoire constatés à l'*auscultation* et à la *percussion*, — le rétrécissement du thorax et la mensuration de la poitrine, — la *spirométrie*, — la *succussion*, — l'*expectoration*, etc.

CHAPITRE PREMIER

SIGNES FOURNIS AU DIAGNOSTIC PAR L'ÉTUDE DE LA RESPIRATION

La respiration est une fonction qui a pour objet de mettre le sang veineux et les matériaux du sang (tels que la lymphe et le chyle) en contact avec l'air atmosphérique, afin de leur donner, par l'hématose, les qualités vivifiantes du sang artériel. Les organes auxquels cette fonction est dévolue chez l'homme sont les poumons.

Chaque mouvement respiratoire est composé de deux temps : celui par lequel l'air est introduit dans les poumons, connu sous le nom d'*inspiration*, et celui par lequel ce fluide en est rejeté, c'est l'*expiration*.

Dans l'état naturel, la respiration est facile, douce, égale, régulière, et, tandis que l'on compte trente-cinq respirations par minute pendant la première année de la vie, vingt-cinq la seconde année, vingt à la puberté, ce nombre ne s'élève plus qu'à dix-huit et souvent qu'à quinze, dans l'âge adulte et dans la vieillesse.

Lorsque l'homme est malade, sa respiration change souvent de caractère et elle offre un grand nombre de phénomènes nouveaux : les uns appartiennent aux mouvements alternatifs d'inspiration et d'expiration, qui sont troublés dans leur *rythme ;* les autres sont accidentels, comme la *toux*, l'*éternuement*, le *rire sardonique*, etc. En étudiant la fréquence des mouvements respiratoires, il faut avoir le soin de compter les inspirations, se rappelant toujours que l'émotion occasionnée par la visite du médecin, les cris, l'exercice, etc., contribuent à les accélérer. Les femmes et les enfants respirent aussi, dans l'état normal, plus fréquemment et plus vite que l'homme. On remarquera ensuite la lenteur ou la précipitation, la grandeur ou la petitesse des mouvements respiratoires, le plus ou moins de difficulté que le malade éprouve à les opérer, la *dyspnée*, l'*orthopnée*, etc. Les inégalités et les irrégularités qui accompagnent les deux temps de la respiration, les *soupirs* qui peuvent les entrecouper, leur suspension momentanée, le *stertor*, la *respiration convulsive*, entrecoupée, interrompue, etc., seront également notés avec soin. Passant de là à l'étude de chacun des mouvements respiratoires, on s'assurera s'il y a prolongement de l'un deux ; car le prolongement de l'expiration a une valeur considérable pour le diagnostic du premier degré de la tuberculisation pulmonaire et de la congestion des poumons.

La gène que le malade éprouve à accomplir l'acte respiratoire, les douleurs qu'il ressent, ses soupirs, les *râles* qui se font entendre à distance, les *qualités*, l'*odeur surtout de l'air expiré*, la nature et la *fréquence de la toux*, l'*expectoration* et principalement la quantité, la forme, la couleur, l'odeur des matières expectorées, et l'examen des parois thoraciques pendant que la respiration s'effectue, méritent une grande attention. C'est en effet par ce dernier moyen qu'il est possible de constater les vices de conformation, les *voussures, enfoncements, déviations, inégalité de grandeur ou de dilatation des deux côtés du thorax*, défaut complet de dilatation d'un des côtés, etc. Quant aux phénomènes fournis par la *palpation*, la *mensuration*, la *succussion*, la *spirométrie*, la *percussion* et l'*auscultation* des poumons, c'est à eux qu'il appartient de rendre le diagnostic de plus en plus précis. Par leur intermédiaire, le médecin s'élève à la connaissance, non seulement de l'organe malade, qui peut être le larynx, la trachée, les grosses ou petites bronches, et le poumon lui-même, mais encore de l'étendue de l'altération, de sa nature et de son siège dans les différents tissus.

On peut juger par ces considérations générales de l'importance des différents signes fournis par les phénomènes de l'appareil vocal et respiratoire, et l'étude particulière de chacun d'eux montrera tout ce que la science a su tirer de leur observation.

CHAPITRE II

SIGNES DIAGNOSTIQUES FOURNIS PAR LA VOIX

La voix est un bruit particulier du larynx modifié par les lèvres, pour former la parole, le chant et le cri.

L'homme, dans l'état de santé, a la voix étendue, retentissante ; son timbre très flexible, se prête volontiers aux sentiments variables qu'elle est tour à tour chargée d'exprimer ; elle trahit son âme, sa force et son courage, sa franchise et sa faiblesse, et dans les maladies mêmes elle offre un certain nombre de caractères très importants pour le diagnostic.

Si les conditions physiques de la production de la voix viennent à changer soit par maladie du larynx, soit par altération du tissu pulmonaire, soit par modification du calibre des bronches, soit enfin par suite de la formation de cavités accidentelles dans le parenchyme pulmonaire, son timbre et ses caractères changent complètement.

Plusieurs observateurs ont remarqué qu'un certain nombre de phthisiques, ou plutôt d'individus prédisposés à la phthisie, avaient, longtemps avant le début de la maladie, la voix un peu enrouée et plus faible, toute proportion gardée, que le développement général de la constitution ne serait en droit de le faire supposer. — Sans rien préjuger de cette altération préalable de la voix, il n'en reste pas moins acquis que, dans la plupart des affections aiguës ou chroniques du larynx, telles que la laryngite aiguë simple et pseudo-membraneuse ; — dans l'œdème de la glotte ; — dans la laryngite syphilitique : — dans les polypes et le cancer des cordes vocales ; — dans la rage et dans la tuberculisation laryngée ; — souvent dans la tuberculose pulmonaire, la voix est *rauque* et *enrouée* ou même *éteinte ;* — que dans le coryza et certains états pathologiques de la membrane muqueuse du voile du palais et des fosses nasales, elle est *nasonnée :* c'est ce qui se voit bien dans la paralysie diphthéritique du voile du palais et dans les perforations de la voûte palatine ; — qu'elle est *gutturale* ou *voilée* dans l'angine tonsillaire ; — *claire, aiguë, stridente,* dans le pseudo-croup ; — *mourante* et *éteinte* dans le croup.

C'est surtout dans la phthisie laryngée et dans la syphilis du larynx que la voix est enrouée d'une façon spéciale, aussi dès les premières paroles d'un malade et selon son facies, le médecin peut savoir qu'il a devant lui un tuberculeux ou un syphilitique.

Il est rare que dans les maladies, la voix soit plus *forte* qu'à l'état normal ; cela ne se rencontre guère que dans les fièvres qui s'accompagnent de délire et dans la manie. Habituellement elle est plus *faible,* surtout dans les affections chroniques très anciennes ou dans les états aigus à forme adynamique ; elle est alors en rapport avec la débilité générale et elle contribue à rendre le pronostic des plus fâcheux. Ailleurs elle est *faible* et *entrecoupée* par de fréquents besoins de respirer. C'est alors le signe d'un épanchement séreux de la plèvre, ou d'un asthme pulmonaire et cardiaque.

Chez quelques malades, la voix est absolument *abolie ;* c'est ce qu'on voit dans certaines laryngites aiguës ; — après la trachéotomie ; — dans les maladies du nerf récurrent ; — dans certains cas de violente impression morale, et surtout chez quelques hystériques. C'est l'*aphonie* dont je parlerai un peu plus loin.

Ailleurs la voix est profondément dénaturée dans ses caractères habituels. Dans les asiles d'aliénés, on rencontre parfois des malades atteints de mélancolie profonde, dont la voix imite, à s'y méprendre, le chant ou les cris de quelques animaux, phénomène bizarre qu'on retrouve également dans le monde sur un certain nombre de femmes hystériques, et qui est connu sous la dénomination de *cynanthropie* et de *lycanthropie.*

Les excès vénériens, l'abus des plaisirs de la table et les veilles prolongées exercent une influence assez marquée sur le timbre de la voix : ainsi les filles publiques, les ivrognes et les gardiens de nuit sont fréquemment affectés d'un enrouement qui, chez eux, ne décèle aucune maladie grave, mais qui est la conséquence d'un érythème muqueux de l'épiglotte, causé par la débauche et l'abus des boissons alcooliques. Une pareille modification existe également chez les avocats, les professeurs, les chanteurs et les crieurs publics, à la suite de la phlegmasie chronique des cordes vocales, déterminée par la fatigue des cris ou de longs discours à haute voix.

ARTICLE PREMIER

SIGNES FOURNIS AU DIAGNOSTIC PAR LES MODIFICATIONS DE LA PAROLE ET PAR L'APHASIE

Les altérations de la parole, si intimement liées à celles de la voix, peuvent accompagner ces dernières ou se produire sans elles ; elles résultent d'une maladie du cerveau ou de la langue et d'une névrose, tandis que les altérations de la voix sont, en général, la conséquence d'une maladie du larynx. Il faut étudier ce qui est relatif aux altérations de la parole, sans se préoccuper à part de la voix.

Il est des pyrexies fort graves, telles que la fièvre typhoïde adynamique, où les mots ne sont prononcés qu'avec hésitation et tremblement, tandis que dans la manie aiguë furieuse, par exemple, les mots et les phrases s'échappent des lèvres du malade sans liaison, sans suite, avec une extrême volubilité.

Dans quelques névroses, tantôt la langue et les lèvres exécutent tous les mouvements qu'exige l'acte de la parole, sans qu'il y ait production de son, et dans l'hystérie ce phénomène, que l'on a appelé la *mussitation*, n'est pas très rare ; tantôt, au contraire, la parole est brusque, accentuée, sonore. Mais, entre ces cas extrêmes, il existe une foule de nuances appréciables. Ainsi, sans parler de la stomatite, des angines du pharynx et de toutes les affections du larynx qui rendent la parole souvent difficile, douloureuse, il faut savoir que, dans l'état de profonde adynamie, dans la paralysie de la langue, dans certaines apoplexies, dans certains accidents consécutifs à l'hyperhémie cérébrale, tels que la destruction des lobes antérieurs du cerveau d'après Gall et Bouillaud (1), des lobes postérieurs d'après Foville, de la lésion nécessaire de l'hémisphère gauche à la partie antérieure et externe d'après G. Dax ; de la lésion de la partie moyenne du lobe frontal de l'hémisphère gauche à la partie postérieure de la troisième circonvolution dans l'*insula de Reil* d'après Broca, la parole est lente et vacillante ou tellement modifiée que les malades disent un mot pour un autre, répétant toujours ce même mot, ou ne trouvant pas les noms qu'ils cherchent. C'est ce que Lordat appelle *alalie* et d'autres *aphasie* ou *aphémie*. — On a longuement parlé de ce sujet en lui donnant plus d'importance qu'il ne le mérite, mais la discussion

(1) Bouillaud, *Recherches cliniques propres à démontrer que la perte de la parole correspond à la lésion des lobules antérieurs du cerveau (Archives gén. de méd.*, 1825, 1re série, t. VIII, p. 25). — Voy. aussi *Bull. de l'Acad. de méd.*, 1839-1840, t. IV, p. 282 ; 1847-48, t. XIII, p. 699 et 778 ; 1864-65, t. XXX, p. 575, 604, 724.

aura eu ce bon effet qu'elle aura éclairci un peu la question du siège anatomique de la parole en le plaçant *à la troisième circonvolution de l'hémisphère cérébral gauche de l'insula;* je dis un peu, car il y a des observations de Charcot, Velpeau, Fernet et Parrot qui prouvent le contraire. Dans ces cas, on a vu la destruction de tout l'hémisphère gauche sans que la parole soit anéantie. — Pour ma part, j'ai vu un cas d'hémichorée droite avec aphasie, suite immédiate d'une impression morale vive, dans lequel il n'y avait certainement pas de lésion cérébrale.

L'*aphasie* est la suppression de la faculté d'articuler les mots. Le malade connaît le mot qu'il veut dire et le sens qu'on lui donne, mais il ne peut le prononcer ou il en prononce un autre. C'est l'aphasie *complète*. Si le malade peut prononcer quelques phrases et ne se trompe que sur quelques mots qu'il lui est impossible de trouver, l'aphasie est *incomplète*. Dans certains cas, les sujets qui ne peuvent faire une phrase intelligible conservent la faculté de prononcer quelques mots, toujours les mêmes, et auxquels ils donnent toutes les significations possibles, en s'aidant de la mimique. — Ceux-là ne peuvent lire, écrire ou répéter les mots dits en leur présence et ils s'attristent énormément de leur état. — D'autres, ayant perdu la mémoire des mots, peuvent écrire leur pensée, comprennent ce qu'ils lisent, mais ne peuvent rien prononcer. Ce sont les vrais aphasiques. Ils ont toute leur raison, observent ce qui se passe et en gardent la mémoire.

L'aphasie est parfois passagère, liée à l'épilepsie, à l'hystérie ou à l'hypocondrie et à l'aliénation mentale. — Elle s'observe dans les congestions qui précèdent le ramollissement des lobes antérieurs du cerveau, dans les chutes sur la tête et blessures du crâne, suivies d'une congestion ou d'une compression du cerveau. Alors, si la lésion est profonde au lieu d'être transitoire, elle peut être permanente.

L'aphasie permanente résulte : d'une hémorrhagie, d'un ramollissement, d'une tumeur, d'un corps étranger du cerveau dans les lobes frontaux, surtout à gauche, à la troisième circonvolution frontale, d'une oblitération de l'artère cérébrale moyenne ordinairement liée à une maladie du cœur; de la glycosurie, de l'albuminurie, de la syphilis, et de la fièvre typhoïde ou du typhus.

A côté de l'aphasie, il faut placer l'*embarras de la parole* qui existe dans certains cas de surexcitation morale, chez quelques vieillards, mais c'est principalement au début de la paralysie progressive des aliénés, que l'embarras de la prononciation a de l'importance, car c'est l'un des signes pathognomoniques de la maladie.

Si la perte de la voix entraîne toujours avec elle la perte de la parole, la perte de la parole n'implique pas fatalement celle de la voix, et le *mutisme*, qui est l'impossibilité d'articuler des sons, en est une preuve évidente, car les sourds-muets poussent des cris aigus et inarticulés. Toutefois il y a un mutisme qui n'est pas dû à l'impossibilité d'articuler les sons, mais bien à la volonté de ne pas le faire. — C'est le cas de quelques maniaques et des mélancoliques.

Quant au *bégayement*, ce vice du langage qui force à répéter et à suspendre la prononciation d'une ou de plusieurs syllabes, il ne dépend pas toujours d'une mauvaise conformation de la langue, d'un état de faiblesse ou d'une anesthésie des muscles qui servent à l'articulation des mots; il est dû, dans quelques cas, à une affection cérébrale, à une fièvre grave ou à un état nerveux et spasmodique.

ARTICLE II

SIGNES FOURNIS AU DIAGNOSTIC PAR LE CRI

Le cri, cette manifestation naturelle de la souffrance, se produit toujours au moment de l'expiration; il dure autant qu'elle, cesse pendant l'inspiration qui la suit, et reparaît avec une nouvelle expiration. Chez quelques enfants, l'inspiration est elle-même bruyante, c'est ce que Billard a qualifié du nom de *reprise*. Le cri est ordinairement plus fort que la reprise. Au moment des cris, un phénomène général, caractérisé par la turgescence de la face, la coloration de cette partie et de toute la surface du corps, par une congestion générale, semble indiquer la présence d'un obstacle au retour du sang dans le cœur. Les veines du cou et des mains sont toutes gonflées, et, chez les enfants malades, qui ont un érythème ou une fluxion inflammatoire d'une partie de la peau, l'auréole de la vaccine, par exemple, ces parties prennent à l'instant une coloration bien plus vive. La congestion cérébrale est si forte chez quelques enfants, au moment des cris, qu'ils tombent affaissés et se pâment pendant quelques secondes. Cet état doit être rapproché de l'asphyxie.

Les cris peuvent être altérés dans leur forme, dans leur timbre et dans leur durée. Les modifications relatives à la forme des cris sont leur état de faiblesse et leur caractère pénible ou étouffé.

La faiblesse des cris se rencontre surtout chez les jeunes enfants qui viennent au monde à peine viables, dans un demi-état d'asphyxie, et chez les enfants qui, un peu plus âgés, sont affaiblis par une maladie chronique et sont près de succomber.

Le cri étouffé se rencontre principalement dans les affections du larynx, telles que le croup ou les maladies des nerfs récurrents, et dans les maladies des organes respiratoires, et en particulier chez les enfants, dans la pneumonie bien caractérisée. Ainsi un enfant qui dort continuellement et qui de temps à autre pousse un cri aigu est affecté de méningite. Alors chaque expiration est accompagnée d'une sorte de cri étouffé; c'est un fort gémissement plutôt qu'un cri. Comme il est excessivement rare de le rencontrer dans le cours d'autres maladies, sa présence doit être prise en considération.

Les altérations qui portent sur le timbre du cri sont assez importantes : ainsi le cri aigu et très fort, venant à des intervalles assez éloignés, a été rapporté par Maunoir, Coindet et par un grand nombre de médecins, aux

affections cérébrales aiguës. On lui a donné le nom de *cri hydrencépha-
lique*. Cela est vrai. Malheureusement, ce signe manque trop souvent pour
qu'on puisse lui accorder une valeur sémiologique absolue, et, de plus, il
se rencontre également dans le cours d'autres maladies. Ainsi, d'après
Autivy, Billard, Valleix (1), ce cri aigu se rencontre dans l'œdème des
nouveau-nés. Or, en supposant que les modifications présentées par ces
cris soient très évidentes, et par cela même caractéristiques d'un état morbide particulier, il est à peu près impossible de les indiquer d'une manière
plus précise.

Il n'y a guère qu'une maladie dans laquelle le cri présente des modifications importantes, c'est le croup. Le cri s'éteint comme la voix, l'expiration est rauque, et il y a quelquefois une inspiration bruyante que les
auteurs ont comparée au chant d'un jeune coq. A la dernière période de
cette maladie, la reprise disparaît; il ne reste plus que l'expiration rauque
et considérablement affaiblie; on peut dire que la voix est éteinte.

La durée des cris des enfants n'indique pas autre chose qu'une douleur
très vive, sans aucun rapport avec l'affection de tel ou tel organe. Billard
croit qu'on observe le cri prolongé dans les maladies du ventre, les coliques, l'iléus, la péritonite, etc. : mais ces faits n'ont pas été établis d'une
manière bien précise, on ne peut se prononcer définitivement sur leur
importance.

Chez l'adulte le cri est une manifestation de la douleur au moment d'une
opération, lors de la fin des accouchements, dans quelques névralgies très
douloureuses. — Il s'observe souvent au début d'une attaque d'épilepsie et
alors il a un caractère spécial, il est unique et le malade tombe en convulsions. C'est le *cri épileptique*.

ARTICLE III

SIGNES FOURNIS AU DIAGNOSTIC PAR L'APHONIE

L'aphonie est l'abolition plus ou moins complète de la voix.

Les auteurs anciens ne nous ont transmis, relativement à l'aphonie, que
des notions incomplètes. Sous ce titre, ils comprenaient toutes les altérations et les extinctions de la voix, qu'elles fussent dues ou non à des lésions spéciales du larynx, ou bien à des accidents cérébraux, au *delirium
tremens*, à un état de grossesse, à l'hystérie ou à la folie.

Des classifications de ce phénomène ont été tentées par quelques nosographes, et Sauvages, par exemple, a distingué l'aphonie mélancolique,
l'aphonie par antipathie, l'aphonie des ivrognes, l'aphonie catarrhale
anévrysmatique, l'aphonie traumatique, hystérique, paralytique et pulmo-
nique, tandis que J. Frank a établi qu'il y avait des aphonies symptomatique, primitive, traumatique, inflammatoire, catarrhale et arthritique,

(1) Valleix, *Clinique des maladies des enfants nouveau-nés*. Paris, 1839, p. 627.

gastrique, spasmodique, métastatique, consensuelle. C'est de nos jours seulement qu'on a pu dissiper la confusion établie dans l'appréciation de ce phénomène, par une étude plus éclairée de ses causes et de son traitement.

L'*aphonie* est le symptôme d'un grand nombre d'affections différentes nerveuses ou organiques; de là une *aphonie nerveuse* et une *aphonie symptomatique*.

§ 1er. — Aphonie nerveuse.

L'aphonie est quelquefois une maladie essentielle dont la lésion est inconnue. C'est une névrose offrant tous les caractères brusques, bizarres et énigmatiques des névroses. Elle débute d'une manière graduelle ou subite, et les malades ne sont alors avertis de leur état qu'au moment où ils veulent parler; sa durée offre des irrégularités semblables, et tel qui s'endort aphone se réveille quelquefois avec la faculté de parler.

OBSERVATION. — Un colonel de cavalerie, qui s'était acquis dans les guerres de l'Empire une grande réputation de bravoure, était doué d'un timbre de voix admirable pour le commandement. Pendant toute sa carrière militaire, il présenta ce phénomène très curieux, qu'il devenait subitement aphone aussitôt qu'un coup de canon ou que le bruit d'une très vive fusillade venait frapper son oreille, et il ne recouvrait généralement son organe que deux ou trois heures après la cessation complète du feu. Jamais il ne quitta sa place de bataille, ni ne remit devant l'ennemi la direction de son régiment; seulement, il conservait très près de lui un jeune officier auquel il transmettait ses ordres à voix basse (1).

On a souvent confondu l'aphonie et le mutisme; c'est une méprise qu'il faut éviter, car, dans le mutisme, il y a impossibilité absolue de former des sons articulés, tandis que, dans l'aphonie, les sons manquent ou sont énormément affaiblis.

L'aphonie nerveuse, que nous avons appelée *essentielle*, est aussi rare chez l'homme qu'elle est fréquente chez la femme. Elle résulte de la frayeur et des grandes impressions morales ; de l'hystérie où elle est très fréquente, et alors elle disparaît subitement comme elle est venue ; de l'affaiblissement produit par le choléra; de l'influence menstruelle à chaque époque de règles ; de certaines maladies du poumon et du cœur ne comprimant pas le nerf laryngé inférieur; de l'action du froid sur le cou, etc.

Cette variété d'aphonie est du reste sans gravité. Le diagnostic ne saurait être embarrassant, alors même que des signes d'une légère irritation du larynx en imposeraient pour une laryngite, car ces phénomènes sont de très courte durée et disparaissent au fur et à mesure que l'aphonie fait des progrès, ce qui est précisément le contraire de ce qui arrive dans la laryngite. Et puis, comment commettre l'erreur, lorsqu'on sait que l'aphonie

____

(1) Observation communiquée par M. le docteur Legrand du Saulle.

nerveuse, dont le début est généralement si brusque, ne s'accompagne ni de dyspnée, ni de toux, ni d'expectoration ?

§ 2. — Aphonie symptomatique.

Les principales affections dans lesquelles on observe l'aphonie sont la laryngite aiguë simple, où la voix devient d'abord rauque, et finit, au bout d'un certain temps, par s'éteindre presque complètement, et la laryngite chronique simple, typhoïde et syphilitique, où la voix, couverte et dure à l'oreille, finit par devenir basse et râlante, quand l'intensité du mal augmente.

On entend dans la gorge une espèce de sifflement qui se mêle à tous les sons, et le sujet affecté est obligé, pour se faire entendre, de faire des efforts extrêmement sensibles. Les sons aigus sont ceux qui sont le plus profondément altérés, et souvent même ils sont presque entièrement perdus.

Dans la période extrême du croup, la voix subit de très importantes modifications : de sourde et d'enrouée qu'elle était avant que le larynx se fût recouvert de pseudo-membranes, elle devient basse, étouffée, pénible et mourante. L'aphonie a été également notée dans les accès de faux croup ou angine striduleuse ; mais ici il y a erreur : la voix de l'enfant est enrouée, déchirée, mais elle conserve presque toujours un certain degré de force. On constate encore l'aphonie chez des sujets affectés de *delirium tremens*, chez les aliénés atteints de paralysie générale progressive au dernier degré, chez les maniaques, après un violent accès de fureur dans lequel le larynx a subi d'excessives fatigues, à la suite d'un empoisonnement par la jusquiame, ou consécutivement à une forte commotion du cerveau. Ce dernier fait n'avait point échappé au merveilleux coup d'œil d'observation du médecin de Cos, ainsi que le prouve l'aphorisme suivant : « Dans la commotion du cerveau par une cause quelconque, nécessairement on perd la parole (1). » Portal (2) et Tanquerel des Planches (3) ont vu survenir l'aphonie sous l'influence de l'intoxication saturnine ; on doit évidemment, dans ce cas, rapporter la maladie à la paralysie des muscles intrinsèques du larynx.

Sans insister sur tout ce qui a été dit par les auteurs, et entre autres par Fréd. Hoffmann, sur l'aphonie causée par la suppression, l'approche des menstrues et les couches, par la présence de vers dans le canal intestinal, par les maladies des organes génitaux, il faut surtout mentionner, comme produisant l'extinction de la voix, d'abord les plaies trachéales ou laryngées, et il est facile de comprendre comment l'air, ne passant plus par la glotte en

---

(1) Hippocrate, *Aphorismes*, sect. VII, aph. 58 (*Œuvres*, édit. Littré. Paris, 1844, t. IV, p. 595).

(2) Portal, *Cours d'anatomie médicale*. Paris, 1804, vol. IV, p. 361.

(3) Tanquerel des Planches, *Traité des maladies de plomb*, t. II.

suffisante quantité, s'oppose à la vibration des cordes vocales, puis la présence d'un goître ou d'une tumeur ganglionnaire, anévrysmale ou autre dans le voisinage du nerf récurrent. Au reste, dans tous les cas d'aphonie, les nerfs récurrents sont influencés d'une certaine manière; l'anatomie et la physiologie enseignent qu'ils doivent être malades, mais leur lésion, s'il y en a une, est tout à fait insaisissable. On ne peut conjecturer qu'une chose, c'est qu'il se passe dans l'aphonie, pour les nerfs récurrents, un phénomène analogue à celui qui a lieu dans le nerf facial chez les sujets affectés de paralysie de la face.

Outre l'altération nerveuse, il y a défaut ou excès de tension des cordes vocales, absence de vibration de ces cordes et souvent parésie des muscles du larynx qui président aux mouvements de l'ouverture glottique.

Lorsque l'aphonie persiste et passe à l'état chronique, elle tient le plus souvent à un polype et à une ou plusieurs ulcérations syphilitiques morveuses ou tuberculeuses des cordes vocales. Toutes les fois qu'en dehors de la diathèse farcineuse ou syphilitique on rencontre une aphonie datant de quelques mois ou de plusieurs semaines, il faut craindre l'invasion d'une tuberculisation pulmonaire prochaine.

CHAPITRE III

SIGNES FOURNIS AU DIAGNOSTIC PAR L'AUSCULTATION DU LARYNX

Les signes fournis au diagnostic par l'auscultation du larynx sont les *râles laryngés* et le *sifflement laryngé* ou *laryngo-trachéal*.

ARTICLE PREMIER

SIGNES FOURNIS PAR LE SIFFLEMENT LARYNGÉ OU LARYNGO-TRACHÉAL

L'auscultation, qui a tant favorisé les progrès du diagnostic des maladies de poitrine, n'a pas encore beaucoup servi à la diagnose des maladies du larynx. Pour étudier ces maladies, il n'y a que l'application du miroir laryngien qui soit utile. Laennec n'a rien tiré des applications du stéthoscope sur le conduit laryngo-trachéal, et ce qu'il n'a pu découvrir n'a que bien peu de chances d'être trouvé par un autre.

La science doit savoir gré, toutefois, à un médecin irlandais, Stokes, d'avoir le premier cité quelques faits sur les bruits entendus dans le larynx; mais c'est principalement aux recherches de Barth (1) que l'on doit les connaissances actuelles un peu plus étendues sur la valeur séméiologique des râles laryngés. Malheureusement la signification pathologique de ces râles

(1) Barth, *Archives générales de médecine*, juillet 1838 et juin 1839.

est incertaine; ils ne constituent point de signes pathognomoniques, et la stéthoscopie du larynx, dans une affection de cet organe, ne doit occuper parmi les éléments du diagnostic qu'une place très secondaire.

Dans quelques maladies du tube laryngo-trachéal, et notamment dans la laryngite aiguë ou chronique, alors que la membrane muqueuse a subi un certain degré d'épaississement, le bruit respiratoire laryngé est râpeux. Lorsque le corps thyroïde s'hypertrophie, lorsqu'il s'y développe un kyste et un goître; lorsqu'il est comprimé par un anévrysme ou une tumeur dans son voisinage, le bruit respiratoire laryngé devient très rude; et cela se conçoit, puisque l'organe est exposé à la compression de ses parois et au rétrécissement de son calibre. Dans certains cas d'ulcérations laryngées, dans l'angine pseudo-membraneuse, et même dans la laryngite striduleuse, on perçoit avec le stéthoscope le *ronflement laryngé,* que Barth attribue « aux vibrations de l'air dans un tube dont la surface interne est tapissée par des mucosités visqueuses ou dont le diamètre est rétréci ». Ce ronflement révèle un obstacle au libre passage du fluide élastique, et il a quelquefois, surtout dans le croup, un véritable timbre métallique. Il semble alors que l'air résonne dans le larynx comme dans un tuyau d'airain. Parfois, s'il y a une fausse membrane demi-flottante, un corps étranger ou un polype, il se fait un bruit de *soupape* et de *clapet* fort extraordinaire et qui est caractéristique.

Lorsqu'il s'accumule des liquides, des mucosités ou des matières purulentes à la partie supérieure des voies de l'air, qu'elles sont arrêtées au niveau de la glotte et que les malades n'ont plus la force de les rejeter au dehors par des efforts de toux, on entend à distance un râle humide à grosses bulles : c'est le *râle caverneux laryngé,* connu encore sous les noms de *râle trachéal* et de *râle des mourants.* Cette dernière et vulgaire appellation s'explique par la fréquence avec laquelle s'observe le râle caverneux laryngé dans les heures qui précèdent la mort, et par la haute et imminente gravité dont il est généralement l'indice.

Dans quelques cas rares d'hémoptysie, Piorry (1) a remarqué que l'auscultation décelait l'existence d'un râle humide dans le larynx, sans rhonchus dans la poitrine ni dans la partie inférieure de la trachée, phénomène qui permet de reconnaître que l'hémorrhagie a son origine dans le larynx lui-même.

Le même auteur pense qu'il est possible qu'un râle humide puisse également se développer dans le larynx, consécutivement à la rupture d'un anévrysme de l'aorte dans les voies aériennes (2).

Enfin, la présence de corps étrangers dans le larynx ou la trachée-artère et la production de fausses membranes peuvent déterminer localement une irritation qui provoque une sécrétion anomale de mucosités, et faire naître consécutivement le râle caverneux laryngé, accompagné cette fois

(1) Piorry, *Traité de diagnostic et de sémiologie.* Paris, 1840, t. I, p. 444.
(2) Piorry, *loc. cit.,* p. 128.

d'un *tremblotement* tout particulier, annonçant qu'il y a de petits corps flottants dans le tube aérien, ou qu'un voile mobile membraneux est agité par l'air.

ARTICLE II

SIGNES FOURNIS PAR LES RALES LARYNGÉS

Lorsque l'air enfermé dans les poumons éprouve une grande difficulté à franchir la partie supérieure des voies respiratoires, il se fait quelquefois dans les deux temps de la respiration, mais surtout dans l'inspiration, un sifflement laryngo-trachéal très bruyant, dont le timbre musical, parfaitement reconnaissable, ne saurait induire en erreur.

On le remarque surtout dans l'asthme où il est *continu;* — dans le spasme de la glotte, ou phréno-glottisme, où on l'observe à la fin de la crise sous forme de petit hoquet aigu ; — dans le faux croup accompagnant chaque inspiration ; — dans la coqueluche pendant les quintes sous forme de *reprise sonore;* — dans le croup où il produit un sifflement sec et scratique ; — dans l'angine œdémateuse et dans les accidents dus, soit à l'introduction de corps étrangers dans les voies de l'air, soit à la compression de la trachée-artère par une tumeur ganglionnaire du cou ou un anévrysme aortique. Dans ce dernier cas, c'est le *cornage*.

Ce serait faire usage d'un moyen d'investigation tout à fait insuffisant que d'appliquer le stéthoscope sur le larynx sans inspecter les organes pulmonaires, car il est très important de savoir, dans l'angine couenneuse et même dans la laryngite simple, si la muqueuse bronchique et le parenchyme du poumon participent au désordre phlegmasique.

En somme, et sans discuter ici la valeur sémiologique des bruits révélés par la stéthoscopie du larynx, car il ne règne encore sur eux dans l'état actuel de la science que des opinions vagues et contradictoires, il est possible d'établir que les bruits respiratoires laryngés, couverts de râles humides perçus à distance, indiquent une obstruction du tube aérien par des mucosités purulentes ou par du sang, et que plus les râles sont nombreux, plus le pronostic est grave. Le bruit râpeux indique une affection de médiocre intensité, tandis que le ronflement laryngé, ainsi que le sifflement avec timbre musical, annonce une exsudation muqueuse abondante.

CHAPITRE IV

SIGNES FOURNIS AU DIAGNOSTIC PAR LE RIRE ET LES PLEURS

Le rire n'a que des rapports éloignés avec l'état pathologique ; il est le plus souvent l'indice de la santé et d'une agréable disposition de l'esprit. Le rire consiste en une série de petites expirations saccadées, plus ou moins bruyantes, qui sont dues à des contractions du diaphragme; les muscles qui meuvent la face, et en particulier ceux des lèvres, participent à cet état et provoquent l'épanouissement de tous les traits de la physionomie. On peut le provoquer par le chatouillement des côtes ou de la plante des pieds, et ce peut être un moyen de torture, car Haller raconte que les émissaires de Louis XIV usaient de ce procédé pour convertir les hérétiques des Cévennes. C'est le *rire réflexe*.

Il est des circonstances où ce phénomène, en apparence si normal, et que l'on est habitué à ne considérer que comme l'expression de la joie, prend l'importance d'un signe diagnostique : c'est, par exemple, lorsque le rire n'est pas motivé par les actes de la vie ordinaire, par les circonstances agréables du milieu où l'on se trouve, par les conversations, et lorsqu'il se produit sans la participation de la volonté. Les aliénés, les individus qui délirent passagèrement, les idiots, en fournissent à chaque instant des exemples. Les femmes sujettes aux attaques d'hystérie sont également prises quelquefois d'un rire analogue ; elles l'entremêlent volontiers avec des pleurs et des sanglots, et elles n'ont dans le moment aucune conscience de ces manifestations insolites. Ce trouble spécial et instantané du système nerveux présage souvent l'invasion ou la fin d'un accès convulsif; mais nous avons vu des cas où il se produisait tout à fait en dehors de ces circonstances morbides.

Il est une variété du rire qui a reçu le nom de *rire sardonique*, parce qu'on l'observe, assure-t-on, chez ceux qui font usage d'une renoncule qui croît en Sardaigne (*Herba sardonia*). C'est un *rire toxique*. Son apparence résulte de l'entraînement en sens contraire des deux commissures labiales, avec spasme convulsif dans les lèvres et les joues. — On a cru trouver ce phénomène dans quelques maladies et voir dans le rire sardonique un symptôme fréquent de l'inflammation du diaphragme et des maladies ataxiques, mais c'est une ancienne assertion que rien ne confirme plus aujourd'hui.

Les *pleurs*, qui sont l'expression habituelle de la douleur physique et morale, se montrent quelquefois sans aucune souffrance. Elles sont le signe de certaines maladies du système nerveux. On les observe chez les hystériques, qui après leurs attaques convulsives, ou leurs crises nerveuses, rient et pleurent sans motif. On les voit aussi chez les sujets frappés d'hémorrhagie cérébrale et d'hémiplégie, lorsque la connaissance persiste et qu'on les interroge, ils fondent en larmes.— C'est un excellent signe de certaines maladies du cerveau.

CHAPITRE V

SIGNES FOURNIS AU DIAGNOSTIC PAR LE BAILLEMENT

Le bâillement est une inspiration prolongée involontaire accompagnée d'un écartement convulsif irrésistible des deux mâchoires, et suivie d'une longue expiration. C'est un phénomène réflexe dont la cause est peu connue, et qui a pour effet d'introduire une plus grande quantité d'air dans les voies respiratoires, toutes les fois qu'une cause comme le besoin de sommeil, la faim ou l'ennui, tend à la diminuer.

Il est souvent accompagné de *pandiculations*, c'est-à-dire de mouvements automatiques des bras en haut, avec renversement de la tête et du tronc en arrière et extension des membres abdominaux.

Les bâillements et les pandiculations s'observent souvent comme fait d'*imitation* en présence de quelqu'un qui bâille, ou comme phénomènes précurseurs d'un accès de fièvre intermittente, et notamment dans l'hystérie, le somnambulisme et la catalepsie, etc.

C'est un symptôme vague dont la signification n'a rien de spécial.

CHAPITRE VI

SIGNES FOURNIS AU DIAGNOSTIC PAR L'ÉTERNUEMENT

L'éternuement est une contraction subite et convulsive des muscles expirateurs, par laquelle l'air, brusquement rejeté au dehors, va se précipiter, en occasionnant un grand bruit, dans les anfractuosités des fosses nasales, et y chasse les produits muqueux et les corps étrangers qui s'y trouvent. Il résulte de l'inspiration de vapeurs et de poudres irritantes, comme le tabac, l'ellébore, l'arnica, la vératrine, etc., de la titillation par une barbe de plume, de la présence d'un petit insecte, de l'action de regarder le soleil, etc.

L'éternuement est un symptôme caractéristique du coryza, car c'est habituellement par des picotements incommodes et par une espèce de chatouillement entraînant des éternuements d'abord rares, puis de plus en plus fréquents, que débute l'inflammation de la muqueuse nasale. Néanmoins, lorsque l'éternuement est isolé et qu'il a lieu, comme chez certaines personnes, sans cause appréciable, il n'a aucune importance diagnostique. Chez quelques personnes, il se répète à chaque minute, pendant des heures ou des semaines, et on le voit souvent accompagné de rhinorrhée.

Dans l'enfance, il accompagne toujours la première période de la rougeole, et il y a en même temps fièvre, larmoiement et catarrhe bronchique. Ce fait bien connu et dont j'ai souvent parlé (1), a été signalé en ces termes par Sydenham : « Les malades éternuent, et leur nez distille une liqueur séreuse. » L'éternuement, au début de la rougeole, est un bon signe, et il peut, au besoin, aider le médecin à différencier cette affection des autres fièvres éruptives ou typhoïdes, qui pourrait le tenir dans le doute.

De violents éternuements, continuels et répétés, peuvent avoir des con-

____

(1) Bouchut, *Traité pratique des maladies des nouveau-nés et des enfants à la mamelle,* art. ROUGEOLE.

séquences fâcheuses et produire des hémorrhagies internes et l'avortement ;
des hernies, des hémorrhagies de la rétine, l'hémorrhagie cérébrale, des
convulsions et même la mort.

CHAPITRE VII

SIGNES FOURNIS AU DIAGNOSTIC PAR LA DYSPNÉE

La dyspnée (de δὺς, difficilement, πνεῖν, respirer) est un trouble des
fonctions respiratoires, caractérisé par la difficulté de respirer. C'est le
symptôme d'un grand nombre de maladies nerveuses, cardiaques et pulmonaires.

On le reconnaît facilement aux mouvements anormaux du thorax
lorsqu'ils sont accélérés, à ces mouvements, ralentis ou même naturels
quand ils sont d'un accomplissement difficile. Un sentiment de plénitude
et d'étouffement vient s'ajouter à l'effort laborieux de l'inspiration.—Dans
certaines circonstances, et sans que la santé soit en rien altérée, à la
suite d'une longue marche, par exemple, ou bien après une course rapide,
un violent exercice musculaire, la lecture à haute voix, le chant, l'ascension
d'un escalier élevé, ou seulement une émotion morale vive, on observe de
la dyspnée ; mais ici la durée du phénomène est éphémère, et la respiration
reprend bientôt, après quelques instants de repos, son rhythme facile et
régulier. — Chez quelques personnes cependant, il n'est pas rare de rencontrer une disposition toute spéciale à l'anhélation, sous l'influence de la
cause la plus légère ; elle est fréquemment l'avant-coureur de l'asthme, de
l'emphysème pulmonaire, de la tuberculisation du poumon et de la plupart
des maladies chroniques de la poitrine ou d'une affection organique du
cœur. Les chlorotiques, les anémiques, les convalescents d'une longue et
grave maladie, les sujets naturellement faibles et débiles, ont aussi très
fréquemment de la dyspnée ; c'est même inhérent à leur situation. La
respiration chez eux est laborieuse : il semble que chaque inspiration
nécessite un effort considérable des muscles élévateurs des côtes ; les
inspirations s'accélèrent, sont courtes et comme inachevées. Ces malades
s'expriment généralement sans éprouver une gêne bien marquée dans la
parole, ils ne paraissent même pas souffrir du trouble de leur respiration ;
mais, aussitôt qu'ils prennent la position horizontale ou qu'ils dépensent
un peu de force dans quelque exercice que ce soit, ils éprouvent ce sentiment de plénitude thoracique que nous avons déjà signalé, et leur respiration s'accélère. Ce n'est là, du reste, que le premier degré de la dyspnée

En admettant avec Haller que l'enfant nouveau-né fasse trente-deux
inspirations par minute, tandis que vingt ou vingt-deux suffisent à un adulte
bien portant, on est frappé de l'augmentation excessive que subissent ces
chiffres dans l'état pathologique. Ainsi Valleix a compté jusqu'à soixante-

quatre inspirations chez des nouveau-nés atteints de pneumonie (1) ; Andral a vu les parois thoraciques s'élever soixante-quinze et quatre-vingts fois par minute dans les affections purement nerveuses, et il a même compté cent quarante mouvements respiratoires chez une jeune femme en proie à divers accidents hystériques (2). La fréquence de la respiration atteint rarement des proportions semblables ; elle est en général très variable et paraît être assez ordinairement en rapport avec le caractère de la maladie, et principalement avec l'importance physiologique de l'organe affecté et la nature de sa lésion.

La dyspnée s'observe dans les maladies des *fosses nasales*, telles que le coryza des nouveau-nés, amenant le redressement et le renversement de la langue, les polypes du nez ; — dans les *maladies du pharynx*, telles que les abcès rétropharyngiens, les amygdalites simples ou suppurées ; — dans les *maladies du larynx*, telles que les corps étrangers, la diphthérite croupale, la laryngite striduleuse, les polypes du larynx, l'œdème de la glotte, les tumeurs du *corps thyroïde*, qui compriment la trachée ; — dans les *tumeurs du médiastin* ganglionnaires, anévrysmales de l'aorte ou cancéreuses ; — dans les *maladies du poumon*, telles que l'emphysème pulmonaire, la bronchite capillaire, le catarrhe suffocant et certaines pneumonies ; — dans les phlegmasies de la *plèvre*, lorsqu'il y a un épanchement considérable, — dans le pneumothorax ; — dans les *maladies du péricarde* et *du cœur* affecté de rétrécissement ou d'insuffisance auriculo-ventriculaire, dans l'angine de poitrine ; — dans les *maladies du péritoine* et de l'intestin, lorsque le ballonnement d'une péritonite ou d'une fièvre typhoïde refoule le diaphragme en haut ; — dans les *névroses hystériques* et convulsives ; dans l'asthme nerveux ; — dans *certaines maladies cérébrales*, intéressant les origines du pneumogastrique, etc.

Dans la *pneumonie aiguë*, la gêne de la respiration ordinairement modérée peut être excessive, et les malades éprouvent quelquefois un sentiment de suffocation ; mais ce phénomène n'a guère lieu que lorsque la pneumonie s'est développée très rapidement et qu'elle a envahi les deux poumons ; c'est le fait de la bronchite capillaire, si bien désignée par Laennec sous le nom de catarrhe suffocant ; de la pneumonie lobulaire, confluente des enfants, caractérisée par la *respiration expiratrice* (3), etc. On voit des sujets qui ont une dyspnée extrême, chez lesquels on compte de quarante à soixante inspirations par minute, et qui, menacés d'asphyxie, restent assis sans pouvoir à peine s'exprimer. Chez d'autres, au contraire, la gêne est également très grande, mais elle existe avec un nombre peu élevé d'inspirations.

Si, dans la pneumonie, le trouble de la respiration est modéré, il n'en est pas de même dans la *pleurésie ;* là les inspirations sont courtes, entre-

---

(1) Valleix, *Clinique des enfants nouveau-nés*, p. 105.

(2) Andral, *Clinique médicale*, 3ᵉ édition, t. III, p. 510.

(3) Bouchut, *Traité des maladies des nouveau-nés et des enfants à la mamelle*, article PNEUMONIE.

coupées, comme avortées. Dans les premiers temps, cette gêne de la respiration est principalement due à la douleur ; mais, un peu plus tard, la compression du poumon, l'impossibilité de son expansion, précipitent les mouvements et les rendent incomplets. Lorsque la pleurésie est passée à l'état chronique, la respiration est courte, accélérée ; mais souvent il n'y a pas de dyspnée proprement dite.

La dyspnée, peu marquée dans le premier degré de la *phthisie pulmonaire*, fait de rapides progrès à mesure qu'on avance vers la deuxième période. Elle devient plus continue et augmente beaucoup lorsque les malades veulent courir ou faire une ascension rapide. Le soir, et surtout lorsqu'il survient un mouvement fébrile, on voit chez un grand nombre d'entre eux l'essoufflement augmenter par des causes légères.

S'il se fait un *hydro-pneumothorax*, la dyspnée devient subitement excessive et accompagnée d'une douleur extrêmement vive dans le côté.

Elle est continue dans les maladies du ventre qui refoulent le diaphragme dans la poitrine et empêchent l'air de pénétrer dans les poumons. Il n'y a là qu'une différence de degré, et chez les individus affectés de tympanite considérable, pendant une fièvre typhoïde ataxique et adynamique, dans les ascites volumineuses ou dans les hydropisies enkystées de l'ovaire, il y a toujours une dyspnée plus ou moins pénible.

Dans l'opinion de Cullen, de Pinel et de Corvisart, l'*asthme* ne serait qu'une dyspnée revenant par attaques et dans l'intervalle desquelles la respiration est plus ou moins libre. C'est une erreur : l'asthme est quelquefois une maladie nerveuse due au spasme des bronches et du poumon, dont la dyspnée constitue le principal symptôme ; et, en effet, pendant leurs accès, les asthmatiques ont une respiration difficile, fréquente, qui provoque la contraction très énergique des muscles respirateurs. Mais, dans l'emphysème vésiculaire du poumon, dans le catarrhe suffocant, dans l'angine de poitrine, dans l'hydrothorax et dans l'hydropéricarde et certaines affections cardiaques, compliquées d'asystolie, la dyspnée qui prend les formes de l'asthme est la conséquence de ces différentes maladies organiques. Alors, l'air manque quelquefois aux malades : ils se mettent sur leur séant ou sortent de leur lit, et font des efforts considérables pour faire entrer dans la poitrine la plus grande masse d'air qu'il est possible d'y introduire. Lorsque chez eux la dyspnée est poussée à ce degré, ils se cramponnent à un corps solide, afin de donner un point d'appui aux muscles inspirateurs, dont les contractions deviennent très violentes. Leurs yeux sont hagards, la face exprime la frayeur, la peau devient presque insensible ou même tout à fait insensible (1), et souvent il y a sur les lèvres une teinte bleuâtre de cyanose, qui annonce l'asphyxie imminente. C'est à cet état que les anciens donnaient le nom d'*orthopnée*

______

(1) Bouchut, *De l'anesthésie dans la dernière période du croup servant d'indication de la trachéotomie (Comptes rendus de l'Académie des sciences*, 1858).

(de ὀρθὸς, droit, et πνεῖν, respirer); ce qui signifie l'impossibilité pour les malades de respirer autrement que dans la situation debout ou assise.

Dans quelques *angines*, mais surtout dans l'*angine œdémateuse* ou *œdème de la glotte*, dans les *polypes du larynx*, dans la laryngite striduleuse, dans le spasme de la glotte, dans les ulcérations tuberculeuses du larynx, constituant la phthisie laryngée, dans les polypes du larynx. dans les *corps étrangers* de cet organe, dans le *croup*, l'oppression fait en quelques instants des progrès immenses ; des paroxysmes de suffocation se manifestent et tendent sans cesse à se rapprocher et à devenir plus violents. Lorsque l'enfant est pris de ces accès de suffocation, il se remue et s'agite convulsivement, s'accroche aux draps de son lit, à la robe de sa mère, déchire les papiers de tenture, et retombe brisé, au bout d'un instant. Un peu plus tard, alors qu'il a puisé dans un calme fort peu réparateur une suffisante quantité de force, il reprend sa lutte, semble se mettre en garde contre la mort, mais il lâche bientôt prise, et, passant par un état d'anesthésie plus ou moins prononcé, il meurt asphyxié si l'on ne s'oppose aux progrès du mal.

On observe enfin la dyspnée, dans les maladies du diaphragme, dans la pleurodynie, dans certaines paralysies diphthéritiques occupant les nerfs intercostaux, dans certaines dyspepsies flatulentes, dans l'hystérie, dans certaines maladies de l'encéphale intéressant le pneumogastrique, dans la congestion des bronches par des ganglions bronchiques ou par un anévrysme de l'aorte.

Dans les diverses maladies dont il vient d'être question, il ne faut pas croire que la dyspnée soit toujours un phénomène continu ; cela peut-être, mais souvent aussi, bien que des lésions du larynx, des poumons ou du cœur persistent, on ne l'observe, au contraire, le plus généralement que par intervalles, tantôt après le repas ou à l'heure du coucher du soleil, tantôt après le plus léger exercice corporel ou l'émotion morale en apparence la plus insignifiante. Il est même impossible de rien préciser sur l'époque de l'apparition de la dyspnée de ces maladies. En effet, tantôt elle précède de beaucoup tous les autres symptômes, tantôt on ne la voit survenir qu'à une période très avancée de la maladie ; parfois, enfin, ses retours sont périodiques et la dyspnée se montre alors avec les caractères les mieux tranchés de l'intermittence.

Ici se présente naturellement la question de savoir si une altération du sang, indépendante de toute autre altération des solides, peut produire la dyspnée. Or, en présence de la gêne très grande de la respiration dans l'anémie, dans la chlorose, dans l'*urémie*, dans les hémorrhagies, et en général dans tous les états morbides où le sang a subi certaines modifications déterminées, on est en droit d'affirmer que la dyspnée peut être produite par des troubles divers apportés dans la composition intime de ce liquide.

Partout l'anémie et ses variétés influencent les fonctions du système nerveux, ce régulateur de la fréquence du pouls et de la respiration, et partout aussi, chez les sujets dont le sang est appauvri, la plus légère émotion et le moindre exercice occasionnent une dyspnée plus ou moins violente. Au reste, ce que l'observation des malades a établi se trouve confirmé par les expériences physiologiques récentes, qui ont prouvé toute l'activité du rôle que l'élément nerveux joue dans l'accomplissement de la respiration. Toutes les maladies ayant une influence sur l'innervation générale déterminent de la dyspnée. C'est ce qui se passe dans l'hystérie, la gastralgie, l'hypocondrie, etc.

Les névroses que je viens de citer ne sont pas les seules causes qui agissent sur l'innervation pulmonaire; mais les maladies de l'appareil cérébro-spinal, telles que l'hyperhémie, l'hémorrhagie cérébrale, le ramollissement du cerveau (aigu ou sénile), la paralysie diphthéritique des intercostaux et du diaphragme, les tubercules, les épanchements en général, la myélite, la méningite, les maladies des nerfs pneumogastriques, du plexus pulmonaire et cardiaque, les névroses du tube aérien, du conduit alimentaire, de l'estomac, du foie et des viscères abdominaux, peuvent encore entraver la fonction respiratoire et produire la dyspnée.

D'après cette énumération, qui est loin d'être complète, on peut voir combien la gêne de la respiration est chose importante à étudier dans les maladies. Ce n'est pas un signe de diagnostic toujours certain; mais, dans quelques cas, la gêne respiratoire permet d'affirmer l'existence d'une maladie de préférence à une autre. Chez les enfants, la respiration pénible, saccadée, commençant par un effort d'expiration gémissante, est un signe de pneumonie. La respiration gênée, *sifflante*, *serratique*, indique le croup. — La respiration sifflante dans l'inspiration et facile dans l'expectoration indique l'œdème de la glotte; — le *cornage* ou respiration laryngée bruyante dans les deux temps indique une compression du larynx ou de la trachée par des tumeurs; — la respiration courte, empêchée, douloureuse, annonce une péritonite aiguë, et la respiration irrégulière, suspirieuse, incomplète, fréquente, puis ralentie, indique une inflammation des méninges ou une affection cérébrale organique. Ce sont là d'excellents signes de diagnostic.

Quelle que soit la forme de la dyspnée, habituelle ou intermittente, il est rare qu'elle existe sans cause matérielle appréciable, et il est presque toujours possible d'en trouver la cause dans une lésion organique quelconque, principalement des bronches, du larynx, des poumons, du cœur et des feuillets séreux qui recouvrent ces organes. C'est par exception qu'en l'absence de toute maladie organique des voies respiratoires ou du sang la dyspnée doit être considérée comme un trouble purement dynamique; et ici je dois écarter les sujets hystériques, hypocondriaques, ou bien les individus en proie à des passions très vives, étiolés par des habitudes d'onanisme et des excès de toute nature, les gens dont le sommeil est insuffisant ou les femmes portant des vêtements trop serrés ; car, à l'égard de ces cas exceptionnels, il est impossible de poser des règles générales.

La dyspnée est un signe assez souvent défavorable, et l'on peut dire qu'il est de mauvais augure lorsqu'il est caractérisé. Une dyspnée avec symptôme d'asphyxie et l'orthopnée indiquent toujours un danger sérieux.

La dyspnée n'étant point une maladie, mais un symptôme occasionné par des maladies variables du larynx et de l'appareil respiratoire, il en résulte une impossibilité absolue de la combattre par une médication invariable. Le médecin doit avant tout rechercher la cause du mal.

Si la circulation est précipitée ou gênée, comme dans les nosorganies du cœur ; si le sang est en trop grande abondance, ce qui arrive dans la pléthore, l'indication est d'ouvrir la veine, parce qu'en diminuant ainsi la fréquence et l'intensité des battements du cœur, on a la presque certitude de faire cesser la dyspnée et d'en éloigner le retour. La digitale, le stramonium, l'éther et l'opium ne doivent être employés que pour diminuer la contractilité du cœur, ou dans le but de calmer le spasme des bronches et des poumons, effet passager dont le résultat est au moins le soulagement des malades. Les corps étrangers des voies aériennes réclament leur traitement particulier, et la dyspnée qu'ils occasionnent ne peut cesser qu'après leur extraction. C'est ainsi que, dans quelques circonstances, la trachéotomie est une ressource extrême contre la suffocation. Dans aucun cas, le médecin ne doit s'inspirer exclusivement du symptôme pour guider sa thérapeutique, surtout quand ce symptôme est, comme la gêne de la respiration, un phénomène banal qui s'observe dans une foule de maladies différentes. C'est la cause qu'il faut rechercher pour la combattre par des moyens rationnels et utiles, et les remèdes dynamiques ne doivent être mis en usage que dans les cas où les lésions organiques sont associées à des phénomènes de dyspnée nerveuse bien caractérisés.

CHAPITRE VIII

SIGNES FOURNIS AU DIAGNOSTIC PAR LA TOUX

La toux est une secousse bruyante d'expiration, avec convulsion rapide et passagère du diaphragme et des autres muscles expirateurs. C'est un phénomène réflexe, souvent involontaire et instinctif, directement placé sous la dépendance des maladies de l'appareil vocal et respiratoire dont il est le symptôme. La toux résulte habituellement du besoin d'expulser des matières solides ou liquides contenues dans le larynx et les bronches. Ailleurs, elle est *sympathique* d'un état de souffrance autre qu'une maladie des organes respiratoires, et elle est déterminée par un trouble général du système nerveux.

La toux est précédée d'une sensation désagréable, ayant pour siège l'ouverture supérieure du larynx, et pour effet irrésistible l'occlusion momentanée de la glotte, aussitôt suivie de l'énergique contraction des muscles abdominaux destinés à refouler le diaphragme et à chasser rapidement l'air renfermé dans les poumons. On ne peut s'empêcher de tousser quand le besoin s'en est fait sentir; c'est en vain qu'on y résiste, et l'on éprouve dans cette lutte une sensation particulière qui permet d'apprécier le choc de la colonne d'air poussée de bas en haut contre les parois contractées de la partie supérieure du larynx.

Bien que la toux ait généralement pour objet l'expulsion de mucosités ou de pus et de substances étrangères situées à la surface de la muqueuse glottique ou laryngée et dans l'intérieur des canaux bronchiques, elle est quelquefois sèche, spasmodique, convulsive, provoquée par les sympathies du larynx avec d'autres organes malades, ou par un trouble spécial du système nerveux. Ce sont des faits rares et que l'on observe au moment de la seconde dentition, dans quelques dyspepsies, dans les maladies vermineuses, et surtout dans l'hystérie. Les noms de toux *idiopathique*, de toux *essentielle nerveuse* ou *sympathique*, indiquent la nature du phénomène et le distinguent de la toux ordinaire directement produite par l'excitation de la muqueuse des voies respiratoires.

La toux offre des caractères différents suivant sa nature et son origine. Ainsi la toux nerveuse ne ressemble pas à la toux symptomatique d'une maladie des bronches, et la toux du larynx n'est pas celle des maladies de la trachée ou des bronches. Il y a aussi des nuances dans le caractère de la toux au début et au déclin des maladies de poitrine. Un observateur habile doit aisément reconnaître ces variétés différentes de la toux s'il a pris soin de les étudier.

Envisagée d'après sa nature, la toux est *nerveuse, idiopathique, essentielle* ou *sympathique*, ou bien elle est *symptomatique;* relativement à son siège, elle est *gutturale, laryngée, croupale, bronchique* ou *pectorale;* selon son caractère, elle est *humide* ou *sèche, rare* ou *fréquente, quinteuse,* etc.

La toux *sèche* est ordinairement petite et n'amène aucune expectoration, tantôt rare et tantôt fréquente, elle peut se reproduire d'une manière incessante, opiniâtre, et alors elle prend le nom de toux *férine*. On l'observe quelquefois au début de la rougeole. La toux sèche accompagne les laryngites peu intenses, la pharyngite chronique, la pleurésie et le début de la phthisie pulmonaire. — C'est aussi le caractère de la plupart des toux nerveuses et sympathiques, mais il n'y a pas à en douter lorsqu'elle est *sèche, bruyante, rauque,* comme un aboiement.

La toux *humide, grasse,* est causée par la présence d'une plus ou moins grande quantité de mucus bronchique, de sang ou d'autres matières liquides incluses dans le larynx et dans les bronches. C'est la toux de l'hémoptysie, des vomiques, de tous les catarrhes pulmonaires chroniques et de toutes les maladies aiguës du larynx et des poumons à leur période de coction ou de déclin.

La toux *rare* et la toux *fréquente* se distinguent aisément et s'observent indistinctement chez les sujets atteints de toux nerveuse et de toux symptomatique d'une maladie de l'appareil respiratoire. La toux *quinteuse*, au contraire, est toujours symptomatique ; elle est caractérisée par la réunion de plusieurs secousses successives de toux suivies d'un moment de repos. Plusieurs quintes très rapprochées forment ce qu'on appelle un accès de toux. La toux quinteuse accompagne souvent le catarrhe aigu et chronique des bronches, l'asthme causé par l'emphysème pulmonaire, la coqueluche, etc. Dans cette dernière maladie, les quintes de toux ont un caractère tout particulier, elles se composent de plusieurs séries de secousses successives d'expiration séparées par une inspiration bruyante, sonore, très aiguë, accompagnées parfois de vomissement et toujours d'une expectoration de mucosités épaisses blanchâtres, puriformes, et il y a souvent au frein de la langue une ulcération qui indique bien la nature de la maladie (1).

La toux *laryngée*, ordinairement sèche, se fait sans de grands efforts musculaires, et les malades en placent eux-mêmes le siège dans la contraction spasmodique des muscles du larynx plutôt que dans le diaphragme et les muscles du ventre, qui n'y prennent qu'une faible part. Ordinairement petite, elle est quelquefois très grosse, creuse et enrouée, rauque, éclatante et fort désagréable à entendre. C'est la toux *croupale*. Elle ressemble à un chant de coq, aux aboiements d'un chien, au gloussement d'une poule, etc. On l'observe ainsi dans les laryngites aiguës simples et dans le croup.

La toux *trachéale* et *bronchique* est sèche au début des maladies de poitrine, grasse et humide à leur période de déclin. Les malades peuvent en apprécier le siège d'après l'impression désagréable qu'ils éprouvent assez souvent derrière le sternum ou entre les deux épaules.

La toux est *symptomatique* lorsqu'elle résulte d'une maladie aiguë ou chronique, directe ou indirecte du larynx, des poumons et des autres parties de l'appareil respiratoire. On l'observe, avec ses différents timbres et avec ses différents caractères de sécheresse, de volume ou d'humidité, dans les maladies aiguës et chroniques du larynx, dans l'inflammation de la trachée et des bronches, dans la pneumonie, dans la phthisie, dans la gangrène pulmonaire, dans l'apoplexie du poumon, dans la pleurésie, dans l'hydropneumothorax, dans les maladies du poumon déterminées par la propagation à cet organe d'une maladie voisine, dans la bronchite et la congestion pulmonaire des maladies du cœur, etc. Alors la toux est toujours accompagnée d'une *expectoration* plus ou moins abondante de matières spéciales importantes à étudier, telles que du mucus, de la sérosité, du muco-pus, des fibres pulmonaires, du sang, des fausses membranes, des cartilages, des calculs, des hydatides, etc. C'est là son but principal, et en effet, dans les maladies de l'appareil respiratoire, la sensation qui précède le besoin de tousser et l'acte lui-même résultent de l'excitation communiquée au système nerveux par les matières solides ou liquides déposées à la surface de la muqueuse des voies aériennes. La nature de ces matières indique presque toujours celle de la maladie qui les produit.

____

(1) Bouchut, *Traité des maladies des enfants*. Paris, 1878, 7ᵉ édit., art. COQUELUCHE.

La toux, principal symptôme des maladies de poitrine, manque très rarement, et elle ne fait guère défaut que chez les vieillards, lorsque la sensibilité de la muqueuse bronchique, à peu près éteinte, ne peut plus être éveillée par les mucosités sécrétées à la surface de cette membrane.

La *toux nerveuse*, idiopathique ou sympathique, est ordinairement sèche, petite, rare, et quelquefois rauque comme un aboiement ; elle devient fréquente à la suite de l'exercice ou des émotions morales éprouvées par les malades. C'est alors une toux continuelle et fatigante, qui s'accompagne de courbatures dans le diaphragme et dans les muscles expirateurs, et dont le diagnostic est souvent très difficile. Elle s'observe quelquefois, comme phénomène symptomatique, dans les maladies de l'estomac, dans quelques maladies du foie, de l'utérus, dans l'hystérie, l'aménorrhée, au moment de la seconde dentition, etc., et on la désigne sous le nom de toux *gastrique*, *utérine*, *hépatique*, *hystérique*, *nerveuse*, etc. — Dehaen a rapporté l'observation d'une femme affectée d'un corps fibreux de l'utérus, et qui toussa continuellement jusqu'au jour de l'expulsion spontanée de ce corps fibreux. — Une toux nerveuse, produite par un abaissement de l'utérus, cessa par l'application d'un pessaire qui remit la matrice à sa place ordinaire.—L'expulsion de vers intestinaux, lombrics ou tænias, fait disparaître la toux sympathique que ces helminthes produisent quelquefois. — Il en est de même du retour des règles, lorsque la toux résulte de leur suppression.— Enfin j'ai vu, chez une petite fille de onze ans dont le travail de seconde dentition n'était pas achevé, une toux nerveuse, qu'on avait prise pour le symptôme d'une phthisie commençante, disparaître au bout de six mois, immédiatement après l'apparition des dents permanentes qui restaient encore à sortir.

La *toux symptomatique* ne cède qu'avec la maladie qui en est le point de départ, tandis que, au contraire, la toux nerveuse et sympathique peut être atténuée par l'usage des saignées, dans le cas de pléthore ou de rétention mensuelle, et par l'opium et les antispasmodiques, dans les cas ordinaires. L'opium et la morphine, par la méthode endermique, la belladone, le camphre à haute dose, l'éther, le chloroforme, l'oxyde de zinc, etc., sont les meilleurs moyens à lui opposer.

Les causes cliniques de la toux sont celles que je viens de faire connaître, mais pour s'assurer de la manière dont elles agissent, Nothnagel a voulu faire des expériences sur les chats et sur les chiens.

1° *Expériences sur la muqueuse du larynx, de la trachée et des bronches.* — La membrane hyo-thyroïdienne est ouverte sur un chat âgé de huit semaines, et on enlève une portion du cartilage thyroïde au-dessus des cordes vocales. L'irritation de la muqueuse, à l'aide d'un stylet mousse, sur les divers points, donne des résultats variables.

Ainsi, au-dessus des cordes vocales vraies et sur la face supérieure de celles-ci, l'irritation ne détermine pas la toux. La toux est énergique lorsque l'excitation porte sur les parties sous-jacentes ou même entre les cordes vocales.

L'excitation de la muqueuse trachéale provoque la toux, mais moins énergiquement, moins rapidement ; la sensibilité, au bout de peu de temps, s'affaiblit à la suite de l'ouverture pratiquée pour l'expérience.

Au niveau de la bifurcation de la trachée, la sensibilité paraît aussi vive, la toux provoquée est aussi énergique que dans la portion inférieure du larynx.

Des phénomènes analogues peuvent être vérifiés sur des malades atteints de catarrhe laryngé ou trachéal, et nous ajouterons sur l'homme sain, bien qu'à un degré moins net. Ainsi, des pressions sur le larynx causeront la toux ; des pressions sur la trachée, au cou, amèneront une toux moins rapide, moins forte ; mais si l'on presse de haut en bas la trachée, au niveau du manubrium du sternum, on provoque une toux aussi vive qu'au niveau du larynx, probablement parce que l'irritation s'étend vers la bifurcation de la trachée.

Si l'on répète l'expérience, d'une part, après la section des nerfs laryngés supérieurs et du vague, la toux n'est plus excitée ni dans le larynx, ni dans la trachée ; si, d'autre part, on coupe les deux laryngés supérieurs seuls, la toux n'est plus excitée par l'irritation de la muqueuse laryngée, mais l'excitation de la trachée et de la bifurcation amène une vive toux. On conclura naturellement de ces expériences, que le laryngé supérieur n'est pas la seule voie de transmission de l'excitation produisant l'acte réflexe de la toux, mais que des fibres du nerf vague, se distribuant à la trachée, prennent part à ce phénomène.

Pour l'étude de la sensibilité des bronches, l'auteur a réséqué des petites portions de deux côtes, et par l'ouverture ainsi pratiquée attirant le poumon, le fixait à l'aide de deux sutures au bord de la plaie ; coupant alors, avec des ciseaux, la partie saillante du poumon, il put mettre à jour les orifices de petits rameaux bronchiques ; l'irritation de la muqueuse bronchique produisit de la toux, mais cet effet fut plus lent, moins énergique que pour la muqueuse du larynx et de la bifurcation de la trachée.

Quant au parenchyme pulmonaire, son excitation ne semble pas, à l'état normal, donner lieu à des accès de toux. En effet, dans plusieurs expériences, des piqûres du poumon n'amenaient pas de toux ; mais une fois une petite bronche fut atteinte, et la toux se produisit. L'auteur, cependant, ne se croit pas en droit de conclure à l'égard de la sensibilité des alvéoles.

2° *Expériences sur la plèvre.* — La toux est un des symptômes de la pleurésie, ou du moins c'est là une opinion généralement admise. Il semble donc que l'on doive expérimentalement reproduire la toux en irritant la plèvre, comme on le fait pour la muqueuse du larynx et de la trachée ; cependant, rien de pareil ne se produit. Irrite-t-on la plèvre, sans produire de pneumothorax ou lorsqu'une plaie du thorax est suivie de pneumothorax, la toux ne survient nullement. Si l'on détermine une pleurésie suraiguë par l'injection d'une goutte d'huile de croton dans la plèvre, même résultat négatif.

Comment alors expliquer la toux dans la pleurésie ? Faut-il admettre que les résultats des expériences sur les chiens ne seraient pas applicables à l'homme? Cela est certain, mais l'auteur ne le croit pas. Bien que Laennec ait dit : « La toux dans la pleurésie aiguë est ordinairement rare, sèche et peu forte ; quelquefois même il n'y en a pas du tout, » et que Andral, Stokes, Wintrich, aient signalé, dans des cas nombreux, l'absence complète de toux, malgré une fièvre intense et un épanchement considérable, il ne s'ensuit pas que l'irritation de la plèvre ne puisse couper la toux. En effet, à la fin de la thoracocentèse, lorsque le trocart frotte le poumon, il y a un besoin de tousser qui est irrésistible. Le docteur Nothnagel croit pouvoir conclure que la toux de la pleurésie est due à des complications, à l'inflammation des bronches, et lorsque la toux est provoquée par une percussion énergique, elle pourrait être expliquée par la propagation aux bronches de l'excitation extérieure. C'est une hypothèse.

3° *Expériences sur les troncs nerveux.* — Plusieurs observateurs, comme Krimer et Romberg, ont avancé que l'irritation du nerf vague produit la toux. La plupart des autres expérimentateurs ont mis en doute ces résultats, et constaté également la production de la toux par irritation du tronc du laryngé supérieur. Le docteur Nothnagel a été amené, par ses recherches, à conclure dans le dernier sens. Ni l'irritation du tronc du vague ou du laryngé supérieur conservé intact, ni l'irritation du bout central de ces nerfs sectionnés ne produisent la toux, résultat en accord avec ce fait physiologique, que les phénomènes réflexes répondent plus facilement à l'excitation des terminaisons nerveuses qu'à celle des troncs eux-mêmes.

Comme on le voit, ces expériences n'apprennent rien qui ne soit parfaitement connu, et, en tous cas, elles n'apportent rien à la médecine humaine.

CHAPITRE IX

SIGNES FOURNIS AU DIAGNOSTIC PAR L'EXPECTORATION
ET PAR LES MATIÈRES EXPECTORÉES

L'expectoration est un acte volontaire ou réflexe destiné à faire sortir des bronches les matières solides ou liquides qui s'y trouvent. On expectore ainsi du mucus, du sang, du pus, des fausses membranes, des concrétions crétacées pulmonaires, des fragments de cartilages, des parcelles de poumon altéré, des corps étrangers, etc., qui arrivent de la poitrine dans la bouche, et là un nouvel acte, le *crachement*, les pousse au dehors.

L'expectoration et le crachement concourent donc au même résultat ; mais, tandis que le crachement nettoie la bouche, l'expectoration, au contraire, débarrasse seulement le larynx et les bronches. Celle-ci a pour auxiliaire le mouvement vibratile de l'épithélium bronchique, qui ramène le mucus du fond des bronches vers la glotte, la colonne d'air expirée qui tend au même but, et enfin la contraction énergique du diaphragme et des muscles expirateurs, qui produit la toux et la brusque expulsion des matières d'abord dans l'arrière-bouche et ensuite au dehors par le moyen du crachement. Quand l'expectoration est faible, insensible et s'opère sans secousse du diaphragme, on lui donne le nom d'*expuition*.

Elle se produit surtout lorsqu'il y a peu de matières à expulser du larynx et des bronches, tandis que l'expectoration proprement dite exige une quantité plus grande de matières ou des corps plus résistants de nature à entraîner la suffocation. L'expectoration est *facile* ou *laborieuse*, *rare* ou *fréquente* et abondante ; elle peut même donner lieu à la sortie d'une énorme quantité du liquide, qui ne pouvant être assez promptement chassé de la bouche, produit la suffocation.

L'expectoration est, comme la toux, un symptôme important à étudier. Moins curieuse dans son mécanisme que dans son produit, elle fournit, par l'examen et l'analyse des *matières expectorées* ou *crachats*, un grand nombre de caractères importants à la diagnose et au pronostic des maladies.

Les *crachats* et les *matières expectorées* sont de provenance variable. Ils sont composés de mucosités plus ou moins épaisses sécrétées par la muqueuse de l'arrière-bouche, du larynx et de la trachée, par des liquides et des solides formés dans les voies aériennes, ou, au contraire, venus du dehors dans les bronches. On y trouve du pus, du sang, de la sérosité, de la glycose, des fragments de cartilages, des tubercules caséeux ou crétacés, des ganglions bronchiques, des calculs, des hydatides, des fibres élastiques du poumon, des fragments de poumon mortifié, des bactéries (V. Poulet) dont cet auteur a voulu faire un caractère spécial de l'expectoration de la coqueluche, etc.

Le mucus est le résultat d'une sécrétion exagérée des follicules mucipares, d'une phlegmasie de la membrane muqueuse des bronches, d'une ulcération caverneuse des poumons, tandis que le sang, le cartilage, les calculs, les fausses membranes, viennent d'altérations plus profondes, soit d'une rupture vasculaire, soit d'une ulcération qui a mis en liberté des corps étrangers inclus dans le voisinage des bronches, soit de tumeurs hépatiques ou rénales ayant versé leur contenu dans un rameau bronchique.

Les crachats, ou matières de l'expectoration, doivent être étudiés : 1° dans leurs qualités physiques, c'est-à-dire dans leur couleur, dans leur forme, dans leur odeur; 2° dans leur composition, pour connaître, au moyen de l'analyse optique et chimique, les éléments dont ils se composent.

ARTICLE PREMIER
QUALITÉS PHYSIQUES DES CRACHATS

§ 1er. — Couleur.

La couleur des crachats peut être blanche, opaline, transparente ou opaque, jaunâtre tirant sur le vert, jaune rouillée sucre d'orge, rougeâtre ensanglantée, rouge, brune ou noire, jus de pruneaux. Dans quelques cas, ils sont liquides comme de l'eau, incolores et spumeux, ou présentent un mélange des différentes colorations susdites.

§ 2. — Forme.

Tantôt arrondis, *nummulés*, comme dans la rougeole, c'est-à-dire comparables à des pièces de monnaie, les crachats peuvent être irréguliers, déchiquetés au pourtour et filamenteux, comme dans la phthisie. D'une consistance variable, *séreux* et limpides comme de l'eau, *spumeux* et mousseux comme de l'écume, *muqueux* et filants comme de la gomme, *purulents* et visqueux comme une émulsion, leur apparence sert au diagnostic de certaines maladies de poitrine : ainsi la viscosité des crachats rougeâtres de la pneumonie et la limpidité des crachats séreux de la bronchite sont des caractères d'une importance qu'on ne saurait méconnaître et que savent apprécier tous les médecins.

§ 3. — Odeur.

Leur odeur est ordinairement fade dans la bronchite aiguë et chronique ordinaire, mais elle est quelquefois très fétide, alliacée, gangreneuse, dans les cas de catarrhe pulmonaire avec stomatite, dans certains cas de dilatation des bronches chez les vieillards, ou lorsqu'il y a gangrène des poumons. Ce serait cependant un tort de considérer comme un indice certain de la gangrène des poumons l'odeur gangreneuse des matières expectorées, ce qu'ont fait Briquet (1) et Lasègue (2). En effet, comme l'a démontré Empis (3), des bronchites avec dilatation des bronches, sans gangrène, fait démontré par les autopsies, peuvent donner lieu à une expectoration ayant l'odeur gangreneuse.

§ 4. — Saveur.

Dans quelques circonstances, les crachats ont une saveur douce, quelquefois salée, dans la phthisie, ou amère, âcre ou sucrée, selon les individus et selon les maladies. Dans le diabète, ils ont souvent un goût prononcé de sucre de glycose.

(1) Briquet, *Mémoire sur un mode de gangrène du poumon dépendant de la mortification des extrémités dilatées des bronches (Archives de médecine).*
(2) Lasègue, *Des gangrènes curables du poumon (Archives de médecine).*
(3) Empis, *Gazette des hôpitaux*, 1863, p. 253.

§ 5. — **Abondance.**

Les crachats sont plus ou moins volumineux, et sécrétés en quantité
variable. Quelques malades rejettent facilement des mucosités rares,
petites et arrondies, tandis que d'autres crachent souvent, et expectorent
des matières volumineuses, gluantes, difficiles à détacher.— Dans la
coqueluche et dans l'asthme, le produit de l'expectoration est volumineux,
adhérent et ne sort qu'avec peine. Il en est quelquefois de même dans une
période avancée de la phthisie pulmonaire.— La quantité des crachats
varie d'ailleurs selon l'âge des individus et aux différentes époques du jour.
Ils sont plus abondants le matin que le soir, et dans l'âge adulte que chez
les enfants et les vieillards.— Quand ils sortent avec abondance d'une façon
subite après une maladie aiguë, ils annoncent une *vomique* venant du
poumon ou d'une pleurésie purulente, mais s'ils viennent d'une façon
intermittente, en masse, tous les jours ou tous les deux jours, il faut conclure à la présence d'une dilatation bronchique ou d'une cavité pulmonaire
qui, tour à tour, s'emplit et se vide. — Si l'évacuation est très abondante,
un litre, par exemple, il s'agit d'une vomique pleurale.

ARTICLE II

COMPOSITION DES CRACHATS

On y trouve de l'eau en quantité quelquefois très abondante dans la
blennorrhée, dans la bronchite, dans l'hémoptysie, dans les vomiques, etc.
Elle tient en dissolution ou en suspension des sels, du pus, du sang, de la
glycose chez les diabétiques, des fausses membranes dans le croup, des
fibres élastiques du poumon, dans la phthisie pulmonaire, des concrétions
dans la phthisie calculeuse; des bactéries dans la coqueluche et des débris
de matière organique. Quelques malades rejettent ainsi de 2 à 4 et
600 grammes de liquide par jour.

Le mucus et le pus dans les crachats, quoique mal élaborés, leur
donnent la coloration blanchâtre, opaline ou verdâtre qui leur est ordinaire; les cellules sont petites et leurs noyaux peu apparents; elles résistent
à l'eau, mais se dissolvent rapidement dans l'ammoniaque.

Le mucus et le pus des matières expectorées ont plusieurs origines :
tantôt produits par les follicules mucipares de la muqueuse irritée ou enflammée, comme dans la bronchite aiguë et chronique, dans l'asthme,
dans la coqueluche, dans la phthisie, ils peuvent être sécrétés dans une
cavité du parenchyme des poumons, comme un abcès ou une caverne
tuberculeuse, ou en dehors du poumon, dans les ganglions bronchiques
suppurés, dans le foie et dans les reins en suppuration.

Les crachats renferment souvent de véritables fausses membranes dans
le croup, dans la bronchite pseudo-membraneuse et dans ce qu'on appelle

la pneumonie fibrineuse. Dans ce dernier cas, les fausses membranes, très petites, capillaires, existent sous forme de tubes ramifiés comme les dernières divisions bronchiques, et elles sont mêlées à des crachats visqueux, rouillés, au milieu desquels il est difficile de les découvrir.

La matière tuberculeuse, pure ou mélangée aux fibres du tissu pulmonaire, à du pus et à du sang, se montre quelquefois dans les crachats, chez les tuberculeux, et elle provient du poumon ou de ganglions bronchiques suppurés communiquant avec les bronches. Lorsqu'elle sort du poumon, elle est ordinairement mélangée à du mucus et à des fibres de tissu élastique, dont la présence atteste l'ulcération des bronches et la destruction du tissu cellulaire voisin. Ce fait dissipe toutes les dous qu'on peut avoir sur l'existence d'une phthisie pulmonaire.

Pour faire la recherche des fragments de tissu pulmonaire dans les crachats, il faut les traiter par l'ébullition dans la soude, laisser déposer et faire l'examen au microscope. — C'est le procédé de Fenwick.

Solution de soude pure dans l'eau distillée...... { Soude pure.... 16 grains.
{ Eau distillée... 1 once.

Ou à peu près.............................. { Soude pure.... 1 gramme.
{ Eau distillée... 30 grammes.

Étendre les crachats d'une quantité de solution à peu près équivalente à leur poids; faire bouillir; ajouter deux ou trois fois un volume équivalent

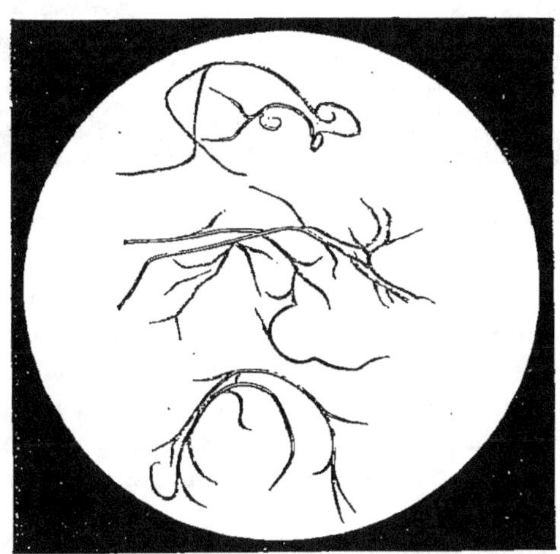

Fig. 131. — Fibres élastiques extraites des matières expectorées (Eichhorst).

d'eau distillée froide; laisser déposer. Les fibres élastiques se trouvent dans le dépôt. — On les découvre au microscope (fig. 131 et 132).

Les crachats renferment quelquefois de la *matière mélanique* chez les tuberculeux ; — de la matière *cancéreuse* dans le cas de cancer du poumon ; — des détritus membraneux d'*hydatides* développées dans le poumon, ou nées dans le foie et ayant produit la perforation des bronches ; — des *calculs* formés dans le poumon, au milieu de la matière tuberculeuse, et rejetés en dehors par la toux, dans la phthisie calculeuse ; — des fragments de *cartilage* nécrosé, venant du larynx, dans la phthisie laryngée, et des bronches

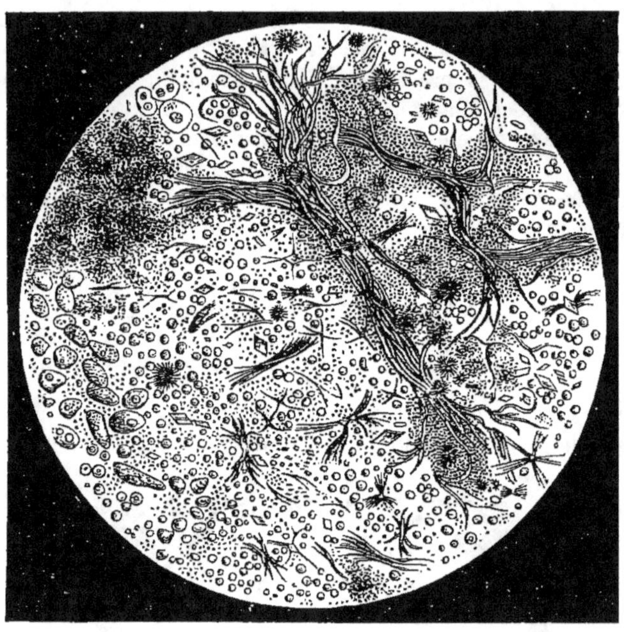

Fig. 132. — Fibres élastiques, leucocytes et microbes, vibrions des matières expectorées (Eichhorst).

dans la phthisie pulmonaire ; — des *eschares* du tissu du poumon dans la gangrène pulmonaire ; — des morceaux de ganglion du médiastin dans la phthisie bronchique ayant ulcéré la trachée ; — des *matières étrangères pulvérulentes* inspirées, telles que du noir de fumée, lorsque les malades vivent dans un lieu éclairé par de mauvaises lampes à huile ; — *des poussières minérales et végétales*, chez les amidonniers, les boulangers, les cantonniers, les maçons, etc.

On y trouve enfin *du sang* à l'état de rares stries rougeâtres, mêlées au mucus, dans la bronchite, dans la coqueluche, etc. ; ou en quantité plus considérable intimement mélangée à la matière de l'expectoration, de façon à lui donner une consistance visqueuse et la teinte rouillée, caractéristique de la pneumonie. — Chez d'autres malades, le sang est craché pur, liquide, noirâtre, ou rouge et spumeux, par cuillerées, par verre, ou dans des proportions plus considérables, telles que la mort est immédiate. Cela s'observe à la suite de la rupture des vaisseaux du poumon ou des gros vaisseaux voisins, dans l'apoplexie pulmonaire, au début et dans le cours de la phthisie tuberculeuse, dans les cas d'anévrysme de l'aorte ouvert dans les bronches, etc. Ce crachement d'une quantité notable de sang est connu sous le nom d'*hémoptysie*. Lorsque l'accident n'est pas mortel, le sang, d'abord rejeté avec sa couleur rouge, séjourne un peu dans les bronches et sort, au bout de deux ou trois jours, par crachats rares, formés de sang noir à moitié décomposé dans la cavité des bronches.

ARTICLE III

SÉMIOTIQUE DES MATIÈRES EXPECTORÉES

Si l'on étudie l'apparence et la composition des matières expectorées dans les différentes maladies de l'appareil respiratoire, on y trouve des caractères d'une grande importance pour le diagnostic.

Lorsque le larynx est malade, dans la laryngite aiguë par exemple, les crachats sont muqueux, incolores, striés de sang, plus tard opalins, et quelquefois mélangés à du pus bien élaboré. — Ils renferment des fausses membranes, épaisses et larges, dans le croup et dans la laryngite ulcéreuse chronique ; — du sang pur, dans les cas d'ulcération fongueuse des cordes vocales ; — des concrétions polypiformes, des fragments de cartilage nécrosé, des calculs, ce qui se voit dans la phthisie laryngée, etc.

Dans les maladies des bronches, les matières expectorées offrent des caractères très variables en rapport avec l'âge, la nature et le degré du mal. Au début de la bronchite aiguë l'expectoration est nulle, puis elle est composée de mucus incolore, liquide, plus ou moins visqueux et aéré, strié de sang et enfin de muco-pus blanchâtre ou verdâtre, plus ou moins épais, en quantité variable jusqu'au moment de la guérison. On y trouve quelquefois des fausses membranes bronchiques ramifiées. Si la phlegmasie des bronches est passée à l'état chronique, les crachats sont muqueux, ou purulents et suspendus dans un liquide incolore, légèrement visqueux, ou bien ils sont entièrement formés de pus verdâtre, opaque, adhérant au vase qui les renferme. Ils ont une odeur fade et quelquefois fétide, comparable à celle de la gangrène, sans qu'une altération de cette nature existe dans les poumons. Cette odeur résulte de la décomposition du pus par suite d'un séjour prolongé dans les bronches.

Les *crachats de la bronchite chronique* sont plus ou moins abondants et peuvent être intermittents. Leur quantité s'élève quelquefois à 500 et 600 grammes dans la bronchorrhée, et cela en vingt-quatre heures. Ils n'offrent d'intermittence que dans les cas de dilatation des bronches, ou d'abcès extrapulmonaires ouverts dans les rameaux bronchiques, parce qu'il y a là un foyer qui se vide et qui se remplit alternativement d'une matière intermittente. Quelquefois ces crachats renferment de petits grains blanchâtres, perlés, suspendus dans un mucus plus clair, formés de pus concret sécrété dans les petites bronches et porté dans les bronches plus volumineuses par de violents efforts d'expiration. C'est ce qui arrive dans l'asthme symptomatique du catarrhe pulmonaire.

Dans *la coqueluche*, les matières expectorées ont un caractère spécial, impossible à méconnaître; formées par une assez grosse masse albumineuse, incolore et opaline à la fois, elles renferment des flocons blanchâtres remplis de bactéries, mélangés de pus et striés de sang. Toutefois les bactéries ne s'y développent qu'au bout de quelques heures. Leur viscosité rend leur expulsion très pénible, et il faut souvent mettre le doigt dans la bouche des enfants pour les débarrasser au plus vite de ces matières, qui produisent un commencement de suffocation.

L'expectoration de la pneumonie, nulle au début, prend dès le second jour des caractères particuliers. Elle est formée d'une matière transparente aérée, très visqueuse, colorée en vert par la bile, en jaune comme de la rouille, du jus d'abricot, et en rouge, d'après la quantité plus ou moins grande de sang mêlé au mucus. On y trouve souvent, au milieu de la maladie, de petits filaments blanchâtres, ramifiés comme les dernières divisions des bronches et formés de fibrine compacte exsudée dans des vésicules pulmonaires.

La couleur jaune, rouillée, est entre toutes la plus fréquente; mais dans le cours de la pneumonie, elle change souvent et devient brune, semblable à du jus de pruneaux, ce qui est de mauvais augure pour les malades. Dans ce cas, la pneumonie transformée est parvenue au troisième degré, c'est-à-dire à la suppuration, accident grave dont les conséquences sont très difficiles à surmonter. Quand la pneumonie doit guérir, les crachats perdent graduellement leur couleur et offrent l'apparence des crachats de la bronchite. Quelquefois, chez les vieillards, l'expectoration se supprime tout à coup, soit par absence de sécrétion, soit, au contraire, parce qu'elle s'accumule dans les bronches, ce qui amène rapidement la mort. Dans la pneumonie des enfants, il n'y a pas d'expectoration, ou, si elle a lieu, son produit n'arrive pas en dehors, car, une fois porté dans l'arrière-bouche, la déglutition l'entraîne rapidement dans l'estomac. En dehors de ces deux périodes de l'existence l'expectoration manque très rarement dans la pneumonie, et sa recherche est d'autant plus importante que la présence des crachats peut être le seul indice d'une phlegmasie pulmonaire. On voit des malades affectés de pneumonie centrale sans aucun phénomène appréciable de percussion ou d'auscultation, et dont le diagnostic repose absolument sur la découverte d'une expectoration de crachats visqueux et rouillés.

Dans *la gangrène pulmonaire*, les crachats sont liquides, sans consistance, d'une couleur sale, noirâtre, quelquefois ensanglantés, unis à du mucus ou à des fragments de parenchyme pulmonaire mortifié, et ils ont une fétidité insupportable qui se répand à plusieurs mètres de distance.

L'apoplexie pulmonaire est accompagnée de crachats de sang pur, liquide, noir ou spumeux, en quantité variable, selon l'étendue de l'infiltration ou du foyer apoplectique. Ce sang provient de la rupture des vaisseaux et ne saurait être distingué d'une manière certaine d'un autre crachement de sang ou hémoptysie qui aurait pour point de départ l'ulcération produite par des tubercules pulmonaires, ou un anévrysme ouvert dans les bronches.

Dans les *tubercules pulmonaires* à l'état cru, les crachats ont été étudiés avec d'autant plus de soin, qu'on a voulu y trouver des éléments de diagnostic supérieurs à ceux que fournissent les phénomènes généraux et locaux de la maladie. Cette recherche n'a pas donné tout ce qu'on pouvait en espérer. En effet, les tubercules du poumon occasionnent toujours la phlegmasie des bronches, de sorte que l'expectoration amène un produit mixte de signification douteuse. — Les crachats de la tuberculose pulmonaire sont ceux de la bronchite chronique, épais, arrondis, quelquefois déchiquetés sur les bords, grisâtres, verts, plus ou moins abondants; leur odeur est fade, leur saveur douce ou salée, et ils sont formés de mucus ou de pus. On les rencontre aussi chez l'adulte dans la bronchite aiguë de la rougeole.

Les crachats ne présentent rien de spécial à la phthisie que dans la période ulcéreuse lorsqu'il existe une excavation pulmonaire. Alors l'analyse permet d'y rencontrer des fibres élastiques de tissu cellulaire des bronches. Ces fibres élastiques annoncent une altération des bronches et des poumons, leur ulcération et par conséquent une excavation dans le parenchyme pulmonaire. J'ai indiqué au commencement de ce chapitre le procédé à employer pour faire cette analyse et je n'y reviendrai pas.

Les crachats mélangés de pus, de bile, de matière mélanique ou cancéreuse, remplis d'urée, de concrétions calcaires, de fragments osseux, de débris d'hydatides, de corps étrangers, sont autant d'indices qui permettent d'établir le diagnostic de maladies souvent obscures et impénétrables, à cause de la forme insidieuse sous laquelle elles se montrent. Ils révèlent la présence d'abcès du poumon, du foie et des reins, ouverts dans les bronches; de fistules hépatico-pulmonaires et réno-pulmonaires; de cancer ou de mélanose des poumons; de phthisie calculeuse; de nécrose du larynx; de carie vertébrale avec communication bronchique; d'hydatides pulmonaires ou hépatiques ayant ulcéré les bronches, etc. Leur connaissance est la base indispensable du diagnostic.

Parmi les matières expectorées, il en est une, *le sang*, dont les caractères et le mode d'expulsion méritent une étude spéciale, tant sous le rapport diagnostique qu'au point de vue des symptômes, des causes et du pronostic qui s'y rattachent. Son expectoration en quantité considérable caractérise l'hémoptysie. Je vais y consacrer quelques pages.

CHAPITRE X

SIGNES FOURNIS AU DIAGNOSTIC PAR L'HÉMOPTYSIE

On donne le nom d'*hémoptysie* (de αἷμα, sang, πτύω, je crache) au crachement du sang qui provient de l'appareil respiratoire. Mais, quand on veut préciser davantage et spécifier le siège de l'écoulement sanguin, il faut employer les mots de *laryngorrhagie*, de *trachéorrhagie*, ou de *pneumorrhagie*, applicables à l'hémorrhagie du larynx, de la trachée ou des poumons.

Le crachement de sang est toujours le résultat d'une rupture vasculaire, soit des gros vaisseaux du poumon, soit des capillaires de la muqueuse bronchique. C'est le symptôme d'un état morbide antérieur, dont il n'est pas toujours possible d'apprécier la nature. En effet, on ne trouve souvent aucune lésion matérielle qui puisse rendre compte de l'écoulement sanguin, et il résulte tantôt d'un mouvement dynamique, véritable effort intérieur qui produit la rupture vasculaire, tantôt d'une altération organique déterminant un résultat semblable par déchirure subite ou par l'ulcération lente et progressive des vaisseaux. Ces deux formes distinctes de l'hémoptysie doivent être séparées de nos jours comme au temps d'Hippocrate, d'Alexandre de Tralles, etc., qui les premiers ont établi cette division importante. Il y a donc une hémoptysie *idiopathique* ou *essentielle*, laquelle résulte d'un effort intérieur essentiellement dynamique indépendant de toute altération organique, et une hémoptysie *symptomatique* ou organique causée par les nosorganies du larynx, des poumons, du cœur, etc. C'est ce qu'au temps de Stahl on appelait des hémorrhagies *actives* et *passives*, pour indiquer la part de l'action vitale ou de la matière du corps dans la production de l'accident.

Lorsque l'hémoptysie est le symptôme d'une nosorganie, c'est-à-dire d'une lésion organique, elle peut dépendre : des *maladies du larynx ;* — soit d'une laryngite ulcéreuse chronique ou phthisie laryngée qui ulcère les vaisseaux du larynx ; — des *maladies des bronches*, notamment de l'ulcération et des corps étrangers des bronches ; — des *maladies du poumon*, soit de l'apoplexie du poumon ; — des blessures et de la rupture spontanée du poumon ; — des tubercules qui détruisent les vaisseaux pulmonaires ; — de la dégénérescence graisseuse des capillaires du poumon ; — de la gangrène et du cancer des poumons ; — de la phlébite des artères pulmonaires ; — des *altérations du cœur et des gros vaisseaux ;* soit des maladies du cœur, et en particulier des rétrécissements valvulaires qui empêchent le retour du sang des poumons dans les ventricules et produisent l'apoplexie pulmonaire ; — soit des embolies pulmonaires par maladie du cœur droit ; — soit des anévrysmes de l'aorte ouverts dans les bronches ; — des *nosohémies scorbutiques et goutteuses :* ainsi les nosohémies qui produisent la diffluence du sang, le purpura, le scorbut, etc. — Ailleurs elle est produite par une cause mécanique servant d'obstacle à la circulation du sang ; les déformations congénitales du thorax, l'enfoncement des côtes fracturées, blessant le poumon, les plaies pénétrantes de poitrine, les tumeurs comprimant les vaisseaux du médiastin ; et, d'après Stoll, une ascite, peuvent mécaniquement produire l'hémoptysie.

L'hémoptysie essentielle, dynamique, est occasionnée par des causes en apparence légères, dont l'effet est de produire le spasme et la rupture de gros ou de petits vaisseaux capillaires du poumon. Des efforts de la voix, tels que le chant, la déclamation prolongée, etc., les violents exercices du corps, la lutte, les efforts de défécation et de toux, produisent cet accident ; il en est de même des causes qui, agissant sur les nerfs vasomoteurs, changent la circulation locale des poumons et y produisent une hyperhémie partielle plus ou moins considérable, les émotions morales vives, les palpitations, l'air très chaud et très raréfié ; la vraie pléthore, l'état morbide particulier causé par la suppression et la rétention des menstrues et des hémorrhoïdes, sont autant de causes capables d'amener le crachement de sang. Le déplacement d'une hémorrhagie habituelle remplacée par l'hémoptysie a reçu le nom d'*hémorrhagie supplémentaire*.

Quoique très rares dans la première enfance, les hémoptysies peuvent s'y produire. J'en connais des exemples. On les observe ordinairement à une époque plus avancée de la vie, de quinze à trente-cinq ans, et plutôt chez la femme que chez l'homme. C'est une hémorrhagie qui peut être héréditaire, comme les maladies organiques et dynamiques qui l'occasionnent, et, en effet, l'hérédité produit d'abord les tubercules du poumon, la pléthore, les palpitations et les nosorganies cardiaques, avant d'amener l'hémoptysie.

Il n'est pas toujours facile de reconnaître un crachement de sang et l'on peut confondre ce phénomène avec le vomissement de sang ou *hématémèse*. C'est non seulement par l'étude et l'analyse du sang expulsé qu'on y arrive, mais encore par la connaissance approfondie des symptômes qui accompagnent l'hémoptysie, et par la constatation d'une dyspepsie antérieure ou de tumeur à la région épigastrique.

En général, différents phénomènes précurseurs annoncent l'hémoptysie, surtout si elle doit être abondante. Une vague douleur sous-sternale et interscapulaire ; un sentiment de chaleur, de tension et de constriction dans la poitrine ; une faible oppression accompagnée d'une petite toux sèche ; des horripilations, des alternatives de pâleur et de rougeur du visage et un arrière-goût de sang, annoncent l'hémorrhagie. Dans quelques cas rares, l'accident se produit d'une façon foudroyante pendant le sommeil ou pendant la veille, et la mort peut avoir lieu en quelques minutes.

Pour caractériser une hémoptysie, il faut qu'il y ait une certaine quantité de sang pur rejetée au dehors, car les crachats rouillés de la pneumonie, les stries rougeâtres des crachats muqueux de la bronchite, de l'angine et des autres maladies du poumon, ne méritent pas cette qualification. Le sang de l'hémoptysie est rejeté, soit en petite quantité, par *expuition*, à l'aide des secousses de la toux, soit en masse liquide spumeuse assez abondante, ou enfin par flots en passant à travers les narines et en suffoquant les malades, qui semblent près de périr. On dirait que les malades vomissent plutôt qu'ils ne crachent le sang.

La quantité de sang rejetée varie de quelques grammes à 1, 3, 6 kilogrammes et même davantage dans les vingt-quatre heures, d'après J. Frank. Ces derniers faits sont rares, et il faut considérer comme étant très forte une hémorrhagie qui atteint le poids d'un kilogramme.

Tantôt le sang est craché pur, rouge, spumeux, et tantôt au contraire il est rejeté liquide, noirâtre, mêlé à des mucosités, à du pus, à des hydatides et aux matières les plus diverses. On y trouve quelquefois de la bile ou des aliments, lorsque des efforts de vomissement ont accompagné l'hémoptysie ; mais cela est rare. Il se coagule quelquefois sous forme de caillots peu résistants, mais ordinairement il reste à l'état liquide. Tant que dure l'hémoptysie, le sang offre ces caractères ; mais lorsque l'écoulement sanguin s'arrête, les crachats séjournent dans les bronches, s'y décomposent et sont expulsés sous forme de muco-pus noirâtre renfermant des petits caillots de sang parfois ramifiés comme les divisions les plus fines de l'arbre bronchique.

En même temps que s'effectue le crachement de sang, il y a de l'oppression et de la plénitude de poitrine, avec chatouillement désagréable dans les bronches. Les malades toussent et entendent dans la trachée le bruit du sang agité par la colonne d'air expiré ; ils s'agitent, ils tremblent sans pouvoir s'arrêter ; ils pleurent, et, si l'hémoptysie est considérable, ils pâlissent ; le froid les gagne, et ils tombent souvent en syncope, le corps remué par des frémissements convulsifs. Parfois la suffocation arrive, et les malades succombent, étouffés par l'obstruction des bronches et par la quantité de sang perdue.

L'hémoptysie dure plus ou moins longtemps, suivant la cause qui lui a donné naissance. On a vu des sujets cracher le sang pendant vingt-quatre ou quarante-huit heures, être repris au bout d'une ou plusieurs années, et guérir, ce qui est rare. Quelques personnes même ont craché le sang toute leur vie. Grétry a été de ce nombre ; chaque fois qu'il se livrait à un travail opiniâtre, son hémoptysie revenait, et il a vécu jusqu'à un âge assez avancé. Ordinairement, 80 fois sur 100 peut-être, ceux qui crachent le sang en abondance sont atteints de maladies organiques du cœur ou des poumons, et tôt ou tard ils succombent, épuisés par la maladie primitive, cachexie cardiaque ou phthisie pulmonaire. Les hémoptysies *idiopathiques*, engendrées par la pléthore, par l'apoplexie pulmonaire, par la suppression des règles ou d'une hémorrhagie habituelle, par le spasme intérieur résultant d'une vive impression morale, sont rares et l'on en guérit parfaitement.

On reconnaît l'hémoptysie non seulement à la nature du sang expectoré, qui est ordinairement rouge, vermeil et spumeux, mais encore à des phénomènes moins variables et plus concluants tirés de la percussion et de l'auscultation de la poitrine. La présence de ces phénomènes empêchera toujours de confondre l'hémoptysie et l'hématémèse. Dans le premier cas, la résonance des poumons est toujours affaiblie, et le murmure vésiculaire normal plus ou moins complètement masqué par des râles humides muqueux et sous-crépitants étendus aux deux côtés de la poitrine ou dans un point circonscrit, suivant que le siège de l'hémorraghie est plus ou moins étendu. On ne rencontre jamais rien de semblable dans l'hématémèse.

Quelquefois, ainsi que l'a signalé Borsieri, l'épistaxis donne lieu au crachement d'un liquide vermeil et spumeux, lorsque, chez les malades couchés sur le dos, le sang, tombé dans l'arrière-bouche, provoque la toux et se trouve chassé par la colonne d'air expiré. L'absence de râles muqueux dans la poitrine et l'examen des fosses nasales empêcheront de commettre une erreur.

Quelques médecins ont prétendu reconnaître, par des symptômes particuliers, le siège anatomique spécial de l'hémorrhagie qui donne lieu au crachement de sang, et dire, par exemple, que l'hémoptysie vient du larynx, de la trachée, des bronches ou des poumons. C'est de la pure vanité. A moins que des symptômes antérieurs de phthisie laryngée, de bronchite chronique ou de phthisie pulmonaire, n'aient rendu possible le diagnostic de la cause de l'hémoptysie, il est souvent impossible de se prononcer sur son origine. En fait d'appréciation de ce genre, il n'y a qu'un diagnostic certain, c'est celui qui permet de placer l'origine de l'hémorrhagie dans les poumons et dans le cœur, là où existent des signes d'auscultation et de percussion qui ne trompent pas.

Le crachement du sang est toujours un accident grave. Comme le dit Hippocrate : *Qui sputis cruentis detinentur, ex his quidam brevi tempore pereunt, quidam vero diutius trahunt; præstat enim corpus corpori, ætas ætati, et affectio affectioni, et anni tempestas tempestati iæ qua ægrotant.* » En effet, la plupart de ceux qui ont eu des hémoptysies succombent un peu plus tard ou restent valétudinaires, et c'est par exception qu'ils échappent aux suites de cet accident. L'expectoration de pus mélangé au sang est quelque chose de plus mauvais encore, car elle se rattache à des altérations organiques plus profondes. « *A sanguinis sputo, puris sputum, malum* (1). »

Un des accidents de l'hémoptysie, qui résulte de l'apoplexie pulmonaire, c'est la pneumonie chronique ou l'abcès du poumon avec vomique ou perforation de la plèvre, ou enfin la pneumonie caséeuse. Ce dernier accident est de beaucoup le plus ordinaire, et c'est celui qu'on observe après l'hémoptysie de la jeunesse, lorsqu'on suppose qu'il existe des tubercules miliaires dans les poumons. La pneumonie chronique est surtout

____

(1) Hippocrate, *Aphorismes*, sect. VII, aph. 15.

consécutive aux apoplexies pulmonaires produites par les maladies du cœur. Quant aux abcès avec perforation de la plèvre, ils résultent surtout des apoplexies pulmonaires en foyer. En général, si l'hémoptysie résulte d'une apoplexie pulmonaire chez un sujet bien portant en apparence, qui n'a ni tuberculose pulmonaire évidente, ni maladie du cœur, ni altération du sang, l'infiltration sanguine du poumon ne se résorbe pas tout entière. Ce qu'il en résulte occasionne de la pneumonie qui amène la dégénérescence caséeuse du poumon, son ulcération et la formation de cavernes qui donnent lieu à une phthisie mortelle.

L'hémoptysie doit être combattue par des moyens capables d'arrêter l'hémorrhagie aussi rapidement que possible, afin d'éviter une trop grande déperdition de forces, et par une médication capable d'en prévenir le retour. Indépendamment des remèdes à opposer aux maladies organiques et à l'état général qui ont occasionné la rupture vasculaire, on emploie contre l'hémoptysie elle-même la saignée du bras ou du pied, les grandes ventouses ou la ligature aux membres inférieurs ; les applications d'eau glacée sur les seins ou dans le dos ; les eaux acidules, froides ; la limonade sulfurique ; l'eau pure additionnée de perchlorure de fer ; l'ergotine à l'intérieur ou les injections sous-cutanées d'ergotine ; les divers astringents ; la glace à l'intérieur; l'eau de Brocchieri, et par-dessus tout le silence et le repos le plus complet. Dans les jours suivants, il faut donner des demi-bains chauds à 35 ou 40 degrés centigrades, et, dans ces bains, le corps doit rester mouillé jusqu'à la ceinture.

CHAPITRE XI

SIGNES FOURNIS AU DIAGNOSTIC PAR LES TROUBLES
DE LA FONCTION RESPIRATOIRE

Les signes fournis au diagnostic des maladies par l'étude de la respiration sont de deux ordres.

Dans le premier, se trouvent ceux qui résultent de l'observation extérieure du malade : tels que les *variations de capacité et de dimensions de la poitrine ;* — la *fréquence des mouvements respiratoires* augmentée ou diminuée; — le *rhythme de la respiration* perverti ; — *l'ampleur variable des mouvements respiratoires*, et là viennent se placer quelques considérations accessoires sur des faits qui sont intimement liés à ces phénomènes et qui en dépendent : tels que *la quantité et les qualités de l'air inspiré et expiré*, la *spirométrie*, etc.

Dans le second ordre, sont compris les signes pour la détermination et pour l'appréciation desquels on est obligé de recourir à un examen plus direct, plus immédiat, si l'on peut s'exprimer ainsi : tels sont les signes que fournissent les *bruits respiratoires pathologiques* des poumons et des bronches, *les modifications que la maladie fait subir à la résonance de la toux et de la voix dans la poitrine*, modifications que peut seule percevoir l'oreille appliquée sur le thorax avec ou sans intermédiaire. Ce sont les signes fournis par l'*auscultation*.

C'est seulement après l'examen et la description des signes fournis par l'auscultation que j'étudierai les signes fournis par la *percussion de la poitrine*, et cela pour deux raisons : d'abord, parce qu'ils sont d'une importance moindre, et ensuite que les procédés dont on fait usage ne sont pas sans quelque analogie avec ceux de l'auscultation. L'étude de ces signes sera pour ainsi dire une transition naturelle entre l'histoire des phénomènes observés dans les affections de l'appareil respiratoire et celle des signes que l'on découvre en étudiant les maladies de l'appareil circulatoire.

ARTICLE PREMIER

SIGNES FOURNIS AU DIAGNOSTIC PAR LA RESPIRATION

Les phénomènes de la respiration normale et ses bruits normaux doivent être parfaitement connus de tous ceux qui veulent apprécier les modifications qu'éprouve la fonction respiratoire dans l'état de maladie. Il est de toute nécessité de commencer l'étude de ces modifications par quelques considérations préliminaires, sur la manière dont les mouvements respiratoires se succèdent et sur leurs rapports avec le pouls, afin de pouvoir déterminer les différences pathologiques au point de vue du diagnostic et du pronostic.

A l'état de parfaite santé, la respiration est égale ; elle se fait sans effort et sans bruit. Les mouvements respiratoires sont égaux. Le nombre des respirations se répète un certain nombre de fois, toujours le même, dans l'espace d'une minute, suivant les âges, et peut-être aussi suivant certaines conditions individuelles en dehors de tout état pathologique. Ainsi, chez l'enfant, il varie entre vingt-cinq et trente ; chez l'adulte et le vieillard, il oscille entre douze et vingt ; on considère généralement le nombre seize comme représentant assez exactement la moyenne normale. Chez la femme, et chez les sujets d'un tempérament nerveux, irritable, chez d'autres aussi qui passent pour avoir l'haleine courte, la respiration est un peu plus accélérée. On remarque assez habituellement que le chiffre des mouvements respiratoires est dans un rapport presque exact avec celui des battements du pouls, comme 1 est à 4.

Chaque respiration se compose de deux mouvements successifs, entièrement distincts dans leur mécanisme et opposés dans leur résultat : l'*inspiration*, phénomène actif, s'opérant par des contractions musculaires et ayant pour but d'introduire l'air dans le poumon, c'est-à-dire dans les cellules pulmonaires ; l'*expiration*, purement passive, se produisant par la cessation de ces contractions, par l'élasticité du tissu pulmonaire qui revient sur lui-même, et dont le résultat est l'expulsion de l'air qui a servi à la respiration.

Fréquence relative des respirations et des mouvements du pouls. —

Edw. Smith donne les résultats d'une longue série d'expériences qu'il a faites sur lui-même, âgé de trente-six ans, et sur quatre femmes de sa famille, âgées de six ans, huit ans et demi, trente-quatre ans et trente-neuf ans, dans le but de connaître la fréquence absolue et relative des pulsations et des inspirations aux différentes heures du jour et de la nuit, et sous l'influence qu'exercent la nourriture, le jeûne, etc., sur ces actes organiques. Ces expériences avaient pour but d'obtenir une base de comparaison pour de semblables recherches relatives à la phthisie pulmonaire. Il est arrivé aux résultats suivants : La respiration et les pulsations sont plus fréquentes le jour que la nuit, mais leur progression n'est pas dans le même ordre. — 1° Pour les pulsations, voici l'ordre de la progression : nuit, de une à cinq heures du matin ; soir, de neuf heures du soir à une heure du matin ; matin, de cinq à dix heures ; jour, de neuf heures du matin à neuf heures du soir ; — 2° pour la respiration, la progression est dans l'ordre suivant : nuit, jour, soir et matin. — Il y avait aussi des variations sous l'influence des repas : ainsi, dans les trois heures qui suivaient chaque repas, il y avait une augmentation du nombre des pulsations, variable pour chaque repas ; elle était en moyenne de 15 pour le déjeuner, 12 pour le dîner et 6 pour le thé. Il en était de même pour les inspirations, l'augmentation moyenne étant de 4,4 après le déjeuner, et 2,1 après le dîner ou le thé ; cependant, c'est le dîner qui avait l'influence la plus prolongée. Le jeûne prolongé ralentissait les pulsations et la respiration, mais surtout les pulsations. Le rapport du nombre de respirations à celui des pulsations était très variable, le chiffre le plus bas étant trouvé chez les enfants pendant le sommeil, 1 à 5, 7, et le plus haut, chez les personnes les plus âgées, et pendant la veille, 1 à 2, 9. L'auteur en conclut que, bien que ces deux fonctions ne soient pas nécessairement dépendantes l'une de l'autre, il est cependant incontestable que la circulation est réglée par la respiration.

Variations relatives de l'inspiration et de l'expiration. — Sans vouloir entrer ici dans l'histoire physiologique de l'acte respiratoire, je dois attirer un instant l'attention sur quelques différences qui existent, suivant les âges et les sexes, dans le mécanisme des deux temps dont il se compose. Chez l'enfant, c'est plus particulièrement par le mouvement d'élévation des côtes que se fait l'inspiration ; chez le vieillard, au contraire, la mobilité des côtes étant grandement diminuée par l'ossification des cartilages du sternum, c'est principalement par le diaphragme qu'elle s'accomplit. Un phénomène moins facile à expliquer, et qui est établi par Beau et Maissiat (1), c'est que, dans l'âge adulte, l'inspiration chez l'homme a une prédominance bien marquée à s'exercer par l'action du diaphragme, l'un des dilatateurs les plus énergiques de la cavité du thorax, tandis que, chez la femme, la dilatation se fait beaucoup

____

(1) Beau et Maissiat, *Recherches sur le mécanisme des mouvements respiratoires* (*Arch. gén. de méd.*, 1843, I, 265 ; II, 257 ; III, 249).

plutôt par les muscles intercostaux, scalènes, etc., et moins par le diaphragme; en un mot, chez l'homme, la respiration est à un haut degré *diaphragmatique* ou abdominale; chez la femme, elle est surtout *thoracique* ou costale. On verra plus loin de quelle importance est cette distinction au point de vue pratique.

Les deux mouvements dont l'accomplissement constitue l'acte respiratoire ont, à peu de chose près, la même durée. Cependant, s'il y avait une différence appréciable, il semblerait, à l'examen extérieur, que l'expiration fût un peu plus lente, un peu plus prolongée que l'inspiration. Au contraire, lorsque l'on pratique l'auscultation de la poitrine, on reconnaît de la manière la plus évidente que le bruit inspiratoire est en réalité plus long que le bruit qui se produit pendant l'expiration. C'est là un point assez important sur lequel je reviendrai dans le cours de ce chapitre.

J'ai dit que dans l'état de santé la respiration n'est accompagnée d'aucun bruit, on a déjà compris que je n'entends parler ici que des bruits perceptibles à distance, et nullement de ceux que nous révèlera plus tard l'auscultation. Normalement, un frémissement à peine sensible l'accompagne; la présence de mucosités dans les fosses nasales ou dans le pharynx, la diminution, par une indisposition physiologique individuelle, du calibre des voies destinées au passage de l'air, peuvent produire pendant le sommeil un ronflement ou des sifflements passagers. La production de bruits particuliers perceptibles à distance est un résultat de la maladie des bronches ou du poumon, et j'en parlerai plus loin. Chacun des phénomènes physiologiques que je viens de passer en revue peut être modifié sous l'influence des affections de l'appareil respiratoire.

ARTICLE II

SIGNES FOURNIS PAR LA FRÉQUENCE DE LA RESPIRATION

Dans toutes les affections aiguës fébriles, la respiration s'accélère, et dans un temps déterminé le nombre des mouvements respiratoires et expiratoires est plus considérable qu'à l'état de santé. Le rapport normal de 1 à 4, relativement au pouls, cesse d'exister. La nature de l'affection, son siège, sont autant de circonstances qui peuvent et doivent le faire varier. Il est facile de comprendre qu'une maladie du poumon accélérera la respiration plus qu'un rhumatisme articulaire, lequel aura cependant produit une augmentation très considérable des pulsations artérielles. Il n'est pas extrêmement rare, dans les affections thoraciques, de voir la respiration doubler de vitesse, monter à trente-six, quarante, par minute, tandis que le pouls ne dépasse pas quatre-vingt-dix ou cent dans le même espace de temps. Cette fréquence relative peut devenir souvent précieuse pour le diagnostic de certaines altérations profondes de l'appareil respiratoire que la symptomatologie ordinaire n'aurait pas suffi à faire reconnaître, ou que l'on n'aurait pas même soupçonnées, en l'absence de tout phénomène extérieur (1).

Le nombre des inspirations peut devenir très considérable, s'élever à cinquante, soixante, quatre-vingts et même plus ; on a constaté jusqu'à cent respirations par minute chez les enfants atteints de pneumonie double ; mais nous rappellerons qu'à cette période de la vie la respiration normale est plus fréquente qu'à l'âge adulte, et dans l'appréciation du phénomène pathologique il faut toujours tenir compte du phénomène correspondant dans l'état de santé.

Plus, dans le cours d'une maladie, la respiration devient fréquente, et plus on doit supposer que le danger augmente. Sans vouloir poser de règle invariable et absolue, on peut établir que des mouvements respiratoires qui dépassent soixante par minute chez l'adulte annoncent presque toujours un cas de la plus haute gravité, et cela doit faire porter un pronostic défavorable.

Il est des états généraux dans lesquels on observe une accélération de la respiration, sinon habituelle, du moins très sensible au moment où le sujet fait le moindre mouvement : tels sont les états chlorotiques, chloro-anémiques, soit idiopathiques, soit consécutifs à de grandes hémorrhagies, et cela sans qu'il y ait aucune lésion des organes respiratoires.

Bien plus rarement le chiffre des respirations est diminué et tombe au-dessous de la moyenne normale ; ce n'est ordinairement que sous l'influence de la méningite et des maladies du cerveau que se produit ce ralentissement qui est toujours une chose grave. Dans l'agonie (2), il arrive très souvent que le nombre des respirations diminue de la moitié, des trois quarts ; mais, pour cela, la durée des mouvements d'inspiration et d'expiration, sur lesquels je reviendrai plus bas, ne se trouve pas augmentée ; seulement, chaque respiration se trouve séparée de celle qui la précède par un intervalle de plus en plus long, pendant lequel on n'observe pas le moindre mouvement thoracique, et le corps semble privé de vie. Pendant les derniers instants de l'existence, on n'observe plus quelquefois que trois ou quatre respirations par minute.

Ainsi : 1° La *respiration très fréquente avec fièvre indique la bronchite capillaire ; — la broncho-pneumonie ; — la pneumonie ; — la pleurésie ; — le croup ;*

2° La *respiration fréquente, courte et empêchée, douloureuse, indique le pneumothorax ; — la péritonite ; — la pneumatose intestinale typhoïde ;*

3° Le *ralentissement de la respiration est un des signes de la méningite et de l'agonie.*

La *lenteur* ou la *rapidité des mouvements d'inspiration et d'expiration* est évidemment en rapport avec leur nombre. Plus ils sont fréquents dans un temps donné, plus ils doivent se faire avec vitesse. Mais cepen-

---

(1) Voy. le chapitre DYSPNÉE.

(2) Bouchut, *Traité des signes de la mort et des moyens d'empêcher les enterrements prématurés,* couronné par l'Institut de France. 1 vol. in-12.

dant la vitesse de ces mouvements n'implique pas toujours leur fréquence.
Ainsi, dans certaines affections thoraciques, aiguës, accompagnées d'une
douleur vive, la respiration s'exécute avec vitesse, et cependant elle peut
n'être pas plus fréquente qu'à l'état normal, ou ne l'être que très peu ;
c'est aussi ce qui se passe ordinairement pendant la dernière période de
l'agonie, où, comme je viens de le dire, il n'y a quelquefois plus que
trois ou quatre respirations par minute.

ARTICLE III

SIGNES FOURNIS PAR LE RHYTHME DE LA RESPIRATION

Les modifications dans le rhythme de la respiration sont très importantes pour le diagnostic, et elles sont extrêmement variées dans la forme
qu'elles présentent.

Si la *durée* de l'inspiration paraît à peu de chose près être la même que
celle de l'expiration à l'état normal, il est loin d'en être de même dans un
grand nombre de maladies du poumon, et la durée d'un des mouvements
semble l'emporter de beaucoup sur l'autre. La respiration est alors dite
irrégulière. Le plus souvent, l'inspiration est plus longue, et semble être
plus difficile que l'expiration. Il en est ainsi dans certaines bronchites
capillaires, où l'air ne pouvant traverser aisément la couche liquide
visqueuse qui remplit les ramifications bronchiques, un effort considérable
et longtemps prolongé est nécessaire pour le faire arriver jusque dans les
cellules pulmonaires ; dans l'angine laryngée œdémateuse, où les bords de
l'ouverture supérieure du larynx, gonflés par l'accumulation de sérosité,
se rapprochent l'un de l'autre pendant l'inspiration, à la manière d'une
soupape, un effort puissant est encore nécessaire, et, l'air ne passant que
lentement, le mouvement est forcément prolongé.

Expiration prolongée. — Dans des circonstances plus rares, c'est l'inspiration qui est courte et l'expiration qui paraît beaucoup plus longue,
d'où l'*expiration prolongée* indiquée par Fournet. — Elle s'observe dans
l'asthme où le défaut d'élasticité des bronches explique la lenteur de l'expulsion de l'air qui les remplit ; dans la congestion pulmonaire chronique et
au début de la tuberculisation pulmonaire. Ici, c'est surtout l'auscultation
qui fait reconnaître cette durée plus grande du mouvement expiratoire, et
qui n'a pas toute l'importance diagnostique qu'on lui a un instant accordée.

Les *irrégularités de la respiration* sont très variées, et il serait assez
embarrassant de donner un nom spécial à chacune des formes particulières qui en résultent. On a désigné sous le nom d'*intermittente* celle dans
laquelle chaque respiration est séparée de la suivante par un intervalle
équivalent à peu près à la durée d'une respiration complète ; sous le nom
de *saccadée, entrecoupée*, ou *empêchée*, celle dans laquelle l'inspiration et
l'expiration se font, non d'une manière continue, mais par plusieurs mouvements successifs ; dans cette dernière, l'inspiration seule ou l'expiration

seule peut être saccadée, l'autre mouvement restant normal, ou bien les deux mouvements peuvent être entrecoupés.

Chacun de ces phénomènes, sans être pathognomonique, se rapporte cependant assez ordinairement à un état particulier du poumon; pour n'en citer que quelques exemples :

Ainsi : l'*inspiration saccadée* se rencontre plus souvent dans la pleurésie ou la pleurodynie, états où une vive douleur s'oppose à la dilatation normale et régulière de la cage thoracique.

L'*expiration en plusieurs temps* et l'*expiration prolongée* semblent se rattacher à la première période de la phthisie pulmonaire, époque de la maladie à laquelle les cellules pulmonaires paraissent se dilater et ne revenir sur elles-mêmes qu'avec une certaine difficulté.

La *respiration empêchée* accompagne la péritonite aiguë, etc.

Il y a enfin la *respiration irrégulière, incomplète, inégale,* et parfois *suspirieuse,* caractérisée par une série d'inspirations, petites, courtes, fréquentes, abdominales, de temps à autre interrompues par une inspiration large, profonde, costale et suspirieuse, ou par un ralentissement des mouvements respiratoires. C'est le signe de la méningite et des maladies du cerveau prochainement mortelles, ou de l'urémie à forme cérébrale.

Depuis quelques années on fait honneur à Cheyne Stokes d'avoir découvert ce genre de respiration. — Il avait été signalé longtemps avant lui, et c'était ce qu'on appelait en France la respiration inégale intermittente. Mais un de nos érudits des choses qui s'écrivent à l'étranger, ignorant de ce qui se fait dans son pays, a cru se distinguer en nous important la respiration de Cheyne Stokes, et les moutons ont dit comme le berger.

Il y a enfin la respiration *purement diaphragmatique* que l'on observe dans les épanchements pleurétiques considérables; dans l'hydrothorax des maladies du cœur avec anasarque, dans l'emphysème pulmonaire, dans la bronchite capillaire, et surtout dans la période d'asphyxie du croup lorsque le larynx est bouché et qu'il y a ce qu'on appelle le *tirage.*

Je mentionnerai encore dans les modifications du rhythme une perturbation particulière de la respiration que nous croyons avoir été le premier, sinon à observer, du moins à décrire. C'est celle à laquelle j'ai donné le nom de *respiration expiratrice,* ou *respiration intervertie,* et que l'on rencontre dans la pneumonie des enfants à la mamelle, surtout dans les cas très graves et qui doivent se terminer d'une manière funeste.

La *respiration intervertie* commence par un mouvement actif et brusque d'inspiration gémissante et saccadée, suivi d'une inspiration rapide. Chaque expiration est accompagnée du resserrement latéral de la base du thorax, de l'énorme saillie du ventre et de la dépression sous-claviculaire et sternale (1).

____

(1) Bouchut, *Traité pratique des maladies des nouveau-nés et des enfants à la mamelle,* 7ᵉ édit., 1878.

J'ai dit plus haut que chez l'homme à l'état normal, la respiration était plutôt diaphragmatique, tandis que, chez la femme, elle était plutôt costale, et que cette circonstance devait être prise en considération, parce qu'elle était susceptible de fournir des renseignements précieux dans des cas donnés.

En effet, chez l'homme, lorsqu'il existe une affection de l'appareil respiratoire accompagnée de dyspnée, et qui exige un supplément d'énergie dans les organes chargés d'opérer l'ampliation de la poitrine, le diaphragme et les muscles abdominaux ayant donné tout ce qu'ils pouvaient fournir, ce sont les muscles de la poitrine qui donnent ce supplément d'action ; la *respiration costale* chez l'homme indique donc, sans fournir du reste aucune donnée sur la nature de la maladie, un état pathologique en vertu duquel les puissances auxiliaires ont dû être mises en demeure de venir en aide à l'insuffisance de celles qui agissent normalement, état pathologique siégeant dans l'appareil pulmonaire et habituellement grave.

La même chose se passera, en sens directement inverse, chez la femme, lorsque la respiration, de costale qu'elle est à l'état normal, deviendra diaphragmatique ; la respiration ordinaire, se trouvant insuffisante, sera la puissance auxiliaire à laquelle l'organisme aura recours pour augmenter la capacité thoracique et le développement du poumon.

ARTICLE IV

SIGNES FOURNIS AU DIAGNOSTIC PAR LA CAPACITÉ THORACIQUE
ET PAR LA SPIROMÉTRIE

La grandeur et la petitesse des mouvements de la respiration sont deux circonstances qu'il est important d'étudier, et qui ne sont pas toujours en rapport avec les efforts visibles d'ampliation de la poitrine. Elles indiquent une grande ou une petite capacité des poumons. Dans la respiration grande, le volume d'air introduit dans le poumon est considérable, or il peut fort bien arriver que, dans le cas où l'organe sera comprimé par un épanchement pleurétique ; où le poumon enflammé sera devenu imperméable dans une partie de son étendue ; dans certains cas d'emphysème pulmonaire, de bronchite pulmonaire, de bronchite capillaire où une partie de l'air inspiré reste emprisonnée dans les cellules par une sécrétion muqueuse épaisse et tenace, il ne s'introduise en réalité qu'une très faible quantité d'air nouveau pendant les plus fortes inspirations. Par le fait, la capacité des poumons est diminuée et la respiration sera petite, et c'est alors souvent que la fréquence des mouvements thoraciques devra augmenter.

Ceci me conduit à examiner la question de la quantité d'air inspiré et expiré à l'état normal et à l'état pathologique, et les moyens de la déterminer d'une manière à peu près exacte ; c'est ce que l'on a cherché à faire dans une série de travaux auxquels on a peut-être attribué une valeur exagérée, mais qui cependant ne manquent pas d'un certain intérêt.

Dans le chapitre suivant, je parlerai des dimensions de la poitrine dans ses rapports avec l'ampleur de la respiration, mais pour l'instant, je ne parlerai que *des signes tirés de la mesure de la capacité du thorax par l'application de la spirométrie*. Précédemment (1), j'ai indiqué les différents appareils de spirométrie et les moyens de les employer, aussi n'y reviendrai-je pas en ce moment. Je me bornerai à faire connaître les résultats obtenus, et les signes de diagnostic qu'on ne peut retirer.

Après avoir établi que chez un même individu la capacité de l'arbre aérien ou des canaux bronchiques n'est pas modifiée d'une manière sensible par l'exercice ou par l'habitude, Hutchinson (2) a établi les différences qui résultent du développement des sujets, de leur âge, de leur poids, de leur état de santé et de maladie. Dans ces recherches curieuses par leur variété aussi bien que par la nature de leurs résultats, Hutchinson est arrivé à la découverte d'une loi physiologique importante confirmée dans son expression par d'autres observateurs et qui peut être formulée ainsi :

La capacité des canaux bronchiques est en rapport exact avec la stature des individus.

Plus la taille s'élève, et plus la cavité aérienne pulmonaire est grande. C'est ainsi qu'entre 5 et 6 pieds, chaque pouce de taille en plus donne à l'expiration forcée 8 pouces cubes d'air en plus à 60° Fahrenheit.

Voici le tableau des *moyennes* obtenues par Hutchinson :

Taillé en pieds et en pouces				Capacité des poumons	Taille en pieds et en pouces.				Capacité des poumons
Pieds.	Pouces.	Pieds.	Pouces.	en pouces cubes.	Pieds.	Pouces.	Pieds.	Pouces.	en pouces cubes.
5	0 à 5	1	—	174	5	6 à 5	7	—	222
5	1 à 5	2	—	182	5	7 à 5	8	—	230
5	2 à 5	3	—	190	5	8 à 5	9	—	238
5	3 à 5	4	—	198	5	9 à 5	10	—	246
5	4 à 5	5	—	206	5	10 à 5	11	—	254
5	5 à 5	6	—	214	5	11 à 6	8	—	162

Ces résultats n'auraient qu'une médiocre importance, si des observateurs désintéressés dans la question n'étaient venus en confirmer l'exactitude. Ainsi Schneevoogt, en Hollande, a publié un résumé de 30 observations, qui sert à la fois de contrôle et d'appui à la loi découverte par Hutchinson.

(1) Voy. page 26.
(2) Hutchinson, *De la spirométrie*, analyse de M. Lasègue (*Archives de médecine*, 1856).

Numéros.	Age.	Taille en centimètres.	Volume d'air en centilitres.	Volume d'après Hutchinson en pouces cubes.
1	15 ans.	148	230	275
2	32 —	155	260	315
3	20 —	157	265	320
4	27 —	160	295	340
5	41 —	161	325	340
6	25 —	164	270	360
7	25 —	165	350	365
8	35 —	166	390	370
9	44 —	167	310	370
10	38 —	168	305	370
11	42 —	168	310	370
12	30 —	169	320	380
13	37 —	169	330	380
14	35 —	169	315	380
15	31 —	170	340	390
16	33 —	170	325	390
17	33 —	170	325	390
18	29 —	170	360	390
19	31 —	170	340	390
20	27 —	171	345	390
21	31 —	172	325	390
22	19 —	172	345	400
23	29 —	173	330	405
24	29 —	175	370	420
25	21 —	176	380	420
26	27 —	176	370	420
27	34 —	181	415	450
28	35 —	182	450	450
29	27 —	182	520	455
30	55 —	190	450	495

En France, Hecht (de Strasbourg) a obtenu les résultats suivants comme moyenne de 298 observations :

Taille en centimètres.	Volume d'air en centilitres.	Volume d'après Hutchinson.
154	295	285
156	300	292
158	310	303
160	325	316
162	340	329
164	355	340
166	365	371
168	375	375
170	380	388
172	385	393
174	400	406
176	410	424
178	420	»

B. — DIAGNOSTIC.

Tous ces chiffres concordent, ou à peu près, avec ceux de Hutchinson, qui sont l'expression moyenne de 2430 observations ; de sorte que la loi physiologique établie par cet observateur paraît être à l'abri de toute contestation sérieuse. Elle a également été confirmée dans les expériences faites à Lyon, par Amédée Bonnet, à l'aide du compteur spiromètre imaginé par lui.

Ce résultat est d'autant plus curieux, qu'il ne s'explique guère, et que la différence de taille des individus n'est pas le résultat d'une augmentation proportionnelle de tous les os et de toutes les cavités osseuses du corps. Elle est plus souvent le résultat d'une différence dans la longueur des membres pelviens. Deux hommes cités par Hutchinson, ayant debout, l'un 5 pieds 9 pouces 6 lignes, et l'autre 4 pieds 0 pouces 6 lignes, avaient, lorsqu'ils étaient assis, la même hauteur de tronc ; cependant le premier avait une capacité de 236 pouces cubes, et le second n'en comptait que 152.

La *spirométrie* trouve son application dans le diagnostic des maladies de poitrine, soit qu'on rapporte la capacité du thorax à celle indiquée par la moyenne de la taille, soit au contraire qu'on puisse la rapporter à la capacité du thorax prise chez la même personne dans l'état de santé. Hutchinson a rapporté le plus curieux de tous les exemples à cet égard. Un colosse aussi bien par la taille que par la santé, puisqu'il avait près de 7 pieds de hauteur, avait une capacité respiratoire de 434 pouces cubes. Après deux ans d'une vie oisive et dissolue, sans signe de lésion thoracique, cette capacité était tombée à 390, puis à 320. Un an plus tard, il succombait aux suites d'une tuberculisation pulmonaire subaiguë.

Ce fait laisse pressentir l'utilité de l'*exploration spirométrique*, et les expériences de Schneevoogt et de Hecht sont venues encore sur ce point, comme sur la partie physiologique du travail, contrôler et confirmer les résultats publiés par Hutchinson. D'après cet auteur, un abaissement de 16 pour 100 doit éveiller les soupçons ; au premier degré de la phthisie il est de 33 pour 100, et il peut aller dans sa période extrême à 90 pour 100.

Malheureusement il n'en est pas de ces derniers résultats comme des premiers qui reposent sur des milliers d'observations. Ils sont encore l'expression d'un nombre de faits assez restreint, et leur exactitude ne doit servir qu'à donner l'éveil sur ce moyen d'exploration, afin d'en généraliser l'emploi dans les cliniques.

La *spirométrie* peut donc aider au diagnostic de la première période de la phthisie pulmonaire, sans préjudice des autres moyens d'exploration. Elle permet, en outre, de redresser de faux diagnostics, lorsque chez les malades affectés de catarrhe pulmonaire chronique et considérés comme atteints de phthisie, on trouvera une capacité aérienne semblable à celle que comporte la taille des individus.

Telle est dans son ensemble la portée pratique de la découverte d'Hutchinson, vérifiée par Hecht, Schneevoogt et Bonnet, de Lyon. Si les difficultés d'application sont grandes en raison de l'appareil volumineux qu'il faut avoir, elles ne sont pas insurmontables ; et d'ailleurs la vraie science ne compte pas avec les moyens qu'on lui donne, elle s'empare de ce qui est bon et se contente de laisser à l'oubli le soin de faire justice du reste. La *spirométrie* ne deviendra jamais une chose usuelle, mais elle peut rendre service, et à ce titre le médecin doit connaître les résultats qu'il peut tirer de son emploi.

Voici ces résultats, résumés par Schneevoogt :

1° Le rapport de la capacité du thorax avec la stature est le plus important au point de vue pratique.

2° Pour les hommes, ce rapport est à peu près le suivant : un homme de la taille de 1^m,50 doit avoir une capacité thoracique de 2^{mc},35 qui augmente de 52 centimètres cubes par chaque centimètre en plus de la taille indiquée. Pour une femme à stature égale, le chiffre n'est que 2 centimètres cubes et l'accroissement de 30 par centimètre.

3° Un écart en moins de 52 centimètres cubes ne permet pas encore de conclure à l'existence d'une maladie pulmonaire.

4° La *spirométrie* ne se substitue pas, mais s'ajoute aux autres méthodes physiques d'investigation.

5° Elle est d'un secours utile pour diagnostiquer les affections organiques du poumon à leur début, et devrait être employée par les conseils de revision, les sociétés d'assurance sur la vie, etc.

6° Elle découvre la tuberculisation à une époque où aucun autre procédé de diagnostic ne la révèle.

7° Elle assure le diagnostic de la phthisie confirmée, et elle sert à en mesurer l'étendue, la marche, le progrès ou l'amélioration.

8° La *spirométrie* est sans usage dans la pneumonie et la pleurésie; elle peut rendre des services dans les cas de pleurésie et de pneumonie chroniques, d'empyème, d'œdème pulmonaire, d'hydrothorax, etc.

9° Dans les laryngites et les bronchites, lorsque la diminution de la capacité thoracique est considérable, elle témoigne de la coïncidence d'une lésion du tissu pulmonaire.

10° Les affections du cœur exemptes de complications ne modifient pas la capacité aérienne du thorax.

11° Les déviations intenses du rachis la diminuent.

12° Les tumeurs abdominales diminuent le volume d'air expiré; la grossesse paraît faire exception à cette loi (100 observations).

13° L'influence de la faiblesse générale est insignifiante.

14° La *spirométrie* rend un grand service quand elle dissipe la crainte d'une tuberculisation commençante.

D'après les recherches de Bonnet (de Lyon) (1), on ne peut hésiter à reconnaître un trouble grave dans les fonctions respiratoires et à présumer des lésions anatomiques, dès que le plus grand volume d'air que puisse rejeter un adulte en une seule expiration tombe à 2 litres, un litre et demi, un litre et même à un demi-litre, comme on le voit dans des phthisies très avancées et dans les pneumonies doubles.

____

(1) Bonnet (de Lyon), *Comptes rendus de l'Académie des sciences*, mai 1856.

Mais il ne faut pas attendre du spiromètre des indications plus étendues que celles qu'il peut donner, des indications, par exemple, analogues à celles que peut fournir le stéthoscope. La diminution de l'air expiré, dans quelque proportion qu'elle ait lieu, ne peut renseigner ni sur le siège ni sur la nature des lésions pulmonaires. Elle fournit un renseignement précieux sur les changements qu'a subis la fonction respiratoire. L'emploi du spiromètre démontre que, dans toute lésion des voies respiratoires, la quantité d'air mise en circulation diminue, et que cette diminution peut être telle, que le maximum de l'air rejeté après une inspiration aussi étendue que possible n'est que le quart et le cinquième de ce qu'il devrait être à l'état normal.

Ce qui diminue beaucoup la valeur de ce moyen, c'est la circonstance suivante, à savoir que pour apprécier l'étendue de la diminution pathologique, il faut avoir mesuré la respiration du malade lorsqu'il se portait bien, ou pouvoir déterminer à priori le nombre de litres ou de centilitres d'air qu'il devrait expirer s'il jouissait d'une santé parfaite. Sans la connaissance du type normal, on risque de tomber dans de graves erreurs.

Au reste, c'est une question encore à l'étude, sans qu'il soit possible de prévoir les services que ce nouveau moyen d'exploration devra rendre à la science. Ceux qui voudraient faire quelques expériences trouveront un peu plus haut (1), dans le diagnostic des maladies de l'appareil respiratoire, la description des différents appareils employés et la manière de les utiliser.

ARTICLE V

SIGNES FOURNIS AU DIAGNOSTIC PAR LES DIMENSIONS DE LA POITRINE

Il est très utile de rechercher la dimension de la poitrine dans ses rapports avec l'état sain ou maladif des poumons, et dans cette recherche on arrive, d'une autre manière que par la spirométrie d'Hutchinson, à voir que le rétrécissement de la poitrine coïncide toujours avec une diminution de la capacité thoracique, de sorte que le moindre volume d'air introduit dans les poumons et le rétrécissement simultané des deux côtés de la poitrine sont les signes certains d'une nosorganie pulmonaire. Ces faits sont déjà connus depuis les travaux de Hirtz (2) et de Woillez (3) à qui nous empruntons les figures 133 et 134 destinées à montrer la courbe normale de la poitrine et les courbes thoraciques pendant la pleurésie; ils ont été l'objet de recherches confirmatives nouvelles de la part de Henri Gintrac (4), et les

---

(1) Voy. p. 26, art. SPIROMÉTRIE.

(2) Hirtz, *Recherches cliniques sur quelques points du diagnostic de la phthisie pulmonaire.* Thèse de Strasbourg, 1836.

(3) Woillez, *Recherches pratiques sur l'inspection de la mensuration de la poitrine.* Paris, 1838 et *Dictionnaire de diagnostic médical.* 2ᵉ édition. Paris, 1870.

(4) Henri Gintrac, *Recherches sur les dimensions de la poitrine dans leurs rapports avec la tuberculisation pulmonaire* (*Bulletin de l'Académie de médecine,* 23 sept. 1862, t. XXVII, p. 1240).

résultats obtenus par ce médecin ont une telle importance que je vais les reproduire ici.

Afin de donner à cette étude sémiotique une base solide, H. Gintrac a déterminé avec exactitude les dimensions de la poitrine chez les individus

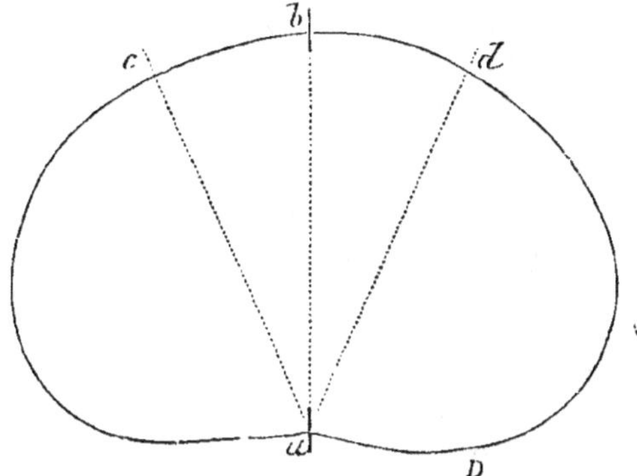

FIG. 133. — Tracé (au quart) de la courbe circulaire normale de la poitrine au niveau de l'articulation sterno-xiphoïdienne (Woillez) (*).

qui n'avaient aucun indice de phthisie pulmonaire. C'était là un terme de comparaison indispensable. Il a fait cette recherche sur cent quarante

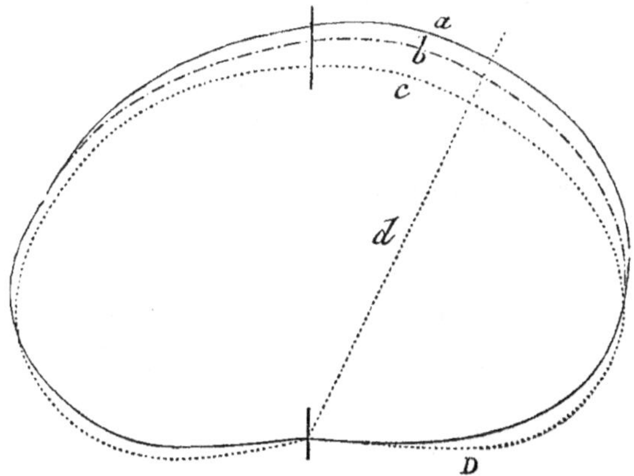

FIG. 134. — Courbes thoraciques pendant la période d'accroissement de la pleurésie (Woillez) (**).

individus du sexe masculin : le volume des mamelles rendant difficile chez les femmes l'appréciation des dimensions du thorax.

(*) *a*, épine vertébrale; *b*, articulation sterno-xyphoïdienne; *a*, *b*, ligne vertébro-sternale; *a*, *c*, *a*, *d*, lignes vertébro-mammaires; D, côté droit de la poitrine.

(**) *a*, développement extrême par suite de l'épanchement; *b*, développement moyen; *c*, état normal; D, côté droit.

« La mensuration a été exécutée à l'aide d'un ruban de fil inextensible et gradué par centimètres. Elle a été recommencée à plusieurs reprises sur le même sujet pour éloigner toute cause d'erreur. Le lacs mensurateur était appliqué à la fin de l'expiration, l'individu étant couché en supination, les bras appliqués sur les côtés du tronc.

» Les dimensions ont été recueillies sur quatre lignes différentes; les trois premières horizontales, et la quatrième verticale :

» 1° Au sommet de la poitrine, c'est-à-dire à la circonférence supérieure, le ruban étant passé sous les aisselles ;

» 2° A la partie moyenne, c'est-à-dire au niveau des mamelons ;

» 3° A la partie inférieure, c'est-à-dire vis-à-vis de l'appendice xiphoïde ;

» 4° Suivant la hauteur, le ruban était fixé d'une part au milieu de la clavicule, et de l'autre sur le bord inférieur de la dernière côte en passant sur le mamelon.

» J'ai écarté à dessein tous les cas dans lesquels la conformation du thorax ou du rachis présentait quelque anomalie.

» L'âge pouvant apporter des modifications dans les dimensions de la poitrine, j'ai établi trois catégories : une première comprenant les individus âgés de quinze à vingt ans, une seconde formée de ceux de vingt à trente-cinq ans, une troisième composée de ceux qui avaient dépassé l'âge de trente-cinq ans.

» Considérant qu'il serait trop long et vraiment fastidieux de donner séparément tous les résultats numériques individuels que j'ai obtenus, je vais indiquer les moyennes fournies par chacune de ces catégories :

» I. — Dimensions moyennes de la poitrine chez l'homme en santé.
» Nombre d'individus observés : 140.

» A. 26, âgés de quinze à vingt ans.

» Circonférence supérieure	84 centimètres.
— mammaire	80 —
— inférieure	76 —
» Hauteur	30 —

» B. 66, âgés de vingt à trente-cinq ans.

» Circonférence supérieure	90 centimètres.
— mammaire	86 —
— inférieure	81 —
» Hauteur	32 —

» Ainsi, la poitrine continue à se développer après l'âge de vingt ans d'une manière sensible : elle gagne 5 à 6 centimètres sur les lignes horizontales, et 2 sur la ligne verticale.

» C. 48, âgés de plus de trente-cinq ans.

>> Circonférence supérieure.................... 90 centimètres.
>>   —   mammaire..................... 86   —
>>   —   inférieure.................... 83   —
>> Hauteur................................... 32   —

» Ces dimensions sont à peu près semblables à celles de la catégorie précédente.

» Seulement, la circonférence inférieure offre une augmentation d'étendue de 2 millimètres.

» La circonférence supérieure du thorax est donc plus considérable que l'inférieure. Elle la dépasse chez l'adulte de 9 centimètres. Hirtz avait trouvé que cette prédominance de la circonférence supérieure était de 7 centimètres.

>> II. — Dimensions moyennes de la poitrine chez les individus atteints
de phthisie pulmonaire.

» La mensuration a été pratiquée chez quatre-vingts phthisiques. Pour ne comparer entre eux que les faits ayant le plus d'analogie possible, j'ai non seulement classé les malades en trois catégories relatives à leur âge, mais encore j'ai subdivisé chacune de ces catégories en deux groupes correspondant aux deux périodes de crudité et de ramollissement des tubercules.

» Je résume ces chiffres dans le tableau ci-après :

PHTHISIE PULMONAIRE.	1re Période.			
	CIRCONFÉRENCE			HAUTEUR.
	SUPÉRIEURE.	MAMMAIRE.	INFÉRIEURE.	
	centimètres.	centimètres.	centimètres.	centimètres.
16 sujets âgés de 15 à 20 ans.	82	79	76	30
16 sujets âgés de 20 à 35 ans.	84	81	77	31
4 sujets ayant plus de 35 ans.	88	84	81	32
2e Période.				
12 sujets âgés de 15 à 20 ans.	77	74	71	30
26 sujets âgés de 20 à 35 ans.	80	78	75	31
6 sujets ayant plus de 35 ans.	84	82	80	32

» Ainsi, en comparant les dimensions du thorax chez l'homme exempt de tubercules et chez le phthisique, on constate une différence réelle. La poitrine chez ce dernier a une étendue moindre dans la mesure suivante :

» De cette deuxième série, je puis déduire ces conclusions :

PHTHISIE PULMONAIRE.	1re Période.			
	CIRCONFÉRENCE			HAUTEUR.
	SUPÉRIEURE.	MAMMAIRE.	INFÉRIEURE.	
	centimètres.	centimètres.	centimètres.	centimètres.
Sujets âgés de 15 à 20 ans. .	2	1	0	0
— de 20 à 35 ans. .	6	5	4	1
— ayant plus de 36 ans.	2	2	2	0
2e Période.				
Sujets âgés de 15 à 20 ans. .	7	6	5	0
— de 20 à 36 ans. .	10	8	6	1
— ayant plus de 35 ans.	6	4	3	0

» 1° La poitrine des individus atteints de phthisie est moins large que celle des individus dont les poumons sont exempts de tubercules, et, dans la majorité des cas, cette diminution se manifeste dès le début de la tuberculisation.

» 2° Elle tend à se rétrécir à mesure que la maladie fait des progrès.

» 3° La circonférence supérieure offre à toutes les périodes de l'affection tuberculeuse une étendue plus grande que les circonférences mammaire et inférieure. Ce résultat est l'inverse de celui qu'a obtenu Hirtz. Cependant, son opinion a été acceptée, peut-être sans contrôle, par la plupart des auteurs, si ce n'est par Briquet. Chez un seul des nombreux malades que j'ai observés, et qui était arrivé au dernier terme de la phthisie, les dimensions supérieure et inférieure étaient égales, la poitrine avait une forme cylindrique.

» 4° Si la circonférence supérieure se maintient plus évasée, c'est celle cependant qui tend le plus à se rétrécir. Ainsi la circonférence supérieure diminue de 7 à 9 centimètres dans la deuxième période, tandis que l'inférieure n'offre qu'une diminution de 5 à 7 centimètres.

» Ces résultats de la mensuration, considérés comme élément diagnostique de la phthisie, étant admis, j'ajouterai une remarque dont l'importance sous le rapport de l'observation usuelle n'échappera pas aux praticiens : il est souvent difficile, incommode, de mesurer l'étendue circulaire de la poitrine. Cette opération est longue, elle fatigue le malade et l'oblige à se découvrir.

» Ne pourrait-on pas trouver quelque moyen de l'abréger ? Les mamelons, fixés par les lois du développement organique à une place régulièrement déterminée, ne sont-ils pas comme des jalons placés sur le trajet de la ligne horizontale moyenne ? L'expérience justifie cette présomption. L'intervalle qui sépare les deux mamelons mesure chez l'homme assez exactement le quart moins quelques minimes fractions de la circonférence moyenne. Voyons si cette appréciation est justifiée par les mesures données dans les cas déjà comparés.

» J'ai d'abord étudié l'espace intermammaire chez les individus dont les poumons n'offraient point d'altération ; il s'est trouvé en moyenne :

» Chez les individus de 15 à 20 ans.............. 19 centimètres.
—   de 20 à 35 ans.............. 20   —
—   ayant plus de 35 ans......... 21   —

» Je l'ai ensuite examiné chez les phthisiques, aux différentes époques de la maladie ; il est en moyenne :

	1re période.	2e période.
» Chez les individus de 15 à 20 ans.....	18 centimètres.	17 centimètres.
— de 20 à 35 ans.....	19 —	17 —
— ayant plus de 35 ans.	20 —	18 —

» Ainsi, dès le début de la phthisie, l'intervalle qui sépare les deux mamelons est moindre qu'à l'état normal ; il se rétrécit à mesure que la maladie fait des progrès. En effet, si l'on compare l'espace intermammaire des phthisiques avec celui des individus qui jouissent d'une bonne santé, on constate chez les premiers une diminution d'étendue s'exprimant par les chiffres suivants :

	1re période.	2e période.
» Individus de 15 à 20 ans..............	1 centimètre.	2 centimètres.
— de 20 à 35 ans..............	1 —	2 —
— ayant plus de 35 ans.........	1 —	3 —

» Je puis donc résumer ainsi les données fournies par les recherches dont je viens d'indiquer les principaux résultats :

» 1° La poitrine chez les phthisiques offre une circonférence moindre que chez les individus dont les poumons sont exempt de tubercules ;

» 2° Cette diminution dans la largeur de la poitrine, appréciable dès le début de la tuberculisation, augmente avec les progrès de la maladie. Elle peut atteindre à la deuxième période : 10 centimètres pour la circonférence supérieure, 8 pour la circonférence mammaire, et 6 pour l'inférieure ;

» 3° La circonférence supérieure du thorax présente, à très peu d'exceptions près, à toutes les périodes de l'affection tuberculeuse, une étendue plus grande que les circonférences mammaire et inférieure ;

4° L'intervalle qui sépare les deux mamelons chez l'homme donne une idée exacte des dimensions du thorax. Il représente le quart de la circonférence mammaire. Chez l'adulte, il mesure 20 centimètres à l'état normal, 19 centimètres à la première période de la phthisie, 17 centimètres à la deuxième période ;

5° La mensuration de l'espace intermammaire mérite l'attention du praticien et doit entrer comme élément de diagnostic dans l'appréciation des dispositions à la phthisie pulmonaire.

» Comme conséquence de mes observations, je crois nécessaire d'ajouter que l'hygiène et une gymnastique spéciale des organes respiratoires, constituent des éléments essentiels dans le traitement prophylactique de la phthisie pulmonaire. Le thorax sera dilaté par des efforts gradués d'inspiration, par des exercices des membres supérieurs dans lesquels l'abduction doit dominer. En un mot, il faut demander à l'acte même de la respiration le remède contre une insuffisance de développement dont les poumons subissent la funeste influence. »

Des recherches du même genre ont été faites au point de vue du service militaire, pour les cas de réforme à demander. — On les doit à M. Vallin. Elles se résument ainsi qu'il suit :

Tout homme de 21 ans a une circonférence thoracique, mesurée sur le bord inférieur du grand pectoral, les bras étant abaissés, qui varie entre 70 centimètres et 88. Au-dessous de 785 millimètres, il est suspect et probablement atteint de maladie de poitrine.

ARTICLE VI

SIGNES FOURNIS AU DIAGNOSTIC PAR LES QUALITÉS DE L'AIR EXPIRÉ

Avant de faire connaître les signes physiques fournis par les bruits de l'appareil respiratoire, et que l'on constate à l'aide de l'auscultation, je vais dire un mot des renseignements que l'on peut tirer de l'appréciation des qualités de l'air à la sortie du poumon. Cette appréciation doit porter sur trois points principaux : l'*odeur* d'abord, la *température* et la *composition chimique*.

§ 1er. — Odeur de l'air expiré.

L'odeur de l'air expiré n'est pas toujours aussi caractéristique qu'elle semblerait devoir l'être au premier abord. Dans certaines affections, l'haleine prend une odeur particulière qui est la même dans un assez grand nombre de maladies fébriles et que l'on pourrait désigner sous le nom d'aigrelette ; elle est plus franchement acide dans quelques maladies de l'estomac. Cependant elle n'est, dans ce cas, jamais pathognomonique d'un état morbide toujours le même. Là où elle a une signification absolue et certaine, c'est *dans le diabète*. — Les malades ont une haleine fade de glycose fermenté caractéristique, qui à elle seule permet de faire le diagnostic de la maladie.

Dans les affections à caractère typhoïde, telles que la fièvre typhoïde, la variole confluente, les pneumonies adynamiques, cette odeur est plus fade, nauséeuse, impossible à définir, mais aussi impossible à oublier lorsqu'on l'a respirée une fois.

Une autre maladie où l'odeur de l'air expiré est un élément de diagnostic assez certain pour permettre tout d'abord de reconnaître l'état morbide, c'est dans la *gangrène du poumon*. L'haleine apporte alors avec elle une odeur de gangrène absolument semblable à celle qui s'exhale d'une plaie en proie à la gangrène humide, odeur tellement infecte, qu'elle absorbe toutes les autres et qu'elle rend insupportable le séjour dans la chambre des personnes qui soignent le malade.

Le *ptyalisme mercuriel* s'accompagne également d'une fétidité particulière de l'haleine, comme aussi la stomatite ulcéro-membraneuse, certaines angines gangreneuses, les maladies scorbutiques des gencives, mais il suffit de regarder dans la bouche pour savoir d'où provient l'odeur; de même dans l'*ozène;* mais là encore la source de l'odeur est facile à découvrir, ces nuances ne peuvent être définies, et c'est l'observation seule unie à une expérience longtemps et souvent répétée qui peuvent parvenir à les faire reconnaître.

Enfin, il est des sujets ayant de mauvaises dents, qui ont naturellement une odeur fétide de l'haleine, que l'on serait fort embarrassé de rapporter à une autre cause, car ils paraissent jouir d'un état de santé parfait. Cette circonstance doit être prise en considération lorsque ces individus sont pris de maladies sérieuses; il est évident que ce serait commettre une erreur grossière que de mettre sur le compte de l'affection dont ils sont atteints le caractère spécial de l'haleine.

Pour être complet, nous rappellerons que, dans certains cas d'empoisonnements par des substances odorantes, l'appréciation de l'odeur de l'haleine pourra ne pas être sans quelque valeur au point de vue du diagnostic.

§ 2. — Température de l'air expiré.

La température de l'air expiré ne fournit que bien peu de signes au diagnostic; on peut se borner à dire qu'en général l'haleine présente la température du corps lui-même, et qu'avec cette température sont en rapport ses qualités d'humidité ou de sécheresse. — Sèche et brûlante dans les affections aiguës inflammatoires, elle l'est moins dans les maladies typhiques; — elle est réellement froide et donne à l'explorateur une sensation de froid désagréable dans le frisson des fièvres intermittentes, dans le sclérème des enfants, dans la période algide du choléra, dans les derniers instants de l'agonie, etc.

§ 3. — Composition de l'air expiré.

Au point de vue de la composition chimique, on sait qu'à l'état normal l'air expiré contient les mêmes éléments que l'air atmosphérique, sauf une légère modification dans la proportion de ses éléments, et, de plus, une assez grande quantité de vapeur qui constitue la respiration pulmonaire; cette vapeur, suivant Collard de Martigny, serait formée de 907 parties d'eau, 90 d'acide carbonique et 3 de matière animale. La proportion d'oxygène a diminué, celle de l'acide carbonique a considérablement augmenté, soit qu'elle représente exactement la quantité d'oxygène en moins,

soit qu'elle ne soit équivalente qu'à la moitié ou même au tiers de l'oxygène
consumé ; cette différence dépend surtout de l'âge, du sexe, de la température ambiante et de la nature des aliments dont les individus font usage.
Milne Edwards a établi qu'il y avait moins d'azote rejeté par les poumons
dans les saisons froides que dans la saison chaude, et que, dans les temps
intermédiaires, il y avait une sorte de balancement entre l'azote introduit
et l'azote rejeté. La conséquence est qu'en hiver, l'azote introduit à chaque
inspiration n'étant pas rejeté, reste dans le sang, sort par d'autres voies
que le poumon et donne lieu à des combinaisons nouvelles. Il sort, dit-on,
par les urines sous forme de combinaisons salines, d'acide urique, seul ou
à base de chaux, et quelquefois donne lieu aux produits de la gravelle et de
la goutte. Le même auteur annonce que, sous l'influence d'une alimentation animale, il sort plus d'azote par les poumons que dans le cas d'alimentation végétale ; mais c'est un fait à vérifier.

Des variations analogues s'observent dans la proportion d'acide carbonique exhalé. Ainsi, d'après Andral (1), la quantité d'acide carbonique exhalé
va en croissant de l'enfance à trente ans ; elle reste stationnaire de trente à
quarante ; mais, après cet âge, il y a une décroissance très rapide et d'autant
plus marquée qu'on approche de la vieillesse, à ce point que, vers quatre-
vingts ans, l'homme n'exhale guère plus d'acide carbonique qu'un enfant
à la période de la seconde dentition. A dix ans, l'enfant brûle 4 à
5 grammes de carbone par heure, et ce chiffre s'élève à 10, 12 et 14 grammes
vers trente ans ; puis, la proportion, d'abord stationnaire, s'abaisse graduellement ; chez le vieillard elle revient à ce qu'elle était dans l'enfance.

L'homme exhale plus d'acide carbonique que la femme ; mais, chez cette
dernière, il y a pendant la menstruation une période d'abaissement, suivie
d'une augmentation considérable après l'âge critique.

La nourriture substantielle, les boissons spiritueuses, augmentent la
proportion d'acide carbonique exhalé, tandis que cette proportion diminue
beaucoup dans l'abstinence et la nourriture insuffisante. Il en est de même
des bains d'air comprimé, de l'exercice, du mouvement et de l'état de
veille ; car, ainsi que l'a démontré Boussingault, l'homme endormi exhale
moins d'acide carbonique que l'homme éveillé.

Dans l'air comprimé à une demi-atmosphère pendant quelque temps, il
se fait une absorption plus grande d'oxygène et plus d'exhalation d'acide
carbonique, mais vient un moment où cela s'arrête et, comme l'a dit
Pravaz, on a beau augmenter la pression de la cloche pneumatique on
n'augmente plus l'activité des échanges respiratoires. A deux atmosphères
l'absorption n'est pas plus active qu'à un seul.

Voilà pour l'état physiologique. Dans l'état de maladie, les résultats des
analyses chimiques ne fournissent aucune donnée certaine. Nysten affirme
que tout état fébrile, la fièvre, en un mot, augmente la proportion d'acide
carbonique exhalé ; que les maladies chroniques des appareils respiratoires

____

(1) Andral, *Cours de pathologie générale*, 1847.

la diminuent. Scharling dit avoir observé que lorsque l'organisme souffre, principalement par l'action de causes débilitantes, la quantité d'acide carbonique expiré est notablement moindre que pendant la santé ; mais ce sont des assertions que personne malheureusement n'a entrepris de vérifier. Des recherches instituées dans cette direction rempliraient une importante lacune de la science, et il est à souhaiter qu'un chimiste veuille bien les entreprendre. John Davy a soutenu que, dans la période algide du choléra asiatique, l'air sortait du poumon sans avoir subi aucun changement, ou du moins sans avoir subi de modifications très appréciables ; mais ce résultat n'a pas été confirmé chez nous par les analyses de Doyère, qui a montré, contrairement à cette assertion, qu'il y avait seulement dans ce cas diminution de la quantité d'oxygène consommé, et diminution de la quantité d'acide carbonique exhalé dans l'expiration. En voici la preuve dans le tableau ci-joint :

1° RESPIRATION NORMALE : 100 VOL. D'AIR EXPIRÉ.

Composition de l'air expiré...
Acide carbonique	4,40
Oxygène	16,49
Azote	79,11

Variations de l'acide carbonique produit et de l'oxygène consommé.

Pour l'acide carbonique...... 4,77 0/0 maximum, 4,05 minimum
Pour l'oxygène............... 5,18   —   3,82   —

2° RESPIRATION DES CHOLÉRIQUES.

A. — *Début de la maladie.*

Acide carbonique produit... 2,72 0/0)
Oxygène consommé........ 2,92 } Rapport, 0,20

'B. — *Période algide.*

	Guérison.	Cas graves.	Cas très graves.
Acide carbonique	1,80 0/0	1,45 à 1,68	0,23 à 0,77 à 0,81
Oxygène consommé	2,42 0/0	2,02 à 1,75	1,030

On dit aussi que l'air expiré renferme du *sous-carbonate d'ammoniaque* dans l'*urémie*, et ce fait serait un signe important pour le diagnostic s'il se produisait constamment. La présence de ce sel ammoniacal serait le produit de la destruction de l'*urée*. Ce produit se découvre de la façon suivante. — On place au-devant de la bouche du malade une baguette mouillée d'acide chlorhydrique, et lorsque l'air expiré vient la frapper, on voit se former des vapeurs blanches ; ces vapeurs résulteraient de la formation de chlorhydrate d'ammoniaque. Cette expérience, qui est très précise au fond, est fort attaquable dans l'interprétation qu'on lui donne, car le carbonate d'ammoniaque peut provenir de la cavité buccale, par suite de l'altération des liquides qui y sont contenus.

ARTICLE VII

SIGNES FOURNIS AU DIAGNOSTIC PAR LA RESPIRATION BRUYANTE A DISTANCE

A l'étude des signes importants de diagnostic que fournit l'appareil respiratoire, par l'auscultation directe, se rattache de la façon la plus intime l'examen des bruits respiratoires gutturaux que l'oreille perçoit à distance, c'est-à-dire sans être appliquée sur les parois thoraciques.

Dans l'état de santé, la respiration se fait sans bruit guttural ou thoracique appréciable. Cependant il est des individus parfaitement bien portants chez lesquels, pendant le sommeil, se produit un ronflement plus ou moins fort. Ce bruit, lorsqu'il est habituel, indique une gêne respiratoire, et il est dû, soit à l'hypertrophie des amygdales, soit à une disposition particulière rétrécie des parois des cavités nasales et pharyngiennes. Quand il est accidentel, il résulte d'un gonflement passager de la muqueuse nasale, déterminé par une inflammation légère et catarrhale ou coryza ; d'une amygdalite ; d'une angine, ou enfin de la présence de mucosités qu'il suffit d'expulser pour faire cesser le ronflement. — Le ronflement ne peut avoir de valeur comme signe diagnostique dans les maladies qu'autant que l'on est certain que le sujet, dans l'état de santé, ne produit pas ce bruit pendant le sommeil ; même dans ces cas, il n'a pas une bien grande importance, bien que l'on ait cru quelquefois qu'il annonçait le début du coma dans certaines affections du cerveau, ou dans les complications cérébrales de la fièvre typhoïde.

Dans un assez grand nombre de maladies graves, chaque expiration s'accompagne d'un bruit guttural assez semblable à un soupir ; cette respiration, plaintive ou gémissante, ne se rattache à aucune affection déterminée, et elle s'observe chez les individus très malades lorsqu'ils sont en proie à une douleur un peu vive.

Il n'en est pas de même de la *respiration sifflante* ou *sibilante*, qui indique presque toujours un obstacle mécanique au passage de l'air. En effet, cette respiration résulte d'un œdème des replis aryténo-épiglottiques et de la glotte, ou d'une diminution dans le calibre des gros tuyaux bronchiques de la trachée ou du larynx, à la suite d'un gonflement inflammatoire ; chez d'autres il dépend de la compression d'une de ces parties par une tumeur extérieure, aiguë ou chronique, de ganglions du médiastin comprimant la trachée ou les grosses bronches, d'un abcès, du goitre, etc. Dans ce dernier cas, il peut y avoir un bruit permanent, assez intense, qu'on appelle *cornage*. Il y a quelques malades chez lesquels ce sifflement ne se fait entendre que pendant l'inspiration, tandis que chez d'autres, dans l'asthme, dans l'emphysème pulmonaire, ce sifflement, quelquefois excessivement intense et bruyant, n'existe guère que pendant l'expiration. — Il a lieu pendant l'inspiration chez les individus affectés d'angine grave ou d'œdème de la glotte, dans le croup, au milieu des quintes de coqueluche, et lorsque le malade cherche à reprendre haleine. Dans ce dernier cas il est presque pathognomonique. Enfin, une des dernières modifications des bruits respiratoires perceptibles à distance que j'aie à signaler, c'est la *respiration râlante* produite par le râle trachéal qui se forme dans la trachée, lorsque l'air passe au travers ou à la surface des liquides visqueux qui l'obstruent, et dont le malade ne peut se débarrasser par l'expectoration. Il existe dans la bronchite capillaire, dans la bronchite chronique avec emphysème des poumons, dans l'hémoptysie foudroyante, dans les vomiques ; mais c'est dans la dernière période des maladies graves qu'on l'observe principalement, et il signale, souvent plusieurs heures d'avance, la fin prochaine des individus ; c'est le râle de l'agonie.

CHAPITRE XII

SIGNES FOURNIS AU DIAGNOSTIC PAR L'AUSCULTATION
DES POUMONS

Comme je l'ai fait pour l'étude des troubles fonctionnels du cœur et des artères, appréciés par l'auscultation, je vais indiquer quels sont les signes fournis au diagnostic des maladies des bronches, des poumons et de la plèvre par l'application de l'oreille sur la poitrine.

ARTICLE PREMIER

SIGNES FOURNIS PAR LES BRUITS RESPIRATOIRES NORMAUX

Lorsque l'on applique l'oreille sur les diverses parties de la poitrine, soit immédiatement, soit médiatement en interposant entre elle et les parois thoraciques le *stéthoscope*, on entend, à l'état normal, une série de bruits toujours les mêmes, quand on examine les points semblables de l'appareil respiratoire, mais variables suivant les différentes régions que l'on explore. Ce sont ces bruits, découverts par Laennec et dont cet illustre médecin a tiré un si merveilleux parti pour le diagnostic des maladies du poumon, qui constituent les bruits respiratoires normaux.

Au niveau du larynx, l'oreille ou mieux le stéthoscope permet d'entendre un double bruit de souffle doux ; le premier souffle produit par l'inspiration, est plus prolongé et moins fort que le second, déterminé par l'expiration. La durée des deux bruits est à peu près égale chez l'enfant, chez lequel la différence d'intensité seule persiste.

Sur le trajet de la trachée-artère, le bruit est le même, soufflant, mais moins fort qu'au niveau du larynx, ce qui tient à deux causes, d'abord au calibre plus grand et plus uniforme de la trachée, dans laquelle, par conséquent, l'air circule plus librement et sans frottements aussi marqués, puis à la profondeur plus grande des parties qui recouvrent le sternum, les téguments et le tissu cellulaire plus ou moins épais, tandis que le larynx est tout à fait sous-cutané. Ce bruit se prolonge, mais faible encore, dans les grosses bronches, d'où les noms qu'il a reçus, suivant les différentes régions, de bruit *laryngé*, *trachéal* et *bronchique*.

ARTICLE II

SIGNES FOURNIS AU DIAGNOSTIC PAR LES BRUITS RESPIRATOIRES

Toutes les fois qu'il se forme une lésion de la muqueuse des voies aériennes, du tissu pulmonaire ou de la plèvre, il se fait une altération des bruits naturels de la respiration. Ces bruits se modifient dans leur *étendue*, dans leur *intensité*, dans leur *timbre*, dans leur *rythme*, et s'accompagnent souvent de *bruits anormaux secs*, sonores, ronflants, ou de *bruits humides* muqueux.

§ 1ᵉʳ. — Signes fournis au diagnostic par les modifications de l'étendue et de l'intensité des bruits respiratoires.

L'intensité du murmure vésiculaire peut être *plus forte* qu'à l'état normal et l'augmentation peut occuper les deux bruits de l'inspiration et de l'expiration.

L'augmentation d'intensité du bruit d'inspiration et d'expiration, est connue sous le nom de *respiration puérile ;* l'inspiration et l'expiration sont devenues plus longues et plus bruyantes, d'une façon absolue, leur durée relative restant la même. Ce phénomène se remarque surtout lorsqu'un des poumons est devenu impropre à la respiration, soit partiellement, soit dans toute son étendue. Cette respiration puérile annonce une altération des poumons dans un point autre que celui où elle se fait entendre, et sans donner d'indication ni sur le siège ni sur la nature de l'affection. Sa valeur n'est donc pas bien grande au point de vue du diagnostic.

Au lieu d'être puérile, la respiration peut devenir *rude ;* mais la signification de ce bruit n'a rien de spécial, à moins d'autres symptômes, soit généraux, comme la fièvre, soit locaux, comme une diminution de résonance, ou même la coïncidence d'autres bruits stéthoscopiques. Alors cette rudesse est souvent le premier degré de la respiration bronchique. Si elle existe au sommet du poumon, principalement pendant l'expiration, qui alors semble prolongée, elle annonce la congestion pulmonaire chronique et le premier degré de la phthisie.

Expiration prolongée. — Si l'on entend l'*expiration prolongée*, phénomène morbide caractérisé par un bruit d'expiration plus fort et plus rude que celui de l'inspiration, il y a hyperhémie chronique des poumons avec ou sans tubercules miliaires, ni infiltration tuberculeuse. Ce phénomène a été considéré comme l'un des signes de la tuberculisation commençante ou de la congestion pulmonaire chronique (1) et de la phlegmasie chronique des poumons.

Le bruit respiratoire peut s'affaiblir ou disparaître.

A. Lorsque la *respiration* est *faible*, la diminution porte ordinairement sur les deux temps de la respiration, mais plus spécialement sur le premier. Ses modifications peuvent varier. Le murmure, quoique faible, paraît quelquefois se passer tout près de l'oreille, tandis que, d'autres fois, il semble profond et fort éloigné.

La *diminution du bruit respiratoire* résulte de ce que le murmure vésiculaire se produit avec moins de force qu'à l'état normal. Cela s'observe dans les maladies pendant lesquelles la dilatation du thorax s'opère moins complètement : la pleurodynie par exemple ; — dans les maladies où il y a un obstacle à la libre entrée de l'air dans les bronches, la trachée ou le larynx ; — dans les cas de tumeur située dans les plèvres ou en dehors, exemples : — un amas de tubercules des ganglions bronchiques, — un anévrysme de l'aorte, — des kystes du poumon ; — dans les cas de ralentissement de la respiration, — de la perméabilité moins grande des cellules pulmonaires, par suite de la congestion pulmonaire chronique ou *atélectasie chronique*.

Ailleurs, le murmure vésiculaire se produit avec la même intensité, mais la transmission n'en a pas lieu aussi facilement ; l'interposition d'une couche de liquide ou d'un corps solide entre le poumon et l'oreille ; un épanchement de gaz dans la cavité des plèvres, peuvent amener ce résultat. Lorsque cette diminution du bruit respiratoire existe au sommet du poumon, on peut croire qu'elle tient à une affection tuberculeuse ; quand, au contraire, c'est en bas qu'on la constate, elle annonce un épanchement de liquide dans la plèvre. On a vu des fausses membranes épaisses de la plèvre être la cause d'une diminution dans la transmission du bruit respiratoire.

B. La diminution peut être plus ou moins considérable suivant l'étendue de la lésion organique et il peut arriver même qu'à un moment donné la respiration cesse tout à fait de se faire entendre. C'est l'*absence de murmure vésiculaire*. Il en est ainsi dans les grands épanchements de la pleurésie qui remplissent en entier la cavité pleurale, dans certains cas de splénisation du poumon, dans l'emphysème pulmonaire et dans la congestion pulmonaire chronique. Mais, dans les deux premiers cas, il y a matité à la percussion, tandis que dans l'emphysème, l'absence de tout murmure coïncide avec une exagération de la résonance thoracique. Laennec a constaté dans le catarrhe pulmonaire d'une absence complète de murmure vésiculaire, variant de siège, d'étendue, disparaissant quelquefois complètement, pour reparaître en d'autres points. Il pense que, dans ces cas, il y a obstruction momentanée de quelques rameaux bronchiques par la sécrétion visqueuse, tenace, qui accompagne cette affection. Enfin on observe encore cette

____

(1) E. Bouchut. *De la congestion pulmonaire chronique simulant la tuberculose pulmonaire* (*Gazette des hôpitaux*, Paris, 1865).

suspension complète, mais passagère et mobile, du murmure vésiculaire dans les cas où un corps étranger, de moyen volume, a été introduit dans les voies aériennes. Les déplacements de ce corps sont indiqués par les changements de place et d'étendue du silence vésiculaire constatés par l'auscultation.

Dans tout ce que je viens de dire, j'ai considéré la diminution ou l'abolition du murmure respiratoire indépendamment de tous les autres phénomènes stéthoscopiques qui peuvent être perçus. La présence des autres bruits, tels que râles et souffles, quand il en existe, suffit le plus ordinairement pour indiquer la nature de la lésion qui produit ce changement dans l'intensité de ce silence complet.

§ 2. — Signes fournis au diagnostic par les modifications du timbre des bruits respiratoires.

Ces signes sont : la *respiration rude*, — le *souffle bronchique*, — le *souffle caverneux*, — le *souffle amphorique*, etc.

I. — SIGNES FOURNIS AU DIAGNOSTIC PAR LA RESPIRATION RUDE

Au lieu d'être moelleux, le bruit respiratoire peut devenir rude. Cette rudesse, qui peut indifféremment accompagner les deux bruits ou un seul, se fait le plus souvent entendre pendant l'expiration et constitue presque un véritable bruit de souffle bronchique.

La rudesse de la respiration indique une diminution de souplesse des bronches, soit par suite de leur état de sécheresse, soit par l'accumulation du mucus à leur surface, interne soit enfin par des productions morbides du poumon. Elle est le signe, suivant les cas, et en tenant compte des phénomènes qui existent en même temps qu'elle, tantôt du premier degré de la bronchite, tantôt d'un commencement d'emphysème, d'une phthisie pulmonaire à son début, quelquefois de l'état hyperhémique qui précède la pneumonie franche. — C'est principalement à une phthisie pulmonaire tuberculeuse ou à une pneumonie chronique que l'on doit songer lorsque la respiration rude existe depuis un temps assez long comme phénomène principal. Lorsqu'on la rencontre au sommet de la poitrine et d'un côté seulement, on peut presque à coup sûr la considérer comme l'indice d'une infiltration serrée du poumon par des tubercules à l'état cru.

II. — SIGNES FOURNIS AU DIAGNOSTIC PAR LE SOUFFLE BRONCHIQUE

Si la rudesse du bruit respiratoire augmente beaucoup, il en résulte un véritable souffle, analogue au bruit que l'on produit en aspirant et en soufflant, tour à tour, avec force et rapidité, à travers la main arrondie en tube, ou dans un rouleau de papier. Laennec a désigné ce bruit sous les noms de *souffle tubaire* ou *bronchique; souffle, respiration soufflante.* On l'entend pendant l'inspiration et l'expiration; mais c'est dans ce dernier temps qu'on le trouve ordinairement le plus fort ; c'est aussi pendant l'expiration qu'il existe de préférence. Le souffle bronchique peut être entendu dans toutes les parties de la poitrine, mais surtout dans les parties postérieure et inférieure du poumon. Il est superficiel ou profond, tantôt paraissant se produire immédiatement sous l'oreille, tantôt semblant arriver de fort loin.

Il résulte de l'augmentation de densité du poumon, comprimé dans ses parties les moins résistantes, ou induré, mais il faut qu'il y ait conservation du calibre des bronches. Son intensité est en rapport avec l'étendue des lésions pulmonaires, et il peut être en partie marqué par la persistance du murmure vésiculaire dans une lame de poumon interposée entre la partie indurée et l'oreille. Il peut même y avoir des circonstances, dans la pneumonie centrale, par exemple, où le souffle existe réellement, sans être perçu par l'observateur. Dans ce cas, il est couvert par le murmure vésiculaire normal.

Comme diagnostic, le souffle bronchique caractérise le second et le troisième degré de la pneumonie.

Le souffle varie suivant l'étendue de la partie hépatisée du poumon, le degré d'hépatisation et la situation plus ou moins profonde du mal, selon que la pneumonie est superficielle ou centrale.

Le souffle bronchique peut se faire entendre dans la pneumonie chronique, dans les affections du poumon où existe une compression de cet organe par une couche de liquide encore peu épaisse, par des productions solides, cancéreuses, mélaniques, etc., dans l'œdème et dans l'hémorrhagie du poumon ; mais ce sont des cas exceptionnels.

La dilatation des bronches donne lieu fréquemment au souffle bronchique, mais ce souffle présente un caractère caverneux particulier et il s'accompagne d'une abondante expectoration, avec résonance normale du thorax, et la santé générale ne paraît pas sensiblement altérée.

Le bruit de souffle bronchique est également un signe de la phthsie pulmonaire, mais alors il est ordinairement borné à une petite étendue, et, le plus souvent, au sommet. De plus, il s'accompagne fréquemment de craquements humides, plus ou moins abondants. C'est plutôt une respiration rude et râpeuse qu'un souffle tubaire véritable. Cependant, lorsque l'infiltration tuberculeuse a envahi ou tout un poumon, ou tout un lobe, le souffle se rencontre d'une manière très marquée. Dans ces cas, l'ensemble des phénomènes généraux et les circonstances commémoratives suffisent pour éclairer le diagnostic.

Le souffle tubaire est aussi quelquefois un signe de pleurésie avec épanchement de liquide dans la cavité de la plèvre, lorsque le poumon n'est qu'à demi comprimé et que les grosses bronches restent perméables ; il est peu intense, peu distinct, se déplace lorsque le malade change de position, n'est jamais mêlé de crépitation, et s'accompagne d'une matité de la partie postérieure du lobe inférieur du poumon et la voix offre un caractère chevrotant égophonique.

Il y a d'autres souffles pulmonaires qui se produisent dans certaines maladies du poumon et qui sont des signes importants de diagnostic ; ce sont le *souffle caverneux* et le *souffle amphorique*.

III. — SIGNES FOURNIS AU DIAGNOSTIC PAR LE SOUFFLE CAVERNEUX

Le *souffle caverneux*, semblable à celui que l'on produirait en soufflant fortement dans un espace creux, a lieu ordinairement pendant l'inspiration et pendant l'expiration. Son siège habituel est le sommet de la poitrine, dans une excavation du tissu pulmonaire ; il est permanent, et ne disparaît que par intervalles, lorsque l'ouverture de l'excavation est bouchée par du mucus. Il est produit par le retentissement du bruit que produit la colonne d'air inspiré et expiré dans une cavité d'une certaine étendue creusée dans les poumons ou dans les bronches d'un poumon comprimé par un épanchement pleurétique de moyen volume. Dans ce cas, il faut que le poumon ne soit pas entièrement aplati contre la colonne vertébrale. Il est d'autant plus fort que les cavités sont plus grandes. — Le souffle caverneux indique le plus souvent l'existence d'une caverne produite par la fonte des tubercules, et, dans ce cas, la coexistence du bruit de pot fêlé, le siège du souffle au sommet de la poitrine, ne laissent subsister aucun doute. Si on le constate au milieu ou à la base du poumon, il peut se rattacher à la formation d'une *vomique*, c'est-à-dire d'un abcès simple ou hydatique du poumon ou d'une gangrène pulmonaire vidée dans les bronches ; mais, ici, la fétidité de l'haleine indique que l'on a affaire à un foyer gangreneux.

Ce souffle caverneux existe aussi quelquefois dans la pleurésie et simule celui qui existe dans la phthisie tuberculeuse (Barthez, Landouzy). C'est alors un effet de gargouillement bronchique se transmettant à l'oreille de l'observateur à travers le poumon comprimé par une large couche de liquide, et il s'accompagne d'une broncho-égophonie qui permet d'en distinguer l'origine pleurétique.

Quelquefois, comme l'a indiqué Laennec sous le nom de *souffle voilé*, il semble que chaque mouvement respiratoire agite un voile interposé entre la caverne et l'oreille. Ce n'est qu'une des variétés du souffle caverneux, et il a la même signification.

IV. — SIGNES FOURNIS AU DIAGNOSTIC PAR LE SOUFFLE AMPHORIQUE

Le *souffle amphorique* est une exagération du souffle caverneux ; on l'imite très bien en soufflant dans une carafe ou dans une grande cruche vides. Il est plus fort pendant l'inspiration que pendant l'expiration et il coïncide assez souvent avec le tintement métallique.

Le souffle amphorique indique que l'air inspiré pénètre dans une vaste cavité du poumon, et principalement que cet air passe de la caverne dans la plèvre, à travers le poumon ulcéré et perforé, ce qui a lieu dans le pneumothorax. On l'observe aussi quelquefois dans la pleurésie, lorsque le poumon n'est que modérément aplati contre la colonne vertébrale. Il indique donc ou une caverne très vaste en communication avec les bronches, ou un épanchement pleurétique, ou enfin un épanchement gazeux dans la plèvre avec perforation du poumon ; c'est cette dernière lésion, le pneumothorax avec perforation pulmonaire, dont il est regardé comme le signe pathognomonique.

ARTICLE III

SIGNES FOURNIS AU DIAGNOSTIC PAR LES RALES BRONCHIQUES

A côté des modifications du bruit respiratoire, on observe souvent dans la poitrine, lorsque les bronches sont malades et les poumons altérés, des bruits anormaux que l'on a désignés sous le nom de *râles*. Ce sont des bruits contre nature que le passage de l'air, pendant l'acte respiratoire, peut produire, soit en traversant des liquides qui se trouvent dans les bronches ou dans le tissu pulmonaire, soit à raison d'un rétrécissement partiel des conduits aériens.

Les râles que l'on peut entendre, sont : 1° les *râles secs* ou *vibrants*, et 2° les *râles humides* ou *bulleux*.

§ 1er. — **Râles secs ou vibrants.**

Les *râles secs* ou *vibrants* se divisent en deux groupes : 1° le râle *sonore* ou *sibilant*, et 2° le râle *grave* ou *ronflant*.

Le *râle sibilant*, sifflement musical plus ou moins aigu, qui masque le bruit vésiculaire, offre des nuances diverses, qui rappellent le bruit du vent à travers une serrure, le roucoulement d'une tourterelle, le bruit d'une soupape.

Le *râle ronflant* est plus grave et ressemble au ronflement d'une corde de basse.

Il est rare que ces deux râles ou rhonchus n'existent pas ensemble dans divers points de la poitrine ; ils alternent souvent, se remplacent l'un l'autre, et ont tous les deux la même signification.

Lorsqu'ils sont intenses, principalement le râle ronflant, ils déterminent un frémissement appréciable à la main appliquée sur les parois thoraciques. Il est rare qu'ils soient circonscrits et limités. Le plus ordinairement ils se font entendre dans toute l'étendue de la poitrine ; on les trouve pendant l'inspiration comme pendant l'expiration ; ils peuvent enfin disparaître tout d'un coup, après une secousse de toux, pour reparaître quelques secondes après, disparaître de nouveau, et se reproduire un peu plus tard.

Les râles sibilants les plus aigus se passeraient dans les rameaux bronchiques les plus fins ; les râles sonores dans ceux de moyen calibre, et enfin les râles ronflants et sonores graves dans les tuyaux les plus larges.

Les râles sonores, sibilant ou ronflant, peuvent être entendus dans plusieurs maladies, soit des bronches, soit du parenchyme pulmonaire. Toutefois, ils indiquent principalement une phlegmasie catarrhale des bronches à l'état aigu ou chronique, lorsque la sécrétion muqueuse est peu abondante ou n'est pas encore établie ; ils existent dans l'emphysème pulmonaire; et dans les cas de compression des conduits aérifères par des tumeurs situées sur leur trajet. Tous ces états pathologiques ont pour élément commun le rétrécissement momentané ou permanent d'un ou de plusieurs points des voies aériennes par la présence d'une couche plus ou moins épaisse de mucus. Il n'est pas rare de rencontrer les râles sonores dans la pneumonie, dans la phthisie pulmonaire, où ils masquent quelquefois les bruits pathognomoniques crépitants et caverneux et empêchent de porter un diagnostic certain.

Dans les affections que l'on a rangées sous le nom de *fièvre typhoïde*, les râles sibilant et ronflant indiquent la bronchite typhoïde, et ils sont tellement fréquents, que quelques médecins les ont considérés comme faisant partie du cortège symptomatologique obligé de la maladie, et comme se rattachant à la même cause que celle qui produit la fièvre typhoïde.

En résumé, si les râles ronflant et sibilant peuvent s'observer dans beaucoup de maladies des organes respiratoires, ils indiquent essentiellement la bronchite compliquant ces maladies, et, seuls, ils indiquent infailliblement la phlegmasie des bronches.

§ 2. — Signes fournis par les râles humides ou bulleux.

Que signifient dans l'auscultation de la poitrine les *râles humides* ou *bulleux* qui se divisent en râle *crépitant*, râle *sous-crépitant* ou *muqueux*, et râle *caverneux*, ou *gargouillement ?*

1. — RALE CRÉPITANT

Le *râle crépitant*, sec, composé de petites bulles sèches, égales en volume, très nombreuses et très fines, se fait entendre exclusivement dans l'inspiration.

Il existe tantôt seul, tantôt accompagné du souffle bronchique, ou même, mais rarement, de quelques autres râles. On le rencontre le plus souvent à la partie postérieure et inférieure d'un des poumons, quelquefois des deux, rarement au sommet; dans ce dernier cas, il indique une *pneumonie* qui passe pour être plus grave que la pneumonie de la base. Le râle crépitant *est presque exclusivement propre au premier degré de la pneumonie*, c'est-à-dire à la période d'engouement et de congestion inflammatoire; aussi n'est-il pas très commun de l'observer dans les hôpitaux, à moins que ce ne soit chez des sujets pris incidemment de pneumonie dans les salles où ils sont entrés pour une autre affection, ou chez des malades dont la pneumonie gagne en étendue : car il peut se faire qu'une inflammation du parenchyme pulmonaire existe au second degré dans un point, et que, dans un autre, elle ne fasse que commencer. Lorsque la pneumonie est en voie de résolution, le souffle tubaire disparaît peu à peu et est remplacé au fur et à mesure par une nouvelle apparition de râle crépitant de retour (*rhonchus crepitans redux*), qui lui-même diminue d'intensité, d'étendue, et finit par faire place au murmure vésiculaire normal.

Il est certaines pleurésies sèches dans lesquelles le frottement pleural, sur lequel je reviendrai plus loin, imite, presque à s'y méprendre, le râle crépitant. Enfin, lorsqu'il existe à la fois pleurésie et pneumonie, les bruits caractéristiques de la phlegmasie de la plèvre peuvent se combiner avec la crépitation ; mais, dans ces cas, il est presque toujours assez facile de faire le diagnostic à cause de la fièvre intense qui accompagne la pneumonie.

Le râle crépitant, surtout lorsqu'il est très sec, *est presque uniquement perçu dans la pneumonie* au premier degré. Le râle de retour, que nous avons dit être caractéristique de la résolution de la pneumonie, et qui survient après la disparition du souffle bronchique, est en général plus humide, à bulles plus grosses. Cependant il est des cas d'*œdème du poumon*, d'*apoplexie pulmonaire*, dans lesquels on rencontre quelquefois du râle crépitant. Les phénomènes généraux, les caractères de l'expectoration, devront être pris en sérieuse considération lorsqu'il s'agira d'établir un diagnostic dans des cas qui pourraient présenter quelque doute. Mais on peut dire en thèse générale que, vu l'extrême fréquence de la phlegmasie du poumon opposée à la rareté de l'œdème et de l'apoplexie de cet organe, le râle crépitant sec bien tranché est le signe pathognomonique de la pneumonie au premier degré.

II. — RALE SOUS-CRÉPITANT

Le râle sous-crépitant présente plusieurs variétés sous le rapport du volume et du nombre de ses bulles : 1° le râle *sous-crépitant fin*, qui se rapproche du râle crépitant par sa ténuité et son abondance, et par cette circonstance que c'est surtout pendant l'inspiration qu'il se fait entendre ; 2° le râle *sous-crépitant moyen*, dont les bulles sont plus volumineuses, moins nombreuses, et s'entendent plus fréquemment pendant les deux temps de la respiration ; 3° enfin le *gros râle sous-crépitant*, à bulles volumineuses inégales, rares, constituant un véritable gargouillement.

Le râle sous-crépitant doit être considéré comme l'un des principaux phénomènes de toutes les affections bronchiques capillaires dans lesquelles il y a hypersécrétion des liquides fournis par la muqueuse, dans la bronchite à la seconde période, la dilatation des bronches, le catarrhe de la muqueuse pulmonaire ; on le rencontre également dans certaines formes de congestion des poumons, et dans l'apoplexie pulmonaire, dans l'hémoptysie ; enfin, dans la phthisie tuberculeuse, au moment où commence la fonte des tubercules. Alors, comme je le dirai un peu plus loin, le râle sous-crépitant se fait entendre avec une modification particulière très importante à étudier ; il se présente surtout à l'état de *craquements humides*, isolés, ayant pour siège la partie du poumon occupée par les tubercules en voie de ramollissement. Mais, dans presque tous les cas, la présence du râle sous-crépitant seul, à petites ou à grosses bulles, n'aurait pas une signification assez absolue pour permettre de porter un diagnostic, si l'on ne tenait compte et du point où on l'entend, des circonstances individuelles, des antécédents du malade et des autres symptômes.

III. — RALE CAVERNEUX OU GARGOUILLEMENT

Le *râle caverneux* ou *gargouillement* est constitué par des bulles grosses, de volume variable, peu abondantes, et toujours mêlées de respiration soufflante caverneuse, ce qui permet de le distinguer du râle muqueux à grosses bulles ou gros sous-crépitant.

Pour que le râle caverneux se produise, il faut qu'il existe au sein du tissu pulmonaire une excavation contenant une certaine quantité de liquide et dans laquelle l'air puisse librement pénétrer. Le bruit est le résultat du passage de l'air au travers de la couche de liquide, et se produit de la même façon que celui que l'on détermine en soufflant par un chalumeau dans de l'eau de savon un peu épaisse. Ici le bruit est augmenté par le retentissement contre les parois de la caverne. Si le liquide diminue de quantité, le râle caverneux cesse de se faire entendre jusqu'à ce que la caverne soit de nouveau suffisamment remplie.

Le *râle caverneux ou gargouillement est le signe habituel d'une excavation pulmonaire*, résultant ordinairement de la fonte d'une masse tuberculeuse ; quelquefois, mais plus rarement, d'une dilatation des bronches, d'un abcès pulmonaire simple ou consécutif à l'évacuation d'un kyste hydatique, d'un foyer apoplectique ou gangreneux du poumon. Dans ce dernier cas, l'odeur caractéristique de la gangrène lèvera tous les doutes ; dans les cas d'abcès ou de foyer apoplectique, le diagnostic devra se compléter par l'étude et l'appréciation des circonstances accessoires.

Cependant le gargouillement existe ailleurs que dans les excavations pulmonaires tuberculeuses produisant la phthisie. On le rencontre aussi dans la *dilatation des bronches chez les vieillards* atteints d'asthme et d'emphysème, et dans la pleurésie aiguë lorsque l'épanchement comprime à demi le poumon (Barthez, H. Landouzy). Dans ces cas, le bruit se passe dans les grosses bronches remplies de mucosités, et il se transmet à travers le poumon aplati sous la couche d'eau qui le recouvre (1).

Une nuance du râle caverneux désignée sous le nom de *râle cavernuleux*, présente les même caractères que le précédent, sauf que les bulles sont plus petites, et que leur timbre est plus clair. Il indique l'existence de petites cavernes tuberculeuses.

---

(1) H. Landouzy, *Mémoire sur le gargouillement produit dans la pleurésie aiguë*. Reims, 1862.

IV. — CRAQUEMENTS

Le *craquement vésiculaire*, assez ordinairement humide, se rapproche du râle sous-crépitant, avec lequel on peut le confondre à la fin de chaque inspiration. Ses bulbes sont peu nombreuses; parfois même il n'y en a qu'une. Quand il se produit au sommet du poumon et qu'il est *sec*, il fait présumer l'existence de tubercules crus, et lorsqu'il est *humide*, il est le signe de tubercules en voie de ramollissement. Il ne persiste jamais longtemps chez le même sujet, et est bientôt remplacé par le râle caverneux et la respiration caverneuse.

Cependant il ne faut pas toujours attribuer de signification grave à l'existence des craquements pulmonaires, car ils existent ailleurs que dans la phthisie, notamment dans la congestion pulmonaire chronique (1).

V. — BRUIT DE SOIE FROISSÉE

Le bruit *de soie* dû à l'*ampliation pulmonaire* n'a rien de pathologique et on l'observe chez les sujets sains. Quand un homme couché sur le dos vient de se réveiller et qu'on le fait asseoir sur son lit pour l'ausculter, sa première inspiration est souvent accompagnée d'une bordée de râle crépitant fin analogue à un bruit de frôlement de soie. Les inspirations suivantes ne présentent rien de pareil. C'était le poumon affaissé sur lui-même par la pesanteur qui vient de se déplisser, de se gonfler et de se remplir par une inspiration profonde. C'est un bruit doux comme le *frôlement de la soie*.

ARTICLE IV

SIGNES FOURNIS AU DIAGNOSTIC PAR LE FROTTEMENT PLEURAL

Quand la surface de la plèvre perd de son poli et de son humidité, comme au premier degré de l'inflammation, il se produit, comme l'a indiqué Laennec, un bruit plus ou moins appréciable, suivant l'étendue ou l'intensité de l'altération, et qui est le *frottement pleural*. Ce bruit, ordinairement assez rapproché de l'oreille de l'observateur, ressemble à celui que produiraient deux corps de densité moyenne, frottant l'un contre l'autre avec assez de lenteur ; il offre dans son intensité tous les degrés que l'on peut supposer, et, s'il est fort ou *parcheminé*, il peut arriver que la main appliquée sur les parois de la poitrine en ait parfaitement la sensation, et il est rare qu'arrivé à ce point le malade n'en ait pas conscience.

Il coïncide avec le premier temps de la respiration, quelquefois avec les deux, et forme le bruit de *frottement ascendant* et *descendant*: C'est surtout à la partie moyenne, latérale ou postérieure qu'on le rencontre. Quelquefois

(1) E. Bouchut, *Mémoire sur la congestion pulmonaire chronique simulant la phthisie au premier degré* (*Gazette des hôpitaux*, Paris, 1862

on trouve, en même temps que le frottement pleural, quelques bulles de crépitation fine, lorsque le premier degré de la pleurésie s'accompagne d'une pneumonie commençante ; mais le plus souvent, dès que les autres bruits anormaux qui se produisent dans le poumon se font entendre, ils absorbent et couvrent le frottement pleural.

Le frottement pleural, qui signale le début de la pleurésie, n'a pas une durée très longue : il n'existe que pendant quelques jours, et ce bruit disparaît avec la formation de l'épanchement ; mais, après la résolution, c'est-à-dire après la résorption de cet épanchement, lorsqu'il se produit, ce qui n'arrive pas toujours, il persiste assez longtemps. On l'entend alors même qu'il n'existe plus aucun signe général et aucun autre signe local de la phlegmasie pleurétique.

Le frottement pleural reconnaît pour cause physique le glissement l'un sur l'autre des deux feuillets à la surface desquels se rencontrent des aspérités produites par les fausses membranes.

La signification du frottement pleural est bien tranchée. On l'observe à plusieurs périodes de la pleurésie, d'abord au début, alors que les deux feuillets de la séreuse, desséchés par l'inflammation commençante, sont privés de cette exhalation normale qui en facilite le glissement qui se fait sans bruit à l'état de santé. A cette époque il est peu marqué ; c'est plutôt un frôlement qu'un frottement véritable, et encore, si léger qu'il soit, il est peu fréquent, soit qu'en réalité il existe rarement, soit que l'on n'ait que dans bien peu de circonstances l'occasion d'assister au début d'une pleurésie. Le plus souvent on le rencontre lorsque l'épanchement pleurétique diminue, et que reparaissent le murmure vésiculaire et la sonorité du thorax ; c'est alors un signe certain de la présence des fausses membranes. Quelfois, enfin, il est caractéristique d'une pleurésie tuberculeuse commençante, et il est produit par le frottement des granulations tuberculeuses pulmonaires contre le feuillet costal, resté sain, ou devenu lui-même le siège de productions de la même nature. C'est alors au sommet que l'on entend plus particulièrement le frottement pleural, et l'on peut dire que, dans ce point de la poitrine, son apparition est ordinairement aussi fâcheuse pour le pronostic qu'elle est favorable dans les autres régions, au moment où disparaissent les signes d'un épanchement.

En résumé, *chez un sujet sans fièvre et qui souffre dans les parois thoraciques, le frottement pleural est le signe d'une pleurésie sèche ou d'une pleurésie dont l'épanchement vient de s'absorber. — Au contraire, s'il y a de la fièvre, c'est une pleurésie qui commence.*

ARTICLE V

SIGNES FOURNIS AU DIAGNOSTIC PAR LE TINTEMENT MÉTALLIQUE

Le *tintement métallique,* que l'on découvre par l'auscultation, est un bruit argentin, *métallique,* éclatant, semblable à celui que produirait, sur une coupe de métal ou de cristal, le choc léger d'une épingle ou la chute d'un petit grain de sable. Il s'entend surtout pendant l'inspiration, et il est besoin qu'elle soit profonde et un peu brusque. Ordinairement, il est nécessaire que le malade tousse ou parle, et alors, pour le percevoir nettement et facilement, on doit avoir soin de faire parler lentement, en articulant chaque syllabe avec une certaine force ; chaque son est suivi de la production du tintement métallique. D'autres fois encore, la toux est seule capable de le rendre appréciable. Dans certains cas, on ne peut entendre le phénomène tant que le sujet reste couché ; il suffit alors de le faire mettre debout ou à son séant pour le faire apparaître.

Le tintement métallique s'entend par l'auscultation : 1° dans l'hydropneumothorax simple, sans aucune communication de la cavité avec les bronches ; 2° dans l'hydropneumothorax, avec fistule pulmonaire, établissant une communication entre la plèvre et les bronches ; 3° dans les cas d'existence d'une vaste excavation pulmonaire, contenant du liquide et des gaz, et communiquant largement avec les tuyaux bronchiques.

CHAPITRE XIII

SIGNES FOURNIS AU DIAGNOSTIC PAR LA SUCCUSSION THORACIQUE

Lorsqu'on applique l'oreille sur la poitrine d'un sujet atteint d'un épanchement liquide et gazeux dans la plèvre, et qu'en même temps une autre personne, saisissant le malade par les épaules, lui imprime de légères secousses, l'observateur entendra un bruit particulier semblable à une sorte de clapotement produit par le choc d'un liquide, à celui, par exemple, que l'on détermine en agitant une carafe à demi remplie d'eau. La production de ce *bruit de flot*, appelé *succussion hippocratique*, peut encore avoir lieu lorsque l'on recommande au malade de s'agiter un peu brusquement et d'imprimer lui-même à son corps quelques secousses. Le bruit peut être assez fort pour être perçu par des personnes autres que celle qui a l'oreille sur le thorax du sujet, et souvent le malade en accuse une sensation distincte.

Il est quelquefois possible de confondre ce bruit avec celui qui se produit dans l'estomac dilaté de certains sujets, lorsqu'il y existe à la fois et des gaz et des liquides. Beaucoup de personnes, des femmes surtout, sont sujettes à ces sortes de gargouillements stomacaux ou intestinaux, qui augmentent notablement lorsque l'on agite un peu vivement le tronc. Il suffira, pour reconnaître la différence du siège, d'appliquer successivement l'oreille, pendant la production du bruit, sur la région de l'estomac et sur la poitrine.

La production de la fluctuation thoracique, ou *bruit de flot*, résulte de la présence simultanée, dans la cavité de la plèvre, d'une assez grande quantité de gaz et de liquide. Le bruit de fluctuation est déterminé par le choc du liquide contre les parois, et par la collision de ses molécules dans une atmosphère gazeuse.

Il se pourrait que le même bruit se produisît dans une vaste caverne pulmonaire à demi remplie de gaz et de liquides : mais ceci doit être rare, probablement en raison et de la position profonde de la caverne, environnée de toutes parts de tissu pulmonaire, mou et bien moins résistant que la cage thoracique, et du degré d'épaisseur du liquide, qui est toujours plus dense et plus visqueux que le liquide des épanchements pleuraux.

Dans l'immense majorité des cas, toujours pourrait-on même affirmer, le bruit de fluctuation produit par la succussion thoracique est donc le signe d'un épanchement liquide et gazeux dans la plèvre, c'est-à-dire d'un *hydropneumothorax*, et si, comme il arrive presque constamment, il coïncide avec une respiration amphorique, il ne peut rester aucun doute sur l'existence d'une perforation pulmonaire.

Le bruit de succussion peut exister ailleurs que dans la poitrine. — On l'a rencontré dans l'estomac demi-plein de liquide, et, chose plus curieuse, dans un kyste de l'ovaire. Laboulbène (1) dit avoir constaté le bruit de flot et de tintement métallique sur une femme dont le kyste ovarique enflammé avait le volume de la tête, et il pense qu'il s'était fait une fermentation dans le liquide de la tumeur. — Si cela est exact, le fait est curieux, mais qui sait si une anse intestinale adhérente au kyste ne s'était pas ouverte dans le kyste pour y faire entrer des gaz.

En général, *la succussion qui donne le bruit de flot indique une perforation de la plèvre et la présence d'eau et d'air dans cette cavité séreuse.*

CHAPITRE XIV

SIGNES FOURNIS AU DIAGNOSTIC PAR LE BRUIT DE VIBRATION MÉTALLIQUE OU SON D'AIRAIN

La résonance métallique du thorax ou bruit d'airain s'observe chez les malades dont la plèvre renferme une grande quantité d'air, lorsqu'on ausculte en avant, tandis qu'une autre personne percute ou qu'on percute soi-même en arrière sur le plessimètre. Le phénomène est encore plus saisissant lorsque l'on frappe avec une pièce de monnaie sur une autre pièce de monnaie appliquée sur les côtes. C'est un phénomène qui résulte de la vibration de l'air dans un sac fortement distendu, et il faut le considérer *comme un bon signe diagnostique du pneumothorax.*

_____

(1) Laboulbène, *Bulletin de l'Académie de médecine*, 1875 et *Nouveaux éléments d'anatomie pathologique.* Paris, 1879, p. 832.

CHAPITRE XV

SIGNES FOURNIS AU DIAGNOSTIC PAR LA VIBRATION ET PAR LE RETENTISSEMENT DE LA VOIX

Le *retentissement de la voix sous l'oreille* qui ausculte la poitrine pendant que le sujet parle, varie suivant les régions que l'on explore. D'autant plus prononcé que l'on se rapproche davantage du larynx, d'autant plus faible qu'on s'éloigne des gros tuyaux bronchiques, il est semblable dans les points correspondants des deux côtés de la poitrine, sauf au sommet du poumon droit, où il est plus fort, en raison du diamètre considérable de la bronche principale de ce côté. C'est là un fait important à retenir, pour ne pas attribuer à la maladie un phénomène normal. Le retentissement thoracique de la voix varie suivant la force et le timbre de la parole ; — plus le timbre de la voix est bas, plus le retentissement est marqué ; il est presque nul chez les femmes et chez les sujets à voix haute et grêle.

Chez l'homme malade, dans la pneumonie, la pleurésie, la phthisie, etc., le retentissement de la voix est modifié et il en résulte des bruits anormaux qui sont autant de signes pour le diagnostic, ce sont : la *vibration des côtes*, — la *bronchophonie*, — l'*égophonie*, — la *pectoriloquie*.

ARTICLE PREMIER

SIGNES FOURNIS AU DIAGNOSTIC PAR LA VIBRATION DE LA VOIX A TRAVERS LES CÔTES

La *vibration des côtes* sous la main augmente lorsque le tissu du poumon est devenu, par le fait d'un état morbide, plus dense et moins perméable à l'air, et cela dans le point correspondant à l'altération matérielle. C'est le signe diagnostique de la pneumonie chez les enfants et chez l'adulte. — La vibration thoracique cesse complètement dans la pleurésie, lorsqu'il s'est fait dans la poitrine un épanchement de liquide, qui empêche l'ébranlement de la voix d'être transmis aux parties solides du thorax. Sous *ce rapport, l'existence des vibrations thoraciques indique la pneumonie et leur absence indique au contraire une pleurésie.*

ARTICLE II

SIGNES FOURNIS AU DIAGNOSTIC PAR LA BRONCHOPHONIE

La bronchophonie, due à une résonance très forte de la voix dans l'intérieur de la poitrine, engendre une vibration nette, éclatante, semblable au bruit de quelqu'un qui vous parle haut dans l'oreille, ou une vibration chevrotante, comme la *voix de polichinelle*, mélange de bronchophonie et d'égophonie, d'où la *broncho-égophonie*.

La bronchophonie coïncide presque toujours avec la respiration bronchique; et au point de vue du diagnostic, ces deux phénomènes annoncent : 1° un diamètre plus grand des bronches où ils se produisent, et 2° une densité plus grande du parenchyme pulmonaire; altérations dépendant ou d'une *dilatation des bronches*, circonstance qui est la plus rare, ou d'une *induration pulmonaire* de nature tuberculeuse, apoplectique ou pneumonique. — La première et la dernière de ces trois affections étant les plus communes, il s'ensuit que la bronchophonie est un des signes presque pathognomoniques de la congestion pulmonaire chronique, de la tuberculisation commençante, d'une pneumonie aiguë parvenue à la seconde ou à la troisième période, ou enfin d'une pneumonie chronique. — La marche de la maladie, le lieu où l'on entend la bronchophonie, la coexistence des autres symptômes suffisent le plus souvent pour permettre d'éviter toute erreur. Pour de plus amples détails, voyez dans le *Chapitre de l'auscultation*, page 64, ce que j'ai dit de la respiration bronchique.

Quelquefois, on entend la bronchophonie dans des cas de pleurésie avec épanchement; mais alors elle n'est pas aussi franche et aussi nette que lorsqu'il y a hépatisation pulmonaire. Elle prend le caractère chevrotant de broncho-égophonie que j'ai indiqué plus haut; de plus, elle dure moins longtemps, paraît moins superficielle que dans la pneumonie; enfin il peut arriver qu'elle se déplace lorsque l'on fait changer de position au malade, le liquide tendant toujours à rester dans les points les plus déclives; mais ces cas sont rares. Toutefois, chez un sujet dans la poitrine duquel on a constaté un épanchement, si l'on entend la bronchophonie forte et rapprochée de l'oreille, on sera en droit de conclure à l'existence d'une induration pulmonaire, avec pleurésie, c'est-à-dire à une pleuro-pneumonie. En résumé, *la bronchophonie dans une maladie aiguë fébrile du poumon indique la pneumonie franche et dans une maladie chronique la phthisie tuberculeuse.*

ARTICLE III

SIGNES FOURNIS AU DIAGNOSTIC PAR L'ÉGOPHONIE

L'égophonie ou *voix chevrotante* que peut entendre l'oreille placée sur la poitrine, varie d'intensité, suivant les points où l'on ausculte; dans le voisinage des grosses bronches, par exemple, il s'y joint un retentissement remarquable. Le lieu d'élection de l'égophonie est à la partie postérieure et moyenne de la poitrine, dans la région de la fosse sous-épineuse, quelquefois un peu plus bas. Il est assez rare de l'entendre en avant et sur les côtés; cependant, je l'ai constatée en avant et en haut, presque sous la clavicule. — L'étendue dans laquelle on la constate le plus ordinairement est assez limitée; ce n'est guère que dans un espace de 10 à

12 centimètres carrés ; et c'est près de l'angle inférieur de l'omoplate qu'elle a son maximum d'intensité. — L'égophonie coïncide toujours avec la respiration ou souffle bronchique, et avec l'absence du murmure vésiculaire et de la vibration vocale perceptible à la main, appliquée sur les parois de la poitrine.

L'égophonie est un signe diagnostique de l'aplatissement des tuyaux bronchiques comprimés par un épanchement de liquide situé dans la cavité de la plèvre, et par l'agitation du liquide déterminée par les vibrations sonores.

L'égophonie annonce constamment la présence d'une certaine quantité de liquide dans la plèvre, et sa valeur est d'autant plus grande que le phénomène est plus manifeste. Presque toujours, c'est à la pleurésie aiguë qu'il faut rattacher cet épanchement, le chevrotement de la voix étant plus rare dans la pleurésie chronique et dans ce que l'on est convenu d'appeler l'hydrothorax.

De l'absence du phénomène chez des malades qui ont d'autres signes évidents de pleurésie, il ne faudrait pas conclure absolument à la non-existence de l'épanchement pleurétique. En effet, si le liquide est très abondant et comprime entièrement le poumon, l'égophonie ne se produit pas ; de même, si l'épanchement est limité par des adhérences ou des fausses membranes, elle manquera de même. Si son existence est un signe positif, certain d'épanchement pleural, sa non-existence n'est pas un signe négatif absolu.

Lorsque le retentissement de la voix se rapproche de la bronchophonie, ou se mélange avec elle, cette broncho-égophonie indique une pleuro-pneumonie, au diagnostic de laquelle viendra concourir la présence d'une réaction fébrile très intense, toujours plus forte dans la pneumonie franche que dans la pleurésie simple. La coexistence de quelques bulles, de râle crépitant, ne ferait que confirmer le diagnostic de cette complication.

Dans quelques cas rares, on a constaté l'existence de l'égophonie chez des sujets affectés de péricardite avec épanchement ; mais ce sont là de ces exceptions que l'on doit signaler pour être complet, et auxquelles il faudrait se garder d'accorder une valeur trop grande.

Chez quelques individus, et surtout chez des vieilles femmes, dont la voix a naturellement un timbre chevrotant, on pourrait quelquefois croire à l'existence d'une égophonie qui, en réalité, n'existe pas. Dans ces cas, l'auscultation comparative de la résonance vocale des deux côtés de la poitrine suffira pour éviter toute erreur de diagnostic. S'il existe d'un seul côté, le chevrotement est pathologique ; s'il est perçu des deux côtés également, avec conservation de la sonorité normale à la percussion, c'est un phénomène naturel.

En résumé, *l'égophonie est un signe diagnostique certain de l'épanchement séreux de la plèvre.*

ARTICLE IV

SIGNES FOURNIS AU DIAGNOSTIC PAR LA PECTORILOQUIE

La *pectoriloquie*, transmission directe de la voix à travers les parois
de la poitrine, tantôt parfaite, tantôt imparfaite et douteuse, se produit
s'il existe dans le poumon une cavité de grandeur moyenne, dont les
parois soient suffisamment denses, qui soit complètement vide, qui communique librement avec un ou plusieurs rameaux bronchiques, ne soit pas
trop profondément située dans l'épaisseur du parenchyme ; enfin il est
nécessaire que la partie correspondante à la caverne soit adhérente aux
côtés. De plus, il faut que le malade ait encore assez de force pour pouvoir
parler à haute voix ; la pectoriloquie ne se produira pas dans ces cas de
phthisie laryngée où la voix est éteinte, non plus que chez ces sujets tellement épuisés par la maladie qu'ils ne s'expriment plus qu'à voix basse.

La pectoriloquie a son siège principal dans la partie supérieure et antérieure de la poitrine ; cependant elle peut s'entendre dans tous les points
où le poumon est creusé d'une caverne superficielle adhérente aux côtes.

Elle peut disparaître momentanément, lorsque la cavité se remplit de
mucus, lorsqu'elle en contient seulement une certaine quantité, et lorsque
les communications bronchiques avec la caverne sont oblitérées par
quelque mucosité visqueuse et tenace. Il suffit alors de quelques efforts de
toux et d'une expectoration qui débarrasse les bronches et vide l'excavation pulmonaire pour faire reparaître la voix caverneuse pectoriloquée.

Elle est toujours accompagnée de souffle caverneux ou de râle muqueux
à grosses bulles, et de gargouillement ; au point de vue du diagnostic,
elle indique toujours l'existence d'une cavité creusée dans le tissu pulmonaire, par la fonte de masses tuberculeuses ramollies, ou par une destruction gangreneuse du parenchyme. Il serait à la rigueur possible de la
rencontrer dans des cavités qui auraient succédé à des foyers apoplectiques
purulents ; mais ceci est beaucoup plus rare, et jamais, dans ces cas, le
retentissement de la voix n'est aussi fort que dans les cavernes de la
tuberculisation pulmonaire.

En résumé, *la pectoriloquie est le signe pathognomonique des excavations tuberculeuses* ou *autres du poumon.*

A côté de cette pectoriloquie vraie, découverte par Laennec, et caractéristique des excavations pulmonaires, il faut placer une *pseudo-pectorilo-
quie* signalée par Baccelli, désignée par lui sous le nom de *pectoriloquie
aphonique* ou *aphone.* Cette variété serait l'indice des épanchements
séreux de la plèvre et permettrait de les distinguer des épanchements
purulents.

Voici en quoi consiste ce phénomène :

Si l'on prie le malade de chuchoter les nombres trente et un, trente-
deux, trente-trois, etc., on entend sur les parois de la poitrine une pectori-

loquie aphone très évidente. — Ce phénomène ne se retrouve, dit-on, que dans la pleurésie séreuse, et comme dans certains cas de pleurésie chronique, il est souvent difficile de savoir si l'épanchement pleural est séreux ou purulent, la constatation de cette variété de pectoriloquie a une réelle importance. — Malheureusement, dans les recherches que j'ai faites et que d'autres ont faites comme moi, on trouve cette pectoriloquie aphone dans certaines pleurésies purulentes et dans la tuberculose commençante. De plus, on ne la trouve pas toujours dans la pleurésie séreuse, de sorte que ce phénomène n'a pas d'importance diagnostique absolue.

CHAPITRE XVI

SIGNES FOURNIS AU DIAGNOSTIC PAR LA PERCUSSION
DE LA POITRINE

La percussion de la poitrine fournit des symptômes de la plus haute importance au point de vue du diagnostic des maladies du poumon et du cœur.

ARTICLE PREMIER

SIGNES FOURNIS PAR LA PERCUSSION DES POUMONS A L'ÉTAT NORMAL

Certains auteurs ont cru nécessaire de diviser la poitrine en un nombre considérable de régions, pour mieux apprécier les modifications de résonance que produit la percussion de chacune d'elles. A mon avis, ces divisions et subdivisions sont inutiles; il est plus simple, prenant successivement le thorax en avant, en arrière et latéralement, de décrire brièvement les résultats de la percussion de la partie supérieure à la partie inférieure de chaque côté (1).

ARTICLE II

SIGNES FOURNIS AU DIAGNOSTIC PAR LA PERCUSSION DES POUMONS MALADES

A l'état pathologique, dans les maladies du poumon et de la plèvre, le son que rend le thorax par la percussion peut être *diminué, augmenté, modifié dans son timbre.*

§ 1ᵉʳ. — Diminution du son de la poitrine.

La *diminution de résonance* des parois de la poitrine varie, depuis un simple obscurcissement jusqu'à la matité absolue.

L'obscurcissement du son, lorsqu'il ne dépend pas de l'épaisseur

____

(1) Pour l'étude de la percussion thoracique dans l'état normal, voy. chapitre PERCUSSION, p. 44.

des parois thoraciques, de l'embonpoint excessif du sujet (et alors on reconnaît qu'il ne dépend pas d'un état de maladie parce qu'il existe des deux côtés également), est lié à un état morbide, soit des parois thoraciques, soit de la plèvre, soit des poumons, soit du cœur; mais ce qui concerne le cœur a été étudié plus haut. Une certaine tension des parois, leur infiltration œdémateuse, un abcès développé dans leur épaisseur, peuvent donner lieu à cette diminution de la résonance thoracique.

En arrière de la poitrine, l'obscurité du son tient ordinairement à des lésions anatomiques profondes de la plèvre ou du poumon. 1° Elle révèle une affection de la plèvre, et indique qu'il y a dans cette cavité séreuse un épanchement encore peu considérable, ou, à une époque plus avancée de la pleurésie, que des fausses membranes tapissent les deux feuillets de la séreuse, ou enfin, après la résorption de l'épanchement, que le poumon longtemps comprimé n'a plus assez d'élasticité pour reprendre son volume normal, on constate une diminution de la résonance thoracique pouvant aller jusqu'à la matité. — Dans tous ces cas, *le siège de la matité est la partie inférieure et postérieure de la poitrine.* — Dans l'hydrothorax simple, c'est la même chose, et la matité se déplace lorsqu'on fait changer de position au malade. 2° Elle est le signe d'une maladie du poumon, lorsqu'elle existe à la base ou au sommet, en arrière ou en avant. — Elle indique alors une tuberculose du poumon, si la maladie est chronique, — une pneumonie, au contraire, si la maladie est aiguë, récente et fébrile.

Lorsque la matité dépend d'une affection aiguë ou chronique des poumons, comme dans l'engouement hypostatique de la fièvre typhoïde, dans la pneumonie à son début, dans la phthisie, dans l'apoplexie et dans l'œdème du poumon, l'obscurité du son est fixe, ne se déplace pas comme dans la pleurésie, mais elle ne présente aucun caractère particulier qui puisse servir au diagnostic différentiel. Cependant on observera que dans la plupart des affections que je viens d'indiquer, sauf la congestion pulmonaire chronique et la phthisie pulmonaire tuberculeuse, c'est à la base postérieure des poumons que l'on rencontre la matité, tandis que, dans la tuberculisation pulmonaire, c'est ordinairement au sommet et principalement sous les clavicules que le son a diminué de clarté et d'intensité.

Le bruit que l'on perçoit est alors entièrement mat et semblable à celui que produit la percussion de la cuisse.

La *matité des poumons, en avant* sous la clavicule, *en arrière*, au sommet ou à la base et sur les côtés, est donc le signe : soit d'une induration du poumon, résultant d'une pneumonie au second ou au troisième degré; soit d'une tuberculisation avancée; soit d'un abondant épanchement de liquide dans la plèvre, sérum, sang ou pus; soit enfin du développement de tumeurs dans les parois du thorax ou dans la plèvre.

Dans l'*induration pulmonaire*, la matité est fixe, quelle que soit la position du malade, elle occupe rarement tout un côté de la poitrine et est plus marquée sur un point, tout autour duquel elle va en diminuant à mesure que l'on s'en éloigne. — Quand elle résulte d'une *hépatisation pneumonique*, elle est ordinairement bornée à un seul côté et accompagnée de fièvre vive. — Tient-elle à la *tuberculisation*, elle est presque toujours bornée au sommet, et elle va en diminuant d'intensité à mesure que l'on se rapproche de la base, à moins qu'elle ne soit compliquée d'épanchement, comme il arrive dans certains cas de pleurésie tuberculeuse, et il y a de la fièvre hectique.

La matité, si *elle résulte d'un épanchement pleural*, est ordinairement plus complète que dans la pneumonie, a son maximum d'intensité en bas du poumon et diminue peu à peu à mesure que l'on se rapproche du sommet, à moins que l'on n'ait affaire à un épanchement occupant toute la hauteur du thorax. Si l'épanchement occupe la plèvre gauche, il peut donner lieu, quand il est considérable, à un refoulement du cœur à droite, et l'on constate la matité dans une région beaucoup plus étendue de ce côté que dans l'état normal. De plus, dans les cas d'épanchement séreux, il est souvent possible, et ceci est pathognomonique, de faire changer la matité de place et d'étendue en faisant varier l'attitude du sujet. Le déplacement du liquide est beaucoup plus commun dans l'hydrothorax, où nulle fausse membrane ni adhérence ne gêne les mouvements du sérum, que dans la pleurésie, qui s'accompagne ordinairement de la formation de l'une ou de l'autre de ces altérations anatomiques.

§ 2. — Signes fournis au diagnostic des maladies du poumon par l'augmentation de résonance des parois thoraciques.

Les *augmentations de sonorité* du thorax forment ce que l'on a appelé le *son clair* et le *son tympanique*.

Le *son clair*, limité au point où existe une tumeur molle, élastique, des parois thoraciques, est le signe d'*une hernie du poumon*. — En général, il est le symptôme de l'*emphysème pulmonaire*.

Il peut, dans ce cas, être étendu à toute la poitrine; mais il est rare qu'il n'y ait pas quelque point où il soit plus marqué que dans d'autres, au niveau, par exemple, des cartilages costaux.

La matité précordiale et normale disparaît presque entièrement, si l'emphysème est considérable, le cœur se trouvant alors recouvert par le bord antérieur du poumon gauche; la limite inférieure du son mat descend alors plus bas que dans l'état normal, par suite de l'abaissement du diaphragme.

Le son clair, ou *tympanisme*, existe aussi au niveau d'une grande excavation pulmonaire tuberculeuse; mais c'est une exception, et il faut, pour qu'il en soit ainsi, que les cavernes soit spacieuses, complètement vides de liquides, et en même temps que le tissu environnant soit resté souple, sans la moindre induration. Ce tympanisme ne se rencontre jamais que dans le sommet du poumon.

Le son clair, *son tympanique*, s'observe aussi dans la plupart des cas d'*épanchement pleurétique* un peu abondant, au-dessus du niveau du liquide. Dans cette circonstance, le son clair a son siège au-dessous de la clavicule, et quelquefois dans la partie latérale antérieure de la poitrine. Plus bas et en arrière il y a toujours une matité d'autant plus grande que l'on percute plus inférieurement. Pareil phénomène se rencontre quelquefois dans la *pneumonie*, au-dessus des parties hépatisées dans la région du thorax correspondant au tissu pulmonaire resté sain, dans la tuberculose pulmonaire, dans quelques cas de bronchite, etc. C'est ce qu'on a caractérisé par le nom de *bruit skodique*, bien qu'Avenbrugger ait dit : *Verum si media pars aqua repleta fuerit, revocabitur resonantia major in illa parte quam aquosus humor non occuparevit.* Mais si le côté n'est rempli d'eau qu'à moitié, on obtiendra un son plus fort dans la partie du poumon que ne touche pas l'humeur aqueuse (1).

§ 3. — Signes fournis par les modifications de timbre dans le son que donne la percussion.

Les signes fournis au diagnostic des maladies du poumon et de la plèvre par les modifications de résonance du timbre de la percussion thoracique se rattachent au son *hydro-aérique* et au *bruit de pot fêlé.*

Le *son hydro-aérique*, ou son clair et creux, d'un timbre spécial, circonscrit, au sommet du poumon, indique une caverne superficielle, fort vaste et remplie d'air et d'un peu de liquide.

Le *bruit de pot fêlé*, qui ressemble au choc d'une tasse fêlée, ne se manifeste que lorsque le malade tient la bouche ouverte pendant qu'on pratique la percussion, et il indique presque toujours l'existence d'une vaste caverne pulmonaire, tuberculeuse, superficielle et contenant des gaz et des liquides.

Pour obtenir le son de pot fêlé, il faut faire ouvrir la bouche du malade et lui faire tourner la figure du côté de l'observateur. En effet, des malades chez lesquels existe le bruit de son fêlé, ne le présentent plus à d'autres examens, parce qu'ils tournent la figure du côté opposé à l'observateur.

Une modification du son qui se rapproche beaucoup du bruit de pot fêlé est le *son de bois;* il s'en distingue aux caractères suivants : la percussion prolongée ou répétée n'altère en rien et ne fait jamais disparaître le *son de bois;* il est plus dur, plus résistant, moins vibrant et jamais métallique; enfin, on l'obtient également la bouche étant ouverte ou fermée.

Ce *son de bois*, qui simule le bruit de pot fêlé, indique un épaississement partiel du tissu pulmonaire, ou de la plèvre. Le bruit de pot fêlé, au contraire, indique toujours certainement l'existence d'une cavité pulmonaire.

Le bruit de pot fêlé se rencontre souvent, enfin, chez de jeunes enfants atteints de bronchite chronique, d'emphysèmes ou de tubercules pulmonaires au premier degré, les portions de poumon tuberculisées étant entourées de tissu sain.

(1) Avenbrugger, 1808, p. 374.

CHAPITRE XVII

SIGNES FOURNIS AU DIAGNOSTIC PAR LA PERCUSSION DE LA RÉGION PRÉCORDIALE

La matité de la région précordiale, qui est de 4 à 5 centimètres carrés, va depuis la troisième côte jusqu'à la cinquième. Le maximum de l'obscurité du son est au centre de ce carré; il va en diminuant de chaque côté et se confond avec la résonance du poumon ; en bas, elle se perd dans la résonance stomacale; quelquefois, en bas et à droite, elle se continue avec le lobe gauche du foie. Une percussion plus forte et plus profonde fait reconnaître que l'étendue réelle de la matité précordiale est plus considérable que celle que je viens d'indiquer.

La présence des gros vaisseaux à la base du cœur modifie légèrement la résonance sternale.

Dans les hypertrophies du cœur et les épanchements du péricarde, on constate des phénomènes de matité qui sont en rapport avec la nature et l'étendue des altérations anatomiques développées dans le cœur et dans le poumon gauche, dans les gros vaisseaux, dans le péricarde ou dans le médiastin.

Une résonance exagérée dans la région précordiale indique un état emphysémateux du bord interne du poumon qui recouvre la face antérieure du péricarde. Il est excessivement rare que cette résonance anomale dépende de la présence de gaz dans le péricarde, et le pneumo-péricarde est une altération tout exceptionnelle.

Une augmentation de l'étendue et du timbre de la matité se constate toujours lorsque l'organe central de la circulation est malade. Cette augmentation de matité indique soit la présence de caillots volumineux dans les cavités du cœur; — soit une hypertrophie de l'organe lui-même, ou la présence d'un épanchement de liquide dans le péricarde. — Quelques différences dans la matité et dans sa forme permettent de distinguer l'hydropéricarde de l'hypertrophie du cœur. Dans l'hydropéricarde, la matité augmente d'étendue bien plus rapidement que dans l'hypertrophie : si l'épanchement est très abondant, la matité forme un triangle tronqué dont la base touche au diaphragme, et quelquefois le niveau supérieur de la matité pourra changer suivant la position du malade, devenant plus bas, si le malade est assis ou debout ; dans ce dernier cas aussi, le diamètre transversal l'emportera sur le diamètre vertical.

Si les gros vaisseaux sont malades, une matité anormale de la région sternale supérieure pourra, jointe à l'auscultation, faire reconnaître l'existence d'une dilatation anévrysmatique de l'aorte ascendante ou d'un véritable anévrysme ; mais, seule, elle ne suffirait point, car il est plus d'une affection qui pourrait donner lieu à cette matité. Parmi elles je citerai l'augmentation de volume et la tumeur des ganglions bronchiques, les abcès du médiastin, etc. Ce sont les autres symptômes qui la font distinguer.

LIVRE VII

SIGNES FOURNIS AU DIAGNOSTIC PAR LES TROUBLES DE L'APPAREIL DIGESTIF

CHAPITRE PREMIER

SIGNES FOURNIS AU DIAGNOSTIC PAR L'EXAMEN DES LÈVRES

L'état des lèvres et de leurs fonctions présente un intérêt clinique considérable et peut devenir un signe diagnostique d'une valeur réelle.

De même que, dans l'état de santé, les lèvres continuent à donner l'expression au visage, de même, dans l'état de maladie, elles sont troublées dans leurs fonctions motrices ou elles concourent à donner à la physionomie l'une ou l'autre de ces expressions si utiles à connaître, et auxquelles les anciens médecins attachaient, avec raison, une grande importance.

Sécheresse des lèvres. — Les lèvres peuvent être *sèches,* ce qui arrive presque toujours dès le début et pendant le cours des maladies inflammatoires aiguës, chroniques, des fièvres continues typhoïdes, et pendant les accès de fièvres intermittentes.

Enduits des lèvres. — Elles peuvent être *croûteuses* ou couvertes d'un enduit épais, poisseux, jaunâtre, qui se concrète à l'air libre et forme à leur surface une couche brune ou noire, plus ou moins résistante ; c'est ce qu'on voit fréquemment pendant la période d'état des maladies dans lesquelles il existe une grave affection du tube digestif, ou dans lesquelles il y a une altération profonde de la composition du sang, comme dans la dysenterie épidémique, le typhus, la fièvre typhoïde, la fièvre puerpérale, l'infection purulente, la morve, et toutes les maladies graves, ataxiques ou adynamiques.

Volume des lèvres. — Le *volume* de ces parties doit attirer l'attention. Les lèvres se gonflent dans l'érysipèle, dans la phlegmasie du tissu cellulaire qu'elles renferment. Sans parler ici du volume excessif, d'une sorte d'hypertrophie qui constitue une difformité et réclame l'emploi de moyens chirurgicaux, les lèvres, par leur épaisseur, donnent un caractère tout particulier à la physionomie. C'est ainsi que dans la scrofule on voit souvent les lèvres grosses, saillantes en avant, principalement la lèvre supérieure, et formant comme des bourrelets. Cette disposition est d'ailleurs jointe, dans cette maladie, à certains autres signes également caractéristiques. — Chez les idiots, chez les crétins de diverses localités, la lèvre inférieure est grosse, pendante, et s'avance au delà de la lèvre supérieure ; elle est presque toujours couverte de salive qu'elle n'a plus la faculté de retenir dans la cavité buccale.

Ulcération des lèvres. — Les lèvres peuvent être le siège d'ulcérations très variées. Elles participent, par leur face interne, aux lésions des diverses stomatites simples, ulcéreuses, ulcéro-membraneuses, syphilitiques, et gangreneuses de la bouche. Alors elles peuvent, dans ces occasions, changer de volume, se couvrir de fissures simples, de fissures syphilitiques, d'ulcérations membraneuses aux commissures et sur le sillon médian, d'aphthes ; de plaques gangreneuses ; de pointillé blanc caséeux ; d'*Oidium albicans*, le cryptogame du muguet, etc. Ces modifications sont surtout très marquées dans la stomatite mercurielle, dans la stomatite ulcéreuse, dans la gangrène de la bouche, dans le muguet, dans la syphilis congénitale héréditaire, etc.

Division des lèvres. — Cette division simple ou double, avec tubercule médian, caractérise la difformité congénitale que tout le monde connaît sous le nom de *bec-de-lièvre.*

Tumeurs des lèvres. — Elles peuvent être le siège de tumeurs de nature bénigne ou maligne. On y trouve des tumeurs érectiles, des tubercules syphilitiques, des durillons chez les fumeurs de pipes à court tuyau, heureux quand ces durillons ne forment pas des épithéliomas ou tumeurs épithéliales aussi appelées *cancroïdes*, qu'on ne peut enlever sans craindre la récidive, et qui font périr la plupart de ceux qui les portent.

Couleur des lèvres. — La *coloration* des lèvres peut être différente de l'état normal. Dans la syncope, le mal de mer, le vomissement, elles deviennent instantanément blanches, comme le reste des téguments, mais c'est une pâleur momentanée qui est bientôt remplacée par la couleur rosée naturelle. — Au contraire, dans la chlorose, dans l'anémie et dans les cachexies des maladies chroniques, elles sont habituellement pâles ; cette coloration, qu'on retrouve dans les autres tissus, est le résultat de l'appauvrissement du sang et de la diminution du chiffre des globules.

Il est à remarquer que les différences dans la coloration des lèvres indiquent plutôt des maladies chroniques que des maladies aiguës. Ainsi, en outre de la pâleur chloro-anémique et cachectique, on retrouve chez de vieux apoplectiques, chez les déments, chez les lypémaniaques, quelquefois chez les sujets affectés de ramollissement cérébral, une teinte jaune et blafarde des lèvres. Elles sont *noirâtres* chez ceux qui ont pris du nitrate d'argent pendant quelques mois ; *cyanosées* ou *livides*, dans l'asphyxie et dans le croup à sa dernière période ; *bleuâtres*, avec une dilatation variqueuse des vaisseaux qui rampent sous la muqueuse, chez les malades qui ont une maladie chronique organique du cœur, dans la cyanose congénitale par rétrécissement de l'artère pulmonaire.

Contraction des lèvres. — C'est surtout dans l'apparence que donne au visage la contraction de leurs muscles intrinsèques que l'on trouve des signes diagnostiques d'un grand intérêt, pour un certain nombre de maladies du tube digestif. — Dans ce qu'on nomme la *face grippée*, les commissures labiales sont tirées en bas, la lèvre inférieure est comme inerte, diminuée de volume. Du reste, ici tous les traits sont amincis et rapprochés du centre du visage. C'est spécialement dans les maladies abdominales aiguës et douloureuses qu'on rencontre ce masque particulier : ainsi, dans la péritonite, dans la dysenterie, dans l'hépatite, dans le choléra, dans l'entérite aiguë, dans la cystite. Il semble lié au phénomène-douleur, et, ce qui le prouve, c'est qu'on l'observe également dans quelques autres affections *douloureuses*, mais *sans fièvre*, comme la gastralgie, la colique intestinale, hépatique, néphrétique, etc., avec cette différence que la figure, promptement altérée, reprend son calme aussitôt que l'accès est terminé.

Tremblement, convulsions et *déviation des lèvres.* — Le *tremblement des lèvres* est un des premiers signes certains qui indiquent, chez un ivrogne, l'imminence d'un accès de *delirium tremens;* et chez un dément, dont l'intelligence est même encore assez peu affaiblie, il annonce l'invasion prochaine de la paralysie générale.

C'est également dans les fièvres graves, et notamment dans la fièvre typhoïde, que le tremblement des lèvres a une grande valeur diagnostique. Au début de la maladie surtout, il est certainement un des premiers phénomènes de l'ataxie. Aussi, tout en donnant la mesure de l'intensité et de la forme de la maladie, il oblige le médecin à une grande circonspection pour le pronostic.

Comme chacun le sait, c'est par un *état convulsif des lèvres* et le *serrement des mâchoires*, c'est-à-dire par du *trismus*, que commence le tétanos.

Les *convulsions des lèvres* se montrent dans quelques névroses, particulièrement dans les attaques de l'épilepsie, dans l'éclampsie, dans la chorée, et enfin dans l'agonie aux approches de la mort.

La *déviation des lèvres* à droite ou à gauche indique, soit une paralysie des lèvres du côté opposé à la déviation, soit une contracture des muscles du côté déformé. Dans le premier cas, elle annonce, soit une paralysie des nerfs de la face dans le côté opposé à la déviation par hémiplégie faciale *à frigore* ou par carie du rocher, soit une altération du cerveau dans le côté correspondant à cette déviation. Alors c'est une hémorrhagie cérébrale ou un ramollissement. Alors la joue est flasque et à chaque expiration l'air soulève le buccinateur et sort avec bruit de la bouche. On dit que le malade *fume la pipe*. En cas de *contracture*, elle indique une encéphalite dans l'hémisphère cérébral opposé à la déformation.

Hémianesthésie des lèvres. — L'anesthésie des lèvres s'observe dans l'hémiplégie faciale *à frigore*, et alors, si le malade veut boire, il ne sent pas le verre qu'il a mis à sa bouche et il lui semble qu'il est échancré du côté où il y a paralysie.

Mâchonnement. — Le phénomène de mastication à vide s'observe dans les affections cérébrales graves, comateuses ou semi-comateuses, et indique un état très grave.

Troubles de succion et de mastication. — Chez certains malades les mouvements de mastication sont nuls dans l'un ou l'autre côté de la mâchoire. Les aliments passent sous les dents du côté paralysé et il faut recourir au doigt pour les aller chercher et les ramener dans la bouche. Alors les boissons sont mal retenues et coulent au dehors.

Dans d'autres cas le trouble fonctionnel des lèvres se caractérise par un *trouble de la succion.* Ainsi l'enfant suce le sein de la nourrice pour en tirer le lait, mais s'il y a bec-de-lièvre, fissure palatine, la succion ne peut s'opérer. Il en est de même si le nez est bouché par un coryza congénital : l'enfant prend le sein, veut teter, mais il lâche prise aussitôt en criant, il ne peut sucer, ne pouvant pas respirer par le nez.

CHAPITRE II

SIGNES FOURNIS PAR L'EXAMEN DE LA BOUCHE

ARTICLE PREMIER

SIGNES FOURNIS AU DIAGNOSTIC PAR L'EXAMEN DES DENTS

Les anciens auteurs, Hippocrate lui-même, se sont occupés de l'état des dents dans les maladies, et ils ont cherché à trouver des signes diagnostiques dans la manière d'être de ces parties. C'est une étude utile et qui est aujourd'hui trop négligée.

Enduit muqueux des dents. — Dans l'embarras gastrique, on voit souvent autour des dents un *enduit* blanchâtre ou gris qui résulte des sécrétions muqueuses épithéliales altérées par des parasites de l'espèce *Leptothrix buccalis.*

Enduit fuligineux ou fuliginosités. — Dans la fièvre typhoïde, dès que celle-ci prend la forme adynamique, dans la péritonite, dans l'infection purulente, dans toutes les maladies graves, telles que certaines phlegmasies des organes de la respiration, certaines fièvres éruptives revêtant le caractère typhoïde, les dents deviennent *fuligineuses;* elles se couvrent d'un enduit poisseux brun ou noirâtre ; bientôt cet enduit devient sec et constitue les fuliginosités, spécialement liées à l'adynamie, car on ne les retrouve pas dans ces fièvres typhoïdes à forme ataxique qui tuent souvent les sujets avant la fin du premier septénaire. Ici, les dents sont à l'état normal, ou bien elles sont sèches et lisses.

Coloration rouge. — Elles se colorent en rouge dans le choléra, et cette couleur indélébile résiste au lavage et à la lime, car elle s'étend à toute la profondeur de la dent.

Ramollissement de l'émail. — Blanches, opaques, chez les sujets de forte constitution, elles sont bleuâtres, ou laiteuses, ou transparentes, chez les personnes faibles, prédisposées à la scrofule et à la phthisie. Elles s'altèrent dans la grossesse, et chez tout le monde par les maladies de longue durée à cause de l'acidité buccale. Cela est surtout marqué dans l'enfance.

Pointillé des dents. — Les dents sont comme les os en voie de développement : chez les enfants, leur germe se ramollit par l'inanition et la maladie, leur émail s'amincit, s'altère, et, quand on voit chez un adulte des dents piquées de petits trous noirs, ou coupées par un sillon noirâtre, on peut être assuré que la personne a eu autrefois dans l'enfance une maladie longue assez sérieuse.

Ces altérations des dents de seconde dentition ont des caractères différents qui dépendent de l'état cachectique, du rachitisme, de la syphilis ou de l'entérite chronique.

Quand elles sont rayées en travers, couvertes de sillons en escalier, avec des points noirs au bord libre et dentelées à leur bord tranchant, c'est qu'il y a eu dans les premières années de la dyspepsie prolongée, de l'entérite chronique et de l'ostéomalacie ou du rachitisme.

Quand au contraire les incisives sont courtes ou coniques, et que leur bord tranchant est mousse, échancré, on peut, si l'on veut en croire Hutchinson, admettre qu'elles sont altérées par la syphilis (fig. 135 et 136),

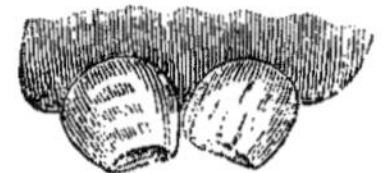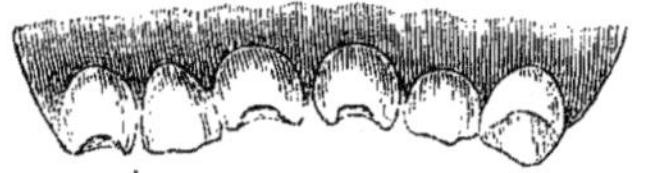

Fig. 135 et 136. — Altérations des dents par syphilis héréditaire (Hutchinson).

mais c'est là une erreur. La syphilis n'y est pour rien comme virus, elle n'y est que pour l'état cachectique que cette diathèse détermine toujours.

Coloration noire. — Elles noircissent sous l'influence des sels solubles de fer administrés dans un but thérapeutique.

Dissolution de l'émail et carie. — Les dents se perdent par la destruction de leur émail, dans quelques maladies aiguës, dans la fièvre typhoïde et dans la grossesse, lorsqu'il y a une acescence très marquée de la bouche. Les femmes enceintes qui vomissent beaucoup et qui rejettent d'abondantes mucosités acides perdent plus facilement leurs dents que les autres. Les acides de la matière des vomissements dissolvent l'émail des dents, et l'os, qui n'est plus protégé, s'altère à son tour et devient le siège de la carie.

Le *grincement des dents* pendant le sommeil, considéré comme phénomène isolé surtout chez les enfants, n'a pas une grande valeur, et il peut parfaitement s'accorder avec la santé; mais, quand il survient tout à coup chez un individu qui n'y était pas sujet, et surtout s'il est accompagné d'un réveil brusque, de frayeur, d'un regard fixe, brillant ou éteint, il donne lieu de craindre des convulsions, surtout si c'est un enfant. Hippocrate l'avait déjà remarqué. Accompagné de fièvre, de soupirs et de cris aigus, il indique la méningite.

C'est avec raison qu'on a regardé le grincement et le claquement des dents, pendant le sommeil des vieillards qui n'éprouvent pas ordinairement ce phénomène, comme les signes d'une apoplexie prochaine.

Le grincement des dents, surtout s'il est joint à des tremblements des lèvres, à une difficulté dans la préhension des boissons, quand il se montre pendant la période d'état d'une fièvre typhoïde, est du plus mauvais augure.

Les grincements et les claquements de dents sont fréquemment les signes précurseurs des accès de *delirium tremens* et de manie aiguë.

ARTICLE II

SIGNES FOURNIS PAR L'EXAMEN DES GENCIVES

§ 1er. — Coloration des gencives.

Les gencives offrent d'assez nombreuses modifications dans leur *coloration* et dans leur *texture*.

Elles sont *pâles* dans la chlorose, et en général dans toutes les maladies où la quantité des globules du sang est notablement diminuée, comme à la suite des grandes hémorrhagies, des maladies longues et chroniques, dans les anciennes fièvres intermittentes, et en général dans la plupart des cachexies.

Elles sont d'une *rougeur livide*, surtout au bord, dans la stomatite simple et ulcéreuse, ou dans le scorbut, et elles saignent au moindre contact.

Sur les bords se montre quelquefois un *liséré noirâtre* de sulfure de plomb chez les ouvriers qui travaillent le plomb ou chez les sujets qui ont une affection saturnine, et un *liséré bleuâtre* chez les personnes qui pendant longtemps ont pris du nitrate d'argent.

Dans les maladies aiguës fébriles, leur coloration n'offre rien de particulier, si ce n'est dans la forme adynamique des fièvres ; ici, elles sont rouges ou brunes, ou même noirâtres.

§ 2. — Enduits des gencives.

Souvent elles se couvrent d'un enduit blanchâtre épithélial, sous forme de pellicule grise, que le docteur Ranque (d'Orléans) a, très à tort, considérée comme caractéristique de la fièvre typhoïde. Cette pellicule existe dans un grand nombre de maladies aiguës. — Ailleurs il s'y développe des fausses membranes de diphthérite ou des taches blanches laiteuses miliaires et caséeuses de muguet. C'est de l'*Oidium albicans*.

La sensibilité, la tuméfaction, la mollesse, l'état spongieux et fongueux des gencives, leur facilité à saigner, constituent une des altérations les plus constantes du scorbut, et même de l'affection qui persiste le plus communément après lui.

§ 3. — Ulcérations.

Des ulcérations s'y développent assez souvent. Elles sont transversales, sinueuses, étroites, placées au bord libre, à l'endroit où sortent les dents. Cela s'observe lorsqu'il y a dans la bouche une dent cariée dont la couronne est détruite, et chez les enfants atteints de stomatite ulcéro-membraneuse, au moment du travail de la dentition lorsqu'une dent sort pour la première fois, ou plus tard lorsqu'une dent permanente chasse les dents de lait. Ces ulcérations sont infectes, plus ou moins étendues, rouges sur les bords, grisâtres au fond, d'apparence diphthéritique, et n'ont jamais plus d'un millimètre de large.

§ 4. — Gangrène.

Ailleurs, les gencives se détruisent complètement par la mortification; elles laissent les os à nu, ne retiennent plus les dents dans leurs alvéoles; c'est ce qu'on observe quelquefois dans la stomatite ulcéro-membraneuse et dans la gangrène de la bouche.

ARTICLE III

SIGNES FOURNIS AU DIAGNOSTIC PAR L'EXAMEN DE LA LANGUE

Dans toutes les maladies, et principalement dans les maladies aiguës, la langue fournit des signes qui annoncent, d'une manière assez certaine, l'existence de l'état fébrile, l'intensité de la maladie, la facilité des sécrétions, l'état du tube digestif, etc.

C'est par les sympathies nerveuses que la langue, en tant qu'organe de sécrétion, se trouve en relation avec d'autres organes de sécrétion. Cette sympathie est basée sur les rapports des nerfs nombreux que la langue reçoit de la troisième branche de la cinquième paire (nerf maxillaire inférieur), de l'hypoglosse et du glosso-pharyngien, avec le grand sympathique et le pneumogastrique.

Il est évident que la plus étroite et la plus sensible de ces sympathies est celle qui existe entre la langue et le tube digestif. Il y a aussi un rapport sympathique, mais bien moins prononcé, de la langue avec la peau, les poumons et tous les organes qui sont le siège de maladies aiguës. La sympathie est moins alors une relation d'organe à organe qu'un rapport entre la langue et l'effort de la nature qu'on appelle la *fièvre*. Les altérations des sécrétions de la langue sont des phénomènes réflexes surajoutés à la maladie principale, dont ils éclairent la marche en annonçant son début, son accroissement et son déclin.

L'examen de la langue, dans l'état de maladie, doit porter sur sa sécheresse et son humidité, sur l'enduit qui la recouvre et sur la nature de cet enduit, ou plutôt sur les rapports de cet enduit avec les maladies; sur la coloration de l'organe, sur son volume, et enfin sur ses mouvements.

§ 1er. — Sécheresse ou humidité de la langue.

La sécheresse de la langue offre des variétés : l'organe peut être seulement sec ou poisseux, sec et âpre ; il peut enfin être en outre le siège de gerçures et de crevasses.

En général, dans les phlegmasies aiguës des parenchymes et même des principaux viscères, la langue est sèche et rude ; dans les maladies ataxiques et adynamiques, elle est sèche et noire, couverte de croûtes noirâtres qui lui donnent une apparence cornée semblable à la *langue du perroquet*. Elle peut être également poisseuse. Un peu plus tard, elle est gercée.

Quand la sécheresse est extrême, les papilles sont saillantes et forment des aspérités à sa surface.

Cette sécheresse de la langue, avec proéminence des papilles, est d'un mauvais augure dans les maladies inflammatoires. Elle annonce souvent le délire et les convulsions. Dans la fièvre typhoïde bénigne au début, elle est un des signes qui indiquent la transformation de cette maladie en une forme plus grave, la forme ataxique habituellement.

La langue reste humide dans un grand nombre de maladies chroniques, dans les névroses et dans toutes les affections apyrétiques.

§ 2. — Gerçures de la langue.

Les gerçures et les crevasses de la langue ne se produisent que lorsque celle-ci est déjà très sèche. Elles se rencontrent chez les fumeurs de profession et dans certains cas de syphilis constitutionnelle. Une des conditions les plus indispensables de leur existence, c'est l'état adynamique qui accompagnent la fièvre typhoïde et le typhus. On voit alors s'écouler par ces gerçures du sang et de la sérosité. Elles s'observent dans la dysenterie grave, dans la variole, dans la fièvre typhoïde. Ces gerçures constituent, dans ces maladies, un signe dangereux.

§ 3. — Enduits qui se forment sur la langue.

La langue, qui, dans l'état de santé, est assez uniformément humectée et ne présente que quelques mucosités blanchâtres à sa base, se couvre, dans l'état de maladie, d'un enduit plus ou moins épais, de couleur blanche, jaune ou brune et noire. Dans les maladies inflammatoires légères des organes de la respiration, dans le rhumatisme articulaire aigu, dans la fièvre éphémère, etc., cet enduit est blanchâtre et pâteux.

Il est souvent limité à la base de la langue, la pointe et la surface du tiers antérieur offrant leur coloration naturelle. Beaucoup plus épais le matin à jeun, au moment du réveil, il disparaît en partie sous l'influence des boissons et de l'alimentation. Sa surface est uniformément blanche chez l'adulte ; mais, chez les jeunes sujets, cet enduit est semé de points rouges, formés par les papilles en érection qui le traversent et font saillie au dehors.

Il y a des personnes qui, en état de santé, offrent sur la base de la langue un enduit blanchâtre assez épais, surtout au moment du réveil ; cela dépend chez elles d'une irritation chronique des intestins.

Quand, dans une phlegmasie, comme la pneumonie par exemple, la langue, d'abord nette et sèche, se couvre d'un enduit blanchâtre, et surtout si cet enduit s'accompagne d'un nuage dans les urines, on peut prévoir l'issue favorable et prochaine de la maladie.

Parfois l'enduit ne recouvre que les espaces qui séparent les papilles, et celles-ci restent nettes et lisses. C'est là ce qu'on nomme la *langue villeuse*. On la rencontre fréquemment chez les personnes qui font des écarts de régime, ou qui ont eu un léger mouvement fébrile. Elle s'observe également dans un certain nombre de maladies dans lesquelles il y a un notable affaiblissement des forces, comme dans les affections chroniques des viscères abdominaux, avec ou sans engorgement, dans les maladies vermineuses, dans la scrofule des enfants, dans l'hypochondrie, dans cette forme de la goutte qu'on appelle la goutte atonique.

La langue villeuse accompagne la plupart des fièvres intermittentes qui se terminent par l'hydropisie et par l'engorgement chronique de la rate ou du foie. Sa présence se rattache toujours à la chronicité et à l'affaiblissement des forces.

L'enduit qui recouvre la langue est quelquefois épais, opaque et comme poisseux, surtout dans les fièvres de mauvais caractère épidémique, comme dans la fièvre typhoïde, dans la peste, dans la pourriture d'hôpital, dans la variole, etc. C'est un phénomène de mauvais augure ; il paraît lié à l'état d'adynamie et de malignité des maladies. Il indique d'autant plus sûrement une terminaison funeste qu'il est plus adhérent.

Quand l'enduit de la langue tend à disparaître, et que, d'ailleurs, il ne se manifeste aucun symptôme insolite, on peut espérer une terminaison heureuse et prochaine : ainsi c'est ce qu'on observe dans la forme bénigne de la fièvre typhoïde, dans l'embarras gastrique, dans la dysenterie légère, dans l'entérite et dans les maladies aiguës. Dans la pneumonie, ce retour de la langue à l'état normal est presque toujours accompagné d'un nuage dans l'urine. Ces deux signes réunis indiquent le retour à la santé ; d'ailleurs, les signes stéthoscopiques viennent confirmer ce fait clinique en démontrant une amélioration sensible dans la lésion du poumon.

Cet enduit, ordinairement *neutre*, offre une réaction *alcaline* quand la salive le couvre en abondance ; il devient acide dans quelques circonstances particulières, à la fin des maladies chroniques ; mais alors la langue est rouge, lisse, brûlante, et elle ne tarde pas à se couvrir de productions blanchâtres d'*Oidium albicans*, cryptogame dont la présence caractérise le muguet.

Les enduits de la langue sont formés de mucus mélangé avec de la bile, du sang et un grand nombre de cellules d'épithélium pavimenteux mêlées à des algues microscopiques, d'une nature particulière, toujours la même, appelées *leptothrix* et décrites par Ch. Robin (1).

____

(1) Ch. Robin, *Histoire naturelle des végétaux parasites qui croissent sur l'homme et sur les animaux vivants*. Paris, 1853.

§ 4. — Couleur de la langue.

La couleur de la langue, ordinairement *rosée*, change aisément par les enduits qui s'y déposent et par le sang qu'elle renferme. Blanchâtre à la surface dans l'état fébrile, quelquefois villeuse, elle peut être blanche à la base et rosée à la pointe, ou bien elle est jaune, verdâtre, brune et noire, selon la nature et le degré de sécheresse de l'enduit qui la couvre. Une langue rouge, sèche, effilée, annonçait au temps de la médecine physiologique de Broussais une gastrite aiguë. C'est là une grande erreur dont le temps et l'expérience ont fait justice.

Une langue *sèche, noire, fendillée*, annonce un état adynamique très grave de fièvre typhoïde ou de pneumonie des vieillards.

La langue *jaune* à la face inférieure et sans enduit est le signe du passage de la matière colorante de la bile dans le sang. On l'observe dans l'ictère.

La langue *cyanosée, violette*, indique un obstacle à la circulation veineuse ou à l'hématose. C'est un symptôme de choléra et de maladie organique du cœur ou des gros vaisseaux, surtout du rétrécissement de l'artère pulmonaire.

La langue *pâle, décolorée*, s'observe dans la chlorose et dans l'anémie des maladies chroniques et des cachexies.

La langue est quelquefois *rouge, chaude, lisse, non douloureuse*, toute dépouillée d'enduit muqueux, semée de papilles ; c'est une disposition que l'on n'observe que dans la scarlatine. Elle est rouge, lisse, douloureuse et acide dans telle période des cachexies tuberculeuses et cancéreuses où doit se développer le muguet, et en effet deux jours après l'apparition de cette couleur on voit les taches blanches d'*Oidium albicans* du muguet.

Elle est rouge, gonflée, toute fendillée, un peu douloureuse chez ceux qui abusent du tabac à fumer : c'est la langue des fumeurs.

Il y a une certaine variété de *langue noire* signalée par Maurice Raynaud et Lancereaux dans laquelle il y a quelque chose de noir et de touffu à la surface. Cet enduit est considéré comme un résultat de l'hypertrophie épithéliale de la langue unie à un parasite végétal non classé. En voici la description :

Ce cryptogame, différent du champignon du muguet, a été observé sur la membrane muqueuse de la langue, à laquelle il donne une coloration noire toute spéciale. Signalé par M. Maurice Raynaud, qui a fait connaître ses principaux caractères, ce parasite a été retrouvé par Lancereaux (1) à la surface de la langue d'un homme âgé de cinquante ans, et dont une nièce était atteinte de la même affection. Quoique jouissant d'une bonne santé, cet homme était incommodé par une sensation de gêne légère, et surtout fort

____

(1) Lancereaux, *Note sur un cas de langue noire.* Communication faite à la Société médicale des hôpitaux, le vendredi 8 décembre 1876 (*Union médicale*, 1877).

inquiet de l'état de sa langue, qu'il examinait plusieurs fois dans le cours de la même journée. Celle-ci présentait une coloration noire très prononcée, comme si on l'eût barbouillée avec de l'encre. Cette coloration débuta vers la partie moyenne de l'organe et en avant du V lingual, s'étendit peu à peu, de façon à atteindre toute la face dorsale de la langue, et à laisser seulement les bords intacts et rosés. Elle forma ainsi une large plaque manifestement

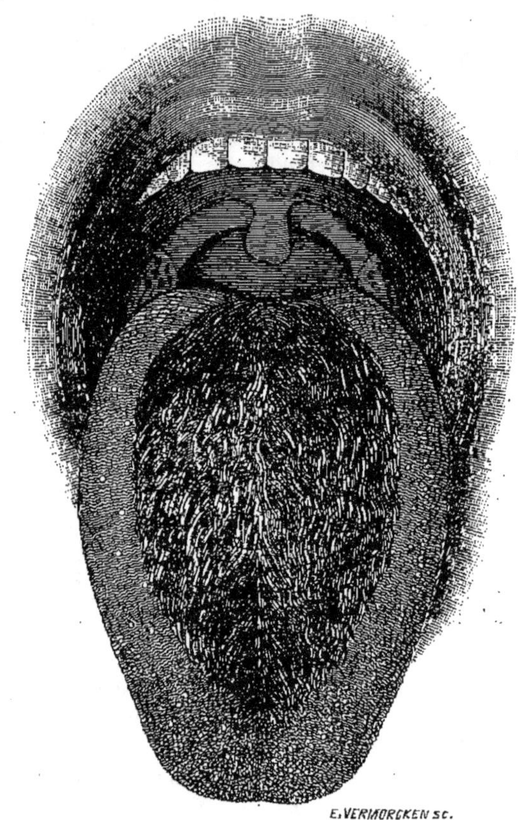

Fig. 137. — Langue couverte d'une sorte de duvet noirâtre limité à sa surface dorsale et constitué par des cylindres épithéliaux infiltrés de spores. (D'après Lancereaux.)

saillante et tout à fait noire, plus allongée dans le sens de l'axe de l'organe que dans le sens transversal, et nettement circonscrite sur ses bords. Cette plaque tomenteuse, ou mieux villeuse, représentait une sorte de gazon touffu, et semblait constituée par de fins cheveux, les uns entre-croisés, les autres régulièrement disposés, principalement vers la pointe de l'organe, où il existait par moments comme une raie médiane. Une spatule promenée à la surface de la langue ramenait un magma noir, abondant, qui, agité dans l'eau, laissait voir un grand nombre de filaments semblables à des poils de différente grandeur, pouvant atteindre jusqu'à un centimètre de longueur (fig. 137).

Placés sous le champ du microscope et vus par transparence, ces filaments apparaissent sous la forme de petits cylindres, d'un jaune ocreux, offrant une partie centrale plus claire, bordée de chaque côté par une bande plus foncée. Ces cylindres sont formés d'éléments épithéliaux fortement tassés les uns contre les autres, aplatis et souvent difficiles à reconnaître ; leurs bords sont hérissés de lamelles épithéliales adhérentes par une extrémité, libres par l'autre, et assez régulièrement étagées, à la manière des barbes d'une plume. Traités par la potasse, ils offrent une structure épithéliale plus nette, qui, selon la comparaison de M. Raynaud, ne manque pas d'une certaine analogie de structure avec les poils ou encore avec les ongles (fig. 138).

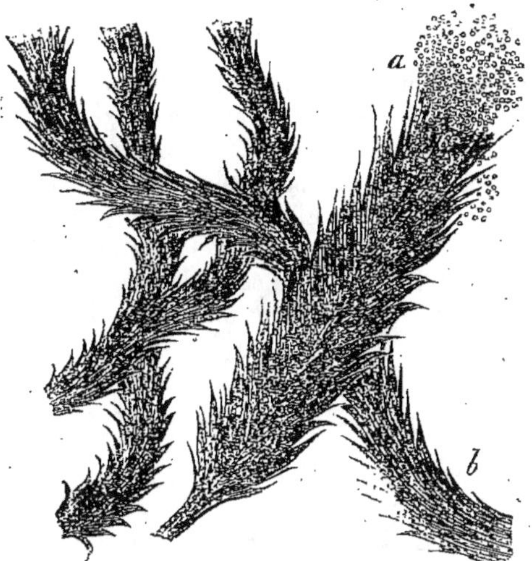

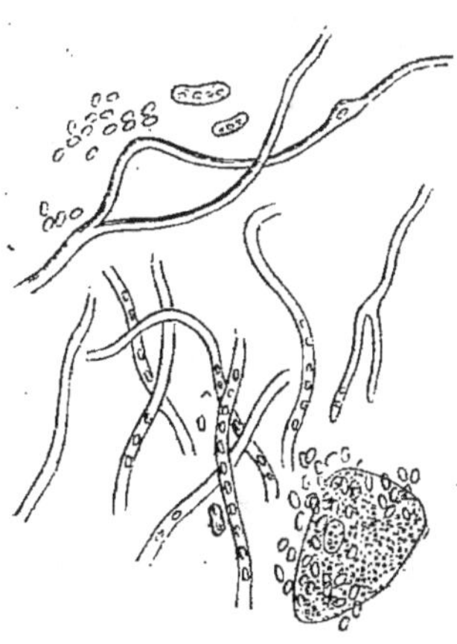

FIG. 138. — Cylindre épithélial infiltré de spores, a ; autre cylindre sans infiltrations, b. — (100 diamètres). (D'après Lancereaux.)

FIG. 139. — Tubes et spores obtenus par le raclage de la langue représentée fig. 137. — (350 diamètres). (D'après Lancereaux.)

Ces cylindres qui, en somme, ne sont que le revêtement épithélial hypertrophié et allongé des papilles filiformes de la langue, offrent, sinon tous, du moins un certain nombre, comme incrustés à leur surface, des corps cellulaires très réfringents, insolubles dans l'éther, ordinairement disposés en amas et qui sont manifestement des spores. Ces spores, sphériques, plus rarement ovoïdes, ont un diamètre qui varie entre 4 et 5 millimètres ; elles sont réunies en petits amas plutôt que disposées en chapelet ; ordinairement attachées aux cylindres épithéliaux, elles sont quelquefois libres ou fixées sur des cellules épithéliales isolées (fig. 139).

Il existe, en outre, chez quelques malades, des tubes sporifères, ondulés, ramifiés, comme l'indique la figure 140. Toutefois, ces tubes n'ont peut-être pas une existence constante, car après les avoir trouvés une première fois en compagnie de nombreuses spores, il a été impossible de les rencontrer plus tard, alors que les spores étaient d'ailleurs moins abondantes ; mais il est juste de dire qu'à cette époque le malade était depuis près d'un mois soumis à un traitement par le chlorate de potasse et le bicarbonate de soude.

L'hypertrophie épithéliale et la présence de ce parasite sont évidemment la cause de cette coloration si particulière de la langue.

§ 5. — Température de la langue.

La *température de la langue* est en rapport avec la température du corps : elle s'élève dans l'état fébrile et s'abaisse dans les maladies algides ; ainsi, dans le frisson de la fièvre intermittente et dans le choléra, la température tombe à 25 degrés centigrades.

§ 6. — Hypertrophie de la langue.

La langue est quelquefois le siège d'une *hypertrophie* totale considérable, mais cela est rare. C'est la *macroglossie*. J'en ai vu un exemple à l'Hôtel-Dieu sur une femme presque idiote qui avait en même temps une hypertrophie des lèvres et de la face. Elle est hypertrophiée ou toute fendillée chez les fumeurs qui abusent du tabac. Elle est également gonflée dans la stomatite ulcéreuse et dans la stomatite mercurielle où elle offre latéralement l'empreinte des dents. L'hypertrophie partielle avec épithélioma d'un des côtés de l'organe est chose infiniment plus commune. On l'observe autour des cancers de la langue.

§ 7. — Parasites de la langue.

On voit souvent sur la langue des érosions de l'épithélium qui offrent une forme arrondie et qui durent plusieurs mois. Il y a un ou plusieurs anneaux qui se confondent. Ce sont des plaques rouges dépouillées d'épithélium avec rebord grisâtre épithélial. On dirait de l'*herpès circiné*, et en effet ce sont des plaques formées par le développement de *Trichophyton tonsurans*.

Ailleurs on y trouve des *microbes* de toute espèce, des *leptothrix*, des plaques blanches caséeuses d'*Oidium albicans* constitutif du muguet, ou ce parasite noir décrit plus haut et qui constitue la *langue noire*.

§ 8. — Ulcérations de la langue.

Des *ulcérations* peuvent exister sous la langue auprès du frein, dans la coqueluche. Elles sont caractéristiques et ont été signalées par Braun, Bruck, Zitterland. J'en ai vu un très grand nombre (1). Petites, ovalaires, transversales, à fond grisâtre, elles sont la conséquence du frottement et

____

(1) Voy. E. Bouchut, *Traité des maladies des enfants.* Paris, 7ᵉ édition, 1878. Article COQUELUCHE.

du déchirement des parties sur l'arcade dentaire inférieure pendant les
secousses de la toux. Il n'y en a ordinairement qu'une seule ; mais, dans
un cas de coqueluche chez un enfant qui avait perdu les deux incisives
médianes, j'ai vu à la face inférieure de la langue deux ulcérations, une
de chaque côté du frein, produites par le frottement sur les incisives latérales inférieures.

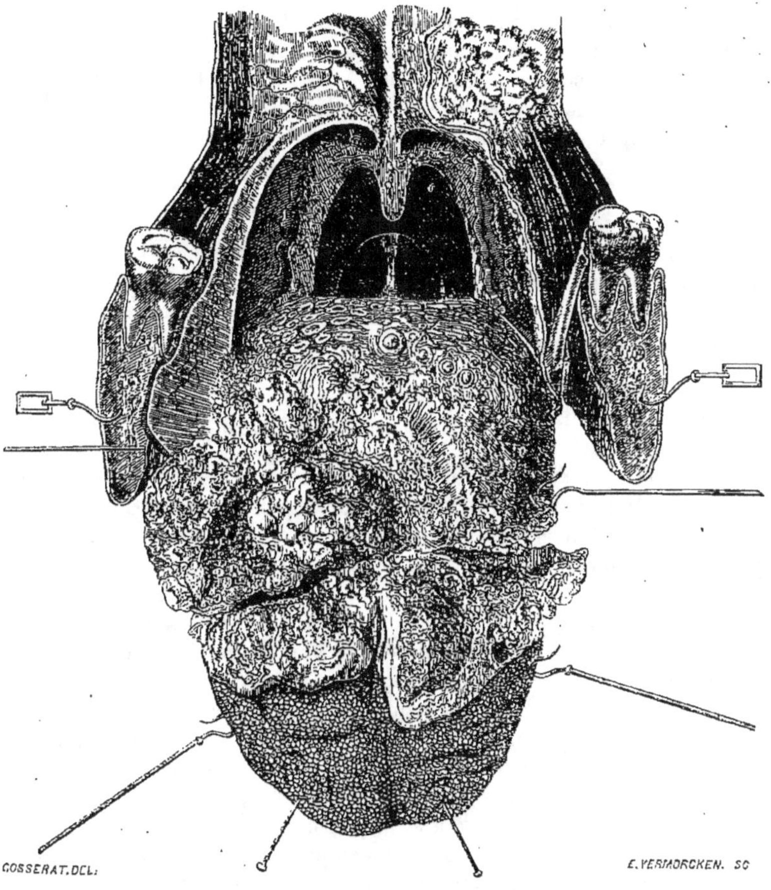

Fig. 140. — Glossite disséquante.

Chez d'autres, il y a des érosions annulaires superficielles de la langue, n'en-
tamant que l'épiderme, formant des anneaux rouges d'érythème circiné parasitaire, entourés d'un cercle blanchâtre, produits par l'irritation gastrique.

Ailleurs il se forme tout autour de la langue, sur ses bords, des ulcérations qui correspondent à l'empreinte des dents, mais alors il y a salivation, fétidité de l'haleine et le gonflement lingual qui constitue la stomatite
mercurielle.

Ailleurs il n'y a qu'une seule ulcération avec ou sans induration correspondant à une dent cariée qu'il suffit d'extraire pour guérir le mal.

On y voit des ulcérations arrondies à fond grisâtre, qui ne sont autre chose que des aphthes et qui indiquent la stomatite aphtheuse.

Certaines ulcérations ont pour base l'évolution de tubercules plus ou moins nombreux, c'est la *glossite tuberculeuse*, ou bien il y a induration de l'ulcération, et alors c'est la *glossite syphilitique*.

Enfin, il y a des ulcérations partielles grisâtres, granuleuses, sur base indurée, qui constituent le cancroïde ou cancer de la langue, ou des ulcérations avec végétations et ulcérations plus ou moins profondes. C'est ce qui a été appelé la *glossite disséquante* par Wunderlich (fig. 140).

§ 9. — Sensibilité de la langue.

La *sensibilité de la langue* peut être modifiée : elle est exaltée dans le muguet et par la glossite. Le goût se trouve alors perverti, et la bouche est pâteuse, fade ou amère ; mais ces phénomènes n'ont pas de signification importante. — Dans quelques cas, il y a une sensibilité spéciale à ce qui est sucré ou amer après section de l'hypoglosse du lingual.

§ 10. — Mouvements de la langue.

Les *mouvements de la langue* sont souvent modifiés dans les maladies. L'enduit sec, noirâtre, des maladies adynamiques, et principalement de la fièvre typhoïde, enveloppe la langue comme le ferait un lange, et l'empêche de se mouvoir au point de rendre la parole impossible.

Ailleurs, il y a une altération réelle de la motilité de l'organe. Dans les maladies ataxiques, les mouvements de la langue sont incertains, mal coordonnés et cet organe tremble dans la bouche des malades, ce qui est toujours un signe de très mauvais augure.

La langue peut être complètement ou incomplètement paralysée, et son tremblement ou l'embarras de ses mouvements et de la parole sont de la plus haute importance à bien connaître, car ils indiquent toujours une maladie grave du cerveau ou de ses membranes, soit l'alcoolisme chronique, soit la paralysie labio-glosso-laryngée.

Chez un sujet adulte, en apparence bien portant, l'embarras de la langue et l'hésitation de la parole doivent faire craindre la prochaine invasion d'un accès de folie paralytique, autrement dite paralysie générale des aliénés.

Chez les vieillards, cet état annonce la démence sénile.

La paralysie subite et complète de la langue est toujours liée à la paralysie des membres causée par une grande hémorrhagie cérébrale, de la protubérance ou des deux ventricules latéraux.

La paralysie incomplète de la langue, sous forme d'hémiplégie, se produit en même temps que l'hémiplégie des membres, par une petite hémorrhagie cérébrale ou un ramollissement partiel du cerveau. Alors la

langue atteinte d'hémiplégie peut encore sortir de la bouche ; mais elle est
déviée du côté paralysé, à cause de l'action des génio-glosses opposés qui
la poussent sans résistance.

§ 11. — Tumeurs de la langue.

Dans certains cas la langue offre partiellement une tuméfaction plus ou
moins considérable, arrondie, formant une véritable tumeur. C'est ce que
l'on observe dans l'épithélioma de la langue, dans le cancer, dans les
gommes tuberculeuses ou syphilitiques de cet organe.

CHAPITRE III

SIGNES FOURNIS AU DIAGNOSTIC PAR LA FAIM

La faim est une sensation qui nous sollicite à prendre des aliments.

Dans l'état de santé, elle indique le besoin qu'éprouve le corps de
réparer les pertes qui résultent de la décomposition des tissus par le mouvement vital.

Il n'y a rien d'étonnant qu'une sensation si intimement liée à l'état de
santé soit modifiée dans l'état morbide.

Landré-Beauvais (1) a parfaitement étudié les modifications morbides de
la faim, et j'admettrai avec lui : 1° que la faim peut être diminuée ; 2° qu'elle
peut être suspendue ou abolie ; 3° qu'elle peut être notablement augmentée ;
4° enfin qu'elle peut être pervertie.

ARTICLE PREMIER

DIMINUTION DE LA FAIM

La diminution de la faim s'observe au début, pendant les prodromes et la
durée de presque toutes les maladies aiguës ; dans la plupart des maladies
chroniques en général ; dans la chloro-anémie et dans toutes les affections
qui ralentissent le mouvement vital.

Les personnes sédentaires, les hommes de cabinet, les femmes nerveuses,
celles qui se livrent à des lectures susceptibles de surexciter encore cette
disposition fâcheuse, voient assez promptement survenir une diminution de
la faim.

Le régime a une grande influence sur la vivacité de cette sensation : les
hommes adonnés à l'usage des boissons alcooliques, de la bière en particulier, voient s'émousser chez eux la sensation de la faim. Il en est de
même des gens qui prennent entre les repas des boissons tièdes et relâ-

____

(1) Landré-Beauvais, *Traité de sémiotique*, 3ᵉ édition. Paris, 1818.

chantes en assez grande quantité. Ceux qui font usage habituel d'opium, ceux qui fument avec excès, au point de provoquer une ivresse momentanée, et peu à peu une gastrorrhée très rebelle, sont dans le même cas.

Comme on le voit, la diminution de la faim est tantôt un phénomène morbide, tantôt un simple phénomène qui ne tient qu'à l'absence d'une bonne hygiène.

ARTICLE II

DÉFAUT DE FAIM, OU ANOREXIE

L'anorexie existe à peu près constamment au début de toutes les maladies aiguës. C'est, on peut le dire, un phénomène ordinaire dans ces circonstances ; aussi, à l'invasion et pendant la période d'état de ces maladies, ce signe ne présente-t-il rien de fâcheux ; mais, quand il se prolonge trop longtemps, ou quand, après avoir cessé, il se reproduit, il est d'un mauvais augure ; il indique une convalescence pénible, ou même il peut faire présumer l'imminence d'une rechute.

Il est rare d'observer l'anorexie absolue dans les maladies chroniques. C'est alors une chose fâcheuse : ou bien les forces sont notablement altérées, ou bien il existe, à titre de complication, un état saburral de la muqueuse gastrique, ce qu'on appelle aussi un embarras des premières voies.

« Lorsqu'au commencement d'une maladie on mange avec appétit sans en tirer aucun avantage, dit Landré-Beauvais, l'anorexie est presque inévitable dans la suite de cette maladie ; au contraire, quand, après avoir longtemps fait diète, on sent de l'appétit, on guérit plus facilement. »

Si l'anorexie est quelquefois absolue, chez certains malades elle n'est qu'éclectique. Ainsi quelques personnes ont l'anorexie de la viande et gardent le goût des légumes et des fruits. D'autres cessent de pouvoir manger après une minime quantité d'aliments.

L'anorexie s'observe dans la gastrite chronique des buveurs d'alcool ou de bière, dans les entérites catarrhales, dans les embarras gastriques aigus ou chroniques, et dans les dyspepsies.

Elle existe très souvent dans l'anémie et dans la chlorose, comme conséquence de l'altération du sang..

C'est une conséquence de quelques médicaments ou poisons. Ceux qui prennent beaucoup de thé, de café, de coca, qui ont fait usage excessif du sublimé, de l'opium, de la belladone, du tabac à fumer et à chiquer et des alcooliques, ont de l'anorexie ; mais chez les alcooliques elle résulte peutêtre plus de la gastrite chronique que de l'alcool lui-même.

L'anorexie s'observe enfin par suite de l'habitude de la sobriété excessive et dans les grandes perturbations du système nerveux. On oublie de manger dans les grandes douleurs morales, dans les grands travaux intellectuels qui amènent une forte contention de l'esprit ; dans certaines maladies nerveuses, telles que la catalepsie, la léthargie, l'hystérie, la manie et l'hypochondrie.

ARTICLE III

SIGNES FOURNIS AU DIAGNOSTIC PAR LE DÉGOUT DES ALIMENTS

Le dégoût est une sensation distincte de l'anorexie. Celle-ci est la perte de l'appétit, tandis que le dégoût est une aversion pour les aliments, souvent accompagnée de nausées. Il peut y avoir anorexie sans dégoût.

Le dégoût se montre surtout pendant les prodromes ou pendant la première période des maladies aiguës. Ce signe n'a rien de fâcheux. Hippocrate l'avait déjà remarqué. « Il est bon, dit-il, d'avoir de l'aversion pour les aliments au commencement d'une maladie, et de désirer manger lorsqu'elle est terminée. »

Dans les névroses, comme l'hystérie, l'hypochondrie, et dans la grossesse, on observe fréquemment un dégoût marqué pour les aliments. Cela n'a rien d'inquiétant, si toutefois la durée n'en est pas trop longue.

Le dégoût, avec sentiment de plénitude de l'estomac, douleur épigastrique même, céphalalgie sus-orbitaire et amertume de la bouche, en général avec absence de fièvre, annonce le besoin de vomir, et par suite l'embarras gastrique.

Le dégoût est un signe de mauvais augure et indique une rechute quand il continue, malgré le déclin de la maladie.

Un dégoût prolongé pour les aliments, dans les maladies aiguës ou chroniques, si le malade est arrivé à un état de débilité très sensible, est toujours fort grave. Il indique presque toujours alors quelque dangereuse complication du côté des organes de la digestion.

ARTICLE IV

SIGNES FOURNIS AU DIAGNOSTIC PAR L'AUGMENTATION DE LA FAIM, OU BOULIMIE

Il faut éviter de confondre l'augmentation physiologique de la faim avec l'augmentation de la faim que produit l'état morbide. L'exercice, l'impression d'un froid modéré, quelques boissons spiritueuses prises en petite quantité, excitent la faim. Ici, l'action de l'estomac est sympathiquement augmentée. Ce sont des phénomènes purement physiologiques.

Mais la faim peut être excessive dans quelques maladies ; elle constitue alors la *faim canine* et la *boulimie*. Ces deux états constituent des symptômes quelque peu différents dans leur manière d'être. Dans la faim canine, on mange avec une extraordinaire avidité, au point de voir l'estomac se vider en partie comme par régurgitation. Cette évacuation faite, la faim recommence, et ainsi de suite. On observe cette faim canine chez des idiots, chez des maniaques. Il ne faut pas la confondre avec cet étrange appétit qu'on trouve chez quelques individus qui mangent et qui digèrent parfaitement une quantité d'aliments cinq ou six fois plus considérable que celle qui est habituellement suffisante au commun des hommes. Alors l'estomac est souvent hypertrophié.

La boulimie est *nerveuse* ou *organique*.

Dans la boulimie nerveuse, la faim est presque insatiable ; mais cette sensation n'est pas de longue durée. Quelquefois, si la sensation n'est pas satisfaite, il peut survenir une syncope.

Certaines femmes grosses, certains convalescents, et peut-être particulièrement ceux qui sont en voie de guérison d'une fièvre typhoïde, mangent avec avidité ; mais cela ne dure pas très longtemps et ne doit pas inquiéter.

On a vu la faim être augmentée avant l'invasion des maladies aiguës, et encore aussi pendant l'accès de plusieurs maladies chroniques, l'hystérie, la manie, etc.

L'augmentation de la faim est un phénomène encore assez fréquent dans certaines dyspepsies, dans l'entérite chronique, surtout chez les jeunes enfants, dans le catarrhe de l'intestin, dans l'embarras gastrique ou au début du cancer de l'estomac. Une fois cette sensation satisfaite, les malades souffrent beaucoup d'un sentiment de pesanteur à l'épigastre. Cette faim exagérée est d'ailleurs remplacée bientôt par l'anorexie.

Chez d'autres, la faim est en rapport avec une énorme déperdition d'urée par les urines, et alors elle est accompagnée d'un amaigrissement plus ou moins considérable. Cela s'observe dans l'azoturée.

Le vulgaire croit généralement que la présence des vers intestinaux augmente l'appétit ; c'est une erreur, si l'on accepte cette proposition d'une manière trop absolue. La présence des vers lombrics entraîne au contraire fréquemment la diminution de la faim, plus souvent que son augmentation.

Le tænia, s'il n'a pas encore séjourné longtemps dans le tube digestif, provoque plutôt la faim exagérée.

Les puissances digestives, après les maladies de longue durée, peuvent ne pas être en rapport avec l'augmentation d'appétit qui existe. C'est un mauvais signe, surtout si, prenant une moins grande quantité d'aliments, on ne voit pas la digestion se faire mieux, l'individu reprendre ses forces « Dans les maladies de long cours, dit Landré-Beauvais, il est bon que les malades conservent l'appétit ; mais il faut prendre garde de confondre l'appétit morbide avec celui qui est naturel. Il arrive quelquefois que des malades, sur le point de mourir, ont une faim dévorante, et se remplissent l'estomac d'aliments. »

On aurait tort de prendre cela pour un signe favorable. On n'y sera pas trompé si l'on fait attention aux signes qui ont précédé ou qui accompagnent ce phénomène. Lorsque chez un sujet très faible, et qui n'a éprouvé aucune crise, dit encore Landré-Beauvais, cet appétit succède subitement à une longue anorexie, soit dans une maladie aiguë, soit dans une maladie chronique, il est d'un mauvais présage.

ARTICLE V

SIGNES FOURNIS AU DIAGNOSTIC PAR LA PERVERSION DE LA FAIM ET DÉPRAVATION DU GOUT

La perversion du goût est toujours liée à un état morbide ; elle ne se rencontre jamais chez les individus qui sont en état de santé.

Cette perversion se présente sous deux formes qui portent les noms différents de *pica* et de *malacia*.

Dans l'une, les malades désirent manger des substances qui ne sont pas nutritives, dont on ne se sert pas habituellement dans l'alimentation, comme de la terre, de la craie, du charbon, des excréments, etc. Cette espèce de dépravation de la faim porte le nom de *pica* (κίσσα), pie, parce que cet oiseau avale souvent des substances terreuses.

A cet égard on cite les faits les plus étranges de gens qui mangent de la terre (*géophagie*), des excréments (*coprophagie*), de la chandelle, des crapauds, des lézards, des épingles ou des aiguilles.

Dans l'autre, les malades désirent ardemment manger des aliments de mauvaise qualité ou qu'ils savent leur être nuisibles, uniquement dans le but de satisfaire un penchant déraisonnable. C'est le *malacia* ou la *malacie* (de μαλαχία, *mollities, effeminatio*).

La perversion de la faim et du goût s'observent surtout chez les filles chlorotiques, surtout à l'époque de la puberté, chez les hystériques, chez les aliénés, chez les femmes grosses, qui ont les goûts les plus singuliers, etc. Plus tard, vers l'âge critique même, on voit parfois cette perversion de l'appétit accompagner l'aménorrhée.

Dans la chlorose, dans l'hystérie, dans la grossesse, cette sensation pervertie n'est pas elle-même un signe fâcheux ; seulement, si elle se prolonge, elle peut avoir un mauvais résultat, en raison de la quantité et de la nature des substances qui ont été portées dans l'estomac.

CHAPITRE IV

SIGNES FOURNIS AU DIAGNOSTIC PAR LA SOIF

Dans les maladies, la soif peut offrir trois espèces de modifications : elle peut être *augmentée, diminuée, abolie.*

ARTICLE PREMIER

AUGMENTATION DE LA SOIF

La soif est augmentée et se montre à la suite de l'exercice de la parole ou du chant, qui épuise la provision de salive, à la suite de l'ingestion des poussières dans la bouche. La soif exagérée accompagne généralement le mouvement fébrile ; c'est un de ses éléments. On l'observe surtout au début de l'accès de fièvre intermittente dans la période du froid. Elle existe au début de presque toutes les maladies aiguës, souvent même elle se prolonge pendant la période d'état des maladies, jusqu'au moment de la convalescence. La diminution de la soif est alors un signe de bon augure.

Il est toujours heureux de ne pas voir dans une maladie un symptôme l'emporter en violence sur les autres, car ce défaut d'harmonie entre les éléments de la maladie constitue dès lors l'ataxie. Eh bien, quand, dans une maladie aiguë, la soif est en rapport d'intensité avec les autres symptômes, il n'y a rien là qui doive étonner et faire concevoir des craintes. Les anciens auteurs regardaient même cette soif comme utile, parce qu'elle fait prendre une grande quantité de boissons, ce qui était propre, suivant eux, à *avancer* la coction des maladies.

« Cette soif favorable, dit Landré-Beauvais, se reconnaît quand, les forces étant suffisantes, elle augmente dans les exacerbations, se peut apaiser avec une quantité médiocre de boisson, et se termine par l'humidité de la peau et un sommeil tranquille. »

Quand la soif est extrême et que les boissons prises ne la font pas diminuer durant l'intervalle des redoublements fébriles, surtout si toute la muqueuse buccale est sèche ; si l'urine, limpide et non nuageuse, est pâle ou rouge et rare, elle constitue alors un très mauvais signe. C'est souvent par cette façon d'être de la soif qu'on reconnaît l'imminence des phlegmasies intercurrentes d'un organe important, comme le poumon et le cerveau, dans la fièvre typhoïde.

Si la soif continue après le déclin des maladies, surtout s'il existe des frissons fréquents suivis de chaleur vive, mordicante, à la peau, il y a lieu de craindre l'apparition de quelque nouvel état morbide : ainsi le développement d'abcès après la variole, etc.

Dans certaines circonstances, la soif exagérée, accompagnée de vomissements et d'évacuations avec pyrosis, est l'indice d'un cas très grave ; cela se voit dans le choléra. — Si la soif est accompagnée d'un spasme du pharynx qui rend impossible la déglutition, cela est très fâcheux dans la période d'état des maladies aiguës, mais ce symptôme n'offre pas toujours une semblable gravité dans les névroses. Cependant, chez les aliénés, c'est un fort mauvais signe.

On voit quelquefois l'horreur des boissons, une sorte d'hydrophobie, se réunir à l'augmentation de la soif. Cette sorte d'ataxie dans la sensation de la soif est presque toujours suivie de la mort, à moins cependant que la maladie dans laquelle on l'observe ne soit l'hypochondrie. La raison et une volonté ferme peuvent quelquefois triompher de ce symptôme.

Il n'est pas rare de voir la soif exagérée accompagner l'inflammation chronique d'un viscère du ventre, c'est ainsi que, dans l'ictère, dans l'entérite et dans l'hydropisie, quand la soif augmente notablement, il y a lieu de craindre un accroissement d'inflammation plus ou moins aiguë du foie, des reins, de la matrice, des intestins, des ovaires, etc. Elle se rencontre aussi chez les nourrices et paraît se rattacher à la sécrétion lactée qui enlève beaucoup d'eau à l'économie. — C'est enfin un phénomène très accusé dans les empoisonnements chroniques par le phosphore, les cantharides, le sublimé, l'arsenic, etc.

Dans l'hypochondrie et dans l'hystérie, l'augmentation de la soif existe en général pendant la durée des accès, quelquefois plus longtemps ; mais enfin la soif ne les caractérise pas essentiellement.

Dans l'hydropisie, au contraire, une soif qu'on ne peut parvenir à satisfaire est un phénomène grave d'une grande valeur.

La soif est très augmentée et impossible à satisfaire dans la polydipsie qui s'accompagne de *polyurie insipide* ou diabète non sucré, et dans la *polyurie azoturique* ou *azoturie ;* les malades boivent jusqu'à 20 litres par jour, ils avalent tout ce qu'ils peuvent saisir, les eaux les plus sales, leur urine, etc.

Dans la glycosurie, la soif est souvent un des premiers signes du mal ; elle n'est pas toujours très intense et elle paraît être en corrélation avec la sécheresse de la bouche qui est sucrée et qui exhale une odeur fade caractéristique. Dans certains cas cependant, la soif est très gênante pour les malades et c'est elle qui produit un excès dans la sécrétion des urines.

ARTICLE II

DIMINUTION DE LA SOIF

Quand, dans les maladies aiguës, la soif n'est pas en rapport avec l'intensité des autres symptômes, il y a danger. En général, dans ces circonstances, on voit la chaleur de la peau très forte, la langue et la bouche sèches, et les malades ne demandent pas à boire.

Il est bon de noter que certaines personnes, en état de santé, ne boivent presque pas, et qu'il leur suffit de quelques cuillerées de boisson à chaque repas. La plupart de ces individus sont tourmentés par de la gastralgie ; et ils sont habituellement constipés.

ARTICLE III

DISPARITION DE LA SOIF

L'*adypsie* est un phénomène très grave, de mauvais augure. On l'observe surtout dans la forme ataxique de la fièvre typhoïde, et en général dans un assez grand nombre de maladies aiguës qui se compliquent de délire.

Dans toute maladie, quand la soif cesse subitement, les autres symptômes continuant d'être à leur période d'état aigu, c'est un signe du plus fâcheux augure. Quand, au contraire, on observe le retour de la soif à son état ordinaire, les autres symptômes s'étant d'ailleurs amendés, la convalescence est prochaine.

ARTICLE IV

HYDROPHOBIE, OU PEUR DES BOISSONS

Dans certains cas, le sentiment de la soif ne peut être satisfait, malgré le désir des malades, car dès qu'ils sentent le liquide sur les lèvres ils sont pris de spasmes ou de convulsions. C'est l'*hydrophobie*. Ailleurs, il y a seulement répulsion pour les boissons, dégoût des liquides, mais pas de convulsions.

L'hydrophobie est *rabique* ou *non rabique*. La première est due au développement de la rage par absorption du virus rabique, et des microbes qu'il renferme, à la suite de la morsure des chiens enragés ou d'autres animaux atteints de rage.

L'autre est parfois un résultat de perturbation cérébrale, n'a rien de virulent, et s'observe chez des hystériques ou des hypochondriaques. Elle ressemble alors à l'hydrophobie rabique par les spasmes qui l'accompagnent.

Le plus souvent ce n'est qu'un simple dégoût des boissons. — On l'observe dans la stomatite et dans les angines, et elle résulte de la douleur de déglutition : — dans les fièvres graves, dans quelques empoisonnements par la belladone, le datura, la jusquiame ou l'arsenic.

CHAPITRE V

SIGNES FOURNIS AU DIAGNOSTIC PAR LA SALIVE

La science moderne, en s'occupant des propriétés physiques et de la composition chimique de la plupart des liquides de l'économie, dans l'état de santé comme dans l'état de maladie, a rendu un grand service à la sémiotique. Elle y a trouvé un grand nombre d'altérations de quantité et de qualité dont la présence constitue autant de signes importants pour le diagnostic et la prognose.

Mais il y a plus, dans l'état physiologique M. Armand Gautier y a découvert une substance toxique qui n'est ni un virus ni un ferment, mais un véritable *venin* comparable aux venins des serpents. Il paraîtrait même que, dans la colère, la salive augmente rapidement de toxicité, et l'on a cité des cas de mort après la morsure d'hommes furieux. — Le fait a été démontré comme il suit par M. A. Gautier. — On prend 20 grammes de salive humaine normale évaporés au bain-marie, ce qui donne après trois heures un résidu de 25 centigrammes. — On les met dans un peu d'eau tiède qui en dissout 10 centigrammes. — Ces 10 centigrammes injectés sous la peau d'un oiseau, le mettent en stupeur et le tuent généralement. — Donc, comme le dit M. A. Gautier, « le venin des serpents ne paraît différer de notre salive que par l'intensité de ses effets et non par sa nature intime ».

On ajoute aussi que cette salive remplie de microbes n'agit que par les microbes qu'elle renferme, — et Pasteur a fait différentes expériences à ce sujet, qui prouvent que les microbes de la gorge d'un cadavre, cultivés et injectés à des lapins, déterminent rapidement la mort de l'animal.

Cela étant donné comme point de départ, je vais indiquer la sémiologie de la salive.

Aujourd'hui on connaît beaucoup mieux qu'autrefois les modifications de quantité et de qualité de la salive dans l'état pathologique.

La salive peut être altérée dans sa quantité, dans ses propriétés physiques et dans ses propriétés chimiques. Je ne parle ici que de la salive en général, ou plutôt de la salive *mixte* ou *buccale*, car, jusqu'ici, on ne possède encore aucun document positif sur les altérations pathologiques des salives *parotidienne, sous-maxillaire* et *sublinguale* (1).

La salive peut être instantanément augmentée de quantité, à l'occasion d'une émotion morale vive, ou d'une irritation buccale, de l'ingestion d'un médicament ou d'un poison, d'une névrose ou de l'action sympathique d'un organe éloigné. C'est la *salivation*, la *sialorrhée*, ou le *ptyalisme*.

Le flux salivaire est un phénomène d'irritation des angines, de la stomatite, simple ou mercurielle, de la dentition des petits enfants, un phénomène cérébral de l'idiotisme, du crétinisme, de la manie aiguë, de l'hystérie, de l'hypochondrie, du nervosisme, un phénomène sympathique dans la grossesse et quelques maladies de l'estomac, la variole, etc.

Certaines substances portées dans la bouche ou même dans l'estomac, quelquefois seulement confiées à l'absorption cutanée, produisent un flux salivaire considérable : ainsi le jaborandi et la pilocarpine ; la racine de pyrèthre ; le tabac ; l'acide acétique ; le piment ; le bétel, et principalement le mercure. Dans ce dernier cas, la salivation constitue l'un des phénomènes de l'une des formes de l'intoxication mercurielle.

Nous avons dit qu'une émotion morale pouvait amener aussitôt une surexcitation dans la sécrétion salivaire, l'altérer dans sa composition et y produire ce venin dont a parlé M. Armand Gautier ; il est beaucoup plus commun de voir, au contraire, dans ces cas, la bouche devenir sèche. On rencontre également ce phénomène dans certains états nerveux.

La salive est diminuée de quantité dans le diabète, dans la polyurie, dans la polydipsie, dans les sueurs abondantes, dans les diarrhées excessives, etc. Elle n'est diminuée que d'un seul côté dans les oreillons, et dans les parotides, par suite de l'obstruction du canal de Sténon ; alors le côté de la bouche correspondant est très sec.

Pendant l'agonie, la sécrétion salivaire est presque abolie ; elle est alors

____

(1) On sait que Claude Bernard distingue ces quatre espèces de salives, fort différentes les unes des autres dans l'état physiologique (*Leçons de physiologie expérimentale appliquée à la médecine.* Paris, 1856, t. II, p. 44 et suiv.).

très visqueuse, et elle retient les lèvres collées l'une contre l'autre, au moins vers les commissures.

Plus la salive est abondante, moins sa densité est considérable, et le chiffre qui l'exprime dans l'état normal, 1,005 à 1,008, tombe à 1,002 ou 1,004.

Quant à l'alcalinité ou à l'acidité de la salive mixte, il ne faut pas en tenir compte, car, normalement sécrétée alcaline, la salive devient très rapidement acide dans la bouche, par son mélange avec le mucus, et cela dans l'état de santé aussi bien que dans l'état pathologique. Ainsi on a remarqué qu'elle devient immédiatement acide quand elle n'a pas coulé depuis longtemps, comme lorsque l'on est à jeun, ou lorsque l'on a parlé beaucoup. Suivant Claude Bernard, et son opinion paraît la plus probable, cette acidité résulterait de l'altération des matières organiques qui, placées sur la muqueuse buccale, éprouveraient, sous l'influence du contact de l'air, une fermentation acide, lactique ou autre, favorisée par la présence d'aliments sur la langue et entre les dents.

Dans les caries dentaires, dans les diverses espèces de stomatites, et surtout dans la stomatite mercurielle, dans le scorbut, dans quelques angines, et particulièrement dans l'angine pseudo-membraneuse, dans l'embarras gastrique, la salive a une odeur très fétide.

De même que la densité, la consistance de la salive est en raison inverse de son abondance.

La salive n'est guère altérée dans sa coloration que par le pus ou par le sang. Ces liquides s'y reconnaissent aisément à l'œil ou au microscope.

Dans certaines maladies, la salive est altérée dans sa composition chimique. Elle peut renfermer de l'acide urique en quantité assez notable. C'est ce que l'on voit dans l'*uricémie* qui accompagne la diathèse goutteuse ancienne. D'après M. Boucheron (1), la présence de l'acide urique dans la salive fournirait la preuve directe de l'accumulation de cette substance dans le sang, la preuve directe de l'intoxication par l'acide urique, et la preuve indirecte que les affections dont souffre le malade sont sous la dépendance de cet agent toxique. La disparition des accidents concordant avec la disparition de l'acide urique apporte une nouvelle preuve à l'appui.

En effet, on trouve dans la salive de l'acide urique en abondance dans les principales variétés d'uricémie, quelles qu'en soient les causes.

1° Dans l'uricémie par arrêt de la fonction urinaire ou rétention de la majeure partie des liquides et des matériaux de l'urine, chez des sujets névropathiques ou autres; 2° dans l'uricémie par alimentation trop riche en azote; 3° dans l'uricémie des sujets ayant été atteints de goutte aiguë, franche, articulaire; 4° dans l'uricémie des sujets atteints de goutte chronique articulaire; 5° dans l'uricémie avec accidents morbides du côté du foie, de l'estomac et des intestins; 6° dans l'uricémie avec lésions diverses de la peau; 7° dans l'uricémie avec lésions oculaires (décollements de la

____

(1) Boucheron, *Comptes rendus de l'Académie des sciences*, séance du 22 août 1881.

rétine, choroïdites et corps flottants du corps vitré, iritis, kératite, névrite optique, conjonctivites, blépharites); 8° dans l'uricémie avec lésions de l'oreille et surdité ; 9° dans l'uricémie avec détermination morbide du côté des reins, des bassinets, de la vessie et de la prostate ; 10° dans l'uricémie avec détermination morbide sur l'appareil cardio-vasculaire ; 11° dans l'uricémie avec accidents encéphalo et névropathiques.

Procédé opératoire. — C'est avec la réaction de la murexide que l'on obtient les meilleurs résultats pour la recherche qualitative de l'acide urique dans la salive. Cette réaction n'exige qu'une faible quantité de liquide ; elle est rapide et caractéristique.

Pour réussir, on doit prendre les précautions suivantes : Avec 1 ou 2 grammes de salive déposés sur une capsule de porcelaine plate, une soucoupe par exemple, on chauffe légèrement au-dessus d'une lampe à alcool, de manière à amener la dessiccation du liquide sans déterminer d'ébullition et sans laisser jaunir le dépôt. Aussitôt la dessiccation produite, passer très légèrement sur le dépôt salivaire une baguette de verre humectée d'acide azotique, puis immédiatement une autre baguette humectée d'ammoniaque en solution : l'exposition aux vapeurs d'ammoniaque suffit quelquefois quand la quantité d'acide urique est faible.

Trop d'acide azotique ou trop d'ammoniaque nuisent à la réaction. Si la salive renferme de l'acide urique, on voit se produire la coloration pourpre caractéristique, souvent avec une intensité de coloration presque égale à celle que donne l'urine diurne traitée de la même manière.

La comparaison entre la réaction de la murexide et les procédés cliniques de recherche de l'acide urique (précipitation de l'acide urique par les acides forts, cristallisation sur un fil, etc.) nous a montré que la présence de la mucine, qui entraîne déjà la réaction de la murexide dans une certaine mesure, s'oppose dans de bien plus fortes proportions à la précipitation de l'acide urique de ses solutions. C'est en se basant sur la non-précipitation de l'acide urique qu'on a pu nier la présence de l'acide urique dans certains liquides, et en même temps nier la nature uricémique des affections qui les ont produites. Tous les uricémiques n'éliminent pas leur excès d'acide urique par la salive ; mais, chez les sujets qui l'éliminent par leur salive, on trouve dans cette élimination des indications de la plus haute importance.

Voici, sur la salive, le résumé d'expériences comparatives faites par L'héritier (1) :

	État physiologique.	Salivation mercurielle.	Chlorose.	Maladie de Bright.	Phlegmasies. Moyenne de six analyses.
Eau................	98,65	97,09	99,00	98,50	96,89
Matière organique...	1,26	2,80	0,07	1,36	3,09
Matière inorganique.	0,09	0,11	0,83	0,05	0,11

(1) Becquerel et Rodier, *Traité de chimie pathologique.* Paris, 1853. — Voy. Ch. Robin, *Leçons sur les humeurs*, 2° édition. Paris, 1874.

Ainsi, dans la salivation naturelle, diminution de l'eau et des sels, et augmentation de la matière organique.

Dans la chlorose, augmentation de l'eau et diminution de la matière organique et des sels.

Dans la maladie de Bright la salive reste à peu près à l'état normal ; mais dans la glycosurie on y trouve du sucre de glycose. ..

Dans les phlegmasies, les modifications sont très sensibles : il y a diminution de l'eau, augmentation très grande des matières organiques et légère augmentation des matières salines. ·

Dans quelques cas enfin on trouve dans la salive des substances étrangères introduites dans le sang. Ainsi Pouchet y a trouvé du plomb, alors que les sujets avaient quitté l'usage du plomb depuis trois mois. — Mais l'altération la plus curieuse est celle de l'excès d'acide urique qu'on peut constater dans l'*uricémie*. — Quant à la présence dans la salive normale du venin découvert par A. Gautier, des *ptomaïnes* de Selmi, des microbes de Pasteur, ce sont des phénomènes physiologiques plus que des altérations pathologiques de la salive, et je n'ai pas à y insister en ce moment. D'ailleurs, c'est un sujet entièrement nouveau, sur lequel on sait encore peu de chose et qu'on ne connaîtra bien que plus tard, après de nouvelles recherches (1).

CHAPITRE VI

SIGNES FOURNIS AU DIAGNOSTIC PAR LA DÉGLUTITION

Les mouvements de la déglutition peuvent être modifiés, dans certaines maladies, tantôt par une mauvaise conformation, congénitale ou accidentelle, des organes qui servent à l'accomplir, tantôt sympathiquement, d'une façon réflexe.

On a vu la déglutition être accélérée dans certaines maladies nerveuses. Il y a alors une sorte de convulsion des muscles de la déglutition.' Ce phénomène n'est jamais isolé et s'observe avec d'autres symptômes plus importants que lui ; aussi n'a-t-il aucune valeur caractéristique.

Quand, au contraire, il y a douleur et difficulté d'avaler, ce qui est plus commun, c'est la *dysphagie*. Dans les angines, dans le coryza, dans l'œsophagite, la déglutition est souvent douloureuse et difficile. C'est quelquefois un *prurit du pharynx*, une *ardeur* ou *brûlure* du fond de la gorge, un *picotement d'aiguilles*, qui empêche la déglutition.

Elle est encore plus empêchée, et parfois impossible, dans les formes adynamique et ataxique de la fièvre typhoïde ; dans l'amygdalite ; dans l'angine pharyngée ; dans les abcès rétro-pharyngiens ; dans l'apoplexie ; dans

(1) Voy. Brouardel et Boutmy, *Sur un réactif propre à distinguer les ptomaïnes des alcaloïdes végétaux* (*Ann. d'hyg.*, 1881, t. V, p. 497). — *Réaction des ptomaïnes et conditions de leur formation* (*Ann. d'hyg.*, 1881, t. VI, p. 9). — Chapuis, *Précis de toxicologie*. Paris, 1882, p. 687.

la paralysie cérébrale ou consécutive aux maladies aiguës ; dans la phthisie pulmonaire quand il y a du muguet dans la bouche, et des ulcérations dans l'arrière-gorge ; dans l'adénite cervicale scrofuleuse considérable ; dans les rétrécissements de l'œsophage ; dans le goître ; dans le cancer de l'orifice cardiaque de l'estomac.

Elle est quelquefois empêchée par l'*anesthésie du pharynx* comme dans la paralysie diphthéritique. Alors les boissons et les aliments, ne provoquant plus l'acte réflexe qui les fait descendre dans l'œsophage, ne peuvent être avalés et souvent ressortent par les narines.

Parfois, la dysphagie résulte d'un simple spasme. C'est le *pharyngisme*, phénomène fréquent de l'hystérie, qui se confond avec la boule hystérique et l'*œsophagisme*.

L'épaississement de la langue ou *macroglossie* chez les crétins, les idiots, rend la déglutition très difficile. Une partie des aliments portés dans la bouche est rejetée au dehors, une fois la mastication achevée.

Le même résultat arrive quand la langue est gonflée par l'inflammation ; elle ne peut ramasser le bol alimentaire pour le porter dans le gosier. C'est ce qu'on observe dans la glossite et la salivation mercurielle.

Le pronostic qu'on peut tirer de la difficulté ou de l'impossibilité de la déglutition est variable suivant la nature des maladies dans lesquelles on l'observe.

Dans les aphthes de la bouche et du gosier, dans le coryza, dans la bronchite, dans l'hystérie, cette difficulté d'avaler les aliments n'offre rien de fâcheux. Elle cesse quand ces phlegmasies arrivent à résolution ou quand l'accès hystérique se termine.

Il en est de même pour l'amygdalite et pour l'angine pharyngée. La difficulté de la déglutition n'est, dans ces circonstances, que momentanée.

La suspension de la déglutition est d'un fort mauvais augure dans la fièvre typhoïde et dans l'apoplexie.

Quand les boissons portées de la bouche à l'estomac font entendre en traversant l'œsophage le bruit d'un corps liquide qui tombe en vertu de son propre poids, comme dans un réservoir inerte, il y a paralysie des muscles qui servent à accomplir la déglutition. Ce phénomène constitue un signe très fâcheux.

Dans la rage, l'impossibilité *spasmodique* d'avaler les liquides est un des principaux caractères de la maladie.

Souvent la déglutition se fait, mais d'une manière imparfaite ; elle est en quelque sorte dépravée. C'est ce qui arrive dans les vices de conformation congénitaux ou accidentels du voile du palais et de l'arrière-gorge.

Quand la luette reste hypertrophiée après des inflammations successives, le sujet est sans cesse sollicité à avaler de la même façon que s'il y avait des aliments à l'isthme du gosier.

Dans les divisions du voile du palais et de la voûte palatine, les aliments refluent vers les arrière-narines, parce qu'ils sont pressés par la langue, et aussi parce que la colonne d'air chassé par l'expiration contribue à amener ce résultat.

B. — DIAGNOSTIC.   35

Quand la luette est détruite, comme cela arrive parfois dans la syphilis, quand le pharynx est paralysé, les boissons tendent à passer dans le larynx, d'où résultent une toux violente et quelquefois de la suffocation.

La difficulté d'avaler dans l'apoplexie est d'autant plus grave que le foyer est plus étendu. Si les liquides passent dans les bronches, c'est qu'il y a paralysie complète du pharynx. En général, dans ces cas, la mort est imminente.

CHAPITRE VII

SIGNES FOURNIS AU DIAGNOSTIC PAR LES NAUSÉES

On appelle *nausées* la sensation et quelquefois l'effort inutile qui précèdent le besoin de vomir.

La nausée s'accomplit par la contraction, en quelque sorte spasmodique, des muscles du gosier, de l'œsophage, de l'estomac, des intestins et des muscles abdominaux.

Les nausées s'observent dans le mal de mer, dans l'embarras gastrique, et au début de l'indigestion après l'ingestion de l'émétique. Elles n'annoncent ici rien de fâcheux; elles cessent avec l'embarras gastrique, et, en général, dès que le malade a vomi spontanément ou dès qu'un vomitif a été administré.

On voit des nausées dans l'hypochondrie, dans l'hystérie, avant et après les accès d'épilepsie; elles n'ont pas une grande valeur au point de vue du pronostic. Elles sont la conséquence des troubles du système nerveux.

On rencontre parfois les nausées dans le cours de la fièvre typhoïde. Elles sont en général, d'un mauvais augure; elles annoncent l'ataxie.

Les nausées existent concurremment avec les vomissements dans la gastrite, dans la gastralgie, dans la péritonite, dans la néphrite, dans la métrite, etc.

Les nausées sont un des premiers signes de la grossesse. Elles peuvent persister quelque temps dans ces circonstances; cependant elles cessent habituellement vers le quatrième mois.

CHAPITRE VIII

SIGNES FOURNIS AU DIAGNOSTIC PAR LE VOMISSEMENT

Le vomissement est le rejet par la bouche des matières contenues dans l'estomac. C'est un phénomène morbide réflexe produit par un grand nombre de maladies différentes.

ARTICLE PREMIER

MÉCANISME DU VOMISSEMENT

Pour bien comprendre le vomissement, il faut analyser la succession des faits qu'on y observe.

C'est d'abord une sensation particulière qu'on n'explique pas plus que certaines excrétions, un besoin qu'on appelle *nausée*. Cette sensation intime est le résultat d'une impression subie par l'organe lui-même, sensation provoquée tantôt par des corps. étrangers, tantôt par des aliments pris en excès, tantôt par des sucs viciés, par des lésions organiques, etc.

L'estomac paraît être le siège de cette impression ; mais c'est évidemment dans le système cérébro-nerveux qu'elle réside.

Les physiologistes des siècles derniers ont cherché à savoir quel est le rôle de l'estomac dans le vomissement. Les uns, Bayle, Chirac, Duverney, à la suite d'expériences dans lesquelles ils avaient enlevé les muscles abdominaux d'un chien, ont remarqué que le vomissement ne se produisait pas. Pour eux, l'estomac était passif. Lieutaud, Haller, Portal, crurent observer qu'il y avait pendant le vomissement contraction des fibres propres de l'estomac, rétrécissement du viscère et rejet des matières qu'il contenait.

Magendie, en 1813, reprend toutes ces expériences. Il fait avaler de l'émétique à un chien, l'animal vomit ; il ouvre l'abdomen, en écarte les muscles, les vomissements cessent ; il réunit par une suture les muscles divisés, les vomissements reparaissent sous l'influence des contractions du diaphragme et des muscles de l'abdomen. Il tire l'estomac hors de la cavité abdominale, les vomissements s'arrêtent ; il le remet en place, ceux-ci recommencent. Substituant alors à l'estomac une vessie de cochon pleine de liquide coloré, les phénomènes se produisent de la même manière. Enfin, laissant l'estomac intact, coupant les nerfs diaphragmatiques, enlevant les muscles du ventre, ne laissant de paroi à l'abdomen que le péritoine, le vomissement est impossible. Magendie crut alors avoir démontré d'une manière péremptoire que l'estomac est dans le vomissement un réservoir inerte, que les muscles abdominaux et le diaphragme en sont les principaux agents.

Magendie était trop exclusif dans son opinion ; Maingault, la même année, lui a opposé des expériences dans lesquelles on voit des animaux vomir sans muscles abdominaux et sans diaphragme.

Bichat, Tiedemann et Gmelin (1), etc., ont cru, de leur côté, que les mouvements de l'estomac dépendent du nerf vague ou pneumogastrique ; d'autres ont cru en trouver la raison dans l'action du grand sympathique.

D'où vient cette divergence d'opinions ?

____

(1) Tiedemann et Gmelin, *Recherches expérimentales physiologiques et chimiques sur la digestion.* Paris, 1827.

Longet a recommencé ces diverses expériences et est arrivé à ce résultat que, *durant la chymification*, les mouvements de l'estomac dépendent de la paire vague et non du grand sympathique. Toutefois, considérant que « le tronc mixte du nerf vague et ses cordons œsophagiens en particulier renferment dans leur épaisseur même un grand nombre de filets empruntés au grand sympathique », et que ces mêmes cordons, excités artificiellement, produisent des contractions qui ne se manifestent que quelques secondes *après* l'irritation, tandis que les nerfs céphalo-rachidiens la produisent *instantanément*, il admet ici une action *mixte*.

Il résulte de ces faits qu'il y a une connexion intime qui existe entre le grand sympathique de l'abdomen et le système nerveux de l'estomac ; que le cerveau commande le vomissement et que les muscles de l'estomac, ceux de l'œsophage, du diaphragme, de l'abdomen, concourent à le produire. C'est un phénomène *réflexe*, produit par la transformation des impressions morbides éprouvées par l'estomac et les différentes parties de l'appareil cérébro-spinal et nerveux.

Ces considérations générales étaient nécessaires pour comprendre le mécanisme de ce phénomène, si important au point de vue sémiotique, car très souvent il met le médecin sur la voie d'une maladie qui commence et qui n'offre pas encore des caractères bien tranchés. J'en excepterai toutefois le premier âge, époque à laquelle le vomissement de lait est facile et constitue un phénomène presque naturel lorsque l'enfant a teté un peu trop abondamment.

ARTICLE II

CAUSES DU VOMISSEMENT

A la suite d'impressions morales particulières, d'une saveur désagréable, d'un sentiment de dégoût, d'un souvenir pénible, du mouvement cadencé du corps, etc., il survient des vomissements chez une personne présentant toutes les apparences de la santé et chez laquelle toutes les fonctions s'exécutent normalement. — D'autres fois ils apparaissent au début d'une maladie générale ou locale, d'une péritonite, d'une variole, etc.; quand le cours de la bile est intercepté par des calculs biliaires ; quand il y a un trouble quelconque de l'économie ; au début d'une grossesse ; — enfin dans certaines affections de l'estomac lui-même, dans la gastrite, dans la gastralgie et la dilatation de l'estomac, dans certaines maladies organiques, cancéreuse ou autres, etc.

Relativement à ces causes différentes, le vomissement est considéré comme *idiopathique*, *sympathique* ou *symptomatique*.

§ 1er. — **Vomissements idiopathiques**.

Les *vomissements idiopathiques* sont ceux qui se produisent sans aucune maladie de l'estomac, et sans être sollicités par l'action sympathique d'un autre organe qui commence à souffrir : tels sont les vomissements qui surviennent à la suite d'impressions morales, par imitation, ou bien lorsque le corps est soumis pendant un certain temps à un mouvement cadencé, tel que le balancement, le roulis d'un vaisseau, dans le mal de mer, la valse, etc.

§ 2. — Vomissements sympathiques.

Les vomissements *sympathiques* sont ceux qui résultent d'une impression provoquée par un trouble quelconque de l'organisme, pourvu toutefois que ce trouble ne dépende point d'une lésion de l'estomac lui-même, car, dans ce dernier cas, au contraire, les vomissements sont le symptôme de la lésion de l'estomac; ils sont *symptomatiques*.

En connaissant l'influence du cerveau sur le vomissement, on comprend facilement pourquoi les *vomissements sympathiques* sont si communs. Perrault, un des premiers, soutint que les sympathies se faisaient par l'intermédiaire du cerveau ; Astruc alla plus loin, il démontra que les sympathies n'avaient lieu que par le cerveau, contrairement à Vieussens et à Boerhaave, qui admettaient une sympathie particulière des organes entre eux.

« Les sympathies les plus marquées de la tête avec les autres parties sont celles avec l'estomac et le foie. Le mal de tête ôte d'abord l'appétit, et le vertige qui a son siège dans la tête, donne des nausées et souvent des vomissements même : les premiers accidents des plaies, des contusions, des épanchements qui attaquent le cerveau, sont aussi très souvent des vomissements; tous ces faits prouvent l'extrême influence de l'état de la tête sur l'estomac (1). » C'est par eux sans doute que quelques philosophes ont été conduits à placer le siège de l'âme dans l'estomac.

Presque toutes les affections du cerveau sont donc précédées ou accompagnées de vomissements, depuis la simple hémicranie ou migraine jusqu'aux productions étrangères qui se forment dans la cavité crânienne. On les observe dans les hémorrhagies cérébrales abondantes; dans les empoisonnements par les narcotiques; dans la lipothymie ; surtout dans la méningite ; dans le ramollissement; dans les tubercules du cerveau, symptôme précieux pour le diagnostic de cette maladie si fréquente chez l'enfant. Ils se produisent également lorsqu'il se développe des tumeurs osseuses ou squirrheuses dans le cerveau, dans l'hydropisie des ventricules, etc. Tout récemment je voyais un enfant que son médecin ne voulait pas considérer comme malade, il avait de la céphalée continuelle, des vomissements après chaque repas, sans fièvre, et sans autre maladie qu'une otorrhée. — Je supposai une méningite chronique, mais je voulus faire de la cérébroscopie et j'examinai l'œil à l'ophthalmoscope, ce qui me permit de constater une infiltration grisâtre du nerf optique et de la rétine couvrant les vaisseaux rétiniens à différentes places. Il n'y avait plus à douter, et j'avais dans l'œil l'échantillon des désordres qui existaient dans le cerveau. — Chaque fois que des vomissements prolongés ont lieu chez un sujet qui a

______

(1) Tissot, *Maladie des nerfs*, chap. III, art. II, *Des sympathies.*

des douleurs de tête opiniâtres, on peut être à peu près sûr qu'il y a une lésion cérébrale que l'ophthalmoscopie permet de reconnaître.

Morgagni rapporte l'histoire d'un prêtre distingué, de l'ordre de Saint-Augustin, qui mourut après avoir été sujet à des vomissements fréquents liés à la présence d'une tumeur dans l'hypochondre droit. L'autopsie fit découvrir dans la vésicule *neufs calculs* de différentes formes ; le foie était extrêmement volumineux et rempli de *stéatomes*. En un mot, l'hépatite, les abcès du foie, les dégénérescences de cette glande, peuvent, soit sympathiquement, soit mécaniquement, en comprimant l'estomac, amener des vomissements.

On les observe encore dans les maladies du pancréas, soit par altération de l'organe, produisant une sécrétion viciée, soit enfin par le fait d'une tumeur comprimant les organes voisins. Morgagni ne sait positivement s'il faut attribuer ces vomissements à une sorte d'irritation de l'estomac ou bien à l'obstacle mécanique apporté par la tumeur.

Il y a une sympathie très marquée entre l'estomac et l'utérus. C'est un fait qui a frappé l'esprit des premiers observateurs. Hippocrate a signalé les vomissements aigres dans certains cas de dysménorrhée, dans les coliques menstruelles. Stoll cite une personne qui, à la suite d'une frayeur, eut une suppression menstruelle, et aussitôt survinrent des nausées, puis des vomissements qui diminuaient quand les règles revenaient pour reparaître ensuite au moment de leur suppression. Tous les médecins savent qu'il en est de même dans la métrite chronique, dans les ulcérations du col utérin, etc.

Dès les premiers jours de la conception, les femmes éprouvent souvent du dégoût, des nausées, des vomissements, qui durent plus ou moins longtemps. Quelquefois même les vomissements sont incoercibles, et lorsque les malades succombent, la nécropsie ne montre rien dans l'estomac. Guersant, Dance (1), P. Dubois (2), etc., ont publié des faits de mort à la suite de vomissements incoercibles dans lesquels les recherches anatomiques ont été infructueuses. Dance a trouvé l'estomac sain et les parois de l'utérus flasques.

« Souvent, dit Tissot, les nausées continuelles sont un des premiers symptômes de l'inflammation commençante de la matrice après les couches. Si l'on s'y méprend et si l'on attribue les nausées à la faiblesse de l'estomac, la malade est perdue. »

Il y a des vomissements au début de quelques fièvres éruptives et surtout de la variole. Ce symptôme avec de la rachialgie et de la fièvre est à peu près caractéristique.

On les rencontre dans les maladies du foie, avec douleurs aiguës de la région hépatique ou lombaire, dans la lithiase biliaire et dans les coliques hépatiques.

(1) Dance, *Répertoire d'anatomie et de physiologie*. 1827, t. II.
(2) P. Dubois, *Avortement provoqué dans les cas de vomissements* (*Bulletin de l'Académie de médecine*, 1851-52, t. XVII, p. 557).

Ils se montrent comme action réflexe mécanique dans la toux de bronchite et de coqueluche si des mucosités et des efforts de toux chatouillent le voile du palais et le pharynx. Alors il y a effort de vomissement et souvent rejet des matières contenues dans l'estomac. — C'est comme si l'on se mettait le doigt dans la bouche.

On observe encore des vomissements au début de la péritonite, de la cystite inflammatoire ou calculeuse, de la perforation intestinale, de l'œsophagite, dans la néphrite aiguë, dans les coliques néphrétiques simples ou calculeuses, dans l'albuminurie à forme chronique, dans l'étranglement intestinal, dans le volvulus, etc.

Enfin ils ont quelquefois pour cause la présence de vers lombrics ou d'un tænia dans le canal intestinal, « des hémorrhoïdes gonflées de l'intestin rectum » (1).

Il est une autre sorte de vomissements qu'on doit ranger dans la catégorie des vomissements sympathiques, nous voulons parler des vomissements par métastase. Chomel pense que..... « les affections que l'on qualifie assez généralement de gastralgies et d'entéralgies..... doivent plutôt, dans la grande majorité des cas, être regardées comme des métastases rhumatismales ou dartreuses ; dans le premier cas, c'est la tunique musculaire qui est atteinte ; dans le second, c'est la muqueuse (2) ».

Ces vomissements sont quelquefois très tenaces. J. Frank fut appelé chez une femme qui habitait une boutique sombre et qui était sujette depuis sept ans à des vomissements opiniâtres. Il crut, à tort ou à raison, reconnaître une affection rhumatismale, et il prescrivit des pédiluves, des lotions nitro-muriatiques, selon la méthode de Scott ; à l'intérieur, l'usage de poudres composées de fleur de soufre et de magnésie calcinée, par-dessus lesquelles la malade prenait une tasse de boisson acidulée. En peu de jours les vomissements cessèrent et la santé se rétablit (3).

On a vu quelquefois la suppression d'hémorrhoïdes habituelles ou de sueurs amener des vomissements.

Je classerai encore parmi les vomissements sympathiques ceux qu'on observe à la suite des fièvres graves, des maladies pendant lesquelles on a tenu longtemps les malades à la diète et qui ont provoqué une *olighémie cérébrale* (4). Ce sont des vomissements par *inanition*.

On les distingue assez facilement des vomissements *nerveux*, qui existent rarement seuls, et qui sont presque toujours liés à un état nerveux, aux émotions morales vives, à l'abus des plaisirs vénériens, à l'onanisme, à l'hystérie, au dégoût, etc. Il y a dans cette sorte de vomissements nerveux ou par antipathie, vomissements que rien n'explique, des phénomènes quelquefois très curieux ; une odeur, un aliment, un souvenir,

<hr>

(1) Stoll, aph. 660.
(2) Chomel, *Clinique médicale*, t. II, p. 395.
(3) Barras, *Traité sur les gastralgies et les entéralgies*, p. 415. Paris, 1839-44.
(4) E. Beuchut, *Du nervosisme et des maladies nerveuses*, 2ᵉ édition. Paris, 1877, 1 vol. in-8, p. 600.

peuvent les provoquer. Une personne digérera une nourriture grossière, tandis qu'elle vomira des aliments légers, et cela après un temps plus ou moins long, variant de quelques heures à deux ou trois jours.

Il y a enfin les vomissements qui accompagnent le début de la plupart des maladies aiguës de l'enfance. Un enfant va avoir la rougeole, la scarlatine, la variole, une pneumonie, etc., il se met à vomir et les parents croient qu'il s'agit d'une simple indigestion. Ils sont bientôt désabusés, car la fièvre suit le vomissement et bientôt le médecin leur dit en présence de quelle maladie ils se trouvent. Trop heureux s'il ne s'agit pas d'une méningite tuberculeuse.

§ 3. — Vomissements symptomatiques.

Les *vomissements symptomatiques* sont moins fréquents que les vomissements sympathiques. Ils se rencontrent dans la plupart des affections qui ont pour siège les différentes membranes de l'estomac, telles que la gastrite aiguë ou chronique, la dilatation de l'estomac, la gastrite simple ou toxique, la gastrite des buveurs, le ramollissement blanc de l'estomac, l'ulcération de la muqueuse stomacale, les lombrics, le tænia, les dégénérescences organiques épithéliales ou cancéreuses du cardia et du pylore. Dans le nombre il faut mentionner celles de ces maladies où il y a insuffisance de suc gastrique ou de suc pancréatique et où il y a impossibilité de digérer les matières albuminoïdes et les graisses. On peut y joindre le vomissement par indigestion, alors qu'il y a réplétion de l'estomac et tiraillement de ses fibres par la trop grande quantité d'aliments. Cela se voit chez l'adulte dyspeptique, mais surtout chez l'enfant et particulièrement chez l'enfant à la mamelle où la régurgitation du lait n'est qu'une manière de régler le trop-plein de l'estomac, fait par des tetées trop abondantes. Citons enfin le vomissement produit par un obstacle mécanique obstruant l'intestin, par le volvulus, les invaginations, et par la hernie de l'estomac, etc. On trouve au musée médical de Vienne une pièce anatomique dans laquelle l'appendice xiphoïde du sternum luxé comprimait l'estomac et avait amené des vomissements (J.-P. Frank). Il y a enfin le *vomissement toxique* dû à l'ingestion de poisons irritants comme les acides ; narcotiques comme l'opium ; âcres ou autres, et à l'ingestion de substances données à doses convenables comme l'émétique ou l'ipécacuanha.

Existe-t-il un vomissement critique? Cela n'est pas généralement admis. Hippocrate avait cru remarquer que certaines maladies cessaient à la suite de vomissements spontanés. Il voulut dans certains cas imiter la nature et fit vomir pour *détourner les grandes suppurations internes*, surtout chez les malades qui souffraient de la poitrine. C'est là le point de départ de la méthode de Rasori dans les affections de poitrine, et de Desault pour les plaies de tête.

ARTICLE III

FORME ET MATIÈRE DES VOMISSEMENTS

Le vomissement est d'autant plus facile que le sujet est plus jeune, plus faible ou plus impressionnable. C'est ce que F. Hofmann avait remarqué : *Infantes præ adultis, feminæ præ viris, et viri laxioris habitus.*

Le moment de l'apparition des vomissements est une chose importante à noter, car il dépend souvent de la cause et de la nature du phénomène. Il a lieu au début des maladies inflammatoires comme accident sympathique ; il est régulièrement ou irrégulièrement intermittent s'il est lié à une affection organique du cerveau, à une maladie des voies biliaires, etc. ; d'autres fois il est chronique, et se reproduit à chaque instant : c'est lorsqu'il dépend d'une maladie nerveuse ou organique.

Le vomissement n'amène presque jamais la mort par lui-même, excepté dans certains cas de grossesse ou de nervosisme chronique (1) ; il cesse avec la maladie principale s'il est sympathique ; avec la lésion organique qui le produit s'il est symptomatique.

Il faut encore étudier le vomissement sous le rapport des matières vomies, de leur quantité, de leur qualité.

Ces matières sont plus ou moins abondantes ; elles varient depuis quelques cuillerées jusqu'à plusieurs livres, et l'on y trouve un grand nombre d'éléments hétérogènes. Ce sont :

1° Des *aliments,* plus ou moins bien digérés : dans l'indigestion, dans le cancer du pylore, dans l'ulcère chronique de l'estomac ;

2° Des *mucosités* neutres, ordinairement acides, plus ou moins filantes, ressemblant à un blanc d'œuf non cuit, quelquefois striées de sang rouge ou noir : dans la gastralgie, la gastrite, dans le développement anomal des follicules de l'estomac chez les buveurs, dans l'hypertrophie de la muqueuse gastrite, etc. ;

3° Des *matières bilieuses* jaunes ou vertes porracées : dans les affections aiguës commençantes, dans la gastrite, dans la péritonite, etc. ;

4° Des *matières blanches,* dites cholériques, avec leurs grains blancs, semblables à une décoction d'orge ou de riz ;

5° Des *matières stercorales,* jaunes, liquides, infectes : dans les hernies de l'intestin, dans les invaginations, etc. ;

6° Des *matières ensanglantées,* depuis quelques filets de sang jusqu'à 300, 400 et même 1000 grammes de sang pur : dans les hémorrhagies supplémentaires, dans le scorbut, dans la fièvre jaune, dans l'ictère grave ou atrophie jaune aiguë du foie, dans la rupture de vaisseaux artériels ou veineux provenant de l'estomac, du foie, de l'épiploon, etc. ;

7° Des *matières noires,* semblables à du marc de café, à de la terre ou

____

(1) E. Bouchut, *Du nervosisme,* Paris, 1877.

de la suie délayée dans l'eau : dans certaines gastralgies, dans la fièvre jaune et dans les cancers ulcérés de l'estomac ;

8° Du *pus* : dans la suppuration des parois de l'estomac, dans les abcès du foie, des reins ou d'un autre organe s'ouvrant à l'intérieur de l'estomac ;

9° Des *fausses membranes* : dans la gastrite pseudo-membraneuse, dans l'œsophagite couenneuse, dans les aphthes ;

10° Des *corps étrangers*, provenant de l'intérieur, soit des vers, des kystes à échinocoques, etc. ; provenant de l'extérieur, des balles, des fourchettes, des aiguilles, etc. ;

11° Des *parasites* et particulièrement de la *sarcine* que j'ai décrite dans le chapitre consacré au *parasitisme*. Les matières vomies sont acides, alcalines ou neutres : acides, lorsqu'il y a inflammation de l'estomac, au début de fièvres graves ; alcalines dans les affections chroniques, les dégénérescences organiques, neutres dans la gastrorrhée ou pituite, dans la dyspepsie, etc.

ARTICLE IV

NATURE DU VOMISSEMENT

Un des points les plus importants de l'histoire du vomissement, c'est le diagnostic différentiel des causes qui le produisent.

Pour y arriver, il faut envisager le vomissement sous le point de vue le plus général, considérer s'il existe avec ou sans fièvre : dans le premier cas, il peut être symptomatique d'une gastrite, ou se trouver sous la dépendance d'affections aiguës commençantes. Si le vomissement est sans fièvre, il faut examiner la nature et la qualité des matières vomies, le moment où se produit le phénomène ; chercher s'il y a quelque lésion organique à l'épigastre ou dans le voisinage ; si les fonctions digestives, circulatoires, encéphaliques, ne sont pas troublées ; s'il n'y a pas d'altération dans les sécrétions ; si la peau a conservé sa coloration normale ; s'il y a une métastase goutteuse rhumatismale ou dartreuse ; s'il y a des coliques hépatiques ou néphrétiques ; s'il y a affection de l'utérus ou grossesse. On s'informera encore des habitudes du malade, de son genre de vie, de sa nourriture, etc. Le résultat de ces recherches et les antécédents du malade indiqueront la cause du phénomène morbide et les moyens d'y remédier.

Dans les affections organiques du cerveau, par exemple, le vomissement est souvent le premier indice de l'altération cérébrale, et ce sont les phénomènes concomitants et la céréhroscopie qui donnent toute la certitude et toute la précision désirables au diagnostic. Ainsi, dans l'exostose syphilitique, les antécédents, les douleurs nocturnes, indiquent le traitement à prescrire. Si la tumeur est cancéreuse, les vomissements quelquefois opiniâtres dureront depuis longtemps ; on pourra observer la couleur jaune paille caractéristique de la peau, un changement d'humeur dans l'esprit du malade, quelques douleurs névralgiques, de la migraine, de la paralysie, etc. Si la tumeur ou si la maladie est tuberculeuse, il y aura peut-être des tubercules de la choroïde, mais partout l'ophthalmoscope devra aider le diagnostic. Comme je l'ai démontré, on trouve alors les traces d'une névro-rétinite caractéristique de la maladie cérébrale, et le fait que j'ai rapporté plus haut en est la preuve.

Si, après le vomissement, la peau devient jaune, ictérique, ainsi que les conjonctives et la face inférieure de la langue; s'il y a tension et douleur à l'hypochondre droit avec des urines ictériques, les vomissements sont un des signes de l'affection calculeuse de la vésicule biliaire. Lorsqu'en même temps il y a de la fièvre, il faut craindre une hépatite et un ictère grave ou atrophie jaune aiguë du foie.

Si le vomissement est lié à une disposition rhumatismale, on le reconnaîtra aux antécédents du malade, à l'absence de réaction fébrile, à l'épigastralgie s'exaspérant par la pression, à la nullité d'influence du régime alimentaire, et à l'augmentation ou à la diminution des douleurs par suite de certaines conditions atmosphériques. S'il est de nature dartreuse, les antécédents, la disparition de dartres coïncidant avec l'apparition des vomissements, qui cesseront sous l'influence d'un régime antistrumeux, faciliteront le diagnostic.

Les symptômes nerveux concomitants, la coïncidence d'une névralgie, un trouble dans quelques sécrétions, des urines claires, citrines, abondantes, la constipation, etc., la faculté de reprendre de la nourriture peu de temps après avoir vomi, etc., tous ces symptômes sont caractéristiques des vomissements nerveux.

Quelquefois cependant les vomissements existent sans que rien puisse les expliquer. Roux vit une jeune fille affectée de vomissements muqueux et alimentaires, elle succomba au bout d'un mois, et à l'autopsie on ne put rien trouver pour en expliquer la cause. Pinel (1) rapporte un fait analogue chez une femme de trente-sept ans, qui, à la suite de chagrins domestiques, fut prise de vomissements opiniâtres auxquels la mort seule mit un terme. A l'autopsie, on trouva l'estomac sain, le pylore *un peu rétréci*, mais sans augmentation d'épaisseur. J'ai vu à la Pitié, dans mon service, mourir une jeune fille de vingt-deux ans, à la suite de vomissements incoercibles, et chez laquelle la nécropsie ne me fit rien découvrir de matériel dans les tuniques de l'estomac ni dans aucun des autres organes, tels que l'utérus, le cerveau, etc.

Si les vomissements sont sanguinolents, il faut chercher à reconnaître s'ils sont produits par une exhalation de la muqueuse stomacale sans lésion matérielle, ou bien s'il y a rupture de quelques gros vaisseaux artériels ou veineux. Quelquefois on a vu des malades vomir du sang qu'ils buvaient en cachette pour faire croire à une maladie.

Si le vomissement de sang est produit par exhalation, sans lésion appréciable, il y a presque toujours des phénomènes précurseurs. Tantôt l'hématémèse est supplémentaire, d'autres fois elle est sous la dépendance d'un

____

(1) Pinel, *Nos. phil.*, t. III.

état nerveux très prononcé. Dalmas raconte avoir vu, en 1829, à la Charité, une jeune fille d'un tempérament nerveux exagéré, qui, effrayée au moment de ses règles, fut prise subitement de vomissements de sang ; ces vomissements se répétaient sous l'influence de la moindre émotion, d'un reproche, d'un retard à obtenir ce qu'elle demandait. D'autres fois encore, il y a hématémèse dans le cours de maladies aiguës ou chroniques, dans la fièvre jaune, dans le scorbut. Dans ces deux derniers cas, on peut ranger l'hématémèse dans la classe des hémorrhagies asthéniques ou passives.

Lorsque le vomissement a lieu sans phénomènes précurseurs, il est presque toujours le résultat d'une rupture des vaisseaux artériels ou veineux. Dans ce cas, l'hématémèse peut se reproduire avec la plus grande facilité ; elle dure pendant quelques heures, pendant quelques jours et même pendant quelques mois. Bricheteau a observé à Necker, en 1854, un cas assez curieux d'hématémèse répétée, causée par l'ouverture des veines de l'estomac. L'autopsie du sujet, âgé de quarante et un ans, démontra que « les parois du viscère n'étaient le siège d'aucune altération de nature cancéreuse, mais que dans l'épaisseur de ces parois rampaient des veines variqueuses, plus volumineuses sur la face postérieure. Sur cette partie, on observait plusieurs cicatrices d'ulcérations anciennes, paraissant avoir intéressé la muqueuse seulement : l'une d'elles, de date toute récente, conduisait dans la cavité d'une veine volumineuse située sur la partie médiane de la face postérieure de ce viscère. »

Le diagnostic est plus obscur quand le malade vomit des mucosités filantes. Y a-t-il gastrorrhée ? y a-t-il gastrite chronique et vers intestinaux ? ulcère de la muqueuse ? Il est difficile de se prononcer d'une manière formelle ; cependant les antécédents du malade, son genre de vie habituel, pourront faciliter le diagnostic.

On se rappellera que, dans la gastrorrhée, le flux muqueux plus ou moins abondant (de 50 à 1000 gr.) a lieu le plus souvent le matin à jeun, quelquefois immédiatement après le repas, *sans matières alimentaires ;* que généralement les digestions sont bonnes, tandis que, dans la gastrite chronique, il y a eu souvent une gastrite aiguë pour point de départ ; que les digestions sont pénibles, que l'épigastre est souvent douloureux, et qu'après un certain temps la constitution du malade se détériore, que la peau devient souvent terne, pâle, mollasse, etc.

ARTICLE V

PRONOSTIC DU VOMISSEMENT

Les vomissements sont plus ou moins graves, selon la nature de leur cause sympathique ou symptomatique. Quelquefois cependant ils persistent avec une opiniâtreté désespérante, et peuvent, à eux seuls, en dehors de toute affection organique, se terminer par la mort sans qu'une lésion grave puisse faire pressentir cette issue funeste.

ARTICLE VI

THÉRAPEUTIQUE DU VOMISSEMENT

Selon que les vomissements compliquent une maladie, annoncent ou constituent la maladie elle-même, ils réclament un traitement spécial.

Tels sont les vomissements produits par les maladies du cerveau, par les fièvres éruptives, par les maladies du foie, des reins, etc.

Si le phénomène est purement gastrique et ne tient point à une affection inflammatoire de l'estomac, on emploiera avec succès les opiacés, les narcotiques, les antispasmodiques et le lavage de l'estomac. Les opiacés seront administrés à doses répétées, assez fortes et longtemps continuées ; à l'extérieur, les mouches d'opium, la morphine par la méthode endermique, les emplâtres de thériaque, etc. Ces médicaments calment l'éréthisme nerveux et facilitent la tolérance des mucosités gastriques.

Les antispasmodiques sont aussi administrés avec avantage dans ce dernier cas ; mais leur action, plus prompte, est aussi plus fugace. On prescrit l'éther sulfurique, la liqueur d'Hoffmann, les perles d'éther, le colombo, etc.

D'autres fois, il faut relever les forces de l'organe affaibli ; on aura recours aux toniques, aux spiritueux, au quinquina, aux vins d'Espagne, aux infusions amères et aromatiques, à la quassia amara, à la menthe, à la gentiane ; s'il y a chlorose, aux ferrugineux, aux préparations ferro-manganiques, etc. Les boissons froides réussissent souvent ; le bouillon gras froid et dégraissé, les gelées de viande, la gelée de lichen au quinquina, rendent parfois de grands services. Dans les vomissements cholériques, on conseille la glace pilée, les préparations gazeuses, l'eau de Seltz, la potion de Rivière. On applique quelquefois heureusement à l'épigastre la glace pilée et conservée dans une vessie.

S'il y a acidité des voies digestives, on prescrira l'eau de chaux coupée avec le lait, l'eau de Vichy, l'eau de Seltz, la poudre d'yeux d'écrevisses, la magnésie anglaise pure ou associée au sous-nitrate de bismuth.

Le sulfate, le valérianate de quinine sont heureusement employés dans certains vomissements intermittents, mais s'il y a des lombrics ou un tænia, c'est à la santonine ou aux ténifuges qu'il faut s'adresser.

Mais s'il y a une insuffisance du suc gastrique ou pancréatique, comme dans des dyspepsies nerveuses ou inflammatoires chroniques, il faut donner la pancréatine, la pepsine animale et surtout la pepsine végétale ou papaïne qui a une action énergique très favorable.

Aux vomissements opiniâtres qui se développent pendant la grossesse on opposera l'extrait de belladone appliqué sur le col de l'utérus. On a cité quelques succès par l'usage du lait clair à petites doses : ce moyen bien simple a réussi plusieurs fois entre les mains du docteur Jolly (de

Château-Thierry). Dans des cas semblables, Ameuille (1) dit avoir employé avantageusement les boulettes de viande crue hachée, pilée et tamisée.

D'autres fois le vomissement est provoqué dans un but thérapeutique. Le *vomissement guérit le vomissement* (*vomitus vomitu curatur*). Il peut arriver qu'il y ait altération dans la sécrétion des sucs gastriques ; quelques doses légères d'émétique peuvent rétablir les sécrétions. Barras (2) a vu un capitaine de la garde royale atteint de vomissements fréquents, revenant par accès avec nausées continuelles ; il se mettait les doigts dans la bouche pour se soulager. Les antiphlogistiques, les révulsifs, les opiacés, les antispasmodiques, avaient été employés inutilement. Le tartre stibié fit disparaître les accès. J'ai vu plusieurs cas de ce genre.

Rien n'est si bizarre que le traitement du vomissement nerveux. Si les vomissements disparaissent souvent avec la cause qui les a produits, le vomissement nerveux résiste quelquefois avec une rare opiniâtreté au traitement rationnel. Barras en a cité de nombreux exemples. Ici, c'est un moxa à l'épigastre qui amène la guérison, là c'est le repos *pris dans un bain prolongé* (de 7 à 8 heures) ; ce sont les bains de vapeur aqueuse, le suc d'aliments grossiers, lorsque les aliments les plus légers n'étaient pas tolérés.

Si le vomissement est le résultat d'un vice humoral, on tâchera de neutraliser ou de combattre par des remèdes spécifiques le principe morbide fixé sur l'estomac. On prescrira un traitement antirhumatismal, antigoutteux, antisyphilitique ou antidartreux : les révulsifs, les vésicatoires, etc., et tout ce qu'on emploie généralement contre ces diathèses, dont les manifestations très mobiles sont si dangereuses. Enfin, dans tous les cas où le vomissement est chronique, souvent répété, il faut faire le *lavage de l'estomac* avec la sonde de Faucher et y injecter de l'eau légèrement alcaline.

CHAPITRE IX

SIGNES FOURNIS AU DIAGNOSTIC PAR L'HÉMATÉMÈSE
OU VOMISSEMENT DU SANG

On donne le nom d'*hématémèse* au rejet, par la bouche, de sang contenu dans l'estomac.

L'hématémèse indique :

1° Une déversion dans l'estomac de sang venu d'organe voisins. — Ex. : le sang de l'épistaxis, avalé ; le sang de fissures du mamelon sucé dans l'allaitement ; le sang d'abcès du foie ou de la rate ouverts dans l'estomac.

2° Une blessure de l'estomac par un écrasement, une contusion, un

____

(1) Ameuille, *Union médicale*, novembre 1854.
(2) Barras, *Traité sur les gastralgies et les entéralgies*. Paris, 1839-44.

instrument piquant ou tranchant, une corrosion de la muqueuse par des acides concentrés, sulfurique ou nitrique, ou par des corps étrangers irritants, ou par un tænia.

3° Un obstacle à la circulation s'il y a lésion du cœur, de l'aorte descendante ou des valvules ; s'il y a un anévrysme de l'aorte ; s'il y a thrombose du foie ou phlébite de la veine porte.

4° Une nosohémie grave ou altération du sang dans les fièvres, variole hémorrhagique, typhus, peste, fièvre jaune et alors le vomissement s'appelle *romito negro.*

5° Une affection hystérique quand elle se produit chez une femme nerveuse, qui d'ailleurs se porte bien, ou une hémorrhagie supplémentaire si elle a lieu régulièrement tous les mois chez une femme qui n'a pas ses règles.

6° Une fièvre pernicieuse hémorrhagique si elle revient tous les jours ou les deux jours à la même heure.

7° Enfin, une maladie organique de l'estomac s'il y a ulcère simple ou épithélioma, ou cancer des parois de l'organe.

Le sang qui est vomi est toujours liquide, rouge, noirâtre ou noir, non mousseux, comme celui de l'hémoptysie ; il est plus ou moins abondant, souvent mêlé à des aliments, et dans son dépôt on trouve quelquefois, au microscope, des cellules de cancer, mais alors il s'agit d'une hématémèse spéciale. Il y a un demi-verre, un verre ou une demi-cuvette. — Parfois, dans le cancer de l'estomac il est méconnaissable et ressemble à de la terre, du marc de café ou de la suie délayée dans de l'eau.

L'hématémèse revient plus ou moins fréquemment selon sa cause. — Quand elle reparaît d'une façon intermittente à bref délai, et régulièrement, c'est une *forme de la fièvre pernicieuse.* — Quand elle revient à longue échéance chez une femme qui n'a pas ses règles, c'est une *hémorrhagie supplémentaire.* Si elle s'accompagne d'amaigrissement, de dyspepsie, de pâleur jaunâtre, elle indique un ulcère de l'estomac, et s'il y a tumeur à l'épigastre, un cancer.

Une hématémèse seule n'épuise pas beaucoup les malades, mais si elle se reproduit souvent et si elle est abondante, elle amène l'anémie et l'hypoglobulie. Dans ce cas, les globules rouges tombent à un ou deux millions par millimètre cube.

Avec l'hématémèse il y a souvent du *melæna,* c'est-à-dire des selles noires, plus ou moins abondantes, liquides ou solides. — C'est quelquefois noir comme du cirage et les matières sont formées par du sang de l'estomac qui a passé dans l'intestin.

Selon sa cause, l'hématémèse est plus ou moins grave, et quand elle arrive dans une fièvre grave ou un cancer ulcéré de l'estomac elle indique la mort dans un temps plus ou moins éloigné.

CHAPITRE X

SIGNES FOURNIS AU DIAGNOSTIC PAR LA DIARRHÉE

La diarrhée est un symptôme commun à beaucoup de maladies. Elle est caractérisée par la fluidité des matières alvines.

Ce phénomène est dû à une augmentation de quantité dans les sécrétions de la muqueuse et des glandes de l'intestin. On l'a appelé *flux, hypercrinie, diacrise*. Pour quelques médecins il y en a trois espèces :

1° Diarrhée idiopatique ou essentielle, à laquelle appartiennent les diarrhées nerveuse, catarrhale ;

2° La diarrhée sympathique ou *flux de ventre* proprement dit ;

3° Diarrhée symptomatique, résultant d'une inflammation ou d'une lésion organique du tube intestinal.

Quelques auteurs, se plaçant à un autre point de vue, ont admis, d'après des considérations secondaires, des diarrhées éphémères, chroniques, colliquatives, cholériformes, critiques, crapuleuses. Ces diarrhées existent, il est vrai ; mais ce sont des variétés que l'on peut et doit faire rentrer dans le cadre précédent. — Pour moi, je considérerai la diarrhée comme un symptôme se rattachant à des causes principales et secondaires. Elle résulte d'un trouble fonctionnel *isolé* de la sécrétion intestinale, ou de ce même trouble *associé* à un désordre matériel organique appréciable, d'où la nécessité d'admettre deux espèces de diarrhée.

1° La diarrhée catarrhale, c'est-à-dire le flux intestinal ;

2° La diarrhée symptomatique des maladies aiguës ou chroniques de l'intestin ou des organes placés dans le voisinage.

ARTICLE PREMIER

CAUSES DE LA DIARRHÉE

Je vais d'abord passer en revue les différentes causes de la diarrhée catarrhale et spasmodique, c'est-à-dire de cette espèce de diarrhée qui est indépendante des phlegmasies de l'intestin.

On l'observe chez les enfants pendant le travail de dentition et après le sevrage, quelquefois chez les adultes et chez les vieillards ; chez les sujets à constitution faible, à tempérament lymphatique prononcé, où elle alterne souvent avec la constipation.

D'autres fois, elle tient à une prédisposition héréditaire, à certaines conditions atmosphériques, telles que le froid humide et un courant d'air froid sur le corps échauffé ou sur l'abdomen. Cette cause est parfaitement appréciée des Orientaux, qui portent toujours de la laine sur les parois abdominales.

L'alimentation et la quantité et la qualité des aliments ont une grande influence sur l'état solide ou liquide des matières. — Il y a une diarrhée qui résulte de la trop grande masse d'aliments, c'est la *diarrhée crapuleuse*. Certaines idiosyncrasies favorisent son apparition, car on rencontre des personnes chez lesquelles telle ou telle espèce de viande provoque la diarrhée. Je connais une dame qui n'a jamais mangé une fraise sans éprouver un effet purgatif bien marqué. Le café au lait agit souvent de la même manière. Nous savons tous que beaucoup d'étrangers sont pris de diarrhée en arrivant à Paris, lorsqu'ils ne sont pas encore habitués à l'usage des eaux chargées de matières organiques altérées de la capitale. Beaucoup de personnes croient que l'usage des fruits amène la diarrhée. C'est une opinion erronée que n'admettent ni Pringle, ni Tissot, lequel, au contraire (1), recommande leur usage dans le but de combattre la dysenterie.

Le lait chez quelques personnes est une cause fréquente de diarrhée, et j'ai souvent observé, comme médecin de l'hôpital des Enfants et comme médecin de la direction des nourrices, des diarrhées opiniâtres chez les enfants qui prenaient le lait séreux rempli de colostrum des mauvaises nourrices.

D'autres fois encore, à la suite d'une abstinence prolongée, lorsqu'on donne sans mesure à l'estomac une nourriture à laquelle il n'est plus habitué, ou bien une nourriture trop copieuse, la digestion se fait mal, et souvent les aliments indigérés passant dans le canal intestinal qu'ils irritent à la manière d'un corps étranger, amènent une diarrhée plus ou moins abondante.

Il y a une diarrhée produite par des substances médicamenteuses, par les purgatifs, qui agissent en excitant les follicules intestinaux, ce qui amène une augmentation de sécrétion de la muqueuse ou flux de ventre.

On l'observe également à la suite de fatigues excessives, de contrariétés, d'impressions morales vives, chez certains individus qui commencent à fumer. Fabrice de Hilden rapporte qu'une femme avait un flux bilieux toutes les fois qu'elle se mettait en colère. Caillard, médecin de l'Hôtel-Dieu de Paris, fit une chute et fut affecté d'une entérorrhée qui dura deux mois environ. Cette diarrhée se produit aussi chez les sujets très nerveux qui doivent subir une grande opération, et quelquefois chez les jeunes soldats qui vont au feu pour la première fois, ce qui a motivé le mot de Voltaire : « Quel rapport y a-t-il entre un boulet de canon et une selle? » Tout le monde connaît l'influence fâcheuse de la peur pendant les épidémies cholériques, et chacun sait qu'il en résulte des cholérines pouvant se terminer par un vrai choléra.

Certaines fièvres graves, telles que la rougeole, sont précédées de diarrhée sans que l'intestin soit altéré. La métro-péritonite puerpérale est tantôt accompagnée de constipation, tantôt d'une diarrhée jaune qui

______

(1) Tissot, *Avis au peuple sur sa santé.* Paris, 1768.

B. — DIAGNOSTIC.   36

apparaît les trois ou quatre premiers jours ; quelquefois même elle précède l'apparition de la maladie. Mais cette diarrhée s'observe le plus fréquemment dans la forme typhoïde, tandis que la constipation se montre dans la forme inflammatoire. Dans le premier cas, les selles sont liquides, fétides glaireuses, quelquefois brunes, le plus souvent jaunâtres, quelquefois sanguinolentes.

Nous appellerons *sympathique* la diarrhée qu'on observe à la période ultime des maladies, au moment de l'agonie.

Voyons à présent quelles sont les causes de la diarrhée symptomatique. Lorsque l'intestin est le siège d'une lésion organique ou d'une inflammation muqueuse, la diarrhée est dite *symptomatique*. On l'observe après l'emploi de tous les purgatifs salins, huileux, drastiques, etc., après l'ingestion de poisons irritants, c'est la *diarrhée toxique ;* dans les phlegmasies aiguës ou chroniques du tube digestif, dans la gastro-entérite avec ou sans ulcérations, dans l'entéro-colite, dans la dysenterie, dans le choléra, dans l'irritation par des lombrics, dans les ulcérations cancéreuses, tuberculeuses, typhoïdes, etc. La diarrhée colliquative, qu'on observe souvent chez les phthisiques, est due à la présence de tubercules ulcérés, dans l'intestin.

Quelquefois ce sont des corps étrangers, des vers intestinaux, des matières fécales durcies, qui, par leur séjour prolongé dans l'intestin, l'enflamment et amènent la diarrhée. C'est ainsi qu'on observe, chez certaines personnes, des alternatives de constipation et de dévoiement.

Certaines fièvres éruptives, la rougeole, la variole surtout, sont parfois aussi compliquées de diarrhée. Sydenham nous fait remarquer que la diarrhée précède toujours la variole confluente, tandis que la variole discrète est précédée de constipation. Quelle en serait la cause ? Il est difficile de le dire. Je serais volontiers porté à croire que la diarrhée est produite par une fluxion sanguine très intense de l'intestin.

J'ai parlé plus haut de la diarrhée qu'on observe dans la fièvre typhoïde, et je l'ai rangée parmi les diarrhées symptomatiques de lésions intestinales. Il me semble qu'on a pris quelquefois la cause pour l'effet et qu'on a été un peu trop loin en considérant la lésion des glandes de Peyer comme un signe anatomique constant de cette maladie. Stoll ne serait-il pas plus dans la vérité lorsqu'il dit que c'est la sécrétion abondante de bile qui, par son acrimonie, ulcère et désorganise l'intestin, lequel, une fois altéré, devient alors lui-même une cause de diarrhée et entretient celle qui existe déjà ? C'est l'histoire du pus engendrant le pus.

ARTICLE II

PHÉNOMÈNES DE LA DIARRHÉE

Quand, sous l'influence des causes que je viens d'indiquer, la diarrhée catarrhale ou la diarrhée organique et symptomatique se manifestent, les matières excrémentitielles liquides se produisent avec plus ou moins d'abondance, le mouvement péristaltique augmente et l'excrétion des matières offre des particularités importantes, selon l'abondance des évacuations.

Dans la diarrhée catarrhale et spasmodique, ou flux de ventre, les selles sont plus ou moins fréquentes, plus ou moins abondantes, faciles, avec ou sans coliques, et, le plus souvent, sans fièvre. Le ventre est indolent à la pression, aplati ou ballonné, selon qu'il y a présence ou absence de gaz ; il résonne peu à la pression, et le bruit qu'il fait entendre est un bruit hydro-aérique plus prononcé dans le cæcum ou dans l'S iliaque. — Si la diarrhée est très abondante, le pouls est petit, accéléré, inégal, ainsi qu'on l'observe dans la cholérine. — L'abondance des évacuations amène une déperdition considérable de chaleur, les extrémités se refroidissent, se cyanosent ; on observe une faiblesse générale ; la voix se perd, le malade ne peut plus parler ou ne parle qu'à voix basse ; en même temps la peau devient pâle, terreuse, les chairs mollasses, les yeux s'enfoncent dans les orbites et sont entourés d'un cercle bleuâtre, par suite de l'absorption du tissu cellulaire. La physionomie prend alors une expression caractéristique qui ne trompera jamais un médecin exercé. — Si la diarrhée est très forte, si les selles sont considérables, le sang, perdant son eau, devient plus épais, circule plus difficilement, et il en résulte un obstacle à l'hématose, qui se traduit sur le visage par une teinte livide asphyxique comme dans le choléra. Souvent, dans ce cas, les urines sont albumineuses ou supprimées, et la température s'abaisse très sensiblement.

Si le flux est moins abondant, les digestions peuvent rester faciles : on n'observe aucun des symptômes graves que je viens d'énumérer. — D'autres fois, les aliments sont incomplètement digérés, et alors chaque repas provoque une selle où l'on reconnaît les aliments en nature : c'est la *lienterie*. Elle résulte d'un défaut de chymification par insuffisance de suc gastrique ou pancréatique et aussi de la suppression du suc intestinal.

La langue, blanche dans les flux considérables, reste naturelle dans la diarrhée peu abondante.

Dans la diarrhée inflammatoire, les phénomènes sont un peu différents.

Cette diarrhée peut être aiguë ou chronique. Dans la première, il y a fièvre, langue rouge, à la pointe et sur les bords, quelquefois noire ou brune sur la ligne médiane, sale à la base. Les symptômes fébriles sont plus ou moins prononcés, selon le degré de la pyrexie, selon la période d'acuité de la maladie. Dans la diarrhée dysentérique, par suite des ulcérations du côlon, il y a des évacuations très nombreuses, peu abondantes, formées de mucus et de sang, et accompagnées d'*épreintes* et d'un ténesme très douloureux. Quant au flux, il doit appeler toute l'attention de l'observateur, sous le rapport de la quantité, de la fréquence, de la nature des selles, de l'époque où elles sont rendues, etc. C'est ce que je vais examiner rapidement.

ARTICLE III

ABONDANCE ET NATURE DES MATIÈRES DIARRHÉIQUES

Dans la diarrhée catarrhale, les matières sont plus ou moins abondantes. Morgagni raconte qu'en 1733, voyageant en poste pour aller de Forli à Pesaro, il fut pris, à la suite des fatigues de ce voyage, d'un flux qu'il évalue à 8 kilogrammes. Potier (Poterius) dit avoir donné des soins à un notaire qui en rendit 20 kilogrammes en vingt-quatre heures. Toutefois elle arrive rarement à ce degré. Dans ce cas les selles sont généralement acides, souvent sans odeur, rarement fétides. Quelquefois elles ont une odeur fade, aigrelette.

Les selles *séreuses*, *albumineuses*, se rencontrent fréquemment encore dans la diarrhée catarrhale, dans les affections goutteuses et après les purgatifs salins.

Dans la diarrhée inflammatoire, les selles sont *jaunes*, *bilieuses*, quelquefois mélangées à des matières solides. Chez certaines personnes d'un tempérament bilieux, elles sont exclusivement bilieuses. D'autres fois, elles sont *noirâtres*, *fétides*, *infectes*, ainsi qu'on l'observe plus particulièrement dans la fièvre typhoïde.

Elles sont *graisseuses*, dans les maladies du pancréas, et après les purgatifs huileux, *blanches* comme la décoction de riz dans le choléra, et elles renferment des grumeaux blanchâtres, solides, ou contiennent quelquefois des débris d'épithélium, de l'albumine, du sucre de glycose, du carbonate de chaux.

Elles peuvent être *sanguinolentes*, comme dans la dysenterie, dans l'entérite simple, dans l'entérite typhoïde, lorsque les plaques de Peyer sont ulcérées. Quelquefois, à la période ultime de cette maladie, les selles sont presque exclusivement composées de *sang* et elles constituent l'hémorrhagie intestinale ou le *melæna*, maladie que l'on étudie d'une façon spéciale dans les traités de pathologie.

Elles renferment du *sang pur rouge* dans quelques cas de fièvre typhoïde, dans la phlébite de la veine porte, dans certains cancers de l'intestin et du rectum, dans les hémorrhoïdes fluentes ; mais chez quelques malades le sang cuit par l'intestin est *noir*, comme lorsqu'il vient de l'estomac, et il ressemble à de la terre délayée d'où le nom de *melæna*. C'est ce qui a lieu dans les évacuations alvines du cancer gastrique et de la fièvre pernicieuse hémorrhagique.

Les selles peuvent être *purulentes* dans les abcès du foie, de la fosse iliaque ou du pourtour de l'utérus ouverts dans l'intestin ; — on les trouve mélangées d'*aliments indigérés* dans la *lienterie* par insuffisance de suc gastrique, et dans la diarrhée entretenue par la présence de vers dans les intestins. — Dans ce dernier cas, elles sont remplies d'œufs d'entozaires, et il suffit de regarder une parcelle d'excrément au microscope pour les voir. S l'on y trouve des œufs de trichocéphales, des œufs de tænias, ou des œufs de lombrics, faciles à distinguer par leurs formes différentes, on pourra affirmer qu'il s'agit d'une diarrhée vermineuse (1).

Certains médicaments peuvent modifier la couleur des selles par suite d'une action chimique inconnue : le calomel les rend *verdâtres*, quelquefois d'un vert noir, et le sous-azotate de bismuth les rend *noires*, tandis que la fuchsine les teint en *rouge*. Chez les enfants, la couleur des selles varie : elles sont *jaunes ;* quelquefois *glaireuses* comme du blanc d'œuf; ou bien elles sont *verdâtres*, *panachées* de blanc, par suite de la réaction des acides du canal alimentaire sur la matière colorante de la bile et sur l'albumine mélangée aux fèces. — D'autres fois on y trouve des *taches blanches* de caséum, dans la lienterie des enfants, par exemple. — Elles exhalent souvent une odeur fade, aigrelette, indiquant leur acescence, et leur acidité peut être telle qu'un linge sali une fois revient du blanchissage brûlé et troué comme il pourrait l'être par un acide très concentré.

D'autres fois, enfin, les selles contiennent des *cristaux de phosphate ammoniaco-magnésien*, des *cellules d'épithélium*, des *globules pyoïdes*, des débris de *Penicillum glaucum*, et d'innombrables *microbes*, etc.

ARTICLE IV

DIAGNOSTIC DES DIFFÉRENTES ESPECES DE DIARRHÉE

Le point capital, dans l'étude de la diarrhée, c'est la détermination des causes qui lui ont donné naissance, de sa nature et de son *diagnostic différentiel*.

Chez un enfant, il faut d'abord s'enquérir de l'état de la dentition, de l'alimentation, des modifications de la température, examiner la nature des selles, leur couleur, leur quantité, chercher s'il n'y a pas d'organe malade dans le ventre, s'il n'y a pas d'œufs d'entozoaires dans les excréments, s'il y a des détritus d'aliments reconnaissables non digérés ; et l'examen attentif de ces différentes questions suffit en général pour révéler la nature des accidents.

Pour les adultes, on étudiera la diarrhée sous le rapport de la quantité des selles, de leur couleur, de leur nature, des phénomènes qui accompagnent leur expulsion, selon que la diarrhée est fébrile ou apyrétique, qu'elle constitue la maladie à elle seule ou qu'elle n'en est que l'accompagnement. On s'inquiétera s'il y a chez le malade un vice rhumatismal, goutteux ou dartreux, ou bien un flux habituel supprimé qui puisse être l'origine de l'hypersécrétion intestinale.

Si la fièvre manque, on cherchera s'il y a, comme nous venons de le dire, un trouble physiologique quelconque, une diathèse particulière, si le malade a éprouvé quelque émotion vive, etc.

(1) Bouchut, *Traité des maladies des nouveau-nés*, 7° édition. Paris, 1878. — Voyez le chapitre consacré au diagnostic des entozoaires de l'intestin et des maladies qui en résultent, avec la figure des œufs de chaque espèce de vers intestinaux.

Un état fébrile réclame toute l'attention possible, afin que l'on sache si la diarrhée est sympathique ou symptomatique, ou bien si elle réunit ces deux conditions. Dans ces cas, l'ensemble des symptômes, l'état des organes, leurs fonctions, seront étudiés avec soin. La diarrhée peut être simplement inflammatoire, typhoïde, toxique, tuberculeuse, fébrile ou rhumatismale.

Les selles sanguinolentes nécessiteront quelquefois la pratique du toucher anal, dans le cas d'hémorrhoïdes, de fissure anale ou de cancer du rectum ; celle de l'auscultation et de la percussion, au contraire, dans les maladies du cœur, des poumons, etc.

La *cessation* de la diarrhée dépend de la cause qui la produit. Quand la diarrhée n'est qu'un flux, elle est le plus souvent passagère, comme la cause qui l'a provoquée. La diarrhée sympathique dure généralement peu de temps ; celle du début des fièvres éruptives, de quelques fièvres graves, disparaît dès que la maladie est tout à fait déclarée. Nous en excepterons toutefois la fièvre typhoïde, dans laquelle elle dure presque aussi longtemps que la maladie elle-même.

La diarrhée symptomatique des lésions intestinales persiste plus ou moins longtemps, et se prolonge autant que la cause qui lui a donné naissance.

La diarrhée inflammatoire est toujours plus longue que la diarrhée produite par les agents toxiques, dont l'action peut être grave, mais n'est que passagère.

La diarrhée qui cesse est presque toujours suivie d'un peu de constipation. Ce phénomène n'avait point échappé à Hippocrate, qui dit, en envisageant la question sous un plus grand point de vue : « A-t-on le ventre lâche dans la jeunesse, on sera constipé étant vieux (1). »

ARTICLE V

PRONOSTIC

La diarrhée peut se terminer par la mort. Cette terminaison est rare dans la diarrhée catarrhale ou spasmodique, si ce n'est chez les enfants où l'on voit survenir souvent des symptômes de choléra. — C'est l'*entérite cholériforme* ou *choléra infantile*. Piorry a vu des exemples d'entérorrhée suivie de mort ; j'en ai observé à l'hôpital des Enfants et en ville un très grand nombre. — La mort est très fréquente dans le cas de diarrhée symptomatique. Cela dépend de la nature de la lésion, de son caractère inflammatoire simple ou de sa nature organique tuberculeuse ou cancéreuse.

Chez ceux qui succombent à la suite d'une diarrhée abondante, on ne trouve quelquefois aucune altération de l'intestin, ainsi que cela arrive

(1) Hippocrate, *Œuvres*, trad. Littré, *Aphorismes*, t. IV, aph. II, § 20.

dans certains cas d'entérorrhée chez les enfants et chez les adultes, dans quelques affections puerpérales, et chez les vieillards de Bicètre ou de la Salpêtrière.

Lorsqu'il y a une lésion intestinale, cette lésion peut occuper la muqueuse exclusivement, ou bien les follicules disséminés, ou bien les follicules agminés, autrement dits glandes de Peyer. La muqueuse présente une coloration variant du rose tendre au gris ardoisé, ou au brun noir, selon le degré de l'irritation ; elle est sous forme de plaques irrégulières ; quelquefois, chez les scorbutiques, ces plaques sont remplacées par des pétéchies. Par le fait même de l'inflammation, cette muqueuse peut être ramollie, amincie, d'autres fois infiltrée de sérosité, ainsi que Delmas dit l'avoir observé dans la première épidémie de choléra. Dans cette dernière maladie cependant, elle a presque toujours une épaisseur et une consistance normales.

Les follicules isolés sont augmentés de volume, hypertrophiés à la suite des flux chroniques chez les enfants, dans le choléra, ce qui avait porté Bally et Serres à créer le mot de *psorenterie* (gale des intestins), pour désigner cette disposition particulière, dans la fièvre typhoïde, où l'on rencontre presque constamment le gonflement et les ulcérations des *follicules isolés* et *agminés*, ou plaques de Peyer ; dans l'entérite tuberculeuse et cancéreuse, où les ulcérations accompagnent les *tubercules*, le *cancer*, etc.

Si la diarrhée sympathique est généralement peu dangereuse par elle-même, elle peut le devenir par suite des différentes circonstances qui l'accompagnent et que nous allons passer rapidement en revue.

Habituellement peu grave dans l'enfance, elle se manifeste très souvent au moment du travail de la dentition, et, dans ce cas, à moins d'une abondance excessive faisant craindre le choléra infantile, elle est considérée par beaucoup de médecins comme un phénomène salutaire. Toutefois c'est à cet âge surtout qu'il faut s'opposer aux diarrhées chroniques, dont la persistance finit par détériorer la constitution, en appauvrissant le sang, et dont les matières irritent la muqueuse intestinale au point de l'ulcérer, ce qui les rend plus tard symptomatiques de lésions très profondes. C'est alors le flux qui est l'origine du mal et qui est la cause des lésions visibles qu'on trouve plus tard dans les intestins.

La diarrhée est plus ou moins grave, selon sa forme, sa marche et sa cause organique, nerveuse ou épidémique, etc. Ainsi la diarrhée sympathique est généralement moins grave que la diarrhée symptomatique. Dans cette dernière, le pronostic dépend entièrement de la nature des lésions organiques : l'entérite typhoïde est, toutes choses égales d'ailleurs, plus redoutable que l'entérite simple ; mais elle l'est moins que l'entérite tuberculeuse ou carcinomateuse, qui sont fatalement mortelles.

Si la diarrhée est quelquefois dangereuse, en revanche elle est parfois aussi un phénomène salutaire : elle constitue une crise heureuse, ainsi qu'on l'observe chez quelques hydropiques, que soulage et que guérit une diarrhée séreuse abondante, etc. C'est dans ce but qu'on cherche à la provoquer pour amener une dérivation dans certaines maladies aiguës ou chroniques affectant la peau, les muqueuses nasales, oculaires, bronchiques, etc. Hippocrate avait remarqué leur bon effet dans les ophthalmies. « Pour qui a une ophthalmie, être pris de diarrhée, c'est bien (1). » On la provoque encore comme moyen dérivatif dans le but de prévenir certaines hémorrhagies, l'apoplexie cérébrale.

La diarrhée sanguinolente est plus souvent une maladie grave à cause des lésions intestinales qui la provoquent. Si les ulcérations des plaques de Peyer peuvent facilement se cicatriser, il n'en sera pas de même si ces ulcérations sont de nature tuberculeuse, coïncident avec des tubercules pulmonaires, s'il y a un cancer du rectum, ou bien s'il y a des lésions organiques graves du cœur, un obstacle au passage du sang dans la veine porte, etc. En résumé :

1° La diarrhée catarrhale est quelquefois salutaire ;

2° Le flux diarrhéique proprement dit n'est généralement pas grave, à moins que l'acidité excessive des matières ne corrode et n'ulcère l'intestin, ou bien que l'abondance des matières rendues ne produise l'état asphyxique ou anémique ;

3° La diarrhée symptomatique est toujours assez grave, à cause des lésions anatomiques qui lui ont donné naissance ; mais celle qui résulte de lésions inflammatoires guérit fréquemment, tandis que celle que produisent les ulcérations tuberculeuses et cancéreuses est incurable.

CHAPITRE XI

SIGNES FOURNIS AU DIAGNOSTIC PAR LES FLATUOSITÉS, LES ÉRUCTATIONS ET PAR LES BORBORYGMES

Les gaz qui se développent dans le canal alimentaire sont : l'oxygène, l'hydrogène carboné, l'acide sulfhydrique et le gaz acide carbonique. Leur présence en excès constitue la pneumatose gastro-intestinale, généralement désignée sous le nom de *flatuosités*.

On appelle *borborygmes* (de βορβορύζω, je fais un bruit sourd) les bruits sourds et spontanés que ces gaz produisent en circulant dans l'intestin.

On donne le nom d'*éructation* ou *rot* à l'éruption des gaz qui, sortant de l'estomac, s'échappent au dehors par la bouche.

On désigne plus particulièrement sous le nom de *vents* les gaz qui sortent, avec ou sans bruit, par le rectum.

Les borborygmes, les éructations, les vents, annoncent la présence d'un excès de gaz dans les voies digestives. Certaines circonstances morbides, telles que l'indigestion, l'irritation intestinale passagère due à des aliments

(1) Hippocrate, *Aphorismes*, §§ 6, 17.

de mauvaise qualité, peuvent faire varier la quantité de ces gaz, et donner lieu à des coliques et à des douleurs abdominales aiguës plus ou moins vives. — On observe ces flatuosités chez les convalescents, lorsque les forces digestives n'ont pas repris encore toute leur activité, chez les gens valétudinaires, les enfants, les vieillards, les hommes de cabinet, à vie sédentaire, les hypochondriaques, les goutteux, les femmes grosses, dans la fièvre puerpérale, dans les phlegmasies intestinales chroniques, etc.

Les borborygmes annoncent habituellement la venue prochaine d'évacuations alvines.

« Dans les maladies aiguës, dit Landré-Beauvais, c'est un signe dangereux quand, des borborygmes se faisant entendre et le ventre étant très gonflé, il ne sort ni vents ni déjections. »

Dans l'hystérie, il se produit, souvent en fort peu de temps, une énorme quantité de flatuosités stomacales, intestinales. Il en résulte de la douleur et une gêne très sensible. Ces phénomènes ne cessent que par l'expulsion ou l'absorption de ces flatuosités.

Les borborygmes s'observent très souvent chez les aliénés et en particulier chez les maniaques et les lypémaniaques. Chez ces derniers, il est fort curieux de les voir devenir l'occasion d'hallucinations étranges. Ces malheureux se croient fort malades, en danger de mort, ou bien ils s'imaginent que leur ventre renferme des ennemis, des êtres vivants, comme des serpents, des crapauds, etc.

Les borborygmes résultent fréquemment de l'ingestion de certains aliments surnommés flatulents, comme les farineux et les crucifères. Ils accompagnent souvent la *dyspepsie* et caractérisent la forme qualifiée de *dyspepsie flatulente* (1).

La présence de vers intestinaux lombrics ou tænia, qui entretiennent une certaine irritation de l'intestin, a un semblable résultat.

On les rencontre, comme symptômes, dans la hernie étranglée, dans l'étranglement interne, dans la péritonite, dans les cancers de l'estomac et de l'intestin.

Les borborygmes n'ont aucune valeur diagnostique. Ils indiquent seulement qu'il se produit une grande quantité de gaz et de liquides, et que ces matières circulent difficilement dans l'intestin.

CHAPITRE XII

SIGNES FOURNIS AU DIAGNOSTIC PAR LE GARGOUILLEMENT

Les borborygmes et le gargouillement sont deux signes fournis par les bruits intestinaux, mais il existe cependant entre eux une notable différence. Les premiers s'entendent spontanément, souvent à distance, tandis

(1) Voy. Dyspepsie.

que le gargouillement ne se perçoit que si l'on comprime avec les mains les parois abdominales et les intestins.

Il y a trois sortes de gargouillements, *gargouillement œsophagien*, le bruit de fluctuation stomacale ou *gargouillement de l'estomac*, et le *gargouillement intestinal*.

ARTICLE PREMIER

GARGOUILLEMENT ŒSOPHAGIEN

Il y a un bruit stomacal et quelque peu œsophagien qui s'entend lorsqu'on donne à boire à un malade et que les boissons tombent avec bruit de clapotement dans l'œsophage et dans l'estomac, sans y être conduites par la contraction œsophagienne.

Ce bruit indique la paralysie de l'œsophage. Ce gargouillement œsophagien est l'indice d'une mort prochaine.

ARTICLE II

GARGOUILLEMENT DE L'ESTOMAC

Dans les mouvements brusques du tronc, on peut entendre une fluctuation qui ressemble assez au bruit qui est produit par l'agitation d'un liquide dans un vase de verre à moitié plein. Pour que ce bruit de fluctuation stomacale puisse se produire, il faut donc dans l'estomac la présence d'un liquide et de gaz. Du reste, il ne se développe pas seulement par les mouvements spontanés, on le fait se développer par la succussion en divers sens. Il est souvent assez fort pour s'entendre à une grande distance, plusieurs mètres par exemple ; le plus souvent il faut, pour le percevoir, approcher l'oreille de la paroi abdominale, pendant qu'une autre personne fait la succussion.

Le gargouillement stomacal indique une dilatation de l'estomac chez les dyspeptiques, mais il s'observe assez souvent dans l'état de santé. — Lorsqu'on le rencontre dans l'état morbide, avec une paralysie des membres ou des vomissements, il est toujours le symptôme, soit d'une nosorganie cérébrale, soit d'un obstacle apporté au cours des matières contenues dans l'estomac, au niveau de l'orifice pylorique.

Cet obstacle est habituellement constitué par un cancer, ou par un épithélioma du pylore et par des tumeurs extrastomacales qui compriment cette ouverture. Il en résulte que le bruit de fluctuation stomacale devient quelquefois un signe des rétrécissements du pylore.

ARTICLE III

GARGOUILLEMENT INTESTINAL

Pour que le gargouillement intestinal puisse se produire, il faut dans l'intestin la présence de gaz et de matières liquides. On détermine ce gargouillement en appuyant avec une certaine force sur la paroi abdominale.

Le plus souvent, la personne qui, par la manœuvre indiquée, provoque le gargouillement, n'est pas seule à l'entendre. En effet, ce bruit est habituellement assez fort et assez prononcé pour être perçu à distance. D'autres fois, on l'entend à peine, et il faut avoir l'oreille presque appliquée sur la paroi abdominale. Dans ce cas, il convient d'exercer soi-même la pression pour percevoir sous le doigt la crépitation des liquides et de l'air, dont le choc produit le gargouillement.

Pour déterminer le gargouillement, on doit procéder de la manière suivante : appliquer les deux mains à plat sur l'abdomen, à une petite distance l'une de l'autre, et appuyer graduellement de manière à déprimer profondément la paroi abdominale. Pendant qu'une main est immobile, fixée par tous les points de sa face palmaire sur la paroi abdominale, l'autre imprime des mouvements brusques et secs ; au bout d'un instant, s'il y a des gaz et des liquides dans l'intestin, le gargouillement se produit. Il faut exercer ces mouvements d'abaissement de la paroi du ventre avec beaucoup de modération, car ils peuvent déterminer de la douleur.

Le bruit de gargouillement est un phénomène passager. Après l'avoir produit, on ne le perçoit bientôt plus au même endroit, parce que les liquides et les gaz se sont déplacés.

Il est rare de trouver le gargouillement sur tous les points de la surface de l'abdomen. On l'entend habituellement sur le trajet du gros intestin, mais plus ordinairement encore au milieu du cæcum, dans la fosse iliaque droite. Il existe quelquefois sans qu'on puisse l'apprécier distinctement, ce qui arrive dans les cas de volume exagéré du ventre par les altérations anatomiques de la tympanite, de l'ascite, des tumeurs du ventre, etc.

Quelquefois le gargouillement est abondant et à bulles fines. Dans ce cas, il est souvent très étendu et accompagne les flatuosités ; on le rencontre chez les gastralgiques, chez tous les individus dont les digestions ne sont pas normales.

Ailleurs, il est à grosses bulles et moins abondant. — Souvent placé dans le gros intestin, il peut être limité à une partie de cet organe, dans le cæcum au niveau de la fosse iliaque droite. On le rencontre au début et pendant le cours même de certaines maladies de l'intestin, l'entérite, la dysenterie, la fièvre typhoïde, les obstructions du cæcum, etc. D'une manière générale, on peut dire : que le *gargouillement de la fosse iliaque droite chez un fébricitant ataxo-adynamique, est le signe de l'affection typhoïde.*

Il est bon de noter que c'est presque toujours dans l'intestin que se produit le gargouillement, beaucoup plus rarement dans la cavité d'un abcès, plus rarement encore certainement dans la cavité du péritoine.

CHAPITRE XIII

SIGNES FOURNIS AU DIAGNOSTIC PAR LA CONSTIPATION

On appelle *constipation* la rareté, la sécheresse et la dureté des matières fécales.

La constipation s'accompagne habituellement de coliques, de tension du ventre, de chaleur, de ballonnement et d'inappétence. Chez certains sujets maigres, on peut reconnaître, par l'exploration du ventre, des matières dures dites *scybales*, arrêtées dans le gros intestin. Ailleurs, on sent ces matières dures dans l'extrémité inférieure du rectum, d'où elles pressent et gênent la vessie, le vagin et la matrice.

Dans ce cas, la constipation alterne souvent avec la diarrhée. Les matières fécales agissent comme de véritables corps étrangers, provoquent une sécrétion muqueuse plus ou moins abondante qui les entraîne au dehors de l'intestin.

La constipation a pour causes principales et directes : 1° la paralysie et l'atonie de l'intestin ou des parois de l'abdomen, à la suite des maladies du cerveau et de l'intoxication saturnine ou opiacée, ce qui forme la *constipation hyposthénique* ou *constipation nerveuse ;* 2° l'obstruction produite par des lésions de la paroi intestinale et de sa membrane muqueuse ; par des tumeurs du voisinage ; par le spasme du sphincter de l'anus ; c'est une sorte de *constipation mécanique ;* 3° les phlegmasies chroniques, qui amènent le défaut de sécrétion des liquides qui servent aux phénomènes de la digestion, tels que la bile et le mucus ; c'est la *constipation inflammatoire,* etc.

La constipation est donc le symptôme d'un grand nombre de maladies, et son étude est très importante dans le diagnostic. — On l'observe dans la méningite accompagnée de vomissements, — dans les maladies organiques de l'estomac, — dans les maladies du cerveau, — dans la colique de plomb, — dans l'intoxication par l'opium, — dans les tumeurs de l'intestin, — dans la fissure à l'anus ; — dans les hémorrhoïdes, etc.

Elle est presque constante dans la *méningite.* Les évacuations sont sèches, rares, le ventre aplati, et il y a toujours des vomissements au début. Cette constipation lui sert de signe distinctif avec la fièvre typhoïde. En effet, dans cette dernière maladie, avec la fièvre et la stupeur plus ou moins grande, existe de la diarrhée, et un ballonnement du ventre qu'on n'observe point dans la méningite. En cas de doute, la cérébroscopie permettra de distinguer dans l'œil des lésions qui révèlent la phlegmasie des méninges.

La constipation s'observe encore dans *l'apoplexie,* dans le *ramollissement cérébral* et dans les *tumeurs du cerveau.* Celle-ci et la rétention d'urine qui l'accompagne indiquent l'inertie du rectum et de la vessie, inertie qui dépend de la lésion des centres nerveux.

Elle accompagne le *rétrécissement du pylore*, à cause du peu d'abondance des matières qui passent dans l'intestin; les hernies, les étranglements de l'intestin; la *colique de plomb*, par suite de la sécheresse de la muqueuse intestinale et de la paralysie des parois de l'intestin; l'*ictère spasmodique*, et il s'y joint une coloration jaune bilieuse de la peau. La constipation nous paraît être ici un signe d'autant plus important à noter, que l'on ne la rencontre pas dans l'ictère fébrile, et on peut la considérer comme un signe différentiel entre ces deux espèces d'ictère.

Elle s'observe enfin dans les *phlegmasies chroniques de l'intestin*, par suite de la sécheresse de la muqueuse intestinale; dans la *convalescence des phlegmasies*, surtout chez l'adulte; dans la *convalescence de la fièvre typhoïde*; dans la *péritonite aiguë générale*, dont elle constitue l'un des symptômes les plus importants. C'est un phénomène du début et de la période d'état de cette phlegmasie. Il ne caractérise pas seul la maladie; mais, réuni aux autres symptômes, il a une très grande signification.

On l'observe dans la *grossesse*, dans les *tumeurs* de l'*ovaire* et de l'*utérus* qui compriment l'S iliaque; dans les *hémorrhoïdes* et tumeurs du rectum, dans les *fissures à l'anus*, etc.

La constipation nerveuse, cérébrale, et la constipation sèche peuvent être guéries par le régime lacté, la cure de raisins, par la belladone à petite dose, par les légumes herbacés en abondance et par les douches ascendantes rectales. La constipation mécanique, au contraire, n'est que soulagée par ces moyens, et il faut s'adresser à la cause même du mal, et enlever l'obstacle au cours des matières pour la faire disparaître.

CHAPITRE XIV

SIGNES FOURNIS PAR L'EXAMEN DES MATIÈRES FÉCALES

Si les matières rendues dans la défécation étaient bien connues, non seulement dans leur apparence extérieure, mais encore dans leur composition intime, on reconnaîtrait beaucoup mieux la nature des maladies de l'estomac et des intestins. Il faudrait évidemment faire pour ce produit d'excrétion ce que l'on a fait pour les urines; mais les recherches de ce genre répugnent à beaucoup de médecins, et nous ne pouvons parler des excréments que sous le rapport de leur abondance, de leur couleur, de leur forme, et de quelques-uns des produits étrangers qui s'y trouvent mélangés.

ARTICLE PREMIER

MATIÈRES FÉCALES LIQUIDES

Elles peuvent être *aqueuses*, comme dans le flux de l'intestin, dans le choléra, dans la goutte, dans la diarrhée dite catarrhale, dans les purgations par les sels neutres, alcalins, etc. — Souvent alors mélangées à du mucus glaireux filant ou albumineux, à de la mucine ou à des matières jaunes en petite abondance, elles sont incolores et transparentes, ou légèrement jaunâtres; ailleurs, elles sont blanchâtres, opalines, mêlées de petits grumeaux blancs comme du riz; c'est ce qu'on observe dans le choléra.

Elles sont *bilieuses*, liquides, jaunâtres ou formées de *bile* presque pure, dans la diarrhée inflammatoire chez les sujets très bilieux, et dans les diarrhées qui surviennent souvent dans la convalescence des maladies aiguës.

Elles sont *graisseuses* et comme remplies d'huile après les purgatifs huileux, dans les maladies du pancréas, lorsque la graisse de l'intestin n'est plus émulsionnée par le suc pancréatique. C'est du moins ce qui résulte de quelques faits publiés par Moyse et Claude Bernard (1).

Elles sont *albumineuses*, mêlées à des fragments d'albumine incolore comme du blanc d'œuf, dans quelques diarrhées inflammatoires aiguës.

Elles sont *lientériques*, liquides, c'est-à-dire mêlées à des aliments non digérés, dans l'entérite chronique.

Elles sont *sanguinolentes*, dans l'entérite aiguë; — *sanguinolentes* et *muqueuses* ou *purulentes*, unies à des pellicules membraneuses, dans la dysenterie; — ensanglantées et formées de *sang pur* en notable proportion, dans l'hémorrhagie intestinale. Alors le sang est pur et *rouge*, s'il vient du rectum et du gros intestin; il est *noirâtre*, s'il vient de l'intestin grêle, et tout à fait *noir* enfin, à moitié solide, lorsqu'il a séjourné longtemps dans le ventre. L'excrétion de ces matières noires liquides ou demisolides constitue le *melæna*. — Cela s'observe dans la fièvre pernicieuse dysentérique, dans le cancer de l'estomac et des intestins, dans la colique ulcéreuse chronique, et dans les hémorrhagies intestinales produites par la fièvre typhoïde, la fièvre jaune ou n'importe quel état morbide local et général.

Elles sont *purulentes* dans la dysenterie chronique, et alors le pus est toujours mélangé à du sang et à quelques matières stercorales liquides. On n'y trouve du pus en nature que lorsqu'un abcès de la fosse iliaque, des ligaments larges, de la colonne vertébrale, de la prostate et du pourtour de l'anus, ou de la matrice (phlegmon péri-utérin), s'est ouvert dans l'intestin.

(1) Claude Bernard, *Leçons de physiologie expérimentale.* Paris, 1856, t. II.

ARTICLE II

MATIÈRES FÉCALES SOLIDES

Dans l'état naturel ce sont des matières d'un jaune ocré, assez abondantes, moulées, et d'une odeur désagréable caractéristique. Leur consistance est assez forte, et, sorties du rectum, elles conservent leur forme primitive.

Dans cet état solide, elles présentent une foule de modifications relatives à la couleur, à la forme, à la consistance, à l'odeur, etc. — Elles sont brunes, *noirâtres* ou *noires*, chez les individus constipés, chez les mélancoliques et chez les hypochondriaques, chez ceux qui prennent du fer, du bismuth et du charbon ; — *verdâtres*, chez ceux qui font usage de légumes herbacés ou qui ont pris du calomel à petite dose ; elles sont peu abondantes, fragmentées, *dures* et *ovilées*, c'est-à-dire semblables à des excréments de brebis, dans la constipation par gastro-entérite chronique, dans la dyspepsie et dans l'hypochondrie. — Au contraire, elles sont molles, *filiformes* ou *aplaties* dans la gastro-entérite chronique catarrhale et dans les maladies chroniques des voies digestives, avec ou sans rétrécissement du calibre de l'intestin. — On les rencontre à l'état *pultacé*, c'est-à-dire en bouillie, dans les mêmes circonstances, lorsque la maladie est plus grave.

Elles sont *jaunâtres*, *pâles*, quelquefois même semblables à de l'argile, dans l'entérite chronique sans diarrhée ; — décolorées, *grisâtres*, dans l'ictère, par obstacle au cours de la bile dans l'intestin ; — *striées de sang*, dans la colite chronique, la fissure anale et les hémorrhoïdes fluentes.

On trouve souvent avec les matières fécales solides, à leur surface, dans une étendue assez grande, des *pellicules jaunâtres*, *blanches*, *albumineuses*, constituées par du mucus ou des masses d'épithélium allongées, et formant des *pseudo-membranes* que l'on a pris, soit pour des vers, soit pour des fragments de membrane muqueuse. Ces pellicules ne sont autre chose que de l'épithélium uni à du mucus compact sécrété par la muqueuse intestinale ; elles sont formées d'albumine concrète, de cellules épithéliales altérées et de globules muqueux et pyoïdes. — On les observe chez les sujets constipés, dans l'entérite chronique, chez les hypochondriaques et chez les femmes très nerveuses. Il est rare que ceux qui souffrent un peu du ventre et des digestions, après avoir eu autrefois une forte diarrhée, ne présentent pas ces pellicules à la surface de leurs matières excrémentitielles.

ARTICLE III

MÉLANGE DE PARASITES ET DE CONCRÉTIONS BILIAIRES AUX MATIÈRES FÉCALES

Les matières fécales renferment souvent des *corps étrangers* venus, soit de la bouche et introduits avec les aliments, tels que des pepins de fruits, des fragments d'os, des pièces de monnaie, etc., soit de l'intérieur même du corps, tels que des concrétions intestinales ou biliaires. On y

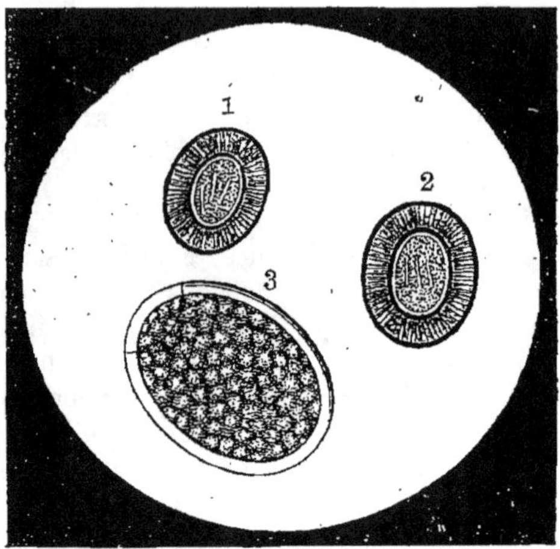

FIG. 141. — Œufs de vers rubanés. 1, *Tænia solium;* 2, *Tænia medio-ellata;* 3, *Bothriocephalus latus* (*).

trouve des *vers*, tels que les oxyures, le tænia, les ascarides, des calculs

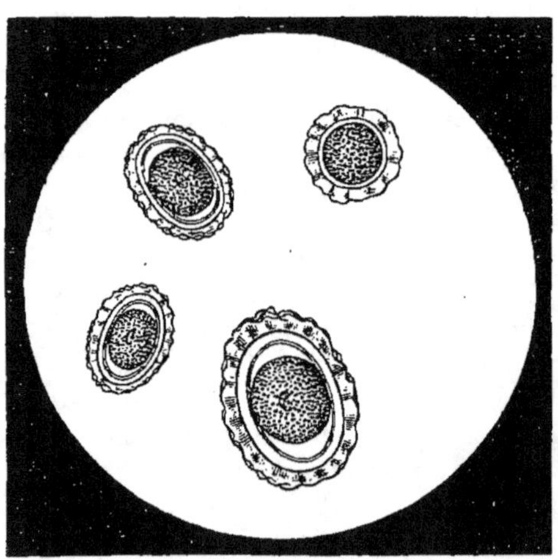

FIG. 142. — Œuf d'ascaride lombricoïde. (Eichhorst.)

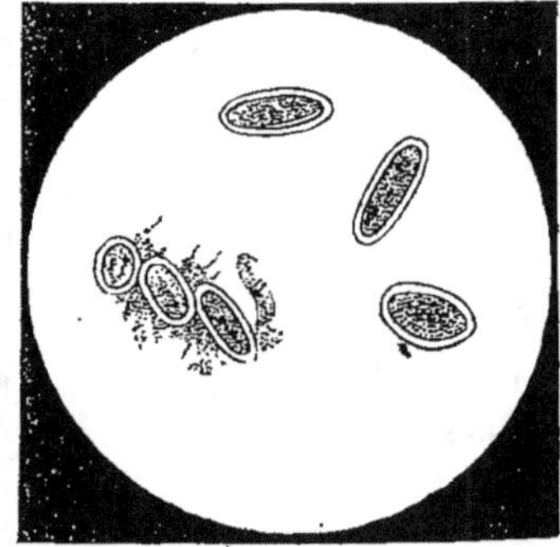

FIG. 143. — Œuf d'oxyure vermiculaire pris sur la région anale d'un garçon de onze ans. (Eichhorst.)

intestinaux ou biliaires, des *fragments d'intestin* gangrené, à la suite d'une invagination, etc. — A cet égard même l'examen des matières peut être

(*) D'après Heller, *Ziemssen's Handbuch der Spez. Path.*, etc., Bd VII, 2, p. 569.

extrêmement utile au diagnostic. Ainsi, chez les personnes gastralgiques, il suffit de déblayer les excréments et de les tamiser pour voir de la *gravelle biliaire* ou des *calculs biliaires* qui sont la cause du mal. — Dans l'épilepsie qu'on suppose vermineuse, il suffit d'examiner une parcelle d'excréments avec le microscope pour voir si l'on y découvre des *œufs d'entozoaire*, soit des *œufs de tænia* (fig. 141), soit des œufs de lombrics (fig. 142),

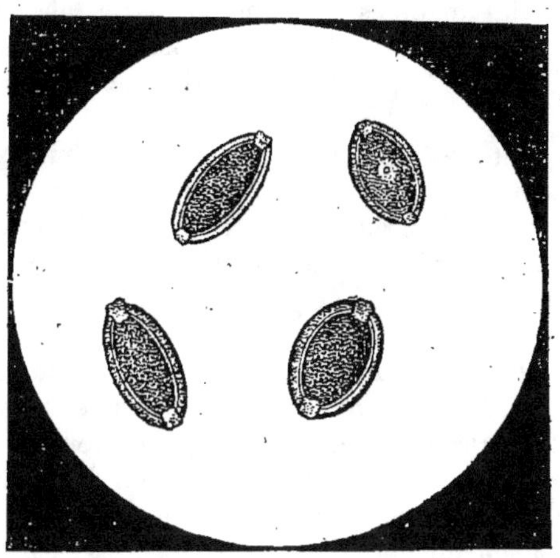

FIG. 144. — Œuf de trichocéphale dispar. (Eichhorst.)

d'oxyures (fig. 143), soit des œufs de tricocéphale (fig. 144), reconnaissables à leur forme différente et pour savoir ce qu'il convient de faire et quel est le remède à employer.

CHAPITRE XV

SIGNES FOURNIS AU DIAGNOSTIC PAR LA TYMPANITE ET PAR LE MÉTÉORISME OU PNEUMATOSE ABDOMINALE

La pneumatose abdominale ou *tympanite* est un état morbide caractérisé par l'accumulation d'une grande quantité de gaz dans le tube digestif. On réserve le nom de *météorisme* à une distension moindre de l'intestin.

La tympanite occupe l'estomac ou l'intestin, et quelquefois l'estomac et l'intestin en même temps.

Il y a deux sortes de tympanite : 1° la *tympanite essentielle*, nerveuse, due à une exhalation de gaz produite par des troubles nerveux comme chez les hypochondriaques et chez les hystériques qui, sans avoir mangé, voient dans leur ventre, se développer des gaz qui disparaissent par absorption et sans évacuation au dehors, ou par évacuation par l'anus et la bouche, et 2° la *tympanite symptomatique* provoquée, soit par irritation chronique de l'estomac et par dyspepsie flatulente ayant produit l'insuffisance du suc gastrique ou intestinal; — soit par des aliments qui fermentent comme la viande, les choux, les haricots ou les pois et quelques féculents; — soit par une altération des tuniques gastro-intestinales qui favorisent la fermentation gazeuse des matières renfermées dans le tube digestif; — soit par étranglement herniaire, volvulus, et l'obstruction de l'intestin; — soit enfin par entérite typhoïde ou péritonite simple et tuberculeuse.

Quand la tympanite se développe, elle est plus ou moins considérable. Tantôt toute la cavité du tube digestif est distendue, et les anses intestinales se dessinent sous la peau du ventre; tantôt la tympanite n'est que partielle, ce qui est le cas le plus fréquent, et alors les gaz occupent soit l'estomac, soit l'intestin et le gros intestin.

La pneumatose gastro-intestinale change toujours la forme du ventre, qui augmente de volume et devient globuleux. La peau est très tendue, lisse et luisante; elle présente une résistance élastique et égale de tous les points de sa surface. Ordinairement il n'y a pas de douleur; s'il en existe, c'est que la distension par les gaz est poussée à un degré considérable, ou bien c'est qu'il y a un certain degré de péritonite subaiguë ou chronique.

Ordinairement la pneumatose intestinale ne dépasse pas certain volume et, si dans ces cas elle contribue à amener une terminaison funeste, ce n'est qu'indirectement, comme accident secondaire survenu dans une autre maladie. Au contraire, lorsque la tympanite est portée très loin, elle détermine des symptômes sérieux d'asphyxie. Par elle, le diaphragme est refoulé en haut, jusqu'à la quatrième côte, et les fonctions de la respiration et de la circulation, notablement gênées, ne peuvent plus s'accomplir.

Dans la tympanite, la percussion donne un son très clair, dit *son tympanique*, ayant du reste quelque chose de caractéristique, surtout dans les cas où les gaz sont accumulés en abondance.

Quand la tympanite est partielle, il est plus difficile de la constater, ou du moins le bruit que donne la percussion n'est plus aussi caractéristique. Dans ce cas, il faut comparer, pour le bien juger, le bruit que l'on entend avec le bruit normal que donne la percussion du ventre dans l'état de santé. Si le bruit est très clair, il y a certitude qu'une plus ou moins grande quantité de gaz existe dans l'intestin, en d'autres termes qu'il y a commencement de pneumatose. Cette résonance exagérée ne change pas avec les déplacements du malade: elle indique une énorme distension gazeuse, et quelquefois, dans les cas graves, elle s'élève jusque sous le mamelon. Alors le foie est refoulé en haut et en arrière, il a basculé de telle sorte que la matité donne une étendue moindre que la hauteur habituelle de l'organe. S'il y a des liquides dans l'intestin, le son est différent; outre ces borborygmes de l'intestin qui annoncent leur présence, le bruit fourni par la percussion n'est plus aussi clair ni aussi franchement sonore, il est obscur ; c'est ce qu'on appelle le bruit *hydro-aérique*, bruit d'ailleurs très caractéristique, et qu'on ne saurait confondre avec aucun autre.

Quand la pneumatose intestinale vient compliquer l'ascite, les gaz sont toujours situés au-dessus du liquide ; alors les anses intestinales distendues, sonores, forment un paquet qui se trouve placé à la partie supérieure de la couche du liquide renfermé dans la cavité du péritoine. La sonorité s'entend toujours au-dessus des parties où siège la matité.

Il y a des cas, où le son clair de la tympanite, plus ou moins appréciable, est très facile à constater, c'est quand les anses intestinales, soit par le fait d'une ancienne péritonite, soit par la présence d'une tuberculisation en voie de développement, sont adhérentes les unes aux autres.

Il arrive très souvent dans la tympanite, et surtout dans la tympanite stomacale des dyspeptiques, des hystériques et des hypochondriaques, de voir des gaz rejetés par la bouche. Quelquefois pareille chose arrive dans la tympanite du gros intestin ; mais alors les gaz sont rejetés bruyamment par l'anus. Ces gaz, tant ceux qui sont rendus par la bouche que ceux qui sont expulsés par le rectum, ont habituellement une odeur fétide d'acide sulfhydrique ou d'hydrogène carboné. Le développement gazeux est quelquefois très rapide, et souvent, après une disparition amenée par l'effet d'une médication convenable, on voit tout à coup le ventre se météoriser de nouveau et la distension être bientôt plus considérable qu'elle n'était primitivement. Comment la tympanite cesse-t-elle ? Généralement les gaz sont rejetés au dehors. Cependant, parfois, le ventre diminue rapidement de volume, sans que les gaz soient expulsés. On admet alors que l'absorption les a fait disparaître, c'est le cas de quelques hystériques.

Voici quelle est d'ailleurs, d'après Chevreul, la composition des gaz recueillis dans la pneumatose gastro-intestinale. Ils varient selon le lieu où ils ont été recueillis.

Dans l'*estomac* il y avait : oxygène, 11 ; acide carbonique, 14 ; hydrogène 3,55 ; azote, 71,45. Total, 100.

Dans l'*intestin grêle* : oxygène, 0 ; acide carbonique, 24,39 ; hydrogène, 55,33 ; azote, 20,08. Total, 100.

Dans le *gros intestin* : oxygène, 0 ; acide carbonique, 43,5 ; hydrogène, carboné avec traces d'hydrogène sulfuré, 5,47 ; azote, 51,03. Total, 100.

Ces chiffres qui offrent quelques différences dans les analyses diverses qui ont été faites prouvent que l'estomac seul contient de l'oxygène, qu'il y a plus d'acide carbonique dans le gros intestin et que celui-ci seul renferme de l'hydrogène sulfuré.

La pneumatose gastro-intestinale est un phénomène éphémère qui dure quelques heures, ce que l'on voit chez les dyspeptiques après le repas, ou chez les nervosiques et hypochondriaques ; elle dure de un à quelques jours dans l'étranglement herniaire, le volvulus, la fièvre typhoïde, selon la gravité de la maladie ; d'autres fois elle constitue une affection rebelle, permanente, qui dure plusieurs mois ou plusieurs années. Il est très fréquent

de la voir coïncider avec l'ascite, la constipation, les vomissements spasmodiques, la diarrhée. Elle accompagne très souvent la fièvre hectique.

Tantôt la tympanite est produite par sécrétion exagérée des gaz, comme
dans l'hystérie, tantôt par absence d'excrétion des gaz, quand il y a, par
exemple, un obstacle au cours des matières, soit qu'il occupe l'intestin,
soit que, situé en dehors de l'intestin, il agisse sur celui-ci en le comprimant. Il y a encore défaut d'excrétion des gaz lorsque les contractions
intestinales ne se font plus, en raison de la paralysie de la tunique musculaire.

On pourrait confondre la tympanite intestinale avec la pneumatose
utérine et la pneumatose du péritoine. Dans la pneumatose utérine, le
développement des gaz à l'intérieur de la matrice produit une tumeur
élastique, assez semblable à une tumeur de grossesse, située profondément dans l'hypogastre, remontant quelquefois jusqu'à l'ombilic, et donnant à la pression un son clair. Le toucher démontre que l'utérus est
distendu ; on ne peut produire le ballottement, et le doigt, introduit dans
le col, peut donner passage à des gaz fétides qui s'échappent avec bruit.

Quelques auteurs ont nié d'une manière absolue la pneumatose utérine,
dans l'état de vacuité de l'organe, en dehors de l'accouchement.
Malgré les dénégations de Stoltz et Naegele (1), il faut se rappeler que la
physométrie existe de façon à simuler la grossesse et que Laennec assure
avoir rencontré la pneumatose utérine comme symptôme d'hystérie. V. A.
Racle (2) présume cependant que la tympanite utérine n'existe pas et qu'on
s'en est laissé imposer par cette accumulation de gaz dans le vagin, connue
sous le nom de *rot vaginal*. Quant à la tympanite péritonéale, si elle
existe, elle doit être fort difficile à distinguer de la pneumatose des voies
digestives. Combalusier et Baldinger ont cité des faits de ce genre, et
Cazeaux (3) a pensé en avoir observé un nouvel exemple, mais cela est
à vérifier.

On rencontre la pneumatose intestinale dans un assez grand nombre de
maladies, et principalement dans l'hystérie, dans l'hypochondrie, dans les
névroses de l'estomac, telles que la dyspepsie ou la gastralgie, dans la
fièvre typhoïde, la péritonite, les maladies de l'intestin, dans le cancer et
l'épithélioma gastriques, etc.

1° Dans l'*hystérie*, le *nervosisme* et l'*hypochondrie*, cette pneumatose
constitue un phénomène important. Les hystériques se sentent gonflés, et
il leur semble qu'une boule monte de l'estomac les serrer à la gorge ou
descend dans le ventre en parcourant tout l'abdomen. Beaucoup de ces
gaz sont rejetés par la bouche : ils sont inodores. Ces phénomènes de
pneumatose ne se sont pas accompagnés de fièvre, ni même d'aucun

---

(1) Naegele et Grenser, *Traité pratique de l'art des accouchements*, trad. française par
Aubenas. 2ᵉ édit. Paris, 1868.

(2) Racle, *Traité du diagnostic médical*, 6ᵉ édit. Paris, 1878, p. 8.

(3) Cazeaux, *Comptes rendus et Mémoires de la Société de biologie*. Paris, 1849, 1ʳᵉ série,
p. 161.

trouble dans les fonctions. Ils constituent l'un des symptômes de l'hystérie, et ils servent à la caractériser, en ce sens qu'ils font généralement partie de l'attaque hystérique. Même en dehors des attaques, les hystériques ont souvent de la tympanite après chaque repas ; elles gonflent, elles étouffent et sont obligées de se desserrer la taille.

2° Dans la *gastralgie* et la *dyspepsie flatulente,* la pneumatose stomacale est un phénomène assez commun, qui se produit en général immédiatement après le repas, et pendant tout le temps de la digestion, qui est longue, pénible, difficile ; cette pneumatose est accompagnée d'éructations gazeuses inodores ou fétides, ayant l'odeur de l'acide sulfhydrique. C'est un résultat de la mauvaise assimilation des aliments, et sous ce rapport les féculents sont plus que d'autres l'origine des gaz accumulés. Cette pneumatose est un symptôme habituel de la dyspepsie flatulente. En effet, tous les dyspeptiques sont gonflés après leur repas, ils sont mal à l'aise, et même lorsqu'ils n'ont pas d'éructations, ils ont des gaz gastriques qui les gênent et qui les forcent à desserrer la ceinture.

3° Dans la *fièvre typhoïde,* il y a toujours un certain degré de pneumatose intestinale, et quand elle n'est pas très étendue, elle porte le nom de *météorisme.*

Ce météorisme varie suivant l'époque de la maladie à laquelle on l'observe. Au début, il a pour siège l'intestin grêle. Bouillaud lui assigne pour cause la rétention des gaz arrêtés par la tuméfaction de la valvule iléo-cæcale, ce qui donne la raison de son siège à la région sous-ombilicale, et non dans les flancs et à la région épigastrique. Il est certain, en effet, que la région de la valvule iléo-cæcale est le siège d'une lésion plus marquée en ce point que partout ailleurs, et cela explique bien la fréquence et le siège particulier de la pneumatose.

Le météorisme sous-ombilical est donc un signe précieux de la fièvre typhoïde à son début.

Plus tard, la pneumatose n'est plus bornée à l'intestin grêle, elle s'étend au gros intestin, refoule en haut le diaphragme, et le ventre devient comme un ballon. Ici cette pneumatose dépend sans doute de l'inertie de la tunique musculaire de l'intestin, qui tient elle-même de l'adynamie dans laquelle tombent les malades.

4° Dans la *péritonite,* la pneumatose intestinale est un symptôme constant au début et dans le cours de la maladie. Elle s'observe également dans la péritonite chronique, simple ou tuberculeuse, et c'est le seul symptôme du début pouvant persister assez longtemps sans être accompagné d'aucun autre symptôme confirmatif.

5° Dans l'*étranglement interne,* la pneumatose est le résultat de l'obstacle apporté au cours des matières et des gaz. Ici les deux principaux symptômes constants sont la constipation et la pneumatose intestinale. On peut même dire que la constipation sans pneumatose serait insuffisante à caractériser un obstacle au cours des matières. Ici la tympanite, comme la constipation d'ailleurs, a une marche qui a quelque chose de caractéristique ;

elle s'établit d'une manière définitive après avoir longtemps offert des
alternatives de constipation et d'abondantes évacuations de matières stercorales.

CHAPITRE XVI

SIGNES FOURNIS AU DIAGNOSTIC PAR LA DOULEUR ABDOMINALE

Des douleurs abdominales se montrent dans un grand nombre de maladies organiques et nerveuses des voies digestives et des organes renfermés dans la cavité du ventre.

La condition anatomique nécessaire à la production de cette douleur dans l'état pathologique est, dit-on, la distribution aux organes malades de filets nerveux du système cérébro-spinal, que ces filets soient d'ailleurs sensibles ou ne le soient pas dans l'état habituel. Quant à ceux qui ne reçoivent que des filets nerveux du grand sympathique, ils seraient, d'après Bouillaud, complètement insensibles. D'après cet observateur, la douleur manque dans les maladies de l'intestin grêle et du péritoine viscéral, parce que ses parties ne reçoivent que des rameaux venant du grand sympathique ; tandis que les autres organes du ventre reçoivent à la fois des rameaux du grand sympathique et du système cérébro-rachidien. Il y a douleur abdominale dans les maladies de l'estomac, du foie et de la rate, parce que, outre les filets du grand sympathique, ces organes reçoivent des filets du pneumogastrique. Il y a douleur du ventre dans les maladies des reins et de la matrice, parce que, outre les rameaux qui viennent du grand sympathique, ces organes sont animés par des nerfs venant des plexus lombaire et sacré. Il y a douleur dans l'inflammation du péritoine pariétal, parce que cette partie de l'enveloppe des organes abdominaux ne reçoit pas seulement des filets du grand sympathique, mais qu'elle en reçoit encore des parois abdominales. Sans doute, les tissus qui reçoivent des nerfs du système cérébro-spinal sont plus douloureux que ceux qui sont animés par le grand sympathique, mais il n'est pas exact de dire que ces tissus privés de nerfs restent indolents dans l'état morbide. On sait aujourd'hui que les tendons et les ligaments enflammés sont très douloureux, et il en est de même pour l'intestin grêle et la séreuse qui le couvre.

La douleur du ventre s'observe dans une foule de maladies inflammatoires, aiguës ou chroniques des voies digestives et de leurs annexes, dans les névralgies et dans les maladies organiques des viscères abdominaux. Elle n'est pas toujours identique, et elle diffère suivant une foule de circonstances, suivant son siège, suivant la nature de la maladie dans laquelle on l'observe, etc.

On peut dire qu'elle est en rapport avec l'étendue de la lésion, non pas à cause de son intensité, mais au point de vue de la surface occupée par elle. Si elle est circonscrite et bornée à l'organe malade, elle a une grande valeur diagnostique ; malheureusement elle ne conserve pas toujours ce précieux caractère, car elle se généralise, et s'étend aux parties voisines. Toutefois, dans le lieu primitif de la lésion, la douleur est toujours plus vive qu'ailleurs, et c'est de là qu'elle s'irradie en suivant le trajet des nerfs. Ainsi, dans les maladies de l'estomac, les douleurs ne se bornent point au ventricule, elles s'étendent assez loin, et, chose curieuse, à la région correspondante du dos et à la paroi intérieure de la poitrine. On sait que dans les maladies du rein les douleurs sur le trajet de l'uretère sont communes ; chez des enfants ayant des calculs du rein ou de la vessie, les douleurs à la verge et surtout au gland sont extrêmement fréquentes ; elles constituent même chez les jeunes enfants un signe probable de calcul vésical. Dans les maladies de la matrice, les douleurs s'étendent aux lombes, aux aines, aux cuisses, etc.

La douleur du ventre peut être superficielle ou profondes. Ses caractères sont variés, dépendent et de l'organe qui est atteint et de la nature même de la maladie dans laquelle elle se montre. Elle est *sourde* dans les inflammations de la muqueuse intestinale et dans les maladies des organes parenchymateux, *aiguë* et parfois excessive, au contraire, dans les maladies de la séreuse péritonéale. Ici, c'est une *colique ;* alors elle se localise dans l'intestin, et elle se montre par accès avec tortillement de plus en plus pénible et douloureux. Là, au contraire, ce sont des *crampes*, et il y a sentiment de contraction, ou des élancements comparables à des coups de canif.

Ailleurs la douleur prend la dénomination de *ténesme*, quand elle est accompagnée de fréquents besoins d'évacuer qu'on ne peut satisfaire, ce qui s'observe souvent au rectum, à la vessie, au vagin et à la matrice. Elle se présente encore avec d'autres caractères ; tantôt *spontanée*, tantôt *provoquée*, elle s'exaspère par le plus léger contact, ce qui s'observe dans la péritonite aiguë, ou au contraire, comme dans la colique de plomb, elle est notamment soulagée par une vigoureuse pression des parois de l'abdomen.

Permanente ou passagère, elle augmente graduellement ou brusquement ; elle cesse tout à coup ou progressivement, selon les circonstances et souvent sans qu'il soit possible d'en indiquer la raison.

On observe la douleur abdominale dans une foule de maladie des parois du ventre et des viscères renfermés dans sa cavité : 1° dans le rhumatisme des parois abdominales, à la suite du froid ; dans la fatigue des secousses de toux à la suite d'une bronchite aiguë violente ; dans la colique saturnine, au sommet des muscles droits, etc. ; 2° dans la gastralgie et la gastrite, dans la dysenterie, dans l'entérite, dans le cancer de l'intestin, dans la péritonite, dans la colique de plomb, dans les maladies des reins et du foie, dans les névralgies des parois abdominales, etc., et dans les maladies de la moelle surtout l'ataxie locomotrice, où elle forme une *barre douloureuse* ou *ceinture*.

1° Dans la *gastralgie*, la douleur a pour siège la région de l'estomac. Ce sont des tiraillements, des crampes qui s'irradient à la partie antérieure de la poitrine, dans le dos, jusque dans les bras et au cou. Ces douleurs sont réveillées et augmentées par la pression à l'épigastre, par le travail de la digestion, et cependant l'ingestion des aliments les soulage quelquefois. On leur donne le nom de *pyrosis*, de *soda* ou de *fer rouge*, quand elles ressemblent à un sentiment de chaleur, de brûlure, le long de l'œsophage, avec renvois, rejet d'un liquide aigre et acide.

2° Dans la *gastrite*, maladie très rare à l'état aigu, plus fréquente qu'on n'a voulu le croire depuis un certain nombre d'années, la douleur occupe la région épigastrique; elle est plus ou moins vive et permanente, avec vomissements, perte d'appétit, rougeur de la langue et fièvre médiocrement intense au début. C'est un sentiment de chaleur et de brûlure insupportables.

Dans l'*entérite aiguë*, la douleur est sourde, rarement très vive, accompagnée de gargouillement ou de borborygmes et elle apparaît surtout dans les cas où le cæcum, le gros intestin et le péritoine prennent part à la maladie. C'est ce qu'on voit dans l'entérite tuberculeuse et dans l'entérite typhoïde, etc.

Dans l'*entérite chronique* et dans l'indigestion intestinale, il y a pesanteur, gêne, chaleur dans l'abdomen; mais il n'y a généralement pas de douleur bien vive.

Dans la *colite* aiguë et dans la *dysenterie*, la douleur abdominale est très prononcée; elle existe sous forme de colique. Quelquefois très vive, et s'exaspérant spontanément ou à la moindre pression, elle s'accompagne de pincement, de borborygmes et de besoins d'évacuation. Elle existe le plus souvent sur le trajet du côlon; mais quelquefois elle est générale. Elle cesse après une évacuation pour se reproduire un peu plus tard. Il s'y joint souvent du *ténesme* et des épreintes lorsque le besoin d'évacuer est très fréquent et que les malades ne rendent qu'une petite quantité de matières.

Dans la *colite chronique*, la douleur est sourde et occupe le côlon de façon à simuler la gastralgie.

Dans la *péritonite*, la douleur abdominale est générale, très aiguë, sans intermittences, superficielle, exaspérée par la moindre pression, par l'application de la main ou par le poids d'une couverture. Très forte dans la péritonite traumatique ou par perforation (péritonite toujours suraiguë), elle est beaucoup moins intense et fait quelquefois défaut dans la péritonite puerpérale, comme dans la péritonite chronique simple et dans la péritonite tuberculeuse.

Dans la *colique de plomb*, les douleurs sont très vives, apyrétiques et reviennent par accès ; tantôt générales et tantôt localisées à la région de l'ombilic, une forte pression exercée sur le ventre calme ces douleurs, et les malades cherchent eux-mêmes à faire cette compression en se plaçant en travers de leur lit, couchés sur le ventre. Cependant ce soulagement de la douleur produit par une forte pression n'est pas un phénomène constant, car on voit encore quelquefois, assez souvent même, des malades qui ne peuvent supporter sur le ventre le poids d'un cataplasme.

Dans la *colique néphrétique,* la douleur revient par accès très aigus. Elle siège à la région lombaire, sur le trajet de l'uretère, dans l'hypogastre et même jusqu'à l'extrémité de la verge. La douleur, ordinairement sans fièvre et accompagnée de vomissements, diminue par la pression sur les lombes et sur la paroi abdominale.

Dans la *colique hépatique,* la douleur est apyrétique et revient également par accès intermittents ; elle occupe la région hépatique, et s'accompagne souvent d'ictère, de vomissements et de rétraction de l'abdomen.

Dans le *rhumatisme des muscles abdominaux* la douleur existe partout au toucher et s'exalte par les mouvements et les secousses de la toux.

Dans les *maladies de la matrice* et dans les *névralgies des parois de l'abdomen* observées dans la *chlorose* et l'*hystérie,* la douleur abdominale occupe différents points de l'épaisseur des parois, et comme l'a établi le docteur Alph. Bezançon (1), ces douleurs se distinguent en ce que la pression sur un point circonscrit de la peau leur donne une excessive acuité. Ces douleurs ont un siège fixe qui est le bas ventre ; elles sont quelquefois continues, mais elles se présentent plutôt sous forme d'élancements qui s'étendent sur le trajet des nerfs voisins. C'est ainsi que cela se passe dans la névralgie ilio-lombaire, dans la névralgie ilio-scrotale, dans la névralgie ilio-vulvaire. Dans ces névralgies, il y a toujours un ou plusieurs points douloureux, en arrière, au niveau des trous de conjugaison des vertèbres, en avant, au niveau de la crête iliaque et du pubis.

Comme ces douleurs siègent souvent chez la femme au niveau de l'ovaire, dans la fosse iliaque, on a pensé que c'était là une hyperesthésie de l'organe plutôt qu'une névralgie des parois. — C'est un symptôme de l'hystérie. — En pressant fortement l'ovaire on détermine une vive douleur qui, par son action réflexe, détermine parfois une attaque d'hystérie. Mais en pressant plus fort avec la main ou au moyen d'une pelote spéciale on fait cesser les accidents nerveux. C'est à vérifier. En tout cas le *point ovarien* existe chez toutes les femmes et il n'en est pas une chez laquelle une pression un peu forte de cette région ne détermine une vive douleur.

CHAPITRE XVII

SIGNES FOURNIS AU DIAGNOSTIC PAR LE TÉNESME

Le ténesme est une contraction locale, fréquente et douloureuse, provoquant le besoin d'évacuation stercorale. Cette contraction habituellement

(1) Bezançon, *Considérations sur l'hystérie,* t èsc. Paris, 1840.

bornée à l'anus, s'étend chez l'homme au col de la vessie (*ténesme vésical*) et chez la femme au vagin. C'est un symptôme constant de la dysenterie épidémique. On l'observe également dans la cystite aiguë et dans la prostatite chronique en même temps que le ténesme vésical.

Le ténesme a été donné comme nouveau signe des maladies du cœur. Pourquoi? et par quel mécanisme? Il est difficile de le dire.

Quoi qu'il en soit M. Bonnet (1), dans les maladies du cœur, à côté des signes classiques, a noté un signe nouveau : le *ténesme.* « Quand je dis *nouveau*, je ne veux pas dire que ce signe n'ait jamais été observé. Sans doute plusieurs de nos confrères ont dû le remarquer ; mais je veux dire qu'il n'est pas inscrit dans les traités spéciaux. De plus, quand je me sers du mot *ténesme,* je n'indique pas bien ce que ce signe exprime. Ce n'est pas la sensation douloureuse qu'éprouve le dysentérique ; ce n'est pas la gêne que ressentent les personnes prises d'hémorrhoïdes ou autres affections de l'anus ; ce n'est pas la résolution complète qui caractérise la syncope : c'est quelque chose de spécial. Voici, du reste, comment les choses se passent selon M. Bonnet : que la maladie soit récente ou ancienne, le patient éprouve *instantanément* le besoin d'aller à la garde-robe. Au moment où il se baisse, il perçoit dans ses entrailles un grand bruit ; il se relève presque aussitôt, et reste surpris de n'avoir rien rendu.

» J'ai rencontré ce signe dans les cas de dilatation du cœur. Il est vrai que je n'ai point fait d'autopsie ; mais plusieurs de mes malades ont été vus par mes confrères, notamment par M. le docteur Titon, qui, à ce propos, m'a dit avoir déjà fait la même remarque. J'appelle donc, sur ce point, l'attention des médecins qui peuvent faire de l'anatomie pathologique.

» L'époque où apparaît ce signe est variable. Dans un cas, il existait avant tout phénomène morbide du côté du cœur.

» Il ne suffit pas de vous dire que le signe existe, il faudrait vous donner des observations : elles viendront plus tard.

» Maintenant comment expliquer ce ténesme? Selon toute probabilité, cette sensation, perçue par le cerveau par l'intermédiaire des nerfs rachidiens, est due à la réplétion rapide des vaisseaux hémorrhoïdaux qui se dilatent à un moment donné. Doit-on admettre que cette dilatation a pour cause le reflux du sang par suite d'insuffisance au cœur? Je crois qu'il faut plutôt supposer une action des nerfs vaso-moteurs qui dépendent du grand sympathique. Les expériences de Cl. Bernard ne nous apprennent-elles pas que la section de ce grand nerf ganglionnaire amène la dilatation des vaisseaux avec augmentation de la chaleur animale? Partant de là, devrait-on rattacher à une lésion du grand sympathique la dilatation du système circulatoire? C'est une idée qui mérite peut-être d'être prise en considération.

» Si j'ai cru devoir attirer l'attention sur ce sujet, je l'ai fait avec d'autant plus de satisfaction, quand j'ai connu l'embarras de plusieurs de nos con-

______

(1) Bonnet, *Annales de la Société médicale de Reims.*

frères pour le diagnostic d'un anévrysme du tronc brachiocéphalique. N'ont-ils pas été longtemps trompés par une douleur intercostale siégeant à gauche?

» En résumé, lorsqu'un malade viendra à nous se plaindre de fausses envies d'aller à la selle, si nous ne trouvons pas dans le rectum de quoi expliquer cette sensation, auscultons, et nous découvrirons souvent une affection organique du cœur, un cas de dilatation. J'ajoute, si la lésion n'existe pas encore, craignons son arrivée, et craignons-la d'autant plus qu'elle est jusqu'à présent incurable. »

CHAPITRE XVIII

SIGNES FOURNIS AU DIAGNOSTIC PAR LES TACHES ROSÉES
LENTICULAIRES DE L'ABDOMEN

On désigne encore généralement ces taches sous les noms de *taches typhoïdes, pétéchies, papules typhoïdes.* Elles constituent en effet une éruption à peu près constante dans la fièvre typhoïde, par conséquent un signe presque pathognomonique dans cette maladie. Au dire de divers auteurs, ce ne serait pas la seule maladie dans laquelle on rencontrerait ces taches : ainsi elles ont été signalées dans l'entérite des enfants, par Rilliet et Barthez ; — dans la pneumonie ; — dans la forme typhoïde des fièvres puerpérales, par Voillemier (1) ; dans la morve, par Becquerel, etc.

Dans ces dernières maladies, les taches rosées lenticulaires sont accidentelles ; dans la fièvre typhoïde, au contraire, elles sont si constantes, qu'elles constituent pour cette fièvre un signe diagnostique d'une grande importance. Il n'y a que dans la fièvre typhoïde du premier âge qu'elles fassent souvent défaut. Elles se montrent du septième au dixième jour, au commencement du grand septénaire, et elles durent de six à huit jours. Leur siège le plus habituel est la paroi abdominale antérieure ; puis, par ordre de fréquence, on les retrouve sur la partie supérieure et antérieure des cuisses, au sacrum, sur la région lombaire, sur la poitrine ; elles sont fort rares et ne se montrent que très exceptionnellement sur le cou et sur les membres supérieurs. Quelquefois, mais ce fait n'est pas commun, elles apparaissent au milieu du premier septénaire de la maladie.

On a remarqué que ces taches, très fréquentes dans certaines épidémies de fièvre typhoïde, manquaient dans d'autres épidémies. C'est un fait qu'on ne saurait expliquer, qui tient sans doute au génie particulier de chaque épidémie.

____

(1) Voillemier, *Clinique chirurgicale.* Paris, 1861.

Les taches rosées lenticulaires ont habituellement de 2 à 4 millimètres de diamètre ; elles sont arrondies, papuleuses, plates, sans saillie de la peau, disparaissant sous la pression du doigt, pour se reproduire aussitôt après. Elles sont en petit nombre, de trois à vingt environ. D'autres fois on en trouve davantage ; quelquefois même cette éruption est comme confluente, au point de simuler une varioloïde.

On ne pourrait guère confondre ces taches qu'avec les piqûres de puces, les pétéchies, ou avec l'acné.

Voici des signes distinctifs qu'il faut avoir présents à l'esprit.

Les piqûres de puces offrent des papules roses et larges, assez semblables à celles de l'urticaire, moins saillantes cependant. Ces papules s'effacent et laissent après elles un point noir qui ne disparaît point à la pression. Ce point noir est une ecchymose. Dans l'acné, on observe au sommet de la tache une petite suppuration qui, une fois terminée, laisse une cicatrice déprimée. De plus, l'acné se montre de préférence dans les points où les taches lenticulaires sont le moins fréquentes.

Quant aux pétéchies, elles sont constituées par une extravasation sanguine, ne disparaissant pas sous la pression du doigt. D'un autre côté, elles ne sont pas communes dans la fièvre typhoïde, et quand elles s'y manifestent, ce n'est qu'à une période déjà éloignée du début de la maladie.

CHAPITRE XIX

SIGNES FOURNIS AU DIAGNOSTIC PAR LES SUDAMINA

Les sudamina forment une éruption caractérisée par de petites vésicules régulières, hémisphériques, transparentes, faciles à déchirer, incolores, très petites, depuis un grain de millet jusqu'à une tête d'épingle, renfermant un liquide séreux et acide. Ces vésicules sont formées au dépens de l'épiderme soulevé. Elles se développent promptement, en quelques heures. Elles sont souvent assez nombreuses pour que le toucher puisse les constater aisément ; la peau est alors chagrinée. Mais, quand les vésicules sont extrêmement petites et plus rares, on ne peut les découvrir de cette façon ; c'est en regardant la peau obliquement qu'on peut constater leur présence. Du reste, on ne les trouve jamais isolées ; elles sont ordinairement confluentes, au point de voir plusieurs vésicules juxtaposées, formant une ou plusieurs larges vésicules, comme dans l'herpès. Cette éruption est très éphémère, mais elle se reproduit très vite ; aussi dure-t-elle ainsi plusieurs jours par la reproduction successive de nouvelles vésicules. Celles-ci, très minces, avons-nous dit, se déchirent et laissent après elles une légère desquamation, car elles ne suppurent presque jamais.

On les trouve souvent sur plusieurs points à la fois, mais particulièrement sur l'abdomen, sur le thorax, sur les épaules, sur la partie supérieure des cuisses, aux aisselles et aux parties latérales et inférieures du cou.

Quelquefois les sudamina se développent sur les points où la peau est rouge, érythémateuse. D'autres fois les vésicules ont une apparence blanchâtre, à cause du liquide latescent qu'elles renferment. Cette demi-opacité du liquide des vésicules dépend d'une légère quantité de pus qui s'y trouve mêlé. On sait aujourd'hui d'une manière précise que les sudamina se lient à la présence de sueurs abondantes et prolongées ; aussi n'ont-ils proprement rien de spécial, comme autrefois on a voulu le voir dans la fièvre typhoïde.

Les sudamina se rencontrent dans la scarlatine miliaire sous forme de petites vésicules opalines; dans la fièvre typhoïde, mais les vésicules sont transparentes ; dans les sueurs d'été chez les jeunes enfants ; dans la variole, dans la suette, dans la pneumonie, dans la fièvre puerpérale, dans le rhumatisme articulaire aigu, dans la phthisie pulmonaire, dans la morve, dans la résorption purulente, etc.

Du reste, que cette éruption soit dans toutes les circonstances liée aux sueurs, qu'elle soit indépendante de celles-ci, question encore controversée, ce qu'il nous importe davantage de constater, c'est qu'en définitive elle ne saurait constituer un bon signe diagnostique, même dans la fièvre typhoïde, car elle s'y montre à une période déjà éloignée du début, du douzième au vingtième jour. De plus, elle se développe à peu près indistinctement dans la forme grave et dans la forme légère de la maladie.

CHAPITRE XX

SIGNES FOURNIS AU DIAGNOSTIC PAR LES TACHES BLEUES
DU VENTRE

Il ne faut pas confondre les taches bleues sous-épidermiques avec les *taches bleues sous-cutanées*. Celles-ci résultent d'infarctus hémorrhagiques sous-cutanés causés par des embolies capillaires. On les observe dans la diphthérite toxique, le choléra et les septicémies graves.

Les *taches bleues*, *taches bleuâtres* ou *taches ombrées*, superficielles, épidermiques, minutieusement décrites par Piedagnel, sont ovalaires allongées, larges comme une lentille ; mais elles s'en rapprochent par leur nature anatomique. Elles se montrent sur l'abdomen, à la base du thorax, quelquefois sur le tronc, sur les membres, mais jamais à la face. On les a surtout rencontrées dans la fièvre typhoïde.

On a cru longtemps que les taches bleues de l'abdomen avaient une signification diagnostique dans les fièvres graves. Ce n'est pas vrai, car on les rencontre dans d'autres maladies. Moursou croit même qu'elles ne dépendent d'aucune maladie en particulier, et qu'elles résultent des *poux du pubis* ou de leurs œufs ; mais il reconnaît en même temps que l'on peut rencontrer et que l'on rencontre en effet des poux du pubis ou de leurs œufs sans taches bleues. Son affirmation repose sur 250 observations.

Duguet a vérifié ces recherches et les a confirmées. Il a entrepris de reproduire ces taches *artificiellement*. Il eut la pensée que le *phthirius* devait introduire dans le derme quelque chose de comparable à un venin, et que si on parvenait à introduire ce venin, on produirait les taches bleues à volonté, à moins de tomber sur des sujets réfractaires.

Duguet a trouvé des taches ombrées sur vingt-quatre malades atteints d'affections diverses, et ces malades étaient tous porteurs de poux du pubis. Y avait-il simple coïncidence ou bien relation de cause à effet ? Les expériences de M. Duguet font à cet égard disparaître les incertitudes. Après avoir recueilli 25 poux du pubis, M. Duguet les a pilés ensemble de manière à obtenir une pâte molle ; puis il a inoculé plusieurs malades avec cette pâte. Le lendemain de l'inoculation, il voyait toujours apparaître, au niveau des piqûres, des taches bleues qui duraient sept à huit jours.

Poussant plus loin ses recherches, Duguet voulut savoir dans quelle partie du corps, dans quel organe résidait ce principe, et il en résulta que la tête isolée ne possède pas le pouvoir colorant, tandis que ce pouvoir semble constamment résider dans le corps. Cela se démontre en insérant cette tête sous l'épiderme à la partie antérieure de l'avant-bras, ensuite un peu plus bas le corps même de l'insecte. Le lendemain, autour du point d'insertion du corps, *tache bleue* des plus nettes, et rien au point d'insertion de la tête.

En résumé, M. Duguet tire de ses expériences les conclusions suivantes :

1° Les taches bleues se rencontrent dans un grand nombre de maladies absolument disparates ; on les retrouve également chez l'homme sain ; par conséquent elles n'ont aucun rapport, aucun lien qui les rattache directement à certaines maladies.

2° Elles tiennent uniquement à la présence, au passage, à l'action du *phthirius inguinalis*.

3° Elles n'ont plus aucune signification au point de vue du diagnostic ; elles n'ont pas de valeur plus grande au point de vue du pronostic ; elles n'ont plus, en un mot, aucune signification clinique.

4° Enfin, si elles signifient encore quelque chose, leur signification est désormais singulièrement restreinte et comparable à celle de l'urticaire des processionnaires, de la piqûre du moustique ou de la puce, de la vésicule et du sillon du sarcopte de la gale, du collier pédiculaire dans la phthiriase, en un mot elles sont à l'avenir exclusivement du ressort des dermatologistes.

CHAPITRE XXI

SIGNES FOURNIS AU DIAGNOSTIC PAR LES PÉTÉCHIES

Les pétéchies ne sont autre chose que de petites hémorrhagies qui se font dans l'épaisseur de la peau, sous forme de points miliaires arrondis, d'une teinte variant du rouge au violet. Ces taches, qui sont au niveau de la peau, ne font aucune saillie à la surface, et ne s'effacent pas sous la pression du doigt. Elles ont des dimensions variables : ici très petites et semblables à des piqûres de puces; ailleurs larges; rares chez les uns, confluentes chez les autres. On les rencontre surtout sur le ventre, mais aussi sur les membres et à leurs extrémités.

Elles résultent d'une profonde altération du sang, soit la diminution absolue du chiffre de la fibrine, soit la dissolution et la diminution de la plasticité de cet élément du sang.

Les pétéchies ne sauraient être confondues avec aucune autre espèce d'éruption. On ne pourrait les confondre qu'avec les taches rosées lenticulaires et avec les taches de purpura; mais les taches rosées sont superficielles, d'un rose tendre, et disparaissent sous la pression du doigt, tandis que la pétéchie ne bouge pas.

Quant à les différencier du purpura, cela est plus difficile, souvent impossible : car c'est une même lésion anatomique, produite par des causes différentes.

Les pétéchies se montrent principalement dans les maladies graves, et en particulier dans quelques cas de fièvre typhoïde, dans le typhus, dans la peste, dans la fièvre jaune. On ne les observe dans la fièvre typhoïde que dans les formes les plus graves, adynamiques, et presque toujours à une époque éloignée du début. Cette éruption peut même survenir en pleine convalescence; elle constitue alors un signe pronostique assez grave. Dans ces circonstances, en effet, l'état de dissolution du sang est si considérable, que le travail d'assimilation est insuffisant à le contre-balancer, bien plus à en triompher. Souvent alors il y a des hémorrhagies par d'autres voies : ainsi des épistaxis, des hémorrhagies intestinales, des apoplexies pulmonaires, des infiltrations sanguines dans les tuniques de l'intestin, de la vessie, etc. Ces pétéchies se rencontrent aussi dans l'état cachectique de la tuberculose, de l'entérite chronique et alors elles indiquent une mort prochaine.

Là où les pétéchies sont confluentes, on voit çà et là de véritables ecchymoses, résultant de leur juxtaposition, et Littre dit même avoir vu des eschares se former sur ces points.

Il est rare de voir, dans la fièvre typhoïde, les taches pétéchiales mêlées aux taches rosées lenticulaires; car l'époque de leur développement n'est pas la même. Cependant, dans les cas graves, là où la dissolution du sang se fait très rapidement, on peut observer des pétéchies à l'époque où se montrent habituellement les taches rosées lenticulaires. Quand on voit ainsi des pétéchies survenir, soit à la fin du premier septénaire, soit dans les premiers jours du second, on doit craindre le développement d'une forme adynamique très prononcée de la maladie. La mort est ici la terminaison habituelle.

Il est plus commun de rencontrer concurremment des sudamina et des pétéchies.

Dans le typhus, l'éruption pétéchiale constitue l'un des premiers caractères de la maladie: elle se montre du deuxième au cinquième jour, rarement plus tard (cependant on l'a attendue jusqu'au quatorzième), et elle disparaît vers le vingtième jour.

En général, dans le typhus, les pétéchies sont nombreuses, et couvrent une grande partie de la surface du corps. Il est à peu près aussi rare de les voir manquer complètement que de les trouver isolées. Cependant elles ne constituent pas un signe absolument constant de cette maladie.

Dans la peste, les pétéchies se forment à une époque avancée de la maladie, lorsqu'elle est déjà parfaitement reconnaissable à d'autres signes. Elles se montrent fréquemment sur les muqueuses, aux paupières, aux gencives, à la langue, dans l'intestin, à la surface interne de la vessie, des grosses bronches, etc.

Il en est de même dans la fièvre jaune, où les pétéchies en très grand nombre se répandent sur toute la surface du corps, même au visage. Ces pétéchies sont tantôt pâles et tantôt d'un rouge violet. Elles se développent ordinairement pendant la deuxième période de la maladie.

Parfois ce qu'on pourrait prendre pour des pétéchies n'est qu'une tache bleue sous-cutanée formée par un infarctus hémorrhagique du tissu cellulaire et qu'on aperçoit par transparence à travers la peau. Cela se voit dans la diphthérite toxique, le choléra et les fièvres septicémiques graves.

CHAPITRE XXII

SIGNES FOURNIS AU DIAGNOSTIC PAR LA CONTRACTURE
ET PAR LA RÉTRACTION DU VENTRE

La rétraction du ventre n'a pas une grande importance diagnostique; c'est un phénomène accessoire qui, sans être caractéristique d'aucune maladie, se rencontre assez fréquemment pour qu'il soit utile de l'étudier.

On l'observe surtout:

1° Dans la *colique de plomb*, quand les douleurs sont très vives. Le ventre, aplati, dur et ferme, est refoulé sur la colonne vertébrale, caractère assez constant pour être pris en considération dans le diagnostic.

2° Dans la *méningite aiguë*, à la troisième période. Quelquefois les muscles du ventre sont si contractés, si raides sous la main, qu'on ne peut explorer les organes contenus dans l'abdomen. Ailleurs, au contraire, la paroi est souple, aplatie et molle sans élasticité, laissant voir les circonvolutions de l'intestin placées au-dessous. La peau est mollasse, se plisse aisément sous le doigt et reste plissée. On a voulu trouver dans la rétraction des parois du ventre un signe différentiel entre la méningite et la fièvre typhoïde. Mais c'est une erreur, car, s'il est certain qu'on ne trouve pas cette rétraction dans la fièvre typhoïde, elle n'est pas assez constante dans la méningite pour servir de base à un diagnostic précis, et Pringle cite des cas où elle ne s'est pas montrée.

3° Dans la *colique néphrétique* et dans la *colique hépatique*, il y a rétraction du ventre par contraction des muscles, au moment des accès.

4° Dans l'*amaigrissement* porté à un haut degré,.il y a une grande diminution du volume du ventre ; les parois abdominales sont appliquées contre la colonne vertébrale, et l'on sent de chaque côté un paquet formé par les intestins. Cela se voit surtout dans le cancer de l'estomac, si la lésion siège au pylore et si la maladie dure depuis longtemps. L'intestin se rétrécit peu à peu, et, sous les parois rétractées du ventre, on trouve la masse intestinale surmontée, vers la partie supérieure de l'abdomen, d'une partie sonore formée par l'estomac rempli de gaz.

CHAPITRE XXIII

SIGNES FOURNIS AU DIAGNOSTIC PAR L'ASCITE

Le ventre est quelquefois volumineux, rempli d'eau comme une outre. De là, le mot *ascite* (de ἀσκὸς) donné aux *épanchements séreux chroniques* du péritoine. Les épanchements aigus appartiennent à la péritonite, et ceux qui ne sont pas dans la cavité péritonéale sont des *kystes*.

Quand il y a une ascite, le ventre est volumineux, tendu, marbré de veines sous-cutanées abdominales dues à la compression des veines iliaques et formant une circulation veineuse supplémentaire collatérale. — Si le malade est debout, le ventre fait saillie entre l'ombilic et le pubis; s'il est couché, la saillie se montre sur les flancs. La peau se déchire sous l'épiderme comme dans la grossesse et dans l'obésité, et le nombril fait une saillie plus ou moins forte. — Par la palpation et par la percussion, on constate que le ventre ainsi volumineux est distendu par du liquide contenu dans la cavité péritonéale. Ainsi, la main placée à plat d'un côté de l'hypogastre, tandis que l'autre frappe légèrement du côté opposé avec le bout du doigt, sent une fluctuation manifeste. Donc, il y a du liquide. D'autre part, la percussion donne un son mat dans les parties déclives où se trouve le liquide et un son clair à l'épigastre, et au-dessus de l'ombilic où se trouve le paquet des intestins rempli d'air. Si l'on couche le malade à droite, la matité change de place, se trouve dans les parties déclives droites, et la résonance passe dans le flanc gauche. De même, si l'on couche le malade à gauche, la matité se trouve en bas à gauche et la résonance déplacée se trouve dans le flanc droit. Donc, le liquide change de place, il se trouve toujours en bas selon le décubitus du malade, et la résonance occupe la partie supérieure. Cela prouve que le liquide est dans le péritoine, car pareille chose ne se produit pas s'il est emprisonné dans un kyste qui garde toujours la même place relativement au paquet des intestins.

La peau est sèche, les urines rares, claires, parfois albumineuses, ou il y a de la constipation, ce qui prouve que les sécrétions sont diminuées.

L'ascite indique :

1° une inflammation chronique du péritoine semblable à la vaginalite de l'hydrocèle. C'est une hydropéritonite due à un coup sur le ventre, à la constipation ou à la diarrhée, c'est-à-dire à l'irritation de l'intestin agissant sur la séreuse qui le recouvre. Elle indique aussi une péritonite aiguë réelle, guérie à moitié et passant à l'état chronique. A ce titre, elle indique une péritonite tuberculeuse et le carreau, maladies qui se montrent de préférence à l'état subaigu, soit un cancer du foie, de l'estomac, des intestins ou des glandes mésentériques.

2° Elle indique aussi une *sténose vasculaire* ou *cardiaque*. Ainsi on l'observe dans la cirrhose hépatique, dans la dégénérescence amyloïde et les tumeurs du foie, dans l'oblitération et la compression de la veine porte, enfin dans les maladies du cœur à leur dernière période. Seulement, dans ce dernier cas, l'ascite est secondaire à l'anasarque et à l'œdème des membres. Dans le premier, au contraire, l'ascite est le phénomène qui s'observe antérieurement à toute autre hydropisie.

3° Elle indique enfin certaines nosohémies dues à l'augmentation de l'eau dans le sang ou à la diminution des globules rouges qui tombent au-dessous d'un million par millimètre cube, ce qui constitue l'*anémie excessive*. — Cette ascite s'observe parfois à la suite des grandes pertes de sang et des métrorrhagies excessives, — dans l'hydrémie des chloroses graves; — dans l'hydrémie des cachexies palustres avec hypertrophie de la rate; — dans la cachexie scorbutique et cancéreuse; enfin dans la cachexie rénale due à la néphrite albumineuse chronique lorsque le rein est profondément altéré. Le liquide est presque toujours séreux, jaunâtre, mais dans quelques cas rares, il est opalin, laiteux, et constitue les *ascites chyliformes*.

Il ne faut pas confondre l'ascite avec la rétention d'urine qui dans quelques cas, surtout chez les enfants, donne lieu à une matité hypogasrique énorme accompagnée de fluctuation évidente.

CHAPITRE XXIV

SIGNES FOURNIS AU DIAGNOSTIC PAR LA TEMPÉRATURE
DU VENTRE

Il ne s'agit point ici de la température du ventre dans les maladies avec
forte fièvre devant durer un certain nombre de jours, comme cela a lieu
dans les fièvres continues, dans les phlegmasies, dans les fièvres éruptives.
La température de la peau est plus élevée partout, sur le ventre comme
ailleurs. Aussi, n'y a-t-il dans ces cas aucun signe à chercher dans la température de l'abdomen, qui n'offre rien de particulier. Toutefois, au début
de quelques maladies du ventre, et pendant leur cours, la température
s'élève de plusieurs degrés au niveau du point affecté, alors que la peau
des parties voisines est d'une température notablement inférieure.

On peut dire presque à coup sûr que l'élévation de la température du
ventre est en rapport direct avec un état phlegmasique bien déterminé,
subaigu ou chronique, du péritoine ou de l'intestin. Les maladies douloureuses dans lesquelles la peau du ventre demeure à la température
ordinaire ne sont pas des inflammations ; ce sont des névroses, des névralgies. Ainsi la chaleur de la peau de l'abdomen n'est point augmentée par
les douleurs gastriques et intestinales des femmes hystériques, dans la
colique de plomb, si douloureuse qu'elle soit, dans les coliques hépatiques, néphrétiques : elle est au contraire notablement augmentée dans les
phlegmasies suivantes : l'*entérite*, la *dysenterie aiguë* ou *chronique*, la
péritonite chronique, la *fièvre typhoïde*, les *phlegmons de la fosse iliaque*,
la *métrite*, la *métro-péritonite*, etc.

Cette élévation de la température de l'abdomen appréciée au thermomètre monte à 39 et 40 degrés. Elle constitue, pour ces maladies, un fort
bon signe diagnostique. Du reste, cette chaleur anormale n'est pas seulement perçue par le médecin ; le malade se rend parfaitement compte de la
différence qui existe entre la température du ventre dans les maladies que
je viens de citer, et la température des parties voisines.

CHAPITRE XXV

SIGNES FOURNIS AU DIAGNOSTIC PAR LA DYSPEPSIE

On donne le nom de *dyspepsie* à une forme de la *gastralgie*. C'est la
difficulté et la lenteur des digestions ; mais ce dernier phénomène est plus
spécialement désigné par le mot de *bradypepsie*. Ce symptôme se rencontre comme phénomène sympathique ou direct dans un grand nombre

des maladies aiguës ou chroniques des viscères, dans les maladies organiques ou nerveuses de l'estomac, dans les maladies et dans les névroses. Il est très fréquent, et sa présence se rattache à un nombre de maladies si considérable, qu'on a souvent les plus grandes difficultés pour l'assigner à sa véritable cause.

C'est quelquefois une maladie nerveuse essentielle ou idiopathique, quand elle existe seule, comme cela se rencontre assez souvent, et qu'on ne peut raisonnablement pas la rapporter à une maladie antérieure ou primitive.

A ce titre, la dyspepsie a été l'objet d'un nombre considérable de recherches cliniques : quelques médecins, comme Barras, n'ont voulu y voir qu'une maladie nerveuse; tandis que d'autres, au contraire, à l'exemple de Cullen, l'envisagent à la fois comme maladie primitive et comme symptôme d'un état morbide antérieur. C'est ainsi qu'il faut l'envisager. On doit admettre trois variétés de dyspepsie : 1° la dyspepsie *idiopathique*, 2° la dyspepsie *sympathique*, et 3° la dyspepsie *symptomatique*.

La dyspepsie *idiopathique* ou *essentielle* se rencontre comme trouble primitif de la digestion, indépendamment de toute maladie appréciable de l'estomac ou des viscères, chez un assez grand nombre de personnes. L'appétit est perdu, et ce qu'on mange n'a pas de goût ; les aliments pèsent à l'estomac, déterminent un malaise de quelques heures, quelquefois accompagné de pneumatose gastro-intestinale et de céphalalgie (*dyspepsie flatulente*); ils provoquent souvent des aigreurs (*dyspepsie acide*), des douleurs épigastriques, ou gastralgie, de la constipation ou des alternatives de constipation et de diarrhée ; les sujets maigrissent, deviennent jaunes, perdent leur vivacité, leur force musculaire et leur aptitude au travail. Cet état dure plus ou moins longtemps, disparaît par moments, pour revenir un peu plus tard jusqu'à sa guérison définitive, ou jusqu'à ce que les troubles de la nutrition aient été assez considérables pour entraîner des maladies secondaires du foie, des poumons ou du cerveau. En effet, sous l'influence de la chloro-anémie produite par la dyspepsie essentielle, on observe secondairement de la lassitude, de la sensibilité au froid, des palpitations, des névralgies et des désordres chlorotiques de l'intelligence et du système nerveux ; — le nervosisme et l'hypochondrie ; — la tuberculisation pulmonaire chez ceux qui y sont prédisposés ; les maladies du foie ou de la vésicule biliaire par suite de l'inactivité de ces organes ; certaines maladies de l'estomac et de l'intestin, etc.

Non seulement, comme on le voit, la dyspepsie est un trouble de la digestion, mais c'est encore un trouble des fonctions de tous les autres appareils organiques. La nutrition modifiée entraîne avec elle l'altération chlorotique du sang, l'imperfection de l'hématose, les troubles de la sécrétion biliaire, le dérangement des fonctions nerveuses et de la pensée, l'amaigrissement général, etc. A ce dernier phénomène se rattache naturellement un caractère de la dyspepsie étudié par Beau, et qui mérite d'être pris en considération : c'est le *sillon transversal des ongles*. Sa présence indique les degrés de la dyspepsie. En effet, les ongles perdent leur épaisseur sous l'influence de cet état morbide, et ils la reprennent lorsqu'une amélioration se produit. De cette alternance d'épaisseur au moment de la sortie des ongles quand le malade est mieux ou plus mal, résulte à leur surface, principalement sur le pouce, des sillons dans le sens transversal qui indiquent le commencement et la fin de l'état dyspepsique.

La dyspepsie essentielle ou idiopathique reconnaît pour causes : les impressions morales, telles que les chagrins violents, la jalousie continuelle, l'ambition déçue; l'excitation cérébrale déterminée par les travaux de composition littéraire et scientifique, par les revers de fortune, etc. ; les sécrétions trop abondantes, telles que la polyurie, le ptyalisme, la galactorrhée, les flueurs blanches, les pertes séminales ou les abus vénériens, les écarts ou les intempérances de régime; l'atonie de l'estomac et la diminution ou l'altération du suc gastrique, etc.

La *dyspepsie sympathique* est caractérisée par les mêmes phénomènes que la précédente.

Elle dépend de certaines modifications physiologiques ou morbides subies par des organes autres que l'estomac. On l'observe au début de la grossesse, à la suite des maladies chroniques des poumons, tuberculose et pneumonie chronique du cerveau, tumeurs, et du foie, lithiase biliaire de l'utérus, dans les hernies, dans les névroses, telles que l'hystérie, dans l'hypochondrie, dans la chlorose et certaines maladies du sang, etc. Quant à ce qu'on a cru devoir appeler dyspepsie sympathique des maladies aiguës, il est inutile d'en parler, car les phénomènes de dégoût et d'inappétence observés dans l'état fébrile ne sont pas de la dyspepsie et caractérisent l'*anorexie*.

La *dyspepsie symptomatique* est le résultat des maladies aiguës ou chroniques de l'estomac, et particulièrement de la gastro-entérite chronique, de la dilatation simple et de l'ulcère chronique de l'estomac, du cancer cardiaque ou pylorique, des hernies de l'estomac, de la gastralgie et de toutes les maladies ayant leur siège dans les voies digestives.

D'une manière absolue, et par elle-même, la dyspepsie n'a pas une grande importance pour la détermination d'un diagnostic précis. Ce n'est jamais un signe pathognomonique, et elle n'a de signification que par ses rapports avec les autres phénomènes morbides observés chez les malades.

Toutefois, en approfondissant davantage le sujet, on voit que la dyspepsie a des origines différentes et un point de départ variable. Ainsi il y a une dyspepsie *gastrique*, une dyspepsie *duodénale* ou *hépatique* et une dyspepsie *gastro-intestinale*.

La *dyspepsie gastrique* se montre presque aussitôt après les repas, et se caractérise par de la pesanteur, de la plénitude et de la chaleur à l'épigastre. Il y a quelquefois de la pneumatose et de la douleur. — La bouche est sèche, la salive pâteuse, et la langue, blanchâtre, avec enduit plus ou moins épais, est rouge sur les bords et à la pointe. — Parfois il y a de la céphalalgie, des vertiges, de la somnolence, de la torpeur intellectuelle, de la dyspnée et des palpitations.

Ces accidents durent quelques heures, se dissipent et reviennent après le repas suivant.

La *dyspepsie intestinale* se déclare plus tard : ce sont des coliques sourdes, des borborygmes, des gaz fétides et l'excrétion de matières dures ovillées ou molles, mal élaborées. — Avec cela, existent des malaises, un peu de fièvre, de la faiblesse, des palpitations, de la tristesse et le rejet d'urines boueuses.

La faim est conservée, mais les fécules sont mal digérées, tandis que la viande s'élabore un peu mieux.

La *dyspepsie gastro-intestinale* offre la réunion des phénomènes des deux variétés précédentes.

Ce qui produit la dyspepsie, c'est la modification des sucs digestifs dans leur quantité et dans leur qualité, et que la cause première soit sympathique ou organique, le phénomène qui en résulte est l'altération de qualité ou de quantité des ferments digestifs.

Si le mucus stomacal neutre à l'état de vacuité gastrique, est trop abondant, il empêche la digestion en empêchant le contact du suc gastrique avec les matières azotées. Il se décompose et, avec les aliments féculents ou sucrés, il provoque des fermentations énormes, lactique, butyrique ou acétique, avec formation de gaz acide carbonique qui revient en éructations par la bouche avec ou sans mucus acide.

Ailleurs, le suc gastrique est insuffisant, et sans qu'on connaisse bien ses altérations, il ne peut convertir les viandes en peptones assimilables. Les viandes et les matières albuminoïdes subissent un certain degré de fermentation putride, et les malades ont des éructations nidoreuses d'hydrogène sulfuré. Il en est de même si, par suite d'une maladie du foie, la *bile* ne vient pas se mêler en quantité suffisante au chyme.

Chez d'autres, soit qu'il y ait absence de salive ou de fluide pancréatique, les *substances féculentes* sont mal digérées et produisent à l'estomac un sentiment de pesanteur avec gonflement et formation de gaz inodores rendus par la bouche.

Il y en a enfin qui, digérant les viandes et les féculents, ne digèrent que très mal ou pas du tout les *graisses*. On suppose alors qu'il y a défaut de suc pancréatique.

Ces dyspepsies peuvent être seulement nerveuses ou sympathiques, mais elles sont très souvent la conséquence d'une irritation chronique de l'estomac ou d'une altération du foie et du pancréas. C'est dans ces cas que la pepsine animale, — la pepsine végétale que j'ai découverte, — et la papaïne tirée du *Carica papaya*, — enfin la pancréatine ont l'influence la plus avantageuse.

La faiblesse des parois de l'estomac et le défaut de mouvements péristaltiques viennent souvent s'ajouter aux altérations des ferments digestifs pour produire la dyspepsie.

Il faut, en effet, pour que le travail chimique de la digestion s'opère, que les aliments soient sans cesse remués par les contractions stomacales, et si elles sont trop vives, comme dans l'irritation aiguë, trop lentes dans l'atonie des parois stomacales avec ou sans dilatation du viscère, le mélange des aliments et des ferments digestifs ne peut se faire. De là résulte un état dyspeptique plus ou moins prononcé.

Je signalerai enfin le défaut d'absorption des boissons et aliments par la muqueuse gastro-intestinale, dû à un état particulier des vaisseaux veineux et lymphatiques. L'opium, l'alcool, le café produisent cet état, ainsi que certaines altérations de l'intestin et des glandes mésentériques hypertrophiées ou tuberculeuses, mais il est des cas où la cause de la non-absorption reste inconnue. C'est ce qu'on voit chez certaines personnes qui sans être malades ne peuvent absorber les boissons, et ont ce que Chomel a appelé *dyspepsie des liquides.*

Le traitement est tout à fait en rapport avec la cause de la dyspepsie, mais, à part ce qu'on peut faire contre la cause du trouble fonctionnel, il y a les moyens palliatifs à mettre en usage. Parmi eux, ce sont surtout les ferments digestifs, la pepsine animale, la papaïne ou pepsine végétale tirée du *Carica papaya*, la pancréatine, les alcalins, la poudre de charbon, les eaux minérales, enfin, alcalines le lavage quotidien de l'estomac pendant quelques jours au moyen de la pompe ou de la sonde, et un régime alimentaire approprié.

CHAPITRE XXVI

SIGNES FOURNIS AU DIAGNOSTIC PAR LA GASTRALGIE

A la dyspepsie se rattache la gastralgie, et réciproquement. En effet, tous les gastralgiques sont plus ou moins dyspeptiques et souffrent de la région de l'estomac par difficulté de digestion.

La douleur d'estomac existe quelquefois chez les enfants, plus souvent à l'âge de la puberté et chez l'adulte. Elle se montre plus rarement chez les vieillards. C'est un état morbide plus commun chez la femme que chez l'homme, car il est intimement lié à l'intégrité des fonctions utérines.

Il y a une gastralgie *idiopathique, sympathique* et *symptomatique.*

La gastralgie qui se montre dans l'inanition, après une forte contrariété, après une suppression des règles, ou après des règles trop abondantes, dans la chlorose des jeunes filles, est inhérente au trouble des fonctions gastriques, et sa cause est inconnue : c'est la *gastralgie idiopathique.*

Celle qui se montre dans le cours de la métrite aiguë et chronique, dans les déplacements de matrice, dans les ulcérations du col utérin, dans la leucorrhée, dans les maladies du rein, dans les maladies du foie et de l'appareil biliaire, dans l'hypochondrie et dans quelques affections cérébrales, est *sympathique*. Elle résulte des liens que le nerf grand sympathique des organes malades présente avec l'estomac.

La gastralgie qui résulte de l'inflammation aiguë ou chronique de l'estomac et de l'intestin grêle, dans la typhlite chronique, dans la colonalgie, dans la constipation, de l'alcoolisme aigu, de l'alimentation trop copieuse ou indigeste, des phlegmasies de l'intestin, des cancers et des tumeurs de l'estomac, est *symptomatique*; mais celle-ci n'est pas, à vraiment parler, ce qu'on appelle gastralgie. Ce nom est plus spécialement réservé aux douleurs nerveuses de l'estomac.

Quoi qu'il en soit, la gastralgie n'est, comme la dyspepsie, qu'un symptôme.

Elle est caractérisée par des douleurs plus ou moins vives de la région épigastrique, avec une dyspepsie plus ou moins forte. Tantôt obscures, profondes, à peine appréciables, et tantôt très aiguës, ces douleurs ont quelquefois le caractère de crampes, de pincement, de grignotement, de contraction ou d'élancement, selon les malades. C'est très variable. Elles sont souvent accompagnées d'un besoin irrésistible de manger quelque chose, et ce besoin est si pressant, qu'il semble qu'une syncope serait la conséquence du refus d'y obéir. Elles sont parfois accompagnées de gonflement, d'éructations, de brûlure œsophagienne, et elles se calment ou s'augmentent par le repas. Avec elles on observe souvent d'autres névralgies, et notamment des névralgies temporales ou intercostales.

Avec la gastralgie existe habituellement de la constipation, mais il y a quelquefois de la diarrhée au bout de vingt-quatre heures, et la face, pâle ou jaunâtre, exprime par la teinte bistre des paupières inférieures un état de souffrance réel.

Il ne faut pas confondre la gastralgie et la *colonalgie*, qui occupe la même région, et qui résulte de l'entérite chronique et du catarrhe chronique des intestins, car celle-ci est un signe de colite et s'accompagne d'obstruction stercorale du cæcum appréciable à la main. — La gastralgie idiopathique et sympathique s'observe, surtout dans la jeunesse, chez les sujets faibles ou chlorotiques, chez les hypochondriaques, et avec les apparences de la santé. C'est à ce point qu'on peut dire qu'une douleur d'estomac qui ne produit pas d'amaigrissement ni de fièvre est une affection nerveuse, c'est-à-dire une véritable gastralgie. Après quarante ans, la gastralgie simple étant rare, il faut se méfier et craindre l'apparition d'une maladie organique de l'estomac.

Quand la gastralgie s'accompagne de crises assez vives et qu'elle est compliquée d'hyperhémie du foie et d'une teinte jaunâtre du visage, il faudra songer à une affection du foie, et surtout à une gravelle biliaire, dont je parlerai un peu plus loin, à l'occasion des signes fournis par la douleur du foie.

Si la gastralgie produit un peu de fièvre, de l'amaigrissement, de la boulimie, des alternatives de constipation ou de diarrhée, enfin même de la diarrhée, il est certain qu'elle est symptomatique d'une gastro-entérite chronique. Ce n'est pas une véritable gastralgie.

Comme on le voit, les douleurs de la région de l'estomac n'ont pas une signification sémiologique absolue. Elles ne valent quelque chose en diagnostic que par leur association avec les autres symptômes, et comme les maladies qui leur donnent naissance sont très nombreuses, il en résulte que leur nature est souvent très difficile à reconnaître.

LIVRE VIII

DES SIGNES FOURNIS AU DIAGNOSTIC PAR LES DÉSORDRES DE L'APPAREIL BILIAIRE

Le foie, qui est l'organe de la sécrétion biliaire, lorsqu'il est directement ou secondairement malade, donne lieu à des troubles fonctionnels qui se caractérisent par une *diminution* ou par une *augmentation de volume* de la glande, par des *tumeurs* de l'hypochondre, par de la *douleur* et par de l'*ictère*, phénomènes qui ont tous une grande importance sémiologique.

CHAPITRE PREMIER

SIGNES FOURNIS AU DIAGNOSTIC PAR L'AUGMENTATION DE VOLUME ET L'HYPERTROPHIE DU FOIE

Quand le foie augmente momentanément de volume, il n'y a que de l'hyperhémie : c'est le cas de certaines fièvres intermittentes ; de certaines maladies du cœur qui, en gênant la circulation, produisent l'hyperhémie mécanique de cette glande ; de la dysenterie, dont les altérations favorisent par la veine porte l'introduction de matières irritantes, susceptibles de produire un premier degré d'hépatite ; de l'alcoolisme aigu, qui produit une résorption d'alcool capable d'irriter le foie.

Au contraire, quand le foie offre une augmentation permanente de son volume, c'est qu'il y a hypertrophie et altération de sa substance propre. Cela se voit dans certaines cirrhoses au début, la cachexie palustre, dans l'hépatite chronique de ceux qui ont pendant longtemps vécu dans les pays chauds, et dans certaines maladies organiques, cancéreuses ou parasitaires ; cancer et hydatides du foie, qui, autour d'elles, produisent l'hyperhémie chronique, dans certains·cas de leucocytose, dite alors *leucocytose hépatique*, et dans la stéatose due à la tuberculose pulmonaire.

Le foie, augmenté de volume, hyperhémié ou hypertrophié, déborde les fausses côtes ou fait saillie près du sternum, selon que l'augmentation porte sur le grand lobe, sur le petit lobe ou sur l'organe tout entier ; on le sent avec la main, qui apprécie une surface lisse, indolente ou peu douloureuse, et par la percussion digitale, qui permet d'en limiter les contours et par laquelle on apprécie en centimètres l'état exact de l'organe.

CHAPITRE II

SIGNES FOURNIS AU DIAGNOSTIC PAR LA DIMINUTION DE VOLUME DU FOIE

La diminution de volume du foie constitue l'atrophie aiguë ou chronique. — Elle se découvre au moyen de la percussion digitale.

L'atrophie aiguë du foie s'observe souvent avec la fièvre et avec ictère dans la dégénérescence aiguë des cellules hépatiques ou ictère grave. Quelquefois, cependant, l'atrophie ne porte que sur les cellules, et ne se traduit point par une diminution de volume de la glande.

L'atrophie chronique est la conséquence de l'hyperhémie prolongée et de l'hépatite chronique qui en résulte. C'est en général un symptôme de cirrhose chronique simple, ou de cirrhose chronique due à une maladie du cœur.

CHAPITRE III

SIGNES FOURNIS AU DIAGNOSTIC PAR LES TUMEURS DU FOIE

La région du foie peut être le siège de tumeurs appréciables à l'œil ou seulement à la main.

Les tumeurs du foie appréciables à l'œil sont en général indolentes, sans changement de couleur à la peau, fluctuantes, élastiques et quelquefois frémissantes à la percussion. Ce sont des tumeurs parasitaires, ou tumeurs à *échinocoques*, et c'est à la collision des vésicules qui renferment le parasite qu'on doit attribuer le *frémissement vibratoire* ou *hydatique* décrit par Piorry.

Il y a des tumeurs du foie visibles à l'œil qui ne sont pas des tumeurs hydatiques et qui sont moins saillantes, plus douloureuses, quelquefois empâtées, fluctuantes. Ce sont des abcès aigus ou chroniques. La douleur, l'ictère, parfois de la fièvre et l'absence de frémissement, indiquent qu'il ne s'agit pas d'hydatides.

Quant aux tumeurs que la main seule permet au médecin d'apprécier, elles sont profondes, intra-abdominales, dures, inégales, quelquefois bosselées, lancinantes, occupant la surface du grand ou du petit lobe du foie. Ce sont des cancers.

Il est enfin une dernière classe de tumeurs qui sont situées sur le bord antérieur du foie, entre le grand et le petit lobe, au niveau du sillon qui les sépare. Ces tumeurs appartiennent presque toujours à la vésicule biliaire, et, si elles sont accompagnées de gastralgie ou de crises très douloureuses et passagères, on peut affirmer qu'elles indiquent des calculs biliaires.

CHAPITRE IV

SIGNES FOURNIS AU DIAGNOSTIC PAR LES DOULEURS DU FOIE

La région du foie peut être douloureuse, soit spontanément, soit à la pression, et la souffrance, parfois tolérable, atteint souvent pour quelques heures des proportions telles que le malade jette des cris aigus.

Les douleurs supportables du foie et celles qui sont provoquées par la pression n'ont pas une très grande importance en séméiologie. Elles indiquent une hyperhémie de l'organe ou un peu d'hépatite. Dans ces cas, la douleur a souvent un retentissement dans le creux sus-claviculaire droit et à l'épaule. — Au contraire, les douleurs aiguës, revenant par accès de courte durée, avec ou sans ictère, avec ou sans fièvre et des vomissements, indiquent toujours de la gravelle biliaire ou le passage d'un calcul hépatique dans le canal cholédoque. C'est la *colique hépatique.* — Il faut alors, pour confirmer le diagnostic, délayer les excréments dans l'eau et les tamiser. De cette façon on y découvre presque toujours des graviers biliaires qui ne laissent aucun doute sur la nature de la douleur.

CHAPITRE V

SIGNES FOURNIS AU DIAGNOSTIC PAR L'ICTÈRE

On donne le nom de *jaunisse* ou d'*ictère* à la coloration jaune de la peau par la matière colorante de la bile.

Cette coloration anomale de la peau dépend de la présence d'une certaine quantité de bile ou seulement de quelques éléments de la bile dans le sang. Par suite de subtilité dans l'appréciation, on a dit que l'*ictère* était *biliverdique,* lorsqu'il résultait d'une simple résorption de la bile; mais quand la coloration jaune résultait d'une altération du sang, c'était l'*ictère hémaphéique,* double division qui n'est pas généralement acceptée. L'ictère est tantôt général, tantôt circonscrit aux yeux et au visage. Les muqueuses présentent souvent une coloration analogue; cela est très sensible sur la muqueuse palpébrale et buccale, à la partie inférieure de la langue. Au dire de Landré-Beauvais, il y a même des cas où la couleur jaune existe jusque dans les os.

D'après cet auteur, et cela est très exact, les divers liquides de l'économie sont teints en jaune ; la salive, la sueur, mais surtout les urines, qu sont souvent d'un jaune foncé, et qui prennent la couleur acajou brun. Il est facile de constater la présence de la bile dans l'urine : en ajoutant à l'urine un peu d'acide nitrique, on donne à ce liquide une nuance verdâtre très prononcée, cette nuance démontre, dans l'urine au moins, la présence de la matière colorante de la bile, ou *biliverdine*. Si l'on ajoute un excès d'acide, la couleur verte passe au rouge brun. Avec ce changement de couleur, il arrive constamment que les urines ictériques traitées par l'acide nitrique offrent, indépendamment des changements de couleur propres à la matière colorante de la bile, une *opalescence* analogue à celle qui est créée par la précipitation d'une petite quantité d'albumine. Or, cette opalescence est due en réalité, non à de l'albumine, mais à la matière résineuse (résinate de soude) mise en liberté par l'intervention de l'acide nitrique. En traitant, en effet, les urines devenues ainsi opaques par l'addition d'acide nitrique, au moyen d'une certaine quantité d'alcool, on voit, après agitation et dégagement des bulles d'air, que la résine a été dissoute, et que l'urine, quel que soit d'ailleurs son degré de coloration, a repris sa transparence.

Il est encore un moyen de reconnaître les urines bilieuses, c'est d'y plonger un linge. Si une certaine portion de matière colorante de la bile se trouve mêlée à l'urine, le linge prend une teinte jaune. Mais, comme je viens de le dire, cela ne prouve que la présence dans l'urine de la matière colorante de la bile.

Maintenant celle-ci existe-t-elle seule, isolément, ou bien la bile passe-t-elle en nature dans l'urine ? C'est une question de physiologie pathologique qui n'est pas encore résolue.

Il arrive quelquefois que des urines bilieuses laissent déposer des sédiments, et plus particulièrement des sédiments d'acide urique. Ordinairement ces sédiments n'entraînent pas la matière colorante de la bile. Cependant cela arrive quelquefois, et alors ils sont de couleur jaune verdâtre.

Dans l'ictère, la couleur du visage, habituellement jaune, peut devenir très foncée, au point de tirer sur le vert, d'être livide ou noire : on donne le nom d'*ictère vert* et *noir* à ces variétés de coloration.

La couleur des conjonctives et des milieux de l'œil est quelquefois très altérée, si altérée même, que la vue en est affaiblie et que tous les objets paraissent jaunes. Cela est très rare.

Les ictériques trouvent également une amertume très prononcée aux boissons et aux aliments. Cela dépend probablement d'une altération dans la composition de la salive ; mais, je l'ai dit plus haut, nos connaissances sur l'état pathologique de ce liquide sont encore extrêmement bornées et ne nous apprennent rien à cet égard.

Il y a deux sortes d'ictères : l'ictère *spasmodique*, subit, de cause morale, et l'ictère *symptomatique*, dans lequel je rangerai l'ictère fébrile des auteurs, ou ictère inflammatoire, par hépatite; début de cirrhose, gastro-duodénite : l'ictère mécanique par lithiase biliaire et obstruction des conduits biliaires, et l'ictère par reflux bilieux dans le sang, pure complication de certaines maladies étrangères aux affections de l'appareil biliaire.

Ces différentes espèces d'ictères correspondent tout à fait aux différentes modifications que l'on observe dans la sécrétion de la bile.

1° *L'ictère spasmodique est aussi appelé : ictère simple ou ictère idiopathique. — Il existe lorsque la bile se trouve retenue par suite d'un trouble nerveux fonctionnel du foie.* Le début de cet ictère est brusque; la couleur jaune des conjonctives et de la peau se montre, soit au moment d'une frayeur, soit quelques jours après. Si l'on assiste en quelque sorte au développement de cette jaunisse, on pourra voir que les ailes du nez sont colorées les premières, puis les conjonctives, puis le reste du corps. Avant que la coloration se soit étendue à tout le tégument, peu après la coloration des conjonctives, il existe un prurit à la peau. Cette démangeaison précède donc en général la coloration jaune.

Quelquefois même il n'y a pas seulement de la démangeaison, il y a éruption de prurigo au dos, à la poitrine, sur les cuisses. Les malades ont de l'inappétence, quelquefois des vomissements, de la constipation, et les matières évacuées sont blanchâtres, décolorées, argileuses. Les urines sont bilieuses et précipitent en noir verdâtre par l'acide nitrique. Il n'y a point de mouvement fébrile; quelquefois même le pouls est ralenti d'une façon très remarquable et tombe au chiffre de 40 à 50 par minute.

2° *L'ictère symptomatique résulte de ce que la bile, sécrétée en quantité normale ou d'une manière exagérée, est retenue dans la vésicule du foie ou dans les conduits excréteurs et sécréteurs.* Il se produit alors un ictère fébrile ou un ictère symptomatique en rapport avec la nature de la maladie et le genre d'obstacle apporté au cours de la bile.

Quand la bile est sécrétée de façon exagérée et abonde dans la vésicule ou dans les voies biliaires, il se fait un ictère qui débute habituellement par des troubles des voies digestives, par de la dyspepsie et par de la fièvre, puis vient la coloration jaune du tégument externe; elle est intense et dure longtemps; le foie est tuméfié et douloureux. Il y a des vomissements et ordinairement une diarrhée bilieuse plus ou moins abondante. Les urines sont très fortement colorées par la matière colorante de la bile. Dans le second cas, la bile est retenue dans le foie ou se résorbe au fur et à mesure qu'elle se forme; alors l'ictère est symptomatique d'une hépatite, d'une atrophie jaune aiguë du foie, d'une péritonite circonscrite, d'une hépatite chronique résultant de fièvres intermittentes invétérées, comme cela s'observe souvent dans les maladies organiques du cœur, d'un cancer du foie, de tumeurs hydatiques, des maladies de la vésicule biliaire, des calculs de cette vésicule, de l'inflammation du duodénum ou gastro-duodénite de Broussais, ce que l'on appelle aujourd'hui *ictère catarrhal*, de la gastro-entérite, de la dysenterie, de quelques altérations du sang par le plomb, par les venins, par les fièvres, de la phlébite ombilicale chez les nouveau-nés, etc. Ici l'ictère indique d'une manière certaine la rétention de la bile, et la diffusion de sa matière colorante dans tous les tissus. La couleur de la peau est plutôt verte que jaune, et la durée de cet ictère est, dans certains cas, complètement indéterminée. Il s'accompagne de phénomènes plus ou moins graves, quelquefois d'hémorrhagies de la peau et des muqueuses, et il persiste souvent jusqu'à la mort des malades.

Si les recherches de Flint (1) sur la *cholestérémie* sont exactes, les ictères n'ont de gravité que par la présence de la cholestérine dans le sang, et soit qu'il y ait ictère simple, ictère par duodénite, ictère par obstruction du foie ou par cirrhose, soit qu'il y ait ictère par destruction des cellules du foie, il n'a d'importance que si la cholestérine entre dans le sang et n'est pas éliminée par les selles sous forme de stercorine.

L'ictère s'observe quelquefois aussi dans la cirrhose aiguë, lorsque la sécrétion bilieuse est notablement diminuée. Quant à la cirrhose chronique, il ne s'y rencontre presque jamais, et l'on peut dire, d'une manière générale, avec Becquerel, que cela tient à la suppression lente et progressive de la sécrétion des glandules du foie (2) : « Lorsque cette suppression se fait lentement, chroniquement pour ainsi dire, la concentration des matériaux de la bile dans le sang n'a plus lieu, et l'ictère ne se produit que dans des circonstances très exceptionnelles. »

C'est à la présence colorante de la bile dans le sang et dans les urines qu'il faut attribuer la couleur jaune de la peau et la teinte brune jaunâtre des urines. — Il se produit en même temps un autre phénomène important qui indique que l'ictère est accompagné d'obstacle au cours de la bile : c'est la *couleur grise des excréments*, indiquant que la bile ne descend plus par le canal cholédoque dans le duodénum. Au contraire, quand les excré· ments gardent leur couleur, c'est qu'il y a obstacle incomplet au cours de la bile, et que le foie lui-même est malade.

L'ictère est quelquefois symptomatique d'une *altération primitive du sang*, qui agit secondairement sur le foie et altère la sécrétion biliaire. Tel est le cas de certains typhus, de l'intoxication saturnine, de la résorption purulente ou pyohémie, etc.

La durée de l'ictère est en rapport avec la cause qui lui a donné naissance : elle se prolonge peu dans l'ictère spasmodique ; au contraire, l'ictère dure très longtemps lorsqu'il se rattache à une maladie organique du foie. Sa présence indique toujours un obstacle fort ou faible, permanent ou transitoire, à l'excrétion de la bile, ou un état fébrile général grave, avec destruction des éléments du foie ; mais il faut toujours tenir compte des autres symptômes pour lui donner sa véritable signification. Habituellement peu grave dans l'ictère spasmodique, son danger est en rapport avec la nature des lésions organiques concomitantes situées dans le foie et dans les conduits biliaires ; mais l'ictère fébrile, adynamique, avec l'atrophie jaune aiguë des cellules hépatiques, est le plus grave de tous, car on n'en connaît pas la nature, et il se termine toujours par la mort.

(1) Flint, *De la cholestérémie* (*Gazette des hôpitaux*, 16 mai 1868).
(2) Becquerel et Rodier, *Chimie pathologique*, p. 278.

Pour Flint, la gravité du mal dépend de l'altération du sang par la cholestérine. Ainsi, avec la matière colorante de la bile, il s'y trouve de la cholestérine (fig. 145) en abondance variable selon les cas. Là où l'ictère est accompagné de *cholestérémie*, ce qui a lieu toutes les fois que les cellules du foie ont subi la dégénérescence granulo-graisseuse, la maladie est

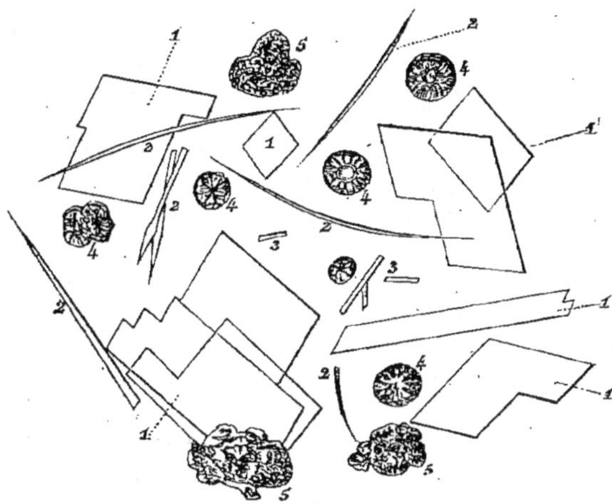

FIG. 145. — Analyse microscopique d'un calcul biliaire (*).

excessivement grave, et les cas où cette altération du sang n'existe pas sont toujours bénins.

Ayant eu l'occasion d'observer en même temps un malade atteint d'une cirrhose du foie parvenue à la dernière période, accompagnée d'ictère, et un cas d'ictère simple dépendant d'une duodénite, Flint saisit cette occasion pour examiner comparativement le sang et les fèces de ces deux malades.

Il est bon de rappeler d'abord quelles sont les proportions moyennes de cholestérine que contient le sang normal chez des adultes. Elle a été trouvée chez des hommes sains dans les proportions suivantes pour 1000 parties de sang : chez un homme de trente-cinq ans, 445 centigrammes ; chez un homme de vingt-deux ans, 658 centigrammes ; chez un homme de vingt-quatre ans, 751 centigrammes.

Chez le malade atteint d'ictère simple avec duodénite, mené facilement à guérison, sur 13^{gr},764 de sang, il a été trouvé 7 centigrammes de cholestérine, soit 508 centigrammes pour 1000.

Dans le cas d'ictère avec cirrhose, qui s'est terminé par la mort, après avoir présenté des symptômes d'intoxication générale, et dans lequel l'au-

(*) 1, tablettes rhomboïdales de cholestérine ; 2, cristaux aiguillés de cholate de chaux ; 3, cristaux bacillaires de même substance ; 4, substance amorphe colorée en vert. (Luton.)

topsie a montré une altération profonde et générale des cellules du foie, l'analyse a donné le résultat suivant : sur une quantité de sang de 3gr,290, la quantité de cholestérine a été de 6 centigrammes ; soit 1gr,850 pour 1000.

Dans le premier cas, la proportion de cholestérine s'est montrée au-dessous même de la moyenne, tandis que dans le deuxième elle a été de deux tiers au-dessus.

Mais il fallait une contre-épreuve. Si l'excès de cholestérine constaté dans le sang du malade atteint de cirrhose était bien effectivement le résultat d'une accumulation par suite de la non-élimination de cette substance par le foie, la cholestérine ne devait plus se retrouver sous forme de stercorine en proportion normale dans les excréments. L'analyse des fèces a donné cette contre-épreuve. La stercorine n'y a été trouvée qu'en proportion très minime.

Ainsi, en résumé, l'examen du sang et des fèces d'une personne atteinte d'une altération grave du foie avec ictère et symptômes d'intoxication générale, a montré une augmentation de la proportion de cholestérine dans le sang, une diminution correspondante de la stercorine dans les matières fécales.

D'où l'on voit qu'une affection désorganisatrice du foie troublant sa fonction excrétoire, de même que la maladie de Bright trouble l'élimination de l'urée, la cholestérine, substance excrémentitielle que le foie doit séparer, s'accumule dans le sang et y produit par sa rétention des phénomènes toxiques analogues à ceux de l'urémie.

Dans les cas simples, au contraire, l'ictère n'est pas dû à l'accumulation des éléments éliminables, mais à la résorption de la matière colorante par suite d'un obstacle au cours naturel de la bile dans les conduits biliaires. Le malade souffre seulement alors de la maladie qui cause l'obstruction et du dérangement de la digestion occasionné par l'absence de la bile dans le canal intestinal. Dans ces cas, qui n'offrent pas de lésion organique du foie, il n'y a pas de danger d'absorption de la cholestérine.

La quantité de cholestérine du sang n'est pas nécessairement augmentée dans l'ictère simple, car le foie continue à l'éliminer, et une fois qu'elle a été séparée du sang, celui-ci ne s'en empare plus.

Les selles peuvent être ou n'être pas décolorées, ce qui dépend de l'étendue de l'obstruction qui empêche le passage de la bile dans l'intestin. L'obstruction à l'écoulement de la bile disparaît souvent avant que l'économie ait eu le temps de dissiper la coloration de la peau, et les selles redeviennent normales, tandis que le malade reste ictérosé. Dans quelques cas, il n'y a pas de changement dans les selles pendant le cours de la maladie.

Les cas dans lesquels la jaunisse est accompagnée de cholestérémie diffèrent tellement de ceux de jaunisse ordinaire, qu'il n'y a aucune difficulté à les distinguer par leurs symptômes.

L'ictère avec cholestérémie et l'ictère simple sont aussi distincts que possible. Leur seul caractère commun est la coloration jaune de la peau. L'ictère simple, comparativement inoffensif, n'est pas sujet à dégénérer en l'espèce plus grave, qui ne peut se présenter sans changement organique du foie, tandis que la variété grave se montre lorsqu'on a des preuves de lésion dans la structure du foie. L'une n'offre pas plus de danger constitutionnel qu'une simple rétention spasmodique, tandis que l'autre présente des symptômes aussi graves que ceux qui accompagnent l'empoisonnement urémique causé par la désorganisation des reins.

Mais il y a une cholestérémie sans ictère qu'il est bien important de reconnaître.

Une des affections du foie les plus vulgaires, dit Flint, consiste dans les changements de structure compris sous le nom de cirrhose. Il est très rare de trouver cette affection compliquée de jaunisse. Il eût été intéressant de rechercher si, dans ces cas, comme dans certains états désignés par Frerichs (1) sous le nom d'*acholie* sans jaunisse, on trouverait l'accumulation de cholestérine dans le sang. Flint l'admet, et c'est pour les cas de ce genre qu'il réserve la dénomination de cholestérémie sans ictère. Mais les faits sont encore insuffisants pour justifier cette proposition. Ce qu'il y a de plus péremptoirement démontré, c'est que la cholestérémie n'existe pas dans tous les cas d'altération du foie, de même que l'urémie ne survient pas chaque fois que la structure des reins est altérée. On comprend, en effet, que lorsque ces organes ne sont altérés que partiellement, leurs fonctions peuvent être accomplies par les parties restées saines, ainsi qu'on en connaît de nombreux exemples ; ce n'est que lorsque l'organe est affecté dans sa totalité, ou tout au moins dans une très grande étendue, qu'on voit survenir les symptômes de l'accumulation. C'est ainsi que deux malades atteints de cirrhose, dont Flint rapporte l'histoire, ont présenté ce contraste remarquable par rapport aux symptômes de la cholestérémie, les désordres constitutionnels étant considérables chez l'un, tandis que l'autre ne gardait même pas la chambre et se sentait à peine incommodé, bien qu'il eût subi environ trente fois l'opération de la paracentèse pour obvier à l'ascite. L'analyse chimique du sang a révélé le même contraste par rapport à la proportion de la cholestérine, qui était de 0,922 pour 1000 dans le cas de cirrhose avec symptômes graves, et de 0,246 seulement dans l'autre cas.

Ce sont là des recherches très intéressantes à poursuivre.

(1) Frerichs, *Traité pratique des maladies du foie, des vaisseaux hépatiques et des voies biliaires*, trad. par Duménil et Pellagot, 3° édition. Paris, 1877.

LIVRE IX

SIGNES FOURNIS AU DIAGNOSTIC PAR L'EXAMEN ET LE MODE DE SÉCRÉTION DE L'APPAREIL LACRYMAL

Les larmes incessamment sécrétées dans l'état habituel, servent à faciliter le glissement des paupières sur l'œil, et elles coulent dans les fosses nasales par les points lacrymaux, sans mouiller la joue.

Leur sécrétion augmente quelquefois dans l'état de maladie, et donne lieu à un écoulement continuel sur la joue au moment de la crise ; ce qui constitue le *larmoiement*. Ce phénomène s'observe dans les névralgies de la branche ophthalmique de la cinquième paire, à la fin d'un accès d'hystérie, dans quelques cas de folie, et dans la période d'invasion de la rougeole.

Dans ce dernier cas, la fièvre avec coryza, éternuements, la rougeur des conjonctives et le larmoiement sont le signe presque certain du développement de cette maladie.

On observe également le larmoiement dans les obstacles au cours des larmes par les points lacrymaux, soit par le fait d'une oblitération de ces orifices, soit comme conséquence d'une obstruction du canal nasal. C'est l'*épiphora*. Alors les larmes coulent sur la joue, irritent la peau et l'ulcèrent par leur continuelle présence.

LIVRE X

SIGNES FOURNIS AU DIAGNOSTIC PAR LA NATURE ET LE MODE D'EXCRÉTION DE LA SUEUR

CHAPITRE PREMIER

COMPOSITION DE LA SUEUR

Il s'exhale constamment de la surface du corps, en quantité variable, une vapeur ténue désignée sous le nom de *transpiration insensible*, et dont l'abondance constitue la *moiteur* et la *sueur*. C'est une des fonctions les plus importantes de l'économie et dont la suppression amène inévitablement la mort. En effet, comme l'a démontré Fourcaut, un animal enduit de vernis imperméable ne survit jamais à l'expérience, et, si la vie se prolonge assez longtemps, on trouve dans ses organes un grand nombre de tubercules. Cela suffit pour faire comprendre les dangers qui résultent de la suppression subite de la transpiration cutanée.

La sueur fournie par un appareil spécial situé dans l'épaisseur de la peau, est un liquide sécrétoire particulier, composé, d'après M. Favre (1), de la manière suivante :

Partie A...	Solubles dans l'eau.	Chlorure de sodium............ pour 1000	22,303
		Chlorure de potassium...................	2,437
		Sulfates alcalins........................	0,115
		Alcalins................................	traces
		Albuminates alcalins....................	0,050
	Solubles dans l'eau acidulée..	Phosphates alcalino-terreux.............	traces
	Insolubles.....	Débris d'épiderme......................	traces
Partie B..................		Lactates alcalins.......................	3,171
		Sudorates alcalins......................	15,623
Partie C..................		Urée...................................	0,428
		Matières grasses.......................	0,137
		Eau....................................	9,955,733

De cette analyse résulte :

1° Que les matériaux de la sueur sont, à l'exception de faibles traces, entièrement solubles dans l'eau pure ;

2° Que la matière minérale prédominante est le sel marin ;

3° Que la proportion des sulfates et phosphates alcalins est presque nulle ;

3° Que la sueur renferme de l'acide lactique à l'état de lactates alcalins ;

5° Que la sueur renferme un acide spécial azoté, *acide sudorique*, à l'état de sudorates alcalins ;

6° Que l'urée existe dans la sueur ;

7° Qu'il y a peu de matières grasses et de matière albumineuse et d'albuminates ;

8° Que la proportion de potasse, par rapport à la soude, est relativement plus élevée dans les sels à acides organiques que dans les sels minéraux contenus dans la sueur ;

9° Que la sueur du même sujet, recueillie à différentes époques, présente sensiblement la même composition, à la condition de provoquer l'expulsion de volumes à peu près égaux ;

10° Que dans le fractionnement de la sueur d'une transpiration en plusieurs parties correspondant à deux ou trois périodes égales, à partir du commencement de l'expérience, on trouve des différences dans les proportions relatives de sels minéraux et de sels à acides organiques, les premiers étant plus abondants pendant les dernières périodes ;

11° Que le rapport de l'eau à la somme des matériaux solides ne change pas sensiblement aux différents moments où la sueur est recueillie durant la transpiration forcée.

(1) Favre, *Archives de médecine*, 1853. — Voy. Robin, *Leçons sur les humeurs normales et morbides*, 2° édit. Paris, 1874.

CHAPITRE II

SIGNES FOURNIS AU DIAGNOSTIC PAR LE MODE D'EXCRÉTION
DE LA SUEUR

La sueur peut être générale ou partielle, et elle se montre dans l'état physiologique sous l'influence de l'exercice, de la chaleur naturelle ou artificielle, des boissons excitantes et des impressions morales. Quelques personnes ont habituellement dans l'état physiologique, de la sueur à la tête et aux pieds. C'est une idiosyncrasie dont on ne connaît point la cause, pas plus que celle des autres dispositions de ce genre, et ce sont choses à respecter, dans la crainte de produire des accidents morbides à la suite de leur répercussion, comme l'a démontré le docteur Mondière (1).

Dans l'état pathologique, il y a également des sueurs générales et partielles au front, dans les mains et sur le ventre. La sueur, ordinairement liquide, aqueuse, est quelquefois gluante, visqueuse, dans l'agonie et dans le choléra. Elle est chaude dans l'état fébrile ordinaire, froide chez les moribonds et les cholériques à la première période.

Habituellement incolore, elle tache le linge en jaune dans l'ictère, et dans quelques cas on a observé, dit-on, des sueurs rougeâtres, dites *sueurs de sang*, ce qui n'est pas toujours exact, ou des *sueurs bleues* dites *cyanhydrose*, dont la cause est rapportée à la présence d'une bactérie spéciale.

Elle a une odeur aigrelette de petit-lait, probablement due à l'acide lactique et *sudorique* qu'elle renferme; mais rien n'est variable comme ce phénomène, suivant les maladies, et, chez le même individu, suivant les différentes régions du corps. D'après Simon, elle sent le moisi chez les personnes atteintes de gale, l'acide chez les rhumatisants et chez les goutteux, le fade dans la fièvre typhoïde et le scorbut, etc.

Sa quantité générale augmente dans les maladies aiguës à leur apogée, et, lorsque la marche en est régulière, dans la période sudorale des fièvres intermittentes, dans la fièvre pernicieuse diaphorétique, dans la suette miliaire, qui est un choléra de la peau, tout comme le choléra est une suette de l'intestin. Alors son abondance est extrême, et il arrive quelquefois qu'elle traverse tous les matelas d'un lit, au point de couler sur le sol. Elle diminue, au contraire, dans certains cas de diabète, de polyurie et d'hydropisie, ce qui rend la peau sèche d'une façon incommode pour les malades.

La sueur, toujours acide, devient neutre, quand, par son abondance, elle renferme une grande proportion d'eau; mais elle n'est jamais alcaline. Il faut prendre garde de se tromper à cet égard, et ne pas confondre l'alcalinité de la matière sébacée de la peau avec une prétendue alcalinité de la

(1) Mondière, *Mémoires sur les dangers de la suppression de la sueur habituelle (Expérience*, t. I, 1838).

sueur, qui n'existe pas. Pour cela on doit avoir la précaution de choisir une surface de la peau dépourvue de glandes sébacées, afin d'y appliquer le papier de tournesol.

La sueur devient plus acide, d'après Simon et Proust, dans le rhumatisme articulaire aigu et dans la goutte, par suite d'un accroissement de proportions de lactique et par la présence de l'acide acétique. Il en est de même, d'après Starck, dans les scrofules, dans le rachitisme et quelques affections cutanées. D'après Boucheron, elle renferme beaucoup d'acide urique chez les anciens goutteux et dans un certain nombre de cas d'*uricémie*.

Elle renferme plus d'ammoniaque dans la goutte, d'après Anselmino, dans la fièvre typhoïde, dans le typhus fever et dans quelques maladies nerveuses.

La sueur renferme quelquefois de l'*albumine*. Cela est très-rare ; mais Anselmino et Starck disent l'avoir observé, l'un dans le rhumatisme articulaire aigu, et l'autre dans la fièvre typhoïde, dans la fièvre hectique et dans l'agonie.

On y a trouvé du *sang*, ce qui constitue l'*hématidrose*. Voigtel dit avoir vu le bras d'un jeune homme couvert de sueur sanguine, après un violent exercice musculaire. Eggerdes en a observé un exemple sur un enfant de trois semaines, et Gendrin en a publié huit autres personnels ou empruntés à des confrères et observés chez l'adulte. — Des sueurs analogues auraient été observées, dit-on, dans le scorbut, dans le typhus ; mais cela est très rare. Il est probable qu'on aura confondu des hémorrhagies de la peau ou pétéchies avec des sueurs de sang, ou avec des sueurs colorées en rouge par un microbe spécial.

Elle renferme parfois de la *mélanose* semblable à de la poudre de *charbon* sous forme de taches noires qui se montrent spontanément sur la paupière inférieure, sur la face, sur la poitrine, sur les bras, et comme je l'ai dit, cela constitue la *chromhydrose*. Seulement comme la sueur en ces cas n'est pas évidente et qu'il n'y a que sécrétion de matière charbonneuse, Le Roy de Méricourt (1) lui a donné le nom de *chromocrinie*. Il suffit de laver la peau et on enlève toute la matière noire qui se reproduit au bout de un ou plusieurs jours. Cette disposition s'observe chez les nervosiaques et il y en a un assez grand nombre d'exemples dans la science. J'en ai vu plusieurs.

La *bile*, ou plutôt la matière colorante de ce liquide, existe dans la sueur des ictériques. Cela est incontestable. C'est un des signes de l'ictère.

Panceri et Borgiotti ont observé chacun un cas de *sueur lumineuse phosphorescente*. Le premier a été vu chez un médecin qui ayant mangé du poisson phosphorescent des eaux de Naples, le *Pesce bandiera*, eut de grands malaises et de la sueur lumineuse, — par suite, dit-on, de la matière grasse du poisson mélangée à la sueur. — Le second cas a été observé sur un malade atteint de miliaire et qui n'avait pas mangé de poisson.

(1) Le Roy de Méricourt, *Mémoire sur la chromidrose ou chromocrinie cutanée.* Paris, 1864.

Les sueurs renferment enfin un certain nombre de substances administrées dans un but thérapeutique, et, d'après Starck, on y a trouvé le sulfate de quinine, l'iode, l'iodure de potassium, le mercure, le soufre, l'ail, le safran, le cuivre, la rhubarbe, l'indigo, etc.

Comme on le voit, les altérations chimiques de la sueur ne fournissent pas beaucoup de signes importants au diagnostic ni au pronostic. C'est une partie de la science dans laquelle il y a encore tout à faire.

La séméiologie de la sueur repose tout entière sur sa quantité, sur son siège, sur sa température et sur sa fréquence.

Des sueurs abondantes excessives, fébriles et épidémiques, sont un signe de la suette. — On les rencontre à un degré moindre, vers la fin des maladies aiguës, telles que la pneumonie, le rhumatisme articulaire, la fièvre typhoïde, à la troisième période d'un accès de fièvre intermittente, etc. S'il y a en même temps une amélioration réelle dans l'état du malade, elles peuvent être considérées comme *critiques*. Dans ces cas, la sueur est toujours générale.

Leur abondance et leur permanence dans les maladies chroniques sont une cause de faiblesse et d'épuisement qui fait rapidement dépérir les malades. Ce sont les *sueurs colliquatives*. On les observe principalement dans la phthisie tuberculeuse pulmonaire. Alors elles reviennent la nuit ou dès que le malade ferme les yeux pour s'endormir. A ce titre, les sueurs quotidiennes abondantes, nocturnes, longtemps prolongées avec amaigrissement des malades, doivent faire craindre une mort prochaine.

Il y a des sueurs très abondantes et intermittentes qui reviennent plusieurs jours de suite, tous les six mois, tous les ans, chez quelques individus, d'ailleurs bien portants, et qui n'ont d'autre phénomène morbide que ce flux sudoral. C'est un état morbide dont la nature inconnue caractérise l'*éphidrose*.

La diminution et la disparition des sueurs, avec sécheresse de la peau, est un des symptômes du diabète et de l'hydropisie.

Des sueurs froides et visqueuses annoncent toujours un très grand danger. On les observe dans la période algide du choléra, dans la fièvre pernicieuse algide et dans l'agonie.

La sueur intermittente, régulière et périodique, caractérise la fièvre larvée, paludéenne, la fièvre pernicieuse sudorale, ou la fièvre symptomatique rémittente de la phthisie et des maladies cachectiques.

Outre leur action spoliative, débilitante, les sueurs ont une action particulière quelquefois irritante de la peau. Elles décollent l'épiderme qu'elles soulèvent dans une très petite étendue, de manière à former une vésicule à peine appréciable, du volume d'une très petite tête d'épingle et remplie de liquide. Ce sont les *sudamina incolores*. Ils se rencontrent dans une foule de maladies de nature opposée, et leur présence n'a aucune importance sémiotique. Au contraire, dans quelques cas, il se fait une vésicule miliaire, opaline, entourée d'une petite auréole inflammatoire formant une éruption sudorale. Ce sont des *sudamina rouges*. Ils résultent de l'irritation

cutanée autour de l'orifice des glandes sudoripares, par l'acide sudorique,
le chlorure de sodium et les autres sels contenus dans la sueur. Cette
éruption indique une sueur abondante déjà déterminée ; elle s'observe
même chez des individus bien portants qui transpirent beaucoup dans l'été ;
elle est très-commune chez les petits enfants dans les grandes chaleurs,
sur le côté du corps et du visage où ils ont dormi, et, lorsqu'on la rencontre dans l'état morbide, elle n'a aucune importance pour le diagnostic.

Ces différents phénomènes de la sécrétion sudorale ont été rangés par
Pooley (de Cincinnati) en anomalies de quantité, par excès ou par défaut
(*hyperidrose* et *anidrose*), anomalies d'odeur (*bromidrose*), de coloration
(*chromidrose*), et de qualité (*hæmidrose, urinidrose, phosphoridrose*).
(Dʳ Pooley.)

I. — L'excès de sueur désigné sous les noms d'*hydrose sudorale, éphidrose, polydrose, hydropidrose, hypercrinie sudorale,* l'*hyperidrose,* consiste dans une sécrétion excessive des glandes sudoripares sans lésion anatomique appréciable de ces organes. Tantôt généralisé comme la phthisie ou
le rhumatisme, l'hyperidrose peut être localisée à une région peu étendue,
par exemple sur les pieds ou les mains, ou bien partielle comme l'hyperidrose limitée à une moitié du corps ou à un seul membre. La sueur est
tantôt normale dans sa composition, tantôt alcaline ou acide, et même dans
certaines régions, fétide, par exemple dans l'hyperidrose des pieds.

Si chez certains individus ce phénomène se montre dans l'état de santé,
il n'en est pas ainsi dans le plus grand nombre des cas. Il accompagne
alors les affections du cœur, la malaria, certaines névroses. On l'a même
quelquefois considéré comme un trouble fonctionnel spécial, véritable
névrose du grand sympathique et du système nerveux vaso-moteur.
Variable dans son intensité, depuis la simple moiteur des téguments, l'hyperidrose devient quelquefois excessive et donne lieu à un véritable écoulement sudoral. Tantôt continu, tantôt intermittent, ce phénomène peut
aussi présenter des paroxysmes et augmenter sous l'influence d'excitations
physiques ou mentales.

Quelquefois la température périphérique est accrue pendant la durée de
cette hypersécrétion ; mais cette dernière peut être également accompagnée
d'un abaissement thermique. A l'inconvénient, pour le malade, d'une
moiteur excessive et continue s'ajoutent parfois des sensations douloureuses de cuisson, de picotement, de brûlure ou d'urtication. Les régions
sur lesquelles se montrent les sueurs localisées sont très variables, telles
sont : la paume de la main, un point limité de la face ou du menton, la
plante des pieds ou une région du tronc. Souvent la plante des pieds ou
la paume de la main sont seules affectées, à l'exclusion des autres régions
du corps, et le docteur Pooléy cite à ce sujet des exemples remarquables.

Pour combattre cette affection, on a fait usage de tout l'arsenal de la
matière médicale. La belladone a été préconisée sous toutes les formes, en
pommades, en teinture, en liniment. Mais la solution d'atropine en injections hypodermiques est le moyen le plus efficace. L'électricité a aussi pro-

curé quelques succès ; on a préconisé l'alun et l'acide sulfurique en solutions ; l'oxyde et le sulfate de zinc ; la pilocarpine, par la voie hypodermique, a fait disparaître une hyperidrose unilatérale, tandis qu'elle échouait chez d'autres malades. Il en a été de même du datura dans un cas de névralgie avec sueurs unilatérales.

L'hyperidrose a été épidémique en Angleterre en 1483, 1517 et 1520, où, d'après les récits historiques, certains malades succombaient en quelques heures. En 1529, la même maladie fit de nombreuses victimes en Allemagne et contribua même, dit-on, à l'apaisement des violentes disputes religieuses des partisans de Luther et de Zwingle. La Hollande, le Danemark, la Suède et la Norwège furent ravagés par cette maladie redoutable qui n'était probablement pas autre que la suette épidémique à forme maligne et non pas une simple hyperidrose, comme l'affirme le docteur Pooley. La dernière épidémie d'Angleterre date de 1551, et dans celle-ci, comme dans les précédentes, l'excessive mortalité peut être attribuée aussi bien au génie de la maladie qu'à la maladresse des médecins de l'époque et aux préjugés populaires. On regardait les malades comme des « échappés de l'enfer », et on cherchait par des pratiques diverses à exagérer encore la diaphorèse et l'élévation thermique.

II. — L'*anidrose*, fréquente dans le cours de certaines affections chroniques de la peau, dans l'ichthyose, l'eczéma, le psoriasis et l'éléphantiasis, peut être aussi de cause congénitale par défaut de développement ou par absence de glandes sudoripares. Combattre l'état général, employer les moyens appropriés contre la maladie locale et, plus tard, faire usage des bains turcs ou autres, de la pilocarpine ; telles sont les indications du traitement.

III. — La *bromidrose* désignée aussi sous le nom d'*osmidrose*, d'*éphidrose*, de *sueurs odorantes*, etc., consiste surtout dans une odeur désagréable ou exagérée de la transpiration et le traitement dans l'application de topiques astringents et antiseptiques. Contre la bromidrose des pieds, on peut retirer quelques avantages de l'emploi d'une poudre composée d'une partie d'acide salicylique (10 parties), d'acide tanique (15 parties), avec le talc et la poudre d'iris de Florence. L'usage de ce médicament a suffi dans quelques cas pour diminuer l'odeur et la quantité de la sueur aux pieds, aux cuisses ou bien au scrotum.

IV. — Sous le nom de *chromidrose, éphidrose colorée, sueurs colorées,* on désigne un trouble rare de la transpiration. La couleur jaune de la sueur dans l'ictère est la plus commune, tandis que la coloration verte, dans l'empoisonnement cuivrique est la plus rare. Les taches colorées de la maladie d'Addison sont le plus souvent d'un noir brun ou d'un bleu fauve, et rarement d'un bleu d'azur. On sait que la matière colorante de ces taches se rencontre à l'état normal dans les urines. Sécrétée par les glandes sudoripares, cette substance deviendrait par son oxydation, bleue ou fauve selon le cas : toutefois, d'après le docteur Pooley, la coloration bleue serait due à la présence du protosulfate de fer. L'uraérythrine de l'urine a été découverte dans la sueur par Landerer, et plus récemment, on l'a rencontrée dans ce même liquide avec la cyanine.

Variable en quantité, la sécrétion sudorale dans la chromidrose apparaît ou disparaît subitement pendant plusieurs mois. Fréquentes après une excitation, une émotion ou bien par l'impression du froid, les sueurs colorées peuvent se montrer sans cause apparente. Rarement généralisées à toute la surface cutanée, elles occupent surtout certaines régions du visage, de l'abdomen ou des membres, et, de préférence, les paupières inférieures et les joues. Enfin, en dehors des chromidroses de la jaunisse et de l'empoisonnement cuprique, qui réclament le traitement de ces affections, il n'existe aucune médication spéciale contre cette maladie fonctionnelle des glandes sudoripares.

V. — L'*hématidrose* est plus rare encore et consiste dans une hémorrhagie par les glandes sudoripares et par leur canal excréteur ; de là le nom de *sueurs de sang*, pour désigner ce trouble fonctionnel. Ce dernier varie en intensité, depuis l'extravasation du sang à la surface de la peau avec coagulation, jusqu'à la simple exsudation du sérum. Ce phénomène peut se montrer sur toute la surface du tégument externe ou bien être limité à certaines régions dont la peau est délicate, et s'accompagner d'éruptions érythémateuses ou vésiculeuses, chez des personnes de tout âge et de tout sexe. Enfin, on l'observe quelquefois sous forme supplémentaire au moment des époques menstruelles. Au reste, l'hématidrose est une affection rare dont les indications thérapeutiques sont générales et dépendent de la cause de la maladie.

VI. — La *rubidrose*, ou sueur rouge, est constituée non par du sang mais par des microbes.

VII. — La *galactinidrose* a été signalée par quelques auteurs. Le microscope fait reconnaître cette modification de la sécrétion sudorale, plutôt que l'examen à l'œil nu ; d'ailleurs, on a admis qu'elle était le résultat d'une métastase.

VIII. — L'*urinidrose* est plus rare et se montre dans les troubles de la sécrétion urinaire. L'odeur urineuse de la sueur est le principal symptôme de cette manifestation morbide. La valeur clinique de ce signe n'est pas suffisante, d'après le docteur Pooley, pour permettre d'affirmer la présence de l'urée dans le sang. Cette transpiration peut être généralisée ou seulement localisée.

IX. — De toutes les anomalies de la sécrétion sudorale, la *phosphoridrose* est certainement la plus remarquable ; mais les observations en sont très peu nombreuses. D'ailleurs, ces troubles sudoraux sont plus curieux qu'utiles, du moins dans l'état actuel de la science.

LIVRE XI

SIGNES FOURNIS PAR LA SÉCRÉTION DU LAIT

La sécrétion du lait, qui est la conséquence de la fécondation et de la maternité, existe aussi en dehors de l'acte génital.

Ainsi, chez tous les nouveau-nés dans les huit jours qui suivent la naissance, on voit chez les garçons et chez les filles un gonflement de la glande mammaire avec sécrétion de lait. C'est la *fièvre de lait du nouveau-né*. Cela dure quelques jours, puis le gonflement mammaire cesse, la sécrétion lactée disparaît et tout est fini. — Parfois le lait retenu donne lieu à un phlegmon suivi d'abcès qui s'ouvre et qui se guérit après quelques jours de souffrance.

Le lait peut être aussi le résultat de la succion prolongée et réitérée du mamelon chez les vierges. Cela est rare. On le trouve également à l'état de gouttelettes chez les garçons, à la puberté, pendant quelques mois.

Le lait vient au contraire en abondance après l'accouchement en vue de la nutrition du nouveau-né. — Il est plus ou moins abondant, plus ou moins riche et composé de beurre sous forme de globules, d'eau de sucre, de caséine et de sels.

Les globules indiquent la richesse du lait en beurre. — On peut les compter avec le compte-globules que j'ai imaginé d'après le procédé que j'ai décrit (1). On verra que par ce moyen d'exploration, le médecin peut juger si une nourrice est bonne ou mauvaise. En effet, en faisant un certain nombre de numérations à différentes heures du jour et en prenant la moyenne, on voit qu'un lait de 1 million de globules de beurre par millimètre cube est un très bon lait. C'est la moyenne que j'ai fixée.

De plus, on peut, par la numération des globules, estimer la densité du lait. J'ai présenté un tableau de ces calculs et pour n'en donner qu'un exemple, je dirai qu'un lait ayant 1 026 000 globules par millimètre cube est un lait qui a une densité de 1022 et qui renferme 24 grammes de beurre pour 100 grammes de lait.

LIVRE XII

SIGNES FOURNIS AU DIAGNOSTIC PAR LES LÉSIONS DE L'APPAREIL URINAIRE ET PAR L'ALTÉRATION DES URINES

CHAPITRE PREMIER

SIGNES TIRÉS DES TROUBLES DE FONCTION DES REINS

On ne peut guère juger des maladies du rein que par les altérations de l'urine, car les autres symptômes de ces maladies, tels que la douleur

____

(1) Page 172 de ce volume.

ou l'augmentation de volume, sont souvent très équivoques. Je vais cependant dire quelques mots de la *douleur* et de l'*augmentation de volume des reins,* mais je m'arrêterai tout particulièrement sur les *altérations de l'urine* et sur les *moyens de les reconnaître* promptement avec le microscope et au moyen de l'analyse chimique.

ARTICLE PREMIER

SIGNES FOURNIS AU DIAGNOSTIC PAR LA DOULEUR DES REINS

La douleur des reins, qu'il ne faut pas confondre avec la douleur musculaire de la région rénale ou *lumbago,* n'existe que très rarement dans les maladies de ces glandes. Elle est habituellement sourde, profonde, et produit de la gêne plus que de la vraie douleur, ce qui est le cas de la néphrite parenchymateuse et de l'albuminurie.

Au contraire, des douleurs lombaires, profondes, spontanées, lancinantes, assez fréquentes, se montrant sans mouvement ni contraction musculaire du malade, doivent faire craindre un cancer des reins.—La néphrite aiguë et la néphrite albumineuse, elles, ne déterminent jamais de douleurs semblables.

Des douleurs lombaires extrèmement aiguës, venant par accès passagers, avec ou sans fièvre, s'irradiant dans le testicule ou dans le ventre à la région inguinale, et accompagnées de vomissements, indiquent toujours des calculs du rein ou des graviers engagés dans l'urèthre. C'est la *colique néphrétique.*

Les douleurs qui viennent des reins se distinguent de la douleur de la région rénale due au rhumatisme, c'est-à-dire du *lumbago,* en ce que celles-ci sont superficielles, continues, et provoquées par le moindre mouvement que font les malades. —Elles se distinguent aussi des douleurs utérines parce que celles-ci sont accompagnées de douleurs inguinales et crurales et de pesanteur à l'anus.

ARTICLE II

SIGNES FOURNIS PAR L'AUGMENTATION DE VOLUME DES REINS

Il est difficile d'apprécier le volume des reins ; cependant depuis qu'on a perfectionné l'emploi de la percussion digitale ou plessimétrique, on y arrive d'une façon assez exacte.

Lors donc que, par la percussion, on obtient à la région lombaire une matité qui dépasse 10 centimètres, on peut être sûr que le rein est hyperhémié ou hypertrophié. Cette augmentation de volume s'observe dans le premier degré de la néphrite albumineuse, dans l'hyperhémie rénale de quelques maladies du cœur, dans la pyélite chronique, dans l'hydronéphrose et dans les abcès périnéphrétiques. Une matité de 20 à 30 centimètres indique toujours l'existence de cette dernière altération.

Au lieu de trouver une matité normale de 8 centimètres de haut, la percussion des reins ne permet quelquefois pas de découvrir la place de cet organe. — C'est que, dans ces cas, le *rein est mobile* et s'est déplacé. — On le retrouve alors en avant, dans le ventre, près de la fosse iliaque, sous forme de tumeur roulante, facile à reconnaître dans sa forme de haricot, au moyen de la palpation.

CHAPITRE II

SIGNES TIRÉS DE L'ALTÉRATION DES URINES

ARTICLE PREMIER

SIGNES FOURNIS AU DIAGNOSTIC PAR L'EXAMEN DES URINES

Il est aujourd'hui aisé de remonter d'une modification de quantité ou des qualités physiques ou chimiques de l'urine à l'altération anatomique correspondante de l'appareil génito-urinaire ou au diagnostic des maladies générales infectieuses ; purpura, septicémie, diphthérie : puerpuérale, traumatique et autres. La science moderne a, sous ce rapport, confirmé le plus grand nombre des observations de l'ancienne médecine, qui accordait une grande importance à l'examen du liquide sécrété par les reins, et elle a agrandi le champ de cette observation par les découvertes de la chimie moderne. Au double point de vue du diagnostic et du pronostic, l'examen physique et chimique des urines occupe une place importante dans les moyens d'exploration, et les signes qu'il fournit sont tellement précieux, qu'il n'y a souvent pas d'autre moyen de déterminer la nature et le siège de certains accidents morbides.

Les urines diffèrent un peu de composition, à l'état normal, le matin au réveil, dans la digestion, et après l'ingurgitation d'une certaine quantité de boissons. Les anciens considéraient les premières urines comme des *urines de sang*, c'est-à-dire provenant de la sécrétion rénale sans mélange avec des éléments étrangers. Ce sont celles-là qu'il faut examiner surtout pour y trouver les altérations significatives de composition. Les autres étaient appelées *urines de digestion* ou de *chyle* et *urines de boisson*, parce qu'on y trouve une certaine quantité des produits de la digestion ou de l'eau introduite en boisson.

Pour analyser les urines, il faut réunir toutes les urines de la journée et opérer sur la masse rendue en vingt-quatre heures, afin de se mettre dans des conditions chaque jour semblables, susceptibles d'éviter les chances d'erreur (1).

Les urines habituellement claires, jaunâtres, d'une densité de 1,017 à

---

(1) Voy. Beale, *De l'urine, des dépôts urinaires et des calculs*, trad. de l'anglais par A. Ollivier et G. Bergeron. Paris, 1865. — Delefosse, *Procédés pratiques pour l'analyse des urines, des dépôts et des calculs urinaires*. Paris, 1876.

1,018, sont composées comme il suit d'après les analyses publiées par Becquerel et Rodier. Sur 1000 parties d'urines il y a :

Matières autres que l'eau et données par l'évaporation directe...   971,935
Eau..   28,066
Urée...   12,102
Acide urique...   0,398
Sels...   6,919
Matières organiques impossibles à isoler.............................   8,647

A l'état pathologique, les urines peuvent être modifiées : 1° dans leur quantité ; 2° dans leur fréquence ; 3° dans leur densité ; 4° dans leur coloration ; 5° dans leur odeur ; 6° dans leur transparence ; 7° dans leur acidité ; 8° dans leur composition chimique par addition de substances nouvelles.

§ 1er. — Modification de quantité des urines formant polyurie ou anurie.

La quantité et la fréquence des urines peut être augmentée ou diminuée. — Dans le premier cas, il y a ce qu'on appelle *polyurie*, et dans le second *anurie*.

1. — POLYURIE

La sécrétion d'urine qui dépasse le chiffre de 1500 grammes par vingt-quatre heures est un état pathologique caractérisant ce qu'on appelle quelquefois la *polydipsie*, parce que la soif accompagne la grande exagération de sécrétion urinaire. C'est la *polyurie*, ou *diabète insipide*, et quelquefois ce symptôme accompagne le diabète sucré ou glycosurie. Ce phénomène résulte ordinairement de l'ingurgitation d'une grande quantité de liquides.

La *polyurie* offre différents caractères. Elle est : 1° *aqueuse*, 2° *sucrée*, 3° *phosphatique*, et 4° *azoturique*.

La *polyurique aqueuse* se rencontre chez les hystériques et chez les sujets nerveux et constitue quelquefois une maladie essentielle qui amène une soif excessive, la sécheresse de la peau, l'amaigrissement excessif et la phthisie pulmonaire. Elle se transforme parfois et finit par la glycosurie ; c'est un symptôme très grave. Au lieu de 1,018 les urines pèsent 1,001 ou 1,003 et sont claires, c'est presque de l'eau ordinaire. Les malades en rejettent de 10 à 12 litres par jour.

Une autre polyurie aqueuse est celle de la néphrite interstitielle. Mais si les malades urinent souvent, la quantité rendue n'est pas énorme, et elle a cela de particulier qu'elle alterne avec de l'albuminurie et qu'elle est tantôt aqueuse et tantôt albumineuse. C'est également une polyurie très grave, car elle est souvent compliquée d'urémie et d'accidents urémiques mortels.

Il y a enfin une dernière variété de polyurie aqueuse, c'est celle des maladies de la prostate et du catarrhe, du col de la vessie. Alors les malades urinent très souvent, même la nuit, peu à la fois, et avec une douleur plus ou moins vive qui s'approche du ténesme vésical et qui s'accompagne aussi de ténesme anal.

La *polyurie sucrée* est celle qu'on observe chez les diabétiques, mais ce n'est pas un phénomène constant de la maladie. Certains diabétiques qui boivent beaucoup ont de la polyurie, mais ceux qui ne boivent pas n'urinent guère plus que la quantité normale.

La *polyurie azoturique* est caractérisée par l'abondance des urines et par le chiffre élevé de déperdition de l'urée. Dans les 24 heures, un malade perd 32, 38 et 42 grammes d'urée. L'amaigrissement est excessif et cet état, appelé aussi *diabète azoturique*, conduit au marasme et à la tuberculose.

La *polyurie phosphatique*, ou *diabète phosphatique*, est caractérisée par l'abondance des phosphates dans l'urine et quelques malades pissent blanc comme du sperme. Une goutte d'acide dissout ce précipité sur-le-champ. Il suffit à quelques sujets de manger des fruits acidules, de la salade vinaigrée, des vins aigrelets et peu de viande pour avoir des urines claires. On a beaucoup exagéré les dangers et la fréquence de la phosphaturie, et Stokvès (d'Amsterdam) a publié un excellent mémoire à ce sujet pour démontrer que tout ce qu'on avait dit précédemment péchait par une grande légèreté d'observation.

II. — ANURIE

La diminution et la suppression des urines sont des signes très importants. Leur suppression s'observe dans la *rétention d'urine* par obstacle mécanique ; et alors la vessie distendue est appréciable au-dessus des pubis ; — elle existe également dans *l'anurie* du choléra et de quelques autres maladies aiguës, mais ici le cas est différent, la sécrétion ne se fait plus ; — leur diminution accompagne l'état fébrile intense, parfois la néphrite interstitielle, et les hydropisies causées par une maladie de foie.

Cette diminution entraînant la diminution du chiffre d'urée à rendre dans les 24 heures, amène parfois des accidents réputés urémiques.

Dans un travail intéressant, M. le docteur P. Merklen (1) a montré que l'anurie ou suppression de la sécrétion urinaire peut être le résultat soit d'un obstacle à l'excrétion de l'urine par les uretères, soit d'une lésion ou d'un trouble fonctionnel primitif des reins.

L'anurie *par occlusion des uretères* s'observe surtout dans la lithiase rénale et dans le cancer de l'utérus ; plus rarement il s'agit de tumeurs du petit bassin ou de tumeurs nées dans les parois mêmes du conduit.

L'anurie calculeuse se produit généralement en deux temps : l'un des reins est depuis longtemps supprimé quand l'arrivée d'un calcul dans l'uretère resté jusque-là perméable détermine la suppression de l'excrétion

____

(1) Merklen, *Étude sur l'anurie*, thèse, 1881.

et bientôt après de la sécrétion urinaire. Aussi l'anurie calculeuse est-elle précédée en général de coliques néphrétiques répétées.

Le début de l'anurie calculeuse est souvent insidieux. Pendant une longue période, de sept à huit jours, la suppression d'urine est le seul symptôme observé. Cette période est plus longue quand l'anurie est interrompue par des crises de polyurie ou quand il existe une hydronéphrose. Les accidents consistent en quelques troubles circulatoires, en une intolérance gastrique absolue avec vomissements, enfin des phénomènes urémiques dont les plus constants sont le rétrécissement pupillaire et les tressaillements musculaires des membres. Il faut y joindre l'affaiblissement progressif, l'algidité, la dyspnée; l'intelligence reste intacte jusqu'à la mort qui arrive le dixième ou le onzième jour, c'est-à-dire deux jours après l'apparition des accidents.

Les lésions constatées à l'autopsie consistent dans l'altération ancienne ou l'absence congénitale d'un rein et dans l'occlusion de l'uretère jusque-là normal.

L'anurie dans le *cancer de l'utérus* diffère de l'anurie calculeuse par deux conditions principales : en premier lieu par le terrain de l'individu, en second lieu par ce fait que l'occlusion des uretères, brusque dans la lithiase rénale, est lente et progressive dans le cancer de l'utérus.

L'anurie dans le cancer de l'utérus résulte de la propagation du néoplasme au trigone vésical ou aux uretères sur les côtés du col, quelquefois d'un simple tiraillement des parois vésicales par suite de la rétraction de la tumeur. La moitié des malades atteints de cancer de l'utérus meurent d'urémie provoquée de cette manière.

La symptomatologie de l'anurie cancéreuse est moins nette que celle de l'anurie calculeuse. La suppression des urines est rarement absolue ou du moins n'est constatée qu'au moment de l'apparition des phénomènes urémiques. Les lésions des reins et des uretères sont celles de l'hydronéphrose avec ou sans pyélo-néphrite suppurée.

L'occlusion brusque des uretères détermine la suppression rapide de la sécrétion urinaire sans hydronéphrose, tandis que l'occlusion lente aboutit à l'hydronéphrose. Dans le premier cas, l'élévation subite de la pression dans les uretères met obstacle à la sécrétion rénale, condition favorisée par la résistance de ces conduits.

L'oblitération d'un seul uretère ne trouble pas la santé générale, mais a pour conséquence l'atrophie du rein correspondant. Cette atrophie est le fait d'une néphrite interstitielle d'origine épithéliale ou tubulaire. Les lésions immédiates que détermine du côté des reins la ligature des uretères consiste dans la dilatation générale des tubuli du rein, dilatation qui donne lieu à des lésions purement mécaniques de l'épithélium, mais entrave la circulation de l'organe et ses fonctions.

Les accidents déterminés par l'occlusion des uretères reproduisent fidèlement les phénomènes observés chez les animaux après la ligature des deux uretères ou la néphrotomie. Indépendamment de la rétention de l'urée dans le sang et de l'urémie, il y a de la stase veineuse avec abaissement de la pression artérielle, d'où l'œdème signalé dans quelques observations.

L'anurie peut être observée dans la *néphrite* à titre de symptôme passager ou comme phénomène persistant déterminant promptement la mort par urémie. Elle coïncide soit avec des phénomènes fébriles dus à des lésions rénales très aiguës, soit avec des complications également aiguës : pneumonie, pleurésie, péricardite ; ces conditions paraissent déterminer la suppression d'urine, en exagérant la lésion rénale.

L'anurie durable des néphrites s'accompagne de vomissements, de dyspnée, d'urémie, de bruit de galop du cœur, d'éruptions érythémateuses. L'anurie peut n'avoir aucune gravité au début d'une néphrite aiguë, elle est d'un pronostic grave à la fin des néphrites quelles qu'elles soient.

L'anurie des néphrites peut être attribuée à l'obstruction des tubuli, soit par des détritus épithéliaux, soit par l'exsudat albumineux et sanguin. Il faut tenir compte de l'influence de la fièvre, des évacuations supplémentaires, de la perturbation nerveuse qui joue un grand rôle dans la suppression d'urine qui survient chez les urinaires à la suite des manœuvres opératoires.

Chez les goutteux, l'anurie peut être la conséquence de l'obstruction des tubuli par des cristaux d'acide urique ou d'urate de soude. Parmi les troubles circulatoires du rein, la stase et les thromboses veineuses sont les seules qui puissent donner lieu à une anurie vraie.

L'*anurie hystérique* se distingue par l'absence d'accidents urémiques. L'anurie apparaît chez ces malades comme phénomène passager à l'occasion des règles, comme phénomème durable dans les formes graves de la maladie.

L'anurie peut être observée comme symptôme accessoire dans divers états pathologiques et elle est en général l'indice d'un pronostic grave, sauf chez les enfants où ce phénomène très fréquent au début des maladies aiguës n'indique rien de fâcheux. Elle est signalée dans quelques maladies générales et dans les dyscrasies, dans certaines affections gastro-intestinales, dans la contusion des reins, les brûlures étendues, enfin dans quelques empoisonnements.

§ 2. — Densité des urines.

La densité des urines peut être appréciée par un aréomètre ordinaire ou par un *pèse-urine* dont le zéro correspond à la moyenne de l'urine normale. Toutes les fois que les matériaux solides de l'urine augmentent, la densité s'élève ; elle monte à 1,020 et 1,030 de l'aréomètre, ou à 3, 4 et 5 du *pèse-urine*. Les chiffres 1,025 de l'aréomètre, 4 et 5 du pèse-urine, sont les signes certains du diabète sucré ou glycosurie.

La densité des urines diminue, au contraire, quand le chiffre des matériaux solides s'abaisse, ce qu'on observe dans la variété d'urine dite anémique par A. Becquerel, et dans la polyurie non sucrée. La diminution de densité est le signe de la chloro-anémie.

§ 3. — Coloration des urines.

La couleur jaunâtre de l'urine augmente et devient safranée, rougeâtre, dans la fièvre ; — brune dans l'ictère ; — elle est quelquefois rouge par suite de son mélange avec du sang dans la première période de la néphrite albumineuse ; dans l'hémoglobinurie ; dans la néphrite calculeuse ; dans le cancer de la vessie, etc. ; — elle est quelquefois blanchâtre, laiteuse, lorsqu'elle est mélangée à du phosphate ammoniaco-magnésien, chez certains hypochondriaques ayant le diabète phosphatique ; — laiteuse encore, si elle est mélangée à des matières grasses, dans les urines chyleuses ou chylurie, et à du pus dans la cystite chronique. — Les urines sont très claires, limpides et rares dans le froid de la fièvre intermittente ; — dans les maladies nerveuses et dans les attaques d'hystérie ; — elles sont sales, légèrement troubles comme du bouillon de bœuf mal passé, dans la néphrite albumineuse chronique, et, d'après ce caractère seul, on peut pressentir l'existence de cette grave maladie.

Certaines substances, prises à l'intérieur, changent la coloration de l'urine : ainsi le bois de garance et de Campêche la colorent en rouge, ainsi que la fuchsine ; l'indigo en bleu ; l'acide phénique en noir ; la santonine en jaune de safran, et la rhubarbe en jaune foncé. Il suffit de signaler ces faits pour montrer leur importance, afin d'éviter l'erreur que pourrait produire un hasard ou la supercherie des malades.

§ 4. — Odeur des urines.

L'odeur de l'urine, habituellement fade, devient fétide dans l'état fébrile chronique et dans la cystite ; ammoniacale par décomposition putride si elle a séjourné longtemps dans la vessie ; et elle ne change complètement que sous l'influence de certaines substances médicamenteuses. L'usage de la térébenthine lui communique une odeur de violettes, celui des asperges une odeur très fétide, et celui du copahu une odeur résineuse compromettante très prononcée.

Dans la glycosurie, elles n'ont pas d'odeur à l'état frais, mais si on les conserve, au bout d'un certain temps, elles ont une odeur fétide spéciale, caractéristique, qui est exactement semblable à celle de l'haleine glycosurique, fait dont j'ai parlé précédemment.

§ 5. — Transparence des urines.

Les urines, ordinairement claires, transparentes, sortent troubles dans l'état fébrile aigu, dans la période de chaleur des fièvres intermittentes, dans la néphrite parenchymateuse et dans les premières urines rendues par les malades momentanément affectés d'*anurie*. Cela résulte de sels, principalement des urates, qui se déposent au bout de quelques heures au fond du vase. — Elles sont troubles, blanchâtres comme du lait, dans certains états cachectiques, et elles déposent une matière blanche, saline que le microscope montre formée de phosphate ammoniaco-magnésien. Ailleurs ce dépôt est formé de gouttelettes d'huile comme dans le lait. Ces urines *laiteuses* ou *chyleuses* indiquent un vice encore peu connu de la nutrition, mais justement considéré comme très grave.

Après le repos, la transparence des urines est souvent altérée par des matières déposées ou suspendues dont la forme et l'apparence, minutieusement étudiées par les anciens, étaient considérées comme ayant un rapport avec les crises et pouvant indiquer la terminaison prochaine des maladies. On y observe souvent quatre couches superposées :

1° Une *pellicule* superficielle irisée formée de matières grasses (*kyestéine*), et qui n'a aucune signification ;

2° A la partie supérieure et en suspension, un *nuage* supérieur très clair, dont la présence indique encore une certaine durée de l'état morbide ;

3° Un nuage inférieur plus épais, appelé *énéorème*, suspendu tant que doit durer la maladie et tombant au fond du vase dès qu'elle approche de sa fin ;

4° Enfin le *dépôt* ou *sédiment*, de composition variable, formé de mucus, de pus, de sang, d'urates ou de phosphates, d'acide urique, de graviers, de sperme, de poils, etc.

Sauf l'importance pour le diagnostic des dépôts ou sédiments de l'urine, d'après leur nature, les caractères tirés de la présence du nuage supérieur ou inférieur n'ont aucune signification précise, et tout ce qui a été dit à cet égard aurait besoin d'être confirmé par de nouvelles observations.

§ 6. — Réaction acide des urines.

Les urines sont toujours acides par suite de la présence d'acide urique et elles rougissent le papier de tournesol dans leur état normal. Elles sont assez souvent neutres, ce qui n'a aucune signification ; mais, dans quelques circonstances, elles sortent de la vessie en offrant une réaction alcaline très prononcée. Cela s'observe dans quelques cas rares de cystite chronique, de purpura, de maladie de Bright et de néphrite chronique, dans la gravelle phosphatique et dans quelques paraplégies occasionnées par une maladie de la moelle.

Les cas où se rencontre surtout l'alcalinité des urines sont les suivants :

1° Par suite des substances alcalines ingérées qui passent dans l'urine : exemple, l'usage des eaux de Vichy.

2° Par le fait d'une alimentation de certaine nature : l'urine des herbivores est alcaline, et il en est quelquefois de même chez l'homme depuis longtemps soumis à une alimentation herbacée.

3° Par suite d'un long séjour dans la vessie, où l'urine se décompose en formant du carbonate d'ammoniaque : exemple, la rétention d'urine.

4° Enfin, elles sont alcalines au sortir des reins, par suite d'une modification de la sécrétion rénale dépendant du purpura, ou quelquefois d'une maladie de la moelle, mais cela est très rare.

§ 7. — Modification de composition de l'urine.

L'urine présente de nombreuses modifications dans les quantités de ses principes habituels tels que l'*urée*, l'*acide urique*, les *urates*, les *chlorures alcalins*, les *urates*, l'*oxalate de chaux*, les *phosphates terreux*, ou par l'addition de substances étrangères telles que le *sang*, l'*albumine*, le *sucre*, les *matières grasses*, la *bile*, le *pus*, les *poils*, les *cellules d'épithélium*, les débris d'*hydatides*, le *sperme*, les *parasites* ou *microbes*, ce que l'on a appelé *bactérurie*.

I. — VARIATIONS DE L'URÉE

L'urée qui existe dans l'urine, et qui provient de la décomposition de nos organes par l'élimination des principes azotés qu'ils renferment, varie dans ses proportions. Elle augmente ou diminue de quantité absolument comme dans le sang augmentent ou diminuent les globules, et cela dans les mêmes circonstances.

Il y a plus d'urée dans l'urine des individus pléthoriques que dans celle des sujets chlorotiques ou chloro-anémiques, cachectiques, de même qu'il y a plus ou moins de globules dans leur sang.

Elle augmente après un fort repas, après un travail intellectuel prolongé, après un exercice musculaire excessif, après l'ingestion de certains médicaments, après l'établissement de la fièvre et par le fait d'un grand nombre de maladies.

Je vais examiner tous ces faits en détail, parlant : 1° de l'*urée* et de son dosage ; 2° de ses variations sous l'influence des agents thérapeutiques ; 3° de ses variations pathologiques sous l'influence de la maladie.

1° De l'urée et de son dosage.

On peut reconnaître l'urée à l'aide *du papier réactif* de Musculus. « La rapide transformation de l'urée en carbonate d'ammoniaque, dit Musculus, est due, comme on sait, à l'action d'un ferment particulier qui prend naissance dans l'urine en putréfaction. D'après Pasteur et van Tieghem, ce ferment serait constitué par une torulacée, que l'on trouve surtout au fond du vase à l'état de petits globules sphériques de $0^{mm},0015$ de diamètre, sans granulations ni paroi reconnaissables, et qui paraissent s'accroître par bourgeonnement. »

Musculus a eu l'idée de recueillir ces globules sur un filtre, ou plutôt dans les pores du filtre. Puis il lave le filtre à l'eau distillée jusqu'à disparition complète de réaction alcaline et il le sèche à une température de 35 à 40 degrés.

« Le papier ainsi obtenu, dit Musculus, constitue un réactif très sensible de l'urée. Il suffit, en effet, de le tremper dans une solution, même très étendue de ce corps, pour que, au bout de dix à quinze minutes, la liqueur se charge d'ammoniaque dont la présence est facile à constater. » Voici la manière la plus commode de se servir de ce papier : « On le colore avec du curcuma ; on le sèche de nouveau et on le conserve dans un flacon bouché, à l'abri de l'humidité. Si l'on en trempe un morceau dans une solution d'urée, au millième ou au dix-millième, on voit apparaître après quelques minutes des taches brunes qui s'étendent de plus en plus, et finissent par produire une coloration d'un brun foncé, tranchant nettement sur la couleur jaune clair d'un papier au curcuma ordinaire, que l'on aura placé dans la même solution.

» Quand on veut rechercher l'urée dans un liquide, il faut d'abord le neutraliser. S'il renferme des carbonates alcalins, on devra ajouter suffisamment d'acide pour décomposer les bicarbonates qui le forment. Ces sels pourraient induire en erreur : ils ne colorent pas le papier de curcuma en brun au moment même; mais au bout de très peu de temps, surtout à l'air, la teinte brune se manifeste. »

Pour *son dosage* rapide, on peut en quelques minutes y arriver par la méthode de Leconte, au moyen de l'hypochlorite de soude, modifiée par Yvon, puis par Esbach, qui emploient l'hypobromite de soude (1).

On prend la solution suivante :

> Eau filtrée non bouillie............... 240^{cc}
> Lessive de soude à 3°................ 100^{cc}
> Brome à ajouter en dernier........... 4^{cc} ou 12 grammes.

Dans un tube gradué en centimètres on emploie 7 centimètres cubes de cette solution, puis on ajoute le long des parois du vase, doucement, un centimètre cube d'urine et on remplit d'eau doucement. Alors on bouche le tube, on le renverse sur une cuve à mercure ou dans une cuvette d'eau : l'azote se dégage, remplit un certain nombre de centimètres en haut du tube renversé. Ce nombre N, multiplié par 2,7, représente en grammes, la quantité d'urée contenue dans un litre d'urine.

Exemple : On a trouvé 10^{cc} d'azote ; alors, $10 \times 2,7 = 27$ grammes d'urée par litre.

Voici ce qui s'est passé :

La réaction par l'hypobromite de soude a donné du bromure de sodium, de l'eau, de l'acide carbonique, fixé par la soude et un dégagement d'azote mesuré par les division du tube gradué.

L'*urée* que l'on recueille par analyse sous forme de cristaux en prismes à quatre pans (fig. 146) n'augmente que très rarement sous l'influence de

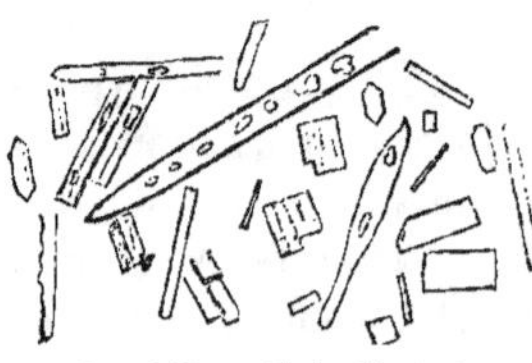

la maladie, et il n'y a, dit-on, que le catarrhe intestinal, la variole, le rhumatisme articulaire aigu, la pneumonie, qui la fassent augmenter. Sa diminution est plus fréquente : c'est le signe de la fièvre typhoïde, de la chlorose, de l'anémie, des maladies chroniques, etc. On l'observe également dans les névroses qui donnent lieu à des urines pâles et abondantes, et dans la néphrite albumineuse chronique. Plus il y a d'albumine

FIG. 146. — Urée. (Beale.)

(1) Voy., pour l'étude de ces divers procédés, Engel, *Nouveaux éléments de chimie médicale*, 2° édition. Paris, 1883.

dans l'urine, et moins elle renferme d'urée : c'est un rapport constant établi par de nombreuses observations.

Je vais rapporter, d'après les recherches récentes de Fouilhoux (1), quelles sont les variations que subit l'urée sous l'influence des médicaments et des maladies.

2° Variations de l'urée dans l'état physiologique et sous l'influence des médicaments.

Dans l'état physiologique, la quantité d'urée rendue en vingt-quatre heures, varie avec le régime animal ou végétal, avec la degré d'exercice et de fatigue, avec le travail intellectuel, — régime animal, excès de fatigue et suractivité intellectuelle augmentant la déperdition d'urée. Mais un fait curieux est celui qu'a fait connaître Lépine. Il paraît qu'avec un régime uniforme mesuré, la quantité d'urée rendue en vingt-quatre heures est régulièrement variable sous le type tierce. Un jour plus, un jour moins, mais c'est la quantité d'urée en vingt-quatre heures et non la quantité par litre d'urine.

Quelques médicaments peuvent augmenter ou diminuer l'excrétion de l'urée. On sait en effet que certaines substances peuvent modifier la nutrition par des actions simultanées ou successives sur le système nerveux et sur les fonctions digestives, circulatoires et respiratoires ; que l'un ou l'autre de ces effets multiples devient prédominant suivant les individus, les doses et modes de préparation de ces substances. De là résultent d'assez grandes différences dans la quantité d'urée contenue dans les urines.

Oxygène. — L'inhalation de ce gaz active la combustion des tissus et augmente l'urée.

Bains. — Les bains froids activent la nutrition, les combustions vitales arrêtent la transpiration cutanée, augmentent de 20 pour 100 la quantité d'urée dans l'urine ; les bains simples à 35 ou sulfureux la diminuent considérablement, tout en augmentant l'acide urique. — La constitution de l'urine peut être modifiée par l'hydrothérapie comme par les bains froids.

Saignée. — Elle active la dénutrition des substances protéiques, d'où altération de l'urine ; sa densité et l'urée augmentent. On attribue cette dénutrition exagérée à la rupture de l'harmonie qui doit exister entre les organes et certaine condition du liquide sanguin ; cet équilibre étant brusquement détruit, une plus grande partie des éléments des tissus se dégage de la combinaison organique. La saignée peut augmenter la désassimilation des matières azotées.

Les médicaments antidéperditeurs ou agents d'épargne soutiennent la nutrition dans les cas où la désassimilation est exagérée et l'assimilation insuffisante. Ex. : alcool, valériane, arsenic. Le coca ne peut être ajouté à ces substances, car c'est un véritable déperditeur. Les médicaments alté-

(1) Fouilhoux, Thèse inaugurale.

rants modèrent le mouvement nutritif; d'autres, tels que la digitale, etc., ralentissent la circulation, la respiration, l'hématose et les échanges organiques. L'action des alcaloïdes, en présence des albuminoïdes, modifiée par la nature des substances employées, augmente l'affinité de l'hémoglobine pour l'oxygène qu'elle cède alors moins facilement aux matières oxydables des tissus.

Café, thé. — Leur influence est assez difficile à observer nettement, car cette influence dépend des individus, des doses et modes de préparation de ces substances, et surtout de l'habitude qu'on a ou non de les employer. Si une personne ayant coutume de prendre du café cesse tout à coup, l'urée diminue pendant quelques jours, puis revient à son état ordinaire. 30 centigrammes de caféine ont diminué l'urée de 26 pour 100; une infusion de 60 grammes de café torréfié l'a diminuée de 20 pour 100; 15 grammes de café vert l'ont fait baisser de 14,11 pour 100. Du reste cette action est bien différente selon les individus.

Analeptiques. — Les analeptiques, à cause de leur influence favorable sur la nutrition, doivent agir de même.

Bromure de potassium. — Il diminue d'abord, puis augmente l'urée. Son action est durable; on l'emploie dans l'azoturie des diabétiques.

Digitale. — Elle abaisse la température, modère la circulation, diminue l'urée.

Digitaline pure cristallisée. — Elle a une action plus accusée.

Ferrugineux. — Il en est de même des ferrugineux.

Sulfate de quinine. — On a observé une diminution d'acide urique, on peut croire que l'urée diminue aussi, mais son action sur l'urée est tardive.

Opium. — L'opium agit de même, mais ses effets sont plus prononcés.

Valériane. — Elle agit dans le diabète insipide sur l'azoturie plutôt que sur la polyurie; celle-ci diminue quand l'excrétion de l'urée est tombée au-dessous de la normale. La glycosurie sans azoturie n'est pas modifiée par la valériane, qui   arde l'état consomptif ou prolonge le diabète gras. La quantité d'urine   end de 16 litres à 8, celle de l'urée de 34gr, 5 à es. 25   d'oxygène en 1 jour ont fait monter le chiffre de à 23 chez une femme leucocythémique.

chlorure de sodium (sel de mer) active les digestions, l'hématose, l'augmentation de l'urée de 4 grammes par jour, les oxydations, la température. De même pour les chlorures d'ammonium et de potassium, l'acide chlorhydrique, les hypochlorites alcalins et les hypophosphites.

Eucalyptol. — Élimine beaucoup d'urée, car l'eucalyptus à dose modérée excite les centres nerveux et active la circulation. Son emploi prolongé diminue l'urée.

Coca. — D'après Gazeau, le coca augmente la sécrétion de l'urine et l'excrétion de l'urée. Avec 10 grammes de feuilles de coca, l'urée augmente de 11 pour 100, de 25 pour 100 avec 20 grammes. La température s'élève, la respiration s'accélère, et le poids du corps diminue. La diète avec coca fournit plus d'urée que la diète simple ; « sous l'influence du coca, l'homme se mange lui-même, mais il mange » (1).

Diurétiques. — La diurèse n'élimine pas plus d'urée à moins qu'elle ne soit accompagnée d'autres effets physiologiques. L'alcool, diurétique puissant, ralentit la combustion, fait tomber l'urée de 20 pour 100, à la dose de 200 grammes. — La digitale élève la tension artérielle, détermine l'élimination de beaucoup d'eau, mais modère la circulation et ralentit l'excrétion de l'urée.

Alcalins. — Les bicarbonates de potasse et de soude, à dose de 5 grammes en 5 jours, diminuent l'urée de 20 pour 100.

Alcool. — Il diminue l'urée et la température, c'est un médicament d'épargne pouvant entraver la dénutrition et arrêter les progrès de consomption fébrile.

Arsenic. — Médicament d'épargne, modérateur, diminue l'urée.

Eau. — Elle est neutre dans la production de l'urée, malgré l'affirmation contraire de quelques auteurs.

Électricité. — Les courants interrompus diminuent l'urine et l'urée ; un courant continu centrifuge augmente la sécrétion urinaire, fait baisser de 2 grammes le chiffre de l'urée ; un courant ascendant, dans le même temps, détermine un effet inverse et de même intensité. L'action des courants, ascendants surtout, sur l'endosmose et l'exosmose, produit une heureuse influence sur la nutrition et le développement, mais la nutrition est surtout modifiée par le système nerveux. Pegrani a prouvé que : 1° les quantités d'urine et d'urée s'élèvent au fur et à mesure qu'on augmente la force du courant voltaïque ; 2° si l'on emploie des courants galvaniques de la même intensité, le courant d'induction produit une élévation beaucoup plus grande dans les quantités d'urine et d'urée qu'un courant constant ; 3° si l'on ne galvanise pas le sympathique coupé, la quantité d'urine et d'urée atteint son minimum ; 4° la galvanisation du bout périphérique coupé au cou élève cette quantité d'urine et d'urée, mais les chiffres obtenus sont au-dessous de ceux obtenus en galvanisant le sympathique non coupé. — L'emploi de l'électricité dans la polyurie a obtenu quelques succès.

Iodure de potassium. — L'action des iodiques sur le mouvement de désassimilation est modératrice ; on obtient une diminution notable d'urée, diminution qui est de 40 pour 100 avec 1 gramme d'iodure de potassium donné en 4 jours ; l'action de l'iodure dure au moins quinze jours au delà. (Rabuteau.)

Des expériences cliniques, dans l'azoturie, ont montré que de grandes pertes en matière azotée étaient produites par l'iodure de potassium. On ignore absolument la cause de cette différence de résultat.

Mercuriaux. — Ils troublent la nutrition et la ralentissent. Quand il y a intoxication mercurielle, on remarque une diminution de l'urée. — Dans les empoisonnements métalliques, la quantité d'urée diminue.

(1) Gazeau, thèse de doctorat.

3° Variations pathologiques de l'urée.

Les oscillations de la quantité d'urée éliminée en vingt-quatre heures
ont des rapports importants avec la marche des maladies fébriles, de quelques affections chroniques, et sont ainsi un signe de diagnostic, de pronostic et de traitement. L'importance de ce signe est considérable, mais il
faut cependant observer les modifications du sang et, par conséquent, faire
l'analyse comparative du sang et des urines avant de tirer quelque conclusion ; en outre, il faut avoir toujours présentes à l'esprit les moyennes
normales admises par les meilleurs auteurs et tenir compte des différentes
circonstances dans lesquelles se trouvent les malades. On doit aussi distinguer, au point de vue pathologique, les urines de l'alimentation de celles
de la désassimilation. En un mot, pour résoudre sûrement les difficultés
cliniques des études urologiques, il est nécessaire de faire entrer dans la
solutior du problème la moyenne de toutes les influences qui peuvent le
compliquer.

A. — Rapport de la quantité d'urée avec les caractères physiques de l'urine.

Couleur. — Certaines relations, qui n'ont pas encore été parfaitement
établies, existent entre l'urée et quelques matières colorantes de l'urine.
Dans la cirrhose du foie, on a constaté une élévation brusque de l'urée,
tandis que l'urine devenait limpide et fortement acide. Ordinairement,
l'urine est d'autant plus riche en urée que sa couleur est plus éclatante.
Les urines de la fièvre contiennent plus de matières solides ; il y a exception pour l'urine abondante et pâle du diabète.

Réaction. — Dans certains cas, sous l'influence de ferments particuliers,
l'urine se décompose en carbonate d'ammoniaque, qui est bien reconnaissable à son odeur. — Dans ce cas, l'urine est alcaline, et l'on observe une
diminution de l'urée. Il faut tenir compte de cette décomposition dans le
dosage de l'urée. Les urines condensées et chargées d'urée sont très acides·

Quantité. — Pour l'évaluer, on doit faire attention à la densité, à la
quantité et à la coloration de l'urine, ainsi qu'aux circonstances pathologiques et hygiéniques concomitantes. La quantité d'urine et d'urée peut
suivre les variations inverses ou semblables, indépendantes. Cette variation à l'état pathologique se comprend facilement, puisqu'elle existe à l'état
normal.

Quantité de l'urée d'après la densité des urines. — Généralement, on
se borne à un nombre approximatif, si l'on évalue le chiffre de l'urée par
celui du poids spécifique des urines. S'il est nécessaire de savoir approximativement la portion d'urée avant d'en faire le dosage exact, la densité
de l'urine est utile. Dans les urines copieuses, à l'état sain, la densité est
faible ; elle est élevée dans les maladies fébriles et le diabète sucré. Dans
les maladies chroniques, quand la densité et l'urée diminuent, cela est un
bon signe.

Quantité d'urée d'après la quantité d'acide phosphorique. — L'acide phosphorique croît en même temps que l'urée d'une manière constante, de sorte que les fortes proportions de l'un correspondent aux poids élevés de l'autre ; mais cette progression est beaucoup plus lente pour l'acide que pour l'urée ; en effet, le rapport qui est pour la première série (urée au-dessous de 15 grammes) 1/7,7, devient successivement 1/9,4, 1/9,9 1/10,8, 1/11,7 1/12, 1/13.

B. — Influence de la fièvre sur l'excrétion de l'urée.

Outre l'augmentation de la chaleur et l'accélération du pouls, le dosage des produits comburés, surtout de ceux qui sont excrétés par le rein, comme l'urée, est un moyen d'évaluer l'intensité des combustions fébriles. Mais les relations de l'urée avec la température n'ont encore pu être exactement déterminées. Si la chaleur augmente, il en est de même de l'urée, à la condition que les fonctions rénales soient intactes ; mais les matières extractives et l'acide urique augmentent dans des proportions de 40 à 50. Dans les accès de fièvre, où les changements de l'excrétion urinaire sont isolés de toute autre influence, l'urée augmente beaucoup pendant le paroxysme relativement à l'apyrexie et malgré la diète. Le maximum d'excrétion de l'urée coïncide avec les hautes températures. La sueur exerce encore une assez grande influence sur l'excrétion de l'urée. L'urine fébrile est rare et condensée, excepté durant le stade de frisson. L'urée, de même que la chaleur, augmente avant que le frisson ait eu lieu. A la suite d'un traumatisme, au début d'une fièvre, l'urée augmente d'un tiers et plus, et retombe avec l'apyrexie, malgré l'alimentation. La veille d'une opération de cancer, un malade élimine 0,0166 d'urée par kilogramme du poids de son corps et en une heure, le lendemain de l'opération, 0,0221 à 0,0227. Dans la fièvre avec diète, des chiens éliminent deux ou trois fois plus d'urée que dans le jeûne. Chez les fiévreux, à cause de la diète et du repos, on atteint rarement de fortes moyennes. Alors, un chiffre normal ou un peu plus élevé est, relativement aux circonstances, plus grand qu'à l'état de santé. Les chlorures subissent une forte réduction en raison inverse de la température. Dans la fièvre traumatique simple, chez des femmes nouvellement accouchées, le chlore augmente avec l'urée, ce qui peut arriver au début de toute fièvre. Le rapport entre la température et l'urée n'est pas toujours direct. L'augmentation de l'urée dans les urines fébriles ne rend pas suffisamment compte de l'amaigrissement considérable de certains malades. Durant la combustion pyrétique, les pertes pulmonaires atteignent le double de la normale. Si l'on considère l'oxydation des matières hydrocarbonées, qui produit huit fois plus de chaleur que l'oxydation des matières albuminoïdes, on comprend que les variations de l'urée et de la température soient indépendantes. Un fébricitant a produit le double de chaleur qu'un homme sain dans le même temps. Si cette chaleur avait été produite par la combustion d'albumine et par production d'urée, l'excrétion de l'urée eût été alors dix fois plus forte. — La chaleur animale dépend des aliments ingérés et de l'ordre des réactions subies par ceux-ci. — Au moment de la défervescence fébrile, souvent un flux urinaire débarrasse l'économie des produits excrémentitiels, accumulés ou produits en excès. Après cette crise, l'urée diminue pendant la convalescence et cette diminution est très notable, si la dénutrition fébrile est considérable. Mais les premiers éléments augmentent le chiffre de l'urée. L'augmentation parallèle de chlorure de sodium prouve que ces produits ont une substance alimentaire et non fébrile.

C. — Variations de l'urée dans les maladies.

Accès fébrile. — Augmentation de l'urée avant le frisson, summum de chaleur et d'urée pendant le frisson, puis diminution. (Fièvre hectique des tuberculeux, début des maladies fébriles.) Le même phénomène s'observe dans les lésions des voies urinaires et des conduits biliaires, dans certains troubles nerveux. Quelquefois cependant, au lieu d'augmenter, l'urée diminue.

Albuminurie. — Les variations de l'urée sont en rapport avec les différentes causes qui ont produit l'albuminurie. Au début de la néphrite albumineuse, diminution peu considérable de l'urée, diminution croissant avec la région rénale, l'anémie et la cachexie. S'il y a intoxication, à la période des vomissements et des coliques, l'urée est six à sept fois moins considérable et l'urine réduite aux trois quarts de sa quantité normale.

Anémie. — Becquerel a vu descendre le chiffre de l'urée à la moitié, même au quart de la normale. Le minimum d'urée coïncide avec les symptômes de l'anémie la plus prononcée.

Apoplexie. — L'urée augmente avec la chaleur lorsqu'après la paralysie il survient de la fièvre.

Cachexie. — L'urée descend à une très faible proportion.

Cachexie cancéreuse. — Favre a vu, dans un cas de cancer utérin, l'urine augmenter, l'urée disparaître ; dans certains cas de cachexie, par suite de cancer stomacal, la production de l'urée et de l'urine fut réduite au minimum. Dans un cas de cancer du foie, la proportion de l'urée était de 6 à 7 grammes pour 700 centimètres cubes, en 24 heures.

Chlorose. — L'urée est en faible proportion. Bouchard a constaté quelques cas d'augmentation.

Choléra. — D'abord la production de l'urée est exagérée, puis l'ischurie arrête cette production. On pense que, dans cette circonstance, la production d'urée est supérieure à la normale ; quelquefois elle est inférieure. Dans les urines d'un cholérique délirant, on trouve des quantités impondérables d'urée, et dans son sang, 3,60 pour 1000 ; dans les urines d'un cholérique à la période de réaction, on trouve 28,60 pour 1000 d'urée. — Accumulation d'urée dans le sang, — odeur urineuse des cholériques, — augmentation de l'urée dans l'hématurie, qui s'est élevée jusqu'à 45 grammes. — Peu d'urée (0,15) dans les matières vomies, et point ou très peu dans les matières fécales.

Cirrhose. — Dans trois cas de cirrhose, Andral a trouvé 20 à 22 grammes d'urée pour 1000. Quelquefois, et même souvent, cette proportion est de 10 à 12 grammes, et peut descendre à 6 et 5 grammes. Dans un cas de kyste hydatique du foie, les oscillations dans les quantités d'urine et d'urée furent très étendues.

Cœur et affections cardiaques. — Avec complications pulmonaires, on a observé des chiffres variables, ainsi 4^{gr},8 et 22 grammes d'urée pour 1000. — Quand il y a complication d'hydropisie, on remarque une diminution de l'urée; s'il survient une crise urinaire spontanée ou provoquée, l'urée, d'abord à 25 grammes, s'élève à 50 et à 60 grammes, puis redescend.

Courbature. — Après un exercice musculaire prolongé, poussé jusqu'à la fatigue, la quantité d'urée rejetée augmente beaucoup, et, comme Blatin fils l'a établi, elle peut atteindre le chiffre de 60 grammes par jour.

Diabète sucré. — Au début, le chiffre de l'urée est de 80, 100, 164 grammes, même avec une alimentation insuffisante; puis l'inanition fait tomber ce nombre. Si la température s'élève, l'urée augmente, les matières extractives diminuent et le sucre peut disparaître.

Diphthérite, angine couenneuse et croup. — D'après les recherches que nous avons faites jour par jour avec mon élève, M. Lariwé, sur 30 enfants atteints d'angine couenneuse et de croup, 17 cas n'ayant pas d'albuminurie et 13 cas avec de l'albumine dans les urines; il y a eu constamment une notable diminution d'urée qui a varié entre 9 grammes et 15 grammes pour les vingt-quatre heures.

Élimination de l'urée par des voies anormales. — Par les vomissements accompagnant les troubles nerveux de l'urémie, par la diarrhée colliquative de l'urémie, par les liquides normaux ou pathologiques de l'économie. Dans le liquide ascitique d'un agonisant n'ayant pas uriné depuis trois jours, on trouva 90 grammes d'urée pour 15 litres d'urine. Chez un brightique avec urémie depuis dix jours, beaucoup de matières extractives et 24 grammes d'urée pour 12 litres de sérosité abdominale.

Emphysème pulmonaire. — Dans un tel cas, compliqué d'œdème, bronchite et accidents urémiques, on a observé une diminution de 10 à 12 grammes; les diurétiques la firent remonter à 25 grammes, et avec le retour du collapsus l'urée redescendit à 12 grammes.

Érysipèle. — Données incertaines.

Fièvre intermittente. — L'extractif et l'urée augmentent dans le sang et les urines avant l'apparition du frisson. Le maximum de l'urée a lieu entre le stade de frisson et celui de chaleur. Puis l'urée diminue, tombe de moitié à la défervescence. Quelquefois le maximum d'urée survient avant, le minimum après le frisson. Les matières extractives subissent des variations simultanées et inverses. On observe un antagonisme entre le chiffre de l'urée, et celui du chlorure de sodium. — S'il y a anémie et cachexie, le sang et les organes hématopoïétiques sont altérés dans leur condition; les échanges nutritifs et les déchets organiques diminuent. Après le traitement, l'urée augmente rapidement, à cause de la diurèse et des progrès de santé générale. — L'urine des jours pyrétiques a une proportion d'urée en désaccord avec l'intensité de la température, mais elle est supérieure à celle des jours intercalaires.

Fièvre typhoïde. — Désintégration des tissus activée, — augmentation de l'urée et des matières extractives, — élévation très grande de la température. — Cependant, l'élimination d'urée dépasse rarement la moyenne physiologique ; il n'en est pas de même pour les matières extractives. — Dans la fièvre typhoïde : au début, augmentation de l'urée, puis dans les formes adynamiques diminution ; la production se relève pendant la convalescence. — Quelquefois, on rencontre une diminution très forte de l'urée.

Fièvres éruptives. — Étude peu connue ; le deuxième jour d'une fièvre d'invasion, Andral a trouvé 30 grammes d'urée pour 1000 ; le jour de l'éruption, Chalvet a trouvé 18,24 d'urée pour 380 grammes d'urine. Laborde a observé une augmentation d'urée très grande dans la variole, la rougeole, l'érysipèle, la varioloïde ; ce phénomène du reste ne se produit qu'un ou deux jours avant, ou un ou deux jours après. — Les varioles confluentes donnent moins d'urée, plus d'acide urique, d'albumine.—Dans la rougeole et la scarlatine, chiffre de l'urée plus élevé que dans la variole.

Foie et maladies du foie. — La physiologie n'a pu encore expliquer les métamorphoses de la matière azotée dans ce cas pathologique.

Goutte. — Ici, il y a production exagérée d'acide urique. — On a trouvé un excès d'urée dans le sang et la sérosité d'un vésicatoire, dans plusieurs cas de goutte aiguë.

Ictère. — D'après Frerichs, aucune modification des principes azotés de l'urine ictérique. Cependant Bouchardat cite des cas où l'urine renfermait $133^{gr},6$ et $59^{gr},2$ le troisième jour de cette maladie. — Dans un cas d'ictère de cause morale, peu intense, huit jours après le début, l'auteur a trouvé 16 grammes et $12^{gr},75$ d'urée par vingt-quatre heures ; une crise urinaire éleva cette proportion à $19^{gr},63$, puis l'urée revint à la moyenne physiologique. — La congestion hépatique donne lieu à l'augmentation de l'urée. Le huitième jour de la maladie, l'urée s'était élevée à $54^{gr},78$ pour 3650 centimètres cubes d'urine ; le lendemain cette élimination s'abaissa à 25 ; la polyurie avait persisté.

Inflammation du parenchyme hépatique. — L'urée est réduite à quelques traces et même à zéro ; les matières extractives augmentent. Accumulation de l'urée dans le sang.

Leucocythémie. — La production de l'urée n'est pas très ralentie. Chez une femme très anémique, à rate très volumineuse et à température hyponormale, le chiffre de l'urée était de 20 grammes et s'éleva à 23 grammes sous l'influence d'inhalations oxygénées, après trois jours.

Maladie d'Addison. — Chez deux individus atteints de maladie bronzée, diminution permanente et considérable de l'urée.

Oligurie et anurie hystériques. — Dans l'hystérie, l'urine renferme de très faibles quantités d'urée et souvent il y a élimination d'urée par les vomissements. J'ai vu une fille qui vomissait abondamment et chez laquelle l'analyse de l'urine m'a donné une quantité très considérable d'urée. — Certaines affections convulsives (éclampsie, tétanos, strychnisme, etc.) élèvent la température et diminuent l'urée.

Phthisie pulmonaire. — Le chiffre de l'augmentation de l'urée le plus élevé est de 14 pour 1000 (Andral) ; chez quelques malades arrivés au dernier degré de marasme, il s'est abaissé à 6 et à 4 grammes même. Dans la phthisie aiguë, dix jours avant la mort, les urines étaient très chargées d'urates et d'urée.

Pneumonie. — Pendant la période fébrile, le chiffre de l'urée monte à 40, 50, 60, 70 grammes, maximum vers le deuxième ou le troisième jour. Après le cinquième jour, baisse à 20 et plus. L'urée augmente parallèlement à la température et tombe avec elle. Malgré l'intensité de la fièvre et la gravité des symptômes, le chiffre de l'urée peut être maintenu au-dessous de 30, à cause du repos, de la diète et de l'alcoolisme surtout.

Polyurie avec azoturie. — Les urines augmentent de 2 à 4 litres ; leur densité varie de 1,017 à 1,031 ; les matières solident atteignent le chiffre de 221 grammes dont 133 d'urée.

Polyurie avec diminution d'urée. — Excrétion abondante et passagère d'urine, urée diminuée, surtout dans les mictions suivant les attaques épileptiques et hystériques, dans la polyurie aqueuse avec polydypsie.

La polyurie simple peut ne présenter aucune modification dans le chiffre de l'urée. Dans certains cas de nervosisme prolongé, on observe, avec des symptômes hystériques, une polyurie avec diminution d'urée.

Rhumatisme articulaire aigu. — Dans cette maladie, les matières organiques de l'urine sont augmentées ; Bratter a trouvé 69 grammes d'urée. Ce chiffre est variable selon les différentes complications. L'urée diminue avec la défervescence, augmente le jour de la crise urinaire.

Scorbut. — L'urée est en faible quantité dans l'urine. On a trouvé $9^{gr},60$ en vingt-quatre heures dans un cas où la température était très élevée.

Typhus. — Dénutrition très rapide. — Pendant le summum de la maladie on trouve 40, 50, 55 grammes d'urée. La fièvre baissant, l'urée descend à 20 grammes et se relève pendant la convalescence. A l'approche de la mort, on a vu la diminution de l'urée réduite à 20, 10, 5 grammes.

Urémie. — Accidents urémiques du sang, à cause de la rétention de l'urine. 20 grammes d'urine, sans transformation ammoniacale, ont tué un animal. A l'état morbide, comme à l'état sain, Chalvet a trouvé une égalité presque constante entre le chiffre de l'urée retenue dans le sang, exprimé en centigrammes pour 1000, et le chiffre de l'urée éliminée par le rein, exprimé en grammes. — Dans un cas d'intoxication mercurielle, suivie des lésions rénales et de l'urémie, Bouchard a trouvé $0^{gr},185$ d'urée et 1,10 de matières extractives pour 44 centimètres cubes d'urine en 24 heures. Le sang contenait dix-sept fois plus d'urée et trois fois plus de matières extractives. — Chez un brightique, avant l'urémie, en vingt-quatre heures, on eut 900 centimètres cubes d'urine et 9 grammes d'urée ; pendant l'urémie, le sang en contenait 4^{gr},83 pour 1000 (M. Hirne). Dans un autre cas, 2^{gr},572 d'urée pour 250 centimètres cubes d'urine, sans compter ce que le malade avait perdu ; le sang retenait 2^{gr},20 pour 1000 d'urée.

Urticaire. — Augmentation d'urée notable, surtout s'il y a complication d'un accès fébrile.

II. — VARIATIONS DE L'ACIDE URIQUE ET DES URATES

L'acide urique, et les urates, qui existent en faible quantité dans les urines normales, s'y forment dans les mêmes conditions que celles qui augmentent ou diminuent la proportion de l'urée.

Il y en a beaucoup chez les individus qui font usage d'une nourriture

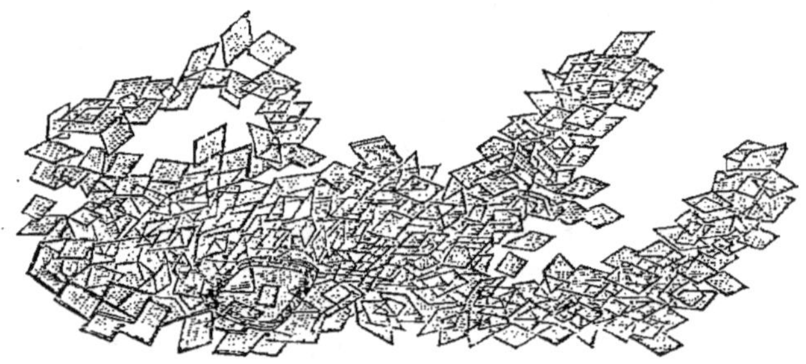

FIG. 147. — Acide urique (d'après Ch. Robin, *Chimie anatomique*).

fortement animalisée, et dans quelques maladies fébriles ou chroniques. Il se montre dans la *gravelle ;* dans la *goutte* et dans cet état du sang des goutteux qu'on appelle l'*uricémie ;* on le rencontre à l'état de pureté ou associé à une base. Il est pur, amorphe ou cristallisé en cubes rouges

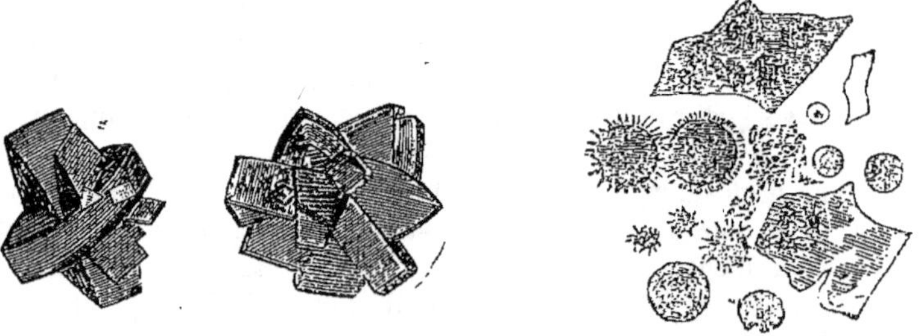

FIG. 148. — Acide urique.

FIG. 149. — Urate de soude. (Lionel Beale.)

(fig. 147 et 148), dans l'urine de la gravelle et de la goutte, et il s'en dépose également sur divers points de l'organisme. Plus ordinairement combiné avec la soude, sous forme de petites aiguilles agglomérées (fig. 149), la chaux ou l'ammoniaque, il se présente à l'état d'*urate acide d'ammoniaque* (fig. 150). C'est un des signes de l'état fébrile, quelles qu'en soient la cause

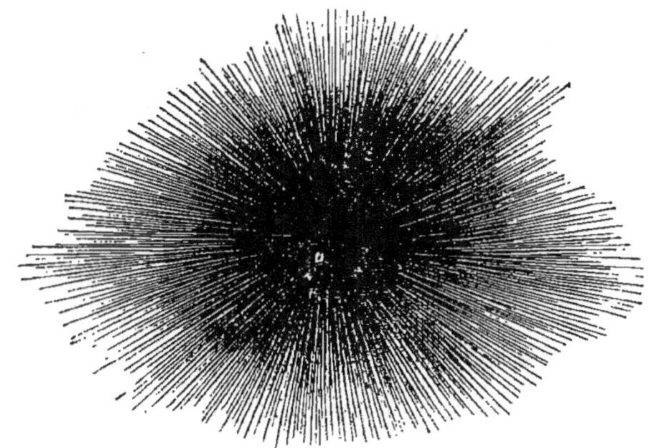

Fig. 150. — Urate d'ammoniaque (d'après Ch. Robin, *Chimie anatomique*).

et la nature. Plus la fièvre est forte et plus aussi la quantité d'urate acide d'ammoniaque est considérable. Ce sel existe également en proportion considérable dans la cirrhose.

III. — ACIDE PHOSPHO-GLYCÉRIQUE

MM. Lépine et Monet y ont trouvé de l'acide phosphoglycérique dont le chiffre variable oscille entre 1 et 3 pour 100. C'est surtout dans les affections qui s'accompagnent de stéatose du foie que l'on observe une augmentation considérable de l'acide phosphoglycérique.

IV. — OXALATE DE CHAUX ET PHOSPHATES TERREUX

Les autres *sels de l'urine* augmentent ou diminuent de proportion dans un certain nombre de maladies. Ils restent dissous, se précipitent par le repos ou sous l'influence de la chaleur et d'une réaction chimique, l'acide nitrique par exemple. Dans ce cas, il faut prendre garde de se tromper et de prendre ce précipité pour de l'albumine; ce qui a lieu très souvent. On évitera l'erreur : 1° en ajoutant une goutte d'acide nitrique aux urines qui précipitent par la chaleur; 2° en chauffant le précipité obtenu par l'acide nitrique. Dans le premier cas, l'acide

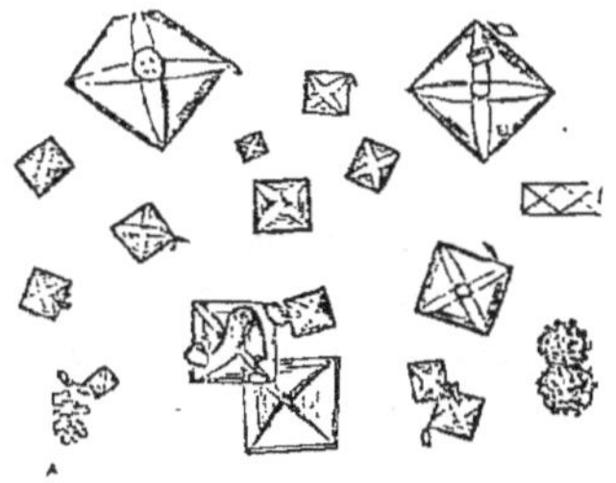

Fig. 151. — Oxalate de chaux.

dissout le précipité fait par l'ébullition, ce qui n'a pas lieu si le précipité est constitué par de l'albumine. De même, dans le second cas, la chaleur dissout le précipité fourni par l'acide nitrique, ce qui n'arrive pas lorsqu'il est formé d'albumine. Si les urines restent acides, les sels qui s'y trouvent sont des urates; mais, au contraire, ce sont des phosphates si elles deviennent alcalines.

On y trouve aussi l'*oxalate de chaux*, facile à reconnaître à la forme octaédrique de ses cristaux (fig. 151); le *phosphate ammoniaco-magnésien*, qui ne se trouve que dans les urines alcalines; reconnaissable, quand il

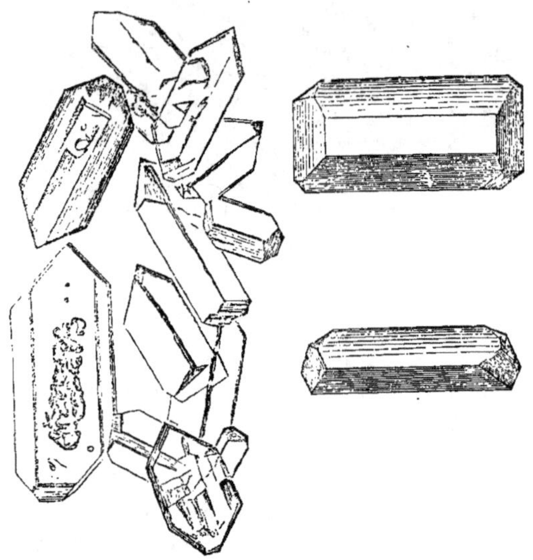

Fig. 152. — Phosphate ammoniaco-magnésien neutre.

est neutre, à sa forme de prisme triangulaire à terminaisons variées; les arêtes souvent remplacées par des facettes (fig. 152).

En ajoutant de l'ammoniaque dans le fond sédimenteux de l'urine, on produit le phosphate bibasique, qui présente la forme de feuilles de fougère.

V. — SANG DANS LES URINES

Du *sang* mélangé à l'urine lui donne une couleur rouge ou brune plus ou moins prononcée. C'est l'*hématurie*, sa présence n'est pas toujours facile à constater. La couleur seule peut suffire; mais, en cas de doute, il faut recourir au microscope, qui permet de constater la présence d'un certain nombre de globules rouges.

Les urines ensanglantées appartiennent aux fièvres graves, aux intoxications, aux blessures des organes génito-urinaires et aux maladies développées dans ces organes, à la cystite aiguë, au fongus et au cancer de la vessie, aux calculs vésicaux, à la néphrite simple ou albumineuse aiguë, à la néphrite calculeuse, au cancer des reins, etc.

Elles caractérisent une maladie endémique dans les pays chauds et que Wucherer (1) considère comme de nature parasitaire vermineuse, car en soumettant au microscope le caillot des urines de ces hématuriques, il a constaté la présence de vers que Leuckart considère comme analogues au *distoma hæmatobium*. On ne les trouve que dans les urines de la nuit et jamais dans celles qui ont été rendues pendant le jour. Ce sont des *nématoïdes* qu'il faut ranger dans la famille des strongilides. — Cette hématurie se confond souvent avec la *chylurie*.

D'une manière générale, l'hématurie est *uréthrale*, *vésicale* ou *rénale*.

Les hémorrhagies rénales dépendent des *maladies générales :* 1° d'une *intoxication ;* 2° d'une *affection des reins ;* 3° d'une *affection parasitaire.*

Les maladies générales qui donnent lieu à l'hématurie rénale, sont : la variole hémorrhagique au début ou à la fin, la scarlatine hémorrhagique dès son début, du *purpura hemorrhagica* et du scorbut, l'ictère grave.

Les intoxications qui donnent lieu à l'hématurie rénale sont celles qui résultent des cantharides, du phosphore et du miasme des marais dans la fièvre pernicieuse hématurique.

Les maladies des reins sont les traumatismes et déchirures ou blessures du rein ; — la néphrite parenchymateuse superficielle et profonde, la néphrite interstitielle s'il y a une poussée aiguë ; — la lithiase rénale et la pyélite calculeuse ; le cancer du rein et ses tubercules.

Les maladies parasitaires sont le *strongle des reins* et le *distoma hæmatobium* qui, dit-on, produit l'hématurie endémique des pays chauds, entremêlée de chylurie. Dans ces cas, s'il y a beaucoup de sang dans l'urine ou des caillots, le diagnostic est facile, et il y a en même temps de l'albuminurie que révèlent l'acide azotique et l'ébullition. — Mais s'il y en a peu, on trouve des parcelles noirâtres au fond du vase, et il faut le microscope pour y découvrir les éléments figurés du sang et les parasites emprisonnés dans ces caillots. — Le microscope permet aussi d'y découvrir de la gravelle urique, des tubes d'épithélium granuleux du rein, s'il y a néphrite parenchymateuse, — parfois des détritus de cancer ou des grumeaux caséeux, s'il s'agit de tubercules.

Il ne faut confondre ces hématuries rénales avec les fausses hématuries, lorsque les urines sont rouges, colorées par la rhubarbe ou la fuchsine ; avec les urines rouges colorées par les règles ou avec les hémorrhagies de la vessie ou de l'urèthre dont le sang sort en caillots plus ou moins allongés.

A côté de l'hématurie il faut placer l'*hémoglobinurie*, état dans lequel les urines sont également rougies par du sang, mais au lieu d'être colorées par le sang en nature avec ses globules, elles sont colorées par la matière colorante du sang, c'est-à-dire par l'*hémoglobine*. Ce produit résulte de la dissolution des globules sanguins qui perdent leur enveloppe et laissent

____

(1) Bouchut, *Nouveaux éléments de pathologie générale*, 4° édition, 1882, p. 925.

libre leur matière colorante. C'est un fait qui se passe dans les bassinets du rein lorsque du sang s'y trouve retenu.

VI. — ALBUMINE DANS L'URINE

L'*albumine* dans les urines s'observe très fréquemment avec ou sans changement de couleur dans ce liquide. C'est l'*albuminurie*. Des urines pâles et un peu troubles, comme du bouillon de poulet, et des urines rosées, renferment presque toujours de l'albumine. A part ces changements extérieurs, qui font pressentir l'altération, il n'y a que la réaction par la chaleur et par les acides concentrés qui puisse la démontrer. — En faisant bouillir, sur une lampe à alcool, quelques centimètres d'urine dans un tube à expérience, ou en y ajoutant quelques gouttes d'acide nitrique, il se fait un précipité blanc grumeleux qui se dépose assez vite, et dans lequel le microscope permet de voir une matière amorphe irrégulière. Toutefois des urines albumineuses peuvent ne pas se troubler par la chaleur, si elles sont neutres. Il suffit d'ajouter une petite goutte d'acide et ensuite de faire bouillir. Alors le précipité albumineux se manifeste.

Il faut toujours faire la double expérience de la chaleur et de l'acide, afin de contrôler l'une des opérations par l'autre, dans le but d'éviter l'erreur. Quelquefois l'ébullition donne lieu à un précipité que l'on prend pour de l'albumine et qui est formé de sels, et il en est de même pour l'acide nitrique. — On reconnaît la nature du précipité aux caractères suivants : s'il est produit sous l'influence de la chaleur, s'il est formé de sels, il se redissout par l'addition d'une goutte d'acide nitrique, et, produit par l'acide nitrique, il se dissout ensuite par l'ébullition. — Ces phénomènes ne se montrent jamais dans les cas où ce précipité est de nature albumineuse, de sorte qu'en contrôlant ces deux opérations l'une par l'autre, il est impossible de ne pas reconnaître réellement l'albumine qui existe dans les urines.

On peut employer dans ce but l'acide nitrique et tous les acides concentrés, surtout l'acide picrique, mais particulièrement, d'après Barreswill, l'acide pyrophosphorique, qui révèlent les plus petites quantités d'albumine et qui ne précipitent que cette substance.

Pour l'acide picrique on a une solution saturée à froid dont on verse quelques centimètres dans un tube à expérience, puis on ajoute doucement une goutte d'urine qui blanchit en traversant le liquide et forme un sillon caractéristique. — L'albumine ne se redissout pas dans un excès d'acide, et en aucun cas cette liqueur ne donne de précipité dans les urines non albumineuses.

Les urines albumineuses ont été un moment considérées comme le signe constant d'une maladie grave des reins, dite maladie de Bright ou néphrite albumineuse, se montrant sous la forme parenchymateuse ou interstitielle. C'est une erreur. On les observe dans un grand nombre de maladies de la vessie et des reins autres que la néphrite albumineuse, lorsque du sang passe dans l'urine ou lorsqu'il y a une simple hyperhémie rénale. Alors avec l'albumine, il y a souvent une certaine quantité de globules sanguins. C'est ce qui a lieu dans la cystite aiguë, dans la cystite cantharidienne, dans le cancer de la vessie et des reins, dans la néphrite calculeuse, etc.

Les urines albumineuses s'observent, dit-on, à l'état physiologique. Filippo Pacini et Marcacci admettent d'après des faits multipliés : 1° absence complète d'albumine dans l'urine de la nuit ; 2° fréquence très grande de l'albumine dans l'urine du jour et aux heures les plus éloignées des repas, et lorsqu'elle manque on la fait reparaître en se livrant à un exercice assez violent pour augmenter le pouls, mais alors il y a absence de toutes les variétés de cylindres épithéliaux ou autres. En dehors de ce fait, elles s'observent aussi dans un grand nombre de maladies, autres que les maladies des reins, à cette condition toutefois qu'elles soient de nature à produire une congestion rénale. J'en ai rencontré dans plusieurs cas de maladies du cœur occasionnant une stase sanguine générale ; dans la grossesse et dans les tumeurs du ventre qui compriment la veine cave inférieure ; dans l'hyperhémie des reins qui accompagne souvent la pneumonie, la fièvre typhoïde, les fièvres éruptives et les maladies infectieuses, telles que le choléra, la diphthérite, etc.

Les urines sont toujours albumineuses dans le choléra, ainsi que je l'ai établi le 14 avril 1849 avec Rostan à l'Hôtel-Dieu. Je sondais les malades qui ne pouvaient uriner, j'obtenais un centimètre cube d'urine, et partout sans aucune exception, au moyen de la chaleur, j'ai trouvé à la première période une albuminurie considérable durant jusqu'au moment de la réaction, et ne disparaissant que dans la convalescence. La cessation de l'albuminurie dans le choléra était pour nous le signe certain de la guérison prochaine.

Cette altération existe également dans l'angine couenneuse, dans le croup et dans les cas de septicémie diphthéritique, fait important que j'ai

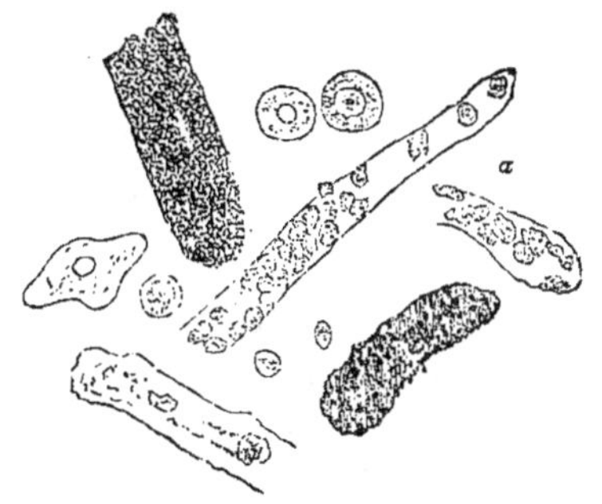

Fig. 153. — Moules des tubes urinifères : quelques-uns pourvus d'épithélium. Deux sont d'une couleur très foncé par la présence d'urate de soude. (Lionel Beale, fig. 85.)

établi en 1858, et dont la vérification a été faite par tous les observateurs (1) dans la scarlatine, le typhus et les maladies infectieuses.

On a dit aussi que les convulsions de l'enfance et des femmes en couches pouvaient produire l'hyperhémie des reins et l'albuminurie passagère. Cela est à démontrer. Cette albuminurie est de courte durée, et il suffit d'une ou plusieurs émissions sanguines accompagnées d'un régime sévère pour les faire disparaître.

(1) E. Bouchut, *Traité des maladies des nouveau-nés*, Paris, 1878, 7° édit., articles Croup, Angine couenneuse et Diphthérite.

Il y a enfin une albuminurie permanente due à une hyperhémie primitive des reins et à la désorganisation graisseuse des tubes urinifères, qui constitue la maladie de Bright. Celle-là se reconnaît au moyen des réactifs d'abord, ensuite par le microscope, qui permet de constater quelques tubes urinifères dans les dépôts de l'urine (fig. 153, 154 et 155), et enfin par la durée ordinairement très longue de la maladie.

A l'état normal, les tubuli des reins sont revêtus par un épithélium dans

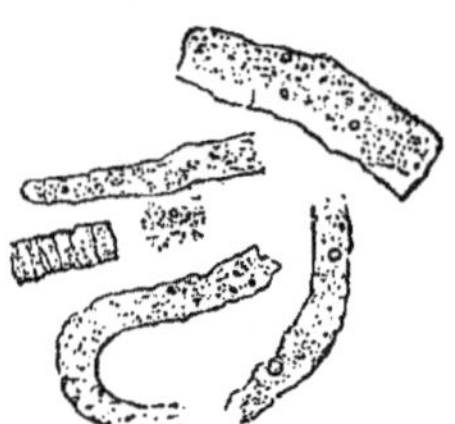

FIG. 154. — Moules contenant du sang. (Lionel Beale.)

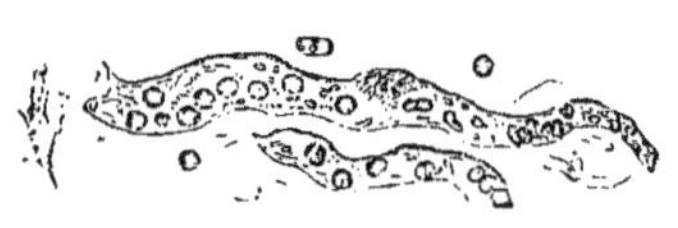

FIG. 155. — Moules de tubes contenant des globules huileux. (Lionel Beale, fig. 88.)

lequel on trouve diverses variétés de cellules. — Sous l'influence de certaines circonstances que nous indiquerons, cet épithélium se produit en grande abondance ou subit diverses altérations. On rencontre dans les urines des cylindres d'épithélium plus ou moins reconnaissables. Quelquefois ces cylindres sont formés de cellules désagrégées et converties en poussière granuleuse.

D'autres cylindres, dits hématiques, sont formés par une trame fibrineuse colorée par un certain nombre de globules sanguins. On y trouve quelquefois des cristaux d'oxalate de chaux.

Les cylindres cireux, hyalins, plus volumineux que les autres, sont formés par une substance blanche de nature encore mal déterminée, ayant l'aspect de la cire.

Les cylindres graisseux ne sont autre chose que les précédents, au moment où ils subissent la dégénérescence graisseuse.

Enfin on trouve quelquefois dans les urines des cylindres formés par une substance fibrineuse contenant une plus ou moins grande quantité de globules purulents chez quelques malades. Albert Robin croit avoir trouvé deux caractères non connus des urines dans cette maladie : ce sont, d'une part, la présence dans l'urine d'une quantité notable d'urohématine, et, d'autre part, l'existence au microscope d'amas pigmentaires cristallins ou amorphes et de masses grenat, vraisemblablement formées d'hématoïdines.

Voyons maintenant quelle est la valeur diagnostique de ces différents produits rencontrés dans les urines.

Les cylindres épithéliaux n'ont pas grande signification. Ils peuvent se rencontrer à l'état normal, lorsque le rein a été légèrement excité.

On trouve les cylindres hématiques dans la néphrite aiguë, dans les hémorrhagies rénales peu intenses. Ils apparaissent en grande quantité dans la période aiguë de l'albuminurie qui se manifeste à la suite d'un refroidissement brusque, dans la convalescence de la scarlatine.

L'apparition des cylindres creux indique que les tubuli ont perdu leur revêtement normal. Ils sont probablement un produit de sécrétion de la membrane propre de ces tubes. Aussi leur présence révèle-t-elle en général une lésion rénale déjà caractérisée et ordinairement au-dessus des ressources de l'art.

Fréquemment on les trouve unis aux cylindres graisseux.

La présence des cylindres graisseux a été considérée comme caractéristique de la maladie de Bright confirmée. Cette assertion n'est pas exacte dans son acception la plus absolue. Mais il est incontestable que c'est dans la maladie de Bright qu'on les trouve le plus habituellement. Ils indiquent la dégénérescence graisseuse du rein.

Quant aux cylindres purulents, on les rencontre dans la néphrite suppurée et dans certains catarrhes de longue durée.

VII. — BILE DANS LES URINES

La *bile*, ou plutôt la matière colorante de la bile, passe quelquefois dans l'urine, lorsque cette matière colorante s'est introduite accidentellement dans le sang. En même temps, il y a ictère. Les urines sont très foncées en couleur, elles tirent sur le brun, et, quand on y ajoute lentement de l'acide nitrique, il se fait un précipité de matière vert foncé, quelquefois unie à une faible teinte rouge, qui sont les matières colorantes de la bile, et on voit de plus un trouble opalin formé par les matières résineuses de ce liquide. Au bout de vingt-quatre heures, et par le repos, ce précipité devient presque noir.

VIII. — PUS DANS LES URINES

Le *mucus* et le *pus* dans l'urine y forment des dépôts blanchâtres semblables à un dépôt de sels. On les distingue au microscope : 1° par la présence de globules muqueux et purulents bien formés, et, 2° à défaut de cet instrument, au moyen de l'ammoniaque, ce réactif, avec le pus décanté, forme une masse gélatineuse demi-transparente, homogène, facile à reconnaître, et au moyen des acides qui n'y produisent aucune réaction.

Du pus dans l'urine indique un abcès de la prostate récemment ouvert, un catarrhe de la vessie, un calcul ou un cancer de cet organe, une pyélite aiguë ou chronique, etc.

IX. — SABLE DANS LES URINES

La *gravelle* dans l'urine se montre sous forme de sable fin, d'acide urique, rouge, amorphe ou cristallisé en cubes appréciables par la loupe, sous forme de cristaux microscopiques de phosphate ammoniaco-magnésien réunis en masse grisâtre, ou enfin sous la forme infiniment plus rare de gravelle blanche d'oxalate de chaux (1).

X. — MATIÈRES PILEUSES ET AUTRES DANS LES URINES

Des *poils* formant la gravelle pileuse, des *débris d'acéphalocystes*, des fragments de *fausses membranes*, des *cellules cancéreuses*, s'il y a cancer vésical (fig. 156), se rencontrent dans l'urine. Ils indiquent : soit la présence de tumeurs hydatiques placées au voisinage de la vessie et ouvertes dans son intérieur, soit une cystite cantharidienne avec production d'une plus ou moins grande quantité de fausses membranes.

XI. — SPERME DANS LES URINES

Le *sperme* existe quelquefois en quantité assez grande au fond des urines, chez les individus affectés de pertes séminales. Il n'y en a souvent que des traces, et alors il est très difficile de le reconnaître. Dans ce cas, il ne faut pas s'en fier à l'œil, et le dépôt blanchâtre, opalin, gélatineux, doit

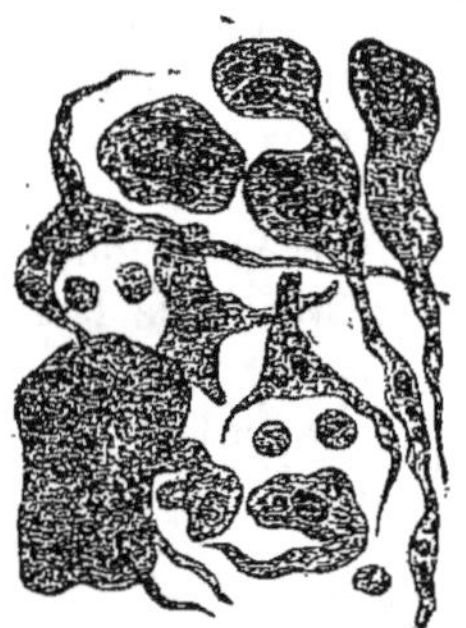

FIG. 156. — Cellules cancéreuses trouvées dans l'urine d'une malade atteinte de cancer de la vessie.

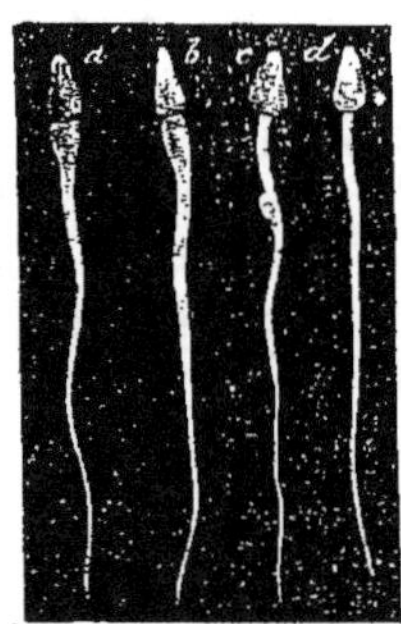

FIG. 157. — Spermatozoïdes (*).

être examiné au microscope, qui permet de découvrir les spermatozoïdes (fig. 157).

Les spermatozoaires de l'homme se composent d'une partie plus large et un peu aplatie qu'on nomme *tête*, *corps* ou *disque*, et d'un long appendice cylindrique appelé *queue*, plus étroit que la tête. La queue va en s'amincissant toujours et se termine par une pointe extrêmement fine. Leur longueur totale est de 5 centièmes de millimètre ; la tête a $0^{mm},005$ de long, $0^{mm},003$ de large et $0^{mm},001$ à $0^{mm},002$ d'épaisseur.

La présence de ces infusoires est seule caractéristique des pertes de semence. Cet état des urines annonce un état qui peut devenir grave, soit

(1) Voy. *Acide urique*, p. 638 ; — *phosphates de chaux*, p. 639 ; — *oxalate de chaux*, p. 640.

(*) *a*, spermatozoïde dont la queue est renflée derrière le renflement céphalique ; *b*, le même, vu de côté ; *c* et *d*, autres présentant l'aspect qui leur est le plus habituel.

une maladie de la prostate, — soit une inflammation de la partie prostatique de l'urèthre, — soit enfin une atonie génitale très souvent accompagnée d'hypochondrie ou qui conduit à la démence. — Il ne faut pas cependant appeler *pertes séminales* cet écoulement de quelques gouttes de sperme chez les hommes continents et constipés, écoulement qui résulte de la compression des vésicules séminales trop pleines par le passage des excréments dans le rectum.

XII. — SUCRE DE GLYCOSE DANS LES URINES

Le *sucre de glycose* ou *sucre de diabète*, d'après Claude Bernard (1), qu'on observe quelquefois dans les urines, est toujours l'indice d'un état morbide. Il n'y en a pas dans l'état habituel. C'est le signe d'un certain nombre de maladies assez différentes, et, comme l'albuminurie, la glycosurie n'est qu'un symptôme dont la cause est souvent difficile à déterminer.

C'est quelquefois un trouble fonctionnel passager qui disparaît très rapidement, et ailleurs c'est une altération permanente et définitive de la sécrétion urinaire. Quelle est la nature de ce trouble? Il est difficile de le dire, malgré les recherches publiées récemment sur la fonction glycogénique du foie par Cl. Bernard. Répéter avec Cullen que c'est un vice des puissances assimilatrices ou de celles qui convertissent les matières alimentaires en vrais fluides animaux, c'est en réalité ne faire qu'une hypothèse. Un instant on crut, avec Bouchardat (2), que le diabète résultait de la formation dans l'économie d'un principe particulier ayant sur l'amidon une action semblable à la diastase, et changeant en sucre les matières féculentes du tube digestif, d'où elles passaient dans la circulation, et de là dans l'urine. Il n'y avait rien à opposer à cette théorie, puisque le fait sur lequel elle s'appuie est et demeure incontestable. Malheureusement ce fait n'est pas spécial aux malheureux diabétiques; il est général, et les choses se passent ainsi chez tout le monde. Partout, chez l'homme sain comme chez les diabétiques, la fécule est transformée en sucre à la partie supérieure de l'intestin, et le diabétique n'offe rien de particulier sous ce rapport.

Mialhe, profitant de ce que pouvait avoir de défectueux la théorie qui précède, pour placer la sienne, émit cette opinion, que du sucre se formait dans les voies digestives de tous les sujet nourris de matières féculentes, mais que, porté dans le sang par l'absorption, il le traversait sans s'y détruire, à cause d'une altération spéciale caractérisée par la perte d'alcalinité, l'état neutre ou acide, et qu'il arrivait ainsi dans les urines pour être rejeté au dehors. Ici c'est une altération du sang, l'état neutre ou acide comparatif de ce liquide, qui est la cause du diabète, tandis que plus haut c'est un vice de nutrition intestinal et la formation accidentelle du sucre dans les voies digestives. Cette dernière théorie de Mialhe n'a pas résisté au contrôle

(1) Claude Bernard, *Leçons sur le diabète et la glycogenèse animale.* Paris, 1877.
(2) Bouchardat, *Du diabète sucré* (*Mém. de l'Acad. de méd.*, Paris, 1852, t. XVI, p. 69).

de l'expérience. On n'a pas vu que ce sang des diabétiques fût jamais acide, et il paraît que son alcalinité n'est pas sensiblement amoindrie.

Reste enfin la théorie qu'on peut déduire des expériences de Claude Bernard (1), expériences vues et revues de tout le monde savant, acceptées sans contestation possible, et dont nous avons suivi le développement avec le plus vif intérêt (2). On sait en effet qu'il suffit de piquer la moelle allongée d'un animal près de l'origine des pneumogastriques pour déterminer l'augmentation de la sécrétion normale du sucre dans le foie, le passage de ce sucre en abondance dans le sang et dans les poumons, où il ne peut se détruire, en raison de sa quantité. Ce qui n'est pas détruit est éliminé par les reins, coule avec les urines, et en quelques minutes un animal est diabétique. On reproduira ce fait autant de fois qu'on voudra tenter l'expérience.

Que résulte-t-il de ces expériences appliquées à la pathologie du diabète humain? Sous l'influence des causes occasionnelles ou déterminantes directes de la maladie, du sucre se forme en plus grande abondance dans le foie, et, ajouté à celui qui est absorbé dans les voies digestives, il passe dans le sang, dans les poumons, où une partie seulement se consume dans l'acte respiratoire, et le surplus passe dans les urines par l'intermédiaire de la sécrétion rénale.

Le diabète serait donc un trouble de la fonction saccharifique du foie, si l'on s'en tenait au côté positif de l'expérience, sans chercher à remonter un peu plus haut. Mais, au delà de cette altération fonctionnelle, il y en a d'autres qu'on pourrait encore prendre comme point de départ d'une théorie sur la nature du diabète. Ne savons-nous pas, en effet, que le sucre du foie doit se détruire dans le poumon sous l'influence de la respiration, et ne pourrait-on prétendre, comme l'ont fait Reynoso et Dechambre, que le trouble fonctionnel morbide ou sénile des poumons peut engendrer primitivement le diabète, de sorte que le diabète serait en quelques circonstances une affection des organes respiratoires? C'est là encore un nouveau point de vue de cet inépuisable sujet, qui fascine et séduit l'observateur par toutes les faces sous lesquelles il se présente à son attention.

Nous n'avons pas achevé ; car, en dehors de ces troubles fonctionnels, placés dans l'estomac par les uns, dans le sang, dans le foie, dans les poumons ou dans les reins par les autres, il y en a un que nous avons réservé jusqu'à présent et qui les régit, les commande et les domine tous, c'est l'altération du système nerveux. En effet, piquez à l'endroit convenu la moelle allongée d'un animal : il devient diabétique, un peu ou beaucoup, passagèrement ou à jamais, suivant le degré de la blessure ; faites une commotion cérébrale, il en est quelquefois de même si vous avez frappé juste, et, comme cette impression morbide ne vient pas directement par les pneumogastriques agir sur l'estomac, le foie, les poumons ou les reins,

(1) Cl. Bernard, *Leçons de physiologie expérimentale appliquée à la médecine.* Paris, 1855, t. I.

(2) Cl. Bernard, *Leçons sur le diabète et la glycogenèse animale.* Paris, 1877.

comme on l'avait cru jusqu'ici, mais par *action réflexe* et au moyen de la moelle épinière, comme l'a démontré Cl. Bernard, il en résulte qu'après avoir rendu artificiellement diabétique un animal, on peut à l'instant même suprimer le diabète par une seconde opération, non moins ingénieuse et non moins hardie que la première.

L'animal est diabétique par la piqûre de la moelle allongée près de l'origine des pneumogastriques ; il va cesser de l'être à notre volonté par la section de la moelle épinière à la fin de la région dorsale. Cela ne manque jamais, et Cl. Bernard nous a plusieurs fois rendu le témoin de cette expérience.

Le rôle du système nerveux dans la production du diabète est donc une chose capitale immense, et contre laquelle on disputerait en vain. L'impression morbifique expérimentale ou indirecte doit passer par ce système pour opérer la perturbation fonctionnelle des glandes et des organes dont il dirige les opérations. En conséquence, et malgré d'excellentes raisons pour se perdre dans les détails, nous arrivons à ne plus considérer le diabète comme une maladie des reins, ce qu'on a soutenu jadis, ni comme une affection du foie, ni comme une maladie des poumons, mais comme une affection organique ou dynamique du système nerveux localisée dans un point circonscrit de la moelle.

La glycosurie est donc le symptôme d'une affection passagère ou permanente du système nerveux, qui active la fonction glycogénique du foie, suspend la destruction du sucre dans l'acte respiratoire, et permet son accumulation dans le sang, où les reins le prennent pour l'éliminer avec l'urine.

Comment constate-t-on la glycosurie ?

Les moyens de constater la présence du sucre dans l'urine sont nombreux et n'ont pas tous la même importance. Outre les caractères physiques tirés de la couleur ordinairement pâle des urines, de leur saveur sucrée ou nulle, de leur fermentation spontanée ou provoquée par la levure, il y a d'autres moyens de diagnostic fournis par l'*augmentation de leur densité* et par leur *analyse optique* ou *chimique*.

Le premier de tous est relatif à la constation de la *densité des urines*.

L'*aréomètre* ordinaire, dans les urines sucrées, marque 1,030, 1,040 ou 1,060, au lieu de 1,018, chiffre de la densité ordinaire, et le petit *pèse-urine*, instrument portatif que chaque médecin devrait avoir, marque 2, 3, 4 ou 5 degrés, au lieu de 1 1/2, chiffre des urines normales. Ces expériences suffisent pour révéler la présence du sucre. Il n'y a pas de maladie autre que le diabète qui élève ainsi le chiffre de la densité des urines.

Il y a plus : d'après Bouchardat on peut, à l'aide de la densité constatée avec l'aréomètre, arriver à savoir quelle est la dose de sucre rendue en vingt-quatre heures.

Voici comment il faut s'y prendre : Constater avec l'aréomètre l'augmentation de densité, qui sera 20, 30, 38, 40 ou 42 ;

Doubler le chiffre de la densité, et multiplier par le nombre de litres

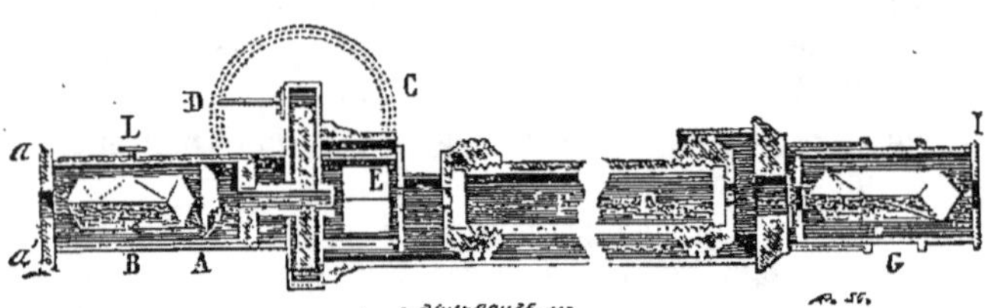

FIG. 158.

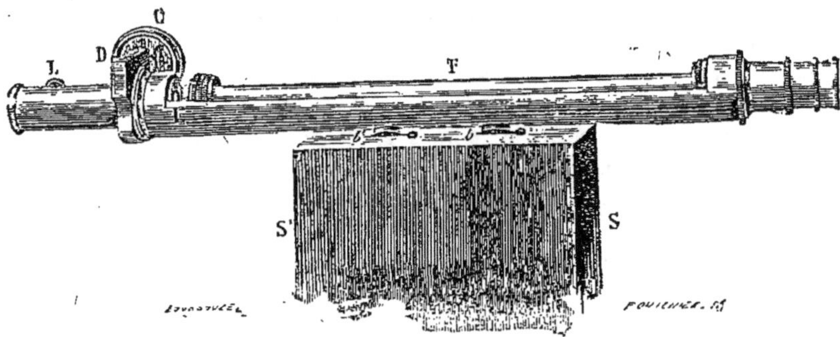

FIG. 159.

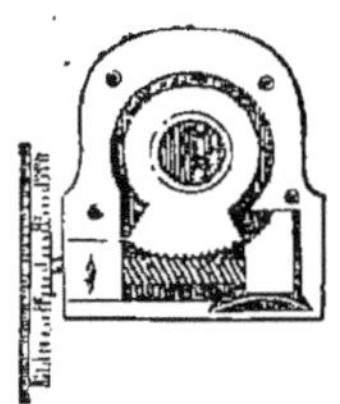

FIG. 160.

FIG. 158 à 160. — Diabétomètre Robiquet, construit par J. Duboscq. — Instrument destiné à mesurer le sucre dans les urines diabétiques (*).

(*) FIG. 158. — A, loupe simple : elle peut être avancée ou reculée rectilignement, au moyen de sa bonnette *aa*. ce qui permet de fixer la vision sur la plaque bi-quartz, E; B, prisme de Nicol, faisant fonction d'analyseur ; C, cercle gradué pouvant tourner dans un plan vertical et entraîner dans sa rotation l'analyseur B. Cette communication de mouvement est facilement saisie à la seule inspection du n° 3 ; D, petite tige triangulaire servant de point de repère pour compter les degrés du cercle gradué ; E, plaque de quartz à double rotation, composée de deux demi-disques ayant chacun une épaisseur de 7mm,60, et donnant la teinte sensible bleu violacé, lorsque l'instrument est réglé au zéro; F, tube central destiné à recevoir les liqueurs à analyser ; il est terminé par deux bonnettes à plans de glace mobiles, et un diaphragme métallique est placé dans son intérieur pour régulariser la marche des rayons polarisés ; G, prisme de Nicol servant de polariseur et ne laissant passer que le rayon extraordinaire ; I, bonnette de verre vert pâle, pouvant s'enlever à volonté lorsqu'on n'opère pas à la lumière du jour.

FIG. 159. — Le diabétomètre en perspective monté sur la boîte SS' servant de pied.

d'urine rendue en vingt-quatre heures et déduire 50 grammes de matières fixes que par l'urine l'homme rend tous les jours.

Exemple : Une urine pèse 1038, c'est-à-dire 38 plus que l'eau. — Le double est 76×5 litres d'urine rendue en vingt-quatre heures $= 380$ — 50 de matières fixes $= 330$ grammes de sucre.

L'*analyse optique* se fait au moyen de l'appareil polarimètre de Biot, ou du saccharimètre de Soleil, ou du diabétomètre de Robiquet (fig. 158, 159 et 160) ; mais ce sont là des moyens savants qui exigent le concours d'appareils dispendieux que l'on ne trouve que dans nos grands centres scientifiques.

Quand on emploie le *diabétomètre*, voici la manière de s'en servir.

Détermination du zéro correspondant à l'égalité de teinte bleu violacé donnée par la lame bi-quartz. — Fixer l'instrument sur la boîte SS', mettre en place le tube central F, et viser la flamme d'une lampe bien allumée. Saisissant alors l'extrémité *aa'*, l'observateur enfoncera ou attirera à lui, suivant la nature de sa vue, le tube mobile contenant la loupe A jusqu'à ce qu'il aperçoive bien nettement une image circulaire partagée en deux parties égales par une raie noire verticale, et ayant entre ses deux moitiés une égalité de teinte parfaite tirant sur le bleu violacé. En ce moment, le zéro du cercle gradué doit se trouver en regard du point de repère D. Pour peu qu'on fasse passer le zéro en deçà ou au delà, l'égalité de teinte sera rompue. Aussi les physiciens ont-ils donné à la teinte bleu violacé, correspondant au zéro, le nom de teinte sensible. Si par une secousse trop forte l'analyseur était déplacé de sa position normale, l'égalité de teinte serait encore troublée, mais on pourrait très facilement remédier à cet accident; il suffirait pour cela de desserrer la vis L et de faire très légèrement osciller à droite ou à gauche la bonnette *aa'* jusqu'à ce que l'égalité de teinte se reproduise. A ce moment, on serre de nouveau la vis L, et l'instrument se trouve réglé.

Il est très essentiel d'habituer l'œil à saisir l'égalité de teinte correspondant au zéro de l'instrument, ainsi que la moindre différence qui pourrait se produire entre les deux moitiés du disque coloré.

Préparation de la liqueur à analyser. — L'instrument étant réglé au zéro et l'œil de l'observateur parfaitement exercé à saisir la teinte sensible, bleu violacé, il ne reste plus qu'à préparer la liqueur à observer. Pour cela on mesure dans l'éprouvette graduée 25 centimètres cubes d'urine diabétique, 1 centimètre cube d'extrait de Saturne et 1 centimètre cube d'ammoniaque liquide. On complète exactement avec de l'eau un volume de 50 centimètres cubes; on mêle les liqueurs avec la baguette de verre, et après quelques minutes de repos on filtre dans l'éprouvette non graduée. Les premières portions de liquide qui passent sont ordinairement un peu troubles, on les reverse sur le filtre jusqu'à ce qu'on obtienne une limpidité parfaite.

Remplissage du tube central. — On dévisse une des deux bonnettes du tube central F, dans lequel on verse, en petit filet, la liqueur filtrée et décolorée, jusqu'à ce qu'elle dépasse légèrement l'orifice. A ce moment, on fait glisser le petit plan de glace sur l'extrémité découverte du tube et l'on visse la bonnette. A cause du diaphragme placé au centre, il est rare qu'on puisse ainsi complètement remplir le tube central. Il faut alors le retourner doucement, dévisser la seconde bonnette, et opérer à cette deuxième extrémité comme on l'a fait à la première. On vérifie très facilement que le tube est exactement plein lorsqu'en le plaçant entre l'œil et la lumière on distingue une colonne liquide parfaitement transparente et semblant solidifiée d'un seul bloc. Au contraire, pour peu qu'il reste de l'air, la vision n'est pas nette, la liqueur paraît toute trouble et agitée ; souvent même les rayons lumineux ne peuvent plus passer, et il y a obscurité complète.

Dosage du sucre diabétique. — On installe le tube au centre de l'instrument et l'on fixe de nouveau la flamme de la lampe. Si l'urine à essayer ne contient pas de sucre, l'égalité de teinte donnée par la plaque de quartz à double rotation (§ 1) n'est nullement troublée. Si, au contraire, il y a du sucre diabétique, les deux moitiés de la plaque bi-quartz sont colorées de teintes tout à fait différentes dont la nature et l'intensité varieront suivant la richesse saccharine de la liqueur analysée. Quelle que soit cette opposition de couleurs, on la fera disparaître en tournant le disque gradué (dans l'ordre numérique de ses divisions par rapport au point de repère D) jusqu'à ce qu'on ait très exactement rétabli une égalité de teinte parfaite. On regardera alors quel est le degré qui se trouvera en face du point de repère D. Supposons que ce soit le 21e degré, cela signifiera que l'urine essayée contient par litre 21 grammes de sucre diabétique.

Ainsi : *chaque degré du cercle divisé correspond à un gramme de sucre de diabète par litre d'urine.*

On peut opérer à la lumière naturelle en visant le ciel, surtout lorsqu'il est légèrement nuageux, mais alors il faut enlever la petite bonnette munie du verre vert I.

Il faut, après chaque opération, nettoyer parfaitement le tube central et les éprouvettes avec de l'eau aiguisée d'acide acétique ou de vinaigre. Toutes les pièces, étant parfaitement nettoyées et essuyées, pourront servir à des opérations ultérieures sans qu'on ait à craindre le moindre trouble dans les liqueurs.

Autres moyens de constater le sucre dans les urines. — L'analyse par *réactifs chimiques* se fait très rapidement, en faisant bouillir une petite quantité d'urine dans un tube à expériences, avec une quantité double ou triple de *tartrate de potasse et de cuivre* (liqueur de Barreswill), ce qui donne un précipité jaune d'oxyde de cuivre et si l'on opère avec une liqueur titrée dans l'éprouvette graduée de Mohr le dépôt indique la quantité de glycose. — On peut aussi plus simplement, faire bouillir l'urine avec 5 *centigrammes de potasse caustique*, qu'on trouve en toute localité, et qui donne aux urines diabétiques une coloration brun-acajou caractéristique. — Quelques personnes se contentent de faire bouillir l'urine dans un tube contenant du *sous-azotate de bismuth*, et il en résulte une couleur noire très prononcée.

Malheureusement ces réactifs sont infidèles, en ce sens qu'ils produisent des effets semblables avec des urines fortement chargées d'acide urique et de matière organique. Il faut, en cas de doute, détruire préalablement la matière organique par l'acétate de plomb, reprendre le sel de plomb par du sulfate de soude, et faire bouillir la liqueur filtrée avec la potasse ou le tartrate cupro-potassique.

Hippolyte Blot (1) annonça comme une découverte pathologique la présence du sucre dans l'urine des femmes en lactation. C'était une erreur. En effet, désirant étudier les proportions de ce sucre, dont on venait de signaler la présence dans l'urine des femmes en lactation, Leconte ne l'a pas trouvé dans le liquide, dont le plomb avait été séparé par l'hydrogène sulfuré. Après maintes expériences dans le but de s'assurer si la substance réductrice s'était ou altérée, ou volatilisée, il ne lui a pas paru possible d'admettre l'existence du sucre dans l'urine des femmes en lactation.

Il restait à déterminer quelle était la substance qui produisait la réduction du cupro-tartrate de potasse.

Les résultats obtenus ont été : que c'est l'acide urique qui, dans l'urine des femmes en lactation, produit la réduction du cupro-tartrate de potasse. De là cette conséquence que toutes les urines qui contiennent cet acide doivent réduire ce réactif avec plus ou moins d'intensité.

L'expérience est venue confirmer cette conclusion. En effet, dit Leconte, lorsqu'on ajoute à de l'urine d'hommes, de femmes non en lactation ou ayant passé l'âge critique, de jeunes garçons, de jeunes filles, de chiens, de chiennes jeunes ou âgées, du cupro-tartrate de potasse, on obtient une réduction semblable à celle que fournit l'urine de femmes en lactation.

XIII. — ALCAPTONE DANS LES URINES SIMULANT LA GLYCOSURIE

M. E. Schmitt, professeur de chimie et de pharmacie, à Lille (2), a analysé l'urine d'une personne atteinte de la *cataracte;* on disait y avoir trouvé 1/2 pour 100 de glycose.

Cette urine présentait les caractères suivants : odeur normale, couleur rougeâtre (teinte 4 de Neubauer et Vogel), réaction acide. Cette urine placée au froid laissait précipiter un dépôt rougeâtre très abondant; le dépôt, examiné au microscope, ne présentait que des cristaux très nets et très bien définis d'acide urique.

« Pour prendre la densité de l'urine, nous la plaçons, dit M. Schmitt, dans un bain-marie et nous élevons peu à peu sa température à $+$ 36 degrés, le dépôt se redissout et l'urodensimètre marque 1023 à $+$ 36 degrés. En opérant ainsi, il est inutile de faire des corrections de température qui

(1) Blot, *De la glycosurie physiologique des femmes en couches, des nourrices et d'un certain nombre de femmes enceintes (Comptes rendus de l'Académie des sciences*, 6 octobre 1856).

(2) E. Schmitt, *Journal des sciences médicales de Lille.*

sont toujours forcément inexactes; on a, de plus, la densité vraie de l'urine, puisque c'est celle qui correspond à la température de l'émission.

»Par l'évaporation à 100 degrés dans une capsule de platine tarée, nous obtenons un résidu fixe correspondant à 69^{gr},90 de matières fixes par litre.

» L'urine ne renferme pas d'albumine, mais elle réduit énergiquement le réactif de Barreswill *même à froid*.

» Pour déterminer la quantité de glycose en présence d'un excès d'acide urique, nous traitons l'urine par l'acétate triplombique, nous éliminons l'excès du plomb par le sulfate de soude, et après ce traitement, nous titrons le sucre avec la liqueur de Barreswill; nous trouvons par litre d'urine 13^{gr},85 de glycose.

» Cette quantité nous paraît très forte eu égard au premier chiffre (1/2 pour 100) trouvé par le pharmacien de Lille. En présence de cette grande différence et pour contrôler notre résultat, nous introduisons l'urine ainsi dépouillée dans le tube du saccharimètre à pénombres et nous nous trouvons fort surpris de constater une déviation s'élevant à peine à un demi-degré.

» Avions-nous du sucre ou un autre corps réduisant l'oxyde de cuivre en présence des alcalis, tout en étant inactif au polarimètre? Dans le doute, nous avons eu recours à la fermentation, et, en opérant dans le tube de Claude Bernard avec de la levure de bière bien lavée et bien exprimée, la matière suspecte subit un dédoublement très net; au bout d'une heure déjà, l'acide carbonique se dégage avec abondance.

» En resumé, nous avons dans l'urine une matière sucrée réduisant le réactif Barreswill, susceptible de se dédoubler en présence des ferments, mais sans action sur la lumière polarisée.

» Le pharmacien n'avait probablement examiné l'urine de son malade qu'au polarimètre, et nous nous trouvions peut être en présence de ce corps si singulier et si peu connu qu'on appelle l'*alcaptone*.

» Nous avions vu ce nom d'*alcaptone* employé pour la première fois par le docteur Casselmann (1) qui l'indique comme élément pathologique, mais sauf le nom, il ne donne aucun renseignement. Pour Gorup Besanez, « le composé désigné sous le nom d'*alcaptone*, que l'*on prétend* avoir trouvé dans l'urine, est *probablement* la pyrocatéchine découverte par Fürbringer chez un malade affecté de pneumothorax ; mais l'alcaptone serait, d'après Bœdecker, incapable de se dédoubler en présence des ferments » (2).

» Or notre matière sucrée subit la fermentation alcoolique : de plus elle n'est pas de la pyrocatéchine.

» En effet, pour extraire la pyrocatéchine de l'urine fraîche, Baumann l'en retire à l'état de précipité par l'acétate de plomb. La pyrocatéchine donne avec le perchlorure de fer une coloration verte intense qui vire au

(1) Arthur Casselmann, *Traité d'analyse des urines*, Saint-Pétersbourg, 1868, traduit par M. le professeur Strohl.

(2) Fürbringer, *Bulletin de la Société chimique*, 1876, t. II, p. 225.

violet en présence des bicarbonates de sodium et d'ammonium; la pyrocatéchine ne réduit qu'à *chaud* la liqueur de Barreswill.

» Notre sucre se trouve, au contraire, dans l'urine dépouillée au moyen de l'extrait de Saturne.

» Il ne donne pas la réaction indiquée avec le perchlorure de fer.

» Il réduit énergiquement à *froid* le réactif Barreswill.

» *Nous proposons donc de conserver le nom d'alcaptone à ce corps qui a toutes les propriétés des sucres, à l'exception de leur action sur la lumière polarisée.*

» *Nous maintenons que l'alcaptone est complètement distincte de la pyrocatéchine, et nous constatons enfin que l'alcaptone s'est trouvée dans l'urine d'une personne atteinte de la cataracte.* »

XIV. — INOSURIE

« De même qu'on donne le nom d'*albuminurie* ou de *glycosurie* à des symptômes pathologiques caractérisés par l'apparition dans l'urine de l'albumine ou de la glycose, de même je donne le nom d'*inosurie* à un phénomène morbide caractérisé par l'apparition dans l'urine d'une substance appartenant à la famille des sucres et que les chimistes ont appelée *inosite* », dit le docteur N. Gallois (1).

A l'état normal, les urines ne contiennent jamais d'inosite, et c'est à Cloetta que revient l'honneur d'avoir le premier découvert les relations de l'inosurie avec le diabète. L'analogie qui existe entre la glycose et l'inosite devait attirer l'attention et, au premier abord, on pouvait penser que deux corps aussi rapprochés l'un de l'autre dans la série des sucres pouvaient à un moment donné, se remplacer mutuellement. L'inosite est en effet un sucre isomère de la glycose. Cette substance a, comme la glycose, la formule $C^6H^{12}O^6$; elle est sucrée et présente en un mot des analogies frappantes avec son isomère, mais elle ne fermente pas et ne réduit pas la liqueur Barreswill.

Pour la découvrir on emploie le procédé Gallois qui consiste à traiter l'urine ne contenant ni albumine ni sucre par l'acétate de plomb basique.

On pèse 20 grammes de l'urine à essayer, et on y verse une solution saturée d'acétate neutre de plomb, jusqu'à ce qu'une nouvelle addition ne trouble plus le liquide; on filtre, et dans la liqueur filtrée on verse de l'acétate de plomb basique; un nouveau précipité se produit, et on laisse le tout reposer vingt-quatre heures.

On décante alors la liqueur claire, on verse de l'eau sur le dépôt qui reste, on laisse encore reposer, et l'on décante une seconde fois. Le précipité ainsi obtenu contient de l'inosite combinée au sous-acétate de plomb.

Reste à l'isoler : pour cela on le délaye dans un verre à pied avec 15 à 25 grammes d'eau, et on y fait passer un courant d'hydrogène sulfuré. Il se forme un sulfure de plomb qu'on sépare par le filtre. On fait évaporer

(1) Gallois, *De l'inosurie*, mémoire couronné par l'Académie des sciences. Paris, 1864.

l'eau qui contient l'inosite en dissolution, et quand la plus grande partie du liquide a disparu, on fait tomber dans la capsule une goutte de nitrate acide de mercure. On ne tarde pas à voir sur les parois de la capsule se former sous l'effort de la chaleur une couleur rose caractéristique.

On ne peut objecter que la coloration rose est due à l'oxydation du mercure, car celle-ci se forme à une température élevée, tandis que celle-là se montre à la chaleur du bain-marie, disparaît par le refroidissement, et se montre de nouveau sous l'influence d'une faible chaleur.

Si l'on verse quelques gouttes de réactif mercuriel dans de l'eau albumineuse, le liquide se colore en rose, et si l'on évapore à siccité on obtient un résidu coloré qui peut masquer la coloration spéciale de l'inosite. La glycose noircit en présence du réactif mercuriel.

Quand on voudra du sucre dans une urine glycosurique où l'on soupçonnera de l'inosite, après avoir précipité le sucre et l'inosite par le sous-acétate de plomb, on fera plusieurs lavages successifs avec de l'eau distillée jusqu'à ce que l'eau de lavage ne réduise plus la liqueur cupro-potassique.

Si l'on a de l'albumine, on la précipitera par quelques gouttes d'acide acétique, et par l'ébullition.

En général, l'inosite se trouve rarement dans une urine non sucrée et non albumineuse. L'inosurie est un phénomène transitoire et quasi-accidentel, chez des glycosuriques ou chez des albuminuriques.

Toute urine dans laquelle les réactifs chimiques décèlent la présence de l'inosite, peut contenir en même temps de l'albumine et de la glycose. Cependant, dans quelques cas, on a vu la glycose disparaître en totalité dans l'urine d'un diabétique et être remplacée momentanément par de l'inosite, et *vice versa*.

L'inosurie n'est donc pas une maladie à part; c'est un symptôme qui peut se présenter dans le cours d'une maladie de Bright ou d'un diabète sucré.

Toutes les fois qu'on trouvera de l'inosite dans une urine, on aura affaire à un diabétique ou à un albuminurique, en sorte que les inosuriques sont exposés aux mêmes accidents que les malades atteints de glycosurie ou de mal de Bright, et les traumatismes présentent chez eux autant de gravité que chez ces derniers.

L'inosurie, pouvant succéder à la glycosurie, ajoute une difficulté de plus au diagnostic du diabète sucré ; car l'inosurie ne dévie pas le plan de polarisation et ne donne pas avec la potasse ou la liqueur cupro-potassique la réaction caractéristique.

On devra soupçonner l'inosurie chez un malade quand son urine chauffée avec la liqueur de Fehling donnera un précipité floconneux d'un vert-chicorée, mais un examen qualitatif complet est nécessaire pour acquérir une certitude.

Une fois le diagnostic d'inosurie établi, on saura qu'on a affaire à un diabétique ou à un albuminurique, puisque tout inosurique a été, est, ou sera glycosurique ou brightique : ce fait est capital, vu la gravité des opérations et des blessures en général chez ces malades.

XV. — INDIGOTINE DANS LES URINES OU CYANURINE

La *cyanurine*, ou *indigotine*, matière bleue, a été isolée par Fordos sous forme de cristaux polyédriques très transparents. Cette matière se précipite sous l'influence de l'acide nitrique ajouté lentement par petites doses. On décante la partie supérieure du liquide et dans le reste l'on ajoute aussitôt la septième partie d'éther et on secoue le tube. — Il y a un peu d'écume à la surface que l'on fait tomber avec une goutte d'alcool. On voit alors une couche de matière bleue saphir surnager l'urine, et dans cette expérience les urines prennent une couleur bleu clair, puis une couleur très foncée d'indigo.

Des urines chargées de cyanurine annoncent une diarrhée d'entérite ou une diarrhée de choléra, etc.

La cyanurine et l'indigotine sont des dérivés de l'uroxanthine, et pour l'isoler dans les urines, on verse le long des parois d'un verre rempli de l'urine à expérimenter une certaine quantité d'acide azotique.

L'uroxanthine se dédouble en *indigo* et en *purpurine*, l'indigo se trouve mélangé en partie à de l'urine et à de l'acide azotique dans le culot du verre.

XVI. — MATIÈRES ACCIDENTELLEMENT DÉPOSÉES DANS L'URINE

Des *acides*, des *sels*, et des substances qui ne font pas partie de la composition normale des urines, peuvent s'y rencontrer accidentellement ou par suite d'un état pathologique.

L'acide oxalique uni à la chaux forme la base de certains calculs dont on attribue sans raison l'origine à l'usage de l'oseille. En effet, il y a des gens qui ont eu des calculs d'oxalate de chaux sans avoir jamais mangé d'oseille, et, parmi ceux qui en mangent fréquemment, il y a des gens qui n'auront jamais la gravelle oxalique.

Le *phosphate de chaux* se trouve dans l'urine des phthisiques, où il est très abondant (de Rensi). C'est le résultat de l'amaigrissement, car il y a un rapport direct entre la quantité de phosphate de chaux contenue dans les urines et la fièvre hectique.

L'acide purpurique, benzoïque, butyrique, phospho-glycérique, carbonique, l'*oxyde xanthique*, le *soufre*, le *fer*, ont été signalés par quelques chimistes comme pouvant se rencontrer dans l'urine ; mais cela est rare, et il est impossible, quant à présent, de se rendre compte des causes de leur présence.

XVII. — MICROBES ET AUTRES PARASITES DANS L'URINE

On trouve un grand nombre de parasites dans les urines, d'abord le *penicillum glaucum*, puis le *mycoderme de la levure*, mais il s'agit alors d'urine de glycosuriques, surtout quand on y constate la dernière de ces productions.

On y trouve aussi différents produits cryptogamiques, qui sont des corps vésiculaires voisins des genres *torula* et chez d'autres des *globules de ferment*.

On y a découvert des helminthes, mais cela est rare. Toutefois, nous citerons : les *hydatides*, — le *diplosoma crenata*, — le *didactylius aculeatus*, — le *strongle géant*, le *distoma hæmatobium*.—Le microscope peut seul permettre de reconnaître la configuration anatomique de ces divers animaux.

Il s'y trouve souvent aussi un grand nombre de *microbes* et de *bactéries*. M. Roberts de Manchester appelle cette altération de la *bactérurie*. Il l'a étudiée avec soin, mais il n'est pas le seul. Birsch Hirschfeld, Klebs, Marix, Bouchard ont fait des recherches analogues. — Il ressort de ces études que toutes les maladies graves infectieuses, diphthérite, fièvre typhoïde, variole, scarlatine, rougeole, etc., sont souvent accompagnées d'*albuminurie* et de *bactérurie*. — Je suis le premier qui ai signalé l'*albuminurie* dans le choléra en 1849, et dans la diphthérite en 1852 ; et depuis lors on a vu que toutes les septicémies et les fièvres graves présentaient ce phénomène. — Aujourd'hui, il faut y ajouter la *bactérurie*, qui est la conséquence de la *bactériémie*, c'est-à-dire la présence de microbes dans le sang, qui passent dans les reins et dans les urines.

D'après les études récentes, ces bactéries se trouvent non seulement dans l'urine et dans le sang, mais encore dans les reins, la rate, les ganglions, la peau, les muqueuses, etc.

Il devient évident que la bactérurie n'est qu'une manifestation de la bactériémie, de la septicémie et de l'état général infectieux produit par les maladies générales contagieuses.

En dehors des microbes de l'urine dont la présence est liée à un état général grave, on rencontre d'autres parasites dans ce liquide, mais leur existence n'entraîne pas toujours d'accidents graves, sauf pour ce qui concerne le *distoma hæmatobium*, espèce de filaire des urines chyleuses et de l'hématurie des pays chauds (1). Ce parasite a été bien étudié par Wucherer, Lewis, Crevaux, etc. C'est un petit ver dont le corps allongé est terminé d'un côté par une pointe, de l'autre par un renflement. Si on l'examine mort ou à l'état de repos, on peut voir qu'il est formé d'une pellicule renfermant un protoplasme amorphe sans aucune trace de tube digestif. C'est plutôt une larve qu'un parasite à l'état parfait. Le jour, on ne le trouve pas dans le sang, on ne l'y rencontre que la nuit seulement, en assez grand nombre pour que chaque goutte en contienne 1, 2, 3, 4. Vivant il est sinueux, ou contourné en spirale, ou simplement onduleux ; tantôt il nage comme une anguille ou progresse en se détendant comme un ressort et en écartant dans sa marche les globules sanguins. Le meilleur procédé pour

___

(1) Voy. Bouchut, *Nouveaux éléments de pathologie générale*, 4° édition, 1882, p. 925.

l'examiner consiste à mettre le sang dans un verre de montre avec de l'eau et du violet de méthyle ; la fibrine en se coagulant forme un réticulum, un filet dans lequel il est emprisonné. Quand on recherche le parasite au microscope, il faut le rechercher dans les urines de la nuit, et dans le centre des petits caillots, car il n'existe pas dans les urines du jour ni dans le dépôt du fond du vase.

XVIII. — PTOMAÏNES DE L'URINE

Dans les urines normales, G. Pouchet a constaté l'existence d'un alcaloïde fixe, oxydable, à chlorotaurate et chloro-platinate bien cristallisés, déliquescents; à chlorhydrate neutre et cristallisé. Cet *alcaloïde d'une énergie toxique considérable, stupéfiant, tétanise et tue les animaux à bref délai avec le cœur en systole.*

Il a le caractère réducteur : celui de donner de l'acide avec le ferricyanure de potassium et le perchlorure de fer.

Chose curieuse, la composition centésimale de cet alcaloïde se confond avec celle du venin de *cobra capilla*, et avec celle du *ferment pancréatique*.

Sous ce rapport, l'urine se rapproche de la salive, où Arm. Gautier a également découvert un principe toxique d'une rare énergie (1). — Ces faits sont du même ordre que ceux qui sont relatifs aux *ptomaïnes*, ces alcaloïdes cadavériques, découverts par Selmi, et sur lesquels Brouardel, Boutmy (2) et Gautier ont publié de curieux détails.

Bouchard a cependant cru pouvoir contredire Pouchet en soutenant que ces alcaloïdes toxiques n'existaient que dans les urines des sujets atteints de maladies infectieuses.

Les malades, sur lesquels ont porté les investigations, étaient atteints de fièvre typhoïde, de pneumonie infectieuse et de pleurésie infectieuse. Tous les malades étaient soumis à la diète et aucun n'avait reçu de médicaments contenant des alcaloïdes, le liquide urinaire fut protégé contre toute fermentation.

Après traitement de l'urine par la lessive de soude, l'éther et l'acide sulfurique, la présence d'alcaloïdes à l'état de sulfate fut démontrée par l'iodure double de mercure et de potassium qui donnait un précipité blanc, jaunâtre ou verdâtre, soluble dans l'alcool et l'éther et soluble à chaud. Bref, les alcaloïdes présentaient toutes les réactions des ptomaïnes.

Dans les urines normales non plus que dans les urines de malades atteints d'emphysème pulmonaire, de lésions valvulaires, d'artério-fibrosis, Bouchard prétend que toutes les recherches d'alcaloïdes ont échoué. — Ce sont des études à refaire.

---

(1) Voyez plus haut, p. 540.

(2) Brouardel et Boutmy, *Sur un réactif propre à distinguer les ptomaïnes des alcaloïdes végétaux* (*Ann. d'hyg.*, 1881, tome V, p. 417); *Réactions des ptomaïnes et conditions de leur formation* (*Ann. d'hyg.*, 1881, tome VI, p. 9). — Chapuis, *Précis de toxicologie*, Paris, 1882, p. 687.

XIX. — MATIÈRES DE L'URINE INTRODUITES PAR L'ESTOMAC

On trouve enfin dans l'urine des substances introduites dans l'estomac et qui, après avoir été absorbées, sont chassées du corps par la sécrétion urinaire : ce sont l'*arsenic*, — l'*iode*, — le *phosphore*, — le *mercure*, — le *fer*, — le *plomb*, — la *quinine*, — le *salicylate de soude*, — l'*acide phénique*, — la *fuchsine*, etc. — Ces matières ont été découvertes au moyen de leurs réactifs particuliers, et la plupart des médicaments se retrouvent ainsi dans l'urine quand on a l'habitude des manipulations chimiques.

Acide phénique. — Les malades qui ont pris de fortes doses d'acide phénique ou qui en ont absorbé dans une opération faite avec pansement phéniqué de Lister, ont pendant quelques jours les *urines noires*, et s'ils n'en ont pris qu'une petite quantité, alors que les urines sont claires, on découvre la présence de l'acide phénique avec une goutte de perchlorure de fer ou d'eau bromée.

Alcaloïdes du quinquina et Quinine. — De nombreuses recherches ont été faites pour retrouver les alcaloïdes dans les divers liquides de l'économie et, en particulier, dans l'urine. Or, voici un procédé qui vient d'être indiqué, par le docteur Vitali (1), pour déceler la présence de la quinine dans l'urine, et qui mérite d'être signalé, à cause de sa simplicité :

On prend 8 à 10 centimètres cubes d'urine, et on y ajoute 5 à 6 centimètres cubes d'éther ; dans le mélange, on fait tomber 8 à 10 gouttes d'ammoniaque, ou, mieux, d'une solution caustique au sixième ; on agite le tout pendant quelque temps et on laisse reposer. Lorsque l'éther s'est séparé du reste du liquide, on l'enlève avec une pipette ; on le fait tomber dans une petite capsule, avec une goutte d'acide chlorhydrique dilué pur, et on évapore à une très douce chaleur. Après refroidissement, on verse dans la capsule une ou deux gouttes d'eau saturée de chlore ; on mélange avec un agitateur de verre pour dissoudre le résidu, à peine visible, et on ajoute une goutte d'ammoniaque. Il suffit alors que l'urine contienne cinq centigrammes de quinine par litre, pour qu'on voie apparaître la couleur verte caractéristique de cet alcaloïde. — On peut encore ajouter au résidu une goutte de prussiate de potasse, une ou deux gouttes d'eau chlorée et une trace d'ammoniaque, et on voit se produire une belle couleur pourpre.

La *Quinine* s'y révèle encore chez les sujets qui en ont absorbé, au moyen d'un mélange de 30 grammes de solution de biiodure hydrargyrique à 1 gramme sur 30 d'eau distillée, avec une solution d'iodure de potassium à 1 gramme sur 30 grammes également. Quelques gouttes jetées dans l'urine renfermant de la quinine y produisent un précipité.

Bromure de potassium. — La recherche des bromures alcalins dans l'urine offre plus de difficultés que celle des iodures. Pour constater la présence d'un iodure alcalin dans l'urine, il suffit de traiter ce liquide par

(1) Vitali, *Journal de la Société de pharmacie* de Turin.

une petite quantité d'eau de chlore et d'empois d'amidon, l'iode mis en liberté produit la coloration bleue due à la formation de l'iodure d'amidon. Les matières organiques de l'urine n'ont dans ce cas aucune influence; il n'en est pas de même si l'on veut constater la présence d'un bromure. Il faut alors, d'après Caigniet, soumettre l'urine à l'évaporation, calciner et même incinérer le résidu afin de détruire la matière charbonneuse aussi complètement que possible.

Lorsque la masse, traitée et épuisée par l'eau chaude, donne par la filtration une solution incolore et limpide, la décomposition de la matière organique peut être considérée comme complète, et il est possible alors de constater le bromure en question.

Il suffit de traiter la solution obtenue par une quantité convenable d'eau de chlore qui met le brome en liberté.

En agitant la liqueur avec du sulfure de carbone, on obtient une dissolution d'un rouge brun de brome dans le sulfure de carbone, qui permet de constater les plus faibles traces de bromure.

Si l'on n'a pas d'eau de chlore à sa disposition, on ajoute à la solution de l'acide citrique, puis de l'hypochlorite de soude. L'acide citrique n'a aucune action décomposante sur les iodures et les bromures alcalins, mais produit, au contact de l'hypochlorite de soude, du chlore qui met le brome en liberté.

Quoique le moyen indiqué plus haut soit indispensable si l'on veut arriver à des conclusions justes, et surtout si l'on veut opérer le dosage du bromure, on peut néanmoins constater directement ce corps en traitant un volume d'urine par un volume à peu près égal d'une eau saturée de chlore. On obtient alors la mise en liberté du brome rougeâtre; cependant, dans les cas où il n'y a que très peu de bromure, on n'est jamais certain du résultat, et il est nécessaire d'avoir recours à l'incinération (1).

Fuchsine. — Les malades qui prennent de la fuchsine ont les urines fortement colorées en rose.

Iodure de potassium. — On le découvre dans l'urine en mettant de l'urine sur un morceau de papier blanc collé à écrire, et l'on ajoute une goutte d'acide nitrique pur, qui s'empare de la potasse et met l'iode à nu, ce que l'on connaît à la coloration bleue qui se forme sur le papier et qui est due à l'iodure d'amidon.

Phosphore. — Chez les sujets empoisonnés, le phosphore se retrouve dans l'urine, et ce liquide étant traité par l'acide nitrique pur, si on le calcine au moment de la siccité, le résidu prend feu comme un paquet d'allumettes chimiques (Poulet).

Salicylate de soude. — Chez les sujets qui prennent de l'acide salicylique ou du salicylate de soude, on retrouve le médicament dans l'urine avec une goutte de perchlorure de fer diluée dans de l'eau, qui produit une coloration *violet noirâtre.*

(1) Caignet, *Répertoire de pharmacie*, t. XXIV, n° 8, février 1868.

Sels de plomb. — On les reconnaît, d'après Reeves, de la façon suivante :
Après avoir fait prendre au malade atteint de colique saturnine 25 à
30 centigrammes d'iodure de potassium, trois fois par jour, on lui remet
un morceau de sulfure de potassium contenu dans un linge blanc assez
épais. Le malade doit laisser ce paquet dans son urine pendant cinq minutes. Or, s'il existe du plomb dans l'économie, l'iodure de potassium se
transforme en iodure de plomb qui est éliminé par les reins; l'iodure de
plomb au contact du sulfure de potassium contenu dans l'urine est rapidement décomposé, et il se forme un sulfure de plomb noir insoluble qui
reste dans le linge (1).

ARTICLE II

SIGNES FOURNIS AU DIAGNOSTIC PAR LE MODE D'EXCRÉTION DES URINES

§ 1er. — Dysurie. — Rétention des urines.

L'excrétion incomplète et la *rétention complète* des urines, ou *ischurie*,
s'observent dans les fièvres graves compliquées d'adynamie, — à la fin des
maladies aiguës devant se terminer par la mort, — et dans les maladies du
cerveau ou de la moelle telles qu'une forte hémorrhagie cérébrale ; — le
ramollissement du cerveau, — la dernière période de la paralysie générale
ou de l'ataxie locomotrice, ayant déterminé une forte hémiplégie ou la
paralysie des membres inférieurs. C'est un signe de l'*atonie* ou de la *paralysie complète* des fibres musculaires du corps de la vessie.

L'*anurie*, ou suppression de la sécrétion urinaire, dont j'ai déjà parlé un
peu plus haut (2), est un signe de choléra grave, mais elle s'observe aussi
quelquefois chez les enfants atteints de maladie aiguë violente par suite
de l'état fébrile, et ces malades restent quelquefois un ou deux jours sans
uriner. Ceux qui ne connaissent pas ce fait s'exposent à des erreurs graves.
Ainsi j'ai vu un spécialiste qui, dans un cas d'anurie chez un enfant de
quelques mois, a cru que la longueur du prépuce en était la cause, et
chez cet enfant affaibli a pratiqué la circoncision.

L'*excrétion douloureuse* ou *dysurie douloureuse* est le signe d'une blennorrhagie, d'une inflammation aiguë de l'urèthre, d'une maladie de la
prostate ou d'une cystite cantharidienne produite par l'application d'un vésicatoire. — Chez les enfants, elle s'observe très souvent à la fin des maladies
aiguës, et elle résulte de ce que, dans la fièvre, les urines, d'abord rares et
chargées de sels, ont laissé dans la vessie un dépôt que la sécrétion urinaire
rétablie entraîne en irritant le canal — Dans les cas où l'urine s'échappe
goutte à goutte, on dit qu'il y a *strangurie*, et les besoins d'uriner fréquents, douloureux, avec peu de liquide à chaque émission, caractérisent le

____

(1) Reeves, *Australian Medical Record*, 15 décembre 1861.
(2) Voy. p. 622 et 625.

ténesme vésical. Cet état indique une maladie de la prostate, une névralgie du col de la vessie, ou une hyperesthésie du méat chez les femmes très nerveuses et hystériques.

La *dysurie indolente,* au contraire, annonce un rétrécissement du canal, surtout si le jet, souvent interrompu, quelquefois bifurqué, tombe habituellement sur les pieds de celui qui urine. Quand le jet s'arrête et reparaît ensuite, il y a tout lieu de croire à l'existence d'un calcul.

§ 2. — Incontinence d'urine.

L'*incontinence diurne* est le signe d'une paralysie du col de la vessie, à la suite des maladies avancées de la moelle et du cerveau, ou du catarrhe de la vessie avec hypertrophie de la prostate.

L'*incontinence nocturne* a une signification toute différente. Celle-ci, très fréquente chez les enfants et les sujets nerveux, se rattache exclusivement au spasme du col de la vessie et à des troubles nerveux de nature inconnue, mais indépendants de toute lésion matérielle appréciable.

Cependant, il y a des cas d'incontinence diurne qui résultent de violents besoins d'uriner que les malades ne peuvent contenir, et qui dépendent du prurit uréthral dû à une irritation chronique de la muqueuse. J'en ai vu plusieurs exemples chez des garçons et des filles. C'est l'*incontinence diurne spasmodique.*

Dans quelques cas, l'excrétion de l'urine se fait par des ouvertures autres que celles du gland, le long de la verge dans les cas d'hypospadias et d'épispadias, au périnée s'il y a une fistule vésicale, à l'anus, dans le vagin, etc., par suite de communications accidentelles formant de hideuses infirmités.

LIVRE XIII

SIGNES FOURNIS AU DIAGNOSTIC PAR LE TROUBLE DES FONCTIONS GÉNÉRATRICES

Ces signes sont fournis par l'*écoulement involontaire de la semence;* — par l'*altération du sperme;* — par l'*impuissance;* — par le *satyriasis;* — par les *douleurs utérines;* — la *névralgie ovarique,* — l'*aménorrhée,* — la *dysménorrhée,* etc.

CHAPITRE PREMIER

SIGNES FOURNIS AU DIAGNOSTIC PAR LA FONCTION SÉMINALE

Chez l'homme, les organes génitaux sont le siège de lésions organiques et de troubles fonctionnels dont la connaissance sert de base au diagnostic des maladies de ces organes ou de quelques autres appareils organiques.

Les ulcérations de la verge, les écoulements de l'urèthre, ses vices de conformation, les tumeurs des bourses, telles que le cancer, l'hydrocèle, les tumeurs du cordon, la varicocèle, etc., caractérisent des maladies locales, et leur diagnostic est généralement facile.

Il n'en est pas de même de certains troubles fonctionnels de la formation et de l'excrétion du sperme qui se rapportent à un mauvais état général de santé ou à une maladie organique.

ARTICLE PREMIER

SIGNES FOURNIS AU DIAGNOSTIC PAR L'ASPERMIE

Le trouble des qualités de sécrétion du sperme aboutissant au défaut de *zoospermes* ou de *spermatozoaires* constitue l'*aspermie*.

Il y a des hommes dont la santé est parfaite qui ont des érections, qui peuvent éjaculer et qui ne rendent que du sperme sans animalcules. Ils sont stériles.

L'aspermie est un signe d'éducation trop austère, trop efféminée, loin du contact des sujets de l'autre sexe ou une conséquence de la misère.

C'est plus généralement un effet de la malformation des testicules, de leur absence congénitale, de leur rétention dans le ventre ou *cryptorchidie* de l'inflammation ou orchite blennorrhagique, de l'orchite métastatique, des oreillons et de certaines maladies graves comme la fièvre typhoïde, la pneumonie, la péricardite, le mal de Bright, le diabète, etc. — Mais, dans ces cas, si les zoospermes font momentanément défaut, ils reparaissent si la guérison est entière.

ARTICLE II

SIGNES FOURNIS AU DIAGNOSTIC PAR LES PERTES SÉMINALES OU SPERMATORRHÉE

Les *pertes séminales* sont des écoulements involontaires de semence en dehors de toute excitation vénérienne. Il y en a de différentes espèces (1). Les unes ont lieu après les garde-robes chez les individus constipés ou d'une grande continence ; elles sont provoquées par le passage des matières fécales qui pressent sur les vésicules séminales. Elles se produisent également, mais en moindre quantité, au moment et à la fin de l'émission des urines par une sorte de regorgement après une longue continence. Fort peu abondantes, et formées par une goutte de sperme ou de liquide opalin, elles indiquent une réplétion trop grande des vésicules séminales ou atonie des canaux spermatiques, et n'offrent aucun danger.

On observe également des pertes séminales nocturnes ou *pollutions*, venant au milieu du sommeil ou de rêves érotiques accompagnés de raideur de la verge et caractérisés par une abondante émission de semence. La continence y prédispose, et elles résultent, comme les premières, d'une

______

(1) Voy. Lallemand, *Des pertes séminales involontaires*. Paris, 1836-1842, 3 vol. in-8°.

sorte de faiblesse de tissu dans les réservoirs de la semence ou de la compression des vésicules générales par l'urine accumulée de la nuit. Elles sont également sans danger.

Il n'en est pas de même des pertes séminales involontaires abondantes produites pendant le jour, sans érection, par le moindre attouchement de la verge, à la simple pensée d'une femme, et pendant l'émission des urines. Celles-ci annoncent la paralysie de l'orifice et des conduits de la semence. elles entraînent une grande faiblesse et avec elle l'anémie, l'hypochondrie, l'impuissance et quelquefois la folie très caractérisée.

Il ne faut pas confondre ces pertes séminales réelles avec les fausses pertes séminales qui arrivent lorsque, après érection suivie d'éjaculation, le sperme entre dans la vessie et sort plus tard mélangé à l'urine. Ce ne sont pas de véritables pertes séminales. C'est un accident qui résulte d'un rétrécissement de l'urèthre consécutif à une blennorrhagie. Il entraîne la stérilité.

ARTICLE III

SIGNES FOURNIS AU DIAGNOSTIC PAR L'IMPUISSANCE

L'*impuissance*, ou impossibilité de consommer l'acte vénérien, résulte, soit des vices de conformation du membre viril, soit d'un défaut d'érection. Celle-ci, qui est l'impuissance proprement dite, est un phénomène morbide assez commun. Il s'observe quelquefois chez des sujets bien conformés, timides ou refroidis par une sorte de dégoût. Puis, il arrive qu'ayant manqué de virilité à l'occasion, ils n'osent s'aventurer de nouveau et sont ainsi frappés d'impuissance plus apparente que réelle. En effet, le jour où par suite de circonstances spéciales, on leur a donné confiance, dans leurs aptitudes, leur inertie pénienne peut cesser et la virilité reparaît très vigoureuse.

L'impuissance est quelquefois l'effet de substances médicamenteuses. On l'a constatée après l'emploi du bromure de potassium, du lupulin, de la ciguë, du haschisch, de l'alcool, du plomb, de l'iode, du salicylate de soude, etc. — Elle est enfin le symptôme constant des pertes séminales anciennes ; — d'une maladie de la moelle épinière quand elle est liée à la paraplégie ou à l'ataxie ; — puis du diabète, de l'hypochondrie, etc. (1).

ARTICLE IV

SIGNES FOURNIS AU DIAGNOSTIC PAR LE SATYRIASIS

Le *satyriasis,* ou érection continuelle presque permanente accompagnée de désirs vénériens, est une maladie essentielle ou un symptôme.

C'est le signe du désir de la monomanie érotique. Dans bien des cas, il

(1) Voy. Roubaud, *Traité de l'impuissance et de la stérilité,* 2ᵉ édit. Paris, 1872, 1 vol. in-8°.

résulte d'une vive irritation de l'urèthre, de la vessie, du tétanos ou d'une irritation de la moelle. C'est enfin le symptôme de l'empoisonnement par les cantharides ou par le phosphore.

ARTICLE V

SIGNES FOURNIS AU DIAGNOSTIC PAR L'ASPERMATISME

A côté de l'inertie pénienne qui caractérise l'impuissance, il faut placer le fait singulier de sujets qui, pouvant entrer en érection et accomplir l'acte vénérien, ne peuvent éjaculer.

Chez quelques-uns, il y a spasme vénérien, avec ses sensations sans éjaculation, et chez d'autres il n'y a aucune sensation. Dans certains, le défaut d'éjaculation consiste dans un obstacle uréthral à la sortie du sperme qui rentre en arrière dans la vessie et sort lentement avec l'urine quand le spasme a cessé.

CHAPITRE II

SIGNES FOURNIS AU DIAGNOSTIC PAR LES TROUBLES DES FONCTIONS GÉNÉRATRICES CHEZ LA FEMME

Chez la femme, les maladies des organes de la génération sont constituées, comme chez l'homme, par des altérations matérielles d'un diagnostic local plus ou moins difficile, ou par des troubles fonctionnels dus à une lésion organique éloignée ou à une maladie constitutionnelle et ayant une grande importance pour la sémiologie (1).

De la puberté à la ménopause, l'utérus est sujet à des hyperhémies mensuelles et à des hémorrhagies correspondantes, qui résultent de la ponte d'un ovule échappé de l'ovaire et arrivant dans l'utérus. Ce travail, qui doit se faire sans douleur, est quelquefois incomplet ou douloureux, et il en résulte des névralgies et des troubles fonctionnels dont la sémiologie doit tenir compte. Il en est de même des troubles qui résultent de l'inflammation de l'ovaire, de l'utérus et des accidents consécutifs à la grossesse et à l'accouchement. Je vais donc parler des *douleurs utérines*, de la *leucorrhée*, de la *métrorrhagie*, de l'*aménorrhée* et de la *dysménorrhée*.

ARTICLE PREMIER

SIGNES FOURNIS AU DIAGNOSTIC PAR LES DOULEURS UTÉRINES

La douleur de la région utérine peut dépendre d'une souffrance de la vessie ou de l'intestin et du péritoine ou des parties contenues dans l'exca-

---

(1) Voy. Fleetwood Churchill et Leblond, *Traité pratique des maladies des femmes*, 3ᵉ édition. Paris, 1881. — Eustache, *Manuel des maladies des femmes*, Paris, 1882.

vation pelvienne, et cette douleur n'a, par elle-même, aucune signification, à moins qu'elle ne présente des caractères particuliers.

Quels sont donc les caractères propres aux douleurs utérines qui sont si fréquentes et si variées ? Les voici :

Dans quelques cas, la douleur qui occupe la région hypogastrique est vague, sourde, accompagnée d'une sensation de poids et de distension pénibles. Elle s'étend aux lombes, à la région inguinale et à la partie antérieure de la cuisse, le long du trajet du nerf crural. Les femmes ne peuvent rester debout sans souffrir, sans crainte de défaillance et la marche est parfois difficile. Une pareille douleur indique toujours une *hyperhémie utérine* plus ou moins considérable, une métrite chronique du corps ou du col, ou de la périmétrite, une antéversion ou une rétroversion, des ulcérations du col, des tumeurs utérines polypeuses ou cancéreuses, etc.

Ailleurs la douleur est aiguë, spasmodique, accompagnée de contractions utérines douloureuses : c'est le cas de certaines dysménorrhées, de certaines hématocèles rétro-utérines.

Chez d'autres malades, la douleur apyrétique et chronique est lancinante, sans contraction, avec hémorrhagies intermittentes irrégulières et leucorrhée fétide. Cette douleur indique le cancer utérin et elle est quelquefois si violente, qu'elle arrache des cris aux malades.

On voit, enfin, des cas où la douleur est aiguë, accompagnée de fièvre, et le toucher est entièrement douloureux. Dans ce cas, on peut être sûr qu'il s'agit d'un phlegmon périutérin en voie d'aboutir à un abcès.

Il y a enfin les douleurs névralgiques de l'hystérie ou de la continence chez certaines femmes, mais celles-ci n'ont en général aucun caractère particulier. Elles sont sourdes, parfois lancinantes, et ce n'est qu'exceptionnellement qu'elles ressemblent à des contractions utérines.

ARTICLE II

SIGNES FOURNIS AU DIAGNOSTIC PAR LA DOULEUR DE L'OVAIRE OU NÉVRALGIE OVARIQUE

Au moment des règles il y a souvent des douleurs ovariennes très vives, qu'on peut appeler névralgiques, et qui sont le résultat de l'hyperhémie de l'ovaire liée à la menstruation. Ces douleurs cessent avec les règles. C'est un signe de *dysménorrhée.*

Cette douleur existe quelquefois aussi après l'accouchement, chez les femmes qui font prématurément leurs relevailles.

On la trouve aussi chez les filles ou femmes hystériques, avec ou sans aménorrhée.

C'est une douleur obtuse spontanée, quelquefois très vive, mais la pression l'exaspère considérablement. Dans certains cas même, chez les hystériques, la pression ovarienne un peu forte suffit pour amener d'une façon réflexe une attaque d'hystérie. — C'est ce qu'on appelle le *point ovarique.*

Dans quelques cas, cette douleur est le résultat de l'inflammation de l'ovaire, d'une véritable *ovarite*. Elle est bien plus intense que dans le cas précédent et elle s'irradie dans les lombes, à l'hypogastre et dans les cuisses.

La douleur spontanée appartient à la névralgie lombo-iliaque et se fait sentir au niveau du point d'émergence cutanée du nerf de ce nom.

La douleur causée par une forte pression de la main serait, dit-on, celle de l'ovaire hyperesthésié. — Mais peut-on, du dehors, comprimer l'ovaire? C'est douteux.

D'autre part, on dit que, dans les attaques ordinaires d'hystérie, il suffit de presser fortement l'ovaire ou de le faire comprimer par une petite pelote exerçant une assez grande compression pour arrêter les attaques convulsives. C'est à vérifier.

ARTICLE III

SIGNES FOURNIS AU DIAGNOSTIC PAR L'HYDRORRHÉE

On rencontre parfois des femmes qui se plaignent d'un *écoulement aqueux* vaginal.

En dehors de l'état puerpéral, le flux séromuqueux et sanguinolent ne se rencontre qu'aux époques menstruelles chez les chlorotiques et chez les anémiques, ou bien dans ces cas d'*ascite utérine*, où l'utérus se remplit de sérosité qui séjourne pendant un temps variable, quelquefois très long. Vient un moment toutefois où le liquide s'échappe et produit un écoulement considérable.

ARTICLE IV

SIGNES FOURNIS AU DIAGNOSTIC PAR LA PHYSOMÉTRIE

Des gaz s'échappent souvent de la cavité utérine en très grande abondance. C'est la *physométrie*. Il y en a deux espèces: l'une *putride* qui ne s'observe que dans l'état puerpéral et qui résulte de caillots ou de portions de placenta retenus dans la cavité utérine, l'autre est *essentielle nerveuse*. On l'observe dans l'hystérie et chez des femmes mariées tourmentées du désir d'être mères. — Celle-ci simule la grossesse avec ses troubles sympathiques, puis le ventre grossit, la femme croit sentir les battements actifs du fœtus et apprête tout pour un accouchement. A l'époque probable il s'échappe une énorme quantité de gaz inodores, le ventre s'affaisse et tout est dit.

ARTICLE V

SIGNES FOURNIS AU DIAGNOSTIC PAR LA LEUCORRHÉE

La *leucorrhée* est un flux caractérisé par la sécrétion d'une quantité considérable de mucus et de muco-pus blanchâtre, jaune ou vert, par le vagin et le col de l'utérus. Il est également connu par le nom de *fleurs blanches.*

Il est tantôt *symptomatique* de l'inflammation du vagin et de l'urèthre sous l'influence du coït répété, des accouchements, et déplacements utérins, de la blennorrhagie, de la syphilis et des causes irritantes qui peuvent exercer une action sur les parties génitales ; et tantôt, au contraire, d'une sécrétion du col utérin. — Dans le premier cas la matière excrétée est purulente, jaune ou verdâtre, et dans l'autre elle est incolore et gluante comme du blanc d'œuf. Ailleurs la sécrétion tient à un vice de constitution, au tempérament scrofuleux, et elle est sous la dépendance d'une constitution faible et lymphatique. Ce flux est *essentiel* ou *idiopathique*. La première espèce est infiniment plus rare que la seconde ; et, de toutes les leucorrhées qu'on observe, la plupart dépendent d'un mauvais état général de santé et trahissent un lymphatisme plus ou moins fortement prononcé.

Comme on le voit dans tous les flux, le liquide sécrété irrite les parties avec lesquelles il se trouve en contact, et à l'extérieur des parties génitales, au canal de l'urèthre, au col de l'utérus, on voit des rougeurs et des érosions superficielles qui sont le résultat et non la cause de l'écoulement muqueux. Sur le col de l'utérus en particulier, la plupart des érosions, dites ulcérations de la matrice, et traitées si abusivement par les caustiques, sont le résultat du contact permanent des mucosités glaireuses utérines à sa surface, et elles guérissent, ainsi que les souffrances qu'elles entraînent, autant ou mieux par la propreté et les moyens toniques généraux que par la cautérisation.

Avec la leucorrhée abondante il y a souvent de l'anémie, de la gastralgie, des douleurs lombaires, et de la stérilité.

ARTICLE VI

SIGNES FOURNIS AU DIAGNOSTIC PAR LA MÉTRORRHAGIE

La *métrorrhagie* est une hémorrhagie utérine abondante provoquée par l'apparition régulière des règles, ou en dehors de cette époque, par une maladie de l'utérus ou de la constitution en général.

Les règles très abondantes sont des métrorrhagies dangereuses qui épuisent les femmes, qui appauvrissent le sang et déterminent l'anémie avec tout son cortège d'accidents nerveux. Le sang est pâle, séreux, et tache le linge en rouge avec une large auréole jaunâtre. Cette espèce de métrorrhagie est le signe d'une faible constitution et d'un état chlorotique grave souvent suivi de tuberculisation pulmonaire. Ici, comme on le voit, la cause première, qui est la chlorose, s'aggrave à chaque époque menstruelle par l'effet morbide, dont le résultat est d'appauvrir encore le sang.

La métrorrhagie s'observe en dehors des règles dans les fièvres graves, et dans le scorbut comme le signe d'un vice constitutionnel caractérisé par le changement de qualité ou de proportion du sang. Il existe de même à l'époque de la ménopause et de l'âge critique, où l'on voit si souvent paraître des hémorrhagies utérines qui peuvent momentanément faire croire à une maladie organique et qui ne sont pas autre chose qu'un résultat de l'hyperhémie paralytique de l'utérus.

Viennent enfin les métrorrhagies liées aux troubles matériels de l'utérus et de la circulation utérine. On les observe dans la grossesse et après l'accouchement : ce sont les *métrorrhagies puerpérales*, dans les tumeurs fibreuses et dans les polypes de l'utérus, dans le cancer utérin, etc. Ainsi une hémorrhagie chez une jeune femme, après une suppression momentanée des règles, est l'indice probable d'une grossesse terminée par l'avortement. C'est une *fausse couche*. Des hémorrhagies reproduites à de courts intervalles et assez abondantes pour déterminer l'anémie annoncent au contraire l'existence d'une maladie organique des parois ou de la cavité utérine.

ARTICLE VII

SIGNES FOURNIS AU DIAGNOSTIC PAR L'AMÉNORRHÉE ET LA DYSMÉNORRHÉE

L'aménorrhée consiste dans la suppression des règles à l'âge où elles doivent exister. On donne le nom de *dysménorrhée* à la menstruation tardive, difficile et douloureuse. Ces deux phénomènes se lient intimement l'un à l'autre et s'observent dans les mêmes circonstances et sous l'influence des mêmes causes.

L'aménorrhée est quelquefois un signe de faiblesse organique, de lymphatisme, de chlorose et d'anémie ; ailleurs elle résulte d'une impression nerveuse physique ou morale ; chez d'autres enfin elle dépend d'un commencement de grossesse, d'une maladie de l'utérus, d'un obstacle au cours du sang et d'une altération matérielle des organes génitaux. De là trois espèces d'aménorrhée : 1° aménorrhée constitutionnelle ; 2° aménorrhée idiopathique ; 3° aménorrhée symptomatique.

L'aménorrhée symptomatique dépend de la fécondation et de la grossesse ; ailleurs elle résulte de l'absence ou de l'atrophie de l'utérus ; de l'oblitération du museau de tanche ; des vices de conformation du vagin, de l'imperforation de l'hymen ; de cicatrices vicieuses à la suite de brûlures, de blessures et d'un accouchement malheureux. Souvent bornée à un défaut d'excrétion, il lui arrive quelquefois d'être formée par une simple rétention ; alors on observe dans le vagin ou dans l'utérus une dilatation énorme due à l'accumulation du sang menstruel.

L'aménorrhée constitutionnelle s'observe chez les jeunes filles d'une constitution délicate et qui se forment tard, chez celles dont le tempérament est lymphatique et dans la chlorose. On la rencontre aussi dans les maladies chroniques avec cachexie, et principalement dans le cours de la tuberculisation pulmonaire. Elle est primitive en ce sens que les règles ne s'établissent point, ou secondaire, lorsque, après leur apparition régulière, elles viennent à disparaître accidentellement. C'est dans cette espèce d'aménorrhée, surtout chez les chlorotiques et chez les femmes nerveuses, qu'on trouve la supression des règles alternant avec la dysménorrhée. Il n'en est pas de même dans les cachexies et lorsque l'aménorrhée dépend d'un affaiblissement général par les maladies chroniques.

L'*aménorrhée idiopathique* est la plus rare de toutes. On l'observe chez les femmes qui ont éprouvé une impression morale vive au moment de la menstruation et chez celles dont le corps et les pieds ont été soumis à l'action du froid et de l'eau froide. Un état nerveux spasmodique de l'utérus arrête l'écoulement sanguin qui ne peut plus revenir de longtemps, et de cette suppression naissent un certain nombre d'accidents morbides.

Comme on le voit, l'aménorrhée ne peut servir au diagnostic d'un grand nombre de maladies différentes, mais il faut tenir compte en même temps des autres phénomènes morbides offerts par les malades, car seule elle n'indique rien de précis. Il en est de même pour le pronostic. Les lumières qu'elle lui apporte n'ont rien de spécial, et dépendent tout à fait de la cause qui a produit l'aménorrhée.

La *dysménorrhée* est au contraire la menstruation accompagnée de douleurs hypogastriques aiguës très vives, d'élancements et de contractions utérines douloureuses, appelées *tranchées utérines.*

Elle est le signe de la chlorose chez certaines femmes, de l'hystérie accompagnée de spasme utérin, d'une cause mécanique telle que l'étroitesse du col de la matrice —et cette dysménorrhée cesse après le premier accouchement, — d'une obstruction du col par des mucosités gluantes épaisses ou par la réplétion de la cavité utérine de la membrane caduque de cet organe qui tombe à chaque menstruation. — C'est la *dysménorrhée membraneuse.* Alors, le sang des règles coule, un ou deux jours, s'arrête, puis viennent des douleurs hypogastriques, des contractions utérines, l'expulsion de la caduque sous forme de caillot avec un flot de sang et les règles continuent encore un ou deux jours et disparaissent.

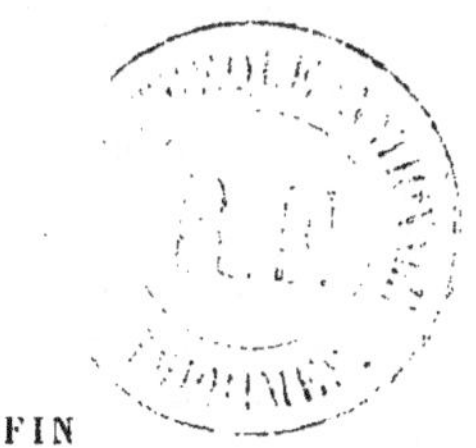

FIN

TABLE DES MATIÈRES

    B. — Diagnostic.   43

FIN DE LA TABLE DES MATIÈRES

TABLE ALPHABÉTIQUE

www.ingramcontent.com/pod-product-compliance
Lightning Source LLC
LaVergne TN
LVHW050119060726
842524LV00001B/34